Thomas Gaertner, Stephan Knoblich, Thomas Muck, Martin Rieger (Hrsg.)
Die Pflegeversicherung

Thomas Gaertner, Stephan Knoblich,
Thomas Muck, Martin Rieger (Hrsg.)

Die Pflegeversicherung

Handbuch zur Begutachtung, Qualitätsprüfung,
Beratung und Fortbildung

4., aktualisierte, überarbeitete und
umfassend erweiterte Auflage

DE GRUYTER

Herausgeber

Dr. med. Thomas Gaertner
Leiter Bereich Sozialmedizinisches
Wissens- und Qualitätsmanagement
Medizinischer Dienst der Krankenversicherung
(MDK) Hessen
Zimmersmühlenweg 23
61440 Oberursel
E-Mail: t.gaertner@mdk-hessen.de

Thomas Muck
Leiter Sozialmedizinische Expertengruppe
„Pflege" (SEG 2) der MDK-Gemeinschaft
Medizinischer Dienst der Krankenversicherung
(MDK) Bayern
Haidenauplatz 1
81667 München
E-Mail: thomas.muck@mdk-bayern.de

Dr. med. Stephan Knoblich
Leiter des Fachreferates Pflege
Leiter Sozialmedizinische Expertengruppe
„Pflege" (SEG 2) der MDK-Gemeinschaft
Medizinischer Dienst der Krankenversicherung
(MDK) Westfalen-Lippe
Roddestraße 12
48153 Münster
E-Mail: sknoblich@mdk-wl.de

Dr. med. Martin Rieger
Geschäftsführer
Medizinischer Dienst der Krankenversicherung
(MDK) Westfalen-Lippe
Roddestraße 12
48153 Münster
E-Mail: mrieger@mdk-wl.de

Das Buch enthält 39 Abbildungen und 64 Tabellen.
Im Hinblick auf einen verständlichen und flüssigen Sprachstil wurde an verschiedenen Stellen im Text auf die Ausformulierung in der weiblichen Sprachform verzichtet.

ISBN: 978-3-11-057922-2
e-ISBN (PDF): 978-3-11-057961-1
e-ISBN (EPUB): 978-3-11-057929-1

Library of Congress Control Number: 2020932491

Bibliografische Information der Deutschen Nationalbibliothek
Die Deutsche Nationalbibliothek verzeichnet diese Publikation in der Deutschen Nationalbibliographie; detaillierte bibliografische Daten sind im Internet über http://dnb.d-nb.de abrufbar.

Der Verlag hat für die Wiedergabe aller in diesem Buch enthaltenen Informationen mit den Autoren große Mühe darauf verwandt, diese Angaben genau entsprechend dem Wissensstand bei Fertigstellung des Werkes abzudrucken. Trotz sorgfältiger Manuskriptherstellung und Korrektur des Satzes können Fehler nicht ganz ausgeschlossen werden. Autoren und Verlag übernehmen infolgedessen keine Verantwortung und keine daraus folgende oder sonstige Haftung, die auf irgendeine Art aus der Benutzung der in dem Werk enthaltenen Informationen oder Teilen davon entsteht.
Die Wiedergabe der Gebrauchsnamen, Handelsnamen, Warenbezeichnungen und dergleichen in diesem Buch berechtigt nicht zu der Annahme, dass solche Namen ohne weiteres von jedermann benutzt werden dürfen. Vielmehr handelt es sich häufig um gesetzlich geschützte, eingetragene Warenzeichen, auch wenn sie nicht eigens als solche gekennzeichnet sind.

© 2020 Walter de Gruyter GmbH, Berlin/Boston
Einbandabbildung: MDK
Satz/Datenkonvertierung: L42 AG, Berlin
Druck und Bindung: CPI Books GmbH, Leck

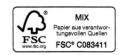

www.degruyter.com

Geleitwort

Drei Jahre nach Inkrafttreten des zweiten Pflegestärkungsgesetzes (PSG II) im Jahr 2017 mit Einführung des neuen Pflegebedürfigkeitsbegriffes und dem entsprechenden Begutachtungsinstrument war eine weitere Neuauflage des Handbuchs „Die Pflegeversicherung" notwendig. Die grundlegenden und notwendigen Veränderungen sowie Verbesserungen im Pflegesystem für Pflegebedürftige, An- und Zugehörige sowie Pflegefachkräfte sowohl bei der Versorgung als auch bei den Qualitätsprüfungen sind umgesetzt worden. Auf drängende Fragen zur Absicherung des Risikos von Pflegebedürftigkeit und der nachhaltigen Finanzierung ist der Gesetzgeber noch auf der Suche nach einer wirkungsvollen Lösung. Dies ist nachvollziehbar. Geht es doch um eine grundsätzliche Weichenstellung für die nächsten Jahre. Gleichwohl sind durch die Sozialgesetzgebung erhebliche Neuerungen in leistungs- und vertragsrechtlicher Sicht sowie zur Sicherstellung der Pflege aber auch der Qualität in Pflegeeinrichtungen umgesetzt worden.

Dabei hat der GKV-Spitzenverband als zentraler Teil der „Pflegeselbstverwaltung" die Begutachtungs-Richtlinien und die Richtlinien zu Qualitätsprüfungen in ambulanten und stationären Einrichtungen erstellt bzw. überarbeitet. Unverändert ist ein wesentlicher Akteur im Bereich der sozialen Pflegeversicherung die MDK-Gemeinschaft unter Federführung der Sozialmedizinischen Expertengruppe „Pflege" (SEG 2) mit ihren vielfältigen Aufgaben im Bereich der Pflegebegutachtung und der Qualitätsprüfung von Pflegeeinrichtungen. Sie hat aufgrund ihres sachverständigen Versorgungsauftrages wesentlichen Anteil an der Umsetzung sowie Weiterentwicklung der sozialen Pflegeversicherung und reflektiert ihren Erfahrungsschatz zum Wohle der Solidargemeinschaft unter anderem in Form eines solchen Handbuchs.

Bereits die ersten Auflagen des Handbuchs zur Begutachtung, Qualitätsprüfung, Beratung und Fortbildung im Rahmen der Pflegeversicherung haben sich als umfassender und informativer Ratgeber zu allen Fragen der sozialen Pflegeversicherung etabliert. Die nunmehr vierte völlig neu überarbeitete, aktualisierte und ergänzte Auflage des Handbuchs wurde um wichtige Fragen der Pflegeversicherung ergänzt. Entsprechend den Gesetzesänderungen wurden die Kapitel inhaltlich vertieft und aktuelle Themen wie die Personalbemessung in Pflegeeinrichtungen neu aufgenommen.

Das vorliegende Handbuch bleibt aus Sicht des GKV-Spitzenverbandes eine informative, umfassende und praxisrelevante Handlungsgrundlage. Es ist unverzichtbar für alle Akteure im Bereich der sozialen Pflegeversicherung.

Gernot Kiefer
Stellvertretender Vorstandsvorsitzender GKV-Spitzenverband

Grußwort

Die Pflege steht seit Jahren ganz oben auf der Agenda der politischen, gesellschaftlichen und wissenschaftlichen Diskussionen – und auch die nächsten Jahre werden weitere massive Veränderungen bringen. Als Gesellschaft, Wissenschaft und Politik müssen wir die Frage beantworten, wie die Pflege angesichts der Veränderung von Bedarfen, Familienstrukturen und steigenden Ausgaben zukünftig gestaltet werden kann.

Es gibt immer mehr Patienten und pflegebedürftige Menschen mit unterschiedlichen Bedarfen, die sich mit den bestehenden Strukturen nicht angemessen versorgt fühlen. Ihr Versorgungserleben muss die Grundlage neuer Versorgungskonzepte werden. Dabei gilt es auch dem Wunsch pflegebedürftiger Menschen und ihrer An- und Zugehörigen nach einer Versorgung in der eigenen Wohnung gerecht zu werden. Dazu müssen die Rahmenbedingungen so gestaltet werden, dass Pflege, Familie und Beruf nebeneinander möglich werden.

Grundlage dafür muss die stetige Umsetzung des mit dem neuen Pflegebedürftigkeitsbegriff eingeleiteten Paradigmenwechsels in allen Versorgungsbereichen sein: weg von der Bevormundung der Pflegebedürftigen hin zu individueller Unterstützung bei der Gestaltung des Alltags mit Pflegebedürftigkeit. Mehr Wahlmöglichkeiten, mehr Eigenverantwortung und mehr Selbstbestimmung sind dazu erforderlich.

Das heißt aber auch, dass das Denken in kleinen tradierten Kästchen endlich der Vergangenheit angehören muss. Eine hochwertige, flächendeckende Versorgung werden wir nur dann dauerhaft sicherstellen können, wenn wir die Prozesse, Aufgaben und Zusammenarbeit zwischen den Berufen und Bereichen neu justieren. Interprofessionelles Teamwork in der Praxis und in der Ausbildung, Digitalisierung und Vernetzung, aber auch eine konsequente Einbeziehung von Kommunen, Ehrenamt und Familien sind der Schlüssel.

Dazu bedarf es nicht zuletzt eines neuen Beratungsverständnisses. Die Beratung darf nicht länger nur ein Annex der Sach- und Geldleistungen sein, sondern muss als eine eigenständige und gleichwertige Leistung der Pflegeversicherung verstanden werden. Denn ohne sie ist das Ziel der Pflegeversicherung, Pflegebedürftigen ein möglichst selbständiges, selbstbestimmtes und würdevolles Leben zu ermöglichen, in den meisten Fällen nicht zu erreichen.

Auch die Medizinischen Dienste der Krankenversicherung oder, wie sie nach dem am 1. Januar 2020 in Kraft getretenen Gesetz für bessere und unabhängigere Prüfungen (MDK-Reformgesetz) zufolge künftig heißen werden, die Medizinischen Dienste müssen diese Entwicklungen nicht nur nachvollziehen, sondern aktiv fördern. Mit den Begutachtungen für die Einstufung in einen Pflegegrad und den externen Prüfungen der Qualität von Pflegeeinrichtungen haben sie eine Schlüsselrolle in der Pflege. Der Übergang von der reinen Kontrolle zur Beratung wurde darin mit dem neuen Qualitätssystem in der Pflege bereits vollzogen. Ihn gilt es nun in der Praxis mit Leben zu füllen.

Um ihren Aufgaben mit der gebotenen Verlässlichkeit für pflegebedürftige Menschen, ihre An- und Zugehörigen, aber auch die Pflegeeinrichtungen nachzukommen, benötigen die Medizinischen Dienste vor allem zwei Dinge: unbedingte Unabhängigkeit und Fachlichkeit. Dem MDK-Reformgesetz entsprechend werden deshalb die Medizinischen Dienste organisatorisch von den Kranken- und Pflegekassen getrennt. Die Medizinischen Dienste werden damit in die Position eines eigenständigen Akteurs in der Pflege gebracht – eine Herausforderung, aber auch eine Chance, ihre Fachlichkeit mit neuem Nachdruck einzubringen.

Dass die Medizinischen Dienste diese Herausforderung annehmen, zeigt sich auch in der nun vorliegenden vierten Auflage des Handbuchs zur Pflegeversicherung, in der nicht nur ein umfassender Überblick über die Pflegeversicherung, sondern zusätzlich der für die Weiterentwicklung nötige Blick über den Tellerrand enthalten sind. Ich bin mir sicher, dass das Handbuch damit nicht nur ein wichtiges Nachschlagewerk sein wird, sondern darüber hinaus wichtige Impulse für die Zukunft der Pflege gibt.

Staatssekretär Andreas Westerfellhaus
Bevollmächtigter der Bundesregierung für Pflege

Vorwort

Die soziale Pflegeversicherung ist seit ihrer Einführung im Jahr 1995 von einer enormen Innovationsdynamik geprägt. So wurde kontinuierlich das Leistungsspektrum der Pflegeversicherung einschließlich der Beratungsangebote den Bedürfnissen der Pflegebedürftigen und der Pflegenden angepasst, die Bedeutung von Prävention und Rehabilitation zur Vermeidung von Pflegebedürftigkeit hervorgehoben und die Notwendigkeit der Dienstleistungsorientierung akzentuiert. Im Jahr 2017 wurde nach intensiven Vorarbeiten der neue Pflegebedürftigkeitsbegriff mit dem entsprechenden Begutachtungsinstrument implementiert. Der besonderen Situation von Menschen mit dementiellen Erkrankungen, kognitiven Beeinträchtigungen und psychischen Problemlagen wurde vermehrt Rechnung getragen. Auch die Konstellation der pflegebedürftigen Kinder und Jugendlichen wurde besonders berücksichtigt.

Ab dem Jahr 2019 wurden zusätzlich die Rahmenbedingungen für die Qualitätssicherung und Qualitätsprüfungen in den Pflegeeinrichtungen weiter profiliert. Mit dem MDK-Reformgesetz schließlich erfolgt im Rahmen von Übergangsregelungen vom Jahr 2020 an sukzessive die Umfirmierung der Medizinischen Dienste der Krankenversicherung in Medizinische Dienste (MD) und die des Medizinischen Dienstes des Spitzenverbandes Bund der Krankenkassen in den Medizinischen Dienst Bund (MD Bund). Diesem wurde unter anderem die Richtlinienkompetenz für die Aufgaben des Medizinischen Dienstes übertragen. Nicht zuletzt wurden im Rahmen dieses Gesetzes die Regelungen bezüglich der Beziehungen der Pflegekassen zu den Pflegeeinrichtungen angepasst. Die genannten substanziellen Änderungen machten eine Neuauflage des Handbuchs erforderlich. Berücksichtigt wurden dabei auch neue Forschungsergebnisse zur Situation Pflegebedürftiger sowie professionell und informell Pflegender, zu Rechtsverletzungen im Umfeld der Pflege und zur Epidemiologie sowie Aspekte der Finanzierung der pflegerischen Versorgung. Im Vergleich zu den drei vorangegangenen Ausgaben haben Umfang und Gehalt noch einmal beträchtlich zugenommen.

Sozialgesetzlich verankert wird die pflegerische Versorgung der Bevölkerung als eine gesamtgesellschaftliche Aufgabe verstanden. Demnach gilt es vorrangig, die häusliche Pflege und die Pflegebereitschaft der Zugehörigen zu unterstützen, damit Pflegebedürftige möglichst lange in ihrer häuslichen Umgebung bleiben können. Subsidiär sollen dabei die Leistungen der Pflegeversicherung den Pflegebedürftigen helfen, ein menschenwürdiges Leben zu führen. In engem Zusammenwirken haben dementsprechend Länder, Kommunen, Pflegeeinrichtungen und Pflegekassen unter Beteiligung des Medizinischen Dienstes eine leistungsfähige, regional gegliederte, ortsnahe und aufeinander abgestimmte ambulante und stationäre pflegerische Versorgung der Bevölkerung zu gewährleisten und die Bereitschaft zu einer humanen Pflege und Betreuung durch Angehörige, Nachbarn sowie Pflegekräfte und Selbsthilfegruppen zu stärken und zu fördern. Über die Jahre ist es so gelungen, nicht nur das Verständnis für die Situation pflegebedürftiger Menschen und ihrer Angehörigen zu vertiefen, sondern auch in großem Umfang die unverzichtbare tätige private wie ehrenamtliche Mithilfe speziell im ambulanten Bereich zu intensivieren.

Der Medizinische Dienst hat sich mit Inkrafttreten des Pflege-Versicherungsgesetzes im Jahr 1994 der solidarischen Verpflichtung konsequent und engagiert gestellt. Er leistet mit seinen jährlich mittlerweile rund 2 Millionen Pflegebegutachtungen, mehr als 24 Tausend Qualitätsprüfungen in Pflegeeinrichtungen, den breitgefächerten Fortbildungsveranstaltungen sowie den Beratungen sowohl der Pflegekassen als auch der Pflegebedürftigen und ihrer Zugehörigen einen beachtlichen sozialmedizinischen Beitrag zur Sicherstellung der pflegerischen Versorgung. Auf dieser Basis beteiligt sich der Medizinische Dienst als unabhängige und unparteiische Sachverständigeninstitution maßgeblich an der Ausdifferenzierung der Pflegeversicherung, an der Richtlinienentwicklung, an der Qualitätssicherung sowie an der methodischen Arbeit. Dabei steht er im intensiven Austausch und konstruktiven Dialog mit den an der pflegerischen Versorgung beteiligten Institutionen und führenden Forschungszentren. Maßgeblich gemeinsam mit ihnen wurde auch diese Neuauflage des Handbuchs wieder realisiert. Ein solch interdisziplinär und interinstitutionell angelegtes Vorhaben ist ohne vertrauenswürdige Kooperation undenkbar.

Daher gelten unsere Anerkennung und Respekt zunächst einmal allen Autorinnen und Autoren für ihre – zum Großteil erneute und spontane – Bereitschaft zur Mitwirkung, ihre ausgesuchten Beiträge, ihr produktives Engagement bei der Neukonzeption und nicht zuletzt wieder einmal durch abzuwartende Gesetzesnovellen strapazierte Geduld bis zum Erscheinen des Werks. Verlagsseitig hat Frau Dr. Bettina Noto die Planung inhaltlich ambitioniert betreut und Frau Karola Seitz die Herstellung sorgfältig disponiert. Projektbegleitend hat Frau Jasmin Feicht als Fachassistentin beim MDK Bayern die redaktionelle Arbeit umsichtig organisatorisch begleitet. Ihnen allen möchten wir danken.

Thomas Gaertner
Stephan Knoblich
Thomas Muck
Martin Rieger

Am 01.01.2020 trat das **Gesetz für bessere und unabhängigere Prüfungen (MDK-Reformgesetz)** vom 14.12.2019 in Kraft. Die vom 01.01.2020 gültigen Änderungen der Sozialgesetze einschließlich der Reform institutioneller Zuständigkeiten, insbesondere die des Sozialgesetzbuchs (SGB), wurden soweit erforderlich bzw. möglich bereits bei der Redaktion des vorliegenden Handbuchs berücksichtigt. Im Rahmen der Organisationsreform der Medizinischen Dienste erfolgt nach entsprechender Aufstellung bzw. Änderung der zu genehmigenden Satzungen im Laufe der kommenden Jahre die Umfirmierung von Medizinischer Dienst der Krankenversicherung (MDK) in *Medizinischer Dienst (MD)* sowie die Umfirmierung von Medizinischer Dienst des Spitzenverbandes Bund der Krankenkassen e. V. (MDS) in *Medizinischer Dienst Bund (MD Bund)*.

Inhalt

Geleitwort —— V
Grußwort —— VII
Vorwort —— IX
Autorenverzeichnis —— XVII
Abkürzungsverzeichnis —— XXVII

1 Sozialgeschichtliche Aspekte und ordnungspolitische Reformen der Pflegeversicherung —— 1

2 Soziale Absicherung des Pflegerisikos im europäischen Vergleich —— 17

3 Grundlagen und Ziele der sozialen Pflegeversicherung —— 31
3.1 Menschenrechte in der Pflege und Pflegeversicherung —— 31
3.2 Evidence-based Nursing – zur ethischen Bedeutung personenbezogener Pflegeforschung für die Pflegepraxis und Versorgungsforschung —— 41
3.3 Systemimmanente Prinzipien, normative Ziele und Funktion der sozialen Pflegeversicherung —— 62
3.4 Sozialmedizinische Dimensionen bei der Begutachtung, Qualitätsprüfung, Beratung und Fortbildung im Auftrag der sozialen Pflegeversicherung —— 72
3.5 Kompetenzbündelung und Fortbildung beim Medizinischen Dienst —— 87

4 Leistungen der Pflegeversicherung —— 99

5 Besonderheiten der privaten Pflegepflichtversicherung —— 129

6 Der neue Pflegebedürftigkeitsbegriff —— 137
6.1 Zum pflegepolitischen Hintergrund der Schaffung eines neuen Pflegebedürftigkeitsbegriffs —— 137
6.2 Entwicklung und fachliche Grundlagen des „Neuen Pflegebedürftigkeitsbegriffs" —— 157
6.3 Strukturelle Konsequenzen des „Neuen Pflegebedürftigkeitsbegriffs" —— 166

7 Begutachtung zur Feststellung von Pflegebedürftigkeit nach § 18 SGB XI —— 173
7.1 Richtlinien nach dem SGB XI und deren Zielsetzung —— 173
7.2 Die Begutachtung zur Feststellung von Pflegebedürftigkeit —— 179

7.3	Die Berechnung der Pflegegrade — 255	
7.4	Empfehlungen im Pflegegutachten — 262	
7.5	Die Begutachtung zur Feststellung der Pflegebedürftigkeit von Kindern — 268	
7.6	Typologie der Begutachtung nach SGB XI — 273	
7.7	Bundesweite Ergebnisse der Begutachtung nach § 18 SGB XI — 281	
7.8	Qualitätssicherungsverfahren der Begutachtung gemäß SGB XI — 297	
7.9	Dienstleistungsorientierung des Medizinischen Dienstes der Krankenversicherung im Begutachtungsverfahren — 311	
7.10	Versichertenbefragung gemäß Dienstleistungs-Richtlinien — 316	
8	**Rehabilitation und Pflegebedürftigkeit — 331**	
8.1	Bedeutung der Rehabilitation zur Vermeidung oder Verminderung von Pflegebedürftigkeit — 331	
8.2	Abklärung der Indikation zu Leistungen der medizinischen Rehabilitation im Rahmen der Pflegebegutachtung — 341	
8.3	Besonderheiten der geriatrischen Rehabilitation — 351	
8.4	Rehabilitation bei Demenz — 360	
9	**Besonderheiten bei der Pflegebegutachtung — 369**	
9.1	Begutachtungen im Europäischen Wirtschaftsraum (EWR) und in der Schweiz — 369	
9.2	Pflegebegutachtung von Menschen mit kognitiven und psychischen Beeinträchtigungen — 374	
9.3	Pflege, Migration und diversitätssensible Versorgung — 379	
9.4	Begutachtung bei vermuteten Pflegefehlern — 391	
10	**Qualität in der ambulanten und stationären Pflege — 401**	
10.1	Entwicklung der Qualitätsprüfungen in Pflegeeinrichtungen — 401	
10.2	Organisation der Selbstverwaltung: Aufgaben und Arbeitsweise des Qualitätsausschusses Pflege — 413	
10.3	Pflegequalität transparent gestalten: Anforderungen an die Qualitätsprüfungen und -darstellungen in der Pflege aus Betroffenensicht — 418	
10.4	Qualitätsprüfungen in der stationären Pflege — 428	
10.5	Qualitätsprüfungen in der ambulanten Pflege — 442	
10.6	Indikatorengestützte Beurteilung von Ergebnisqualität in der stationären Langzeitpflege — 452	
10.7	Aktuelle Formen der öffentlichen Qualitätsberichterstattung — 461	
10.8	Die Qualitätssicherungsaktivitäten der Medizinischen Dienste im Bereich der Qualitätsprüfungen von Pflegeeinrichtungen — 470	
10.9	Expertenstandards in der Pflegeversicherung — 477	

10.10	Erfahrungen aus der stationären Qualitätssicherung nach § 136 SGB V in der Pflege —— 485	
10.11	Stellen zur Bekämpfung von Fehlverhalten im Gesundheitswesen gem. § 47 a SGB XI —— 497	
10.12	Entwicklung der Pflegequalität —— 507	

11   Beratung im Rahmen der sozialen Pflegeversicherung —— 517

12   Besondere Aspekte der Versorgung Pflegebedürftiger —— 531
12.1   Arzneimittelversorgung von Pflegebedürftigen —— 531
12.2   Palliativmedizin: Medizinische Grundlagen und pflegerelevante Aspekte —— 544
12.3   Hospizkultur und institutionelle Praxis – Zur Umsetzung hospizlicher Sterbebegleitung am Beispiel von Pflegeheimen —— 563
12.4   Spezialisierte ambulante Palliativversorgung und stationäre Hospizversorgung —— 579
12.5   Die Außerklinische Intensivversorgung —— 595

13   Verletzungen von Rechten Pflegebedürftiger —— 607
13.1   Gewalt gegen Senioren im öffentlichen Raum, in häuslicher Pflege und in Heimen – Strafrechtliche und organisatorische Rahmenbedingungen sowie Präventionsansätze —— 607
13.2   Misshandlung und Vernachlässigung alter Menschen in häuslicher Pflege. Zum Gesetzgebungsbedarf im Familien- und Sozialrecht —— 626
13.3   Freiheitsberaubung aus Fürsorge?! – Die Anwendung freiheitsentziehender Maßnahmen in der Pflege —— 637
13.4   Gewaltfreie Pflege – Voraussetzungen für eine gelingende Prävention von Gewalt in der pflegerischen Langzeitversorgung —— 646

14   Geschäftsprozessorientierte Aspekte des Datenschutzes bei der Pflegebegutachtung sowie bei den Qualitäts- und Abrechnungsprüfungen in Pflegeeinrichtungen nach SGB XI —— 667

15   Finanzierung der sozialen Pflegeversicherung —— 707

16   Situation der Pflegenden —— 719
16.1   Weiterentwicklung des Ausbildungssystems in der Pflege —— 719
16.2   Fachkräftesituation und Arbeitszufriedenheit in der ambulanten und stationären Pflege —— 726
16.3   Pflegebedarfsermittlung in Krankenhäusern: Pflegeintensität versus Fallschwere —— 735
16.4   Personalbemessung in der stationären Langzeitpflege —— 749

16.5	Der Pflegende im Spannungsfeld von Berufsethos und Alltag – Wertkonflikte im Zusammenhang mit dem ICN-Ethikkodex für Professionell Pflegende —— 761
16.6	Maßnahmen zur Entlastung und Stärkung des Pflegepersonals in Pflegeeinrichtungen —— 774
16.7	Frauen in informeller Pflegeverpflichtung —— 777

17	**Ausblick —— 807**
17.1	Entwicklung der Anzahl der Pflegebedürftigen unter demographisch-epidemiologischen Aspekten —— 807
17.2	Perspektiven der sozialen Pflegeversicherung —— 816

Anlage 1 – Formulargutachten Erwachsene —— 839
Anlage 2 – Formulargutachten Kinder und Jugendliche —— 863
Anlage 3 – Bewertungssystematik —— 888
Anlage 4 – Gesonderte Präventions- und Rehabilitationsempfehlungen für Erwachsene —— 889
Anlage 5 – Gesonderte Präventions- und Rehabilitationsempfehlungen für Kinder und Jugendliche —— 894

Stichwortverzeichnis —— 899

Autorenverzeichnis

Tuğba Aksakal, M. A.
wissenschaftliche Mitarbeiterin
AG 3 Epidemiologie & International Public Health
Fakultät für Gesundheitswissenschaften
Universität Bielefeld
Universitätsstraße 25
33615 Bielefeld
E-Mail: t.aksakal@uni-bielefeld.de
und
Lehrstuhl für Versorgungsforschung
Department für Humanmedizin, Fakultät für Gesundheit
Universität Witten/Herdecke
Alfred-Herrhausen-Straße 50
58448 Witten
E-Mail: tugba.aksakal@uni-wh.de
Kapitel 9.3

Dipl.-Volkswirt Manfred Baumann
Abteilungsleiter Finanzen/Versicherung
Verband der Ersatzkassen e. V. (vdek)
Askanischer Platz 1
10963 Berlin
E-Mail: manfred.baumann@vdek.com
Kapitel 15

Prof. Dr. phil. (habil.) Johann Behrens
Martin-Luther-Universität Halle-Wittenberg
Institut für Supervision,
Institutionsberatung und Sozialforschung gem. e. V.
Möckernkiez 18
10963 Berlin
E-Mail: johann.behrens@medizin.uni-halle.de
Kapitel 3.2

Dr. phil. Christian Berringer
Referatsleiter
Referat 413 – Begriff der Pflegebedürftigkeit; Begutachtungsverfahren; Qualitätssicherung; Pflegerische Versorgung
Bundesministerium für Gesundheit
Friedrichstraße 108
10117 Berlin
E-Mail: christian.berringer@bmg.bund.de
Kapitel 6.1

ao. Univ.-Prof. Dr. med. Andrea Berzlanovich
Leiterin Fachbereich Forensische Gerontologie
Medizinische Universität Wien
Zentrum für Gerichtsmedizin
Sensengasse 2
1090 Wien
E-Mail: andrea.berzlanovich@meduniwien.ac.at
Kapitel 13.3

Dr. med. Sandra Bischof
Kompetenz-Centrum für Psychiatrie und Psychotherapie der MDK-Gemeinschaft und des GKV-Spitzenverbandes Medizinischer Dienst der Krankenversicherung Mecklenburg-Vorpommern e. V.
BBZ Rostock
Blücherstraße 27 c
18055 Rostock
E-Mail: s.bischof@mdk-mv.de
Kapitel 9.2

Dipl. Volkswirt Oliver Blatt
Abteilungsleiter Abteilung Gesundheit
Verband der Ersatzkassen e. V. (vdek)
Askanischer Platz 1
10963 Berlin
E-Mail: oliver.blatt@vdek.com
Kapitel 15

Ulrike Bode
Leiterin Referat Pflegeversicherung
Abteilung Gesundheit
GKV-Spitzenverband
Reinhardtstraße 28
10117 Berlin
E-Mail: ulrike.bode@gkv-spitzenverband.de
Kapitel 10.2

Dipl.-Med. Katrin Breuninger
Seniorberaterin
Leiterin Team Rehabilitation/Heilmittel
Medizinischer Dienst des Spitzenverbandes
Bund der Krankenkassen e. V. (MDS)
Theodor-Althoff-Straße 47
45133 Essen
E-Mail: k.breuninger@mds-ev.de
Kapitel 8.1, 8.2

Dipl. Soz. Wiss. Jürgen Brüggemann
Leiter Team Pflege
Medizinischer Dienst des Spitzenverbandes
Bund der Krankenkassen e. V. (MDS)
Theodor-Althoff-Straße 47
45133 Essen
E-Mail: j.brueggemann@mds-ev.de
Kapitel 10.12

Uwe Brucker, M. A.
Ehem. Seniorberater | Team Pflege
Medizinischer Dienst des Spitzenverbandes
Bund der Krankenkassen e. V. (MDS)
Theodor-Althoff-Straße 47
45133 Essen
E-Mail: uwe.brucker@t-online.de
Kapitel 13.4

Prof. Dr. PH Patrick Brzoska
Leiter Lehrstuhl für Versorgungsforschung
Department für Humanmedizin, Fakultät für Gesundheit
Universität Witten/Herdecke
Alfred-Herrhausen-Straße 50
58448 Witten
E-Mail: patrick.brzoska@uni-wh.de
Kapitel 9.3

Christiane Burmeister, M. A.
wissenschaftliche Mitarbeiterin
Ethik in Organisationen: Bildung und Soziales
Internationales Zentrum für Ethik in den Wissenschaften (IZEW)
Wilhelmstraße 19
72074 Tübingen
E-Mail: c.burmeister@izew.uni-tuebingen.de
Kapitel 16.5

Prof. Dr. Andreas Büscher
Professor für Pflegewissenschaft, wissenschaftlicher Leiter des Deutschen Netzwerks für Qualitätsentwicklung in der Pflege (DNQP)
Fakultät Wirtschafts- und Sozialwissenschaften
Hochschule Osnabrück
Caprivistraße 30a
49076 Osnabrück
E-Mail: a.buescher@hs-osnabrueck.de
Kapitel 6.2, 6.3, 10.5, 10.7

Olaf Christen, M. A.
Referent Altenhilfe und Pflege
Sozialpolitik
Sozialverband VdK Deutschland
Linienstraße 131
10115 Berlin
E-Mail: christen@vdk.de
Kapitel 10.3

Dr. med. Peter Demmel
Sprecher Arbeitsgruppe Außerklinische Intensivversorgung des MDK Bayern
Medizinischer Dienst der Krankenversicherung (MDK) Bayern
Haidenauplatz 1
81667 München
E-Mail: peter.demmel@mdk-bayern.de
Kapitel 12.5

Dr. med. Klaus Döbler
Leiter Kompetenzzentrum Qualitätssicherung und Qualitätsmanagement (KCQ)
Medizinischer Dienst der Krankenversicherung (MDK) Baden-Württemberg
Silberburgstraße 122
70176 Stuttgart
E-Mail: klaus.doebler@mdkbw.de
Kapitel 10.10

Dr. iur. Siiri Ann Doka
Leiterin Referat Gesundheit- und Pflegepolitik
Bundesarbeitsgemeinschaft Selbsthilfe von Menschen mit Behinderung, chronischer Erkrankung und ihren Angehörigen e. V. – BAG SELBSTHILFE
Kirchfeldstraße 149
40215 Düsseldorf
E-Mail: siiri.doka@bag-selbsthilfe.de
Kapitel 10.3

Dr. Lena Dorin, MSc Public Health, BSc Health Communication
Referentin für Gesundheits- und Pflegepolitik
Bundesarbeitsgemeinschaft der Seniorenorganisationen (BAGSO) e. V.
Thomas-Mann-Str. 2–4
53111 Bonn
E-Mail: dorin@bagso.de
Kapitel 10.3

Harold Engel
Ressortdirektor AOK Bayern – Die Gesundheitskasse
Ressortleitung V102
Carl-Wery-Straße 28
81739 München
E-Mail: harold.engel@by.aok.de
Kapitel 17.2

Dipl.-Pflegewirt (FH) Bernhard Fleer
Seniorberater | Team Pflege
Medizinischer Dienst des Spitzenverbandes
Bund der Krankenkassen e. V. (MDS)
Theodor-Althoff-Straße 47
45133 Essen
E-Mail: b.fleer@mds-ev.de
Kapitel 8.4, 9.2

Torsten Frisch
Ärztlicher Consulter
Geschäftsbereich Pflege
Medizinischer Dienst der Krankenversicherung
(MDK) Hessen
Zimmersmühlenweg 23
61440 Oberursel
E-Mail: t.frisch@mdk-hessen.de
Kapitel 7.5

Pflegewissenschaftler und -manager (M.Sc.)
Diplom-Pflegewirt (FH) Mathias Fünfstück
Wissenschaftlicher Mitarbeiter
Gesundheit, Pflege, Alterssicherung
Universität Bremen
SOCIUM
Forschungszentrum Ungleichheit und Sozialpolitik
Mary-Somerville-Straße 3
28359 Bremen
E-Mail: m.fuenfstueck@uni-bremen.de
Kapitel 16.4

Dr. med. Thomas Gaertner
Leiter Bereich Sozialmedizinisches
Wissens- und Qualitätsmanagement
Medizinischer Dienst der Krankenversicherung
(MDK) Hessen
Zimmersmühlenweg 23
61440 Oberursel
E-Mail: t.gaertner@mdk-hessen.de
Kapitel 1, 3.3–3.5, 7.6, 9.4, 12.1, 12.4, 14

Dr. med. Barbara Gansweid
ehem. Leiterin des Fachreferates Pflege des Medizinischen Dienstes der Krankenversicherung
(MDK) Westfalen-Lippe und ehem. Leiterin der
Sozialmedizinischen Expertengruppe „Pflege"
der MDK-Gemeinschaft (SEG 2)
Nimmersather Straße 3
33803 Steinhagen
E-Mail: bgansweid@gmx.de
Kapitel 6.2

Dr. med. Hans Gerber
ehem. Leitender Arzt des Medizinischen Dienstes
der Krankenversicherung (MDK) Bayern und
ehem. Leiter der Sozialmedizinischen Expertengruppe „Pflege" der MDK-Gemeinschaft (SEG 2)
Medizinischer Dienst der Krankenversicherung
(MDK) Bayern
Breitensteinstraße 3
83059 Kolbermoor
E-Mail: drhgerber@aol.com
Kapitel 17.2

Dr. iur. Dr. biol. hom. Wolfgang Gnatzy
Geschäftsführer Medizinischer Dienst der
Krankenversicherung (MDK) Hessen
Zimmersmühlenweg 23
61440 Oberursel
E-Mail: w.gnatzy@mdk-hessen.de
Kapitel 14

Dr. med. Stefan Gronemeyer, MHA
Leitender Arzt und stellv. Geschäftsführer
Medizinischer Dienst des Spitzenverbandes
Bund der Krankenkassen e. V. (MDS)
Theodor-Althoff-Straße 47
45133 Essen
E-Mail: s.gronemeyer@mds-ev.de
Kapitel 8.1

Prof. Dr. rer. medic. Dipl. Pflegewirtin (FH)
Astrid Dorothea Herold-Majumdar, MScN (Univ.)
hauptamtliche Professorin, Studiengangsleiterin (dualer Bachelorstudiengang Pflegewissenschaft), Prüfungskommissionsvorsitzende
Fakultät für angewandte Sozialwissenschaften
Hochschule für angewandte Wissenschaften
München
Am Stadtpark 20
81243 München
E-Mail: astrid.herold-majumdar@hm.edu
Kapitel 13.3

Dr. med. Helmut Hoffmann-Menzel
Oberarzt
Zentrum für Palliativmedizin
Malteser Krankenhaus Seeliger Gerhard Bonn/
Rhein-Sieg
Von-Hompesch-Straße 1
53123 Bonn
E-Mail: helmut.hoffmann-menzel@malteser.org
Kapitel 12.2

Prof. Dr. Michael Isfort
Professor für Pflegewissenschaft und Versorgungsforschung
Katholische Hochschule Nordrhein-Westfalen
(KatHO NRW)
Wörthstraße 10
50668 Köln
E-Mail: m.isfort@katho-nrw.de
Kapitel 16.2

Dipl.-Kfm. Olaf Jansen
Interne Revision und Datenschutz
Medizinischer Dienst der Krankenversicherung
(MDK) Hessen
Zimmersmühlenweg 23
61440 Oberursel
E-Mail: o.jansen@mdk-hessen.de
Kapitel 14

Diplom-Gerontologe Thomas Kalwitzki
Wissenschaftlicher Mitarbeiter
Universität Bremen
SOCIUM
Forschungszentrum Ungleichheit und Sozialpolitik
Mary-Somerville-Straße 3
28359 Bremen
E-Mail: thomas.kalwitzki@uni-bremen.de
Kapitel 16.4

Reiner Kasperbauer
Geschäftsführer Medizinischer Dienst der
Krankenversicherung (MDK) Bayern
Haidenauplatz 1
81667 München
E-Mail: reiner.kasperbauer@mdk-bayern.de
Kapitel 17.2

Martina Kern
Leitung Zentrum für Palliativmedizin und ALPHA Rheinland
Malteser Krankenhaus Seeliger Gerhard Bonn/
Rhein-Sieg
Von-Hompesch-Straße 1
53123 Bonn
E-Mail: martina.kern@malteser.org
Kapitel 12.2

Gernot Kiefer
Vorstand GKV-Spitzenverband
Reinhardtstraße 28
10117 Berlin
E-Mail: gernot.kiefer@gkv-spitzenverband.de
Geleitwort

Dr. PH Andrea Kimmel, M. A.
Seniorberaterin | Team Pflege
Medizinischer Dienst des Spitzenverbandes
Bund der Krankenkassen e. V. (MDS)
Theodor-Althoff-Straße 47
45133 Essen
E-Mail: a.kimmel@mds-ev.de
Kapitel 10.8, 13.4

Dr. jur. Sebastian Kirsch
Betreuungs- und Familienrichter
Amtsgericht Garmisch-Partenkirchen
Rathausplatz 11
82467 Garmisch-Partenkirchen
E-Mail: sebastian.kirsch@ag-gap.bayern.de
Kapitel 13.3

Dr. med. Stephan Knoblich
Leiter des Fachreferates Pflege
Leiter Sozialmedizinische Expertengruppe
„Pflege" (SEG 2) der MDK-Gemeinschaft
Medizinischer Dienst der Krankenversicherung
(MDK) Westfalen-Lippe
Roddestraße 12
48153 Münster
E-Mail: sknoblich@mdk-wl.de
Kapitel 7.1–7.5, 7.7, 9.1, 12.1

**Prof. Dr. phil. Dr. theol. Dr. rer. publ.
Nikolaus Johannes Knoepffler**
Lehrstuhlinhaber Angewandte Ethik und Leiter
des Ethikzentrums Jena
Bereich Ethik in den Wissenschaften
Friedrich-Schiller-Universität Jena
Carl-Zeiss-Platz 16
07743 Jena
E-Mail: n.knoepffler@uni-jena.de
Kapitel 16.5

**Prof. Dr. phil. Dr. habil. Med. Dipl.-Psych.
Niko Kohls**
Mitglied Academia Scientiarum et Artium
Europaea
Hochschule Coburg
Bereich Integrative Gesundheitsförderung
Friedrich-Streib-Straße 2
96450 Coburg
E-Mail: niko.kohls@hs-coburg.de
Kapitel 13.3

Dr. med. Christian Kralewski
Facharzt für Orthopädie und Unfallchirurgie
Manuelle Medizin, Akupunktur, Fachkunde
Rettungsdienst, Beratender Arzt Kompetenz-
zentrum Qualitätssicherung und Qualitäts-
management (KCQ)
Medizinischer Dienst der Krankenversicherung
(MDK) Baden-Württemberg
Bismarckstraße 96
72072 Tübingen
E-Mail: christian.kralewski@mdkbw.de
Kapitel 16.3

Prof. em. Dr. iur. Arthur Kreuzer
emeritierter Professor für Kriminologie der
Justus-Liebig-Universität Gießen
Am Lutherberg 5
35463 Fernwald
E-Mail: arthur-gisela-kreuzer@t-online.de
Kapitel 13.1

Markus Kühbauch, M. A.
Fachberater, Qualitätsmanagementbeauftragter
Bereich Koordination/Kommunikation
Medizinischer Dienst des Spitzenverbandes
Bund der Krankenkassen e. V. (MDS)
Theodor-Althoff-Straße 47
45133 Essen
E-Mail: m.kuehbauch@mds-ev.de
Kapitel 7.10

PD Dr. rer. medic. Gero Langer
Wissenschaftlicher Mitarbeiter Institut für Ge-
sundheits- und Pflegewissenschaft
German Center for Evidence-based Nursing
"sapere aude"
Medizinische Fakultät
Martin-Luther-Universität Halle-Wittenberg
Magdeburger Straße 8
06112 Halle (Saale)
E-Mail: gero.langer@medizin.uni-halle.de
Kapitel 3.2

Anna Leib-Gerstner, Soziologin M. A.
Referentin Bereich Pflege, Pflegeberatung
Leiterin Pflegeberatung
Medizinischer Dienst der Krankenversicherung
(MDK) Bayern
Haidenauplatz 1
81667 München
E-Mail: anna.leib-gerstner@mdk-bayern.de
Kapitel 11

Dr. med. Norbert Lübke
Leiter Kompetenz-Centrum Geriatrie des GKV-
Spitzenverbandes und der Gemeinschaft der
Medizinischen Dienste
Medizinischer Dienst der Krankenversicherung
(MDK) Nord
Hammerbrookstraße 5
20097 Hamburg
E-Mail: norbert.luebke@kcgeriatrie.de
Kapitel 8.3

Dr. iur. Claudia Mahler
wissenschaftliche Mitarbeiterin
Menschenrechtspolitik Inland/Europa
Deutsches Institut für Menschenrechte e. V.
Zimmerstraße 26/27
10969 Berlin
E-Mail: mahler@dimr.de
Kapitel 3.1

Katrin Markus
Rechtsanwältin
Vorstandsmitglied Gesundheit und Pflege
Bundesarbeitsgemeinschaft der Seniorenorga-
nisationen e. V. (BAGSO)
Thomas-Mann-Straße 2–4
53111 Bonn
E-Mail: markus@bagso.de
Kapitel 10.3

Dr. med. Paul-Ulrich Menz
Beauftragter für Qualität und Beschwerdemanagement
Zentraler Service
Medizinischer Dienst der Krankenversicherung (MDK) Westfalen-Lippe
Roddestraße 12
48153 Münster
E-Mail: pmenz@mdk-wl.de
Kapitel 7.8–7.9

Dr. iur. Stephan Meseke, LL.M.
Leiter des Stabsbereichs zur Bekämpfung von Fehlverhalten im Gesundheitswesen
GKV-Spitzenverband
Reinhardtstraße 28
10117 Berlin
E-Mail: stephan.meseke@gkv-spitzenverband.de
Kapitel 10.11

Thomas Muck
Leiter Sozialmedizinische Expertengruppe „Pflege" (SEG 2) der MDK-Gemeinschaft
Medizinischer Dienst der Krankenversicherung (MDK) Bayern
Haidenauplatz 1
81667 München
E-Mail: thomas.muck@mdk-bayern.de
Kapitel 10.1, 10.8

Prof. Dr. phil. Dr.med. Ulrich Otto Mueller
Projektleiter Mortalitäts-Follow-Up der NaKo Gesundheitsstudie
Bundesinstitut für Bevölkerungsforschung
Friedrich Ebert Allee 4
65185 Wiesbaden
E-Mail: ulrich.mueller@bib.bund.de
Kapitel 17.1

Dipl.-Oec. Frank Opitz
Berater der Marktforschung
M + M Management + Marketing Consulting GmbH
Holländische Straße 198a
34127 Kassel
E-Mail: opitz@m-plus-m.de
Kapitel 7.10

Ilknur Özer-Erdoğdu
Wissenschaftliche Mitarbeiterin
Alice Salomon Hochschule Berlin
Alice-Salomon-Platz 5
12627 Berlin
E-Mail: oezer@ash-berlin.de
Kapitel 9.3

Univ.-Prof. Dr. med. Lukas Radbruch
Direktor der Klinik für Palliativmedizin
Universitätsklinik Bonn
Venusberg-Campus 1
53127 Bonn
E-Mail: lukas.radbruch@ukbonn.de
Kapitel 12.2

Prof. Dr. med. Oliver Razum, MSc
Leiter AG 3 Epidemiologie & International Public Health
Fakultät für Gesundheitswissenschaften
Universität Bielefeld
Universitätsstraße 25
33615 Bielefeld
E-Mail: oliver.razum@uni-bielefeld.de
Kapitel 9.3

Dr. med. Renate Richter
Abteilungsleitung Sozialmedizin
MEDICPROOF GmbH
Gustav-Heinemann-Ufer 74 A
50968 Köln
E-Mail: renate.richter@medicproof.de
Kapitel 5

Dr. med. Martin Rieger
Geschäftsführer Medizinischer Dienst der Krankenversicherung (MDK) Westfalen-Lippe
Roddestraße 12
48153 Münster
E-Mail: mrieger@mdk-wl.de
Kapitel 3.5, 7.9

Ass. iur. Christiane Rock, M. mel.
Referentin für Pflegepolitik
Team Gesundheit und Pflege
Verbraucherzentrale Bundesverband
Rudi-Dutschke-Straße 17
10969 Berlin
E-Mail: christiane.rock@vzbv.de
Kapitel 10.3

Univ.-Prof. Dr. med. Roman Rolke
Direktor Klinik für Palliativmedizin
Universitätsklinikum der RWTH Aachen
Pauwelsstraße 30
52074 Aachen
E-Mail: rrolke@ukaachen.de
Kapitel 12.2

Priv.-Doz. Dr. med. habil. Norbert Rösler
Leiter Team Neurologische Frührehabilitation
Medizinischer Dienst der Krankenversicherung
(MDK) Berlin-Brandenburg e. V.
Martin-Luther-Str. 3–7
10777 Berlin
E-Mail: norbert.roesler@mdk-bb.de
Kapitel 8.4

Prof. Dr. rer. pol. Heinz Rothgang
Leiter Abteilung Gesundheit, Pflege,
Alterssicherung
SOCIUM Forschungszentrum Ungleichheit und
Sozialpolitik
Universität Bremen
Mary-Somerville-Straße 3
28359 Bremen
E-Mail: rothgang@uni-bremen.de
Kapitel 16.4

Wolfgang Rücker
Fachreferent Leistungsrecht Pflegeversicherung
Referat Pflegeversicherung
Abteilung Gesundheit
GKV-Spitzenverband
Reinhardtstraße 28
10117 Berlin
E-Mail: wolfgang.ruecker@gkv-spitzenverband.de
Kapitel 4, 16.6

Tina Rudolph, M. A.
wissenschaftliche Mitarbeiterin am Lehrstuhl für
Angewandte Ethik
Ethikzentrum Jena
Bereich Ethik in den Wissenschaften
Friedrich-Schiller-Universität Jena
Carl-Zeiss-Platz 16
07743 Jena
E-Mail: tina.rudolph@uni-jena.de
Kapitel 16.5

Dipl.-Pflegewirt Jörg Schemann
Referent
Referat Pflegeversicherung
GKV-Spitzenverband
Abteilung Gesundheit
Reinhardtstraße 28
10117 Berlin
E-Mail: joerg.schemann@gkv-spitzenverband.de
Kapitel 10.9

Prof. Dr. phil. Werner Schneider
Professur für Soziologie/Sozialkunde
Philosophisch-Sozialwissenschaftliche Fakultät
Universität Augsburg
Universitätsstraße 10
86159 Augsburg
E-Mail: werner.schneider@phil.uni-augsburg.de
Kapitel 12.3

Ass. jur. Florian Schönberg
Referent für Gesundheits- und Pflegepolitik
Abteilung Sozialpolitik, Bundesgeschäftsstelle
Sozialverband Deutschland e. V. (SoVD),
Stralauer Straße 63
10179 Berlin
E-Mail: florian.schoenberg@sovd.de
Kapitel 10.3

Dr. iur. Anna Schwedler
Wissenschaftliche Mitarbeiterin
Fachbereich 01 – Rechtswissenschaften
Johann Wolfgang Goethe Universität
Theodor-W.-Adorno-Platz 6
60629 Frankfurt am Main
E-Mail: schwedler@jur.uni-frankfurt.de
Kapitel 13.2

Prof. Dr. med. Wolfgang Seger
Ehem. leitender Arzt und ehem. stellv. Geschäftsführer des Medizinischen Dienstes der
Krankenversicherung (MDK) Niedersachsen
Bergmannstraße 21
30974 Wennigsen
E-Mail: wolfgang.seger@hotmail.com
Kapitel 9.4

Dipl.-Soz. Jan Seidel
Fachteam Gremien/Daten
Medizinischer Dienst des Spitzenverbandes
Bund der Krankenkassen e. V. (MDS)
Theodor-Althoff-Straße 47
45133 Essen
E-Mail: j.seidel@mds-ev.de
Kapitel 7.7

Dr. med. Brigitte Seitz
Bereichsleitung | Bereich Pflegeversicherung
stv. Leitende Ärztin
Medizinischer Dienst der Krankenversicherung
Rheinland-Pfalz
Albiger Straße 19 d
55232 Alzey
E-Mail: brigitte.seitz@mdk-rlp.de
Kapitel 7.6

Univ.-Prof. Dr. med. Elisabeth Simoes
Stv. Direktorin Forschungsinstitut für Frauengesundheit,
Department für Frauengesundheit Universitätsklinikum Tübingen,
Leitung Stabsstelle Sozialmedizin des Universitätsklinikums
Calwer Straße 7
72076 Tübingen
E-Mail: elisabeth.simoes@med.uni-tuebingen.de
Kapitel 16.7

Prof. Dr. Lukas Slotala
Fachgebiet Pflege- und Gesundheitswissenschaften
Hochschule Würzburg-Schweinfurt
Fakultät Angewandte Sozialwissenschaften
Münzstraße 12
97070 Würzburg
E-Mail: lukas.slotala@fhws.de
Kapitel 16.1

Stephanie Stadelbacher, M. A.
Soziologin, Wissenschaftliche Mitarbeiterin an der Professur für Soziologie/Sozialkunde
Philosophisch-Sozialwissenschaftliche Fakultät
Universitätsstraße 10
86159 Augsburg
E-Mail: stephanie.stadelbacher@phil.uni-augsburg.de
Kapitel 12.3

Dr. Diplom-Pflegewirtin (FH) Claudia Stolle
Wissenschaftliche Mitarbeiterin
Universität Bremen
SOCIUM
Forschungszentrum Ungleichheit und Sozialpolitik
Mary-Somerville-Straße 3
28359 Bremen
E-Mail: stolle@uni-bremen.de
Kapitel 16.4

Dipl.-Päd. Martina Süß
Zertifizierte Pflegesachverständige, TQM-Auditorin
Pflegefachliche Consulterin
Geschäftsbereich Pflege
Medizinischer Dienst der Krankenversicherung (MDK) Hessen
Zimmersmühlenweg 23
61440 Oberursel
E-Mail: ma.suess@mdk-hessen.de
Kapitel 9.4

Prof. Dr. Dr. Hürrem Tezcan-Güntekin, M. A.
Professorin für „Interprofessionelle Handlungsansätze mit Schwerpunkt auf qualitativen Forschungsmethoden in Public Health"
Alice Salomon Hochschule Berlin
Alice-Salomon-Platz 5
12627 Berlin
E-Mail: tezcan@ash-berlin.eu
Kapitel 9.3

Dr. med. Christoph Jonas Tolzin
Leiter Kompetenz-Centrum für Psychiatrie und Psychotherapie der MDK-Gemeinschaft und des GKV-Spitzenverbandes (KCPP)
Medizinischer Dienst der Krankenversicherung (MDK) Mecklenburg-Vorpommern e. V.
Blücherstraße 27c
18055 Rostock
E-Mail: c.tolzin@mdk-mv.de
Kapitel 9.2

Matthias Vernaldi
Assistenz- und pflegepolitischer Sprecher Gesundheit und Pflege
Interessenvertretung Selbstbestimmt Leben in Deutschland e. V. (ISL)
Leipziger Straße 61
10117 Berlin
E-Mail: matthias.vernaldi@email.de
Kapitel 10.3

Ass. iur. Kristina Vieweg
Referentin Geschäftsbereich Pflege
Verband der Privaten Krankenversicherung e. V.
Gustav-Heinemann-Ufer 74c
50968 Köln
E-Mail: anne-kristina.vieweg@pkv.de
Kapitel 5

Dr. med. Jutta Vogel-Kirklies
Bereich Produktmanagement
Medizinischer Dienst der Krankenversicherung (MDK) Niedersachsen
Hildesheimer Straße 202
30519 Hannover
E-Mail: jutta.vogel-kirklies@mdkn.de
Kapitel 12.4

Prof. Dr. iur. Marina Wellenhofer
Lehrstuhl für Zivil- und Zivilverfahrensrecht
Goethe-Universität Frankfurt am Main
Theodor-W.-Adorno-Platz 4
60629 Frankfurt am Main
E-Mail: wellenhofer@jur.uni-frankfurt.de
Kapitel 13.2

Staatssekretär Andreas Westerfellhaus
Bevollmächtigter der Bundesregierung für Pflege
Geschäftsstelle
Friedrichstraße 108
10117 Berlin
E-Mail: pflegebevollmaechtigter@bmg.bund.de
Grußwort

Prof. Dr. Klaus Wingenfeld
wissenschaftlicher Geschäftsführer des Instituts für Pflegewissenschaft an der Universität Bielefeld (IPW)
Universitätsstraße 25
33615 Bielefeld
E-Mail: klaus.wingenfeld@uni-bielefeld.de
Kapitel 2, 6.2, 6.3, 10.4–10.7

Dr. PH Dipl.-Soz. Dipl.-Päd. Yüce Yilmaz-Aslan
wissenschaftliche Mitarbeiterin
AG 3 Epidemiologie & International Public Health
Fakultät für Gesundheitswissenschaften
Universität Bielefeld
Universitätsstraße 25
33615 Bielefeld
E-Mail: yuece.yilmaz-aslan@uni-bielefeld.de
Kapitel 9.3

Prof. Dr. iur. Dr. h. c. Gisela Zenz
Emerita
Interdisziplinäre Alternswissenschaft
Fachbereich Erziehungswissenschaften
Goethe-Universität Frankfurt am Main
Theodor-W.-Adorno-Platz 6
60323 Frankfurt am Main
E-Mail: zenz@em.uni-frankfurt.de
Kapitel 13.2

Abkürzungsverzeichnis

a. A.	andere Auffassung
a. F.	alte Fassung
Abb.	Abbildung
Abs.	Absatz
ABUEL	Abuse and health among elderly in Europe
ABV	alternatives Begutachtungsverfahren
ADI	Alzheimer's Disease International
ADL	Activities of Daily Living
AEDL	Aktivitäten und existenzielle Erfahrungen des Lebens
AEMR	Allgemeine Erklärung der Menschenrechte
AG	Amtsgericht
AG	Arbeitsgruppe
AGGIR	Autonomie Gérontologie Groupes Iso-Ressources
AGS	American Geriatrics Society
AIDS	Acquired Immune Deficiency Syndrome
AK	Assistenzkraft
AKoMeD	Auftragsdatenbank der Kompetenz-Einheiten der Medizinischen Dienste
ALL	akute lymphatische Leukämie
ALS	amyotrophe Lateralsklerose
AltPflG	Altenpflegegesetz
AMMED	Auftragsmanagementsystem
AMNOG	Arzneimittelmarktneuordnungsgesetz
ÄndG	Änderungsgesetz
AOK	Allgemeine Ortskrankenkasse
APS	Aktionsbündnis Patientensicherheit
AQUA	Angewandte Qualitätsförderung und Forschung im Gesundheitswesen
Art.	Artikel
AWMF	Arbeitsgemeinschaft der Wissenschaftlichen Medizinischen Fachgesellschaften e. V.
BA	Bundesausschuss der Lehrerinnen und Lehrer für Pflegeberufe e. V.
BAG SELBSTHILFE	Bundesarbeitsgemeinschaft Selbsthilfe von Menschen mit Behinderung, chronischer Erkrankung und ihren Angehörigen e. V.
BAGSO	Bundesarbeitsgemeinschaft der Seniorenorganisationen e. V.
BÄK	Bundesärztekammer
BAR	Bundesarbeitsgemeinschaft für Rehabilitation
BESD	Beurteilung von Schmerzen bei Demenz
BGB	Bürgerliches Gesetzbuch
BGH	Bundesgerichtshof
BGT	Betreuungsgerichtstag
BI	Begutachtungsinstrument
BISAD	Beobachtungsinstrument für das Schmerzassessment bei alten Menschen mit Demenz
BMA	Bundesministerium für Arbeit und Sozialordnung
BMAS	Bundesministerium für Arbeit und Soziales
BMBF	Bundesministerium für Bildung und Forschung
BMFSFJ	Bundesministerium für Familie, Senioren, Frauen und Jugend
BMG	Bundesministerium für Gesundheit
BMGS	Bundesministerium für Gesundheit und Soziale Sicherung
BMJ	Bundesministerium der Justiz

BPAH	Hessische Betreuungs- und Pflegeaufsicht
BPSD	Behavioural and Psychological Symptoms of Dementia
BQS	Bundesgeschäftsstelle Qualitätssicherung
BRD	Bundesrepublik Deutschland
BRi	Begutachtungs-Richtlinien
BSG	Bundessozialgericht
BSI	Bundesamt für Sicherheit in der Informationstechnik
bspw.	beispielsweise
BT	(Deutscher) Bundestag
BT-Drs.	Drucksache des deutschen Bundestages
BTHG	Bundesteilhabegesetz
BVA	Bundesversicherungsamt
BVerfG	Bundesverfassungsgericht
BVG	Bundesversorgungsgesetz
BYOD	Bring Your Own Device
bzw.	beziehungsweise
CAT	Cambridgeshire Assessment Tool
CBO	KwaliteitsAcademie Nederland (Centraal BegeleidingsOrgaan)
CDU	Christlich Demokratische Union Deutschlands
CEDAW	Convention on the Elimination of All Forms of Discrimination against Women
CIM	Critical-Illness-Myopathie
CIP	Critical-Illness-Polyneuropathie
COPD	Chronisch obstruktive Lungenerkrankung
CSU	Christlich-Soziale Union in Bayern e. V.
DAK	Deutsche Angestellten Krankenkasse
DAkkS	Deutsche Akkreditierungsstelle GmbH
DAlzG	Deutsche Alzheimer Gesellschaft e. V.
DAS	Datenauswertungsstelle
DBfP	Deutscher Berufsverband für Pflegeberufe
DemTect®	Demenz-Detektion
Destatis	Statistisches Bundesamt
DFG	Deutsche Forschungsgesellschaft
DFK	Deutsches Forum für Kriminalprävention
DGN	Deutsche Gesellschaft für Neurologie
DGP	Deutsche Gesellschaft für Palliativmedizin
DGP	Deutsche Gesellschaft für Pneumologie und Beatmungsmedizin e. V
DGPPN	Deutsche Gesellschaft für Psychiatrie, Psychotherapie und Nervenheilkunde
DGSMP	Deutsche Gesellschaft für Sozialmedizin und Prävention e. V.
DHPV	Deutscher Hospiz- und Palliativverband e. V.
Die-RiLi	Dienstleistungs-Richtlinien
DIGAB	Deutschen Interdisziplinären Gesellschaft für außerklinische Beatmung e. V.
DIMDI	Deutsches Institut für Medizinische Dokumentation und Information
DIN	Deutsches Institut für Normung e. V.
DIP	Deutsches Institut für angewandte Pflegeforschung e. V.
DNQP	Deutsches Netzwerk für Qualitätsentwicklung in der Pflege
DRG	Diagnosis Related Groups (diagnosebezogene Fallgruppen)
DRV	Deutsche Rentenversicherung
DV	Datenverarbeitung
DZA	Deutsches Zentrum für Altersfragen
e. g.	exempli gratia (deutsch: zum Beispiel)
e. V.	eingetragener Verein
EA	eingeschränkte Alltagskompetenz

EAPC	European Association for Palliative Care
EbM	Evidenzbasierte Medizin
EbN	Evidence-based Nursing (Evidenzbasierte Pflege)
EbP	Evidenzbasierten Praxis
EDV	Elektronische Datenverarbeitung
EEE	einrichtungseinheitlicher Eigenanteil
EFQM	European Foundation for Quality Management
EG	Europäische Gemeinschaft
EGMR	Europäischer Gerichtshof für Menschenrechte
EMRK	Europäische Menschenrechtskonvention
EN	Europa Norm
EPUAP	European Pressure Ulcer Advisory panel
EQisA	Ergebnisqualität in der stationären Altenhilfe
ESAS	Edmonton Symptom Assessment Scale
ESQS	Externe stationäre Qualitätssicherung
EU	Europäische Union (European Union)
EuGH	Europäischer Gerichtshof (Gerichtshof der Europäischen Gemeinschaften)
EUMASS	European Union of Medicine in Assurance and Social Security
EuroCoDe	European Collaboration on Dementia
EU-SILC	EU Statistics on Income and Living Conditions
EWG	Europäische Wirtschaftsgemeinschaft
EWR	Europäischer Wirtschaftsraum
EWSA	Europäischer Wirtschafts- und Sozialausschuss
ExMo	Erhaltung und Förderung der Mobilität in der Pflege
f.	folgender/folgende (*Singular*)
FACE	Functional Assessment of the Care Environments
FACS	Fair Access to Care Services
FamFG	Gesetz über das Verfahren in Familiensachen und in den Angelegenheiten der freiwilligen Gerichtsbarkeit
FAZ	Frankfurter Allgemeine Zeitung
FDP	Freie Demokratische Partei
FEM	Freiheitsentziehende Maßnahmen
ff.	folgende (*Plural*)
FIM®	Functional Independence Measure
FörGes	Förderung der Gesundheit bei chronischer Krankheit und Pflegebedürftigkeit
FPfZG	Familienpflegezeitgesetz
FuWRi	Fort- und Weiterbildungsrichtlinien
G-BA	Gemeinsamer Bundesausschuss
G-DRG	German Diagnosis Related Groups
GEDA	„Gesundheit in Deutschland aktuell"
GG	Grundgesetz für die Bundesrepublik Deutschland
ggf.	gegebenenfalls
GKV	Gesetzliche Krankenversicherung
GKV-IPReG	Intensivpflege- und Rehabilitationsstärkungsgesetz (der gesetzlichen Krankenversicherung)
GKV-SV	Spitzenverband Bund der Krankenkassen (GKV-Spitzenverband)
GKV-VSG	GKV-Versorgungsstärkungsgesetz
GKV-WSG	GKV-Wettbewerbsstärkungsgesetz
GMG	GKV-Modernisierungsgesetz
GRC	EU-Grundrechtecharta
GRCh	EU-Grundrechtecharta
GSbG	Gesellschaft für Systemberatung im Gesundheitswesen

GuM	Gemeinsame Grundsätze und Maßstäbe (GuM) zur Qualität und Qualitätssicherung einschließlich des Verfahrens zur Durchführung von Qualitätsprüfungen nach § 80 SGB XI
HB	Hausbesuch
HeilM-RL ZÄ	Heilmittel-Richtlinie Zahnärzte
HeilM-RL	Heilmittel-Richtlinie
HeimG	Heimgesetz
HGBP	Hessisches Gesetz über Betreuungs- und Pflegeleistungen
HIV	Humanes Immundefizienz-Virus
HKP	häusliche Krankenpflege
HOPE	Hospiz- und Palliativerhebung
HPG	Hospiz- und Palliativgesetz
HRi	Härtefall-Richtlinien
Hrsg.	Herausgeber
HTA	Health Technology Assessment
i. S. d.	im Sinne des
i. V. m.	in Verbindung mit
IAB	Institut für Arbeitsmarkt- und Berufsforschung der Bundesagentur für Arbeit
IAHPC	Association for Hospice and Palliative Care
ICD	International Statistical Classification of Diseases and Related Health Problems – Internationale statistische Klassifikation der Krankheiten und verwandter Gesundheitsprobleme
ICD-10	International Statistical Classification of Diseases and Related Health Problems, Tenth Revision – Internationale statistische Klassifikation der Krankheiten und verwandter Gesundheitsprobleme, 10. Revision
ICF	International Classification of Functioning, Disability and Health – Internationale Klassifikation der Funktionsfähigkeit, Behinderung und Gesundheit
ICIDH	International Classification of Impairments, Disabilities, and Handicaps – Internationale Klassifikation der Schädigungen, Fähigkeitsstörungen und Beeinträchtigungen
ICN	International Council of Nursing
ICOH	International Commission for Occupational Health
IGES	Initial Graphics Exchange Specification
ILO	International Labour Organization
InfoMeD	Informations-Datenbank der Medizinischen Dienste
InfoMeD-KK	Informations-Datenbank der Medizinischen Dienste für die Kranken- und Pflegekassen
insb.	insbesondere
IOM	Institute of Medicine
iOS	ein von Apple entwickeltes mobiles Betriebssystem
IPOS	Integrated Palliative care Outcome Scale
iPOS	integrierter Palliative Outcome Score
IPP	Institut für Public Health und Pflegeforschung der Universität Bremen
IPReG	Intensivpflege- und Rehabilitationsstärkungsgesetz
IPW	Institut für Pflegewissenschaft an der Universität Bielefeld
IQWiG	Institut für Qualität und Wirtschaftlichkeit im Gesundheitswesen
ISL	Interessenvertretung Selbstbestimmt Leben in Deutschland e. V.
ISÖ	Institut für Sozialökonomie gemeinnützige GmbH
ISO	International Organization for Standardization
IT	Informationstechnologie
K. d. ö. R.	Körperschaft des öffentlichen Rechts

KC	Kompetenz-Centrum (der MDK-Gemeinschaft und des GKV-Spitzenverbandes)
KCG	Kompetenz-Centrum Geriatrie
KCO	Kompetenz-Centrum Onkologie
KCPP	Kompetenz-Centrum für Psychiatrie und Psychotherapie
KCQ	Kompetenz-Centrum Qualitätssicherung und Qualitätsmanagement
KDA	Kuratorium Deutsche Altenhilfe
KE	Kompetenz-Einheit (der MDK-Gemeinschaft)
KFN	Kriminologisches Forschungsinstitut Niedersachen e. V.
KiBG	Kinder-Berücksichtigungsgesetz
KKG	Gesetz zur Kooperation und Information im Kinderschutz
KKH	Kaufmännische Krankenkasse
KldB 2010	Klassifikation der Berufe
KQP	Kontinuierliche Qualitätsprüfung
KrPflG	Krankenpflegegesetz
KVP	Kontinuierlicher Verbesserungsprozess
LEP©	Leistungserfassung Pflege
LG	Landgericht
LPR NRW	Landespräventionsrat Nordrhein-Westfalen
LPR	Landespräventionsrat
M + M	Management und Marketing Consulting GmbH
MB/PPV	Musterbedingungen für die Private Pflegepflichtversicherung
MBO-Ä	(Muster-)Berufsordnung für die in Deutschland tätigen Ärztinnen und Ärzte
MD	Medizinischer Dienst
MdB	Mitglied des Bundestages
MDK	Medizinischer Dienst der Krankenversicherung
MDS	Medizinischer Dienst des Spitzenverbandes Bund der Krankenkassen e. V. (vormals: Medizinischer Dienst der Spitzenverbände der Krankenkassen e. V.)
MDS	Minimum Data Set
MIDOS	Minimales Dokumentationssystem für Palliativpatienten
MILCEA	Monitoring in Long-Term Care Pilot Projekt on Elder Abuse
MISSOC	Mutual Information System on Social Protection („Gegenseitiges Informationssystem für soziale Sicherheit")
MMST	Mini-Mental-Status-Test
MuG	Maßstäbe und Grundsätze für die Qualität und die Qualitätssicherung sowie für die Entwicklung eines einrichtungsinternen Qualitätsmanagements nach § 113 SGB XI in der ambulanten und vollstationären Pflege
Mw	Mittelwert
n. F.	neue Fassung
NAS	Nursing Activities Score
NASA	National Aeronautics and Space Administration
NASA-TLX	s. TLX
NBA	Neues Begutachtungsassessment
NES	Nationale Expertenstandards
NEXT	Nurses' early exit study
NHS	National Health Service
NOAT	Northamptonshire Overview Assessment Tool
NOG	(GKV-)Neuordnungsgesetz
NPUAP	National Pressure Ulcer Advisory Panel
NPUAP	US National Pressure Ulcer Advisory Panel
Nr.	Nummer
NRW	Nordrhein-Westfalen
o.	oben im Text

o. a.	oder andere(s)
o. ä.	oder ähnlich
OBS	Optimierter Begutachtungsstandard
OECD	Organisation for Economic Co-operation and Development
OHS	Obesitas-Hypoventilationssyndrom
OLG	Oberlandesgericht
OPC	Oulu Patient Classification
OPS	Operationen- und Prozedurenschlüssel
PAONCIL	Professional Assessment of Optimal Nursing Care Intensity Level
PC	Personal Computer – Einzelplatzrechner
PEA	Personen mit eingeschränkter Alltagskompetenz
PEG	perkutane endoskopische Gastrostomie
PEJ	perkutane endoskopische Jejunostomie
PflBG	Pflegeberufegesetz
PflBRefG	Pflegeberufereformgesetz
PflEG	Pflegeleistungs-Ergänzungsgesetz
PflegeVG	Pflege-Versicherungsgesetz
PflegeZG	Pflegezeitgesetz
PflRi	Pflegebedürftigkeits-Richtlinien
PfWG	Pflege-Weiterentwicklungsgesetz
PIN	Persönlichen Identifikationsnummer
PKS	Kriminalstatistik des Bundeskriminalamtes
PKV	Private Krankenversicherung
PNG	Pflege-Neuausrichtungs-Gesetz
PPR	Pflegepersonalregelung
PpSG	Pflegepersonal-Stärkungsgesetz
PPV	Private Pflege-Pflichtversicherung/private Pflegepflichtversicherung
PQsG	Pflege-Qualitätssicherungsgesetz
PrävG	Präventionsgesetz
PRB	Population Reference Bureau
PSG	Pflegestärkungsgesetz
PTVA	Pflege-Transparenzvereinbarung ambulant
PTVS	Pflege-Transparenzvereinbarung stationär
PURFAM	Potenziale und Risiken in der familialen Pflege alter Menschen
PV	Pflegeversicherung
QASP	Prüfsoftware (Qualitätsprüfung ambulanter und stationärer Pflegeeinrichtungen)
QDVS	Qualitätsdarstellungsvereinbarung für die stationäre Pflege
QP	Qualitätsprüfung(en)
QPR	Qualitätsprüfungs-Richtlinien
QPR-HKP	Qualitätsprüfungs-Richtlinie häusliche Krankenpflege
QS	Qualitätssicherung
QSKH-RL	Richtlinie über Maßnahmen der Qualitätssicherung in Krankenhäusern
QS-Ri QP	Qualitätssicherungs-Richtlinien Qualitätsprüfung
RAI	Resident Assessment Instrument
RCN	Royal College of Nursing
RCT	Randomized Controlled Trial (randomisiert-kontrollierte Studie)
Reha	Rehabilitation
RISG	Reha- und Intensivpflege-Stärkungsgesetz
RiStBV	Richtlinien für das Strafverfahren und das Bußgeldverfahren
RL	Richtlinie(n)
ROT	Realitätsorientierungstherapie
RVO	Reichsversicherungsordnung

s.	siehe
s. c.	subcutan
s. l.	sublingual
s. o.	siehe oben
s. u.	siehe unten
SAPPV	Spezialisierte Ambulante Pädiatrische Palliativversorgung
SAPV	spezialisierte Ambulante Palliativversorgung
SAPV-RL	Spezialisierte Ambulante Palliativversorgungs-Richtlinie
SBK	Schweizer Berufsverband der Pflegefachfrauen und Pflegefachmänner
SEG 2	Sozialmedizinische Expertengruppe „Pflege"
SEG	Sozialmedizinische Expertengruppe (der MDK-Gemeinschaft)
SET	Selbsterhaltungstherapie
SGB I	Erstes Buch Sozialgesetzbuch
SGB V	Fünftes Buch Sozialgesetzbuch
SGB VIII	Achtes Buch Sozialgesetzbuch
SGB X	Zehntes Buch Sozialgesetzbuch
SGB XI	Elftes Buch Sozialgesetzbuch
SGB XI-ÄndG	SGB XI-Änderungsgesetz
SGB	Sozialgesetzbuch
SGG	Sozialgerichtsgesetz
SHAPE	Safety in Homecare for ventilated Patients
SiH	Sterben zuhause im Heim
SIS	strukturierte Informationssammlung
SMD	Sozialmedizinischer Dienst der Knappschaft-Bahn-See
SOEP	Sozioökonomisches Panel
SPC	Social Protection Committee (Ausschuss für Sozialschutz der Europäischen Kommission)
SPD	Sozialdemokratische Partei Deutschlands
SPV	Soziale Pflegeversicherung
SSRI	Serotonin-selektiven Reuptake Inhibitoren
STEP	Standardised Assessment of Elderly People in Primary Care
StGB	Strafgesetzbuch
STMAS	Bayerisches Staatsministerium für Arbeit und Sozialordnung
StRi	Statistik-Richtlinien
SVR	Sachverständigenrat zur Begutachtung der Entwicklung im Gesundheitswesen
Tab.	Tabelle
TISS	Therapeutic Intervention Scoring System
TLX	Task Load Index
TNS	Taylor Nelson Sofres
TQM	Total Quality Management
TSVG	Terminservice- und Versorgungsgesetz
TÜV	Technischer Überwachungsverein
u.	unten im Text
u. a.	unter anderem
UGu-RiLi	Unabhängige Gutachter-Richtlinien
UN	United Nations (Vereinte Nationen)
UN-BRK	UN-Behindertenrechtskonvention
US	United States of America
USB	Universal Serial Bus (serielles Bussystem)
VdK	Verband der Kriegsbeschädigten, Kriegshinterbliebenen und Sozialrentner Deutschlands

VELA-Regio	Versorgung invasiv langzeitbeatmeter Patienten unter regionalen Gesichtspunkten
ver.di	Vereinte Dienstleistungsgewerkschaft
VERA	Versorgungsmängel in der häuslichen Pflege alter Menschen
vgl.	vergleiche
VPN	Virtual Private Network (geschlossenes Rechnernetz)
VVG	Versicherungsvertragsgesetz
WG	Wohngemeinschaft
WHO	World Health Organization – Weltgesundheitsorganisation
WIdO	Wissenschaftliches Institut der AOK
WLAN	Wireless Local Area Network – drahtloses lokales Netzwerk
WR	Wissenschaftsrat
WSG	Wettbewerbsstärkungsgesetz
WTG	Wohn- und Teilhabegesetz
WVS	World Value Survey
z. B.	zum Beispiel
z. T.	zum Teil
ZE	Zusatzentgelt
ZEW	Zentrum für Europäische Wirtschaftsforschung GmbH
ZQP	Zentrum für Qualität in der Pflege

1 Sozialgeschichtliche Aspekte und ordnungspolitische Reformen der Pflegeversicherung

Thomas Gaertner

Die soziale Pflegeversicherung ist Teil der in Etappen entstandenen deutschen Sozialversicherung. So wurde zunächst im Anschluss an vornehmlich im 18. und 19. Jahrhundert in England und Frankreich geleistete morbiditätsbezogene epidemiologische Untersuchungen und Entwicklungen eines paternalistischen Wohlfahrtsgedankens auch in Deutschland Krankheit als gesellschaftliches Problem medizinisch-wissenschaftlich betrachtet. In der Bewegung der „sozialen Medizin" der Jahre 1848/49 fanden diese Erkenntnisse durch Vertreter wie Salomon Neumann (1819–1908) und Rudolf Virchow (1821–1902), von 1880–1893 Mitglied des Reichstags, politisch motivierten Ausdruck [1]: „die Medizin ist eine sociale Wissenschaft und die Politik ist weiter nichts, als Medicin im Grossen" [2].

Zu Beginn des Jahres 1881 wurde dann ein erster Entwurf eines Sozialversicherungsgesetzes vorgelegt, in dem es hieß: „dass der Staat sich in höherem Maße als bisher seiner hilfsbedürftigen Mitglieder annehme, ist nicht bloß eine Pflicht der Humanität und des Christentums, von welchem die staatlichen Einrichtungen durchdrungen sein sollen, sondern auch eine Aufgabe staatserhaltender Politik". Die sich daran anschließende Sozialgesetzgebung zur Absicherung der großen Lebensrisiken intendierte somit gerade auch die Herstellung des inneren Friedens. Zur Eröffnung des 5. Deutschen Reichstags am 17.11.1881 verlas dann der damalige Reichskanzler Otto Fürst von Bismarck die sogenannte und wohl auch von ihm redigierte Kaiserliche Botschaft Wilhelms I. Sie leitete die eigentliche deutsche Sozialgesetzgebung ein und markierte insbesondere im Vergleich zu den sozialpolitischen Entwicklungen in Großbritannien und Frankreich, eine deutliche Akzentverschiebung sozialstaatlichen Verständnisses.[1] Diesem staatlichen Fürsorgeprogramm zur institutionellen Absicherung der Arbeiter gegen die Risiken und Folgen von Betriebsunfällen, Krankheit sowie Alter oder Invalidität wird in der kritisch-historischen Geschichtsschreibung allerdings nicht unwidersprochen der Charakter einer sozial-politischen Magna Charta zugestanden [4].

Nach den Ankündigungen in der Kaiserlichen Botschaft nahm dann während der Jahre 1883 bis 1891 die soziale Gesetzgebung im Gesetz betreffend die Kranken-

---

[1] Auf den Erfahrungen mit der aufkommenden Industrialisierung beruhten die Annahmen der Planbarkeit von Zukunft, der rationalen Erfassbarkeit der Phänomene und ihrer Rekonstruktion nach Zwecken. „Deutschland, genauer: Preußen mit seiner rigiden militärisch-bürokratischen Staatlichkeit, ist folgerichtig zu dem Land geworden, das die Sozialpolitik im modernen Sinn ausgebildet hat: als sozialphilosophisches Konzept wie als politische Institution" [3].

versicherung der Arbeiter, im Unfallversicherungsgesetz und im Gesetz betreffend die Invaliditäts- und Altersabsicherung Gestalt an. Dies war auch für das Ausland vorbildlich. Im Verlauf von mehr als hundert wechselvollen Jahren führte die Gesetzgebung über die Zusammenfassung in der Reichsversicherungsordnung (RVO) vom Jahre 1911 zur Grundlage des gegenwärtigen Wohlfahrtsstaates. Das System der sozialen Sicherung der Bundesrepublik Deutschland (BRD) basiert als Teil eines gesellschaftlichen Netzwerks auf
– dem Prinzip der Versicherung,
– dem Prinzip der Verknüpfung von staatlicher Rahmengesetzgebung und sozialer Selbstverwaltung und
– dem Prinzip der organisatorischen Vielfalt der Versicherungsarten und -träger.

Das deutsche Sozialversicherungssystem auf der Grundlage der sozialen Marktwirtschaft ist so zu einem konstitutiven Element der bundesrepublikanischen Demokratie geworden. Seine Zweige sind selbstverwaltete Institutionen mit der Intention einer solidarisch organisierten Selbsthilfe. Produktiv und perspektivisch tragend wird in diesem Kontext ein modernes Verständnis von Institutionen. Demnach sind sie keine „Gußformen" für das Handeln (Durkheim, 1895), „stahlharten Gehäuse" und erst recht keine „Gehäuse der Hörigkeit" (Max Weber, 1905), sondern ein Ort der „Dauerreflexion" (Schelsky, 1957), ein Immunsystem der Gesellschaft (Luhmann, 1984), ausgehend von einem Leitproblem konstruktive Transmissionsmedien kreativen Werdens zur Zeitigung sozialer Effekte (Seyfert, 2011) [5–9]. Bereits im Jahr 1953 findet sich in dem Essay „Empirisme et subjectivité" von Gille Deleuze: „Die Institution setzt keine Grenzen wie das Gesetz, sondern ist im Gegenteil ein Handlungsmodell ... eine positive, auf indirekt wirkende Mittel aufbauende Erfindung ... Das Soziale selbst ist schöpferisch, erfinderisch, positiv" [10]. Neben den Sozialleistungsträgern der Kommunen ruht das System der sozialen Sicherung der BRD somit auf den folgenden historisch gewachsenen fünf Säulen:
1. Gesetzliche Krankenversicherung (Fünftes Buch Sozialgesetzbuch – SGB V vom 20.12.1988) 01.12.1884 Gesetz betreffend die Krankenversicherung der Arbeiter vom 15.06.1883.
2. Gesetzliche Unfallversicherung (Siebtes Buch Sozialgesetzbuch – SGB VII vom 07.08.1996) 01.10.1885 Unfallversicherungsgesetz vom 06.07.1884.
3. Gesetzliche Rentenversicherung (Sechstes Buch Sozialgesetzbuch – SGB VI vom 18.12.1989) 01.01.1891 Gesetz betreffend die Invaliditäts- und Altersversicherung vom 28.05.1889.
4. Arbeitsförderung (Drittes Buch Sozialgesetzbuch – SGB III vom 24.03.1997)/ Grundsicherung für Arbeitslose (Zweites Buch Sozialgesetzbuch – SGB II vom 24.12.2003) 16.07.1927 Gesetz über Arbeitsvermittlung und Arbeitslosenversicherung

5. Soziale Pflegeversicherung (Elftes Buch Sozialgesetzbuch – SGB XI vom 26.05.1994) 01.01.1995 Gesetz zur sozialen Absicherung des Risikos der Pflegebedürftigkeit vom 26.05.1994.

Zur Etablierung einer Pflegeversicherung kam es erst nach einer mehr als zwei Jahrzehnte währenden politischen Auseinandersetzung [11]. Die gesamtgesellschaftliche Notwendigkeit zu ihrer Einführung ergab sich letztendlich aufgrund der volkswirtschaftlichen Folgen des sozio-demographischen Wandels. Kennzeichen waren die Zunahme der Lebenserwartung mit konsekutivem Pflegebedarf, die Erosion der die häusliche Pflege tragenden familiengebundenen Strukturen, eine sich verschärfende Finanzierungsproblematik der stationären Pflege sowie nicht zuletzt die sozialrechtlich konfliktträchtige Abgrenzung von Leistungen der Sozialhilfe gegenüber den Leistungen der Krankenkassen bei Schwerpflegebedürftigkeit. Um „eine umfassende Lösung der Pflegeproblematik herbeizuführen", legte die Regierungskoalition der CDU/CSU und der FDP in der 12. Wahlperiode des Deutschen Bundestages (1990–1994) einen Gesetzentwurf zur sozialen Absicherung des Risikos der Pflegebedürftigkeit (Pflege-Versicherungsgesetz – PflegeVG) vor. Grundlegend war die Qualifizierung von Pflegebedürftigkeit als ein „unabhängig vom Lebensalter bestehendes allgemeines Lebensrisiko", das zwar keiner „allgemeinen Versicherung" wie bei der Krankenversicherung, jedoch einer Unterstützung bedurfte, um die „aus der Pflegebedürftigkeit entstehenden Belastungen zu mildern" [BT-Drs. 12/5262].

Nach heftigen parlamentarischen Debatten und zähen Verhandlungen im Vermittlungsausschuss wurde das Gesetz zur sozialen Absicherung des Risikos der Pflegebedürftigkeit (Pflege-Versicherungsgesetz – PflegeVG) am 24.05.1994 verabschiedet. Gegenstand der Kontroversen war nicht zuletzt die Finanzierungsfrage. Konträre Positionen wurden vor allem im Hinblick auf die Lohnnebenkosten vertreten: Kapitaldeckungsverfahren versus Umlageverfahren, Privatversicherung versus Sozialversicherung, arbeitnehmerseitige versus paritätische Finanzierung. Ein Kompromiss wurde in einer umlagefinanzierten Sozialversicherung mit eingeschränkt paritätischer Finanzierung gefunden. So wurde als sozialgeschichtliches Novum in der BRD erstmals nach dem Grundsatz vom Umbau des Sozialstaates mittels *Kompensation* verfahren. Als Ausgleich für die aus den Arbeitgeberbeiträgen entstehenden Belastungen der Wirtschaft wurde seitens der Bundesländer mit dem Buß- und Bettag ein landesweiter gesetzlicher Feiertag aufgehoben, der stets auf einen Werktag fällt. Lediglich im Freistaat Sachsen wurde dieser Feiertag beibehalten; ausgleichend zahlen dort allerdings die Arbeitnehmer einen höheren Eigenanteil.

Mit Wirkung vom 01.01.1995 wurde die soziale Pflegeversicherung als vorerst letzte Säule der Sozialversicherung stufenweise etabliert [12]. Einige organisationsrechtliche Vorschriften wurden bereits am 01.06.1994 wirksam, wie die Vorschriften über die Anschubfinanzierung für die Pflegeeinrichtungen in den neuen Bundesländern (Art. 52 PflegeVG) und die Vorschriften über die Ermächtigung der Krankenkassen zu vorbereitenden Arbeiten (Art. 46 PflegeVG). Im weiteren Verlauf wurde über die

Jahre die Pflegeversicherung weiterentwickelt sowie den sich verändernden Anforderungen und neuen Erkenntnissen angepasst. Zuletzt – in den drei Pflegestärkungsgesetzen (s. u.) aufgegriffen – bestimmten die Zunahme von Pflegebedürftigen mit dementiellen Erkrankungen, die Notwendigkeit zur Schaffung eines den gegenwärtigen Kenntnisstand berücksichtigenden Pflegebedürftigkeitsbegriffs und die Sicherstellung der Qualität in den Pflegeeinrichtungen den vordringlichen gesetzgeberischen Handlungsbedarf.

Das Pflege-Versicherungsgesetz regelt keine umfassende Versorgung im Sinne einer allgemeinen Versicherung („Vollversicherung") gegen das Risiko individueller Hilfebedürftigkeit. Es soll allerdings wesentlich dazu beitragen, einen Teil des pflegebedingten Hilfebedarfs zu kompensieren (Einzelheiten s. Kapitel 3.3). Zudem sollen dadurch Privatpersonen wie kommunale Haushalte finanziell entlastet und die Beanspruchung von Sozialhilfe reduziert werden. In gemeinsamer Verantwortung zur Beteiligung leistet die Pflegeversicherung also nur einen ergänzenden Beitrag zur in gemeinsamer Verantwortung getragenen gesamtgesellschaftlichen Aufgabe der pflegerischen Versorgung der Versicherten[2] (*Teilabsicherung*). Dazu gehört auch, dass durch die unterstützenden Leistungen des Pflege-Versicherungsgesetzes die Möglichkeiten zur häuslichen Pflege besser ausgeschöpft werden können.

Das Pflege-Versicherungsgesetz enthält als Artikel 1 das Sozialgesetzbuch (SGB) – Elftes Buch (XI) – Soziale Pflegeversicherung. Es umfasst die Regelungen sowohl zur sozialen Pflegeversicherung als auch zur sogenannten privaten Pflege-Pflichtversicherung (PPV). In den Schutz der sozialen Pflegeversicherung sind kraft Gesetzes alle einbezogen, die in der gesetzlichen Krankenversicherung versichert sind. Wer gegen Krankheit bei einem privaten Krankenversicherungsunternehmen versichert ist, muss gemäß § 1 Abs. 2 SGB XI eine private Pflegeversicherung abschließen, daher die Bezeichnung private Pflege-Pflichtversicherung. Die Leistungen der PPV müssen denen der SPV gleichwertig sein. Allerdings tritt an die Stelle der Sachleistungen die Kostenerstattung.

Die Sachverständigentätigkeit im Sinne der sozialmedizinischen Begutachtung, Qualitätsprüfung, Beratung und Fortbildung im Auftrag der Leistungsträger übernehmen für die soziale Pflegeversicherung der Medizinische Dienst der Krankenversicherung (MDK) und für die Knappschaft-Bahn-See (KBS) der Sozialmedizinische Dienst (SMD) sowie für die privaten Krankenversicherungen die MEDICPROOF GmbH.

Die frühzeitig einsetzenden Reformbestrebungen sowie vielfältigen und zum Teil substantiellen Gesetzesnovellierungen der Pflegeversicherung über die Jahre stellen

---

2 § 8 SGB XI „Gemeinsame Verantwortung. (1) Die pflegerische Versorgung der Bevölkerung ist eine gesamtgesellschaftliche Aufgabe. (2) Die Länder, die Kommunen, die Pflegeeinrichtungen und die Pflegekassen wirken unter Beteiligung des Medizinischen Dienstes eng zusammen, um eine leistungsfähige, regional gegliederte, ortsnahe und aufeinander abgestimmte ambulante und stationäre pflegerische Versorgung der Bevölkerung zu gewährleisten."

ordnungspolitische Reaktionen zur Anpassung von Finanzierung, Leistungen oder Anspruchsvoraussetzungen, zur Qualitätsverbesserung und Sicherstellung der Versorgung, zur Transparenz des Leistungsgeschehens sowie zur Dienstleistungsorientierung dar. Einige wichtige Stationen der dynamischen Entwicklung der SPV, ihrer gesetzlichen Grundlagen, Vorschriften sowie bundesweit verbindlichen Regelwerke werden nachfolgend im Überblick aufgeführt.

- **01.01.1995:** Überwiegendes Inkrafttreten des Gesetzes zur sozialen Absicherung des Risikos der Pflegebedürftigkeit (Pflege-Versicherungsgesetz – PflegeVG) vom 26.05.1994; Inkrafttreten spezieller Regelungen am 01.06.1994, 01.04.1995 sowie 01.07.1996; letzte Änderung am 12.12.2019.
- **07.11.1994:** Beschluss der Richtlinien der Spitzenverbände der Pflegekassen über die Abgrenzung der Merkmale der Pflegebedürftigkeit und der Pflegestufen sowie zum Verfahren der Feststellung der Pflegebedürftigkeit (Pflegebedürftigkeits-Richtlinien – PflRi) gemäß § 17 SGB XI in Verbindung mit § 213 SGB V als Grundlage der Begutachtung.
- **01.01.1995:** Beginn der Beitragszahlungen.
- **01.04.1995:** Beginn der Leistungen zur häuslichen Pflege (1. Stufe).
- **29.05.1995:** Beschluss der Begutachtungsanleitung „Pflegebedürftigkeit gemäß SGB XI" als Richtlinie nach § 282 Satz 3 SGB V.
- **10.07.1995:** Richtlinien zur Anwendung der Härtefallregelungen (Härtefall-Richtlinien – HRi), zuletzt geändert durch Beschluss vom 28.10.2005.
- **10.07.1995:** Gemeinsame Grundsätze und Maßstäbe (GuM) zur Qualität und Qualitätssicherung einschließlich des Verfahrens zur Durchführung von Qualitätsprüfungen nach § 80 SGB XI in der ambulanten Pflege.
- **18.08.1995:** Gemeinsame Grundsätze und Maßstäbe (GuM) zur Qualität und Qualitätssicherung einschließlich des Verfahrens zur Durchführung von Qualitätsprüfungen nach § 80 SGB XI in der Kurzzeitpflege.
- **21.12.1995:** Ergänzungsbeschluss zu den Pflegebedürftigkeits-Richtlinien.
- **07.03.1996:** Gemeinsame Grundsätze und Maßstäbe (GuM) zur Qualität und Qualitätssicherung einschließlich des Verfahrens zur Durchführung von Qualitätsprüfungen nach § 80 SGB XI in vollstationären Pflegeeinrichtungen.
- **25.06.1996:** Inkrafttreten des ersten Gesetzes zur Änderung des Elften Buches Sozialgesetzbuch und anderer Gesetze (Erstes SGB XI-Änderungsgesetz – 1. SGB XI-ÄndG) vom 14.06.1996.
- **01.07.1996:** Beginn der Leistungen zur stationären Pflege (2. Stufe) mit Ergänzung der Begutachtungsanleitung durch eine „Vorläufige Begutachtungshilfe zur Einführung der 2. Stufe des Pflege-Versicherungsgesetzes".
- **ab 1996:** MDK-Konzept zur Qualitätssicherung in der Pflege nach § 80 SGB XI auf der Grundlage der GuM.
- **21.03.1997:** Richtlinien der Spitzenverbände der Pflegekassen zur Begutachtung von Pflegebedürftigkeit nach dem XI. Buch des Sozialgesetzbuches (Begutachtungs-Richtlinien – BRi) aufgrund der §§ 17, 53a Nr. 1, 2, 4 und 5 SGB XI in Verbin-

dung mit § 213 SGB V als Ersatz der Begutachtungsanleitung „Pflegebedürftigkeit gemäß SGB XI".
- **01.07.1997:** Überwiegendes Inkrafttreten des ersten Gesetzes zur Neuordnung von Selbstverwaltung und Eigenverantwortung in der gesetzlichen Krankenversicherung (1. GKV-Neuordnungsgesetz – 1. NOG) vom 23.06.1997.
- **01.07.1997:** Überwiegendes Inkrafttreten des zweiten Gesetzes zur Neuordnung von Selbstverwaltung und Eigenverantwortung in der gesetzlichen Krankenversicherung (2. GKV-Neuordnungsgesetz – 2. GKV-NOG) vom 23.06.1997.
- **12.09.1997:** Erste bundesweite verbindliche MDK-interne Qualitätssicherungsmaßnahme „ambulanter" und „stationärer" Pflegegutachten zunächst gemäß BRi Abschnitt E.
- **29.04.1998:** Gemeinsame Auslegungshinweise der Spitzenverbände der Pflegekassen, des Medizinischen Dienstes der Spitzenverbände der Krankenkassen e. V. und des Bundesministeriums für Arbeit und Sozialordnung (BMA) zur Anwendung der Richtlinien der Spitzenverbände der Pflegekassen zur Begutachtung von Pflegebedürftigkeit nach dem XI. Buch des Sozialgesetzbuches (Begutachtungs-Richtlinien – BRi).
- **01.01.1998:** Beginn des Inkrafttretens des zweiten Gesetzes zur Änderung des Elften Buches Sozialgesetzbuch (SGB XI) und anderer Gesetze (Zweites SGB XI-Änderungsgesetz – 2. SGB XI-ÄndG) vom 29.5.1998.
- **01.01.1998:** Inkrafttreten des dritten Gesetzes zur Änderung des Elften Buches Sozialgesetzbuch (Drittes SGB XI-Änderungsgesetz – 3. SGB XI-ÄndG) vom 05.06.1998.
- **01.01.1999:** Inkrafttreten der Richtlinien der Spitzenverbände der Pflegekassen über die von den Medizinischen Diensten für den Bereich der sozialen Pflegeversicherung zu übermittelnden Berichte und Statistiken vom 08.12.1997.
- **01.08.1999:** Inkrafttreten des Vierten Gesetzes zur Änderung des Elften Buches Sozialgesetzbuch (Viertes SGB XI-Änderungsgesetz – 4. SGB XI-ÄndG) vom 21.07.1999.
- **24.09.1999:** Genehmigung (bzw. Zustimmung) des „gestrafften" Gutachtenformulars und der Ausfüllhinweise dazu durch das Bundesministerium für Gesundheit (BMG) in Ergänzung der BRi.
- **22.12.1999:** Gesetz zur Reform der gesetzlichen Krankenversicherung ab dem Jahr 2000 (GKV-Gesundheitsreformgesetz).
- **ab 2000:** MDK Anleitung zur Prüfung der Qualität nach § 80 SGB XI in der ambulanten Pflege.
- **ab 2000:** MDK Anleitung zur Prüfung der Qualität nach § 80 SGB XI in der stationären Pflege.
- **22.08.2001:** Verabschiedung der neuen Richtlinien über die Grundsätze der Fort- und Weiterbildung im Medizinischen Dienst (Fort- und Weiterbildungsrichtlinien – FuWRi) vom 22.08.2001.

- **01.01.2002:** Inkrafttreten des Gesetzes zur Umstellung von Gesetzen und anderen Vorschriften auf dem Gebiet des Gesundheitswesens auf Euro (Achtes Euro-Einführungsgesetz) vom 23.10.2001.
- **01.01.2002:** Inkrafttreten des Gesetzes zur Qualitätssicherung und zur Stärkung des Verbraucherschutzes in der Pflege (Pflege-Qualitätssicherungsgesetz – PQsG) vom 09.09.2001.
- **01.01.2002:** Inkrafttreten des Heimgesetzes (HeimG) in der Fassung vom 05.11.2001 (Drittes Gesetz zur Änderung des Heimgesetzes – Heimgesetz-Novelle)
- **01.01.2002:** Inkrafttreten des Gesetzes zur Ergänzung der Leistungen bei häuslicher Pflege von Pflegebedürftigen mit erheblichem allgemeinem Betreuungsbedarf (Pflegeleistungs-Ergänzungsgesetz – PflEG) vom 14.12.2001.
- **01.01.2002:** Inkrafttreten der Richtlinien der Spitzenverbände der Pflegekassen zur Begutachtung von Pflegebedürftigkeit nach dem Elften Buch des Sozialgesetzbuches (Begutachtungs-Richtlinien – BRi) in der Fassung vom 22.08.2001.
- **01.08.2002:** Verfahren zur Feststellung von Personen mit erheblich eingeschränkter Alltagskompetenz vom 22.03.2002 vom Bundesministerium für Gesundheit (BMG) genehmigt.
- **01.08.2003:** Vorwiegendes Inkrafttreten des Gesetzes zur Änderung des Sozialgesetzes und anderer Gesetze vom 24.07.2003.
- **01.01.2004:** Inkrafttreten des Gesetzes zur Modernisierung der gesetzlichen Krankenversicherung (GKV-Modernisierungsgesetz – GMG) vom 14.11.2003.
- **01.01.2005:** Inkrafttreten der Richtlinien der Spitzenverbände der Pflegekassen zur Qualitätssicherung der Begutachtung und Beratung für den Bereich der sozialen Pflegeversicherung in der Fassung vom 23.09.2004.
- **01.01.2005:** Inkrafttreten des Gesetzes zur Berücksichtigung von Kindererziehung im Beitragsrecht der sozialen Pflegeversicherung (Kinder-Berücksichtigungsgesetz – KiBG) vom 15.12.2004.
- **28.10.2005:** Ergänzungsbeschlüsse zu den Richtlinien der Spitzenverbände der Pflegekassen zur Anwendung der Härtefallregelungen (Härtefall-Richtlinien – HRi) vom 10.07.1995 (zuvor geändert durch Beschlüsse vom 19.10.1995 und vom 03.07.1996).
- **01.01.2006:** Inkrafttreten der Qualitätsprüfungs-Richtlinien (QPR).
- **01.04.2007:** Inkrafttreten des Gesetzes zur Stärkung des Wettbewerbs in der gesetzlichen Krankenversicherung (GKV-Wettbewerbsstärkungsgesetz – GKV-WSG) vom 26.03.2007.
- **01.04.2008:** Soweit nichts Abweichendes bestimmt, Inkrafttreten des Gesetzes zur Stärkung des Wettbewerbs in der gesetzlichen Krankenversicherung (GKV-Wettbewerbsstärkungsgesetz – GKV-WSG) vom 26.03.2007.
- **01.07.2008:** Inkrafttreten des Gesetzes zur strukturellen Weiterentwicklung der Pflegeversicherung (Pflege-Weiterentwicklungsgesetz – PfWG) vom 28.05.2008.
- **01.07.2008:** Inkrafttreten des Gesetzes über die Pflegezeit (Pflegezeitgesetz – PflegeZG) vom 28.05.2008, zuletzt geändert am 21.12.2015.

- **17.12.2008:** Beschluss der Vereinbarung nach § 115 Abs. 1a Satz 6 SGB XI über die Kriterien der Veröffentlichung sowie die Bewertungssystematik der Qualitätsprüfungen der Medizinischen Dienste der Krankenversicherung sowie gleichwertiger Prüfergebnisse in der stationären Pflege – Pflege-Transparenzvereinbarung stationär (PTVS).
- **29.01.2009:** Beschluss der Vereinbarung nach § 115 Abs. 1a Satz 6 SGB XI über die Kriterien der Veröffentlichung sowie die Bewertungssystematik der Qualitätsprüfungen der Medizinischen Dienste der Krankenversicherung sowie gleichwertiger Prüfergebnisse von ambulanten Pflegediensten – Pflege-Transparenzvereinbarung ambulant (PTVA).
- **29.01.2009:** Vorlage des Berichts des Beirats zur Überprüfung des Pflegebedürftigkeitsbegriffs (einschließlich der Vorstellung des neuen Begutachtungsverfahrens).
- **13.07.2009:** Inkrafttreten der geänderten Richtlinien des GKV-Spitzenverbandes zur Begutachtung von Pflegebedürftigkeit nach dem Elften Buch des Sozialgesetzbuches (Begutachtungs-Richtlinien – BRi) vom 08.06.2009.
- **27.05.2011:** Verabschiedung der Maßstäbe und Grundsätze (MuG) für die Qualität und die Qualitätssicherung sowie für die Entwicklung eines einrichtungsinternen Qualitätsmanagements nach § 113 SGB XI in der ambulanten Pflege.
- **27.05.2011:** Verabschiedung der Maßstäbe und Grundsätze (MuG) für die Qualität und die Qualitätssicherung sowie für die Entwicklung eines einrichtungsinternen Qualitätsmanagements nach § 113 SGB XI in der vollstationären Pflege.
- **03.08.2011:** Sukzessives Inkrafttreten des Gesetzes zur Änderung des Infektionsschutzgesetzes und weiterer Gesetze vom 28.07.2011.
- **01.01.2012:** Inkrafttreten des Gesetzes über die Familienpflegezeit (Familienpflegezeitgesetz – FPfZG) vom 06.12.2011.
- **10.12.2012:** Verabschiedung der Maßstäbe und Grundsätze (MuG) für die Qualität und die Qualitätssicherung sowie für die Entwicklung eines einrichtungsinternen Qualitätsmanagements nach § 113 SGB XI in der teilstationären Pflege (Tagespflege).
- **01.01.2013:** in wesentlichen Teilen Inkrafttreten des Gesetzes zur Neuausrichtung der Pflegeversicherung (Pflege-Neuausrichtungs-Gesetz – PNG) vom 23.10.2012.
- **28.03.2013:** Inkrafttreten der Verordnung zur Beteiligung der auf Bundesebene maßgeblichen Organisationen für die Wahrnehmung der Interessen und der Selbsthilfe der pflegebedürftigen und behinderten Menschen sowie der pflegenden Angehörigen im Bereich der Begutachtung und Qualitätssicherung der Sozialen Pflegeversicherung (Pflegebedürftigenbeteiligungsverordnung – PfleBeteiligungsV) vom 22.03.2013.
- **16.04.2013:** Inkrafttreten der Richtlinien des GKV-Spitzenverbandes zur Begutachtung von Pflegebedürftigkeit nach dem XI. Buch des Sozialgesetzbuches (Begutachtungs-Richtlinien – BRi) vom 08.06.2009, geändert durch Beschluss vom 16.04.2013.

- **11.06.2013:** Inkrafttreten der Richtlinien des GKV-Spitzenverbandes zur Zusammenarbeit der Pflegekassen mit anderen unabhängigen Gutachtern (Unabhängige Gutachter-Richtlinien – UGu-RiLi) nach § 53b SGB XI vom 06.05.2013.
- **10.07.2013:** Inkrafttreten der Richtlinien des GKV-Spitzenverbandes zur Dienstleistungsorientierung im Begutachtungsverfahren (Dienstleistungs-Richtlinien – DieRiLi) nach § 18b SGB XI vom 10.07.2013 geändert durch Beschluss vom 05.12.2016.
- **24.07.2013:** Inkrafttreten der Richtlinien des GKV-Spitzenverbandes zur Qualitätssicherung der Qualitätsprüfungen nach §§ 114 ff. SGB XI (Qualitätssicherungs-Richtlinien Qualitätsprüfung – QS-Ri QP) vom 06.05.2013.
- **01.01.2015:** Überwiegendes Inkrafttreten des ersten Gesetzes zur Stärkung der pflegerischen Versorgung und zur Änderung weiterer Vorschriften (Erstes Pflegestärkungsgesetz – PSG I) vom 17.12.2014.
- **23.07.2015:** Überwiegendes Inkrafttreten des Gesetzes zur Stärkung der Versorgung in der gesetzlichen Krankenversicherung (GKV-Versorgungsstärkungsgesetz – GKV-VSG) vom 16.07.2015.
- **25.07.2015:** Überwiegendes Inkrafttreten des Gesetzes zur Stärkung der Gesundheitsförderung und der Prävention (Präventionsgesetz – PrävG) vom 17.07.2015.
- **01.01.2016:** Inkrafttreten des Gesetzes zur Verbesserung der Hospiz- und Palliativversorgung in Deutschland (Hospiz- und Palliativgesetz – HPG) vom 01.12.2015.
- **01.01.2016:** Überwiegendes Inkrafttreten des zweiten Gesetzes zur Stärkung der pflegerischen Versorgung und zur Änderung weiterer Vorschriften (Zweites Pflegestärkungsgesetz – PSG II) vom 21.12.2015.
- **01.01.2017:** Überwiegendes Inkrafttreten des dritten Gesetzes zur Stärkung der pflegerischen Versorgung und zur Änderung weiterer Vorschriften (Drittes Pflegestärkungsgesetz – PSG III) vom 23.12.2016.
- **24.07.2017:** Beginn des stufenweisen Inkrafttretens des Gesetzes zur Reform der Pflegeberufe (Pflegeberufereformgesetz – PflBRefG) vom 17.07.2017.
- **01.01.2017:** Sukzessives Inkrafttreten des Gesetzes zur Stärkung der Teilhabe und Selbstbestimmung von Menschen mit Behinderungen (Bundesteilhabegesetz – BTHG) vom 23.12.2016.
- **01.01.2018:** Richtlinie des GKV-Spitzenverbandes nach § 282 Abs. 2 Satz 3 SGB V über die Durchführung und den Umfang von Qualitäts- und Abrechnungsprüfungen gemäß § 275b SGB V von Leistungserbringern mit Verträgen nach § 132a Abs. 4 SGB V (Qualitätsprüfungs-Richtlinie häusliche Krankenpflege – QPR-HKP) vom 27.09.2017.
- **01.01.2018:** Richtlinien des GKV-Spitzenverbandes über die Prüfung der in Pflegeeinrichtungen erbrachten Leistungen und deren Qualität nach § 114 SGB XI (Qualitätsprüfungs-Richtlinien – QPR) vom 27.09.2017 (Teil 1 – Ambulante Pflege, Teil 2 – Stationäre Pflege).

- **07.05.2018:** Richtlinien des GKV-Spitzenverbandes zur einheitlichen Durchführung der Pflegeberatung nach § 7a SGB XI vom 7. Mai 2018 (Pflegeberatungs-Richtlinien).
- **02.08.2018:** Beginn des Inkrafttretens des Gesetzes zur Stärkung des Pflegepersonals (Pflegepersonal-Stärkungsgesetz – PpSG) vom 11.12.2018.
- **01.03.2019:** Inkrafttreten der Maßstäbe und Grundsätze für die Qualität, die Qualitätssicherung und -darstellung sowie für die Entwicklung eines einrichtungsinternen Qualitätsmanagements nach § 113 SGB XI in der vollstationären Pflege vom 23.11.2018.
- **01.11.2019:** Richtlinien des GKV-Spitzenverbandes über die Durchführung der Prüfung der in Pflegeeinrichtungen erbrachten Leistungen und deren Qualität nach § 114 SGB XI für die vollstationäre Pflege (Qualitätsprüfungs-Richtlinien für die vollstationäre Pflege – QPR vollstationär) vom 17.12.2018.
- **01.01.2020:** Geltung des Gesetzes über die Pflegeberufe (Pflegeberufegesetz – PflBG) vom 11.12.2018 (als Art. 1 des PflBRefG).
- **06.05.2019:** Gesetz für schnellere Termine und bessere Versorgung (Terminservice- und Versorgungsgesetz – TSVG).
- **01.01.2020:** Geltung des Gesetzes für bessere und unabhängigere Prüfungen (MDK-Reformgesetz) vom 14.12.2019.

Mit dem ersten SGB XI-Änderungsgesetz (1996) wurde der Leistungsanspruch für Pflegebedürftige in vollstationären Einrichtungen der Behindertenhilfe aufgenommen, mit dem Vierten SGB XI-Änderungsgesetz (1999) die Verhinderungspflege, mit dem Pflege-Weiterentwicklungsgesetz (2008) die Förderung von betreuten Wohnformen und Wohngemeinschaften und mit dem Pflege-Neuausrichtungs-Gesetz (2012) die Stärkung des Grundsatzes Rehabilitation vor Pflege sowie die Förderung neuer Wohnformen sozialgesetzlich festgeschrieben. Weiterhin konnten mit dem Pflegeleistungs-Ergänzungsgesetz (2002), dem Pflege-Weiterentwicklungsgesetz (2008) und dem Pflege-Neuausrichtungs-Gesetz (2013) sukzessive Leistungen für Personen mit erheblich eingeschränkter Alltagskompetenz eingeführt und ausgeweitet werden. Insbesondere für den Personenkreis mit kognitiven und psychischen Beeinträchtigungen konnten durch das Pflege-Neuausrichtungs-Gesetz bereits vor Einführung des dies berücksichtigenden neuen Pflegebedürftigkeitsbegriffs erstmals spezifische Pflegegeld- und Pflegesachleistungsansprüche geschaffen werden, die mit dem ersten Pflegestärkungsgesetz (2015) fortgeführt und ausgeweitet wurden. Im Vorgriff auf die Einführung des neuen Pflegebedürftigkeitsbegriffs im Rahmen des zweiten Pflegestärkungsgesetzes (2016) wurden bereits in vielen Leistungsbereichen die Anspruchsvoraussetzungen für alle Pflegebedürftigen einheitlich ausgestaltet und auch sämtliche Leistungen der Pflegeversicherung im Sinne der Dynamisierung (§ 30 SGB XI) an die Preisentwicklung der vergangenen drei Jahre angepasst und somit angehoben.

Vor seiner Einführung wurde der neue Pflegebedürftigkeitsbegriff und das neue Begutachtungsverfahren („Begutachtungsassessment") in zwei wissenschaftlichen Studien systematisch erprobt. Bis dahin waren die Anspruchsvoraussetzungen gebunden an Art und Häufigkeit bei definierten Verrichtungen in drei Bereichen des täglichen Lebens, nämlich denen der Grundpflege, Körperpflege, Ernährung, Mobilität, deren Zuordnung zum Tagesablauf und deren Zeitaufwand („Minutenpflege") und bei der hauswirtschaftlichen Versorgung. Mit Wirkung zum 01.01.2017 wurde dann der modifizierte Pflegebedürftigkeitsbegriff und das darauf basierende neue Begutachtungsverfahren zur Feststellung der Pflegebedürftigkeit eingeführt. Die Anspruchsvoraussetzungen richten sich seitdem nach der Schwere der gesundheitlich bedingten Fremdhilfe erfordernden Beeinträchtigungen der Selbständigkeit oder der Fähigkeiten. Mit Hilfe des pflegefachlich begründeten *Begutachtungsinstruments (BI)* wird die Schwere als Grad der Pflegebedürftigkeit (Pflegegrad) entsprechend der folgenden sechs Bereiche ermittelt: Mobilität, kognitive und kommunikative Fähigkeiten, Verhaltensweisen und psychische Problemlagen, Selbstversorgung, Bewältigung von und selbständiger Umgang mit krankheits- oder therapiebedingten Anforderungen und Belastungen sowie Gestaltung des Alltagslebens und sozialer Kontakte.

Gemäß § 10 SGB XI hat die Bundesregierung den gesetzgebenden Körperschaften des Bundes im Abstand von vier Jahren über die Entwicklung der Pflegeversicherung und den Stand der pflegerischen Versorgung in Deutschland zu berichten. Der sechste Pflegebericht seit Einführung der Pflegeversicherung im Jahr 1995 wurde am 15.12.2016 publiziert [BT-Drs. 18/10707]. Er stellt den Zeitraum von 2011 bis 2015 dar. Wesentliche Effekte des Pflege-Neuausrichtungs-Gesetzes und des ersten Pflegestärkungsgesetzes konnten somit schon dargelegt werden. Zusammenfassend wurde – wie auch schon in den vorangegangenen Pflegeberichten – festgestellt, dass mit der Einführung der Pflegeversicherung im Jahr 1995 und den nachfolgenden Gesetzesnovellierungen „die Situation der Pflegebedürftigen und ihrer Angehörigen maßgeblich verbessert werden" konnte. Folgende Ergebnisse werden im sechsten Pflegebericht der Bundesregierung einleitend unter anderem hervorgehoben:
- Sukzessive Steigerung der Zahl der Leistungsempfänger der SPV auf 2,7 Millionen Menschen.
- Zunahme der Leistungsausgaben der SPV auf rund 26,6 Milliarden EUR.
- Anstieg der Ausgaben für wohnumfeldverbessernde Maßnahmen auf knapp 305 Millionen EUR.
- Erhöhung der Zahl der in der Altenpflege Beschäftigten im Zehnjahres-Zeitraum ab 2003 um rund 40 Prozent auf etwa eine Million.
- Anstieg der Gesamtzahl der Auszubildenden in der Altenpflege auf einen neuen Höchststand von 68.000 für das Schuljahr 2015/2016.
- Verbesserung des Pflegealltags in den Einrichtungen für die Pflegekräfte durch zusätzliche Betreuungskräfte (im Jahr 2015: geschätzt rund 48.000; s. Ergebnisse der Studie zur Evaluation zusätzlicher Betreuung nach § 87b SGB XI in stationären Pflegeeinrichtungen).

– Erhöhung der Empfehlungsquote für rehabilitative Maßnahmen bei beantragten ambulanten Leistungen im Vergleich zum 1,0 auf 2,3 Prozent im Jahr 2015.

Der siebte Pflegebericht wird für die zweite Jahreshälfte 2020 erwartet. Über die Interpretation von Leistungsdaten hinaus bedürfen funktionelle und struktur-innovative Modifikationen des Sozialsystems allerdings eines kritischen Bewusstseins, einer sorgfältigen Planung und einer unabhängigen Versorgungsforschung. Der Medizinische Dienst sowie auch der SMD und MEDICPROOF leisten dazu mit ihren Qualitätsprüfungen in ambulanten und stationären Pflegeeinrichtungen einen maßgeblichen Beitrag. Die Ergebnisse dieser Qualitätsprüfungen sowie die Erkenntnisse zu Stand und Entwicklung der Pflegequalität und der Qualitätssicherung sind seit dem Jahr 2004 und aktuell im Abstand von drei Jahren in Form eines Berichts zusammengefasst darzustellen. Der Bericht ist dem Spitzenverband Bund der Pflegekassen (GKV-SV)[3], dem Bundesministerium für Gesundheit (BMG), dem Bundesministerium für Familie, Senioren, Frauen und Jugend (BMFSFJ), dem Bundesministerium für Arbeit und Soziales (BMAS) sowie den zuständigen Länderministerien vorzulegen.

Im Dezember 2017 erschien der diesbezügliche 5. Pflege-Qualitätsbericht des Medizinischen Dienstes des Spitzenverbandes Bund der Krankenkassen e. V. (MDS) nach § 114a Abs. 6 SGB XI. Auf der Grundlage der jährlichen Qualitätsprüfungen gewährt er einen systematischen Überblick über den Stand der Qualitätsentwicklung in den Pflegeeinrichtungen [13]. Demnach zeigen sich im Vergleich zum vorherigen Berichtszeitraum sowohl in der stationären als auch der ambulanten Pflege bei den Ergebnissen für das Jahr 2016 großenteils Verbesserungen mit Tendenz in Richtung vollständiger Erfüllung der Prüfkriterien bei der einrichtungsbezogenen Struktur- und Prozessqualität. Bei einzelnen Qualitätskriterien war jedoch bei summarischer Betrachtung ein negativer Trend festzustellen. Dies betraf zum Beispiel in ambulanten Einrichtungen die Bedienung und Überwachung eines Beatmungsgerätes oder aber der Wechsel und die Pflege einer Trachealkanüle, in stationären Einrichtungen die Maßnahmen zur Dekubitusprophylaxe oder die hygienischen Standards der Wundversorgung. Im Jahr 2016 wurden seitens der Prüfdienste insgesamt 3.003 Beschwerden registriert. Davon betrafen 34,2 Prozent ambulante und 65,8 Prozent stationäre Pflegeeinrichtungen. Für das vierte Quartal 2016 lagen erstmals Daten aus 1.138 Abrechnungsprüfungen im Rahmen der Qualitätsprüfungen bei ambulanten Pflegeeinrichtungen vor. Demnach stellten die Prüfer bei 35,2 Prozent der geprüften Pflegedienste mindestens eine Auffälligkeit bei der Abrechnung der Leistungen fest.

Mit Einfügung des § 275b ins Fünfte Buch Sozialgesetzbuch (SGB V) im Rahmen des dritten Pflegestärkungsgesetzes (2016) wurden die Prüfaufgaben des MDK um

---

[3] Der GKV-Spitzenverband (GKV-SV) ist der Spitzenverband Bund der Krankenkassen gemäß § 217a SGB V. Der Spitzenverband Bund der Krankenkassen nimmt nach § 53 SGB XI die Aufgaben des Spitzenverbandes Bund der Pflegekassen wahr.

die Durchführung von Qualitäts- und Abrechnungsprüfungen bei Leistungen der häuslichen Krankenpflege (HKP) erweitert. Dementsprechend veranlassen die Landesverbände der Krankenkassen bei Leistungserbringern, mit denen die Krankenkassen Verträge zur Versorgung mit HKP nach dem SGB V abgeschlossen haben und die keiner Regelprüfung nach dem SGB XI unterliegen, nun auch Regelprüfungen durch den Medizinischen Dienst. Weiterhin prüft er im Auftrag der Krankenkassen oder der Landesverbände der Krankenkassen anlassbezogen, ob die Leistungs- und Qualitätsanforderungen erfüllt und die Abrechnungen ordnungsgemäß erfolgt sind. Speziell der Überprüfung der Qualität der Versorgung von intensivpflegebedürftigen Personen in organisierten Wohneinheiten wurde bei der Entwicklung der Qualitätsprüfungs-Richtlinie häusliche Krankenpflege (2017) Rechnung getragen.

Die ökonomischen und politischen Rahmenbedingungen für den Erhalt und die Weiterentwicklung des Sozialstaates werden aus vielen Gründen als zunehmend gefährdet beurteilt. Aufgrund der Kostenentwicklung im Gesundheitswesen wird die Finanzierbarkeit des medizinischen, verstärkt aber auch des pflegerischen öffentlichen Versorgungssystems einer kritischen Bewertung unterzogen sowie Alternativen der Steuerung und Finanzierung erörtert, insbesondere, da die in den letzten Jahrzehnten erlassenen Gesetze und Einzelbestimmungen zur Reform, Strukturverbesserung und Neuordnung des Gesundheitswesens die kontinuierlich steigenden Ausgaben nicht dauerhaft beeinflussen konnten. Mit dem 2. GKV-Neuordnungsgesetz (1997) wurden die Grundlagen für Modellvorhaben zur Weiterentwicklung der ambulanten medizinischen Versorgung geschaffen. Bei der Änderung des SGB XI per Gesetz vom 14.12.2001 ist ein entsprechender Passus auch für die SPV als § 8 Abs. 3 eingefügt worden. Für diese Modellvorhaben ist eine wissenschaftliche Begleitung und Auswertung vorzusehen. Das GKV-Wettbewerbsstärkungsgesetz (2007) ermöglichte zudem, dass Pflegekassen mit zugelassenen Pflegeeinrichtungen und weiteren Vertragspartnern nach dem § 140b Abs. 1 SGB V a. F. Verträge zur integrierten Versorgung schließen oder derartigen Verträgen mit Zustimmung der Vertragspartner beitreten können (§ 92b SGB XI).

Am 01.11.1993 trat der von den zwölf Mitgliedstaaten der Europäischen Gemeinschaft (EG), die ihrerseits aus der im Jahr 1957 gegründeten Europäischen Wirtschaftsgemeinschaft (EWG) hervorgegangen war, geschlossene Vertrag von Maastricht über die Schaffung einer Europäischen Union (EU) mit einer einheitlichen Währung in Kraft. Nach der Osterweiterung in den Jahren 2004 und 2007 trat am 1. Juli 2013 Kroatien als vorerst letztes Mitglied der EU bei. Neben den zentralen Herausforderungen bezüglich der Wirtschafts- und Finanz-, der Außen- und Sicherheitspolitik, der High-Tech-Kommunikation sowie der internationalen Wanderungsströme (Migration) „gilt es auch in der Arbeits- und Sozialpolitik, zukunftsweisende Wege zu finden, um den inneren Zusammenhalt der Gemeinschaft zu festigen". Programmatisch betrachtet werden mit der am 7. Dezember 2000 feierlich proklamierten Charta der Grundrechte der Europäischen (EU-Grundrechtecharta – GRC bzw. GRCh) als Ausdruck der Grundlage gemeinsamer Werte für eine friedliche Zukunft auch die sozialen Dimensionen der EU kodifiziert. In pragmatischer Hinsicht ist dabei das Subsidiaritätsprinzip – wie für das deutsche Sozialsystem – auch für die EU maßgeblich. „Es hilft dabei, die Grundentscheidungen bei den Mitgliedstaaten zu belassen, die Organe der EU in der europäischen Gesetzgebung auf das Wesentliche zu beschränken und dient so auch der Vermeidung von Bürokratie. Europäische Regelungen im Sozialbereich müssen deshalb gemäß dem Subsidiaritätsgedanken von einer inneren Notwendigkeit getragen werden, die es rechtfertigt, sie für die inzwischen 28 Mitgliedstaaten verbindlich zu machen" [14].

Die nationalen Systeme der sozialen Sicherung werden also vom Prozess der europäischen Einigung nicht unbeeinflusst bleiben. So befasst sich der im Jahr 2000 gegründete Ausschuss für Sozialschutz der Europäischen Kommission (Social Protection Committee – SPC) auch mit der Modernisierung der Sozialsysteme in Form von Exposés zur Koordination der sozialen Eingliederung (Inklusion), der Alterssicherung sowie der Gesundheit und Langzeitpflege. Zudem besteht eine EU-Verordnung zur Koordinierung der Systeme der sozialen Sicherheit, die i. V. m. ihrer Durchführungsverordnung für die folgenden klassischen Zweige der sozialen Sicherheit gilt: Krankheit, Mutterschaft und Vaterschaft, Altersrenten, Vorruhestandsleistungen und Leistungen bei Invalidität, Hinterbliebenenrenten und Sterbegeld, Arbeitslosigkeit, Familienleistungen, Arbeitsunfälle und Berufskrankheiten. Zudem wurden auch eigeninitiative grenzüberschreitende Versorgungsprojekte, beispielsweise zur akut-stationären und rehabilitativen Versorgung in der Oberrheinregion, durchgeführt und unter Beteiligung des MDK begleitet sowie analysiert [15]. Im Rahmen sogenannter „EU-Twinning-Projekte" unterstützten staatsübergreifende Partner-/Patenschaften zwischen den Behörden den Aufbau öffentlicher Strukturen im Einklang mit vorbildlicher europäischer Verwaltungspraxis. Bei dem Projekt „Enhancing Anticorruption Activities in Poland" war auch der MDK maßgeblich im Expertengremium beteiligt. Über die Regelungen der EU und des europäischen Wirtschaftsraums (EWR) hinaus hat Deutschland bereits jetzt mit weiteren Staaten Europas sowie Afrikas, Asiens und Amerikas Vereinbarungen zur sozialen Absicherung ausländischer Arbeitnehmer und Touristen getroffen.

Die durch die sogenannte Globalisierung der Märkte notwendig gewordene internationale Ausrichtung der Sozialversicherungssysteme ist schon jetzt mit gesundheitspolitischen Anpassungsbestrebungen zur Harmonisierung der Verfahren und Vereinheitlichung der Ansprüche verbunden. Eine Distanzierung von den oben genannten Grundprinzipien nach dem Motto vom „Umbau des Sozialstaates" jedoch, etwa im Sinne einer Kommerzialisierung des Gesundheitswesens nach dem amerikanischen Muster des „Managed Care" mit Steuerung der medizinischen Versorgung nach rein marktwirtschaftlichen Regeln der Gewinn-Maximierung („Health Care Industry"), bedeutete Systembruch und Abkehr von der sozialpolitischen Ausrichtung subsidiär-solidarischer Prägung [16]. In Anbetracht der globalen Finanzmarktkrise im Jahr 2008 dürfte das Vertrauen in die Selbstregulierungs- und Selbstheilungskräfte des Marktes erschüttert sein.[4] Damit ist evident, dass gerade auch die pflegerische Versorgung eine gesamtgesellschaftliche Aufgabe bleiben muss.

Andererseits bedarf es im wohlfahrtsstaatlich organisierten Sozialgefüge des Interessenabgleichs von potentiell Machbarem, finanziell Möglichem und sozial Notwendigem [18]. Im Spannungsfeld zwischen Eigenverantwortung und Subsidiarität, individuellen Freiheitsrechten und Solidaritätsverpflichtung, Gesundheitsleistungen und Krankenbehandlung, wirtschaftlicher Planbarkeit und Hegemonie des Marktes wägt der Medizinische Dienst als unabhängige und unparteiische Sachverständigeninstitution das sozialmedizinisch Sinnvolle bzw. Angemessene ab [19]. Dabei gilt es zu bedenken, dass sich unter sozialstaatlichen Bedingungen maßgebende Moralvorstellungen wandeln. So wurde auf der Grundlage der weltweiten Werte-Umfrage (World Value Survey – WVS), einer seit 1981 regelmäßig – in mittlerweile fast 100 Staaten – erhobenen Erhebung, vom Zentrum für Europäische Wirtschaftsforschung GmbH (ZEW) Mannheim analysiert, inwieweit die Hypothese der selbstzerstörerischen Kräfte des Wohlfahrtsstaates empirisch zu belegen ist. Die Analyse über den Zeitraum von 1981 bis 2004 bezog sich auf Staaten der Organisation für wirtschaftliche Zusammenarbeit und Entwicklung (Organisation for Economic Co-operation and Development – OECD). Demnach tendieren insbesondere der Ausbau sozialer Transferleistungen, die Zunahme von Arbeitslosigkeit sowie Veränderungen der sittlichen Haltung nachfolgender Generationen langfristig zur Erosion des Sozialstaates und den Hang zur ungerechtfertigten Inanspruchnahme von Sozialleistungen [20]. Und die zeitgenössische rechtsgeschichtliche Kritik sieht in dem – aus der Reichsversicherungsordnung als „ein Muster an Gesetzgebungskunst und eine fürsorglich-obrigkeitliche Antwort auf die soziale Frage" hervorgegangenen – modernen Sozialstaat mit seiner überbordenden regulatorischen Bürokratie sogar „ein gewaltiges Pumpwerk zur Umverteilung von Beitrags- und Steuerleistungen" [21].

Literatur

[1] Hurrelmann K, Laaser U, Razum O. Entwicklung und Perspektiven der Gesundheitswissenschaften. In: Hurrelmann K, Razum O, Hrsg. Handbuch Gesundheitswissenschaften. 5. Vollständig überarbeitete Auflage. Weinheim und Basel: Beltz Juventa; 2012.
[2] Virchow R. Der Armenarzt. Medicinische Reform; 18, 3. November 1848: 125.
[3] Metz KH. Das Zeitalter der Sicherheit. In: Metz KH. Geschichte der sozialen Sicherheit. Stuttgart: Kohlhammer; 2008.
[4] Lüschen G. Europäische Gesundheitssysteme und das Integrationsproblem moderner Gesellschaften. Gesundheitswesen 2000; 62 Sonderheft 1:13-21.
[5] Durkheim É: Les règles de la méthode sociologique. Paris: Félix Alcan; 1895. (Die Regeln der soziologischen Methode. Herausgegeben von René König. Frankfurt: Suhrkamp; 1984).

---

4 „Der Markt ist keine ewige Naturordnung, sondern eine immer wieder neu geschaffene Illusion, deren Schein sich in periodischen Zusammenbrüchen von Volkswirtschaften und diversen Crashs zeigt" [17].

[6] Weber M: Die protestantische Ethik und der „Geist" des Kapitalismus. II. Die Berufsidee des asketischen Protestantismus. Archiv für Sozialwissenschaft und Sozialpolitik 1905; 21 (1): 1–110.
[7] Schelsky H: Ist die Dauerreflexion institutionalisierbar? Zum Thema einer modernen Religionssoziologie. Zeitschrift für Evangelische Ethik 1957;1:153–174.
[8] Luhmann N: Soziale Systeme. Grundriß einer allgemeinen Theorie. Frankfurt: Suhrkamp; 1984.
[9] Seyfert R. Das Leben der Institutionen. Zu einer Allgemeinen Theorie der Institutionalisierung. Weilerswist: Vellbrück Wissenschaft; 2011.
[10] Deleuze G. David Hume. Frankfurt am Main: Campus Verlag; 1997.
[11] Frerich J, Frey M. Handbuch der Geschichte der Sozialpolitik in Deutschland: Sozialpolitik in der Bundesrepublik Deutschland bis zur Herstellung der Deutschen Einheit. Band 3. München: Verlag R. Oldenbourg; 1996.
[12] Jung K. Zwei Jahre Erfahrungen mit der Pflegeversicherung – Zum Stand der Umsetzung des SGB XI. KrV 1997:65–70.
[13] Medizinischer Dienst des Spitzenverbandes Bund der Krankenkassen e. V. (MDS). 5. Pflege-Qualitätsbericht des Medizinischen Dienstes des Spitzenverbandes Bund der Krankenkassen e. V. (MDS) nach § 114a Abs. 6 SGB XI. Essen: Dezember 2017 [Zugriff: 05.08.2019]. URL: https://www.mds-ev.de/fileadmin/dokumente/Pressemitteilungen/2018/2018_02_01/_5._PflegeQualitaetsbericht_des_MDS.pdf
[14] Bundesministerium für Arbeit und Soziales (BMAS). Sozialkompass Europa. Soziale Sicherheit im Vergleich. Begleittexte zur Datenbank. 8. Auflage. Bonn: Dezember 2017 [Zugriff: 05.08.2019]. URL: https://www.bmas.de/SharedDocs/Downloads/DE/PDF-Publikationen/a801-sozial-kompass-europasoziale-409.pdf?__blob=publicationFile&v=10
[15] Simoes E, Zisselsberger G, Schmahl FW. Grenzüberschreitende Gesundheitsregionen – Gefahr oder Chance? Evaluation eines Pilotprojektes an der deutsch-schweizerischen Grenze. Arbeitsmed. Sozialmed.Umweltmed. 2009;44(1):20–28.
[16] Gaertner T, von Mittelstaedt G, Jelastopulu E, et al. Managed care – eine Perspektive für die GKV? Gesundheitswesen 1999;61:374–379.
[17] Brodbeck K-H. Die fragwürdigen Grundlagen der Ökonomie. Eine philosophische Kritik der modernen Wirtschaftswissenschaften. Darmstadt: Wissenschaftliche Buchgesellschaft; 2000.
[18] Hensen G, Hensen P. Das Gesundheitswesen im Wandel sozialstaatlicher Wirklichkeiten. In: Hensen G, Hensen P, Hrsg. Gesundheitswesen und Sozialstaat. Gesundheitsförderung zwischen Anspruch und Wirklichkeit: Wiesbaden: VS Verlag für Sozialwissenschaften; 2008.
[19] Gaertner T, Jansen O. Die Gesundheitswirtschaft im Horizont des MDK. In: Goldschmidt AJW, Hilbert J. Gesundheitswirtschaft in Deutschland. Die Zukunftsbranche. Wegscheid: WIKOM; 2009.
[20] Heinemann F. Is the Welfare State Self-Destructive? A Study of Government Benefit Morale. KYKLOS. 2008;61:237–257.
[21] Stolleis M. Das Maschinenhaus des Sozialstaats. Die Reichsversicherungsordnung ist hundert Jahre alt – und noch heute ein Muster an Gesetzgebungskunst und eine fürsorglich-obrigkeitliche Antwort auf die soziale Frage. Frankfurter Allgemeinen Zeitung vom 14.7.2011, Nr. 161, Seite 6.

2 Soziale Absicherung des Pflegerisikos im europäischen Vergleich

Klaus Wingenfeld

In den meisten Ländern Europas existieren bereits seit vielen Jahren Bemühungen, die sozialen Sicherungssysteme auf die Herausforderungen der demographischen Entwicklung vorzubereiten. Die Frage der Langzeitversorgung pflegebedürftiger Menschen nimmt in diesem Zusammenhang einen besonderen Stellenwert ein. Dabei sind die sozialpolitischen Strategien, für die sich die einzelnen Länder entschieden haben, sehr unterschiedlich. Zum Teil wurden Strukturen vorhandener Sicherungssysteme weiterentwickelt, um sie an die besondere Situation pflegebedürftiger Menschen anzupassen. Zum Teil wurden jedoch, wie beispielsweise im Falle der Pflegeversicherung in Deutschland, gänzlich neue und eigenständige Systeme aufgebaut.

Kennzeichnend für die Situation in Europa ist eine ausgeprägte Heterogenität. Zugangsvoraussetzungen, Zielgruppen, Entscheidungsprozesse bei der Leistungsbewilligung, Art und Umfang der geleisteten Unterstützung und viele andere Merkmale unterscheiden sich zwischen den Ländern ganz erheblich. In einigen europäischen Ländern, etwa in Großbritannien oder Belgien, sind aber auch innerhalb der nationalen Grenzen große (regionale) Unterschiede festzustellen. Es ist daher schwierig, einen Gesamtüberblick über die Situation der Langzeitpflege in Europa zu erlangen. Verschiedene internationale Organisationen und Projekte haben sich in der Vergangenheit darum bemüht, in dieser Hinsicht mehr Transparenz zu schaffen [1]. Sprachbarrieren, kulturelle Besonderheiten und die zum Teil komplizierten Einzelregelungen, die man in den verschiedenen Ländern vorfindet, setzen diesen Bemühungen jedoch Grenzen. Das Ziel der folgenden Ausführungen besteht darin, charakteristische Strukturen aufzuzeigen und anhand von Beispielen zu illustrieren, auf welch unterschiedliche Art und Weise der Zugang zu Leistungen der Langzeitversorgung in Europa geregelt ist.

2.1 Zielgruppen und Lebenssituationen

Der Begriff *Langzeitversorgung* steht in der internationalen Diskussion im Mittelpunkt, wenn es um die Versorgung von dauerhaft pflegebedürftigen Menschen geht. Angesprochen ist damit die gesundheitliche Versorgung und soziale Unterstützung von Personen, die aufgrund einer chronischen Erkrankung oder einer Behinderung auf personelle Hilfe angewiesen sind, um die Folgen gesundheitlicher Störungen bzw. die Folgen funktioneller Beeinträchtigungen bewältigen zu können [2].

Die in Deutschland gängige Unterscheidung zwischen Pflegebedürftigkeit und Behinderung kommt in den meisten anderen Ländern weniger zum Tragen, wenn von Langzeitversorgung oder Langzeitpflege gesprochen wird. Im modernen, in der internationalen Diskussion maßgeblichen Begriffsverständnis gehören ältere, infolge von Krankheit hilfebedürftige Menschen ebenso zu der Bevölkerungsgruppe, für die Leistungen der Langzeitversorgung vorgesehen sind, wie Menschen, die von Geburt an mit einer Behinderung leben. Ungeachtet dieses gemeinsamen Grundverständnisses sind bei der Frage, welche Bevölkerungsgruppen vom jeweiligen Sicherungssystem berücksichtigt werden und in welchen Lebenssituationen Leistungen gewährt werden, in den europäischen Ländern sehr unterschiedliche Lösungen vorzufinden. Die folgende tabellarische Übersicht bietet eine allgemeine Charakterisierung der Voraussetzungen für den Bezug von Leistungen im Rahmen der Langzeitversorgung (s. Tab. 2.1).

Tab. 2.1: Übersicht über Langzeitpflegeregelungen in Europa [3].

Land	Rechtsgrundlage	Personengruppe und Kriterien für den Leistungsanspruch
Belgien	keine besondere Gesetzgebung auf Bundesebene, aber bestimmte Vorschriften zur Kranken- und Invaliditätsversicherung und sozialen Mindestsicherung	Personen, die Hilfe bei grundlegenden Aktivitäten des täglichen Lebens benötigen
Bulgarien	Verschiedene Sozialgesetze (Gesetzbuch der Sozialversicherung, Sozialhilfegesetz, Gesetz über Menschen mit Behinderungen, Gesetz über persönliche Unterstützung)	keine Definition der Pflegebedürftigkeit in nationaler Gesetzgebung, Leistungsanspruch ist an Definitionen von Behinderung und Krankheit gebunden
Dänemark	Gesetz über Leistungen der sozialen Dienste, Gesetz über Sozialwohnungen	Beeinträchtigung körperlicher und geistiger Fähigkeiten, besondere soziale Probleme; individuelle Bedarfseinschätzung
Estland	Sozialhilfegesetz	Personen, die Hilfen bei grundlegenden Alltagsaktivitäten benötigen; individuelle Regelungen auf der Ebene von Gemeinden
Finnland	Gesetze über Leistungen für Menschen mit Behinderung, Sozialfürsorge, medizinische Grundversorgung, gewerbsmäßige Pflegeunterstützung und über pflegende Familienangehörige	Personen, die ständig und regelmäßig Betreuung und Pflege benötigen, Definition ist abhängig vom jeweiligen Gesetz und von Vorschriften der jeweiligen Gemeinde
Frankreich	Vorschriften des Sozialgesetzbuchs und des Gesetzbuchs über Sozialhilfe und Familien	Bedarf an personeller Hilfe bei grundlegenden Aktivitäten des alltäglichen Lebens, Ausgleich einer Behinderung
Griechenland	Vorschriften aus verschiedenen Sozialgesetzen und Dekreten der Regierung	dauerhafter Bedarf an Unterstützung durch andere Personen aufgrund bestimmter Gesundheitsstörungen (z. B. Tetraplegie)

Tab. 2.1: (fortgesetzt).

Land	Rechtsgrundlage	Personengruppe und Kriterien für den Leistungsanspruch
Irland	Gesundheitsgesetz, Gesetz über die Unterstützung in Pflegeheimen, Gesetz über die soziale Sicherheit	keine einheitliche Definition von Pflegebedürftigkeit, Unterschiede je nach beantragter Leistung bzw. Versorgungsbereich (häusliche oder stationäre Pflege)
Island	Verschiedene Sozialgesetze, Krankenversicherungsgesetz, Gesetz über das öffentliche Gesundheitswesen	Bedarf an personeller Hilfe bei grundlegenden Aktivitäten des alltäglichen Lebens
Italien	Gesetz über Invalidenleistungen für Zivilpersonen, Gesetz über Mobilitätsunterstützung, Rahmengesetz über Behinderung; regionale Gesetzgebung und kommunale Vorschriften	Menschen mit Behinderungen sowie generell Personen, die der ständigen Hilfe bei Verrichtungen des täglichen Lebens bedürfen
Kroatien	Gesetz über die soziale Fürsorge, Gesetz über Pflegefamilien und verschiedene staatliche Verfügungen	ältere Menschen oder Menschen mit Behinderungen mit Unterstützungsbedarf bei alltäglichen Tätigkeiten
Lettland	Gesetz über soziale Dienste und Sozialhilfe, verschiedene Verordnungen mit Vorgaben für die Gemeindeverwaltungen	Personen, die nicht fähig sind, für sich selbst zu sorgen und ohne Unterstützung Alltagsaktivitäten auszuüben
Lichtenstein	Verschiedene Sozialgesetze	Personen, die bei wichtigen Alltagsaktivitäten Hilfe benötigen
Litauen	Gesetz über staatliche Sozialhilfeleistungen, verschiedene Gesetze zur Regelung des Gesundheitswesens	langfristiger Bedarf an gesundheitlicher Versorgung, Pflege und sozialen Dienstleistungen
Luxemburg	Gesetz zur Pflegeversicherung	Personen, die aufgrund einer körperlichen, geistigen oder seelischen Krankheit oder Behinderung bei Körperpflege, Ernährung und Mobilität der Hilfe bedürfen
Malta	Gesetz über soziale Sicherheit, Verordnungen zur Versorgung in Einrichtungen	keine genaue Definition, Berücksichtigung von Altersgrenzen und besonderen Bedarfslagen (z. B. Selbstgefährdung)
Niederlande	Langzeitpflegegesetz	gebrechliche ältere Personen, Personen mit schweren Behinderungen oder chronischen Erkrankungen, ggf. auch Menschen mit Bedarf an psychiatrischer Langzeitpflege in Einrichtungen

Tab. 2.1: (fortgesetzt).

Land	Rechtsgrundlage	Personengruppe und Kriterien für den Leistungsanspruch
Norwegen	Gesetz über Gesundheits- und Pflegedienste, Volksversicherungsgesetz	Keine spezifische Definition von Pflegebedürftigkeit; Bezugnahme auf Abhängigkeit von Personenhilfe und Alltagsverrichtungen
Österreich	Bundespflegegeldgesetz und verschiedene andere Rechtsgrundlagen für Sachleistungen; Sozialhilfegesetze der Bundesländer	Pflegegeld: ständiger Betreuungs- und Hilfebedarf von mehr als 65 Stunden im Monat, Sachleistungen: Bedarf an mobilen, ambulanten, teilstationären und stationären Diensten
Polen	Gesetze über die öffentlich finanzierte Gesundheitsversorgung, über Familienleistungen, über berufliche und soziale Rehabilitation und die Beschäftigung von Menschen mit Behinderungen	bettlägerige und chronisch Kranke mit Defiziten bei der Selbstpflege und einem Bedarf an Rund-um-die-Uhr-Versorgung; Rentner, die auf ständige fremde Hilfe angewiesen sind; schwerbehinderte Personen, die nicht oder nur mit ständiger personeller Hilfe in einer geschützten Werkstatt tätig sein können
Portugal	Rechtsverordnungen der Sozialversicherung und des Nationalen Gesundheitsdienstes	Personen, die Aktivitäten des alltäglichen Lebens nicht eigenständig ausführen können und dauerhaft Hilfe benötigen
Rumänien	Gesetz über den Schutz und die Förderung der Rechte von Menschen mit Behinderungen, Gesetz über Sozialhilfe für Rentner	Menschen mit Bedarf im Bereich Grundpflege und bei instrumentellen Alltagsaktivitäten
Schweden	Gesetz über soziale Dienste	kein eigenständiges Verständnis von Pflegebedürftigkeit; Unmöglichkeit des Erreichens eines angemessenen Lebensstandards als Kriterium
Schweiz	Bundesgesetze über die Kranken-, Unfall-, Invaliden-, Alter- und Hinterlassenenversicherung und einige weitere Gesetze	Unterschiedliche Voraussetzungen je nach beantragter Leistung
Slowakei	Sozialversicherungsgesetz und mehrere andere Gesetze	Menschen mit Bedarf im Bereich der Alltagsverrichtungen; beurteilt werden mehr als 20 Aktivitäten
Slowenien	keine besondere Gesetzgebung zur Pflegebedürftigkeit; verschiedene Vorschriften, die über zahlreiche Gesetze verstreut sind	Kriterien in Abhängigkeit von der Leistungsart; wichtigstes Kriterium: Personen, die bei Verrichtungen des täglichen Lebens auf ständige Hilfe angewiesen sind

Tab. 2.1: (fortgesetzt).

Land	Rechtsgrundlage	Personengruppe und Kriterien für den Leistungsanspruch
Spanien	Gesetz zur Förderung der persönlichen Autonomie und der Hilfe für pflegebedürftige Personen	Personen, die mindestens einmal täglich Unterstützung bei der Ausführung wesentlicher alltäglicher Aktivitäten benötigen
Tschechische Republik	Gesetze über soziale Dienste, Gesetz über die Öffentliche Krankenversicherung, Gesetz über Gesundheitsleistungen	Bedarf an Unterstützung der Selbstpflege sowie an Krankenpflege, die im Rahmen der Langzeitpflege geleistet wird; berücksichtigt werden 10 Grundbedürfnisse
Ungarn	Gesetz über Sozialverwaltung und Sozialhilfe, verschiedene staatliche Dekrete	Menschen mit Hilfebedarf bei alltäglichen Tätigkeiten, sozialen und gesundheitlichen Bedürfnissen, geregelt in einem nationalen Beurteilungsmaßstab
Vereinigtes Königreich	Gesetz über Gesundheit und soziale Pflege, Gesetz über Beiträge und Leistungen der Sozialen Sicherheit	Personen mit Bedarf an Pflege und/oder Bewegungshilfe aufgrund von körperlicher oder geistiger Behinderung, „Soziale Pflege" in der Zuständigkeit der Kommunen: abweichende regionale Regelungen über Anspruchsvoraussetzungen, gesonderte Regelung der langfristig erforderlichen Krankenpflege
Zypern	Gesetze über Sozialhilfe und soziale Dienste, Gesetze über Heime für ältere Menschen und Personen mit Behinderungen	keine gesonderte Definition der Pflegebedürftigkeit bzw. des Leistungsanspruchs, individuelle Einschätzung des Leistungsbedarfs

In einigen Ländern entscheiden Altersgrenzen darüber, welche Leistungen aus welchem Sicherungssystem beansprucht werden können. Diese Altersgrenzen liegen meist bei 65 Jahren (beispielsweise in Belgien oder Großbritannien), vereinzelt auch bei anderen Werten (beispielsweise in Frankreich bei 60 Jahren oder in Estland bei 18 Jahren). Ist die jeweilige Altersgrenze noch nicht erreicht, können pflegebedürftige Menschen Leistungen in Anspruch nehmen, die zum Teil den Leistungen in der Behindertenhilfe in Deutschland, zum Teil aber auch den Leistungen der hiesigen Krankenversicherung ähneln. Die meisten Systeme in Europa verzichten allerdings auf eine altersabhängige Zuordnung. Dann hängt es mitunter von regionalen Gegebenheiten oder der gesundheitlichen Situation im Einzelfall ab, welche Sicherungssysteme als zuständig gelten.

Etwas mehr Einheitlichkeit existiert im Hinblick auf die Dauerhaftigkeit der gesundheitlichen Beeinträchtigungen. Im Grundverständnis der Langzeitversorgung wird vorausgesetzt, dass Beeinträchtigungen dauerhaft vorliegen müssen, um einen

Leistungsanspruch zu begründen, wobei häufig die auch in Deutschland festgelegte Dauer von mindestens einem halben Jahr, manchmal aber auch etwas kürzere Phasen (drei Monate) als Mindestwerte festgelegt sind.

Im Hinblick auf die Frage der Anrechnung von eigenem Einkommen oder Vermögen (analog zur deutschen Situation in der Sozialhilfe) sind die europäischen Länder ebenfalls verschiedene Wege gegangen. Zum Teil werden Leistungen völlig losgelöst von der finanziellen Situation der Antragsteller gewährt, zum Teil ist eine Prüfung der finanziellen Verhältnisse oder eine Eigenbeteiligung an den Ausgaben obligatorisch. Manchmal wird die Gewährung von Hilfen bzw. das Ausmaß der bewilligten Hilfen davon abhängig gemacht, in welchem Umfang Familienangehörige den individuellen Unterstützungsbedarf abdecken können. Je nach nationaler Regelung ist die Erfassung und Bewertung der entsprechenden Informationen (bis hin zur Einkommenssituation) Bestandteil des Verfahrens, mit dem die Leistungsberechtigung überprüft wird.

2.2 Strukturelle Merkmale

In den meisten europäischen Ländern gibt es mehrere Systeme, die Hilfen zur Bewältigung des Lebens mit dauerhafter Pflegebedürftigkeit gewähren. Die oben angesprochene Unterscheidung von Zielgruppen in Abhängigkeit vom Alter geht in der Regel mit entsprechenden parallelen Versorgungsstrukturen einher, die jeweils auf bestimmte Personengruppen ausgerichtet sind. Aber auch dort, wo diese Unterscheidung nicht erfolgt, existieren häufig mehrere Möglichkeiten der Unterstützung.

Die Situation in Deutschland, die sich durch ein Nebeneinander von Pflegeversicherung, Krankenversicherung, Eingliederungshilfe und anderen sozialen Hilfen unterschiedlichster Art auszeichnet, ist in dieser Hinsicht gar nicht so untypisch. Auch in anderen europäischen Ländern findet man vergleichbare Strukturen. In *Großbritannien* beispielsweise sind im Bereich der Langzeitversorgung drei Hauptstränge zu unterscheiden [3–4]:
- Geldleistungen aus dem Programm „Personal Independence Payment" für Menschen mit Beeinträchtigungen der Selbständigkeit im Alter unter 65 Jahren; analog hierzu gibt es ein Programm für Menschen, die diese Altersgrenze überschritten haben („Attendance Allowance").
- Sachleistungen für Menschen mit dauerhaften gesundheitlichen Beeinträchtigungen, die von den lokalen Behörden organisiert werden (nach den nationalen Grundsätzen „Fair Access to Care Services" – FACS) und die allen erwachsenen pflegebedürftigen Menschen (ab 18 Jahren) offenstehen.
- Leistungen der Langzeitpflege, die als Unterstützung durch das staatliche Gesundheitswesen NHS (National Health Service) gewährt werden (NHS Continuing Healthcare); diese Leistungen sind für Personen vorgesehen, deren Bedarfsschwerpunkt bei Hilfen zur Krankheitsbewältigung liegt.

Aufgrund der eher unbestimmten staatlichen Vorgaben zur Abgrenzung dieser Bereiche und der großen Gestaltungsmöglichkeiten, die den lokalen Behörden bei der Entscheidung über Art und Umfang der Leistungen zukommt, existiert in Großbritannien ein regional äußerst heterogenes System der Hilfen für pflegebedürftige Menschen, das immer wieder in den Fokus einer kritischen Diskussion gerät.

Aber auch für andere Länder fällt es mitunter schwer, Zuständigkeiten und Wirkungsbereiche der jeweiligen Sicherungssysteme nachzuvollziehen. Eine umfangreiche OECD-Studie unterscheidet grob drei Wege zur Sicherstellung von Leistungen der Langzeitversorgung [4]. Einen ersten Typus bilden Systeme mit universaler Absicherung, die in Form eines singulären Programms organisiert sind. Diesem Typus werden drei Modelle zugeordnet:
- Modelle, in denen die Versorgung Pflegebedürftiger einheitlich als integraler Bestandteil des sozialen Sicherungssystems (in Teilen auch der öffentlichen Gesundheitsversorgung) organisiert ist und allen Menschen offensteht, die aus gesundheitlichen Gründen auf Unterstützung angewiesen sind (zu diesem Modell zählt die OECD-Studie Dänemark, Norwegen, Schweden und Finnland)
- Modelle der Sozialversicherung, in denen die Langzeitversorgung wie in Deutschland im Rahmen eines gesonderten, eigenständigen Sicherungssystems organisiert ist[5].
- Modelle, in denen die Langzeitpflege komplett in die Verantwortung des Gesundheitswesens gelegt wird.

Den zweiten Typus bilden gemischte Systeme, in denen Leistungen der Langzeitversorgung durch unterschiedliche Programme und Sicherungssysteme abgedeckt werden (z. B. Italien, Irland, Frankreich oder Polen). Ansätze dieser Art lassen sich nur schwer in Gruppen einteilen. Typischerweise wird die formelle pflegerische Versorgung in diesem Fall über das Gesundheitswesen sichergestellt, während personale Assistenz bei Alltagsverrichtungen von einem gesonderten System abgedeckt wird. Leistungen werden in einigen Ländern mit gemischtem System in Teilbereichen einkommensabhängig gewährt.

Der dritte Typus schließlich fasst Systeme zusammen, in denen Leistungen der Langzeitversorgung *grundsätzlich* nur einkommensabhängig zur Verfügung stehen. Diese Lösung ist in Europa jedoch eine seltene Ausnahme.

---

5 Ob diese Charakterisierung für Deutschland zutreffend ist, kann bezweifelt werden. Berücksichtigt man neben der Pflegeversicherung auch die verschiedenen Formen der langfristigen Unterstützung pflegebedürftiger Menschen durch die Sozialhilfe, so kann auch im Falle des deutschen Systems eher von einem gemischten Modell ausgegangen werden.

2.3 Prüfung der Zugangsberechtigung oder Bedarfseinschätzung?

Entsprechend der oben umrissenen Strukturen existiert eine große Vielfalt unter den Ansätzen, mit denen der Zugang zu den jeweiligen Sicherungssystemen geregelt wird. Die nationalen Besonderheiten – rechtliche Regelungen, Methoden, Organisationsformen, Zuständigkeiten usw. – machen es schwierig, sich einen Überblick zu verschaffen. Dies wird auch dadurch erschwert, dass Informationen über die jeweiligen Begutachtungsformen bzw. Assessmentinstrumente häufig nur in der Sprache des Landes verfügbar sind, aus denen die betreffenden Instrumente stammen.

Die Methoden, die bei der Ermittlung des Leistungsanspruchs zum Einsatz kommen, unterscheiden sich in ihrer grundsätzlichen Funktion: Sie zielen entweder darauf ab, die Berechtigung zum Zugang zu Leistungen zu prüfen, oder ihre Funktion besteht darin, den individuellen Bedarf als Grundlage für die Entscheidung über zu gewährende Leistungen zu ermitteln. Ob ein Instrument die eine oder andere Funktion erfüllen soll, hat großen Einfluss auf dessen Inhalte und methodische Eigenschaften.

Bei der Einschätzung zur Klärung der Zugangsberechtigung wird in der Regel mit standardisierbaren Informationen und konkret definierten Kriterien gearbeitet. Sie beschreiben persönliche Voraussetzungen oder Situationen, in denen die entsprechenden Leistungen in Anspruch genommen werden können. Im Englischen wird dafür der Begriff *eligibility* verwendet, was in wörtlicher Übersetzung so viel bedeutet wie Berechtigung. Dem gegenüber stehen Verfahren, mit denen der Unterstützungsbedarf erfasst werden soll, also die als notwendig erachteten Leistungen, wobei zunächst offenbleibt, ob diese notwendigen Leistungen in Gänze durch das jeweilige Sicherungssystem finanziert werden sollen. Zum Teil wird erst dann von einem Bedarf ausgegangen, wenn die individuellen Möglichkeiten (z. B. die finanziellen Mittel und die personellen Ressourcen in der sozialen Umgebung) nicht ausreichen, um grundlegende Lebensvoraussetzungen aufrechtzuerhalten. In jüngerer Zeit wurde die Vorstellung dieser Lebensvoraussetzungen um den Gedanken der Teilhabe erweitert. Dementsprechend können bei der Begutachtung bzw. Einschätzung zwei unterschiedliche Fragen im Mittelpunkt stehen:

1. Erfüllt die Person bzw. erfüllt ihre aktuelle Lebenssituation die Kriterien, die als *Zugangsvoraussetzungen* definiert sind? Um diese Frage zu beantworten, ist es nicht erforderlich, alle einzelnen gesundheitlichen Probleme und Beeinträchtigungen zu erfassen. Ein Assessmentverfahren, das lediglich den Zugang zu Leistungen regeln soll, kann daher ggf. (je nach definierten Zugangskriterien) recht schlank ausfallen. Die Aufdeckung der wichtigsten Risiken und zentralen Bedarfslagen oder der charakteristischen Beeinträchtigungen kann ausreichen, wenn sie eine gewisse Abstufung des Grads der Beeinträchtigung ermöglicht.
2. Welcher *Bedarf* einer Person ist durch die Leistungen des jeweiligen Sicherungssystems abzudecken? In diesem Fall müssen alle relevanten Dimensionen des

individuellen Bedarfs in den Blick genommen werden. Andernfalls könnten zentrale Aspekte unberücksichtigt bzw. die gewährten Hilfen unzulänglich bleiben.

Das deutsche Begutachtungsverfahren nach dem Elften Buch Sozialgesetzbuch (SGB XI) war aus diesem Blickwinkel von jeher ein Instrument zur Abklärung von Zugangsvoraussetzungen (*eligibility*) und kein Instrument zur Abklärung des individuellen Leistungsbedarfs. Dies gilt sowohl für das aktuelle, im Jahr 2017 eingeführte Verfahren wie auch für das alte Verfahren, in dem der Zeitaufwand, der zur Unterstützung bei der Durchführung von Alltagsverrichtungen erforderlich ist, im Mittelpunkt der Begutachtung stand. Auch in diesem alten Verfahren wurde das Ergebnis lediglich dazu verwendet, eine Pflegestufe und damit die Höhe der Leistungsbeträge zu ermitteln, die der Pflegebedürftige in Form von Geld- oder Sachleistungen beanspruchen kann (= Leistungsberechtigung), und zwar unabhängig davon, wie hoch sein Bedarf tatsächlich ist. In verschiedenen anderen Ländern geht es bei der Begutachtung dagegen um die Frage, welche Leistungen durch Pflegedienste oder andere Leistungserbringer entsprechend des Bedarfs erforderlich (und somit zu finanzieren) sind, was zum Teil sogar davon abhängig gemacht wird, welche Aspekte des Bedarfs durch pflegende Angehörige abgedeckt sind.

2.4 Methoden zur Bestimmung des Leistungsanspruchs

Im Großen und Ganzen kann man vier Ansätze unterscheiden, mit denen in den verschiedenen europäischen Ländern die Bestimmung des Leistungsanspruchs erfolgt:
1. Die Schätzung des Zeitaufwands, der für die benötigte Unterstützung in einem definierten Lebensbereich aufzuwenden ist (zur Ermittlung eines Grads der Pflegebedürftigkeit, von dem dann Art und Umfang der Leistungen abhängig gemacht werden).
2. Die Beurteilung der gesundheitlichen Probleme und der Selbständigkeit im Umgang mit Krankheitsfolgen (zur Ermittlung eines Grads der Pflegebedürftigkeit oder zur Bedarfseinschätzung).
3. Die Ableitung von Bedarf aus einem individuellen Versorgungsplan bzw. die Identifizierung nicht abgedeckter Bedarfslagen.
4. Die Zuordnung von Leistungsansprüchen anhand allgemeiner Richtlinien ohne Nutzung eines methodisch exakt definierten Verfahrens (zur Ermittlung eines Grads der Pflegebedürftigkeit).

In Österreich, Luxemburg, Lichtenstein und in der Slowakei wird auf den zur Versorgung notwendigen Zeitaufwand als Maßstab für Leistungsansprüche Bezug genommen. Bei der Ermittlung des Zeitaufwands werden bestimmte Alltagsaktivitäten berücksichtigt. In Deutschland hat die Bezugnahme auf den Zeitaufwand bei Alltagsverrichtungen, der bei der Einführung der Pflegeversicherung als maßgebliches Kriterium festgelegt wurde, eine kontroverse Diskussion ausgelöst, die zu einer grundlegenden Reform im Jahr 2017 führte. In Österreich hat man zur Vermeidung von systematischen Benachteiligungen ergänzende Kriterien eingeführt (z. B. Eigen- oder Fremdgefährdung), die zusammen mit dem Pflegezeitaufwand bei schwerer Pflegebedürftigkeit in die Bestimmung einer Pflegestufe einfließen. In der Autonomen Provinz Bozen (Italien) werden Leistungsansprüche ebenfalls auf der Grundlage einer Einschätzung notwendiger Pflegezeiten festgelegt, allerdings versucht man die Engführung auf Alltagsaktivitäten dadurch zu vermeiden, dass auch die für die psychosoziale Unterstützung erforderlichen Zeiten berücksichtigt werden [5].

Aus wissenschaftlicher Perspektive ist Zeit ein ungeeignetes Maß, um den individuellen Bedarf nach einheitlichen Maßstäben zu erfassen. Im Alltagsverständnis erscheint Zeit als etwas Vertrautes, es existieren jedoch keine Maßstäbe, nach denen entschieden werden könnte, wie viel Zeit für diese oder jene Tätigkeit als ausreichend zu betrachten ist. Außerdem üben viele Faktoren und Bedingungen, die in keinem Zusammenhang mit Beeinträchtigungen der Pflegebedürftigen stehen, Einfluss auf den Zeitumfang aus [6].

Das *Ausmaß der Abhängigkeit von personeller Hilfe* (*dependency*) bzw. der Grad der *Selbständigkeit* ist in vielen Ländern ein zentrales Konzept für die Begutachtung im Bereich der Langzeitpflege. Die meisten international anerkannten Einschätzungsinstrumente operieren mit diesem Konzept, und auch nationale Vorschriften definieren Grade der Abhängigkeit von personeller Hilfe. In Spanien werden drei Grade der Abhängigkeit von Personenhilfe unterschieden und auf der Basis eines Assessments erfasst, das mit einer Punkteskala arbeitet. In der Tschechischen Republik unterscheidet man vier Stufen, wobei die Stufenzuordnung von der Anzahl der Aktivitäten abhängig gemacht wird, bei denen personelle Unterstützung benötigt wird. In manchen Ländern wird das Merkmal Unselbständigkeit mit weiteren Beeinträchtigungen kombiniert, um zu einer Stufenunterscheidung zu kommen (z. B. Portugal: demenzielle Erkrankung und Bettlägerigkeit als Zusatzkriterien) [3].

Anspruchsvolle Instrumente fokussieren dabei nicht nur Alltagsverrichtungen, sondern beispielsweise auch soziale Aktivitäten, die Nutzung von Dienstleistungen, Kommunikation, Umgang mit psychischen Problemlagen, die Organisation alltäglicher Routinen usw. [7]. Beispiele für solche Instrumente, die im europäischen Raum zur Anwendung kommen, sind:
- CAT (Cambridgeshire Assessment Tool)
- EASYcare
- FACE for Older People (Functional Assessment of the Care Environments)
- MDS Home Care Version (Minimum Data Set, RAI)
- NOAT (Northamptonshire Overview Assessment Tool)
- STEP (Standardised Assessment of Elderly People in Primary Care)
- AGGIR (Autonomie Gérontologie Groupes Iso-Ressources, Frankreich).

Auch das 2017 eingeführte neue Begutachtungsinstrument (BI) in Deutschland zählt zu dieser Gruppe. Manche der Instrumente werden nur dazu genutzt, einen Überblick über die aktuelle Situation zu erhalten, andere gestatten eine differenzierte Einschätzung von Beeinträchtigungen, Funktionseinbußen oder Risiken. Typischerweise stehen folgende Dimensionen im Mittelpunkt einer komplexen Einschätzung:

- Mobilität (einschließlich Transfer)
- Selbständigkeit bei Alltagsverrichtungen (self care, personal care)
- Kognition
- Kommunikation
- Verhalten
- emotionaler Zustand, Psyche
- soziale Beziehungen
- Tagesstrukturierung
- Bedarf im Zusammenhang mit direkten Krankheitsfolgen und der Durchführung von Therapien
- hauswirtschaftliche Versorgung
- instrumentelle Aktivitäten wie Umgang mit Geld, Telefonbenutzung, Bedienung einer Notrufanlage etc.

Die aufgeführten, fachlich eher anspruchsvollen Instrumente sind häufig auch für die Nutzung im Versorgungsalltag vorgesehen, also nicht ausschließlich für die Klärung von Leistungsansprüchen. Nur wenige Instrumente sind – wie beispielsweise das französische Instrument AGGIR oder das deutsche BI – so konstruiert, dass sie auch eine Quantifizierung (beispielsweise in Form eines Punktwertes) und damit eine Beschreibung eines Grads der Pflegebedürftigkeit ermöglichen. In Sicherungssystemen, die mit Pflegestufen, Pflegegraden oder einer vergleichbaren Klassifikation von Leistungsansprüchen arbeiten, müssen zur Feststellung von Leistungsansprüchen daher weitere Kriterien bemüht werden.

Ein dritter Ansatz beruht auf der Vorstellung, dass individueller Bedarf auf Grundlage eines individuellen Versorgungsplans bestimmt werden muss. Aus dieser Perspektive sind Einschätzungsinstrumente nur ein Hilfsmittel zur Zusammenstellung von Informationen, die als Grundlage für Entscheidungen über die Versorgung bzw. die individuelle Hilfeplanung benötigt werden. Sie fungieren dann jedoch nicht als Instrumente zur Überprüfung von Zugangsberechtigungen. Es ist dann im Grunde nicht so wichtig, welches Instrument verwendet wird, solange es nur all diejenigen Bereiche berücksichtigt, für die bei Bedarf Leistungen bereitgestellt werden. So wird beispielsweise im 2014 reformierten niederländischen System der Langzeitpflege die Internationale Klassifikation der Funktionsfähigkeit, Behinderung und Gesundheit (International Classification of Functioning, Disability and Health – ICF) verwendet, ohne daraus direkt eine Pflegestufe bzw. einen Grad der Pflegebedürftigkeit abzuleiten [3].

Der vierte Ansatz, auf den an dieser Stelle hingewiesen werden soll, umfasst verschiedene Methoden der Zuordnung von Leistungsansprüchen anhand allgemeiner Richtlinien, ohne dass ein bestimmtes, exakt definiertes Einschätzungsverfahren vorgeschrieben ist. Entscheidend sind dann meist die von den regionalen bzw. kommunalen Behörden definierten Kriterien und Verfahrensregeln.

Zwei Beispiele seien an dieser Stelle kurz benannt. In *Schweden* obliegt die Verantwortung zur Sicherstellung einer ausreichenden Unterstützung für pflegebedürftige Menschen den örtlichen Behörden. Zur Abklärung des individuellen Bedarfs erfolgen Einschätzungen durch Sozialarbeiter und spezialisierte Pflegekräfte, deren Einschätzungen wiederum durch bestimmte Gremien auf örtlicher Ebene überprüft werden. Diese Gremien entscheiden letztlich darüber, welche Leistungen dem Antragsteller bewilligt werden. Die Entscheidung kann durchaus von der Einschätzung der vorangegangenen Assessments abweichen. Es gibt einige allgemeine rechtliche Vorgaben zur Regelung des Verfahrens, bei denen allerdings auf Vorschriften zur Nutzung bestimmter Assessmentinstrumente verzichtet wird.

Ein zweites, etwas komplizierteres Beispiel ist *Großbritannien*. Wie bereits erwähnt, existieren dort parallele Systeme, deren Verwaltung unterschiedlichen Behörden auf unterschiedlichen Ebenen obliegt. Ein wichtiges Standbein bildet dabei die örtliche Ebene. Die landesweit geltenden rechtlichen Vorschriften unterscheiden vier Risikosituationen (*critical, substantial, moderate* und *low*), die erste Hinweise darauf geben, in welchem Umfang ein Bedarf ggf. geltend gemacht werden kann. Die vier Grade drücken aus, wie hoch das Risiko für den Verlust von Selbständigkeit und andere Probleme ist, falls keine dem individuellen Bedarf entsprechende Unterstützung geleistet wird. Diese Situationen sind allerdings nicht exakt definiert, sondern werden durch qualitative Beschreibungen spezifiziert. Beispielsweise trifft die Beurteilung substantial u. a. dann zu, wenn die betreffende Person derzeit oder zukünftig nicht in der Lage ist, den Großteil der Alltagsaktivitäten auszuführen. Wo genau die Grenze liegt oder welche Aktivitäten damit angesprochen sind und welche nicht, wird nicht definiert. Bei der Feststellung, welche Risikosituation vorliegt, haben die zuständigen Mitarbeiter und Behörden daher einen relativ großen Spielraum zur Auslegung der rechtlichen Vorgaben. Die örtliche Ebene entscheidet außerdem auf der Grundlage des aktuell verfügbaren Budgets selbst darüber, für welche Stufen Leistungen gewährt werden. Häufig bleibt der Kreis der Leistungsberechtigten offenbar auf Personen mit den Stufen *critical* oder *substantial* begrenzt.

Wird aufgrund dieser ersten Einstufung ein Leistungsbedarf angenommen, folgt eine differenzierte Bedarfseinschätzung, für die unterschiedliche Assessmentinstrumente eingesetzt werden dürfen. Welche Instrumente in Betracht kommen, wurde im Rahmen des sogenannten Single Assessment Process festgelegt, mit dem insgesamt sechs Assessment Tools akkreditiert wurden [7]. Im Verlauf der Bedarfseinschätzung erfolgt auch eine Überprüfung der Einkommenssituation, um später festlegen zu können, wie hoch der Eigenanteil des Antragstellers zur Finanzierung der Leistungen sein soll.

Mit dem Abschluss des Assessments sind die konkreten Leistungsansprüche jedoch noch nicht festgelegt. Das Ergebnis der Einschätzung wird vielmehr durch ein dazu berufenes Gremium auf örtlicher Ebene überprüft. Erst diese Überprüfung entscheidet darüber, welche konkreten Leistungen finanziert werden.

Für Personen, die aufgrund komplexerer gesundheitlicher Problemlagen auf gesundheitliche Versorgung angewiesen sind, besteht in Großbritannien die zusätzliche Möglichkeit, Leistungen des staatlichen Sicherungssystems NHS in Anspruch zu nehmen. Das entsprechende Bewilligungsverfahren wird zum Teil bereits während eines Krankenhausaufenthaltes in Gang gesetzt. Auch in diesem Fall gibt es keine Regelung, die ein bestimmtes Einschätzungsinstrument verbindlich vorschreiben würde. Empfohlen wird die Nutzung einer Checkliste, die extra zu diesem Zweck entwickelt wurde. In der Regel nimmt ein Arzt die Einschätzung vor. Wird anhand der Checkliste im Grundsatz bestätigt, dass die Zugangsvoraussetzungen erfüllt sind, folgt ein ergänzendes Assessment durch einen hierzu ausgebildeten Mitarbeiter des NHS. Recht weite Verbreitung gefunden hat in diesem Prozess das Decision Support Tool, das die Einschätzung des Verhaltens, der Kognition, der psychischen und emotionalen Probleme, der Kommunikation, der Mobilität, ausgewählter medizinischer Probleme und verschiedener weiterer Sachverhalte ermöglicht.

Nur der Vollständigkeit halber sei auf die britischen Unterstützungsprogramme für Menschen mit Behinderungen hingewiesen, bei denen der Zugang zu den Leistungen wieder ganz anderen Regeln folgt. Es ist vor diesem Hintergrund nicht verwunderlich, dass in Großbritannien schon seit vielen Jahren über Möglichkeiten der Vereinfachung und Vereinheitlichung von Verfahrensweisen diskutiert wird.

2.5 Fazit

Die Sicherungssysteme, die in den europäischen Ländern von pflegebedürftigen Menschen in Anspruch genommen werden können, weisen im Hinblick auf Zugangskriterien, Leistungsvoraussetzungen, Verfahren zur Abklärung von Leistungsansprüchen sowie Art und Umfang der Leistungen große Unterschiede auf. Teilweise handelt es sich um Systeme, die eher auf den jeweiligen nationalen Strukturen *sozialer Hilfen* aufbauen, teilweise um Systeme, die eher einen ausdifferenzierten Zweig der *Gesundheitsversorgung* darstellen. Es kommt vor, dass beide Formen (wie in Großbritannien) nebeneinander existieren und die Gestaltungsverantwortung unterschiedlichen staatlichen Ebenen überlassen bleibt.

In den vorangegangenen Ausführungen wurde die Frage ausgeblendet, wie sich die Systeme zur Sicherung der Langzeitversorgung finanzieren. Auch in dieser Hinsicht gibt es eine große Vielfalt, in der alle denkbaren Varianten vorkommen – von der rein steuerlichen Finanzierung über allgemeine Versicherungsbeiträge wie in Deutschland bis hin zur privaten Vorsorge und verschiedensten Mischformen [3,4].

Aufbau und Funktionsweise der Methoden und Instrumente, mit denen die Leistungsberechtigung überprüft und die Höhe der Leistungen bestimmt werden, variieren zwischen den Ländern ebenfalls sehr stark. Auch hier gibt es ein breites Spektrum, das von standardisierten Verfahren mit abschließend definierten Kriterien bis hin zu allgemeinen Richtlinien reicht, die großen Interpretationsspielraum lassen. Welche Anforderungen an Instrumente gestellt werden und welche Instrumente zugelassen werden, hängt sehr stark davon ab, ob – wie im Falle der deutschen Pflegeversicherung – der Leistungszugang und die Leistungshöhe direkt ermittelt oder ob der Leistungsbedarf erst im Rahmen einer individuellen Hilfe-/Versorgungsplanung eingeschätzt werden soll.

Ein europäischer Entwicklungstrend auf dem Feld der Begutachtung ist aufgrund der beschriebenen Vielfalt schwer auszumachen. Insbesondere in den Ländern, in denen Leistungen ohne ein Pflegegradsystem oder eine vergleichbare Klassifizierung gewährt werden, ist die Frage nach den „richtigen" Instrumenten eher von nachgeordneter Bedeutung. Dort, wo es Klassifizierungen gibt, besteht allerdings ein Trend zur Nutzung von Kriterien oder Instrumenten, mit denen der Grad der Selbständigkeit und/oder der Grad funktioneller Beeinträchtigungen pflegebedürftiger Menschen abgebildet wird [7].

Insofern war der Übergang von der Erfassung von Pflegezeiten bei Alltagsverrichtungen hin zur umfassenden, methodisch fundierten Beurteilung von Selbständigkeit, der in der deutschen Pflegeversicherung im Jahr 2017 vollzogen wurde, sicherlich ein Entwicklungsschritt, der im internationalen Trend liegt und vermutlich auch in anderen europäischen Ländern mit Interesse verfolgt wird.

Literatur

[1] Organisation for Economic Co-operation and Development (OECD). The OECD Health Project. Long-term Care for Older People. Paris: OECD Publishing; 2005.
[2] World Health Organization (WHO). Key Policy Issues in Long-term Care. Genf: WHO; 2003 [Zugriff: 10.09.2019]. URL: https://www.who.int/chp/knowledge/publications/policy_issues_ltc.pdf
[3] Mutual Information System on Social Protection (MISSOC). Vergleichende Tabellen. 2019. Zugriff: 10.09.2019]. URL: https://www.missoc.org/missoc-information/missoc-vergleichende-tabellen-datenbank/?lang=de
[4] Colombo F, Llena-Nozal A, Mercier J, Tjadens F. Help Wanted? Providing and Paying for Long-Term Care. OECD Health Policy Studies. OECD Publishing; 2011.
[5] Wingenfeld K, Büscher A. Begutachtung des Einstufungsinstruments VITA zur Erhebung der Pflegebedürftigkeit im Pflegesicherungssystem der Autonomen Provinz Bozen – Südtirol. Abschlussbericht. 2009.
[6] Wingenfeld K. Pflegebedürftigkeit, Pflegebedarf und pflegerische Leistungen. In: Schaeffer D, Wingenfeld K, Hrsg. Handbuch Pflegewissenschaft. Studienausgabe. Weinheim:Beltz Juventa; 2014.
[7] Wingenfeld K, Büscher A, Schaeffer D. Recherche und Analyse von Pflegebedürftigkeitsbegriffen und Einschätzungsinstrumenten. Projektbericht. Schriftenreihe Modellprogramm zur Weiterentwicklung der Pflegeversicherung. Band 1. Berlin: GKV-Spitzenverband; 2011.

3 Grundlagen und Ziele der sozialen Pflegeversicherung

3.1 Menschenrechte in der Pflege und Pflegeversicherung

Claudia Mahler

3.1.1 Einleitung

Fundament der Menschenrechte ist die Menschenwürde. Alle Menschen sind „gleich an Würde" geboren (Art. 1 der Allgemeinen Erklärung der Menschenrechte – AEMR). Die Menschenwürde muss nicht verdient werden, sie ist nicht an einen Leistungsbegriff gekoppelt und gänzlich unabhängig von der individuellen Leistungsfähigkeit einer Person – also auch unabhängig von deren Unterstützungs-, Pflegebedarf oder eventueller demenzieller Erkrankung. Da sich gute Pflege als Ziel setzt, ein menschenwürdiges Leben für den zu Pflegenden zu ermöglichen, ist davon auszugehen, dass allen Beteiligten im Bereich der Pflege der Wertekanon, der sich in den Menschenrechten widerspiegelt, vertraut ist, auch wenn dies die Menschenrechte im Einzelnen eher weniger sind.

3.1.2 Ein menschenrechtlicher Ansatz

Für einen menschenrechtlichen Ansatz müssen Politik und Gesetze mit den bestehenden menschenrechtlichen Verpflichtungen (Menschenrechtsverträgen) des Staates in Einklang sein. Handlungen und Strategien werden an den für Deutschland verbindlichen Menschenrechten ausgerichtet und gemessen. Die Vorgaben der Menschenrechte müssen die Messlatte für gute Pflege sein. Neben einzelnen Rechten – etwa dem Recht auf ein Höchstmaß an geistiger und körperlicher Gesundheit[6], auf Wasser und Sanitärversorgung, auf Nahrung oder dem Verbot von Misshandlung und Freiheitsentzug – müssen auch die menschenrechtlichen Prinzipien wie Gleichheit und Nicht-Diskriminierung, Autonomie, Partizipation und Inklusion Berücksichtigung finden.

Durch die Ratifikationen von Menschenrechtsverträgen ergeben sich für Deutschland Pflichten zur Umsetzung. Dies sind die Achtungs-, Schutz- und Gewährleistungs-

---

[6] Es gibt das Recht auf ein Höchstmaß an Gesundheit (Recht auf Gesundheit, kurz). Es besteht schon in der Allgemeinen Erklärung der Menschenrechte (1948). Verbindlich wurde die Regelung erst durch den UN-Sozialpakt (UN Pakt über wirtschaftliche, soziale und kulturelle Rechte) von 1966; in Kraft in Deutschland seit 1976. Das Recht beinhaltet nicht das Recht *auf* Gesundheit – in dem Sinne, dass jedem Gesundheit gegeben sein muss, sondern dahingehend, dass es eine Gesundheitsversorgung geben und jeder diskriminierungsfreien Zugang dazu haben soll.

pflichten der Staaten bei der Umsetzung der Menschenrechte. Der jeweilige Vertragsstaat muss bei seinem eigenen Handeln die Menschenrechte der Pflegebedürftigen achten, sie vor Verletzungen durch Dritte (z. B. Personal, Angehörige) schützen und den Rahmen für menschenwürdige Pflege gewährleisten. Die nicht ausreichende Umsetzung der Schutzpflicht Deutschlands war bereits Gegenstand einer Verfassungsbeschwerde.[7] Damit der Einzelne seine Rechte vollumfänglich wahrnehmen kann, muss der Staat einen rechtlichen Rahmen und auch Beschwerdestellen oder Gerichtsverfahren gewährleisten. Menschenrechte sind Ansprüche jedes einzelnen Menschen gegen den Staat. Der einzelne Mensch muss daher als Rechtsträger im Mittelpunkt der Politik stehen. Für den Bereich der Pflege folgt daraus ein Paradigmenwechsel vom Hilfeempfänger hin zum Rechteinhabenden – dieser Ansatz ist auch in den Pflegestärkungsgesetzen intensiv verfolgt worden.

Die Neugestaltung der Pflege mit einem Menschenrechtsansatz, muss auch die Konsultation der Zivilgesellschaft im Sinne einer Partizipation miteinbeziehen. Der Menschenrechtsansatz verlangt, dass Menschen in verletzlichen Lebenslagen nicht diskriminiert werden, sondern tatsächlich die gleiche Möglichkeit eines selbstbestimmten Lebens haben.

Neben den Rechten der Pflegebedürftigen sind auch die Menschenrechte der Pflegenden zu wahren, etwa deren Recht auf gerechte, sichere und gesunde Arbeitsbedingungen. Um sich aktiv für die Verwirklichung von Menschenrechten einzusetzen, müssen Menschen dazu befähigt werden. Durch die Mitgestaltung von Politik und Gesetzen haben sie Möglichkeit ihr Leben in der Pflege und als Pflegekräfte nachhaltig zu beeinflussen. Die Implementierung der Reform, die Überprüfung und die Evaluation der Pflegepolitik, müssen sich ebenfalls an Menschenrechten und ihren Prinzipien messen lassen.

3.1.3 Einzelne menschenrechtliche Verpflichtungen und die Lage in Deutschland

Menschenwürdige Pflege wird oft als Stichwort genannt, Menschenrechte als staatliche Verpflichtungen kommen in den Diskussionen allerdings weniger vor. Menschenrechte werden meist nur im Kontext von Menschenrechtsverletzungen erwähnt. Insbesondere im Zusammenhang mit Gewalt oder Misshandlungen in der Pflege. Die Verletzungen der Rechte werden vereinzelt schon seit vielen Jahren aufgezeigt und Abhilfe angemahnt. Bisher wird die präventive[8] Wirkung von Menschenrechten leider kaum in den Diskussionen aufgenommen. Denn insbesondere in diesem Bereich

---

7 Ausführlich hierzu Helmrich C, Hrsg. Die Verfassungsbeschwerde gegen den Pflegenotstand [1].
8 Präventiv im Sinne, dass sich alle Beteiligten schon vorher damit befassen, und sich klarmachen, dass auch Pflegebedürftige und Pflegende *Rechte haben* – beispielsweise Autonomie und Selbstbestimmung, Bewegungsfreiheit, Rechte in der Arbeit, Gesundheitsschutz etc.

haben die Menschenrechte konkret für die Ausgestaltung der Pflege und der Pflegepolitik große Bedeutung.

In den Diskussionen zur Weiterentwicklung der Pflege finden lediglich einzelne menschenrechtliche Prinzipien wie Inklusion oder Partizipation Erwähnung. Beispielsweise wird die Erhöhung der Teilhabe von Menschen in Pflege gefordert sowie das Überdenken von neuen Wohnformen zur Inklusion von Menschen in Pflege. Unter den Begriff der Pflege fallen alle Formen, häusliche, ambulante und stationäre Pflege.

Wirtschaftliche, soziale und kulturelle Rechte (beispielsweise das Recht auf ein Höchstmaß an Gesundheit), bürgerliche und politische Rechte (etwa das Recht auf Leben, auf Schutz vor Gewalt und Misshandlung), müssen für Menschen in Pflege vollumfänglich gewährt werden. Diese Rechte sind durch verbindliche völkerrechtliche Verträge, insbesondere durch die beiden UN-Pakte (UN-Sozialpakt und UN-Zivilpakt) verbürgt und als justiziable Rechte anerkannt. Die Menschenrechtsverträge haben den Rang einfacher Bundesgesetze. Die Interdependenz der Menschenrechte zeigt sich im Bereich der Pflege in vielfältiger Weise. Beispielsweise ist der Einzelne ohne ausreichend Nahrung und Flüssigkeit oft nicht mehr in der Lage, seinen Willen zu artikulieren und seine Meinung kundzutun. Ebenso kommt der Wille nicht zum Tragen und die Meinung wird nicht vernommen, wenn der Mensch aufgrund seiner Pflegebedürftigkeit oder mangelnder Mobilität isoliert ist und keine Teilhabemöglichkeiten an der Gemeinschaft und der Gesellschaft anderer hat.

In die internationalen Menschenrechtsverträge wurde bisher keine explizite Regelung zur Pflege aufgenommen. In den regionalen Verträgen finden sich explizite Regelungen für ein Menschenrecht auf Pflege,[9] allerdings hat Deutschland die revidierte Europäische Sozialcharta[10] noch nicht ratifiziert – somit gilt für Deutschland noch keine spezifische Regelung. Pflegebedürftigkeit als Lebenslage ist jedenfalls bei Auslegung der Verpflichtungen aus den allgemeinen menschenrechtlichen Verträgen, die für Deutschland verbindlich sind, zu berücksichtigen.

3.1.4 Recht auf Gesundheit

Zur Erreichung eines Höchstmaßes an Gesundheit muss der Staat eine Reihe von Grundvoraussetzungen gewährleisten, die auch für die menschenwürdige Pflege Älterer von großer Bedeutung sind: Eine den freien Willen und die Eigenständigkeit

---

9 Das Recht älterer Menschen auf Pflege wird auf regionaler Ebene mehr oder weniger explizit in Art. 17 des Zusatzprotokolls zum Amerikanischen Übereinkommen über Menschenrechte im Bereich der wirtschaftlichen, sozialen und kulturellen Rechte und in Art. 18 Abs. 4 der Afrikanischen Charta der Menschenrechte und Rechte der Völker anerkannt.
10 Das Recht älterer Menschen auf Pflege wird im Rahmen des Europarates explizit in Art. 23 Revidierte Europäische Sozial Charta (1996) – in Deutschland ist bisher nur die ursprüngliche Version der Europäischen Sozialcharta (1965) gültig, die kein Rechte auf Pflege beinhaltet.

älterer Menschen achtende Behandlung, eine angemessene Ernährung und Versorgung mit Trinkwasser, adäquate sanitäre Anlagen, die Achtung der körperlichen Unversehrtheit, eine angemessene Unterbringung pflegebedürftiger älterer Menschen und nicht zuletzt eine gute Ausbildung sowie angemessene Arbeitsbedingungen und Bezahlung des Kranken- und Pflegepersonals. Die verbindliche Regelung ist in Art. 12 Abs. 1 UN-Sozialpakt verankert.

In seinen Allgemeinen Bemerkungen (2000)[11] zum Recht auf ein Höchstmaß an Gesundheit (Art. 12 UN-Sozialpakt) führt der Ausschuss in einem eigenen Absatz seine Überlegungen zur Gesundheit von älteren Menschen aus und verweist speziell bei Nicht-Diskriminierung darauf, dass der Staat Vorkehrungen für ältere Menschen in verletzlichen Lebenslagen treffen muss, damit sie ihr Recht vollumfänglich wahrnehmen können. Der Ausschuss führt in Abs. 25 aus, dass es auf eine kombinierte Herangehensweise ankommt, die sowohl Prävention und Rehabilitation in den Blick nehmen als auch auf die Bedürfnisse der Geschlechter bei Vorsorgeuntersuchungen eingehen muss. Zum Bereich Pflege wird ausdrücklich formuliert, dass auf die Bedürfnisse von Personen in Pflege eingegangen werden muss und insbesondere bei chronisch kranken und sterbenskranken Menschen darauf geachtet werden soll, dass sie so wenig Schmerzen wie möglich erleiden und ihnen ermöglicht wird, in Würde zu sterben.

Die Pflegequalitätsberichte des Medizinischen Dienstes des Spitzenverbandes Bund der Krankenkassen e. V. (MDS)[12] berichten wiederholt, dass nicht jedes Druckgeschwür vermeidbar ist, aber dass offensichtlich bei einem beträchtlichen Anteil von Betroffenen keine oder unzureichende Maßnahmen zum Lagerungswechsel ergriffen wurden, obwohl seit vielen Jahren ein Expertenstandard vorliegt. Dies lässt auf systemische Mängel schließen. Da die Betroffenen bei einem Druckgeschwür starke Schmerzen erleiden, werden sie in ihrem Menschenrecht auf ein Höchstmaß an Gesundheit verletzt.

Ein weiterer Verbesserungsbedarf wurde im 4. Bericht auch für den Bereich des Medikamentenmanagements sowie der Schmerzerfassung und des -managements festgestellt – auch hier muss die Umsetzung des Menschenrechts auf ein Höchstmaß an Gesundheit verbessert werden.

---

11 UN-Sozialpaktausschuss (2000), Allgemeine Bemerkung Nr. 14 zu Art. 12, vom 11. August 2000 UN Doc. E/C.12/2000/4 https://tbinternet.ohchr.org/_layouts/15/treatybodyexternal/Download.aspx?symbolno=E%2fC.12%2f2000%2f4&Lang=en

12 https://www.mds-ev.de/fileadmin/dokumente/Publikationen/SPV/MDS-Qualitaetsberichte/_5._PflegeQualita__tsbericht_des_MDS_Lesezeichen.pdf S. 34.

3.1.5 Recht auf einen angemessenen Lebensstandard

Das Recht für die Erreichung eines Höchstmaßes an Gesundheit überschneidet sich mit anderen Menschenrechten wie beispielsweise dem Recht auf einen angemessenen Lebensstandard in Art. 11 des UN-Sozialpakts. Hier finden sich auch die Rechte auf ausreichend Nahrung, Wasser und Sanitärversorgung sowie auf angemessenen Wohnraum. In stationären Einrichtungen wurde im MDS-Bericht festgesellt, dass bei 6,8 Prozent nicht ausreichende Hilfen zur Flüssigkeitsaufnahme bereitgestellt wurden.[13] Eine unzureichende Flüssigkeitsversorgung führt zu Verletzungen des Rechts auf Wasser und kann auch zur Verletzung des Rechts auf Gesundheit führen.

3.1.6 Recht auf Freiheit von Gewalt

Personen in Pflege haben ein erhöhtes Risiko, Opfer von Gewalt und Misshandlungen zu werden. Der Schutz vor Übergriffen ist im Recht auf Leben und im Recht auf Schutz vor Gewalt und Misshandlungen enthalten, die im Pakt über bürgerliche und politische Rechte verbrieft sind. Schwere körperliche und seelische Erkrankungen kommen im fortgeschrittenen Alter vermehrt vor. Sie führen aufgrund mangelnder Mobilität, fehlender Kommunikationsmöglichkeiten, zunehmender Hilflosigkeit und der Abhängigkeit von den Pflegenden zu einer Erhöhung des Gefährdungsrisikos. Die kann in allen Pflegeformen vorkommen: im häuslichen Bereich in der familialen Pflege, mit Unterstützung von Pflegediensten im sogenannten „sozialen Nahraum" oder in stationären Einrichtungen.

Dennoch gibt es kaum verlässliches Datenmaterial, da viele Taten im Verborgenen geschehen und die Übergriffe weder von den Opfern noch von Pflegepersonal oder Familienangehörigen angezeigt werden. Die Hemmschwellen, sich bei Anzeichen von Missbräuchen an interne oder offizielle Stellen zu wenden, sind groß. Die Einrichtungen fürchten um ihren Ruf, das Pflegepersonal hat Angst, seine Stellung zu verlieren. Viele Angehörige nehmen Abstand von Beschwerden, weil sie Nachteile für die Gepflegten und eine Verschlechterung der Situation befürchten. Nachbarn fehlt oft das Wissen, an wen sie sich wenden können und der Polizei sind speziell im häuslichen Bereich die Hände gebunden, da die Pflegebedürftigen die Aussagen der Nachbarn oft nicht bestätigen. Hinzu kommt, dass die Vernetzung zwischen Polizei und den Hilfeleistungseinrichtungen gering ist.

In der Pflegepraxis können neben körperlicher Gewalt außerdem verschiedene andere Misshandlungen vorkommen: Verabreichungen von Medikamenten ohne Einwilligung, verbale Misshandlungen und Vernachlässigungen. Trotz weniger Daten ist

---

13 https://www.mds-ev.de/fileadmin/dokumente/Publikationen/SPV/MDS-Qualitaetsberichte/_5._PflegeQualita__tsbericht_des_MDS_Lesezeichen.pdf, S. 37.

aufgrund der wiederkehrenden Diskussionen und Berichte davon auszugehen, dass Gewalt gegen ältere Menschen nach wie vor kein vereinzeltes Problem ist. Daher ist ein präventiver Ansatz notwendig, um aktiv gegen Misshandlung vorzugehen.

Bislang gibt es nur wenige präventive Angebote. Außerdem sind niedrigschwellige Beschwerdemöglichkeiten für Opfer von Gewalt in der Pflege noch nicht flächendeckend vorhanden, denn nicht jeder will sich an die Polizei wenden und nicht jeder weiß, wie die Beschwerdewege funktionieren. Die Kontrollen werden sehr unterschiedlich durchgeführt, die Heimaufsichten sind sehr verschieden aufgestellt. Der MDK prüft die Pflegequalität mit dem Schwerpunkt der pflegerischen Versorgung. Beim Vorkommen von Gewalt, speziell im Bereich der häuslichen Pflege, ist das bisher bestehende Instrumentarium noch nicht ausreichend, dies liegt auch daran, dass Gewalt gegen Ältere noch ein Tabuthema ist und der Einzelne oft nicht weiß, an wen er sich wenden soll, oder auch daran, dass durch die Pflegesettings, oft weitere soziale Kontakte sehr eingeschränkt sind.

3.1.7 Schutz vor willkürlichem Freiheitsentzug

Ein weiteres menschenrechtliches Problem in der Pflege in Deutschland ist der Einsatz freiheitsentziehender oder -beschränkender Maßnahmen. Der Schutz vor willkürlichem Freiheitsentzug ist in Art. 9 Zivilpakt und Art. 5 Europäische Menschenrechtskonvention (EMRK) garantiert. Freiheitsbeschränkungen erfolgen meist durch Bettgitter oder Gurte an Rollstühlen; ein tiefer Sessel oder ein vorgestellter Tisch können bei in der Mobilität eingeschränkten Menschen Ähnliches bewirken. Auch der Einsatz von Medikamenten sowie das Abschließen von Stationen oder Abteilungen in Pflegeeinrichtungen oder Zimmern in der privaten Wohnung führen zu einer Einschränkung der Bewegungsfreiheit bis hin zur Freiheitsentziehung. Eine Fixierung ist eine Freiheitsberaubung (§ 239 StGB) und generell verboten. Pflegende Personen und Ärzte dürfen ohne Einwilligung der Betroffenen oder richterliche Genehmigung durch ein Betreuungsgericht (§ 1906 Abs. 4 BGB) derartige Maßnahmen nicht anwenden.

Das Gericht muss jeden Einzelfall genau prüfen. Der 5. Pflegequalitätsbericht des MDS (2017) fasst zusammen, dass die Zahl der Fixierungen mit 9,8 Prozent deutlich zurückgegangen ist und in 92,5 Prozent der Fälle richterliche Genehmigungen vorlagen. Dies ist eine positive Entwicklung, zeigt allerdings auch, dass immer noch Fixierungen ohne richterliche Genehmigung vorgenommen werden. Hinzukommt, dass nur bei 11,5 Prozent derjenigen, die überprüft wurden, nicht regelmäßig geprüft wurde, ob die Grundlagen für die Fixierung oder Freiheitsentziehende Maßnahme noch vorlagen.[14]

---

14 https://www.mds-ev.de/fileadmin/dokumente/Publikationen/SPV/MDS-Qualitaetsberichte/_5._PflegeQualita__tsbericht_des_MDS_Lesezeichen.pdf S. 41.

3.1.8 Recht auf Autonomie

In Situationen der Pflege- und Hilfebedürftigkeit sind ältere Menschen von Einschnitten in ihre Autonomie betroffen. Die individuelle Autonomie eines Menschen umfasst die Freiheit, eigene Entscheidungen zu treffen und seine Unabhängigkeit auszuleben, wie dies in Art. 3 der UN-Behindertenrechtskonvention (UN-BRK) verbrieft wurde. Im Bereich der Pflege geht es häufig um ein Spannungsverhältnis zwischen Schutz und Autonomie. Die Pflege- und Hilfsangebote in Institutionen und im privaten Umfeld können negative Auswirkungen auf die Autonomie und Selbstbestimmung Älterer haben, wenn der Schutz im Vordergrund steht. Der Vierte Pflegequalitätsbericht merkt an,[15] dass die Einrichtungen stärker darauf achten sollten, die Selbständigkeit beim Toilettengang zu fördern und nicht – wie derzeit der Fall – zu Windel- oder Katheterversorgung zu greifen, obwohl dies nicht nötig wäre. Die mangelnde Unterstützung beim Toilettengang führt zu Verletzungen der Autonomie älterer Menschen in der Pflege.[16]

Die Empfehlung des Vierten Pflegequalitätsberichts entspricht dem in der UN-BRK statuierten Prinzip der assistierten Autonomie. In der Praxis ist ein Umdenken von Schutzbefohlenen/Fürsorgeempfangenden hin zu Rechtetragenden noch nicht vollständig vollzogen. Dies zeigt sich unter anderem daran, dass älteren Menschen, die lediglich in einigen Bereichen Unterstützung benötigen, ein individueller Lebensstil oft abgesprochen wird.

Seit Bestehen der UN-BRK sind die Diskussionen, dass Ältere auch mit Demenz ihre Rechte selbst wahrnehmen können und die hierfür anfallende Unterstützung erhalten müssen, wieder stärker in die Öffentlichkeit gelangt.

3.1.9 Diskriminierungsfreiheit und Inklusion

Für alle Älteren muss ein diskriminierungsfreier inklusiver Zugang zu Pflegeleistungen geschaffen werden, wie von menschenrechtlichen Konvention (UN- Sozialpakt, Frauenrechtskonvention[17], UN-BRK) vorgeschrieben. Außerdem müssen die Pflegeleistungen auf die besonderen Bedürfnisse älterer Menschen zugeschnitten sein, sei es aufgrund ihres Migrationshintergrundes, ihrer sexuellen Orientierung, ihres Geschlechts oder einer Behinderung. Zu einer diskriminierungsfreien Pflege

---

[15] https://www.mds-ev.de/fileadmin/dokumente/Publikationen/SPV/MDS-Qualitaetsberichte/MDS_Vierter__Pflege_Qualitaetsbericht.pdf.pdf
[16] Im 5. Qualitätsbericht wird von einer Verbesserung gesprochen S. 40. https://www.mds-ev.de/fileadmin/dokumente/Publikationen/SPV/MDS-Qualitaetsberichte/_5._PflegeQualita__tsbericht_des_MDS_Lesezeichen.pdf
[17] Convention on the Elimination of All Forms of Discrimination against Women (CEDAW) – Übereinkommen zur Beseitigung jeder Form von Diskriminierung der Frau (Frauenrechtskonvention).

gehören vier empirisch überprüfbare Elemente: Verfügbarkeit (*availability*, es muss ausreichend Pflegeangebote geben), Zugänglichkeit (*accessibility*, frei von Barrieren aller Art, auch örtlich vorhanden), Annehmbarkeit (*acceptability*, beispielsweise geschlechtsspezifische Pflege) und Anpassungsfähigkeit (*adaptability*, das Konzept muss sich an Pflegebedürftige mit Demenz und Migrationshintergrund anpassen lassen). Nur so kann eine passgenaue Pflege für jeden Menschen entstehen, daraus folgt, dass aus den vereinzelten Pilotprojekten flächendeckende bundesweite Maßnahmen entstehen müssen. Diese müssen bereits bei der Beratung beginnen, in Hilfsangebote sich widerspiegeln und auch in der Ausbildung der Pflegenden verankert sein.

Prognosen zufolge sind Menschen mit Migrationshintergrund die am stärksten wachsende Gruppe der Älteren. Sie werden in Zukunft eine vermehrte pflegerische Unterstützung benötigen, da auch in ihrem Umfeld die familiale Pflege zurückgehen wird.

3.1.10 Die Menschenrechte der Pflegenden

Pflegende könne durch gute Ausbildung und Arbeitsbedingungen zu Garanten der Menschenrechte der Pflegebedürftigen werden. Dennoch muss darauf geachtet werden, dass ihre eigenen Rechte nicht gefährdet werden.

Dies bezieht sich sowohl auf das professionell arbeitende Pflegepersonal im Heim oder bei ambulanten Pflegediensten als auch auf pflegende Angehörige oder anderen Personen, die Pflege im privaten Bereich übernehmen. Speziell die Rechte in der Arbeit (Art. 6 und 7 UN-Sozialpakt) garantieren, dass eine Person in der Lage sein muss, ihren Lebensunterhalt von ihrem erwirtschafteten Einkommen aus einer Vollzeitstelle zu bestreiten (Art. 7 Sozialpakt). Dies scheint im derzeitigen System nicht immer gewährleistet, bisher sind die Verdienstunterschiede noch sehr groß. Verbesserungen könnten der Mindestlohn und flächendeckende Tarifverträge bringen.

Aufgrund der vielen Teilzeitstellen in der Pflegebranche – oft mit Familienpflichten und einer Belastung durch Schicht- und Nachtdienste verbunden – ist es für viele Pflegende in der Praxis schwierig, ihren Lebensunterhalt von ihrem Verdienst zu bestreiten oder diesen durch andere Tätigkeiten aufzubessern. Hinzu kommt, dass die Ausbildung der Pflegekräfte derzeit noch nicht einheitlich als Ausbildung der Pflegeberufe gestaltet ist und Altenpfleger meist weniger verdienen als Personen, die in der Krankenpflege tätig sind, obwohl die Anforderungen sich immer mehr angleichen. Derzeit wird die Pflege von nur wenig Fachpersonal durchgeführt, aber eine gute Ausbildung der Pflegenden sowie adäquate Stellenbesetzung sind die Grundvoraussetzung für eine gute Pflege.

Die Arbeitsbedingungen in der Pflege müssen so gestaltet sein, dass sich für den Arbeitnehmer keine gesundheitlichen Nachteile ergeben. Zum Recht auf sichere Arbeitsbedingungen gehört auch der Schutz vor Gewalt und sexuellen Übergriffen durch Pflegebedürftige. Insbesondere Personen, die im informellen Sektor Pflegeaufgaben übernehmen, müssen vor Arbeitsausbeutung und weiteren Rechtsverletzungen durch Pflegebedürftige und deren Angehörige geschützt werden.

Nach wie vor wird der Hauptanteil der Pflege von Angehörigen übernommen. Für Angehörige und andere Personen, die unentgeltlich zuhause pflegen, ist eine Vereinbarkeit von Beruf und Pflege absolut erforderlich. Nur so kann erreicht werden, dass ihr Recht auf Arbeit nicht unverhältnismäßig beeinträchtigt ist und ihnen kein enormer Nachteil für ihre soziale Sicherheit speziell im höheren Lebensalter erwächst. Die Pflegenden müssen in der Lage sein, ihre eigene soziale Sicherheit für die Zukunft auch in Zeiten der Pflege sicherzustellen. Es gilt, den Anspruch von unentgeltlich Pflegenden auf ein Familienleben zu gewährleisten. Der Staat muss also ausreichend Unterstützung schaffen, sodass Pflegende Zeit mit ihrer übrigen Familie verbringen können.

Verfügbare Entlastungsangebote werden oft nicht wahrgenommen – ob aus Unwissenheit, mangelnden Informationen oder, weil die Angebote nicht die Bedürfnisse der Pflegenden abdecken, ist nicht erkennbar. Aussagekräftige Untersuchungen hierüber wären wünschenswert. Dass die Entlastungsmöglichkeiten für Angehörige in der Pflege noch nicht ausreichend wahrgenommen werden, kann außerdem zu Gesundheitsbeeinträchtigungen führen und damit auch das Recht der unentgeltlich Pflegenden auf Gesundheit verletzen.

3.1.11 Charta der Rechte hilfe- und pflegebedürftiger Menschen

Die Charta der Rechte hilfe- und pflegebedürftiger Menschen (Pflege-Charta) (2007) ist nach langen Diskussionen und zähem Ringen beschlossen worden. Sie verbindet die menschenrechtlichen Verpflichtungen in der Pflege und veröffentlicht sie gebündelt in einem Dokument. Dies ist vom Grundgedanken sehr zu begrüßen, da im derzeit bestehenden Menschenrechtsschutzsystem, das für Deutschland Gültigkeit hat, noch kein Recht auf Pflege normiert wurde.

Die Charta erleichtert die Erstellung eines Maßnahmenkatalogs zur Umsetzung der jeweiligen menschenrechtlichen Norm. Bedauerlich ist, dass die Charta nicht verbindlich ist und trotz vielfacher Bemühungen und Ausgestaltung mit Schulungsmaterial nicht die Anerkennung und Anwendung erfahren hat, die sie verdient. Um die Charta an die Entwicklungen im Bereich der Pflege anzupassen, wurde sie in einem partizipativen Prozess unter der Leitung des Zentrums für Qualität in der Pflege (ZQP) im Auftrag des Bundesministeriums für Familie, Senioren, Frauen und Jugend (BMFSFJ) überarbeitet. Diese führte leider nur zu Anpassungen und nicht zu einer vollwertigen Überarbeitung. Das Dokument wurden 2018 veröffentlicht.

3.1.12 Konkrete Empfehlungen durch die UN-Vertragsausschüsse

UN-Vertragsausschüsse überwachen die Umsetzung der einzelnen UN-Menschenrechtsverträge. Sie haben im Rahmen einiger Staatenberichtsverfahren konkrete menschenrechtliche Empfehlungen an Deutschland zum Thema Pflege ausgesprochen.

In seinen Abschließenden Bemerkungen aus 2011[18] hat der Ausschuss für wirtschaftliche, soziale und kulturelle Rechte tiefe Besorgnis darüber geäußert, dass Deutschland keine hinreichenden Maßnahmen zur Verbesserung der Lage in den Pflegeheimen ergriffen hat, in denen ältere Menschen Berichten zufolge in menschenunwürdigen Verhältnissen leben und wegen eines Mangels an Fachkräften und der unzulänglichen Anwendung von Pflegevorschriften nach wie vor keine angemessene Pflege erhalten. Der Ausschuss fordert Deutschland nachdrücklich auf, unverzüglich Schritte zur Verbesserung der Lage älterer Menschen in Pflegeheimen zu unternehmen und die notwendigen Mittel zur Ausbildung von Pflegepersonal gemäß den kürzlich angenommenen Ausbildungsvorschriften bereitzustellen. Außerdem mahnte der Ausschuss häufigere und gründlichere Kontrollen von Pflegeheimen an. In seinen letzten Abschließenden Bemerkungen aus 2018[19] machte der Expertenausschuss den Bereich der Pflege zu einer Priorität über den Deutschland in 24 Monaten erneut berichten solle[20]. Erneut wurden die Rahmenbedingungen in der Pflege kritisiert und auf bessere Ausbildung und Kontrolle verwiesen.

Der UN-Menschenrechtsausschuss als Vertragsorgan des Internationalen Paktes über bürgerliche und politische Rechte hat Deutschland 2012[21] aufgefordert, wirkungsvolle Maßnahmen zur vollständigen Umsetzung der gesetzlichen Bestimmungen zur Verwendung von körperlichen Zwangsmaßnahmen umzusetzen. Ebenso wiederholte er die Empfehlung, Pflegepersonal besser auszubilden und ein flächendeckendes Monitoring in Pflegeheimen einzuführen. Bereits 2004 hatte er angemahnt,[22] die Situation von Älteren in Pflegeheimen zu verbessern, sodass es nicht zu herabwürdigenden Handlungen komme und Gefährdungsrisiken unterbunden werden.

---

18 UN-Sozialpaktausschuss (2011), Abschließende Bemerkungen zu Deutschland, Sechsundvierzigste Tagung, Genf, 2.-20. Mai 2011, UN¬E/C.12/DEU/CO/5, 12. Juli 2011, Ziff. 27.
19 UN-Sozialpaktausschuss (2018), Abschließende Bemerkungen zu Deutschland, Achtundfünfzigste Tagung vom 12. Oktober 2018 UN E/C.12/DEU/CO/6, Ziff. 48 und 49, https://www.institut-fuer-menschenrechte.de/fileadmin/user_upload/PDF-Dateien/Pakte_Konventionen/ICESCR/icescr_Staatenbericht_6_CoObs_BMAS_de.pdf
20 UN-Sozialpaktausschuss (2018), Abschließende Bemerkungen zu Deutschland, Achtundfünfzigste Tagung vom 12. Oktober 2018 UN E/C.12/DEU/CO/6, Ziff. 66.
21 UN-Menschenrechtsausschuss (2012), Abschließende Bemerkungen zu Deutschland, UN Doc ICCPR/C/DEU/CO/6, vom 2012, Ziff. 15.
22 UN-Menschenrechtsausschuss (2004), Abschließende Bemerkungen Deutschland UN Doc ICCPR/CO/80/DEU vom 04.05.2004, Ziff. 17.

3.1.13 Fazit

Menschenrechte können Orientierung und Messlatte für gute Pflege sein. Durch den Paradigmenwechsel Menschen als Rechtsträger anzusehen, kann sich einiges in der Einstellung aller Involvierten ändern. Es lohnt sich Menschenrechte in den Bereich der Pflege zu beachten und ihre Vorgaben auch in präventive Maßnahmen einzubeziehen. Die aktuellen Entwicklungen durch die Pflegereformen, Ausbildungsinitiativen und die Überarbeitung der Pflege-Charta bieten Ansatzpunkte, um Menschenrechte und ihre Prinzipien – wie Inklusion, Nichtdiskriminierung – vermehrt nutzbar zu machen.

Weiterführende Literatur
Helmrich C., Hrsg. Die Verfassungsbeschwerden gegen den Pflegenotstand. Dokumentation und interdisziplinäre Analysen. Baden-Baden: Nomos; 2017.
Bielefeldt H. Zum Innovationspotential der UN-Behindertenrechtskonvention. 3. aktualisierte und erweiterte Auflage. Berlin: Deutsches Institut für Menschenrechte; 2009 [Zugriff: 05.07.2019]. URL: https://www.institut-fuer-menschenrechte.de/uploads/tx_commerce/essay_no_5_zum_innovationspotenzial_der_un_behindertenrechtskonvention_aufl3.pdf
Mahler C. Menschenrechte: Keine Frage des Alters? Berlin: Deutsches Institut für Menschenrechte; 2009 [Zugriff: 05.07.2019]. URL: https://www.institut-fuer-menschenrechte.de/uploads/tx_commerce/Studie_Menschenrechte_Keine_Frage_des_Alters_01.pdf
Mahler C. Menschenrechte in der Pflege ein Qualitätskriterium, in: Bonacker M., Geiger G., Hrsg. Menschenrechte in der Pflege: Ein interdisziplinärer Diskurs zwischen Freiheit und Sicherheit. Opladen, Berlin & Toronto: Verlag Barbara Budrich; 2018.
Sciubba JD. Explaining Campaign Timing and Support for a UN Convention on the Rights of Older People. The International Journal of Human Rights. 2014;18(4–5):462–478.

3.2 Evidence-based Nursing – zur ethischen Bedeutung personenbezogener Pflegeforschung für die Pflegepraxis und Versorgungsforschung

Johann Behrens, Gero Langer

3.2.1 Einleitung

Evidence-based Nursing ist das Etikett der neueren Versorgungsforschung (*Health Service Research*), unter dem eine alte Doppelfrage der Pflegeprofession aktuell erörtert wird: Wieweit kann ich unter Handlungsdruck bei pflegerischen Entscheidungen, Management-Entscheidungen oder beratenden/anleitenden Entscheidungen auf „geprüfte" Erfahrungen Dritter (*externe Evidence*) bauen? Und wieweit muss ich es, bin also ethisch gegenüber den Pflegebedürftigen verpflichtet, das beste verfügbare Wissen zu finden und mit meinen jeweils einzigartigen Klientinnen und Klienten daraus interne *Evidence* in der individuellen Begegnung aufzubauen? Die erste Frage führt zur skeptischen Erkenntnis der Grenzen, aber auch der Nützlichkeit der wissenschaftlich kontrollierten Erfahrungen Dritter. Die zweite Frage führt zur Reflexion des Arbeitsbündnisses mit Klienten, wie es für Professionen typisch ist. *Evidence-based Nursing* ist also keine spezielle Forschungsmethode, sondern bezeichnet ein Ethos professionellen Handelns in der Begegnung mit individuellen Klienten.

Dabei verdankt sich schon das Etikett *Evidence-based Nursing* der tiefen Skepsis gegenüber *Eminence-based Nursing*. *Eminence-based Nursing* ist die Art von Pflege-*Wissenschaft*, die Professoren – und andere *eminent wichtige* Persönlichkeiten – unprüfbar von ihren Lehrstühlen und Chefsesseln herab in Lehrbüchern und Vorschriften verkünden. *Evidence-based* ist dagegen der Beleg, den jede Pflegeschülerin, jede Pflegebedürftige selbst nachprüfen kann. Nicht der Lehrstuhl, nicht die hierarchische Position macht die Wahrheit, sondern die zwischenmenschliche Nachprüfbarkeit des Belegs durch jedermann und jedefrau[23].

Diese Vorstellung hat bekanntlich vor 500 Jahren Melanchthon an der Universität Wittenberg vertreten und aus einem Liebesgedicht von Horaz „sapere aude" zitiert, „trau Dich zu wissen": Prüfe selbst nach. Du musst Dich nicht auf die Eminenz des Priesters verlassen. Habe Mut, Dich Deines eigenen Verstandes zu bedienen. Technisch erleichtert wurde dieses „sapere aude" durch den Buchdruck, der Bibeln anscheinend fast überall einsehbar machte. Und heute ist *Evidence-based Nursing* (EbN) nicht ohne das Internet vorstellbar, das scheinbar alle Behauptungen der Welt überall abrufbar macht – und damit nach Techniken der Nachprüfung und der Auswahl verlangt.

Fragestellungen, Methoden und Antworten des *Evidence-based Nursing* sind weit älter als der Begriff „Evidence-based Nursing", der erst seit längstens 30 Jahren als grundlegendes Konzept der Versorgung, forciert durch antiautoritäre kanadische und britische Pflegestudenten, Verbreitung fand. Die inhaltlichen Argumente wurden in Deutschland und in den angelsächsischen Ländern viel früher entfaltet. Der Hallesche Philosoph, Theologe und Pädagoge Schleiermacher hat für die Pädagogik schon

---

[23] Aus diesem Grunde verwenden wir auch den englischen Begriff *evidence* und nicht den deutschen Begriff „Evidenz". Beide Begriffe bezeichnen oftmals fast Entgegengesetztes. Das deutsche Wort Evidenz ist sehr von Evidenzerlebnissen geprägt. Als evident erlebe ich, was mir so klar vor Augen liegt, dass ich keiner weiteren Untersuchung, keines Beweises mehr bedarf. Evidenzerlebnisse kann ich ganz für mich allein haben, sie müssen nicht intersubjektiv überprüfbar sein, um für mich evident zu sein. *Evidence* hingegen bedarf des intersubjektiv überprüfbaren und überprüften Belegs oder Beweises. Das Leben bietet uns glücklicherweise beides: Evidenzerlebnisse und *Evidence*. Man sollte sie nicht verwechseln.
Das Wort *Evidence* muss auch nicht ins Deutsche übersetzt werden. Denn wir sind es gewohnt, englische Worte neben deutschen zu verwenden und sie nicht zu verwechseln. So gerate ich als gebürtiger Hamburger nicht in Todesangst, wenn ein Kollege sagt oder schreibt, er wolle jetzt einen *Hamburger* essen gehen. Nicht einmal, wenn er das Wort Hamburger nicht kursiv schreibt, gerate ich in Todesangst.

fast alle Elemente entwickelt, die wir heute als charakteristisch für EbN ansehen. Eine Handlung (z. B. der schulische Unterricht) ist nur zu rechtfertigen, wenn die Mehrzahl der Behandelten mit hinreichender Wahrscheinlichkeit in den Genuss der Früchte ihrer Lernmühen kommt (Schleiermacher gab noch zu, dass Schule nicht nur Freude, sondern auch Mühe, Zeitaufwand und Qual ist). In diesem Argument Schleiermachers ist auch schon das Denken in *Numbers-needed-to-treat* vorgebildet. Denn die statistisch-probabilistische Frage nach der „Number needed to treat" – die Zahl derer, die sich einer Be-Handlung unterziehen müssen, damit ein einziger von ihr Nutzen hat – hat bereits Schleiermacher als ethisch äußerst relevant eingeführt: Da empirisch zu viele Kinder sich der Schule unterziehen müssten, ohne selber den Nutzen davon zu tragen, hielt Schleiermacher eine Schulpflicht für ethisch nicht zu rechtfertigen. Bei einer *Number Needed to Treat* größer als 2 ist es ethisch umso wichtiger, dass sich der pädagogisch, therapeutisch oder pflegerisch Be-Handelte selbstbestimmt für die Maßnahme entscheidet (vgl. ausführlich Behrens 2019 [7]).

Die folgenden Kapitel 3.2.2 und 3.2.3 haben die Aufgabe einer ersten lebensweltlichen Einführung in das Verhältnis von interner und externer *Evidence*. Die Kapitel 3.2.4 und 3.2.5 führen dann historisch ein in die Änderungen in unserem Verständnis von interner *Evidence* und in die kurze Geschichte unseres Verständnisses von Organisationen als Interventionen.

3.2.2 Kontemplative oder Handlungswissenschaften: Der grundlegende Ansatz der Pflegewissenschaft?

Für das Verständnis der vielleicht wichtigsten Errungenschaft in der jüngsten Geschichte von *Evidence-based Nursing*, nämlich die Unterscheidung zwischen externer und interner *Evidence*, ist eine sehr alte wissenschaftstheoretische Debatte unverzichtbar. Sie kann hier nur kurz umrissen werden, ausführlicher ist sie in Behrens 2019 [7] behandelt. Die Wissenschaftlichkeit der Pflegewissenschaft ist wie die der Medizin seit langem und bis heute umstritten. Als Aristoteles in der Nikomachischen Ethik versucht, sich zu versichern, was Wissenschaft überhaupt sei, beginnt er abgrenzend bei dem, was für ihn ganz offenbar keine Wissenschaft ist: die Medizin. Warum ist Medizin für Aristoteles keine Wissenschaft? Nicht etwa deshalb, weil – wie heute oft rezipiert wird – bei dem damaligen Stand der Gesundheitswissenschaften, Heilkundige für Aristoteles erfolglose Scharlatane sind. Aristoteles geht im Gegenteil von zahlreichen Heilerfolgen der heilkundigen Berufe aus. Die Medizin ist für Aristoteles vielmehr deswegen keine Wissenschaft, weil sie sich nicht um das Allgemeine, sondern um individuelle Entscheidungen im Einzelfall individueller Personen (Patienten und Nutzer von Vorsorge-Empfehlungen) kümmert. Als Wissenschaft gelten für Aristoteles und seine Nachfolger dagegen nur kontemplative Wissenschaften (wie heute Biologie und Soziologie), die nicht den Einzelfall, sondern das Allgemeine anzielten. Die aristotelische Auffassung von Wissenschaft schlägt sich noch zweieinhalb

Jahrtausende später in der Selbstreflexion der Medizin nieder, wenn der berühmte Internist Gross mit dem Methodiker Löffler in ihrem Standardwerk „Prinzipien der Medizin" folgenden „Merksatz" feststellen [1]:

> „In der Medizin sind Wissenschaft, Kunst und Handwerk untrennbar verbunden. Wenn auch die Forschungsergebnisse mehr wissenschaftlicher Natur sind, der Umgang mit den Kranken mehr eine Kunst, so handelt es sich dabei um Akzente."

Auch die Deutsche Forschungsgemeinschaft (DFG) und das Bundesministerium für Bildung und Forschung (BMBF) verstehen unter „Grundlagenforschung" vielfach eigentlich Biologie. Wenn die Medizin und die Pflegewissenschaft ihren Wissenschaftscharakter aber nur auf kontemplative Grundlagenwissenschaften wie die Biologie bezögen, dann stellten sie sich selbst dar als Anwendung der Grundlagenfächer, ohne selbst Wissenschaft zu sein. Warum sollte aber angewandte Biologie nicht „angewandte Biologie" heißen, sondern „Medizin"? Und warum sollten angewandte Soziologie und Biologie „Pflegewissenschaft" heißen statt angewandte Soziologie und angewandte Biologie?

Auch die Zuflucht zu den Begriffen „Handwerk" und „Kunst", die Gross und Löffler im Zitat eben nahmen, führt nicht weit. Handwerker lassen nicht gerne – wie Dachdecker und Reparateure von Geschirrspülmaschinen in einer Befragung durch den Verfasser bewiesen – ihre Arbeit als unwissenschaftlich oder außerwissenschaftlich bezeichnen. Im Gegenteil legen sie Wert auf die Feststellung, dass ihr Handwerk auf dem aktuellen Stand der physikalischen Wissenschaft fußt. Und selbst Kunsthochschulen mit einer hoch ausdifferenzierten Fächervielfalt wie die Burg Giebichenstein, kennen und lehren die Kunstrichtung „Umgang mit Patienten" nicht. Deshalb können die Begriffe „Handwerk" und „Kunst" nicht die Frage übertönen, ob es außer kontemplativen noch andere Wissenschaften gibt. Die Antwort heißt „ja". Die therapeutischen Wissenschaften und die Pflegewissenschaft wie auch die Medizin sind Wissenschaften mit eigenen, von den kontemplativen Wissenschaften der Biologie und Soziologie trennbaren Gegenständen: Ihr Gegenstand ist die zukunftsunsichere, aber vernünftige innovative Einzelfallentscheidung im jeweiligen Feld – unter Handlungsdruck und Begründungszwang gemeinsam mit den je einzigartigen Klienten. Sie als „Künste" statt als Handlungswissenschaften zu bezeichnen, macht ihre Praxis als „vernünftige" undiskutierbar, unkritisierbar, unerforschbar. Sie sind „Handlungswissenschaften". Dass sie eigene „Handlungswissenschaften" und nicht ausschließlich Anwendungen oder Ableitungen aus kontemplativen Wissenschaften sind, wird alltäglich bewiesen. Denn Krisenentscheidungen des interprofessionellen therapeutischen Teams mit den Klienten im Einzelfall lassen sich nicht einfach aus kontemplativen Wissenschaften der Biologie und der Soziologie „ableiten", dennoch sind sie nicht einfach Glückssache, Kunst oder Intuition jenseits aller wissenschaftlichen Vernunft. Sie sind mit eigenen Methoden wissenschaftlich untersuchbar und vernünftig begründbar in der Handlungswissenschaft des Aufbaus interner *Evidence*, die externe *Evidence* für den Einzelfall erst nutzbar macht. Das belegen alle Fachpflegenden jeden Tag: Wissen liegt typischerweise meist in sogenannten Wahrscheinlichkeitsaussagen vor, also in belegten Häufigkeiten für Gruppen. Aus solchen Häufigkeiten kann man nie auf den Einzelfall schließen. Es bleibt eine nicht ableitbare Entscheidung zu treffen. Fachpflegende treffen diese Entscheidungen zusammen mit den Pflegebedürftigen, häufig unter großem Zeitdruck und in großer Unsicherheit. Aber trotzdem beanspruchen Fachpflegende, wie alle therapeutischen Professionen, selbst die schnell und intuitiv getroffene Entscheidung hinterher vernünftig und nachvollziehbar begründen zu können – und zwar den Pflegebedürftigen ebenso wie der Fachöffentlichkeit. Und die pflegebedürftigen Klienten vertrauen darauf, dass die fachpflegerischen Vorschläge und Maßnahmen im Einzelfall nicht Glückssache sind oder Lotterie, sondern vernünftig begründet und beurteilt werden können. Sie vertrauen auf wissenschaftlich geprüfte Erfahrung und Sorgfalt gerade auch bei Entscheidungen unter Zeitdruck und Unsicherheit. Solche Einzelfallentscheidungen im Arbeitsbündnis mit Klienten sind in der Tat nicht der Gegenstand „kontemplativer" Wissenschaften. Kein kontemplativ arbeitender Biologe hat sie mit der von ihm untersuchten einzelnen Zelle gemeinsam zu treffen. Solche vernünftig begründbaren Entscheidungen sind der Gegenstand von Handlungswissenschaften. Deswegen nutzt die Handlungswissenschaft Pflegewissenschaft die kontemplativen Wissenschaften Soziologie, Biologie und andere, aber sie hat einen eigenen Gegenstand: Die vernünftige Entscheidung in der Begegnung mit dem einzigartigen Klienten – unter Handlungsdruck und Zukunftsunsicherheit.

Es ist die wichtigste Bedeutung von *Evidence-based Nursing*, dass sie für das tägliche Handeln der Pflegeprofession die Ressourcen und methodischen Probleme der Handlungswissenschaft Pflegewissenschaft reflektiert – und zwar in Verantwortung für ihre eigenen Wirkungen (verantwortungsethisch im Sinne Max Webers und vorher Schleiermachers).

EbN hat sich als Methode des *Health Service Research in Nursing* (Versorgungsforschung) entwickelt, die – verantwortungsethisch – die Wirkungen von Handlungen erkennen und beachten will. Es erstaunt nicht, dass sich die Entwicklung der Diskussion in unterschiedlichen Kontroversen entfaltete, auf die hier nur kurz eingegangen werden kann [2–5]. Das Verdienst aller Diskutanten von EbN ist, überhaupt die Unterscheidung von externer und interner *Evidence* rigoros zu treffen und nicht davon auszugehen, dass die Eminenz der Fachleute diese Unterscheidung überflüssig macht. Denn EbN unterscheidet konsequent die kontemplative Zusammenfassung der verlässlichen Erfahrungen Dritter (externe *Evidence*) von der handelnden Entscheidung im Einzelfall (Fallverstehen im Aufbau interner *Evidence*) und kann deswegen den wechselseitigen Prozess zwischen beiden wissenschaftlich bearbeiten.

Sowohl über externe als auch über interne *Evidence* ist in den vergangenen Jahren viel diskutiert worden. Handlungswissenschaftlich und für die Praxis ist das Verständnis interner *Evidence* noch wichtiger als das Verständnis externer *Evidence*.

3.2.3 Interne und externe Evidence: Der Unterschied und seine praktischen Folgen

3.2.3.1 Worin liegt der Unterschied?
Die Unterscheidung zwischen externer und interner *Evidence* ist eigentlich ganz einfach zu treffen (s. Abb. 3.1): *Externe Evidence* umfasst alles, was ich aus der verlässlichen Erfahrung *Dritter* wissen kann. *Interne Evidence* umfasst im hier vertretenen Verständnis alles, was ich als Pflegebedürftiger nur von *mir selbst* wissen und in der *Begegnung mit der Pflegeprofession klären* kann (also Ziele, Empfindungen, „Outcomes", Qualität). Obwohl die Unterscheidung so einfach ist, verwechseln therapeutische und pflegerische Professionen beide Bereiche gern. Wenn ein Zahnarzt beim Bohren zum zuckenden Patienten sagt, das könne doch bei örtlicher Betäubung gar nicht wehtun, schließt er von der externen *Evidence* fälschlich auf die interne. Denn sein Satz meint: Nach aller wissenschaftlich kontrollierten Erfahrung (externe *Evidence*) hat das Millionen von Menschen nicht wehgetan, folglich kann es auch dem gerade behandelten Patienten nicht wehtun. Dieser Schluss ist logisch offensichtlich ein Fehlschluss von externer auf interne *Evidence*. Weniger leicht erkennbare Fehlschlüsse von externer auf interne *Evidence* sind auch in der Fachpflege nicht unbekannt: Aus Untersuchungen zu typischen Stadien der Krankheitsverarbeitung, zu Bedürfnispyramiden, zur Lebensqualität (Onkologie) zu Selbstpflegefähigkeiten [6] schließen Fachpflegende, dass ihre Klienten dieselben Wahrnehmungen, Bedürfnisse und Lebensqualitätsverständnisse haben, könnten sie sich nur äußern (vgl. die Kritiken an dieser berühmten Position der Pflegetheoretikerin Virginia Henderson in Behrens et al. 2012 [6]).

3.2.3.2 Klärung des Verhältnisses von „externer" und „interner" Evidence
Aber der Beitrag zur Forschungsmethodik ist in unseren Augen nicht der wichtigste Beitrag von *Evidence-based Nursing*, weswegen auf diese Methoden hier nicht weiter eingegangen, sondern auf Behrens/Langer [2–5] sowie Behrens 2019 [7] verwiesen sei. Der nützlichste Beitrag von EbN ist vielmehr die Klärung des Verhältnisses von externer und interner *Evidence*, weil es professionsethische und organisatorische Entscheidungen und die Sicht auf das Arbeitsbündnis prägt.

Pflegende und Therapeuten können meist nicht am Pflegebedürftigen oder Patienten, sondern nur mit ihm hilfreich wirken. Denn diese pflege- oder therapiebedürftigen Nutzer sind nicht Konsumenten von ihnen unabhängig zu erstellenden Produkten, sondern durch ihre Nutzung erzeugen sie die Pflege- oder Therapieleistung. Fast jeden Tag sind – bewusst oder nicht – von Pflegebedürftigen und Pflegenden folgenreiche Entscheidungen über Be-Handlungen zu treffen, in der Regel unter zeitlichem Entscheidungsdruck und immer einem Rest Zukunftsungewissheit. Bei ihren Entscheidungen greifen auftraggebende Pflegebedürftige und Pflegende auf unterschiedlich verlässliche externe *Evidence* und unterschiedlich deutlich begriffene interne *Evidence* zurück.

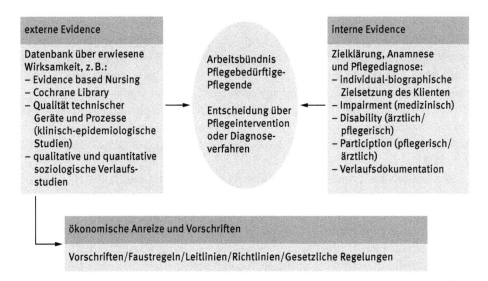

Abb. 3.1: *Evidence*-basierte pflegerische professionelle Praxis: interne *Evidence* und externe *Evidence*, moralische und ökonomische Anreize bei pflegerischen Entscheidungen [2–4].

Externe *Evidence*, also Erfahrungen Dritter, liegen uns typischerweise als Folgen von Behandlungen innerhalb von beobachteten Gruppen vor, also in gruppenspezifischen Häufigkeiten. Die Ergebnisse unterrichten uns darüber, zu welchen Folgen eine Behandlung bei Dritten geführt hat. Solche Häufigkeiten als Wahrscheinlichkeit in unserem Einzelfall interpretieren zu können, gibt die Statistik bekanntlich als logische Ableitung nicht her. Der Schluss von der beobachteten Häufigkeit auf unseren Einzelfall ist vielmehr eine Bewertung, die eine unausweichliche Entscheidung unter Ungewissheit darstellt. Externe *Evidence* informiert uns also bestenfalls darüber, was bei anderen wie geholfen hat. Nicht aus externer *Evidence* ableitbar ist hingegen, was mein Klient will und wessen er bedarf. Welche Aspekte der Lebensqualität für meinen Patienten relevant sind, kann nur im Gespräch mit diesem selbst erarbeitet werden. Deswegen kann z. B. eine Erhebung der Relevanz von Komponenten der Lebensqualität für den Durchschnitt einer Bevölkerung oder auch einer Gruppe von erkrankten Personen prinzipiell nicht die Erhebung dieser Relevanz im einzigartigen Fall meiner Klientin ersetzen (s. Abb. 3.1). Schon aus diesem einfachen Unterschied zwischen interner und externer *Evidence* ergeben sich weitreichende professionsethische, organisatorische und rechtliche Folgen.

Folgen

Standards und Leitlinien, die im besten Fall ja nur Zusammenfassungen der aktuell gerade besten externen *Evidence* sind und die individuellen Ziele, Bedürfnisse und Empfindungen gar nicht abbilden können, können nie die Entscheidung im Einzelfall vorgeben. Wer Standards ungeprüft „anwendet", handelt nicht *evidence*-basiert. Jede Pflegende ist gegenüber ihrer Klientin doppelt handlungs- und begründungsverpflichtet: zum einen auf ihre individuellen Ziele, Bedürfnisse und Empfindungen einzugehen und sie von dieser internen *Evidence* aus und zum anderen auf dem aktuellen Stand der externen *Evidence* zu informieren, zu beraten und in ihrem Auftrag zu behandeln – und dies nicht nur einmal zu Beginn einer Behandlung, sondern bei jeder Zustandsänderung, die eine neue Entscheidung nötig macht, wieder. Das ist leichter gesagt als getan (zur Umsetzung siehe Behrens/Langer 2016, Behrens et al. 2012 [4,6]).

Professionelles Handeln findet überwiegend in *organisatorischen Hierarchien* statt, und viele Pflegende fühlen sich zwischen externer und interner *Evidence* einerseits und den Anweisungen ihrer Vorgesetzten andererseits hin- und hergerissen. So sehr es hier täglich knirscht, „prinzipiell" ist dieser vermeintliche Widerspruch in den Organisationen des Gesundheitswesens – ganz im Unterschied zu anderen Produktions- und Dienstleistungsbereichen – eindeutig geklärt: Da alle Berufe und Organisationen im Gesundheitswesen sich auf Wissenschaft (externe *Evidence*) und Patientenorientierung (interne *Evidence*) berufen, verpflichten sich Vorgesetzte darauf, externer und interner *Evidence* zu folgen – auch wenn es eine Untergebene ist, die wegen ihres Kontakts zur Klientin und ihres Zugangs zur externen *Evidence* interne und externe *Evidence* schneller feststellt als sie selber. Diese Konstellation findet sich auch im Arbeits- und Haftungsrecht, worauf hier schon aus Platzgründen nicht näher eingegangen werden kann, prinzipiell wieder: Keine weisungsabhängige Pflegende darf einer Anweisung, von der sie weiß, dass sie für ihre Klientin schlecht ist, einfach folgen. Hier gilt für Anweisungen dasselbe wie für Standards. Wenn eine Vorgesetzte sie z. B. anweist, den Dekubitus einer Pflegebedürftigen zu föhnen und zu eisen – lange Zeit eine naturwissenschaftlich (pseudo-)begründete, von allen Fachautoritäten vertretene Praxis –, darf sie dieser Anweisung heute nicht einfach folgen. Bei der Herstellung von Kotflügeln und anderen Produktionen und Dienstleistungen, die sich nicht auf externe und interne *Evidence* berufen und wo man missratene Produkte in den Ausschuss geben kann, bevor sie man dem Kunden übergibt, kann man Anweisungen einfach folgen.

Aus der logisch nicht aufhebbaren Differenz von externer und interner *Evidence* folgt drittens, dass *Evidence-Basierung immer von den Bedürfnissen des individuellen Klienten her erarbeitet* wird, sonst hat man gar keine Frage an die externe *Evidence*. Der erste Schritt dieses Prozesses – auch diesen Schritt hat die Pflege zuerst in die *Evidence*-Basierung eingeführt – ist die Auftragsklärung, der Aufbau interner *Evidence* in der Begegnung mit dem Pflegebedürftigen. Diese Auftragsklärung klärt auch die innerorganisatorische Arbeitsteilung. Uns ist keine Einrichtung im Gesundheitswesen bekannt, in deren Leitbild steht, man wolle sich über die Bedürfnisse der Klienten hinwegsetzen und die externe *Evidence* missachten, um ungestört den eigenen Standards, Vorschriften und Interessen folgen zu können. Dann wird die Fragestellung der Pflegebedürftigen erarbeitet, die nun die Literaturrecherche nach externer *Evidence*, die Bewertung der Aussagefähigkeit dieser Studien allgemein und für die besondere Situation der individuellen Pflegebedürftigen leitet. Die Veränderung der Pflegepraxis und die Evaluation von Wirkungsketten (Qualitätsmanagement und EbN) sind die abschließenden Schritte auf der Spirale, die dem Pflegeprozess entspricht.

Das Verhältnis von externer und interner *Evidence* hat erhebliche Folgen für die *Aus-, die Fort- und die Weiterbildung in Pflege- und Gesundheitsberufen*. Die Aneignung von Lehrbuchwissen mit Standardregeln reicht keineswegs und führt häufig zu einer unangemessenen, respektlosen Haltung gegenüber Klienten; stattdessen geht es darum, Fähigkeiten zur Erschließung externer und zum Aufbau interner *Evidence* mit den Klienten zu erwerben. Hier sind von der Pflege eine Reihe von Beiträgen zur Entwicklung und Implementierung von Curricula für die Aus-, die Fort- und die Weiterbildung geleistet worden; die Effektivität und die Grenzen problemorientierten Lernens wurden z. T. erstmalig kontrolliert untersucht.

Hermeneutische Spirale im Arbeitsbündnis:
Von der internen Evidence zur externen und zurück zur internen
EbN unterscheidet also konsequent die kontemplative Zusammenfassung der verlässlichen Erfahrungen Dritter (externe *Evidence*) von der handelnden Entscheidung im Einzelfall (Fallverstehen interner *Evidence*) und kann deswegen den wechselseitigen Prozess zwischen beiden wissenschaftlich bearbeiten. Für die Pflegepraxis haben sich in den letzten Jahren weltweit die folgenden Schritte herausgebildet von der internen *Evidence* zur Frage an die externe und zurück zur Integration in die interne (s. Abb. 3.2).

Wir können hier von einer hermeneutischen Spirale sprechen. Die Ziele und Wahrnehmungen sind nicht ein für alle Male gegeben. Sie hängen selbst davon ab, was im Lichte kontrollierter Erfahrungen Dritter als mögliche Option erwogen werden könnte. Bei allen sonstigen Differenzen und Kontroversen ist klar: Wenn ich keine individuelle Klientenfrage habe – wobei der Klient ein Pflegebedürftiger ebenso wie eine ratsuchende internationale Organisation wie ein Ministerium sein kann –, habe ich gar keine Frage an die externe *Evidence*, also an die im Internet so reichlich vorhandene Literatur. EbN ist mehr als ein Verfahren, mit dem Gutachter Forschung beurteilen, ich beurteile Forschungsergebnisse immer von den Fragen meines Klienten aus. Die Schritte belegen klar, dass es sich bei *Evidence-based Nursing* um die hand-

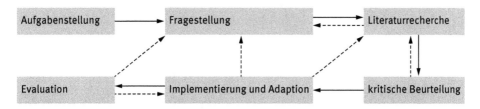

Abb. 3.2: Die sechs Schritte der EbN-Methode [8].

lungswissenschaftliche Reflexion der Mitglieder der Pflegeprofession über ihre pflegerische Praxis handelt. Daher wird bereits bei den ersten Einführungen in EbN weltweit fallverstehend gearbeitet – mindestens mit Fallvignetten, besser – siehe unten Pflegepädagogik – mit realen Fällen, die die Auszubildenden tatsächlich betreuen.

3.2.4 Wie sich das Verständnis interner und externer Evidence änderte

3.2.4.1 Interne Evidence vor zwanzig Jahren und heute

Hier sind in den letzten zwanzig Jahren die möglicherweise nützlichsten Beiträge der Pflege zur allgemeinen Diskussion über *Evidence*-Basierung geleistet worden. In den zwanzig Jahren hat sich die Vorstellung, was interne *Evidence* ist, sehr geändert. Vor zwanzig Jahren (und manchmal noch heute) wurde interne *Evidence* im Kopf des Therapeuten verortet und meinte dessen „individuelle klinische Expertise". Dem Therapeuten stand im alten Konzept von *Evidence*-basierter Medizin (EbM) ein Patient oder Klient gegenüber, der über „Präferenzen" (wie in der Wirtschaftswissenschaft der Konsument) verfügte und diese anmelden konnte. Nun gibt es zweifellos Nutzer, die als mündige Kunden in vielen Bereichen ihre Vorlieben (für bestimmte Behandlungen und Substanzen) kennen, und es ist eine Selbstverständlichkeit, ihnen mit Respekt zu begegnen. Aber in den Krisenschüben der Krankheit und Pflegebedürftigkeit hat man seine „Präferenzen" nicht immer schon parat, sondern sucht das Gespräch und die Begegnung, in der man seine Bedürfnisse, Empfindungen und Ziele klären kann. Man will einerseits wissen, was möglich ist und wie es anderen damit ging (externe *Evidence*) – insofern gehen Informationen zur externen *Evidence* in alle Bedürfnisklärungen ein. Andererseits ist Information nicht alles, und die Informationsasymmetrie zwischen Therapeuten und Klient ist gar nicht das wesentliche Merkmal ihres Verhältnisses. Das wird einem sofort klar an jedem Spezialisten, der an der Krankheit erkrankt, für die er Spezialist ist. Es mangelt ihm offensichtlich nicht an Informationen. Aber er braucht das Gespräch und die Begegnung mit einem Professionsangehörigen, auf den er nicht so viel Rücksicht nehmen muss wie auf einen nahen Familienangehörigen, um sich über seine Bedürfnisse klar zu werden und sich entscheiden zu können.

Auf der anderen Seite der Spritze sieht die Welt ganz anders aus. Beim *„Shared Decision Making"* geht es nicht so sehr um die Teilung der Entscheidung (die ja ohnehin beim Auftraggeber liegt, insofern ist der Begriff merkwürdig) oder nur der Information, sondern um Beistand („Teilen") in der Angst. Daher nutzen wir heute den Begriff der „internen *Evidence*" für die in der Begegnung zwischen Pflegebedürftigen und Therapeuten geklärten Bedürfnisse und Ziele der Pflegebedürftigen. Der Aufbau dieser internen *Evidence* bedarf selbst einer großen Kompetenz, die unter Praxissupervision zu erwerben ist. Zuhören und das Stellen weniger einfacher Fragen sind schwer zu erwerben (vgl. ausführlich Behrens/Langer 2016 [4]). Es ist kein Zufall, dass es die Pflege war, die diese Frage zu erforschen begann. Mitglieder der Profession

Pflege sind es traditionell, die die meiste Zeit mit Pflegebedürftigen und Patienten sprechen können (vgl. Behrens 2019 [7]). Die „individuelle klinische Expertise", die alle Fachpflegenden haben, ist eine Mischung aus ins Selbstverständliche abgesunkener externer *Evidence*, Berufs- und Begegnungserfahrung. Interne *Evidence* ist nicht nur im Kopf der Therapeutin oder Fachpflegenden, sondern systemisches Ergebnis der Beziehung zwischen Professionsmitgliedern und den einzigartigen Klienten.

Therapeut und Klient sind „Blackboxes", zwischen denen beständig Kommunikation mit
- ikonischen Zeichen (basale leibbezogene Erfahrungen wie Hunger, Schmerz, Lust)
- indexikalischen Zeichen (Vorstellungen des Subjekts über Ursachen und Wirkung) und
- symbolischen Zeichen (Sinnnarrative der eigenen Existenz)

im Sinne von Peirce, Uexküll, Hontschik und v. Weizsäcker (siehe Behrens 2019 [9]) fließt. Daher kann die Pflegewissenschaft sich auch auf Konstruktivismus, Bio-Semiotik und Systemtheorie sowie auch auf die Integrierte Medizin Thure von Uexkülls und Viktor von Weizsäckers beziehen.

3.2.4.2 Externe Evidence

Was finden wir, wenn wir nach externer *Evidence* suchen? Beurteilung externer *Evidence* (Studienbeurteilung) ist eine wirkliche Herausforderung.

Wir finden im Internet kaum bewältigbar viel. Jährlich werden über 700.000 Studien veröffentlicht und Abermillionen von Berichten über sichere Heilungsmethoden. Im Internet ist die „Weltgesellschaft" Wirklichkeit geworden. Berichte über traditionelle indische und chinesische heterodoxe Heilungserfolge sind ebenso nahe wie australische und solche aus Frankfurt-West. Noch vor 30 bis 25 Jahren folgte der Informationsfluss organisatorischen Hierarchien: Eine kleine Gruppe sich fortwährend vernetzender großer und kleiner Eminenzen an der Spitze von Organisationen hatten, ja lasen sogar Zeitschriften, tauschten sich auf Kongressen und Partys über wichtige Arbeiten junger Leute aus, sandten sich die Separata ihrer Veröffentlichungen, telefonierten mit ihren wichtigen Freunden, wenn sie nicht weiterwussten. Und dann teilten sie ihren Mitarbeiter mit, was die Chefin oder der Chef der Einrichtung an Studien für relevant erachtet und als die Methode des Hauses beschlossen hatte. In einer Kultur mündlicher Informationsweitergabe, ja selbst noch in einer Kultur teurer Bücher und noch teurerer Zeitschriften funktionierte diese eminenzbasierte, reputationsgesteuerte Vernetzung und Oligarchisierung von Informationen. Überkomplexität und Überfülle von Informationen waren kein wirkliches Problem, eher zu undurchlässige Filter.

Mit dem Internet hat jedes Organisationsmitglied, aber auch jeder Klient Zugang zu Millionen von Informationen. Der Managementtheoretiker Peter F. Drucker spricht daher von der „Next Society", die mit dem Computer aufkommt. Die durch die älteren Publikationskanäle gestützten oligarchischen Netze werden von einer Fülle von Vernetzungsmöglichkeiten unterspült. Wie trenne ich die Spreu vom Weizen, wie erkenne ich aussagekräftige Informationen über Erfahrungen Dritter? Das wird zu einem drängenden Problem in der Überfülle der Informationen. Wenn man sich nicht lieber gleich Gurus anvertraut, bedarf es der Raster, die einem helfen, die Spreu vom Weizen zu unterscheiden. Diese Raster waren zunächst in Gefahr, zu mechanisch auszufallen. Die Weltgesellschaft der Information erweist sich als hochselektiv. Hier hat die Pflege Beiträge zu Verbesserung von Suchrastern geleistet, viel ist noch zu tun (vgl. Behrens/Langer 2016 [4], Behrens 2019 [7]).

Plötzlich stellt sich heraus, dass unter den Abermillionen Informationen für viele pflegerische Fragestellungen verlässliche externe *Evidence* kaum zu finden ist oder ganz fehlt. Das hat zum einen damit zu tun, dass finanzkräftige Interessen eher Studien finanzieren können als weniger finanzkräftige. So ist zu erklären, dass einer riesigen Menge von Arzneimittelstudien (mit oft zu kurzer Laufzeit für die Erfassung langfristiger Nebenwirkungen) ganz wenige randomisierte kontrollierte Studien gegenüberstehen, die medikamentöse gegen nicht-medikamentöse Verfahren testen. Vergleichsweise zu wenige Forschungsmittel fließen in die Physiotherapie, die Ergotherapie, die Pflege, die Psychotherapie.

Aber es sind keineswegs nur die finanziellen Mittel, die verlässliche externe *Evidence* für komplexe pflegerische Handlungen rarmachen. Eine ungewollte Nebenwirkung geht vom Forschungsprozess selbst aus. Die Wirkung einzelner Verrichtungen ist in Vergleichsstudien leichter zu erfassen als die Wirkung komplexer Handlungsketten, wie sie für die Pflege typisch sind. Von der Orientierung an externer *Evidence* könnte daher die Gefahr ausgehen, die ohnehin schon zu sehr an der Einzelverrichtung orientierte Pflege in ihrer Verrichtungsorientierung noch zu bestärken. Aber ein „Nursing" ohne „Caring" ist keine *evidence*-basierte Pflege und wird professionsethisch den Klienten nicht gerecht. Deswegen hat die Pflege – beispielsweise in den deutschen Pflegeforschungsverbünden – begonnen, dieser Verkürzungsgefahr entgegenzuwirken und die Effekte komplexer pflegerischer Handlungsverläufe vergleichend zu prüfen und die Implementation als eigenen Forschungsbereich ernst zu nehmen, z. B. im Forschungsverbund „Evidence-basierte Pflege chronisch Kranker und Pflegebedürftiger in kommunikativ schwierigen Situationen" (vgl. Schaeffer et al. 2008, Estabrooks et al. 2008, Hoben et al. 2015 [9–11]). Allerdings hat sich seit 2010, als das Handbuch Evidence-based Nursing [12] den Mangel an Studien über pflegerische und therapeutische nicht-medikamentöse Be-Handlungen beklagte, die Situation nicht wesentlich verbessert. Zwar hat das Institut für Qualität und Wirtschaftlichkeit im Gesundheitswesen (IQWiG) einen eigenen Bereich „Nutzenbewertungen nicht medikamentöser Verfahren" [13]. Aber die Zahl der Evaluationen reicht an die Evaluation medikamentöser Verfahren nicht heran. Dabei sind nicht-medikamentöse pflegerische und therapeutische Be-Handlungen sicher nicht harmloser als medikamentöse. Harmlosigkeit ist also offenbar nicht der Grund, warum sich das

IQWiG mit diesen Be-Handlungen seltener beschäftigt. Die methodischen Herausforderungen zu bewältigen (z. B. durch Verblindung der Auswertenden, wenn Verblindung der Be-Handelnden nicht möglich ist), haben sich zahlreiche Pflege- und Therapiewissenschaften bemüht [3–4,7], auch z. B. bei der Rehabilitation von Pflegebedürftigen in stationären Pflegeeinrichtungen [7]. Denn wenn externe *Evidence* nur für medikamentöse Interventionen relevant wäre, wäre die Relevanz intersubjektiv nachprüfbarer Verfahren im Gesundheitswesen generell weitgehend in Frage gestellt.

3.2.4.3 Zur Feststellung eines Nutzens (oder Schadens) bedarf es zwingend interner Evidence, externe reicht nie

Im Auftrag der Selbstverwaltung, also des Gemeinsamen Bundesausschusses der ärztlichen, Kassen- und Patienten-Vertretungen (G-BA) hat das IQWiG, „Nutzen und Schaden medizinischer Verfahren" zu bewerten [13]. Dazu gehören auch „Nutzenbewertungen nicht medikamentöser Verfahren" [13]. Die IQWiG-Berichte können als Goldstandard gelten, was Berichte zur externen *Evidence* von Nutzen und Schaden einer Maßnahme angeht. Sie begnügen sich z. B. nicht mit veröffentlichten Studiendaten, sondern verlangen unveröffentlichte, manchmal Tausende von Seiten umfassende sogenannte AMNOG[24]-Unterlagen zu Studien [13]. Um patientenrelevante Zielkriterien feststellen zu können, veranstaltet das IQWiG nicht nur offene und transparente Anhörungen von Patientenverbänden, sondern führt auch eigene ‚qualitative' [13] Befragungen und Analysen durch (denn RCTs[25] bewältigen ja nur Verzerrungen durch Auswahl; Verzerrungen durch wenig relevante Endpunkte müssen durch andere Verfahren als RCTs bewältigt werden [vgl. Behrens 2019]). Daher erstaunt es nicht, dass Ökonomen, Pädagogen und Soziologen bei sozialpolitischen Maßnahmen gegen die Armut geradezu mit Begeisterung auf die Strategien des Aufbaus externer *Evidence* im Gesundheitswesen schauen und sie zu übernehmen versuchen (vgl. Abhijit V. Banerjee und Esther Duflo 2011, 2012 [14]). Dennoch ist es die traurige, nach den vorstehenden Argumenten aber eigentliche triviale Wahrheit: Selbst aus der bestdokumentierten externen *Evidence* allein folgt noch nicht die angemessene Feststellung des Nutzens oder Schadens einer pharmazeutischen, ärztlichen, pflegerischen oder therapeutischen Maßnahme für eine individuelle Klientin. Ursache dafür ist das ‚Generalisierungsproblem' von Studienergebnissen auf einzelne – natürliche oder juristische – Personen. Nutzen und Schaden einer Maßnahme für einen abstrakten Durchschnittsmenschen entsprechen wegen des ‚Generalisierungsproblems' keineswegs dem Nutzen und Schaden für eine konkrete Person automatisch. Ohne den Aufbau interner *Evidence* – so die These dieses Beitrags – ist externe *Evidence* nicht für

---

[24] Gesetz zur Neuordnung des Arzneimittelmarktes (Arzneimittelmarktneuordnungsgesetz – AMNOG).
[25] Randomized Controlled Trials.

individuelle Entscheidungen zu nutzen: weder in der Medizin, noch in der Ökonomie, Pädagogik, Psychologie, Therapie oder Pflege. Ob ein ‚Outcome' ein Nutzen ist, der auch der ‚Nebenwirkungen' wert ist, kann niemand entscheiden als die individuelle Patientin selbst. Die Nutzen-Schaden-Bilanz kann nicht das IQWiG für alle, sondern nur jede individuelle Erkrankte für sich aufstellen. Für diese ihre Nutzen-Schaden-Bilanz baut die individuelle Patientin ihre interne *Evidence* auf, wobei sie sich im Glücksfall professioneller Gesprächspartnerinnen aus Pflege, Therapie oder Medizin bedienen kann, die die externe *Evidence* gut überblicken. In diesem Beitrag kann das Verfahren nur angesprochen werden, in Behrens (2019) [7] ist es ausführlicher beschrieben und begründet worden.

Um sich die Individualität der Nutzen-Schaden-Bilanz klarzumachen, reicht ein in der Krebstherapie oft vorkommender Fall. Aus der externen *Evidence* kann eine Erkrankte entnehmen, wie häufig beim Durchschnitt der Erkrankten die Krebstherapie zu einer Verlängerung des Lebens führte und wie häufig sie unter den Nebenwirkungen der Therapie noch zu komplizierten, langwierigen und die ganze Konzentration erfordernden Arbeiten fähig waren. Es gibt Menschen, die den Schaden, unter dieser Krebstherapie eine Arbeit nicht mehr fertigstellen zu können, als schlimmer einschätzen, als den entgangenen Nutzen eines wahrscheinlich verlängerten Lebens. Diese Menschen entscheiden sich gegen die Therapie. Es gibt Schlimmeres als den Tod. Eine solche Entscheidung darf niemandem vorgeschrieben werden. Sie ist nicht auf alle Erkrankten verallgemeinerbar: Niemandem darf gesagt werden, er habe erst seine Akten fertig zu bearbeiten, dann könne er eine Therapie beginnen. Selbst wenn eine Mehrheit sich für die Therapie und gegen den Abschluss der Arbeit entscheidet, kann diese Mehrheitsentscheidung nicht gegen die einzelne Erkrankte durchgesetzt werden, wenn diese die Nutzen-Schaden-Bilanz der Therapie umgekehrt sieht. Daher ist es zwar sehr verdienstlich, wenn das IQWiG zu Beginn von Nutzenbewertungen nach AMNOG nicht einfach Mortalitäts- und Morbiditätsdaten als relevante Endpunkte setzt: „Zu Anfang des Prozesses bezieht das IQWiG die Patientenperspektive ein, indem es Betroffene und Patientenorganisationen zu relevanten Endpunkten und wichtigen Patientensubgruppen befragt" [13]. Aber: Die befragten ‚Betroffenen und Patientenorganisationen' können selbstverständlich nicht anstelle der individuellen Erkrankten die Relevanz von Endpunkten feststellen und gewichten. Die Patientenperspektive ist eine persönliche Perspektive. Die Nutzen-Schaden-Bilanz einer Therapie kann niemand anderes aufstellen als die individuelle Erkrankte durch ihren Aufbau interner *Evidence* [7]. Nur der Aufbau interner *Evidence* löst das Generalisierungsproblem in Pflege, Therapie, Medizin, Psychologie, Pädagogik und Ökonomie und erlaubt Nutzen-Schaden-Bilanzen [15].

Denn es macht einen Unterschied, wofür Studienergebnisse verallgemeinert werden sollen: Nur für allgemeine Theorien über Populationen (externe *Evidence*) oder zusätzlich auch für Entscheidungen von konkreten natürlichen oder juristischen Personen (interne *Evidence*)? Es kann hier nicht auf all die Respekt einflößenden, heroisch gescheiterten Versuche eingegangen werden, die ohne den Aufbau interner

Evidence direkt aus externer *Evidence* auf vernünftige Entscheidungen im Einzelfall generalisieren wollten (sie werden mit großem Respekt in Behrens 2015 [15] und Behrens 2019 [7] erörtert). Auch kann hier aus Platzgründen nicht auf zwei wichtige Haupteinwände gegen den Aufbau interner *Evidence* eingegangen werden: Dieser Aufbau sei erstens unwirtschaftlich und überfordere zweitens die Anständigkeit und die Moral von ärztlich oder pflegerisch Diagnostizierenden und Therapierenden. Behrens versucht diese sehr wichtigen Einwände zu widerlegen [7]. Auch für die praktische Frage, wie externe *Evidence* dokumentiert sein sollte, um nützlich für den Aufbau interner *Evidence* sein zu können, muss an dieser Stelle auf Behrens [7] verwiesen werden – ebenso wie für die Erörterung von Organisationsformen, die die Gefahr organisierter Unverantwortlichkeit verringern.

3.2.4.4 Ersetzt Digitalisierung den Aufbau interner Evidence?

Eines der verbreitetsten Weihnachtsgeschenke 2018 waren Armbänder, die 24 Stunden pro Tag jede Menge körperlicher Daten erhoben und nicht nur ihren Besitzern, sondern auch den Verkäufern der Armbänder meldeten. (Diese nicht anonymisierte Weitergabe persönlichster Daten war und ist weder durch den Kundennutzen noch wissenschaftlich geboten; für wissenschaftliche Analyse reichen pseudonymisierte Daten [16]. Vielmehr verkauften die Käufer der Armbänder ihr Recht auf Selbstbestimmung über ihre Daten offenbar bedenkenlos.) Diese Daten in lernenden Maschinen mögen in Teilbereichen die Diagnostik erleichtern. Dass die Person sich über ihre Ziele, ihre Optionen und Ressourcen klar wird, also interne *Evidence* aufbaut, ersetzen sie aber nicht. Denn interne *Evidence* muss die betroffene Person für ihre eigenen Entscheidungen aufbauen, nicht jemand anderes, der besser zu wissen meint, was gut für sie ist, als sie selber. Auch über die Wirksamkeit von Interventionen wissen wir aus den heute ‚Big Data' genannten Massendaten nicht viel: Denn diese Daten produzieren ungeheuer viele Korrelationen des Typs ‚Wo viele Störche, da viele Kinder' oder ‚Wer Filzgleiter unter seine Stühle klebt, zahlt häufiger seine Kredite zurück', aber sehr wenige ‚Kausalitäten'. Um die gefundenen Korrelationen auf Kausalität zu prüfen, sind weiterhin Interventionsstudien nötig. Anstatt Kausalitätsstudien zu erleichtern, erhöhen massenhafte Korrelationen die Gefahr der Diskriminierung enorm: Korrelationen werden als Risikofaktoren interpretiert; Personen mit entsprechenden Korrelationskennzeichen werden von Versicherungen, am Wohnungsmarkt, am Arbeitsmarkt und überall sonst diskriminiert. Den Aufbau interner *Evidence* und einer an der Person orientierten Behandlung ersetzt Digitalisierung nicht.

3.2.5 EbM und Versorgungsforschung historisch und systematisch

3.2.5.1 Behandlungen, Organisationen und Gesundheitssysteme als Zweckgebilde (Interventionen)

In Deutschland (eigentlich nur in Deutschland) werden nicht selten Methoden der Versorgungsforschung (wie *„Health Service Research"* in der Regel ins Deutsche übersetzt wird unter Tilgung des Wortes *„Service"*) einerseits und Methoden *Evidence*-erzeugender klinischer Forschung und Entscheidung andererseits gegenübergestellt. International ist diese Gegenüberstellung nicht nur unüblich, sondern sogar völlig unverständlich. EbM, EbN und alle anderen Zweige *Evidence*-basierter Praxis (EbP) sind als Kern des *Health Service Research* entstanden und teilen sich alle grundlegenden Konzepte und methodischen Probleme. Das lässt sich nicht nur für den Beginn des neueren *Health Service Research* in McMaster, Yale und Oxford zeigen, sondern für alle Zweige des *Health Service Research* und zwar sowohl historisch als auch systematisch.

3.2.5.2 Initialer Paradigmenwechsel: Wirkungsnachweis außerhalb des Labors nötig

Am Beginn des neueren *Health Service Research* steht überall eine rigorosere, zumindest veränderte Anforderung an einen Wirkungsnachweis („lege artis", „State of the Art") zur ethischen Begründung von Handlungen. Die ältere Auffassung, gegen die sich *Health Service Research* und in ihr EbM und EbN wandte, setzte ihr Vertrauen in ein physiologisches oder psychologisches Wirkungsmodell. Ein physiologisches oder psychologisches Wirkungsmodell, das sich im Labor oder in der psychotherapeutischen Einzelpraxis bewährt habe, reiche hin, um es bei Leidensdruck anzuwenden; Wirksamkeitsnachweisen darüber hinaus bedürfe es nicht. So wurde lange ein Dekubitalgeschwür mit Föhnen und Eisen behandelt, weil ein anerkanntes physiologisches Wirkungsmodell zur Verfügung stand und die zuständigen Ordinarien dieses Verfahren für „lege artis" hielten. Untersuchungen mit Vergleichsgruppen – eine Verblindung der Anwender ist bei Föhnen und Eisen ohnehin nicht möglich – galten angesichts des Konsenses aller Experten und des so plausiblen physiologischen Wirkungsmodells nicht nur als überflüssig, sondern auch als extrem unethisch, weil man dazu einer Kontrollgruppe aus überflüssigem Forschungsehrgeiz ein bewährtes Verfahren gegen jede Ethik entziehen musste. Da Föhnen und Eisen aufwendig sind, lag der Verdacht nahe, dass allein schon die Forderung, ein so praktisch bewährtes und physiologisch gut begründetes aufwendiges Verfahren gegen alle Ethik prüfen zu wollen, nur aus Gründen ökonomischer Rationierung erhoben sein könne. Als es dann doch zu methodisch keineswegs elaborierten Vergleichsstudien kam, waren die Belege nicht mehr zu ignorieren, dass es sich bei Föhnen und Eisen um ein zwar mit Zuwendung, Liebe und Geduld durchgeführtes, gleichwohl besonders brutales und quälendes Verfahren der Körperverletzung und Schinderei (im wortwörtlichen Sinne) handelte.

3.2.5.3 Wirkung im Health Service Research: Organisationen als Interventionen

Nicht in der physiologischen Forschung, nicht in der Laborforschung, sondern im *Health Service Research* – einem Forschungszweig, der eigentlich für einen Biomediziner keineswegs reputierlich war – verbreitete sich die Auffassung, dass ein klinischer Wirkungsnachweis unverzichtbar sei, und zwar zunächst für einzelne Behandlungsinterventionen, dann für Organisationen und Gesundheitssysteme (s. u.). Diese neue Position provozierte die alte physiologische, am Laborexperiment orientierte Position besonders dadurch, dass sie den klinischen Wirkungsnachweis auch dann ernst nahm, wenn gar kein physiologisches oder psychologisches Wirkungsmodell zur Erklärung einer gefundenen klinischen Wirkung bereitstand. Berühmt wurden klinische Wirkungen homöopathischer Behandlungen, deren Dosis so gering war, dass eine physiologisch erklärbare Wirkung ausgeschlossen werden konnte. Die Pharmaforschung hatte sich vorher nicht zu dieser Provokation aufgeworfen. Für Pharmaka war ein vierstufiges Verfahren mit Doppelblindversuch etabliert worden, das aber immer auf dem physiologischen Wirkmodell, dem Labor, aufbaute (vgl. Behrens/Langer 2016 [4]). Die Versorgungsforschung *(Health Service Research)* beharrte nun darauf, dass es Wirkungen geben kann, für die es noch kein physiologisches Wirkungsmodell aus dem Labor gab – und dass umgekehrt Wirkungen nicht eintreten können, obwohl das physiologische oder psychologische Wirkungsmodell plausibel ist.

Dieses Bestehen auf Wirkungsnachweisen in der Praxis war für keinen medizinischen „Grundlagenwissenschaftler" besonders reputierlich. Die Grundlagenwissenschaft fand im Labor statt. Das Bestehen auf Nachweisen, dass eine Maßnahme auch tatsächlich hinreichend vielen Nutzern zugutekommt, ist zwar Jahrhunderte alt, aber nicht unbedingt in der Medizin. Schleiermacher, der Hallesche Konzeptgeber der Berliner Universitätsgründung, vertrat es besonders rigoros – aber als Pädagoge und Ethiker, nicht als Mediziner. Er ist der eigentliche Gründer *Evidence*-basierter Versorgungsforschung. Die Gründungserzählung von EbM spielt erst in der zweiten Hälfte des 20. Jahrhunderts in McMaster bei Toronto. Dem Gründungsmythos zufolge war es eine Gruppe antiautoritär maulender Medizinstudierender, die sich gegen den riesigen zu paukenden Lernstoff mit der Forderung wehrte, nur die Therapien lernen zu müssen, deren Wirkungsnachweise („Evidence") sie selbst prüfen könnten. So entstanden problemorientiertes Lernen und EbM als Methode des *Health Service Research* zusammen (nur die Hoffnung, dass das Studium weniger aufwendig würde, erwies sich als Illusion).

3.2.5.4 Evaluation von Einzelbehandlungen, von Organisationen und von Gesundheitssystemen

Dieses Bestehen auf dem neuen Verständnis von Wirkungsnachweisen breitete sich über die Evaluation von Einzelbehandlungen auf die Evaluation von Organisationen und Gesundheitssystemen aus. (Aus der Evaluation von Organisationsinterventionen war EbM und EbN übrigens entstanden, nicht aus den Pharma-Laboren.) Das sei im Folgenden zunächst systematisch begründet, dann historisch beispielhaft an der *International Commission for Occupational Health* nachgewiesen, die nach fast 100-jährigem Bestehen in den neunziger Jahren ihr *Scientific Committee for Occupational Health Service Research* gründete.

Die systematische Begründung

Die *systematische Begründung* setzt bei den sozialwissenschaftlich abgeklärten grundlegenden Eigenschaften von Organisationen (und Systemen) an. Organisationen (und Systeme) unterscheiden sich dadurch von anderen sozialen Gebilden wie zum Beispiel Familien, Stämmen oder Liebschaften, dass sie zu einem Zweck ausdifferenziert „gegründet" worden sind. Organisationen sind Interventionen. Sie können spätestens seit Schleiermacher ihre Existenz nur rechtfertigen, wenn sie ihre tatsächliche zweckentsprechende Wirkung mit hinreichender empirischer *Evidence* in hinreichend vielen Fällen nachweisen können. Darin liegt kein Organisationsidealismus: Innerhalb von Organisationen können die Mitglieder zwar alle möglichen Ziele und vom Organisationszweck abweichende Bedürfnisse verfolgen, aber eine Organisation ist in ihrer Existenz nicht mehr legitimierbar, sobald sie den Organisationszweck erkennbar verletzt. So verliert eine Klinik, in der die Patienten durch Klinikepidemien dauerhaft immer kränker werden (solche Kliniken gibt es), an Existenzberechtigung, es mag in dieser Klinik noch so gemütlich sein – nicht nur für das Personal, auch für die Patienten. Eine solche Einrichtung müsste ihren Zweck wechseln (in z. B. Freizeitklub), um ihren gemütlichen Betrieb aufrecht halten zu können; als Klinik ist sie nicht aufrecht zu erhalten. Die Mitglieder und die Hierarchie der neuen Organisation Freizeitklub könnten durchaus dieselben bleiben wie die der alten Klinik, der Zweck und damit die Organisation müssen sich erneuern.

Solche Organisationszweckwechsel einer Einrichtung und damit ihre Neugründung als Organisation kennen wir viele. So ist bekanntlich die Organisation Klinik häufig entstanden aus einer Organisation, deren Zweck es war, Vagabunden und Herumlungerer, Tobsüchtige und Querulanten, ansteckend Kranke und Mittellose, Prostituierte, arme Alte und hilflose Kranke, Waisen und Witwen, Diebe und Kleptomanen wegzusperren und mit eigener Arbeit zu versorgen. Mit diesen Zucht- und Schutzhäusern würde heute niemand eine Klinik in eins setzen, selbst wenn die Gebäude und die Wärter („Krankenwärter") noch die gleichen wären. Die Klinik hat einen anderen Zweck als das Zuchthaus, also ist sie eine andere Organisation. Eine Organisation ist eine begründungsbedürftige und nur durch ihre nachweisbaren zweckentsprechenden Wirkungen begründbare Intervention, wie das Schleiermacher zuerst für die Organisation Schule rigoros dargelegt hat. Nicht nur die einzelne Unterrichtsmaßnahme *in* einer Schule, sondern die Schule überhaupt bis hin zur Schulpflicht ist Schleiermacher zufolge eine begründungsbedürftige (rechtfertigungsbedürftige) Intervention. Im selben Sinne sind ganze Gesundheitssysteme Interventionen, die nur durch ihre hinreichend häufige zweckentsprechende Wirkung zu rechtfertigen sind.

So ist das Gesundheits-Schutz-System eines Landes mit allen „Arbeitsschutz"-Einrichtungen, angefangen von Gesetzen und Vorschriften bis hin zu Organisationen, eine Intervention, wie sie sich seit Schleiermacher nur rechtfertigen kann mit ihren hinreichend häufig eingetretenen Wirkungen (vgl. Behrens/Langer 2016 [4], Behrens 2019 [7]).

Der historische Verlauf
Die Verbreitung dieses Typs *Evidence*-basierter Versorgungsforschung lässt sich historisch exemplarisch gut an der mehr als 100-jährigen Entwicklung der *International Commission for Occupational Health* (ICOH) ablesen. Die ICOH, die heute *Occupational Health Service Professionals* nahezu aller Länder umfasst, eng mit der Weltgesundheitsorganisation (*World Health Organization* – WHO) und der Internationalen Arbeitsorganisation (*International Labour Organization* – ILO) zusammenarbeitet, wurde vor mehr als 100 Jahren gegründet, als die vielen Todesfälle beim Bau der Alpentunnel die Steuerungsfähigkeit eines Nationalstaates zu widerlegen schien. Das *Scientific Committee for Occupational Health Service Research and Evaluation*, also zu Deutsch die auf die Gesundheit der Arbeitenden bezogene Versorgungsforschung, wurde nach gescheiterten Versuchen Ende der Achtziger, Anfang der Neunziger Jahre von der Generalversammlung akzeptiert; die Gründung ging mehrheitlich von Psychologen, Soziologen, Therapeuten, Pflegefachkräften und einigen Arbeitsmedizinern insbesondere Schwedens (Karolinska), Finnlands (Helsinki), der Niederlande (Amsterdam) und Deutschlands (Bremen) aus. Sie führte zu einem Paradigmenwechsel in der Evaluationsforschung. Reichte es bis dahin, dass ein gesundheitliches Problem mit Arbeitsbedingungen korrelierte, um Einrichtungen und Maßnahmen des Gesundheitsschutzes zu begründen, so wurde diese Haltung jetzt mit dem soziologischen Begriff der bloß „Symbolischen Politik" kritisiert – als bloße Demonstration, dass irgendetwas getan würde, ohne Berücksichtigung der tatsächlichen Wirkung. Zweifellos erfüllt in der Politik die Symbolische Politik die gleiche segensreiche Funktion wie das Placebo in der Medizin (Droge Arzt – Droge politisches Kümmern/Letzt-Zuständigkeit), aber Interventionen mit spezifischen Effekten sind unverzichtbar [vgl. Menckel/Westerholm 1999 [17], Behrens/Langer 2016 [4], Behrens 2019 [7]).

Viele Maßnahmen dienten, so wurde von der einschlägigen Versorgungsforschung kritisiert, eher der Haftungsentlastung von Unternehmen und Versicherungen, als dass sie tatsächlich die Gesundheit der Beschäftigten wirkungsvoll verbesserten. Diesem Fehler entspräche das Vorherrschen formativer Evaluationen – also nur Evaluation der Umsetzbarkeit, der Akzeptanz und der Einhaltung der Maßnahmen – statt summativer Evaluationen der tatsächlichen Wirkungen („Outcomes"). Völlig falsch sei die Ansicht, man könne über die Strukturqualität einer Gesundheitseinrichtung oder über die Prozessqualität einer Maßnahme irgendetwas aussagen, ohne die Wirkung, das Ergebnis zu kennen. Vielmehr kann nur in Kenntnis der Wirkung ein Prozess ausgewählt werden. Und nur in Kenntnis eines wirkungsvollen Prozesses kann die für diesen Prozess nötige Struktur ausgewählt werden [7,17,18].

Das Verständnis, *Health Service Research* habe auch ganze nationale Gesundheitssysteme als Interventionen im Hinblick auf ihre „Outcomes" zu vergleichen, wurde in der Versorgungsforschung dadurch nahegelegt, ja nahezu erzwungen und zugleich ermöglicht, dass die Gesundheitsschutzsysteme sich bei gleichem Ziel in den europäischen Ländern sehr unterscheiden. Beim internationalen Jubiläumskongress zu 100 Jahren ICOH im Jahr 2006 in Mailand bekam jeder Teilnehmer ein Buch zu *„Evidence-based Occupational Health Service"* geschenkt. Es war selbstverständlich geworden, dass *Evidence*-basierte Praxis (EbP) keine spezielle Richtung in der Versorgungsforschung war, sondern alle Methoden der Versorgungsforschung beinhaltete und die Ethik der Versorgungsforschung zusammenfasste.

3.2.6 Fazit

Historisch ist EbP aus *Health Service Research* (Versorgungsforschung incl. Service) entstanden, und auch systematisch sind EbP und *Health Service Research* nicht zu trennen. Der initiale Paradigmenwechsel beider war die Einsicht, dass ein theoretisch plausibles physiologisches, psychologisches oder soziologisches Wirkungsmodell nicht die Erhebung der tatsächlichen (häufigen) systemischen Wirkungen bei den Nutzern ersetzen kann – geschweige denn die therapeutischen Handlungswissenschaften begründen können, die sich von den im aristotelischen Sinne kontemplativen Wissenschaften der Biologie und der Soziologie unterscheiden. Empirie und Probabilismus sind für jeden Laborforscher, das wusste auch der hundertjährige Schäfer, ein extrem komplexer und geradezu unbequemer Weg, sich der wahren Wirkung zu nähern.

Health Service Research erweiterte, das war die zweite paradigmatische Errungenschaft, die Suche nach Wirkungs-*Evidence* von der einzelnen Behandlungsmaßnahme auf die Suche nach der Wirkung von Organisationen und von ganzen nationalen Gesundheitssystemen – völlig zu Recht, denn diese Einrichtungen sind spätestens seit der Renaissance, eigentlich seit Rom und Solon von Athen menschliche „Zweckgebilde", die sich Schleiermacher zufolge allein aus ihrer Zweckerfüllung („Outcome") rechtfertigen lassen.

Das heißt offensichtlich, dass EbM (und EbN, EbP) nie auf RCTs und Cochrane Reviews allein reduzierbar war oder ist, denn für nationale Gesundheitssysteme sind RCTs schwer realisierbar. Aber alle, die von „Wirkung" und von „Evaluation" sprechen, haben dieselben methodischen Herausforderungen zu bewältigen – ob es sich um klinische Epidemiologen, um Versorgungsforscher oder um hermeneutische Interpreten handelt. Jede Selbsttäuschungsgefahr verlangt eine andere Bewältigung. Es gibt kein Verfahren, das alle Selbsttäuschungsgefahren („Bias") zugleich bewältigt.

Literatur

[1] Gross R, Löffler M. Prinzipien der Medizin. Berlin, Heidelberg, New York: Springer; 1997.
[2] Behrens J, Langer G. Evidence-based Nursing and Caring: Interpretativ-hermeneutische und statistische Methoden für tägliche Pflegeentscheidungen. Vertrauensbildende Entzauberung der „Wissenschaft". 2., vollständig überarbeitete und ergänzte Auflage. Bern, Oxford, Toronto: Verlag Hans Huber; 2006.
[3] Behrens J, Langer G. Evidence-based Nursing and Caring: Methoden und Ethik der Pflegepraxis und Versorgungsforschung. 3., überarbeitete und ergänzte Auflage. Bern: Verlag Hans Huber, Hofgrefe AG; 2010.
[4] Behrens J, Langer G. Evidence based Nursing and Caring: Methoden und Ethik der Pflegepraxis und Versorgungsforschung – Vertrauensbildende Entzauberung der „Wissenschaft". 4., vollständig überarbeitete und ergänzte. Göttingen: Hogrefe; 2016.
[5] Behrens J, Langer G: Evidence based Nursing and Caring. 2020 (im Druck).
[6] Behrens J, Weber A, Schubert M, Hrsg. Von der fürsorglichen Bevormundung über die organisierte Unverantwortlichkeit zur professionsgestützten selbstbestimmten Teilhabe? Entwicklungen der Gesundheits- und Sozialpolitik nach 1989. Opladen: Verlag Barbara Budrich; 2012.
[7] Behrens J. Theorie der Pflege und der Therapie. Göttingen, Bern: Hogrefe; 2019.
[8] Behrens J, Langer G. Evidence-based Nursing. Vertrauensbildende Entzauberung der Wissenschaft. Bern: Verlag Hans Huber; 2004.
[9] Schaeffer D, Behrens J, Görres S, Hrsg. Optimierung und Evidencebasierung pflegerischen Handelns. Weinheim: Juventa; 2008.
[10] Estabrooks CA, Scott S, Squires JE, et al. Patterns of research utilization on patient care units. Implement Sci. 2008;3:31.
[11] Hoben M, Bär M, Wahl H-W, Hrsg. Implementierungswissenschaft für Pflege und Gerontologie: Grundlagen, Forschung und Anwendung – Ein Handbuch. Stuttgart: Kohlhammer; 2015.
[12] Behrens J, Langer G. Handbuch Evidence-based Nursing. Externe Evidence für die Pflegepraxis. Bern: Verlag Hans Huber; 2010.
[13] Lauterberg J, Kamphuis A. Das Institut für Wirtschaftlichkeit im Gesundheitswesen – IQWiG. Gesundheitswesen. 2018;80:1107–1120.
[14] Banerjee AV, Duflo E. Poor Economics: Plädoyer für ein neues Verständnis von Armut. München: Albrecht Knaus Verlag; 2012 (original: Poor Economics: A Radical Rethinking of the Way to Fight Global Poverty. New York: PublicAffairs; 2011).
[15] Behrens J, Langer G. »Wir haben eine Lösung und suchen ein passendes Problem«: Historisch individuierte Einrichtungen, interne Evidence und Implementierungsforschung. In: Hoben M, Bär M, Wahl H-W, Hrsg. Implementierungswissenschaft für Pflege und Gerontologie: Grundlagen, Forschung und Anwendung – Ein Handbuch. Stuttgart: Kohlhammer; 2015.
[16] Ferber L von, Behrens J, Hrsg. Public Health Forschung mit Gesundheits- und Sozialdaten, Sankt Augustin: Asgard; 1997.
[17] Menckel E, Westerholm T (Hrsg). Evaluation in Occupational Health Practice. Oxford: Butterworth-Heinemann; 1999.
[18] Behrens J, Westerholm T, Baranski B. The New Occupational Health and Evaluation Research as its Pathsbreaker. In: Behrens J, Westerholm T, Hrsg. Occupational Health Policy, Practice and Evaluation. Copenhagen and Geneva: WHO; 1997.

3.3 Systemimmanente Prinzipien, normative Ziele und Funktion der sozialen Pflegeversicherung

Thomas Gaertner

Eine allgemeingültige Bestimmung des Wesens des Menschen stößt in einer liberalen und multikulturell formierten Gesellschaft auf Schwierigkeiten. Keines der tradierten Deutungsmuster des Menschseins[26] bleibt substantiell unwidersprochen, keines kann alleinige Geltung beanspruchen, keines kann daher in einem demokratischen und sozialen Staat[27] zur ausschließlichen Legitimation des Sozialsystems dienen. Die Herausstellung der *Hilfsbedürftigkeit* im Sinne eines umfassenden Angewiesenseins auf fremde – gegenseitige oder instrumentelle – Hilfe als wesenhaftes Merkmal des Menschen ist Ausdruck einer bestimmten Anschauung, nämlich der Interpretation des Menschen als Mängelwesen. Hilfsbedürftigkeit kann somit nicht als allgemein verbindlich soziale Interventionen und Institutionen begründend herangezogen werden [1]. Folgerichtig erscheint der Terminus Hilfsbedürftigkeit weder im Grundgesetz für die Bundesrepublik Deutschland (GG) noch im Sozialgesetzbuch (SGB). Demgegenüber bietet der kontextabhängig auszulegende Begriff der *Hilfebedürftigkeit* in sozialrechtlichen Verfügungen operationalisiert als Hilfebedarf bzw. anderweitig spezifiziert als Pflegebedarf grundgesetzkonforme Handlungsoptionen (s. u. „Personalität" und „Subsidiarität").

Im Hinblick auf eine Sonderform der Hilfebedürftigkeit wurde – mit Verabschiedung des Gesetzes zur sozialen Absicherung des Risikos der *Pflegebedürftigkeit* (Pflege-Versicherungsgesetz – PflegeVG) am 26.05.1994 – die soziale Pflegeversicherung (SPV) als eigenständiger Zweig der Sozialversicherung stufenweise eingeführt. Es galt, in der Bundesrepublik Deutschland (BRD) „eine umfassende Lösung der Pflegeproblematik herbeizuführen" mit dem Ziel, als bedeutsame Leistung „für unser sozialstaatliches Gemeinwesen" einerseits die Versorgung Pflegebedürftiger umfassend zu verbessern, andererseits die gesetzliche Krankenversicherung (GKV) unter anderem durch Ausgliederung der Ermessens- oder Schwerpflege sowie die Länder und Gemeinden als Träger der Sozialhilfe langfristig finanziell zu entlasten. Die SPV wurde als „eigenständige Säule der sozialen Sicherheit unter dem Dach der gesetzlichen Krankenversicherung geschaffen." Durch die Anbindung an die GKV sollten der Aufbau einer „eigenständigen kostenträchtigen Verwaltung" für die SPV vermieden

---

26 Exemplarisch herausgegriffen seien: vernunftbegabtes Wesen – gemeinschaftgestaltendes Wesen (zoon logon echon – zoon politikon, Aristoteles), Ebenbild Gottes (jüdisch-christliche Tradition), Maschinenmensch (L'Homme Machine, Julien Offray de La Mettrie, 1748), abschätzendes Tier an sich (Friedrich Nietzsche, 1887), Mängelwesen (Arnold Gehlen, 1940), Wesen der Selbstinterpretation („self-interpreting animal" Charles Taylor, 1985).

27 „Die Bundesrepublik Deutschland ist ein demokratischer und sozialer Bundesstaat" (Art. 20 Abs. 1 GG).

und „die Erfahrungen der Krankenkassen in der Prävention, Akutbehandlung, Rehabilitation und häuslichen Pflege genutzt" werden [BT-Drs. 12/5262].

Das Pflege-Versicherungsgesetz soll die pflegerische Versorgung der Bevölkerung als eine rechtlich festgeschriebene gemeinschaftliche Aufgabe den gesellschaftlichen und wirtschaftlichen Veränderungen angepasst sicherstellen. Das Elfte Buch Sozialgesetzbuch (SGB XI) als dessen Kernstück enthält die grundlegenden Regelungen für die Pflegeversicherung (PV), unterschieden nach sozialer Pflegeversicherung (SPV) und nach privater Pflege-Pflichtversicherung (PPV). Die SPV ist aber nicht nur für die Bereit- bzw. Sicherstellung, sondern ebenso für die Qualitätssicherung der ambulanten und stationären pflegerischen Versorgung verantwortlich. Sie hat zudem zur Verhütung des Eintritts von Pflegebedürftigkeit der Versicherten und zur sozialen Sicherung der nicht erwerbsmäßig Pflegenden beizutragen. Zur Aufrechterhaltung und Optimierung der Pflege der Versicherten ist sowohl die Koordination pflegerischer Maßnahmen der einzelnen Leistungsträger als auch die Kooperation aller Berufsgruppen des Gesundheits- und Sozialsystems einschließlich der Beratung der Beteiligten unabdingbar. Die damit zusammenhängende integrative Funktion soll die Pflegeversicherung übernehmen. Sie hat somit in der ihr übertragenen Verantwortung den Auftrag mit Aspekten zur Vorbeugung, Versorgung, Planung, Gestaltung, Sicherstellung, Prüfung, Steuerung und Beratung.

Als Sozialversicherung in einem nach dem *Grundgesetz* in Form eines demokratischen und sozialen Bundesstaats konstituierten Gemeinwesens (Art. 20 GG) basiert die SPV auf der *sozialen Wertetrias* Freiheit, Gerechtigkeit und Gemeinwohl (s. u.) [2]. Diese wird konturiert durch die – als an keine Konfession gebundenen Gestaltungsgrundsätze im Rang einer sozialethischen Grammatik für offene Gesellschaften bezeichneten [3] – vier *klassischen Sozialprinzipien* Personalität, Subsidiarität, Solidarität und Nachhaltigkeit [2].

Personalität
Auf der Grundlage der unverletzlichen und unveräußerlichen *Menschrechte* (s. Kap. 3.1) sind im Grundgesetz als die *Grundrechte* die Unantastbarkeit der Würde des Menschen, das Recht auf die freie Entfaltung der Persönlichkeit sowie das Recht auf Leben und körperliche Unversehrtheit verbürgt (Art. 1–2 GG). Diese Grundrechte und die Aspekte der sozialen Wertetrias finden im ersten Abschnitt „Aufgaben des Sozialgesetzbuchs und soziale Rechte" des Sozialgesetzbuchs Erstes Buch – Allgemeiner Teil (SGB I), das als allgemeinverbindlicher Teil den anderen Büchern vorangestellt ist, wie folgt programmatisch ihren Niederschlag: „Das Recht des Sozialgesetzbuchs soll zur Verwirklichung sozialer Gerechtigkeit und sozialer Sicherheit Sozialleistungen einschließlich sozialer und erzieherischer Hilfen gestalten. Es soll dazu beitragen, ein menschenwürdiges Dasein zu sichern, gleiche Voraussetzungen für die freie Entfaltung der Persönlichkeit, insbesondere auch für junge Menschen, zu schaffen, die Familie zu schützen und zu fördern, den Erwerb des Lebensunter-

halts durch eine frei gewählte Tätigkeit zu ermöglichen und besondere Belastungen des Lebens, auch durch Hilfe zur Selbsthilfe, abzuwenden oder auszugleichen." Dem Status des Menschen als Freiheitswesen wird im SGB XI mit den allgemeinen Vorschriften zur Unterstützung einer der Würde des Menschen entsprechenden Lebensführung in Selbstbestimmung (§ 2), aber auch zur Verpflichtung der Versicherten zur gesundheitsbewussten Lebensführung sowie zur Mitwirkung bei medizinischer Rehabilitation und aktivierender Pflege in Eigenverantwortung (§ 6) explizit Rechnung getragen (s. u.).

Subsidiarität
Nur als unterstützendes Angebot tangiert wohlfahrtsstaatliche Hilfe nicht das Recht jedes Einzelnen „auf die freie Entfaltung seiner Persönlichkeit, soweit er nicht die Rechte anderer verletzt und nicht gegen die verfassungsmäßige Ordnung oder das Sittengesetz verstößt" (Art. 2 Abs. 1 GG). Eingedenk der Gefahr „sozialstaatlicher Übergriffigkeit" gab bereits Wilhelm von Humboldt im Jahr 1792 zu bedenken: „Anordnungen des Staates aber führen immer mehr oder minder Zwang mit sich, und selbst wenn dies nicht der Fall ist, so gewöhnen sie den Menschen zu sehr, mehr fremde Belehrung, mehr fremde Hilfe zu erwarten, als selbst auf Auswege zu denken" [4]. Vor diesem Hintergrund hat das Subsidiaritätsprinzip bedeutsam eine konstitutive Bedeutung als übergeordnetes Wirkprinzip des Systems der sozialen Sicherung [5–7]. Im SGB XI findet dies seinen Niederschlag wiederum im § 6 Eigenverantwortung sowie im § 8 Gemeinsame Verantwortung, der die pflegerische Versorgung der Bevölkerung als eine übergeordnete gesamtgesellschaftliche Aufgabe herausstellt (s. u. „Solidarität"), und dies in Übereinstimmung mit der Ottawa-Charta zur Gesundheitsförderung der Weltgesundheitsorganisation (World Health Organization – WHO) vom 21.11.1986. Sie bestimmt nämlich als zwei der fünf prioritären Handlungsfelder: gesundheitsbezogene Gemeinschaftsaktionen unterstützen („Strengthen community action") sowie persönliche Kompetenzen entwickeln („Develop personal skills") [8].

Subsidiarität besagt, dass dem Einzelnen – seine Eigenverantwortung, Selbstbestimmung und -verwirklichung respektierend – oder aber seinem gesellschaftlichen Umfeld bzw. regionalen Instanzen das zu überlassen ist, was eigenständig bzw. in (regionaler) institutioneller Zuständigkeit zu leisten ist (s. u. „Ergänzender Charakter der Leistungen der SPV") [2]. Zudem sind zur Unterstützung der häuslichen Pflege Leistungen für Pflegepersonen vorgesehen (s. u. „Vorrang der häuslichen Pflege"). Schließlich sind im Hinblick auf die nachrangige Zuständigkeit der SPV frühzeitig alle geeigneten Leistungen zur Prävention, zur Krankenbehandlung, zur medizinischen Rehabilitation sowie ergänzenden Leistungen in vollem Umfang zu nutzen (s. u. „Vorrang von Prävention und Rehabilitation"). Die Pflegeversicherung bietet also konzeptionell mit ihren primär ergänzenden Leistungen und mit ihrem bewusst nur unterstützenden, also das Risiko der Pflegebedürftigkeit nicht vollständig kompensierenden Charakter im Sinne einer *Teilabsicherung* (lediglich) eine zusätzliche

Hilfe zur Selbsthilfe, auch unter der Zielsetzung der Vermeidung von Entmündigung, Abhängigkeit (s. u.) oder Freiheitsbeschränkung.

Solidarität

Sie ist das Komplement der Subsidiarität, aber diesbezüglich quasi zweitinstanzlich. In gegenseitiger Verpflichtung sind sowohl der Einzelne und als auch die Gemeinschaft für das individuelle Wohlergehen sowie für das geordnete Gemeinwohl im Sozialstaat (mit-)verantwortlich, als „Gemeinsame Verantwortung" im SGB XI wie folgt verbrieft: „(1) Die pflegerische Versorgung der Bevölkerung ist eine gesamtgesellschaftliche Aufgabe. (2) Die Länder, die Kommunen, die Pflegeeinrichtungen und die Pflegekassen wirken unter Beteiligung des Medizinischen Dienstes eng zusammen, um eine leistungsfähige, regional gegliederte, ortsnahe und aufeinander abgestimmte ambulante und stationäre pflegerische Versorgung der Bevölkerung zu gewährleisten. Sie tragen zum Ausbau und zur Weiterentwicklung der notwendigen pflegerischen Versorgungsstrukturen bei; das gilt insbesondere für die Ergänzung des Angebots an häuslicher und stationärer Pflege durch neue Formen der teilstationären Pflege und Kurzzeitpflege sowie für die Vorhaltung eines Angebots von Pflege ergänzenden Leistungen zur medizinischen Rehabilitation. Sie unterstützen und fördern darüber hinaus die Bereitschaft zu einer humanen Pflege und Betreuung durch hauptberufliche und ehrenamtliche Pflegekräfte sowie durch Angehörige, Nachbarn und Selbsthilfegruppen und wirken so auf eine neue Kultur des Helfens und der mitmenschlichen Zuwendung hin" (§ 8 SGB XI).

Die SPV wurde nach dem *Solidarprinzip* konzipiert. Unter den Schutz der SPV fallen verpflichtend alle gesetzlich Krankenversicherten. Träger der SPV sind die Pflegekassen. Ihre Aufgaben werden von den Krankenkassen wahrgenommen. Die zu bemessenden Beiträge der versicherungspflichtig Beschäftigten werden in der Regel jeweils zur Hälfte von ihnen selbst und ihren Arbeitgebern getragen (*paritätische Umlagefinanzierung*). Dabei hat die solidarisch finanzierte Institution der Pflegeversicherung „die Aufgabe, Pflegebedürftigen Hilfe zu leisten, die wegen der Schwere der Pflegebedürftigkeit auf solidarische Unterstützung angewiesen sind" (§ 1 Abs. 4 SGB XI).

Nachhaltigkeit

Als Handlungsmaxime zielt sie kontextabhängig auf einen effizienten, umweltschonenden und generationengerechten Ressourceneinsatz unter zukunftsorientierter Rücksichtnahme auf beteiligte Systeme. Dabei geht es auch Kontinuitätsgewährleistung mit der Zielsetzung von Dauerhaftigkeit, Stabilität oder Langlebigkeit, in sozialversicherungsrechtlicher Hinsicht unter dem Aspekt von Finanzierbarkeit und sogenanntem Generationenvertrag. Bezüglich systemischer Nachhaltigkeitsverpflichtung bleiben allerdings etwa grundgesetzliche verbürgte Gewährleistungsgarantie für den Einzelnen außer Betracht [9].

Aufgrund der nur bedingten Vorhersehbarkeit von Handlungsfolgen und Modellannahmen sind Nachhaltigkeitserwägungen immer auch mit dem Moment der *Korrigierbarkeit*, insbesondere unter dem Aspekt der sozialpolitischen Abwägung der Allgemeininteressen, verknüpft. Dem wurde Rechnung getragen, indem Konzeption und Leistungen der SPV seit ihrem Bestehen beständig dem aktuellen wissenschaftlichen Erkenntnisstand und den sozialen Anforderungen durch Gesetzesnovellen und Änderungen der untergesetzlichen Vorschriften modifiziert wurde. Der Weiterentwicklung der SPV dienen zudem nach § 8 Abs. 3 SGB XI „Maßnahmen wie Modellvorhaben, Studien, wissenschaftliche Expertisen und Fachtagungen zur Weiterentwicklung der Pflegeversicherung, insbesondere zur Entwicklung neuer qualitätsgesicherter Versorgungsformen für Pflegebedürftige". Dazu gehört beispielsweise, dass neue Wohnformen, Leistungen der häuslichen Betreuung durch Betreuungsdienste oder Maßnahmen zur Kompetenzförderung Pflegender gefördert und evaluiert werden.

Durch die strukturelle Anbindung an die GKV ist auch die soziale Pflegeversicherung nach § 70 Fünftes Buch Sozialgesetzbuch (SGB V) den *allgemeinen Grundsätzen der Qualität, Humanität und Wirtschaftlichkeit* verpflichtet [BT-Drs. 12/5262]. Gerade dem Humanitätsaspekt wird im § 8 Abs. 2 SGB XI besonders Rechnung getragen: Pflegekassen, öffentliche Hand und Pflegeeinrichtungen „unterstützen und fördern darüber hinaus die Bereitschaft zu einer humanen Pflege ... wirken so auf eine neue Kultur des Helfens und der mitmenschlichen Zuwendung hin." Die qualitativ adäquate und humane Pflege ist entsprechend § 4 Abs. 3 SGB XI gemäß dem Wirtschaftlichkeitsgebot zu erbringen: „Pflegekassen, Pflegeeinrichtungen und Pflegebedürftige haben darauf hinzuwirken, dass die Leistungen wirksam und wirtschaftlich erbracht und nur im notwendigen Umfang in Anspruch genommen werden."

Im ersten Kapitel des SGB XI „Allgemeine Vorschriften" werden folgende *normative Ziele* der SPV aufgeführt:

Selbstbestimmung (§ 2)
„(1) Die Leistungen der Pflegeversicherung sollen den Pflegebedürftigen helfen, trotz ihres Hilfebedarfs ein möglichst selbständiges und selbstbestimmtes Leben zu führen, das der Würde des Menschen entspricht. Die Hilfen sind darauf auszurichten, die körperlichen, geistigen und seelischen Kräfte der Pflegebedürftigen, auch in Form der aktivierenden Pflege, wiederzugewinnen oder zu erhalten."

Vorrang der häuslichen Pflege (§ 3)
„Die Pflegeversicherung soll mit ihren Leistungen vorrangig die häusliche Pflege und die Pflegebereitschaft der Angehörigen und Nachbarn unterstützen, damit die Pflegebedürftigen möglichst lange in ihrer häuslichen Umgebung bleiben können. Leistungen der teilstationären Pflege und der Kurzzeitpflege gehen den Leistungen der vollstationären Pflege vor." Dies wird unterstützt durch Leistungen zur sozialen Sicherung der Pflegepersonen, zusätzliche Leistungen bei Pflegezeit und kurzzeitiger

Arbeitsverhinderung sowie Pflegekurse für Angehörige und ehrenamtliche Pflegepersonen (§§ 44–45 SGB XI) sowie Angebote zur Unterstützung im Alltag, Entlastungsbetrag, Förderung der Weiterentwicklung der Versorgungsstrukturen und des Ehrenamts sowie der Selbsthilfe (§§ 45a ff. SGB XI).

Ergänzender Charakter der Leistungen der SPV (§ 4)
„(2) Bei häuslicher und teilstationärer Pflege ergänzen die Leistungen der Pflegeversicherung die familiäre, nachbarschaftliche oder sonstige ehrenamtliche Pflege und Betreuung. Bei teil- und vollstationärer Pflege werden die Pflegebedürftigen von Aufwendungen entlastet, die für ihre Versorgung nach Art und Schwere der Pflegebedürftigkeit erforderlich sind (pflegebedingte Aufwendungen), die Aufwendungen für Unterkunft und Verpflegung tragen die Pflegebedürftigen selbst."

Prävention in Pflegeeinrichtungen (§ 5)
„(1) Die Pflegekassen sollen Leistungen zur Prävention in stationären Pflegeeinrichtungen ... erbringen, indem sie unter Beteiligung der versicherten Pflegebedürftigen und der Pflegeeinrichtung Vorschläge zur Verbesserung der gesundheitlichen Situation und zur Stärkung der gesundheitlichen Ressourcen und Fähigkeiten entwickeln sowie deren Umsetzung unterstützen ... Der Spitzenverband Bund der Pflegekassen legt unter Einbeziehung unabhängigen Sachverstandes die Kriterien für die Leistungen ... fest, insbesondere hinsichtlich Inhalt, Methodik, Qualität, wissenschaftlicher Evaluation und der Messung der Erreichung der mit den Leistungen verfolgten Ziele."

Vorrang von Prävention und medizinischer Rehabilitation (§ 5)
„(3) Bei der Wahrnehmung ihrer Aufgaben ... sollen die Pflegekassen zusammenarbeiten und kassenübergreifende Leistungen zur Prävention erbringen.

(4) Die Pflegekassen wirken ... bei den zuständigen Leistungsträgern darauf hin, dass frühzeitig alle geeigneten Leistungen zur Prävention, zur Krankenbehandlung und zur medizinischen Rehabilitation eingeleitet werden, um den Eintritt von Pflegebedürftigkeit zu vermeiden.

(5) Die Pflegekassen beteiligen sich an der nationalen Präventionsstrategie nach den §§ 20d bis 20f des Fünften Buches ...

(6) Die Leistungsträger haben im Rahmen ihres Leistungsrechts auch nach Eintritt der Pflegebedürftigkeit ihre Leistungen zur medizinischen Rehabilitation und ergänzenden Leistungen in vollem Umfang einzusetzen und darauf hinzuwirken, die Pflegebedürftigkeit zu überwinden, zu mindern sowie eine Verschlimmerung zu verhindern."

Eigenverantwortung (§ 6)
„(1) Die Versicherten sollen durch gesundheitsbewusste Lebensführung, durch frühzeitige Beteiligung an Vorsorgemaßnahmen und durch aktive Mitwirkung an Krankenbehandlung und Leistungen zur medizinischen Rehabilitation dazu beitragen, Pflegebedürftigkeit zu vermeiden.

(2) Nach Eintritt der Pflegebedürftigkeit haben die Pflegebedürftigen an Leistungen zur medizinischen Rehabilitation und der aktivierenden Pflege mitzuwirken, um die Pflegebedürftigkeit zu überwinden, zu mindern oder eine Verschlimmerung zu verhindern."

Den Anforderungen des täglichen Lebens selbständig und aus eigener Kraft nicht mehr gewachsen zu sein, bedeutet *Abhängigkeit*.[28] Anhaltende Abhängigkeit von pflegerischen Maßnahmen kann den Persönlichkeitsrechten entgegenstehen und Autonomieverlust besiegeln [11]. Bei der Weiterentwicklung der SPV ab dem Jahr 2009 wurden daher folgerichtig dem sozialrechtlich determinierten Begriff der Pflegebedürftigkeit anstelle des solitären Aspekts des Angewiesenseins auf fremde Hilfe („Hilfebedürftigkeit")[29] die Charakteristika der Beeinträchtigung der *Selbständigkeit* bzw. der *Fähigkeiten* intentional zugrunde gelegt (s. Kap. 6.2). So wird seit dem Jahr 2017 Pflegebedürftigkeit nach § 14 SGB XI wie folgt neu definiert:

> „Pflegebedürftig im Sinne dieses Buches sind Personen, die gesundheitlich bedingte *Beeinträchtigungen der Selbständigkeit oder der Fähigkeiten* aufweisen und deshalb der Hilfe durch andere bedürfen."

Die *Leistungsarten der SPV* zur Unterstützung der oben genannten Ziele werden gemäß SGB I unterschieden in Dienst-, Sach- und Geldleistungen. Sie werden als *Sozialleistungen* bezeichnet. Die Abgrenzung der Zuständigkeit der *Leistungsträger* ergibt sich aus den besonderen Teilen des Gesetzbuchs. Zu nennen ist hier beispielsweise die Unterscheidung der häuslichen Krankenpflege und Haushaltshilfe durch GKV gemäß SGB V gegenüber den Leistungen bei häuslicher Pflege durch SPV gemäß SGB XI. Als deren Leistungen werden nach § 21a Abs. 1 SGB I aufgeführt:

---

28 Demgegenüber zeichnet sich eine autonome Person nach einer gängigen Auffassung gerade dadurch aus, nicht nur über den eigenen, mit selbsterwogenen Entwürfen zur Deckung gebrachten Aktionsradius persönlich frei entscheiden zu können, sondern auf der Grundlage solcher Erwägungen außerdem handlungsfähig zu sein [10].
29 Bis zum Jahr 2016 galt gemäß § 14 SGB XI: „Pflegebedürftig im Sinne dieses Buches sind Personen, die wegen einer körperlichen, geistigen oder seelischen Krankheit oder Behinderung für die gewöhnlichen und regelmäßig wiederkehrenden Verrichtungen im Ablauf des täglichen Lebens auf Dauer, voraussichtlich für mindestens 6 Monate, in erheblichem oder höherem Maße (§ 15 SGB XI) der Hilfe bedürfen."

1. Leistungen bei häuslicher Pflege
   a. Pflegesachleistung
   b. Pflegegeld für selbst beschaffte Pflegehilfen
   c. häusliche Pflege bei Verhinderung der Pflegeperson
   d. Pflegehilfsmittel und technische Hilfen
2. teilstationäre Pflege und Kurzzeitpflege
3. Leistungen für Pflegepersonen, insbesondere
   a. soziale Sicherung
   b. Pflegekurse
4. vollstationäre Pflege

Dafür zuständig sind nach § 21a Abs. 2 SGB I die bei den Krankenkassen errichteten Pflegekassen. So ist als Träger der Pflegeversicherung bei jeder Krankenkasse eine Pflegekasse eingerichtet. *Pflegekassen* sind rechtsfähige Körperschaften des öffentlichen Rechts mit Selbstverwaltung, deren Organe mit denen der gesetzlichen Krankenkassen identisch sind (§ 46 SGB XI). Die Landesverbände der Krankenkassen nehmen die Aufgaben auf Landesebene wahr (§ 52 SGB XI). Die gesetzlichen Kranken- und Pflegekassen tragen je die Hälfte der Umlagefinanzierung des *Medizinischen Dienstes* (§ 280 Abs. 1 SGB V).

Der *Spitzenverband Bund der Krankenkassen* (GKV-Spitzenverband) nimmt die Aufgaben des Spitzenverbandes Bund der Pflegekassen wahr (§ 53 SGB XI). Er erließ gemäß § 53a SGB XI a. F. nach Zustimmung des Bundesministeriums für Gesundheit (BMG) die Aufgaben des Medizinischen Dienstes betreffende verbindliche *Richtlinien*.

Die Richtlinienkompetenz wurde mit dem Gesetz für bessere und unabhängigere Prüfungen (MDK-Reformgesetz) dem Medizinischen Dienst Bund gemäß § 281 SGB V übertragen. Die Medizinischen Dienste haben den Medizinischen Dienst Bund bei der Wahrnehmung seiner ihm im SGB XI zugewiesenen Aufgaben zu unterstützen (§ 53c SGB XI). Der Medizinische Dienst Bund koordiniert und fördert die Durchführung der Aufgaben und die Zusammenarbeit der Medizinischen Dienste in pflegefachlichen und organisatorischen Fragen. Er berät den Spitzenverband Bund der Pflegekassen in allen pflegerischen Fragen. Zudem erlässt er unter Beachtung des geltenden Leistungs- und Leistungserbringungsrechts und unter fachlicher Beteiligung der Medizinischen Dienste Richtlinien u. a.

- zur Dienstleistungsorientierung nach § 18b SGB XI,
- über Grundsätze zur Fort- und Weiterbildung für den Bereich der sozialen Pflegeversicherung,
- zur Durchführung und Sicherstellung einer einheitlichen Begutachtung sowie zur Qualitätssicherung der Begutachtung,
- zur Zusammenarbeit der Pflegekassen mit den Medizinischen Diensten und
- zu den von den Medizinischen Diensten zu übermittelnden Berichten und Statistiken.

Die Richtlinien sind für die Medizinischen Dienste verbindlich und bedürfen der Genehmigung des Bundesministeriums für Gesundheit (§ 53d SGB XI).

Das Beitragsrecht der sozialen Pflegeversicherung ist hinsichtlich der Grundlagen der Beitragsberechnung im Wesentlichen dem der gesetzlichen Krankenversicherung angeglichen (Einzelheiten s. Kap. 15). Jedoch wurde der Beitragssatz durch den Gesetzgeber festgesetzt. Seit der Pflegereform beträgt der *bundeseinheitliche Beitragssatz* mit Ausnahme einiger Personenkreise unter Berücksichtigung der Bemessungsgrenze mittlerweile 3,05 Prozent der beitragspflichtigen Einnahmen der Mitglieder (§§ 54 ff. SGB XI). Im Gegensatz zum Risikostrukturausgleich der Krankenkassen werden über den vom Bundesversicherungsamt durchgeführten *bundesweiten Finanzausgleich* zwischen den Pflegekassen die tatsächlichen Ausgaben ausgeglichen. Dieser ist Ausdruck des politischen Willens, einen Wettbewerb zwischen den Pflegekassen zu vermeiden und verleiht dem Wirtschaftlichkeitsgebot besondere Bedeutung (§ 66 SGB XI).

Die Pflegekassen haben die Aufgabe zur *Beratung und Aufklärung* der Versicherten hinsichtlich ihrer Eigenverantwortung für eine der Pflegebedürftigkeit vorbeugende Lebensführung sowie hinsichtlich der mit der Pflegebedürftigkeit zusammenhängenden Fragen (Einzelheiten s. Kap. 11). Auf eine Teilnahme an gesundheitsfördernden Maßnahmen haben die Pflegekassen hinzuwirken. Seit dem 01.01.2009 haben Personen, die Leistungen nach dem SGB XI erhalten, Anspruch auf individuelle *Pflegeberatung* bei der Auswahl und Inanspruchnahme von Sozialleistungen sowie sonstigen Hilfsangeboten, die auf die Unterstützung von Menschen mit Pflege-, Versorgungs- oder Betreuungsbedarf ausgerichtet sind (§ 7a SGB XI). Seit Inkrafttreten des Gesetzes zur Neuausrichtung der Pflegeversicherung (Pflege-Neuausrichtungs-Gesetz – PNG) im Jahr 2012 hat die Pflegekasse dem Antragsteller unmittelbar nach Eingang eines erstmaligen Antrags auf Leistungen nach dem SGB XI sowie weiterer Anträge auf Leistungen unter Angabe einer Kontaktperson einen konkreten Beratungstermin anzubieten, der spätestens innerhalb von zwei Wochen nach Antragseingang durchzuführen ist, oder einen *Beratungsgutschein* auszustellen, in dem Beratungsstellen benannt sind, bei denen er zu Lasten der Pflegekasse innerhalb von zwei Wochen nach Antragseingang eingelöst werden kann (§ 7b SGB XI). Zur wohnortnahen Beratung, Versorgung und Betreuung der Versicherten sind seitens der Pflegekassen und Krankenkassen *Pflegestützpunkte* einzurichten, sofern die zuständige oberste Landesbehörde dies bestimmt. Die Einrichtung muss innerhalb von sechs Monaten nach der Bestimmung durch die oberste Landesbehörde erfolgen (§ 7c SGB XI).

Nicht zuletzt sind die Pflegekassen für die *Sicherstellung der pflegerischen Versorgung* ihrer Versicherten verantwortlich. Sie sind dabei zur engen Zusammenarbeit mit allen an der pflegerischen, gesundheitlichen und sozialen Versorgung Beteiligten verpflichtet. Sie haben darauf hinzuwirken, dass Mängel der pflegerischen Versorgung beseitigt werden und stellen insbesondere sicher, dass im Einzelfall ärztliche Behandlung, medizinische Behandlungspflege, rehabilitative Maßnahmen, Grundpflege und hauswirtschaftliche Versorgung nahtlos und störungsfrei ineinandergreifen (*Koordination*). Besondere Bedeutung erhält in diesem Zusammenhang bereits seit Inkrafttreten des Pflege-Weiterentwicklungsgesetzes am 01.07.2008 zusätzlich zur Pflegeberatung die *integrierte Versorgung* (§§ 92b SGB XI).

Literatur

[1] Ladeur K-H. Sozial- und Wirtschaftspolitik als Felder unmittelbarer staatlicher Zuwendung: In: Ladeur K-H. Der Staat gegen die Gesellschaft: zur Verteidigung der Rationalität der „Privatrechtsgesellschaft": Tübingen: Mohr Siebeck; 2006.
[2] Gaertner T, Mittelstaedt G von. Die Begutachtung zur Feststellung der Pflegebedürftigkeit. Eine normative Betrachtung aus sozialmedizinischer Perspektive. ASU. 2019;54(8):491–498.
[3] Höffe O. Gibt es christliche Politik – und wenn ja, warum und wie viel? FAZ vom 15.04.2019.
[4] Humboldt W von. Ideen zu einem Versuch die Grenzen der Wirksamkeit des Staates zu bestimmen [seinerzeit (1792) unveröffentlicht]. Ditzingen: Reclam; 1986.
[5] Brennecke R. Prinzipien der Gesundheitssicherung. In: Gostomzyk JG. Angewandte Sozialmedizin. Handbuch für Weiterbildung und Praxis. 5. Erg.Lfg. 12/2004. Landsberg/ Lech: ecomed; 2004.
[6] Gansweid B. Anforderungen an die Begutachtung von Pflegehilfsmitteln unter Berücksichtigung des Subsidiaritätsprinzips. Med Sach. 2005;101:191–193.
[7] Kesselheim H. Aktuelle Probleme bei der Pflegeversicherung – juristische Aspekte. Med Sach. 2000;96:40–43.
[8] World Health Organization (WHO). Ottawa Charter for Health Promotion. 1986 [Zugriff: 05.08.2019]. URL: http://www.euro.who.int/de/publications/policy-documents/ottawa-charter-for-health-promotion,-1986
[9] Hebeler T. Nachhaltigkeit der Sozialsysteme unter verfassungsrechtlichen Gesichtspunkten. NZS. 2018;21:848–852.
[10] Beauchamp TL, Childress JF. Principles of Biomedical Ethics. 7th edition. Oxford: Oxford UniversityPress; 2013.
[11] Niehoff J-U. Hilfsbedürftigkeit des Menschen – Dimensionen einer sozialen Herausforderung. In: Gaertner T, von Mittelstaedt G, Hrsg. Die soziale Pflegeversicherung. Erfahrungen der MDK-Gemeinschaft in der Begutachtung, Qualitätsprüfung und Beratung. Bilanz und Ausblick. Münster: Daedalus Verlag; 2005.

3.4 Sozialmedizinische Dimensionen bei der Begutachtung, Qualitätsprüfung, Beratung und Fortbildung im Auftrag der sozialen Pflegeversicherung

Thomas Gaertner

3.4.1 Allgemeine sozialmedizinische Grundlagen der sachverständigen Aufgaben des Medizinischen Dienstes

Das Sozialgesetzbuch (SGB) enthält die rechtlichen Grundlagen der Obliegenheiten des Medizinischen Dienstes der Krankenversicherung (MDK) als föderal organisierte, unabhängige und unparteiische sozialmedizinische Sachverständigeninstitution innerhalb der Solidargemeinschaft aus gesetzlicher Krankenversicherung (GKV) mit der ihr organisatorisch eingegliederten sozialen Pflegeversicherung (SPV). Als Teil der GKV mit der ihr zugeordneten SPV ist der MDK den allgemeinen Grundsätzen der Qualität, Humanität und Wirtschaftlichkeit nach § 70 Fünftes Buch Sozialgesetzbuch (SGB V) sowie den systemimmanenten Prinzipien und normativen Zielen der SPV gemäß dem Elften Buch Sozialgesetzbuch (SGB XI) verpflichtet. Innerhalb des jeweiligen Bundesland ist der MDK derzeit entweder in der Rechtsform einer Körperschaft des öffentlichen Rechts (K. d. ö. R.) oder der eines eingetragenen Vereins (e. V.), infolge des Gesetzes für bessere und unabhängigere Prüfungen (MDK-Reformgesetz) zukünftig unter der Bezeichnung Medizinischer Dienst (MD) ausschließlich als Körperschaft des öffentlichen Rechts organisiert.

Der MDK wurde vom Gesetzgeber als kassenartenübergreifende Arbeitsgemeinschaft institutionalisiert, sinnfällig durch die Bezeichnung Medizinischer Dienst der Kranken*versicherung* – und eben nicht Krankenkassen [1]. Der MDK wird in seiner Funktion zwar auftragsbezogen tätig, ist jedoch in seiner medizinisch-fachlichen Bewertung unabhängig und frei von Anbieterinteressen [2,3]. Gewährleistet wird die Unabhängigkeit (eigener Finanzhaushalt und Stellenplan, Freiheit vor der Möglichkeit externer Einflussnahme) dadurch, dass die zur Finanzierung der Aufgaben des MDK erforderlichen Mittel von den Kranken- und Pflegekassen durch eine Umlage aufgebracht werden. Die Mittel sind im Verhältnis der Zahl der Mitglieder der einzelnen Kassen mit Wohnort im Einzugsbereich des Medizinischen Dienstes aufzuteilen (s. Kap. 15).

Die fundamentale Voraussetzung des *Sachverständigenstatus* der MDK-Gutachter ist außer der *Unabhängigkeit* ihre *(Kern-)Kompetenz* im Sinne der Basisqualifikation für die jeweiligen Fachaufgaben (Fachwissen und Sachkenntnis) einschließlich der Pflicht zur Fortbildung sowie der Möglichkeit des Wissenserwerbs und des Erfahrungsaustauschs (s. Kap. 3.5). Die primären Qualifikationsanforderungen ergeben sich derzeit aus den „Richtlinien des GKV-Spitzenverbandes zur Zusammenarbeit der Pflegekassen mit anderen unabhängigen Gutachtern (Unabhängige Gutachter-Richtlinien – UGu-RiLi) nach § 53b SGB XI". Zukünftig wird infolge des MDK-Reformgesetzes die Richtlinienkompetenz beim Medizinischen Dienst Bund (MD Bund) liegen

(§ 53d SGB XI). Ein weiteres sozialmedizinisch bedeutsames Charakteristikum des Sachverständigenstatus ist neben der Verpflichtung zur *Gewissenhaftigkeit* im Sinne der sorgfältigen Ermittlung der Tatbestände, der nachvollziehbaren Begründung der Ergebnisse unter Berücksichtigung des aktuellen Stands der wissenschaftlichen Erkenntnisse und gemäß SGB der Beachtung der Richtlinien sowie der Verpflichtung zur *Verschwiegenheit* insbesondere wesentlich die *Weisungsfreiheit*. In § 2 Abs. 4 der (Muster-)Berufsordnung für die in Deutschland tätigen Ärzte (MBO-Ä) ist nämlich folgendes festgesetzt: „Ärztinnen und Ärzte dürfen hinsichtlich ihrer ärztlichen Entscheidungen keine Weisungen von Nichtärzten entgegennehmen." Letztlich haben die Sachverständigen des Medizinischen Dienstes die Pflicht zur *Unparteilichkeit* bzw. *Unbefangenheit*. Die beiden synonym zu verwenden Begriffe bezeichnen die Trias aus Neutralität, Objektivität und Unvoreingenommenheit [4,5].

Neutralität im gutachtlichen Sinne bedeutet die Ausrichtung des Urteils an rein rechtlichen Kriterien unbeeinflusst von Emotionen, Eigeninteressen und innerer Einstellung, die Ausgewogenheit in der Erhebung, Darstellung und Beurteilung des Sachverhalts ohne Bevorzugung eines Beteiligten bzw. ohne Parteinahme für Versicherte, Zugehörige, Leistungserbringer oder Auftragnehmer sowie die Freiheit von der Beeinflussung durch einen weltanschaulichen Standpunkt.

Objektivität im gutachtlichen Sinne verlangt die Ausrichtung des Urteils an fachlichen Kriterien, d. h. die Orientierung am „allgemein anerkannten Stand" der wissenschaftlichen Erkenntnis bzw. an bestverfügbarer Evidenz (lege artis, *state of the art, best practice, evidence-based medicine, evidence-based nursing* etc.)

Unvoreingenommenheit im gutachtlichen Sinne ist die Ausrichtung des Urteils an sachlichen Kriterien im Sinne eines vorurteilsfreien, ergebnisoffenen, überprüfbaren und nachvollziehbaren („transparenten") Vorgehens.

Die für die wissenschaftlich fundierte, fachgebietsübergreifende und interdisziplinär angelegte Expertentätigkeit verantwortlichen Gutachter des MDK sind aufgrund des auf die medizinische und pflegerische Versorgung ausgerichteten *Aufgabenspektrums* dem Bereich der *praktischen Sozialmedizin* zuzuordnen. Die vom Gesetzgeber dem MDK übertragenen Hauptaufgaben im Auftrag der gesetzlichen Kranken- und Pflegekassen sowie ihrer Verbände werden grundsätzlich unterschieden in sozialmedizinische Begutachtung, Beratung und Qualitätsprüfung. Hinzu kommen die vom MDK durchgeführten Fortbildungsmaßnahmen, insbesondere die für die Sozialleistungsträger (s. u.) [5–7]. Zusammenfassend als *sachverständige sozialmedizinische Stellungnahmen* bezeichnet sind sie im Kontext des SGB XI wie folgt gekennzeichnet:

Begutachtungen von Versicherten sind einzelfallbezogene sachverständige Stellungnahmen zur Beantwortung von Fragen, mit Bezug zum SGB XI unter anderem zu folgenden Anlassgruppen: Pflegebedürftigkeit, wohnumfeldverbessernde Maßnahmen, Hilfsmittelversorgung, Heilmittel als Einzelleistung, präventive Maßnahmen, medizinische Rehabilitation, Ansprüche gegenüber Dritten einschließlich Behandlungs- bzw. Pflegefehlern.

Beratungen zu Grundsatz- und Versorgungsfragen sind grundsätzliche schriftlich verfasste oder mündlich formulierte sachverständige Stellungnahmen mit Abgabe von Empfehlungen hinsichtlich der Gestaltung der medizinischen bzw. pflegerischen Versorgung. Zu den Beratungen zählen unter anderem die Erstellung von Expertisen, die Mitwirkung bei der Entwicklung von Richtlinien und bei Projekten, die sozialmedizinisch fach- und sachkundige Vertretung in Gremien und Ausschüssen auf Landes- und Bundesebene, die Teilnahme an Verhandlungen, die Referententätigkeit sowie die Publikation von Fachbeiträgen.

Qualitätsprüfungen bei ambulanten Pflegeeinrichtungen (Pflegediensten) und in stationären Pflegeeinrichtungen (Pflegeheimen) stellen als ebenfalls primär von einem konkreten Einzelfall unabhängige Stellungnahme eine Sonderform der Beratung dar, die allerdings durch Inaugenscheinnahme bestimmter pflegebedürftiger Klienten der zu prüfenden Einrichtung im Sinne einer Stichprobenerhebungen ergänzt werden. Die in diesem Rahmen erstellten fachkundigen Analysen mit Beratungsansatz führen zur Abgabe von Empfehlungen. Die Ergebnisse der vom MDK bundesweit durchgeführten Qualitätsprüfungen werden im Abstand von drei Jahren in einem Qualitätsbericht zusammengefasst.

Fortbildungen für Sozialleistungsträger dienen in erster Linie der Koordinierung, Standardisierung und Harmonisierung des sozialmedizinischen Leistungsgeschehens im Rahmen des Sicherstellungsauftrags gemäß § 12 SGB XI und der richtlinienkonformen Zusammenarbeit nach § 283 SGB V i. V. m. § 53d SGB XI.

Der Medizinische Dienst ist also einerseits mitverantwortlich für die Struktur-, Prozess- und Ergebnisqualität des sozialmedizinischen Leistungsgeschehens und andererseits mit seinen sachverständigen Stellungnahmen an der *Mitgestaltung und Weiterentwicklung* des Systems der sozialen Sicherung beteiligt. Nach § 8 SGB XI ist dies im Hinblick auf die Gewährleistung der pflegerischen Versorgung explizit wie folgt festgeschrieben: „Die Länder, die Kommunen, die Pflegeeinrichtungen und die Pflegekassen wirken *unter Beteiligung des Medizinischen Dienstes* eng zusammen, um eine leistungsfähige, regional gegliederte, ortsnahe und aufeinander abgestimmte ambulante und stationäre pflegerische Versorgung der Bevölkerung zu gewährleisten."

Der Medizinische Dienst erfüllt eigenverantwortlich seine hoheitlichen sozialmedizinischen Aufgaben im Auftrag der als Behörden geltenden gesetzlichen Kranken- und Pflegekassen, die gemäß § 20 Zehntes Buch Sozialgesetzbuch (SGB X) nach folgenden *Untersuchungsgrundsätzen* arbeiten:

„(1) Die Behörde ermittelt den Sachverhalt von Amts wegen. Sie bestimmt Art und Umfang der Ermittlungen; an das Vorbringen und an die Beweisanträge der Beteiligten ist sie nicht gebunden.

(2) Die Behörde hat alle für den Einzelfall bedeutsamen, auch die für die Beteiligten günstigen Umstände zu berücksichtigen.

(3) Die Behörde darf die Entgegennahme von Erklärungen oder Anträgen, die in ihren Zuständigkeitsbereich fallen, nicht deshalb verweigern, weil sie die Erklärung oder den Antrag in der Sache für unzulässig oder unbegründet hält."

Die Pflegekasse bedient sich als Behörde der *Beweismittel*, die sie nach pflichtgemäßem Ermessen zur Ermittlung des Sachverhalts für erforderlich hält (§ 21 SGB X). Der Medizinische Dienst bezieht sich als ihr Sachverständigendienst auf durch die Pflegekasse zur Verfügung gestellte Beweismittel bzw. wird im Auftrag der nach den genannten Grundsätzen arbeitenden Pflegekassen tätig. Zu den Beweismitteln nach § 21 SGB X zählen insbesondere
1. Auskünfte jeder Art einholen,
2. Beteiligte anhören, Zeugen und Sachverständige vernehmen oder die schriftliche oder elektronische Äußerung von Beteiligten, Sachverständigen und Zeugen einholen,
3. Urkunden und Akten beiziehen,
4. den Augenschein einnehmen.

Die gesetzlichen Regelungen für die Aufgaben des Medizinischen Dienstes beim Verfahren zur Feststellung der Pflegebedürftigkeit, der sogenannten *Pflegebegutachtung*, finden sich in § 18 Abs. 1 SGB XI: „Die Pflegekassen beauftragen den Medizinischen Dienst oder andere unabhängige Gutachter mit der Prüfung, ob die Voraussetzungen der Pflegebedürftigkeit erfüllt sind und welcher Pflegegrad vorliegt. Im Rahmen dieser Prüfungen haben der Medizinische Dienst oder die von der Pflegekasse beauftragten Gutachter durch eine Untersuchung des Antragstellers die Beeinträchtigungen der Selbständigkeit oder der Fähigkeiten bei den in § 14 Absatz 2 genannten Kriterien nach Maßgabe des § 15 sowie die voraussichtliche Dauer der Pflegebedürftigkeit zu ermitteln. Darüber hinaus sind auch Feststellungen darüber zu treffen, ob und in welchem Umfang Maßnahmen zur Beseitigung, Minderung oder Verhütung einer Verschlimmerung der Pflegebedürftigkeit einschließlich der Leistungen zur medizinischen Rehabilitation geeignet, notwendig und zumutbar sind; insoweit haben Versicherte einen Anspruch gegen den zuständigen Träger auf Leistungen zur medizinischen Rehabilitation. Jede Feststellung hat zudem eine Aussage darüber zu treffen, ob Beratungsbedarf insbesondere in der häuslichen Umgebung oder in der Einrichtung, in der der Anspruchsberechtigte lebt, hinsichtlich Leistungen zur verhaltensbezogenen Prävention nach § 20 Absatz 5 SGB V besteht."

Die gesetzlichen Regelungen für die Aufgaben des Medizinischen Dienstes zur Durchführung und Ergebnismitteilung sowie zur Kostenregelung und Zusammenarbeit bei den *Qualitätsprüfungen* in Einrichtungen der ambulanten und stationären Pflege finden sich in den §§ 114 ff. SGB XI: „Zur Durchführung einer Qualitätsprüfung erteilen die Landesverbände der Pflegekassen dem Medizinischen Dienst, dem Prüfdienst des Verbandes der privaten Krankenversicherung e. V. im Umfang von 10 Prozent der in einem Jahr anfallenden Prüfaufträge oder den von ihnen bestellten Sachverständigen einen Prüfauftrag. Der Prüfauftrag enthält Angaben zur Prüfart, zum Prüfgegenstand und zum Prüfumfang. Die Prüfung erfolgt als Regelprüfung, Anlassprüfung oder Wiederholungsprüfung."

Die Pflegebegutachtung und die Qualitätsprüfungen sind durch die die gesetzlichen Regelungen konkretisierenden, vom Bundesministerium für Gesundheit (BMG) zu genehmigenden, „Richtlinien zum Verfahren der Feststellung der Pflegebedürftigkeit sowie zur pflegefachlichen Konkretisierung der Inhalte des Begutachtungsinstruments nach dem Elften Buch des Sozialgesetzbuchs (Begutachtungs-Richtlinien – BRi)" sowie die Qualitätsprüfungs-Richtlinien (QPR) im Sinne von Ausführungsbestimmungen verbindlich geregelt (s. Kap. 7 und Kap. 10). Auch die Qualitätssicherung der Pflegebegutachtung und die der Qualitätsprüfungen sind durch Richtlinien geregelt. Die länderübergreifenden Kompetenz-Einheiten der MDK-Gemeinschaft (KE), nämlich Sozialmedizinische Expertengruppen (SEG), Kompetenz-Centren (KC) sowie Sozialmedizinische Foren der MDK-Gemeinschaft, fördern bundesweit Einheitlichkeit, Vergleichbarkeit und Qualitätssicherung der sachverständigen Tätigkeit einschließlich ihrer Evaluation (s. Kap. 3.5).

Den Ansprüchen an die Pflegebegutachtung wird durch ein ausführliches Formulargutachten Rechnung getragen (Einzelheiten s. Kap. 7). Die zu treffenden Empfehlungen können im Einzelfall in die Zuständigkeit anderer Sozialleistungsträger fallen. Daher muss das Gutachten sozialmedizinisch derart erstellt werden, dass es auch für deren Zwecke verwertbar ist. Für die *Zusammenarbeit der Sozialleistungsträger* untereinander gilt (§ 96 Abs. 1 SGB X): „Veranlasst ein Leistungsträger eine ärztliche Untersuchungsmaßnahme oder eine psychologische Eignungsuntersuchungsmaßnahme, um festzustellen, ob die Voraussetzungen für eine Sozialleistung vorliegen, sollen die Untersuchungen in der Art und Weise vorgenommen und deren Ergebnisse so festgehalten werden, dass sie auch bei der Prüfung der Voraussetzungen anderer Sozialleistungen verwendet werden können. Der Umfang der Untersuchungsmaßnahmen richtet sich nach der Aufgabe, die der Leistungsträger, der die Untersuchung veranlasst hat, zu erfüllen hat. Die Untersuchungsbefunde sollen bei der Feststellung, ob die Voraussetzungen einer anderen Sozialleistung vorliegen, verwertet werden."

Mit seinen sozialmedizinischen sachverständigen Stellungnahmen unterstützt der MDK die Pflegekassen und deren Verbände bei ihrer Aufgabe der Sicherstellung der pflegerischen Versorgung ihrer Versicherten (§ 12 SGB XI). Diese Beziehung wird erläutert in einem von der MDK-Gemeinschaft miterarbeiteten Positionspapier, in dem die Spitzenverbände der Krankenkassen „Rolle und Funktion des Medizinischen Dienstes im Verhältnis zu seinen Trägern" in 11 Thesen darlegen. Danach begleitet und unterstützt der MDK als (sozial-)medizinische Sachverständigeninstitution in Dienstleistungsfunktion die gesetzlichen Kranken- und Pflegekassen sowie ihre Verbände bei ihren Entscheidungsprozessen. Dies erfordert die Identifikation des Medizinischen Dienstes mit dem umfassenden Auftrag der GKV und SPV im gesundheitlichen Versorgungssystem, angefangen bei der Auftragsgestaltung bis hin zur Sicherstellung eines bedarfsgerechten pflegerischen Versorgungssystems. Durch gestufte Prozesse können Begutachtungen und Qualitätsprüfungen strukturiert und weitgehend standardisiert werden, so dass sie einen hohen Wirkungsgrad der praktischen sozialmedizinischen Leistungen gewährleisten.

3.4.2 Sozialmedizinisch-methodologische Grundlagen des Verfahrens zur Feststellung der Pflegebedürftigkeit

Die Selbständigkeit und die Fähigkeiten eines Menschen nehmen bei seiner physiologischen Entwicklung vom Kind zum Erwachsenen zu und dann im Alter allmählich wieder ab. Das allgemeine Risiko der durch „gesundheitlich bedingte Beeinträchtigungen der Selbständigkeit oder der Fähigkeiten" hervorgerufene Veränderung von Hilfebedürftigkeit „durch andere" und damit des Eintretens von Pflegebedürftigkeit besteht jedoch schicksalsbedingt grundsätzlich für jede Altersgruppe. Im Sinne des SGB XI sind pflegebedürftig Personen, „die körperliche, kognitive oder psychische Beeinträchtigungen oder gesundheitlich bedingte Belastungen oder Anforderungen nicht selbständig kompensieren oder bewältigen können" (§ 14 Abs 1 SGB XI). Dem trägt das Begutachtungsverfahren, das durch die Begutachtungs-Richtlinien konkretisiert und standardisiert wird, zwar Rechnung, aber es ist aber dabei zu berücksichtigen, dass die Beurteilung einer multifaktoriell bedingten, komplexen und jeweils individuellen Situation von Hilfebedürftigkeit auf einen normativ festgesetzten Katalog zu erhebender Tatsachen reduziert wird, um dann als Konstellation sozialgesetzlich konform das Konstrukt der Pflegebedürftigkeit (über-)prüfen zu können.

In besonderen Fällen kann bei der Prüfung der Voraussetzungen der Pflegebedürftigkeit medizinisch-interdisziplinäre Zusammenarbeit bzw. zusätzlich fachspezifische Kompetenz („geeignete Fachkräfte") unverzichtbar sein. Insbesondere das interdisziplinär angelegte Fachgebiet der Pädiatrie nimmt eine Sonderstellung bei der Pflegebegutachtung ein. Dem wurde besonders Rechnung getragen, in dem die Prüfung der Pflegebedürftigkeit bei Kindern in der Regel durch besonders geschulte Gutachter mit einer Qualifikation als Gesundheits- und Kinderkrankenpflegerin oder Gesundheits- und Kinderkrankenpfleger oder als Kinderärztin oder Kinderarzt vorzunehmen ist (§ 18 Abs. 7 SGB XI).

Die Referenz für die Operationalisierung des Pflegebedürftigkeitsbegriffs bildete initial bei Einführung der Pflegeversicherung im Jahre 1994 die von der Weltgesundheitsorganisation (World Health Organization – WHO) herausgegebene „Internationale Klassifikation der Schädigungen, Fähigkeitsstörungen und Beeinträchtigungen" (International Classification of Impairments, Disabilities, and Handicaps – ICIDH) [8,9]. In Fortsetzung und Ergänzung der Internationalen statistischen Klassifikation der Krankheiten und verwandter Gesundheitsprobleme (International Statistical Classification of Diseases and Related Health Problems – ICD), der Kernklassifikation der WHO, war sie im Jahre 1980 unter Zugrundelegung des strukturellen und funktionalen Zusammenhangs des Behinderungsphänomens als Krankheitsfolge entsprechend dem biomedizinischen Krankheitsfolgenmodell eingeführt worden (s. Abb. 3.3).

Als Ausdruck der wissenschaftlichen Konsensbildung und aktuellen Revision der ICIDH verabschiedet veröffentlichte die WHO im Jahr 2001 die „Internationale Klas-

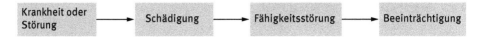

Abb. 3.3: Biomedizinisches Krankheitsfolgenmodell der ICIDH [16].

sifikation der Funktionsfähigkeit, Behinderung und Gesundheit" (International Classification of Functioning, Disability and Health – ICF) [WHO 2001]. Sie rekurriert auf den biopsychosozialen Ansatz der funktionalen Gesundheit, der von der wesentlich durch den des österreichischen Biologen Karl Ludwig von Bertalanffy grundgelegten „Allgemeinen Systemtheorie" ausgeht [10,11]. Darauf zurückgreifend entwickelte der US-amerikanische Psychiater George Libmann Engel das „Biopsychosocial Model" und führte es im Jahr 1977 in die Psychosomatik ein: „The dominant model of disease today is biomedical, and it leaves no room within its framework for the social, psychological, and behavioral dimensions of illness. A biopsychosocial model is proposed that provides a blueprint for research, a framework for teaching, and a design for action in the real world of health care" [12]. Demnach wird gesundheitliche Beeinträchtigung nicht mehr wie beim biomedizinische Krankheitsfolgenmodell als eine unidirektionale Bedingungssequenz von Krankheit/Störung, Schädigung und demzufolge Fähigkeitsstörung betrachtet, sondern als ein interdependentes multifaktorielles Beziehungsgeflecht von Gesundheitsproblemen, umwelt- und personbezogenem Kontext, Körperfunktionen und -strukturen, Aktivitäten und Teilhabe (s. Abb. 3.4).

Die ICF erlangte zunehmende Bedeutung im medizinischen Alltag [13] und ist mittlerweile weithin Grundlage der sozialmedizinischen Begutachtung, insbesondere bei der sachverständigen Beurteilung von Fragen zur medizinischen Vorsorge und (geriatrischen) Rehabilitation (s. a. Kap. 8) [14,15]. Mittels einer ressourcen- und defizitorientierten funktionellen Betrachtungsweise werden positive und negative Leistungsbilder erstellt und in Beziehung zu umweltbedingten sowie personbezogenen Kontextfaktoren gesetzt. Auf diese Weise werden Möglichkeiten der Betätigung (Ak-

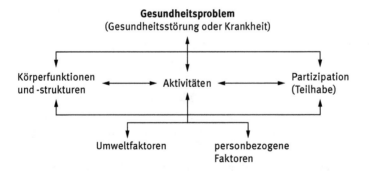

Abb. 3.4: Konzept der ICF nach dem biopsychosoziales Modell der Komponenten funktionaler Gesundheit [17].

tivität) und Einschränkungen der Teilhabe (Partizipation) an der konkreten Lebenssituation objektiviert.

In Anlehnung an die Konzeption der ICF wurde vom Jahr 2002 an der durch universitäre/pflegewissenschaftliche Unterstützung und Evaluation über einen langen Zeitraum sowie mehrere Phasen modifizierte Pflegebedürftigkeitsbegriff entwickelt und das derzeit gültige Begutachtungsinstrument (BI) verbindlich (s. Kap. 6). Im Sinne der ICF äußert sich Pflegebedürftigkeit in einer Beeinträchtigung der Teilhabe und der Aktivitäten. Mit Wirkung zum 01.01.2017 wird nunmehr Pflegebedürftigkeit wie folgt definiert: „Pflegebedürftig im Sinne dieses Buches sind Personen, die gesundheitlich bedingte Beeinträchtigungen der Selbständigkeit oder der Fähigkeiten aufweisen und deshalb der Hilfe durch andere bedürfen. Es muss sich um Personen handeln, die körperliche, kognitive oder psychische Beeinträchtigungen oder gesundheitlich bedingte Belastungen oder Anforderungen nicht selbständig kompensieren oder bewältigen können" (§ 14 Abs. 1. SGB XI). Die Beeinträchtigungen der Selbständigkeit oder der Fähigkeiten und die Beschaffenheit des daraus resultierenden Hilfebedarfs werden weder als eine statische Größe noch als ein unidirektionaler Prozess, sondern als durch unterschiedliche Faktoren beeinflusst betrachtet. Dem biopsychosozialen Ansatz der funktionalen Gesundheit entsprechend sind sowohl die Beeinträchtigungen bezüglich der Aktivitäten und der Teilhabe als auch der Hilfebedarf Resultanten einer dynamischen und komplexen Interaktion der genannten Faktoren. Interventionen bezüglich dieser Faktoren können diese selbst sowie ihr Zusammenspiel und also folglich auch die Erheblichkeit der Pflegebedürftigkeit maßgeblich beeinflussen.

3.4.3 Die Funktion des Medizinischen Dienstes beim Verfahren zur Feststellung der Pflegebedürftigkeit

Die Beteiligung des Medizinischen Dienstes am Verfahren zur Feststellung der Pflegebedürftigkeit, die so genannte Pflegebegutachtung, ist, wie aus § 18 Abs. 1 SGB XI hervorgeht, gesetzlich vorgeschrieben (s. o.). In der Folge des Gesetzes zur Neuausrichtung der Pflegeversicherung (Pflege-Neuausrichtungs-Gesetzes – PNG) aus dem Jahr 2012 wurde mit Inkrafttreten der Unabhängige Gutachter-Richtlinien den Pflegekassen die Möglichkeit gegeben, Gutachteraufträge insbesondere in den Fällen drohender Fristüberschreitungen, nicht nur an den Medizinischen Dienst, sondern auch an andere unabhängige Gutachter vergeben zu können. Dabei soll dann der Antragsteller auf Leistungen gemäß SGB XI durch die Pflegekasse das Angebot zur Auswahl eines anderen unabhängigen Gutachters aus drei Vorschlägen erhalten.

Die gemäß § 17 SGB XI a. F. vom Spitzenverband Bund der Pflegekassen mit dem Ziel, eine einheitliche Rechtsanwendung zu fördern, unter Beteiligung des Medizinischen Dienstes des Spitzenverbandes Bund der Krankenkassen e. V. (MDS) erlassenen Begutachtungs-Richtlinien sind für die Medizinischen Dienste als Begutachtungsgrundlage bundeseinheitlich verbindlich und wurden durch höchstrichterliche

Urteile präzisiert. Zukünftig wird infolge des MDK-Reformgesetzes die Richtlinienlinienkompetenz beim Medizinischen Dienst Bund (MD Bund) liegen (§ 17 SGB XI n. F.). Zudem liegt mit den Richtlinien über die Zusammenarbeit der Krankenkassen mit den Medizinischen Diensten der Krankenversicherung eine auch auf den Geltungsbereich des SGB XI übertragbare Arbeitsgrundlage vor [18].

Das Verfahren wird durch Antrag der Pflegebedürftigen bei der Pflegekasse eingeleitet. Er kann formlos und, wenn der Versicherte selbst dazu nicht mehr in der Lage ist, durch Bevollmächtigte und Betreuer gestellt werden. Dabei ist das Datum der Antragstellung maßgeblich mitentscheidend über den Leistungsbeginn. Nach Erhalt des Antrags werden die Anspruchsvoraussetzungen durch die Pflegekasse „von Amts wegen" geprüft. Gemäß § 7 SGB XI haben mit Einwilligung des Versicherten „der behandelnde Arzt, das Krankenhaus, die Rehabilitations- und Vorsorgeeinrichtungen sowie die Sozialleistungsträger unverzüglich die zuständige Pflegekasse zu benachrichtigen, wenn sich der Eintritt von Pflegebedürftigkeit abzeichnet oder wenn Pflegebedürftigkeit festgestellt wird."

Die rechtsverbindliche Feststellung der Pflegebedürftigkeit, des Pflegegrads und sonstiger daraus resultierender Ansprüche ist grundsätzlich Aufgabe der Pflegekasse. Nach § 18 SGB XI hat sie zuvor vom Medizinischen Dienst oder anderen unabhängigen Gutachtern prüfen zu lassen, ob die Voraussetzungen der Pflegebedürftigkeit erfüllt sind. Zielsetzung des von der Pflegekasse beauftragten Pflegegutachtens im Rahmen der Bearbeitung eines Antrags auf Leistungen der sozialen Pflegeversicherung ist es, die Pflegekasse in die Lage zu versetzen, eine leistungsrechtliche Entscheidung zu treffen.

Nach § 18 Abs. 7 SGB XI gilt: „$_1$Die Aufgaben des Medizinischen Dienstes werden durch Pflegefachkräfte oder Ärztinnen und Ärzte in enger Zusammenarbeit mit Pflegefachkräften und anderen geeigneten Fachkräften wahrgenommen. $_2$Die Prüfung der Pflegebedürftigkeit von Kindern ist in der Regel durch besonders geschulte Gutachter mit einer Qualifikation als Gesundheits- und Kinderkrankenpflegerin oder Gesundheits- und Kinderkrankenpfleger oder als Kinderärztin oder Kinderarzt vorzunehmen. $_3$Der Medizinische Dienst ist befugt, den Pflegefachkräften oder sonstigen geeigneten Fachkräften, die nicht dem Medizinischen Dienst angehören, die für deren jeweilige Beteiligung erforderlichen personenbezogenen Daten zu übermitteln. $_4$Für andere unabhängige Gutachter gelten die Sätze 1 bis 3 entsprechend". In der Begutachtungspraxis des Medizinischen Dienstes wird die persönliche Befunderhebung vor Ort („Inaugenscheinnahme") überwiegend durch Pflegefachkräfte wahrgenommen. Nach § 275 Abs. 5 SGB V gilt zudem: „Die Gutachterinnen und Gutachter des Medizinischen Dienstes sind bei der Wahrnehmung ihrer fachlichen Aufgaben nur ihrem Gewissen unterworfen. Sie sind nicht berechtigt, in die Behandlung und pflegerische Versorgung der Versicherten einzugreifen. § 18 Absatz 7 SGB XI bleibt unberührt."

Nach § 278 Abs. 2 SGB V gilt: „Die Fachaufgaben des Medizinischen Dienstes werden von Ärztinnen und Ärzten, Pflegefachkräften sowie Angehörigen anderer geeigneter Berufe im Gesundheitswesen wahrgenommen. Die Medizinischen Dienste stellen sicher, dass bei der Beteiligung unterschiedlicher Berufsgruppen die Gesamtverantwortung bei der Begutachtung medizinischer Sachverhalte bei ärztlichen Gutachterinnen und Gutachtern und bei ausschließlich pflegefachlichen Sachverhalten bei Pflegefachkräften liegt. § 18 Absatz 7 des Elften Buches bleibt unberührt." Der MDK hat bei der Datenübermittlung im Rahmen der Beauftragung von Honorargutachtern (sogenannten „externen" Fachkräften) für den notwendigen Schutz personenbezogener Daten Sorge zu tragen (s. Kap. 14).

Der MDK hat die Erstuntersuchung, aber auch die in angemessenen Zeitabständen zu wiederholenden Folgeuntersuchungen grundsätzlich im Wohnbereich des Versicherten (häusliches Wohnumfeld/vollstationäre Pflegeeinrichtung) vorzunehmen (§ 18 Abs. 2 SGB XI). Der Gutachter des Medizinischen Dienstes hat durch eigene Untersuchung mit kritischer Prüfung medizinischer Unterlagen den Status der Pflegebedürftigkeit zu erheben, deren Prognose abzuschätzen und den Pflegegrad festzustellen. Sofern der Antragsteller nicht schon mit seinem Antrag entsprechende ärztliche Atteste vorgelegt hat, soll der MDK mit schriftlicher Einwilligung des Versicherten ärztliche Auskünfte und Unterlagen über die für die Begutachtung der Pflegebedürftigkeit wichtigen Vorerkrankungen sowie Art, Umfang und Dauer des Hilfebedarfs einholen. Die Antragsformulare der Pflegekassen enthalten in der Regel bereits einen Passus hinsichtlich der Einwilligungserklärung zur Auskunftserteilung. In diesem Zusammenhang ist darauf hinzuweisen, dass sozialgesetzlich festgelegt ist, dass

- Pflege- und Krankenkassen sowie Leistungserbringer nach § 18 Abs. 5 SGB XI verpflichtet sind, dem MDK die für die Begutachtung erforderlichen Unterlagen vorzulegen und Auskünfte zu erteilen,
- Unterlagen, die der Versicherte über seine Mitwirkungspflicht nach den §§ 60 und 65 SGB I hinaus seiner Krankenkasse selbst überlassen hat, an den MDK nur weitergegeben werden, soweit der Versicherte eingewilligt hat und
- das Recht des Pflegebedürftigen zur Akteneinsicht und deren Umfang gemäß § 25 SGB X geregelt ist.

Im Pflegegutachten sind Angaben zu machen zur pflegerelevanten Vorgeschichte, zur derzeitigen Versorgungs- und Betreuungssituation, zum gutachterlichen Befund, zu pflegebegründenden Diagnosen, zum Ergebnis der Begutachtung einschließlich der Empfehlung des Pflegegrads, zum Pflegeaufwand der Pflegepersonen, zur Sicherstellung der Pflege. Außerdem sind Hinweise zur leistungsrechtlich Abgrenzung der Pflegebedürftigkeit und versorgungsrelevante Informationen zu geben. Auf der Grundlage der Bewertung der Beeinträchtigungen der Selbständigkeit oder der Fähigkeiten entsprechend der Module/Kriterien des Begutachtungsinstruments sind als Elemente eines individuellen Pflegeplans Indikationen von folgenden Maßnahmen zu prüfen und ggf. entsprechende Empfehlungen abzugeben:
- Förderung oder Erhalt der Selbständigkeit oder der Fähigkeiten
- therapeutische und/oder weitere Einzelmaßnahmen

- medizinische, insbesondere mit Zuweisungsempfehlungen für eine geriatrische, indikationsspezifische oder mobile Rehabilitation
- Hilfs-/Pflegehilfsmittel
- Heilmittel oder andere therapeutische Maßnahmen
- wohnumfeldverbessernde Maßnahmen
- edukative Maßnahmen/Beratung/Anleitung
- präventive Maßnahmen
- Beratung zu Leistungen zur verhaltensbezogenen Primärprävention nach § 20 SGB V
- Veränderung der Pflegesituation

Die konkreten Empfehlungen zur Hilfsmittel- und Pflegehilfsmittelversorgung gelten, soweit sie zur Erleichterung der Pflege und zur Linderung der Beschwerden des Pflegebedürftigen beitragen oder eine selbständigere Lebensführung ermöglichen, jeweils mit Zustimmung des Versicherten als Antrag auf Leistungsgewährung. Da die Notwendigkeit der Versorgung damit vermutet wird, bedarf es keiner ärztlichen Verordnung mehr. Empfehlungen zur Prävention betreffen nicht nur Leistungen der GKV, sondern insbesondere auch Maßnahmen in Verantwortung des Pflegebedürftigen oder der Pflegenden. Die Feststellung des Rehabilitationsbedarfs erfolgt anhand der BRi-Anlage 3 „Optimierter Begutachtungsstandard (OBS) zur Feststellung des Rehabilitationsbedarfs in der Pflegebegutachtung". Auf der Grundlage der Angaben im Pflegegutachten entscheidet ein Arzt des MDK über die Rehabilitationsindikation und Allokation unabhängig von den regional vorhandenen Versorgungsstrukturen. Die Indikationsstellung zur medizinischen Rehabilitation trifft der MDK nach den medizinischen Kriterien Rehabilitationsbedürftigkeit, -fähigkeit, -ziele und -prognose (s. Kap. 8) [19]. Im positiven Fall gilt dies nach Hinweis auf Eigenverantwortung und Mitwirkungspflicht sowie unverzügliche Mitteilung der Pflegekasse an den zuständigen Rehabilitationsträger, der die Leistungsentscheidung trifft, als Antrag auf Leistungen zur Teilhabe [5].

Wenn offensichtlich ist, dass die Anspruchsvoraussetzungen der Pflegebedürftigkeit nicht vorliegen, kann die Pflegekasse ausnahmsweise auf eine Beauftragung des MDK zur Begutachtung verzichten. Im Sinne des weitergehenden Prüfauftrages entbindet dies aber die Pflegekasse nicht von der Beteiligung des Medizinischen Dienstes hinsichtlich der Beurteilung der Notwendigkeit der oben aufgeführten interventionellen und versorgungstechnischen Maßnahmen im Sinne eines individuellen Pflegeplans sowie inhaltlicher Fragen der Pflege. Ausnahmsweise kann aus sozialmedizinischer Sicht eine (Folge-)Untersuchung des Pflegebedürftigen in dessen Wohnbereich entfallen und eine Beurteilung des Hilfebedarfs aufgrund der Aktenlage erfolgen, wenn auf Grund einer eindeutigen Aktenlage das Ergebnis der medizinischen Untersuchung bereits feststeht, wenn also z. B. die Änderung des Pflegegrades aufgrund der Prognose krankheitsbedingter Behinderungen, wie bei progressiv verlaufenden Erkrankungen, gutachterlich plausibel erscheint (§ 18 Abs. 2 SGB XI).

Befindet sich ein Antragsteller vorübergehend in einer kurativen oder rehabilitativen Einrichtung und liegen Hinweise vor, dass zur Sicherstellung der ambulanten oder stationären Weiterversorgung und Betreuung eine Begutachtung in der Einrichtung erforderlich ist, ist die Untersuchung unverzüglich, spätestens jedoch innerhalb einer Woche dort durchzuführen. Beim Übergang von häuslicher in vollstationäre Pflege behält der Pflegebedürftige den ihm zuerkannten Pflegegrad bei.

Die zentrale Funktion des MDK im Verfahren zur Feststellung der Pflegebedürftigkeit beruht also im Wesentlichen auch darauf, dass entsprechend des gesetzlich geforderten Vorrangs präventiver und rehabilitativer Maßnahmen zur Vermeidung des Eintritts von Pflegebedürftigkeit der Auftrag der Pflegekasse über die reine Beurteilung der Beeinträchtigung der Selbständigkeit und der Fähigkeiten sowie des Hilfebedarfs hinausgeht und die Empfehlungen in den Stellungnahmen des Medizinischen Dienstes gegenüber der Pflegekasse Auswirkungen auf die Leistungspflicht anderer Sozialleistungsträger haben. Der Zielbereich der sozialmedizinischen Stellungnahmen des MDK ist somit der gesetzlich oder satzungsmäßig festgelegte Leistungsauftrag aller Träger der sozialen Sicherung [20]. Somit sind die Vorschriften gemäß § 96 Abs. 1 SGB X bezüglich der Zusammenarbeit der Leistungsträger untereinander zu beachten (s. o.).

3.4.4 Die Rolle des Medizinischen Dienstes im Kontext einer gesamtgesellschaftlichen Aufgabe

Die spezifische Aufgabe des MDK als sozialmedizinische Experteninstitution besteht in der Analyse bzw. Erörterung medizinischer Frage- oder Problemstellungen in Form sozialmedizinischer sachverständiger Stellungnahmen. Diese dienen als Grundlage für fundierte sozialrechtliche Entscheidungen [21]. Im Hinblick auf den einzelfallbezogenen Charakter der Begutachtung und die grundsätzliche Bedeutung der Beratung kann man Qualitätsprüfungen und Fortbildungen als Sonderformen der Beratung betrachten. Mit den jährlich mittlerweile mehr als 2 Millionen Pflegebegutachtungen, den über 24.000 Qualitätsprüfungen in Pflegeeinrichtungen, den mehreren Tausend Beratungsleistungen einschließlich der Mitwirkung bei der Erstellung von Richtlinien sowie den Fortbildungs- bzw. Schulungsveranstaltungen, nimmt der MDK einen maßgeblichen und umfassenden Versorgungsauftrag im sozialen Gefüge der BRD wahr [1,22,23].

Alle diese Stellungnahmen sind sachverständige Leistungen mit auftragsbezogener Anwendung fachwissenschaftlicher Erkenntnisse und Erfahrung (Kernkompetenz). Am Anfang eines Vorgangs, einem Bestandteil eines mehrstufigen Entscheidungsprozesses des Auftraggebers, steht die anlassbezogene Präzisierung des Auftrags. Abgeschlossen wird das Sachverständigenverfahren durch die (Ergebnis-) Mitteilung samt Empfehlungen als eigentlichem Resultat der gesamten Stellungnahme. Diese ist nach den Maßgaben des Sozialgesetzbuches sowie den Anforderungen an Dokumentations- und Geheimhaltungspflicht, insbesondere bei den Gutachten mit konkretem Versichertenbezug, zu erstatten.

Durch Aufklärung und Beratung über eine gesunde, der Pflegebedürftigkeit vorbeugende Lebensführung haben die Pflegekassen die Eigenverantwortung ihrer Versicherten zu unterstützen und auf die Teilnahme an gesundheitsfördernden Maßnahmen hinzuwirken (§ 7 SGB XI). Der MDK nimmt dabei eine wesentliche Funktion im Rahmen der Planung zur Durchführung der Pflege ein, indem er notwendige grund- und/oder behandlungspflegerische Maßnahmen anregt und ggf. weitere Maßnahmen wie die der medizinischen Rehabilitation empfiehlt. Dabei handelt er im Auftrag der Pflegekassen. Aktive Eingriffe in die Behandlung sind den Gutachterinnen und Gutachtern des MDK nicht gestattet. Diese müssen jedoch therapeutische Defizite eindeutig dokumentieren und nicht zuletzt „Feststellungen darüber zu treffen, ob und in welchem Umfang Maßnahmen zur Beseitigung, Minderung oder Verhütung einer Verschlimmerung der Pflegebedürftigkeit einschließlich der Leistungen zur medizinischen Rehabilitation geeignet, notwendig und zumutbar sind" (§ 18 Abs. 1 SGB XI). In diesem Zusammenhang weisen die Medizinischen Dienste die Pflegekassen fallspezifisch auf die Notwendigkeit professioneller ambulanter, teilstationärer und stationärer Pflegeleistungen hin und empfiehlt Hilfestellungen für pflegende Angehörige.

Die pflegerische Versorgung der Bevölkerung ist im Sinne einer gemeinsamen Verantwortung eine gesamtgesellschaftliche Aufgabe (§ 8 SGB XI). Unter Beteiligung des Medizinischen Dienstes sollen Länder, Kommunen, Pflegeeinrichtungen und Pflegekassen eng zusammenwirken, um eine leistungsfähige pflegerische Versorgung der Bevölkerung zu gewährleisten. Dazu gehören der Ausbau notwendiger pflegerischer Versorgungsstrukturen sowie die Stärkung der Bereitschaft zu einer humanen Pflege und Betreuung durch Pflegekräfte sowie Angehörige, Nachbarn und Selbsthilfegruppen. So soll auf eine neue Kultur des Helfens und der mitmenschlichen Zuwendung hingewirkt werden.

Verantwortlich für die Sicherstellung der pflegerischen Versorgung der Versicherten sind die Pflegekassen (§ 12 SGB XI). Zur Durchführung der Ihnen gesetzlich übertragenen Aufgaben sollen sie örtliche und regionale Arbeitsgemeinschaften bilden. Der MDK berät diese Arbeitsgemeinschaften zum Problem der pflegerischen Versorgung, Vertragsgestaltung mit Leistungsanbietern, grundsätzlicher Versorgung mit Pflegehilfsmitteln und technischen Hilfen.

Eine wichtiges Aufgabengebiet der Medizinischen Dienste betrifft die Qualitätssicherung und den Schutz der Pflegebedürftigen gemäß §§ 112–120 SGB XI. Dazu gehören im Einzelnen:
- Beratung der Pflegeeinrichtungen in Fragen der Qualitätssicherung,
- Beteiligung bei der Vereinbarung von Maßstäben und Grundsätzen zur Sicherung und Weiterentwicklung der Pflegequalität,
- Beteiligung bei der Entwicklung und Aktualisierung wissenschaftlich fundierter und fachlich abgestimmter Expertenstandards,
- Durchführung der Qualitätsprüfungen in den Pflegeeinrichtungen bezüglich Prozess-, Struktur- und Ergebnisqualität,

- Berichterstattung zur Entwicklung der Pflegequalität und der Qualitätssicherung und
- Beteiligung bei der Erstellung von Richtlinien über die Prüfung der in Pflegeeinrichtungen erbrachten Leistungen und deren Qualität.

Die Bundesregierung ist nach § 109 Abs. 2 SGB XI ermächtigt, jährlich eine Bundesstatistik zur Situation Pflegebedürftiger und ehrenamtlich Pflegender anzuordnen. Auskunftspflichtig ist der Medizinische Dienst gegenüber den statistischen Ämtern der Länder gemäß den. Richtlinien der Spitzenverbände der Pflegekassen über die von den Medizinischen Diensten für den Bereich der sozialen Pflegeversicherung zu übermittelnden Berichte und Statistiken. Die Erhebungen können folgende Sachverhalte umfassen:
1. Ursachen von Pflegebedürftigkeit
2. Pflege- und Betreuungsbedarf der Pflegebedürftigen
3. Pflege- und Betreuungsleistungen durch Pflegefachkräfte, Angehörige und ehrenamtliche Helfer sowie Angebote zur Unterstützung im Alltag
4. Leistungen zur Prävention und Teilhabe
5. Maßnahmen zur Erhaltung und Verbesserung der Pflegequalität
6. Bedarf an Pflegehilfsmitteln und technischen Hilfen
7. Maßnahmen zur Verbesserung des Wohnumfeldes

Außerdem hat der MDK die Sachverhalte gleichzeitig den für die Planung und Investitionsfinanzierung der Pflegeeinrichtungen zuständigen Landesbehörden mitzuteilen. Die Länder können zusätzliche Erhebungen über Sachverhalte des Pflegewesens als Landesstatistik anordnen. Nach den Richtlinien gemäß § 53d SGB XI erstatten die Medizinischen Dienste Berichte, die auf den Auswertungen der im Rahmen der Pflegebegutachtung und der Qualitätssicherung gewonnenen Daten basieren. Diese sozialmedizinischen sachverständigen Stellungnahmen unterstützen gesundheitspolitische Entscheidungen zur Sicherstellung der Versorgung Pflegebedürftiger in Deutschland.

Weiterhin übernimmt der MDK Aufgaben bei der regionalen Planung und Koordination einer wirtschaftlichen pflegerischen Infrastruktur, z. B. als Mitglied von Pflegekonferenzen auf Bundes-, Landes- und Regionalebene. So berät er die Entscheidungsträger unter anderem bei der Festsetzung von Kapazitäten für die ambulante, teilstationäre und stationäre pflegerische Versorgung. Dabei unterstützt der MDK beratend die Arbeitsgemeinschaft der Pflegekassen bei der Vertragsgestaltung mit Leistungsanbietern durch sachverständige Stellungnahmen zur fachlichen Eignung der Leistungserbringer, wie ambulante Pflegedienste, Pflegeheime, Pflegetagesstätten etc. In den einzelnen Bundesländern sind bereits Modellprojekte unter Beteiligung des MDK initiiert. Ihre Auswertungen sollen die Grundlagen für die Weiterentwicklung der pflegerischen Infrastrukturen sowie für individuelle leistungsrechtlich relevante Entscheidungen bilden. Der MDK ist zudem bei der Beratung der Pflegekassen bei sogenannten Pflegesatzverhandlungen beteiligt.

In diesen Teilbereichen des Aufgabenspektrums des MDK kommt so die initiative und interventive Komponente der praktischen Sozialmedizin im Rahmen des sozialstaatlichen Gestaltungsauftrags zur Entfaltung. Als moderne Dienstleistungsinstitution des Solidarsystems unterstützt der MDK dem Wirtschaftlichkeitsgebot folgend die bedarfsgerechte Versorgung der Pflegebedürftigen und den verantwortungsvollen Einsatz finanzieller Mittel der Versichertengemeinschaft [6]. In diesem Zusammenhang müssen mit dem Hinweis auf mögliche Qualitätsverbesserungen der Versorgung Forderungen nach der auf evidenzbasierter Medizin (EbM) gestützten Vorgehensweise unter ökonomischen und erkenntnistheoretischen Gesichtspunkten kritisch erwogen werden [24,25]. Insbesondere für eine evidenzbasierte Pflege stellt der Mangel an verfügbaren Forschungsergebnissen eine noch ungelöste Aufgabe dar [26].

Literatur

[1] Gaertner T, von Mittelstaedt G, Matthesius R-G. Zur Stellung des sozialmedizinischen Experten im Medizinischen Dienst der Krankenversicherung (MDK) unter dem Einfluss sich wandelnder Anforderungen. Gesundheitswesen. 2006;68:271–276.
[2] Mittelstaedt G von, Gaertner T. Die Zukunft der Sozialmedizin aus praktischer Sicht. Gesundheitswesen. 2001;63:156–161.
[3] Niebler M. Die Unabhängigkeit von Prüfungen in der Sozialversicherung. NZS. 2017;24:933–938.
[4] Gaertner T, Gnatzy W. Zum Sachverständigenstatus im Medizinischen Dienst der Krankenversicherung am Beispiel des MDK Hessen. Gesundheit und Pflege. 2011;5:166–173.
[5] Gaertner T, Mittelstaedt G von. Die Begutachtung zur Feststellung der Pflegebedürftigkeit. Eine normative Betrachtung aus sozialmedizinischer Perspektive. ASU. 2019;54:491–498.
[6] Gaertner T, Jansen O, von Mittelstaedt G. Zur Klassifikation sozialmedizinischer Leistungen des Medizinischen Dienstes der Krankenversicherung in Hessen. Gesundheitswesen. 2001;63:548–555.
[7] Gaertner T, van Essen J. Begutachtung und Beratung im Auftrag der gesetzlichen Krankenversicherung – Allgemeine Grundsätze. In: Gostomzyk JG (Hrsg). Angewandte Sozialmedizin. Handbuch für Weiterbildung und Praxis. 20. Erg.Lfg. 6/2012. Heidelberg, München, Landsberg, Frechen, Hamburg: ecomed; 2012.
[8] Matthesius R-G, Jochheim K-A, Barolin GS, Heinz C (Hrsg). ICIDH – International Classfication of Impairments, Disabilities and Handicaps. Teil 1. Die ICIDH – Bedeutung und Perspektiven. Teil 2: Internationale Klassifikation der Schädigungen, Fähigkeitsstörungen und Beeinträchtigungen. Berlin; Wiesbaden: Ullstein Mosby; 1995.
[9] Niehoff J-U, Braun B. Sozialmedizin und Public Health. Handwörterbuch. 2. Auflage Baden-Baden: Nomos; 2010.
[10] Bertalanffy L von. Zu einer allgemeinen Systemlehre. Biologia Generalis. 1949;195:114–129.
[11] Bertalanffy L. von. Allgemeine Systemtheorie. Deutsche Universitätszeitung. 1957;12:8–12.
[12] Engel GL. The need for a new medical model: a challenge for biomedicine. Science. 1977;196(4286):129–136.
[13] Schuntermann MF. Einführung in die ICF. 4. Aktualisierte Auflage. Landsberg: ecomed; 2018.
[14] Ewert T, Freudenstein R, Stucki G. Die ICF in der Sozialmedizin. Gesundheitswesen. 2008;70:600–616.

[15] Grotkamp S, Viol M. Die Bedeutung der ICF für den Medizinischen Dienst der gesetzlichen Krankenversicherung. Med Sach. 2008;104:21–25.
[16] World Health Organization (WHO), Hrsg). ICIDH: International Classification of Impairments, Disabilities, and Handicaps. Genf: Ullstein Mosby; 1980.
[17] World Health Organization (WHO), Hrsg. ICF: International Classification of Functioning, Disability and Health. Genf: 2001; Internationale Klassifikation der Funktionsfähigkeit, Behinderung und Gesundheit (ICF). URL: [Zugriff: 21.03.2009]. URL: www.dimdi.de
[18] Medizinischer Dienst der Spitzenverbände der Krankenkassen e. V. (MDS), Hrsg. Richtlinien über die Zusammenarbeit der Krankenkassen mit dem Medizinischen Dienst der Krankenversicherung (MDK) und Empfehlung zur vorrangigen Beauftragung von Gutachtern. Essen: 1990.
[19] Medizinischer Dienst des Spitzenverbandes Bund der Krankenkassen e. V. (MDS), Hrsg. Begutachtungs-Richtlinie Vorsorge und Rehabilitation. Oktober 2005 mit Aktualisierungen Februar 2012. Essen: 2012.
[20] Müller-Held W, Rebscher H, Schütgens K. Medizinischer Dienst der Krankenversicherung, Handbuch III, 1–6. Sankt Augustin: Asgard-Verlag; 1992.
[21] Lotz-Schürmann E, Rebscher H. Das Fortbildungskonzept der Medizinischen Dienste – ärztliche Beratungskompetenz im Spannungsfeld von (Sozial-)medizin, -recht und -ökonomie. Das Gesundheitswesen. 1992;54:319–324.
[22] Gerber H. Die Begutachtung von Pflegebedürftigkeit durch den Medizinischen Dienst der Krankenversicherung. Med Sach. 2005;6:185–187.
[23] Gerber H, Gansweid B. Tafeln für den Gutachter. Relevante Begriffe und Definitionen. Grundpflege und Behandlungspflege. Med Sach. 2008;104:4.
[24] Niehoff J-U. „Evidence based medicine" als Teil der Steuerung des Leistungsgeschehens. In: Medizinische Dienste der Krankenversicherung, Hrsg. Managed Care – Eine Perspektive für die GKV. Stuttgart, New York: Thieme; 2001.
[25] Rogler G, Schölmerich J. „Evidence-Biased Medicine" – oder: Die trügerische Sicherheit der Evidenz. Dtsch Med Wschr. 2000;125:1122–1128.
[26] Schiemann D, Büscher A. Evidenzbasierte Pflegepraxis – Beispiel „Schmerzschätzung". In: Kunz R, Ollenschläger G, Raspe H, Jonitz G, Kolkmann F-W (Hrsg). Lehrbuch Evidenzbasierte Medizin in Klinik und Praxis. Köln: Deutscher Ärzte-Verlag; 2000.

3.5 Kompetenzbündelung und Fortbildung beim Medizinischen Dienst

Thomas Gaertner, Martin Rieger

Gemäß § 1 Abs. 3 Elftes Buch Sozialgesetzbuch (SGB XI) sind die Pflegekassen Träger der sozialen Pflegeversicherung. Die Aufgaben der Pflegekassen werden von den Krankenkassen wahrgenommen. Somit ist die soziale Pflegeversicherung der gesetzlichen Krankenversicherung zugeordnet, und die allgemeinen Grundsätze der Qualität, Humanität und Wirtschaftlichkeit gemäß § 70 Fünftes Buch Sozialgesetzbuch (SGB V) sind auch für die Pflegeversicherung bindend. Analog gilt dies auch für die daraus ableitbaren wie auch ausdrücklich sozialgesetzlich formulierten Pflichten zur Fortbildung der Leistungserbringer, der Helfenden, der Sozialleistungsträger sowie des Medizinischen Dienstes. Im Folgenden steht der Begriff Fortbildung kontextabhängig auch als Sammelbegriff für sämtliche Bildungsmaßnahmen in Form von Schulungen, Lehrgängen bzw. Seminaren sowie Fort- und Weiterbildungsveranstaltungen.

Für die Leistungserbringer gemäß SGB V ist neben der berufsfachlichen Qualifikation (Aus- und Weiterbildung) und den verpflichtenden Qualitätssicherungsmaßnahmen die fachliche Fortbildung ausdrücklich vorgeschrieben, z. B. bei der hausarztzentrierten (§ 73b) und vertragsärztlichen (§ 95d) Versorgung, der Hilfsmittelversorgung (§ 126) oder der häuslichen Krankenpflege (§ 132a), der spezialisierten ambulanten Palliativversorgung (§ 132d) sowie der Versorgung durch zugelassene Krankenhäuser (§ 136b). Bei ambulanten Pflegeeinrichtungen (Pflegedienste) und stationären Pflegeeinrichtungen (Pflegeheime) ist Voraussetzung für die Anerkennung als verantwortliche Pflegefachkraft, dass zusätzlich zur entsprechenden Berufserfahrung im erlernten pflegefachlichen Ausbildungsberuf eine Weiterbildungsmaßnahme für leitende Funktionen mit einer Mindeststundenzahl, die 460 Stunden nicht unterschreiten soll, erfolgreich durchgeführt wurde (§§ 71 und 74 SGB XI). Im Rahmen der Weiterentwicklung der Versorgungsstrukturen muss sich aus einem Konzept für niedrigschwellige Betreuungsangebote ergeben, dass eine angemessene Schulung und Fortbildung der Helfenden sowie eine kontinuierliche fachliche Begleitung und Unterstützung der ehrenamtlich Helfenden in ihrer Arbeit gesichert sind (§ 45c SGB XI).

Fach- und sachbezogene Bildungsmaßnahmen der Sozialleistungsträger gehören zum Verantwortungsbereich der Landesverbände der Kranken-/Pflegekassen. So haben die Landesverbände die Mitgliedskassen bei der Erfüllung ihrer Aufgaben und bei der Wahrnehmung ihrer Interessen zu unterstützen, unter anderem durch Beratung und Unterrichtung, Förderung und Mitwirkung bei der beruflichen Aus-, Fort- und Weiterbildung der bei den Mitgliedskassen Beschäftigten sowie durch Arbeitstagungen (§ 211 Abs. 2 SGB V). Die Fortbildungsobliegenheiten des Medizinischen Dienstes der Krankenversicherung sind aus den im Sozialgesetzbuch festgelegten Aufgaben des Medizinischen Dienstes Bund (MD Bund) abzuleiten (§ 283 SGB V, § 53d SGB XI). Die koordinierte Durchführung der Aufgaben sowie die Zusammenarbeit der Medizinischen Dienste in medizinischen, pflegefachlichen und organisatorischen Fragen werden präzisiert in den vom MD Bund nach § 283 SGB V und § 53d SGB XI erlassenen Richtlinien u. a.

– über die Zusammenarbeit der Kranken- und Pflegekassen mit den Medizinischen Diensten im Benehmen mit dem Spitzenverband Bund der Krankenkassen,
– über die Dienstleistungsorientierung nach § 18b SGB XI zur Sicherstellung einer einheitlichen Begutachtung,
– zur Qualitätssicherung der Begutachtung und Beratung,
– über das Verfahren zur Durchführung von Qualitätsprüfungen und zur Qualitätssicherung der Qualitätsprüfungen sowie
– über Grundsätze zur Fort- und Weiterbildung.

Die Medizinischen Dienste wiederum haben den MD Bund bei der Wahrnehmung seiner Aufgaben zu unterstützen (§ 283 Abs. 5 SGB V). Daraus ergeben sich für die

Medizinischen Dienste interne Fortbildungsverpflichtungen sowie im Auftrag der Kranken-/Pflegekassen sowie ihrer Verbände insbesondere für Sozialleistungsträger externe Fortbildungsaufgaben. Letztere stellen neben den Begutachtungen, Qualitätsprüfungen und Beratungen ein weiteres Aufgabengebiet des Medizinischen Dienstes dar.

3.5.1 Kompetenzbündelung in der Gemeinschaft der Medizinischen Dienste

Das Aufgabenspektrum des Medizinischen Dienstes ist fachgebietsübergreifend und interdisziplinär angelegt. Organisatorisch erfordert dies sowohl eine Abstimmung der Leistungsprozesse regional als auch verbindliche Standards bundesweit. Inhaltlich bedarf es, anknüpfend an Fachwissen, Sachkenntnisse und Zusatzqualifikationen der Mitarbeiterinnen und Mitarbeiter, neben der berufsständisch verpflichtenden weiterhin auch einer tätigkeitsspezifischen kontinuierlichen Fortbildung. Notwendige Normierung des Leistungsgeschehens und geregelter Wissenserwerb werden durch die nachfolgend skizzierten Einrichtungen der Medizinischen Dienste zur Koordination und Kompetenzbündelung unterstützt. Nach § 283 SGB V koordiniert und fördert der Medizinische Dienst Bund die Durchführung der Aufgaben und die Zusammenarbeit der Medizinischen Dienste in medizinischen und organisatorischen Fragen und trägt Sorge für eine einheitliche Aufgabenwahrnehmung. Er berät den Spitzenverband Bund der Krankenkassen in allen medizinischen Fragen der diesem zugewiesenen Aufgaben. Zudem erlässt er unter Beachtung des geltenden Leistungs- und Leistungserbringungsrechts und unter fachlicher Beteiligung der Medizinischen Dienste Richtlinien für deren Tätigkeit (s. o.).

Zur Mitwirkung bei diesen Aufgaben wurden zusätzlich die sogenannten *Kompetenz-Einheiten* (KE) eingerichtet. Für Themenfelder, für die aufgrund einer hohen inhaltlichen Komplexität eine Zusammenführung und Bündelung des speziellen medizinischen Fachwissens angezeigt ist, wurden *Kompetenz-Centren* (KC) eingerichtet. Sie bilden eine der beiden Gruppen der Kompetenz-Einheiten. Als gemeinsame Einrichtungen der Medizinischen Dienste dienen sie der Sicherstellung der fachlichen Zusammenarbeit und der Bündelung der Fachkompetenz. Aufgabengebiete der KCs sind Unterstützung bei Versorgungsstrukturfragen und medizinische Systemberatung. Sie stellen ihre Expertise nicht nur auftragsgebunden den Sozialleistungsträgern zur Verfügung, sondern wirken MDK-intern sowohl aktiv als auch beratend bei der Wissensvermittlung mit. Die folgenden vier Kompetenz-Centren wurden eingerichtet:
- Kompetenz-Centrum Geriatrie (KCG) beim MDK Nord
- Kompetenz-Centrum Onkologie (KCO) beim MDK Nordrhein
- Kompetenz-Centrum für Psychiatrie und Psychotherapie (KCPP) beim MDK Mecklenburg-Vorpommern in Kooperation mit dem MDK Hessen
- Kompetenz-Centrum Qualitätssicherung und Qualitätsmanagement (KCQ) beim MDK Baden-Württemberg

Die *Sozialmedizinischen Expertengruppen* (SEG) bilden die zweite Gruppe der Kompetenz-Einheiten. Sie bearbeiten sozialmedizinische Fragestellungen, die sich auf die Kernaufgaben des MDK in der Begutachtung, Qualitätsprüfung und Beratung beziehen. Ihre zentrale Aufgabe ist es, unter Berücksichtigung des medizinischen Fortschritts und des Wandels der sozialrechtlichen Rahmenbedingungen bundesweit durch Bereitstellung von Grundlagen schaffenden Materialien für die Begutachtung (s. u.) eine einheitliche Vorgehensweise zu antizipieren und etablieren. Zu den gegenwärtig sechs sozialmedizinischen Expertengruppen zählen:

- SEG 1 „Leistungsbeurteilung/Teilhabe" (MDK Niedersachsen)
- SEG 2 „Pflege" (MDK Bayern und MDK Westfalen-Lippe)
- SEG 4 „Vergütung und Abrechnung" (MDK Baden-Württemberg)
- SEG 5 „Hilfsmittel und Medizinprodukte" (MDK Hessen und MDK Berlin-Brandenburg)
- SEG 6 „Arzneimittelversorgung" (MDK Westfalen-Lippe)
- SEG 7 „Methoden- und Produktbewertungen" (MDS und MDK Bayern)

Die SEG 3 „Versorgungsstrukturen" wurde im Jahr 2009 aufgelöst und ihre Aufgaben auf die übrigen Expertengruppen verteilt. Zusätzlich zur Erarbeitung und Herausgabe von Handlungsanweisungen unter anderem in Form von Studienheften, Begutachtungsleitfäden, ergänzende Begutachtungsleitfäden und Grundsatzstellungnahmen werden von den Kompetenz-Einheiten Fachtagungen veranstaltet. In den Regularien für die Arbeit der Kompetenz-Einheiten der MDK-Gemeinschaft ist dazu festgehalten [1]: „Jede Kompetenz-Einheit führt in der Regel einmal jährlich eine öffentliche Tagung durch, zu der auch Ansprechpartner von Krankenkassen bzw. von Kassenverbänden sowie Vertreter der Leistungserbringer eingeladen werden können. Gemeinsame Tagungen mehrerer Kompetenz-Einheiten sind möglich, wenn dies der Bearbeitung eines Themas dienlich ist." Die Tagungen dienen gleichermaßen dem Meinungsaustausch wie der internen wie externen Fort- und Weiterbildung. Themen von Expertentagen der SEG 2 waren beispielsweise: Demenz – Herausforderung für die Pflege, Neuer Pflegebedürftigkeitsbegriff, Transparenz der Pflegequalität, Hüftprotektoren bei Sturzgefährdung älterer Menschen sowie Subsidiaritätsprinzip bei Pflegehilfsmitteln (gemeinsam mit der SEG 5), Ernährung und Flüssigkeitsversorgung älterer Menschen, Gewalt in der Pflege oder Erfahrungen mit der Pflegereform.

Zusätzlich zu den Kompetenz-Einheiten fördern *Foren* den strukturierten Dialog in fachlich außergewöhnlichen oder nicht alltäglichen Themenfeldern. Sie bearbeiten grundsätzlich keine Aufträge von Kranken- und Pflegekassen. Folgende Foren wurden bislang eingerichtet:

- Forum „MedJur" (MDK Nordrhein)
- Forum „Zahnmedizin" (MDK Bayern)
- Forum „Wissensmanagement" (MDS)

Schließlich dienen noch *Medizinische Arbeitsgruppen* als ständige Einrichtungen dem fachlichen Austausch und der gemeinsamen Bearbeitung von MDK-übergreifenden fachlichen sowie organisatorischen Fragestellungen. Folgende Arbeitsgruppen (AG) haben Bezug zur Pflegeversicherung:

- AG Ü1 des Forum MedJur: Sie befasst sich mit ausgewählten medizinisch-juristischen Fragen und Problemstellungen. Sie erarbeitete z. B. einen Leitfaden für die Zusammenarbeit zwischen Krankenkassen/Pflegekassen und MDK bei drittverursachten Gesundheitsschäden, insbesondere bei Behandlungs- und Pflegefehlern.
- AG Ü2 Qualitätssicherung Pflegebedürftigkeit: Sie beschäftigt sich mit der Festlegung einheitlicher Prüfkriterien und inhaltlicher Schwerpunkte der MDK-internen und MDK-übergreifenden Qualitätssicherung der Pflegegutachten. Darüber hinaus wird durch die Arbeitsgruppe eine Auswertung vorgenommen und ein zusammenfassender Jahresbericht über die Qualitätssicherungsmaßnahmen verfasst. Bezugspunkt sind die Richtlinien der Spitzenverbände der Pflegekassen zur Qualitätssicherung der Begutachtung und Beratung für den Bereich der sozialen Pflegeversicherung vom 23.09.2004 [2].
- AG Ü3 Qualitätssicherung der Qualitätsprüfung: Sie sichert die Qualität der Qualitätsprüfungen in einem modularen Aufbau durch Audits, Qualitätssicherung der Prüfberichte und durch strukturierte Kundenbefragungen. Gesetzlich vorgesehen sind auch hier – zum Zeitpunkt der Drucklegung noch nicht verabschiedete – Richtlinien der GKV-Spitzenverbandes zur Qualitätssicherung der Qualitätsprüfungen nach §§ 114 ff. SGB XI (Qualitätssicherungs-Richtlinien Qualitätsprüfung – QS-Ri QP).

3.5.2 Basisqualifikationen

Ausschlaggebend bei den mehr als 2300 ärztlichen Mitarbeitern des MDK ist die Doppelkompetenz von mindestens einer Fachgebietsbezeichnung (Facharzt) und der Zusatzbezeichnung Sozialmedizin (rund zwei Drittel aller Ärzte beim MDK). Hinzu kommen langjährige Berufserfahrung, ausgewiesene Methodenkompetenz sowie im Laufe der Zeit erworbene sektorenübergreifende gesundheitssystemspezifische Kenntnisse. Der MDK unterstützt die gemäß der (Muster-)Berufsordnung für die in Deutschland tätigen Ärztinnen und Ärzte (MBO-Ä) verpflichtende Fortbildung: „Ärztinnen und Ärzte, die ihren Beruf ausüben, sind verpflichtet, sich in dem Umfange beruflich fortzubilden, wie es zur Erhaltung und Entwicklung der zu ihrer Berufsausübung erforderlichen Fachkenntnisse notwendig ist." Daher wird seitens des MDK der Erwerb der Fortbildungszertifikate der zuständigen Landesärztekammern gezielt gefördert.

Die Weiterbildung in Sozialmedizin erfolgt in aller Regel im Laufe der ersten Beschäftigungsjahre durch MDK-interne Weiterbildungsbefugten und begleitendes Absolvieren der Weiterbildungskurse einschließlich der Abschlussprüfung bei den Landesärztekammern. So heißt es in einem Positionspapier der Leitenden Ärztinnen und Ärzte zur fachlichen Fortbildung aus dem Jahre 2005: „Ergänzend zur ärztlichen Fortbildung unterstützen die Leitenden Ärztinnen und Ärzte im Medizinischen Dienst die fachliche, insbesondere sozialmedizinische berufliche Weiterbildung der ärztlichen Gutachterinnen und Gutachter" [3]. Ergänzt wird dies durch fachgebietsübergreifende Fort- und Weiterbildungsmaßnahmen zur Professionalisierung der Methodenkompetenz wie Qualitätsmanagement, Evidenzbasierte Medizin (EbM), Verfahrens- und Methodenbewertungen (Health Technology Assessment – HTA), Public Health, medizinische Informatik oder Krankenhausbetriebswirtschaftslehre.

Die über 3400 Pflegefachkräfte sind ausgebildete Gesundheits- und Kranken-, Alten- oder Gesundheits- und Kinderkrankenpfleger. In Zusammenarbeit mit den Ärzten liegt ein Schwerpunkt ihres Hauptaufgabengebietes in der Begutachtung zur Feststellung der Pflegebedürftigkeit gemäß § 18 SGB XI. Einen zweiten Schwerpunkt bilden die Qualitätsprüfungen gemäß § 114 SGB XI in den Einrichtungen der ambulanten und stationären Pflege sowie die Beratungen dieser Einrichtungen. Hier werden im Qualitätsmanagement besonders fortgebildete Pflegefachkräfte eingesetzt. Bezüglich der Fortbildungsverpflichtung für Pflegekräfte gibt der ICN-Ethikkodex für Pflegende[30] (s. Kap. 16.5) die folgende Orientierung: „Die Pflegende ist persönlich verantwortlich und rechenschaftspflichtig ... für die Wahrung ihrer fachlichen Kompetenz durch kontinuierliche Fortbildung." Ein neues Tätigkeitsfeld für Pflegefachkräfte erschließt sich in der Weiterbildung zur Kodierfachkraft/-assistenz. Die Bezeichnung für dieses Berufsbild, das spezielle Aufgaben im Rahmen der Kodierung stationärer Leistungen mittels Fallpauschalen nach dem System der German Diagnosis Related Groups (G-DRG) und deren Überprüfung umfasst, ist derzeit gesetzlich noch nicht geschützt. Die umfassende ärztliche und pflegefachliche Kompetenz wird durch Beschäftigung von u. a. Apothekern, Orthopädietechnikern, Psychologen und Zahnärzten ergänzt [4].

3.5.3 MDK-spezifische überregionale Fortbildungsmaßnahmen

Die Fort- und Weiterbildung der gutachterlich tätigen Mitarbeiter wird entsprechend den Richtlinien der Spitzenverbände der Kranken- und Pflegekassen über die Grundsätze der Fort- und Weiterbildung im Medizinischen Dienst (Fort- und Weiterbildungs-

---

30 Der Deutsche Berufsverband für Pflegeberufe ist Mitglied im Weltbund der Krankenschwestern und Krankenpfleger (International Council of Nurses – ICN), der ältesten weltweiten Vereinigung nationaler Krankenpflegeverbände. Er wurde im Jahr 1899 gegründet und hat seinen Sitz in Genf. Im Jahr 1953 wurde vom ICN der Ethik-Kodex für Pflegende (Code of Ethics for Nurses) verabschiedet und im Jahr 2006 letztmals überarbeitet.

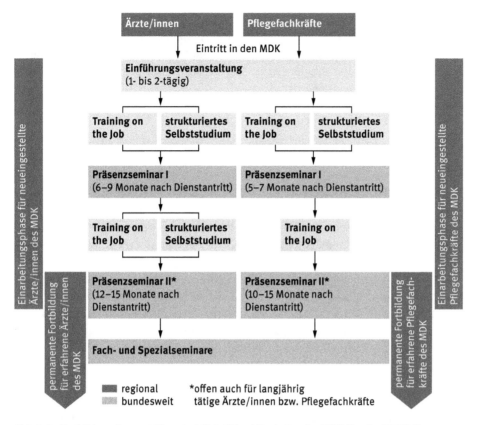

Abb. 3.5: Fortbildungskonzept für gutachtlich tätige Mitarbeiter des MDK (Quelle: MDS [5]).

richtlinien – FuWRi) vom 22.08.2001 begleitet durch Mentoren sowie speziell ausgerichtete sozialmedizinische Lehrveranstaltungen [5,6]. Deren Organisation und Koordination übernimmt der MDS mit seinem Fachgebiet „Fort- und Weiterbildung". Dabei werden fachbezogen die Kompetenzeinheiten beteiligt. In der Einarbeitungsphase wechseln sich nach einer Einführungsveranstaltung Präsenzseminare, praktische Tätigkeit ("training on the job") und strukturiertes Selbststudium ab (s. Abb. 3.5). Mit inhaltlicher Abstimmung innerhalb der sozialmedizinischen Expertengruppen ist dazu eine Reihe von Studienheften entstanden, die systematische und strukturierte Informationen über die verschiedenen Arbeitsgebiete wie beispielsweise Pflegeversicherung, geriatrische Rehabilitation und Hilfsmittel enthalten. Die anschließende Phase der sogenannten permanenten Fortbildung ist u. a. gekennzeichnet durch MDK-interne und nachfolgend aufgeführte MDK-übergreifende Fortbildungsveranstaltungen:

– Fachseminare, z. B. Vorsorge und Rehabilitation, Geriatrische Rehabilitation vor Pflege

- Spezialseminare, z. B. Pflege von Menschen mit schweren und schwersten Störungen des Zentralnervensystems (Schwerpunkt Wachkoma), Kultursensible Begutachtung bei Menschen mit Migrationshintergrund am Beispiel der Pflegebegutachtung, Gewalt in der Pflege, Vermeidung freiheitsentziehender Maßnahmen in der Pflegeeinrichtung
- Multiplikatorenseminare, z. B. Umsetzung der Richtlinien zur Qualitätssicherung der Qualitätsprüfung, hochaufwändige Pflege
- Lehrgänge, z. B. „Dementia-Care-Mapping" (Abschluss mit Zertifikat)

3.5.4 EDV-gestützter Wissenstransfer

Neben der seminargestützten Bildungsarbeit wurde seit einigen Jahren eine *internetbasierte Fortbildungs- und Kommunikationsplattform* etabliert [7]. Unter der Bezeichnung „MD-Campus" steht sie den Nutzern der MDK-Gemeinschaft als eine sogenannte virtuelle Akademie zur Verfügung. Neben Lernszenarien (*Blended-Learning*-Kurse), Webinaren (s. u.) und einer Mediathek für die Seminarunterlagen sind der vierte Hauptbereich des MD-Campus die Diskussions- und Arbeitsforen (Online-Foren). Fachgruppenspezifisch findet in den aktuell 12 Foren ein intensiv genutzter Austausch zur Klärung aktueller Fragestellungen und Probleme statt.

Seit dem Jahr 2013 bietet der MDS über das Internet vermittelte Seminare zu ausgewählten, aktuellen Themen an. Diese sogenannten *Webinare* ermöglichen es den Teilnehmern, mittels einer interaktiv ausgestalteten Videoübertragung vom Arbeitsplatz aus die Präsentation des Referenten zu verfolgen. Im Anschluss daran besteht für die Teilnehmer die Möglichkeit, Fragen zu stellen und sich per internetbasierter Kommunikation in Echtzeit („chat") mit anderen Webinar-Teilnehmern auszutauschen.

Als Ergänzung zum überregionalen Fortbildungsangebot ist beim MDS im Stabsbereich Qualität und Patientensicherheit das *Wissens- und Auftragsmanagement* angesiedelt. Es koordiniert die Arbeit des Forums Wissensmanagement der MDK-Gemeinschaft. Zudem werden bei der Stabsstelle die Auftragsdatenbank der Kompetenz-Einheiten der Medizinischen Dienste (AKoMeD) sowie das MDS Extranet gepflegt. Über das Extranet sind unter anderem die zentrale Informations-Datenbank der Medizinischen Dienste (InfoMeD) sowie die Cochrane Library zu erreichen. Gemäß dem von den Leitenden Ärzten und den Geschäftsführern verabschiedeten Beschlusspapier zur informationellen Transparenz vom Mai/Juni 2003 dienen die Wissensdatenbanken der Sicherstellung einer bundesweit einheitlichen Begutachtung.

In InfoMeD befinden sich nach der webbasierten Neugestaltung und Überarbeitung („Relaunch") im Dezember 2016 mittlerweile rund 3800 Dokumente. Dazu gehören unter anderem Regularien der MDK-Gemeinschaft, gemeinsame Empfehlungen und Hinweise, Gerichtsurteile, offizielle Verlautbarungen, Richtlinien, Grundsatzstellungnahmen, Methodenbewertungen und Rundschreiben des GKV-Spitzenverbandes. Die Datensätze werden nach dem von den Leitenden Ärzten und den Geschäftsführern abgestimmten Konzept zur Aktualisierung der InfoMeD-Wissensdaten vom Juni 2002 kontinuierlich gepflegt. Das Konzept wurde im Jahr 2008 redaktionell überarbeitet und aktualisiert. Etwa als 30 Prozent des Gesamtbestandes von InfoMeD stehen in einer speziell aufbereiteten Informationsdatenbank den Kranken- und Pflegekassen (InfoMeD-KK) zur Verfügung.

Neben den überregionalen finden auch in den einzelnen Medizinischen Diensten der Bundesländer eigene, zum Teil von den Landesärztekammern zertifizierte Veranstaltungen zur Fort- und Weiterbildung statt. Dazu zählen zum Teil auch die für die externen Gutachter angebotenen Schulungen zur Durchführung der Begutachtung zur Feststellung von Pflegebedürftigkeit nach dem Elften Buch des Sozialgesetzbuchs (SGB XI). In einigen Medizinischen Diensten werden Hospitationen in Einrichtungen des Gesundheitswesens gezielt gefördert und sind sogar Bestandteil von Zielvereinbarungen. Außerdem führen viele Medizinische Dienste regelmäßig zertifizierte Fachtagungen für ihre Mitarbeiter durch. Ein Teil der Medizinischen Dienste evaluiert die Fortbildungsmaßnahmen und fasst die Ergebnisse in einem jährlich erscheinenden Fortbildungsbericht zusammen.

3.5.5 Fortbildungsveranstaltungen der Medizinischen Dienste für die Sozialleistungsträger

Der MDK als Teil der gesetzlichen Krankenversicherung (GKV) und der sozialen Pflegeversicherung (SPV) wird grundsätzlich nur im Auftrag der gesetzlichen Kranken- und Pflegekassen sowie ihrer Verbände sachverständig tätig. Die MDK-Expertise als wissenschaftlich begründete Leistung entfaltet ihren gutachtlichen bzw. empfehlenden Mitteilungscharakter als Bestandteil der Überprüfung des Leistungsanspruchs durch den Sozialleistungsträger [8]. Die leistungsrechtliche Entscheidung obliegt abschließend der Kranken- bzw. Pflegekasse. Um das medizinische Fachwissen und die sozialmedizinische Sachkenntnis des MDKs effizient nutzen zu können, bedarf es der Koordination der Zusammenarbeit zwischen Sozialleistungsträgern und Medizinischen Diensten. Dazu gehört neben der Abstimmung der Leistungsprozesse auch die Vermittlung medizinischen einschließlich pflegerischen Grundwissens sowie sozialmedizinischer Kenntnisse mit ihren sozialrechtlichen Implikationen.

Zur Harmonisierung des Auftragsgeschehens und Optimierung der Fallaufbereitung gibt es für die Mitarbeiter der Kranken- und Pflegekassen ein speziell auf ihre Bedürfnisse zugeschnittenes Fortbildungsangebot zum gesamten Versorgungsspektrum der GKV und der SPV. Mit Blick auf die Pflegeversicherung bieten die einzelnen Medizinischen Dienste zum Teil modular aufgebaute Fortbildungsveranstaltungen u. a. zu folgenden Themenkomplexen an:
- Begutachtung zur Feststellung von Pflegebedürftigkeit nach dem SGB XI
- Besonderheiten bei der Begutachtung von Kindern und Jugendlichen

- Empfehlungen und Beratung anlässlich der Pflegebegutachtung
- Geriatrische Syndrome (z. B. Sturz, Inkontinenz, Demenz): Inhalte und Behandlungsnotwendigkeiten
- Demenz und gerontopsychiatrische Pflege
- Expertenstandard: Schmerzmanagement in der Pflege bei akuten und chronischen Schmerzen
- Expertenstandard: Ernährungsmanagement zur Sicherung und Förderung der oralen Ernährung in der Pflege
- Wundmanagement
- Einführung in die familienorientierte Pflege
- Palliativpflege
- Qualitäts- und Abrechnungsprüfungen in Pflegeeinrichtungen gemäß §§ 112 ff. SGB XI
- Qualitätsprüfung bei außerklinischer Intensivpflege

Infolge des Pflege-Weiterentwicklungsgesetzes (§ 7a SGB XI) haben ab dem 01.01.2009 Leistungsbezieher/Pflegebedürftige gemäß SGB XI Anspruch auf umfassende Pflegeberatung im Sinne eines individuellen Fallmanagements. Diese Pflegeberatung soll grundsätzlich durch Pflegefachkräfte, Sozialversicherungsfachangestellte oder Sozialarbeiter durchgeführt werden, die eine Zusatzqualifikation entsprechend den Empfehlungen des GKV-Spitzenverbandes erworben haben [9].

Die Medizinischen Dienste engagieren sich auch hinsichtlich der Gestaltung von Kongressen und deren Ausrichtung auf Spezifika der sozialmedizinischen Sachverständigentätigkeit. Dazu zählen u. a. die Jahrestagung der Deutschen Gesellschaft für Sozialmedizin und Prävention e. V. (DGSMP), der Hauptstadtkongress, der Europäische Gesundheitskongress und der Kongress der EUMASS (European Union of Medicine in Assurance and Social Security). Der sachkundigen Fortbildung dienen weiterhin wissenschaftliche Publikationen sowie redaktionelle Mitarbeit bei Fachzeitschriften. Dazu zählen z. B. Das Gesundheitswesen, Die Rehabilitation, Der medizinische Sachverständige sowie Zeitschrift für Evidenz, Fortbildung und Qualität im Gesundheitswesen. Die Bildungsarbeit wird abgerundet durch die Herausgabe des MDK-Forums, des viermal jährlich erscheinenden Magazins der MDK-Gemeinschaft, den Versand von Newslettern sowie die Edition themenspezifischer Schriften einzelner Medizinischer Dienste. Über die bereits oben genannte Informationsdatenbanken InfoMeD-KK hinaus gestalten die Medizinischen Dienste in ihren Internetauftritten speziell auf die Sozialleistungsträger und auch auf deren Versicherte zugeschnittene Seiten. Dort findet man nicht nur ausführliche Angaben zum Fortbildungsprogramm, sondern zielgruppenspezifisch aufbereitete Mitteilungen zu aktuellen Entwicklungen im Gesundheitswesen, Hinweise zum Begutachtungsverfahren sowie sozialmedizinische Basisinformationen.

Literatur

[1] Medizinischer Dienst der Spitzenverbände der Krankenkassen e. V. (MDS). Regularien für die Arbeit der Kompetenz-Einheiten der MDK-Gemeinschaft. Essen: 2008.

[2] Spitzenverband Bund der Krankenkassen (GKV-Spitzenverband). Richtlinien des GKV-Spitzenverbandes zur Qualitätssicherung der Begutachtung und Beratung für den Bereich der sozialen Pflegeversicherung vom 06.09.2016 (QSRi).

[3] Kohlhaußen T. Ärztliche Leitungen der MDK verabschieden Positionspapier. Berufsbegleitende Fortbildung für MDK-Gutachter/ innen. MDK-Forum. 2005;9(3):20–21.

[4] Medizinischer Dienst des Spitzenverbandes Bund der Krankenkassen e. V. (MDS), Hrsg. In Kürze: Die Arbeit der Medizinischen Dienste. Zahlen Daten, Fakten. Essen: Juni 2019 [Zugriff: 30.07.2019]. URL: https://www.mdk.de/fileadmin/MDK-zentraler-Ordner/Downloads/00_MDK_allgemein/2018_MDK_ZDF_Kurzversion.pdf

[5] Medizinischer Dienst der Spitzenverbände der Krankenkassen e. V. (MDS). Richtlinien über die Grundsätze der Fort- und Weiterbildung im Medizinischen Dienst. Essen: 2001.

[6] Medizinischer Dienst des Spitzenverbandes Bund der Krankenkassen e. V. Fort- und Weiterbildung im Medizinischen Dienst. Seminarprogramm des MDS 2019. 28. völlig überarbeitete Neuauflage. Essen: Oktober 2018.

[7] Steidle A. „MD-Campus" – Fortbildung nutzt neue Medien. Pilotprojekte „EbM" und „Medizinprodukte". MDK-Forum. 2005;9(2):22–23.

[8] Gaertner T, Jansen O, von Mittelstaedt G. Zur Klassifikation sozialmedizinischer Leistungen des Medizinischen Dienstes der Krankenversicherung in Hessen. Gesundheitswesen. 2001;63:548–555.

[9] Spitzenverband Bund der Krankenkassen (GKV-Spitzenverband). Richtlinien nach § 53c SGB XI zur Qualifikation und zu den Aufgaben von zusätzlichen Betreuungskräften in Pflegeheimen (Betreuungskräfte-RL vom 19. August 2008) in der Fassung vom 23. November 2016.

4 Leistungen der Pflegeversicherung

Wolfgang Rücker

Die Pflegeversicherung wurde am 01.01.1995 durch das Gesetz zur sozialen Absicherung des Risikos der Pflegebedürftigkeit vom 26.05.1994 (Pflegeversicherungsgesetz – PflegeVG) als eigenständiger Zweig der Sozialversicherung eingeführt [BGBl. I, 28.05.1994, S. 1014 ff.]. Mit ihr verfolgte der Gesetzgeber das Ziel, mit einer umfassenden Versicherungspflicht eine Art „Volksversicherung" [so BVerfG, 03.04.2001 – 1 BvR 81/98] zu schaffen, mit der das Risiko Pflegebedürftigkeit abgesichert wird. Ziel war dabei u. a., pflegebedürftige Menschen vom Risiko notwendiger Sozialhilfeleistungen zu entlasten [BT-Drs. 12/5262, 61].

Da die Pflegeversicherung zum Zeitpunkt der Einführung noch über keine finanziellen Mittel verfügte und insoweit ab dem 01.01.1995 noch keinerlei Leistungen beansprucht werden konnten, war zunächst eine Anschubfinanzierung erforderlich. Dies geschah, in dem die Pflegeversicherung in zwei Stufen eingeführt wurde. Im Rahmen der ersten Stufe bestand ab 01.01.1995 eine Beitragspflicht. Ab dem 01.04.1995 wurden die Leistungen der häuslichen Pflege zur Verfügung gestellt. Im Rahmen der zweiten Stufe der Einführung der Pflegeversicherung bestand ab dem 01.07.1996 auch ein Anspruch auf stationäre Pflegeleistungen [BGBl. I, 07.06.1996, S. 718].

Alle pflegebedürftigen Versicherten, die bis zum 31.03.1995 Leistungen bei Schwerpflegebedürftigkeit nach den §§ 53 bis 57 SGB V a. F. erhalten hatten, wurden zum 01.04.1995 pauschal in die Pflegestufe II eingestuft und erhielten ohne erneute Antragstellung entsprechende Leistungen der Pflegeversicherung. Der Gesetzgeber hat mit der pauschalen Überführung aller Leistungsempfänger nach den §§ 53 ff SGB V a. F. in die Pflegestufe II bewusst in Kauf genommen, dass in Einzelfällen auch solche Versicherte in den Genuss von Leistungen nach der Pflegestufe II kommen, die nach den Kriterien der §§ 14, 15 SGB XI a. F. lediglich in die Pflegestufe I hätten eingeordnet werden dürfen oder überhaupt nicht leistungsberechtigt wären. Eine Herabstufung dieser Pflegebedürftigen wegen von Anfang an zu günstiger Einstufung kam aus Rechtsgründen (partieller Bestandsschutz) nicht in Betracht [vgl. BSG, Urteile vom 13.03.2001 – B 3 P 20/00 R- und 30.10.2001 – B 3 P 7/01 R].

Mit Inkrafttreten des Gesetzes zur strukturellen Weiterentwicklung der Pflegeversicherung (Pflege-Weiterentwicklungsgesetzes – PfWG) am 01.07.2008 wurden die Leistungsbeträge erstmalig angehoben und auch das Versorgungsangebot erweitert [BGBl. I, 28.05.2008, S. 874]. Weitere Verbesserungen enthielt das Gesetz zur Neuausrichtung der Pflegeversicherung (Pflege-Neuausrichtungs-Gesetz –PNG), das in wesentlichen Teilen am 01.01.2013 in Kraft getreten ist [BGBl. I, 23.10.2012, S. 2246 ff.]. Hervorzuheben sind in diesem Zusammenhang die zusätzlichen Betreuungsleistungen für Demenzkranke, die hälftige Weiterzahlung des Pflegegeldes, wenn eine Kurzzeit- oder Verhinderungspflege in Anspruch genommen wird, oder die Anschubfinanzierung für Umbaumaßnahmen zur Gründung ambulanter Wohngruppen.

Das erste Gesetz zur Stärkung der pflegerischen Versorgung und zur Änderung weiterer Vorschriften (erstes Pflegestärkungsgesetz – PSG I) [BGBl. I, 17.12.2014, S. 2222] und das Gesetz zur besseren Vereinbarkeit von Familie, Pflege und Beruf [BGBl. I, 31.12.2014, S. 2462] weiteten ab 01.01.2015 die Leistungsbeträge und die Anspruchsmöglichkeiten noch einmal deutlich aus. So wurden fast alle Leistungsbeträge der Pflegeversicherung angehoben. Die Leistungen der Kurzzeit- und Verhinderungspflege wurden ausgebaut und können seitdem besser miteinander kombiniert werden. Der Anspruch auf niedrigschwellige Betreuungsleistungen in der ambulanten Pflege wurde ausgeweitet. Zudem wurden die Mittel für Umbaumaßnahmen – beispielsweise den Einbau barrierefreier Duschen – auf bis zu 4.000 Euro pro Maßnahme erhöht.

Bessere Leistungen erhielten auch Menschen, die an Demenz erkrankt sind. Menschen mit Demenz in der bis zum 31.12.2016 geltenden sogenannten Pflegestufe 0 hatten seit dem 01.01.2015 erstmals die Möglichkeit, auch Leistungen der teilstationären Tages- oder Nachtpflege sowie der Kurzzeitpflege in Anspruch zu nehmen. Zudem haben sie seitdem auch die zusätzlichen Leistungen für Bewohner ambulant betreuter Wohngruppen und Zuschüsse für neu gegründete Wohngruppen erhalten.

Die Verbesserungen durch das PSG I wurden mit dem zweiten Pflegestärkungsgesetz (PSG II) [BGBl. I, 21.12.2015, S. 1710] bei der Einführung des neuen Pflegebedürftigkeitsbegriffs und der fünf Pflegegrade in Verbindung mit den neu festgesetzten Leistungsbeträgen zum 01.01.2017 übernommen und teilweise erneut ausgeweitet. Die Versorgung mit Hilfs- und Pflegehilfsmitteln wurde erleichtert, die soziale Absicherung der Pflegepersonen verbessert und ein einrichtungseinheitlicher Eigenanteil in der vollstationären Pflege eingeführt.

Mit dem PSG II hat, vornehmlich im Leistungsbereich, ein Paradigmenwechsel und damit ein grundsätzlicher Umbruch stattgefunden. Ab dem 01.01.2017 orientiert sich die Pflegebedürftigkeit nicht mehr an einem in Minuten gemessenen Hilfebedarf, sondern ausschließlich daran, wie stark die Selbständigkeit beziehungsweise die Fähigkeiten eines Menschen bei der Bewältigung des Alltags beeinträchtigt sind und er deshalb der Hilfe durch andere bedarf. Es spielt dabei keine Rolle, ob die Selbständigkeit aufgrund von körperlichen oder psychischen Einschränkungen beeinträchtigt ist und welche Hilfeleistungen tatsächlich erbracht werden.

Statt der bisherigen 3 Pflegestufen gibt es nunmehr 5 Pflegegrade. Da eine Neubegutachtung von gut 2,9 Millionen Leistungsempfängern zum Umstellungszeitpunkt nicht realisierbar war, sah das PSG II eine formale Überleitung aller Leistungsempfänger vor, die aufgrund einer festgestellten Pflegestufe und/oder einer eingeschränkten Alltagskompetenz am 31.12.2016 im Rahmen des SGB XI leistungsberechtigt waren. Eine erneute Begutachtung durch den Medizinischen Dienst der Krankenversicherung (MDK) war nicht erforderlich. Maßgeblich für die auf diesem Weg zugeordneten Pflegegrade waren die bereits in einer Begutachtung festgestellten Pflegestufen und eine etwaige eingeschränkte Alltagskompetenz. Pflegebedürftige ohne eingeschränkte Alltagskompetenz wurden mittels eines „einfachen Stufensprungs" übergeleitet. Dies bedeutet, dass aus der Pflegestufe I der Pflegegrad 2 folgt, aus der Pflegestufe II der Pflegegrad 3 usw. Bei Pflegebedürftigen mit eingeschränkter Alltagskompetenz (EA) erfolgte ein „doppelter Stufensprung": aus Pflegestufe 0 mit EA folgt der Pflegegrad 2, aus Pflegestufe I mit EA der Pflegegrad 3 usw. (vgl. § 140 SGB XI).

Der Pflegegrad, in den der Betroffene übergeleitet worden ist, bleibt grundsätzlich auch bei einer Begutachtung nach dem ab dem 01.01.2017 geltenden Recht erhalten, es sei denn, die Begutachtung führt zu einer Anhebung des Pflegegrades oder zu der Feststellung, dass keine Pflegebedürftigkeit im Sinne der §§ 14, 15 SGB XI mehr besteht (§ 140 Abs. 3 SGB XI).

4.1 Allgemeine Vorschriften

4.1.1 Leistungszweck, Art und Umfang der Leistungen, Verhältnis der Leistungen der Pflegeversicherung zu anderen (§§ 2, 4, 13 SGB XI)

Die Leistungen der Pflegeversicherung sollen den Pflegebedürftigen helfen, trotz ihres Hilfebedarfs ein möglichst selbständiges und selbstbestimmtes Leben zu führen, das der Würde des Menschen entspricht. Die Hilfen sind darauf auszurichten, die körperlichen, geistigen und seelischen Kräfte der Pflegebedürftigen, auch in Form der aktivierenden Pflege, wiederzugewinnen oder zu erhalten (§ 2 Abs. 1 SGB XI).

Die Art der konkreten Leistungserbringung im jeweiligen Einzelfall ergibt sich abstrakt aus § 4 Abs. 1 SGB XI. Danach sind die Leistungen der Pflegeversicherung in Form von Dienst-, Sach- und Geldleistungen für den Bedarf an körperbezogenen Pflegemaßnahmen, pflegerischen Betreuungsmaßnahmen und Hilfen bei der Haushaltsführung, aber auch in Form der Kostenerstattung zu erbringen, soweit es im SGB XI vorgesehen ist. Die Art und der Umfang der Leistungen richten sich gemäß § 4 Abs. 1 Satz 2 SGB XI nach der Schwere der Pflegebedürftigkeit und danach, ob häusliche, teilstationäre oder vollstationäre Pflege in Anspruch genommen wird.

Die Leistungen der Pflegeversicherung sind als Versicherungsleistungen gegenüber Fürsorgeleistungen zur Pflege vorrangig (§ 13 Abs. 3 SGB XI). Dazu gehören in erster Linie Leistungen der Hilfe zur Pflege nach dem SGB XII durch den Träger der Sozialhilfe (§§ 61 ff. SGB XII), aber auch Leistungen aus dem Lastenausgleichsgesetz, dem Reparationsschädengesetz, dem Flüchtlingshilfegesetz sowie aus der Kriegsopferfürsorge nach dem Bundesversorgungsgesetz (BVG) oder den Gesetzen, die eine entsprechende Anwendung des BVG vorsehen. Unabhängig von den Leistungen der Pflegeversicherung werden Leistungen der Eingliederungshilfe für behinderte Menschen nach dem SGB XII, dem BVG und dem SGB VIII (§ 13 Abs. 3 Satz 3 SGB XI) sowie Leistungen nach dem SGB V einschließlich der häuslichen Krankenpflege nach § 37 SGB V erbracht (§ 13 Abs. 2 SGB XI).

4.1.2 Antragstellung, Beginn der Leistungen, Befristungen, Vorversicherungszeit (§ 33 SGB XI)

Die Leistungen der Pflegeversicherung werden gemäß § 33 Abs. 1 SGB XI nur auf Antrag gewährt. Soweit, wie hier in § 33 Abs. 1 SGB XI, nicht ausdrücklich die Schriftform verlangt wird, sind Formvorschriften grundsätzlich nicht einzuhalten (so auch Mönch-Kalina [1]). Um ein Verwaltungsverfahren in Gang zu setzen, reicht es aus, dass eine auf Gewährung der Leistung gerichtete Willenserklärung gegenüber dem Sozialleistungsträger abgegeben wird [u. a. BSG, Urteil vom 26.01.2000 – B 13 RJ 37/98 R]. Mündliche Erklärungen oder Erklärungen von Dritten im Auftrag des Berechtigten können als wirksame Anträge ausgelegt werden [1]. Eine konkludente Antragstellung ist ebenso möglich [2]. Das Antragserfordernis gilt nicht nur für den (erstmaligen) Eintritt von Pflegebedürftigkeit, sondern auch für den Eintritt einer Verschlimmerung oder einer Änderung der Pflegesituation, die einen Wechsel der Pflegeart erforderlich macht. Auch die Gewährung einer höheren oder einer anderen Pflegeleistung ist von einem Antrag abhängig [vgl. Udsching et al. [3]) Zwischen Antragstellung und schriftlicher Entscheidung der Pflegekasse über den Pflegegrad dürfen höchstens 25 Arbeitstage liegen (§ 18 Abs. 3 Satz 2 SGB XI).

Der Leistungsbeginn ist vom Zeitpunkt der Antragstellung abhängig. Grundsätzlich werden Pflegeleistungen gem. § 33 Abs. 1 Satz 2 SGB XI ab Antragstellung gewährt, frühestens jedoch von dem Zeitpunkt an, in dem die Anspruchsvoraussetzungen vorliegen. Wird der Antrag nicht in dem Kalendermonat, in dem die Pflegebedürftigkeit eingetreten ist, sondern später gestellt, werden die Leistungen vom Beginn des Monats der Antragstellung an gewährt (§ 33 Abs. 1 Satz 3 SGB XI, geändert durch das Gesetz zur Stärkung des Pflegepersonals [Pflegepersonalstärkungsgesetz – PpSG] vom 11.12.2018 [BGBl. I S. 2394]).

Mit dem am 01.07.2008 in Kraft getretenen PfWG wurden erstmalig Befristungsregelungen in die Pflegeversicherung eingeführt und durch das PSG II redaktionell angepasst (§ 33 Abs. 1 Satz 4 SGB XI). Die Befristungsregelungen dienen der Verwaltungsvereinfachung und Entbürokratisierung und sollen bei absehbaren Veränderungen des Pflegebedarfs Transparenz und Klarheit über die Zeitdauer der bestehenden Leistungsansprüche schaffen. Leistungen der Pflegeversicherung sollen am tatsächlichen Bedarf ausgerichtet zur Verfügung gestellt werden [BT-Drs. 16/7439 S. 53ff]. Voraussetzung für eine Befristung ist, dass nach Einschätzung des Medizinischen Dienstes (MD) eine Verringerung des Pflegebedarfs zu erwarten ist. Die Befristung kann wiederholt werden, darf aber insgesamt die Dauer von 3 Jahren nicht überschreiten (§ 33 Abs. 1 Satz 4 bis 7 SGB XI).

Die Inanspruchnahme von Leistungen der Pflegeversicherung ist neben dem Erfordernis der Antragstellung auch vom Bestehen einer Vorversicherungszeit abhängig (§ 33 Abs. 2 SGB XI). Dadurch soll verhindert werden, dass die Solidargemeinschaft der Versicherten überfordert wird. Nach Ansicht des Gesetzgebers wäre es sozialpolitisch nicht befriedigend, wenn jeder, der in die Bundesrepublik Deutschland zuwandert und Mitglied in der gesetzlichen Krankenversicherung und damit Versicherter der sozialen Pflegeversicherung wird, sofort volle Leistungen der Pflegeversicherung für sich oder einen mitversicherten Familienangehörigen erhalten könnte, obwohl er noch keine oder nur eine geringe Vorleistung in Form von Beiträgen erbracht hat [BT-Drs. 12/5262 S. 110 zu § 29 Abs. 2 SGB XI]. Nach § 33 Abs. 2 SGB XI in der ab 01.01.2016 geltenden Fassung beträgt die erforderliche Vorversicherungszeit 2 Jahre innerhalb der letzten 10 Jahre vor Antragstellung. Als Vorversicherungszeiten gelten Zeiten, in denen der Betroffene als Mitglied oder nach § 25 SGB XI familienversichert war. Für Kinder gilt die Vorversicherungszeit als erfüllt, wenn ein Elternteil sie erfüllt (§ 33 Abs. 2 Satz 3 SGB XI).

4.1.3 Leistungsausschluss, Ruhen und Erlöschen der Leistungsansprüche (§§ 33a, 34, 35 SGB XI)

Der Anspruch auf Pflegeleistungen ist gemäß § 33a SGB XI für Personen ausgeschlossen, die ihren Wohnsitz oder gewöhnlichen Aufenthalt nur deshalb nach Deutschland verlegen, um über die Versicherungspflicht nach § 20 Abs. 1 Satz 2 Nr. 12 SGB XI oder einer darauf beruhenden Familienversicherung Leistungen der sozialen Pflegeversicherung in Anspruch zu nehmen. Kernelement dieses Ausschlusstatbestandes ist die missbräuchliche Leistungsinanspruchnahme. Die jeweilige Pflegekasse hat den entsprechenden Nachweis zu erbringen.

Die Leistungen der Pflegeversicherung ruhen, solange sich der Versicherte im Ausland aufhält, wobei das Gesetz in § 34 Abs. 1 Nr. 1 sowie in Abs. 1a SGB XI diesbezüglich Ausnahmen vorsieht. Des Weiteren ruht der Anspruch soweit der Versicherte vorrangige Ansprüche gegen andere Sozialleistungsträger hat (§ 34 Abs. 1 Nr. 2 SGB XI). Darüber hinaus ruht der Anspruch auf Leistungen bei häuslicher Pflege nach § 36 SGB XI, soweit im Rahmen der häuslichen Krankenpflege nach § 37 SGB V Anspruch auf Grundpflege und hauswirtschaftliche Versorgung besteht sowie für die Dauer des stationären Aufenthalts in einer Einrichtung nach § 71 Abs. 4 SGB XI. Pflegegeld nach § 37 SGB XI oder anteiliges Pflegegeld nach § 38 SGB XI ist in den ersten 4 Wochen einer vollstationären Krankenhausbehandlung, einer Krankenpflege mit Anspruch auf Leistungen, deren Inhalt den Leistungen nach § 36 SGB XI entspricht, oder einer Aufnahme in Vorsorge oder Rehabilitationseinrichtungen nach § 107 Abs. 2 SGB V weiter zu zahlen (§ 34 Abs. 2 SGB XI).

Der Anspruch auf Pflegeleistungen erlischt mit dem Ende der Mitgliedschaft. Nach dem Grundsatz „Pflegeversicherung folgt Krankenversicherung" sind jedoch vor dem Hintergrund der nachgehenden Leistungsansprüche nach § 19 SGB V Unterbrechungen der Versicherung von bis zu einem Monat unschädlich für den Leistungsanspruch (vgl. § 35 Satz 1 und 2 SGB XI).

4.2 Übersicht über die Leistungsarten

4.2.1 Leistungsarten, Grundsätze (§ 28 SGB XI)

§ 28 SGB XI enthält eine Übersicht über die verschiedenen, im Rahmen des SGB XI vorgesehenen Leistungen, deren Voraussetzungen in den jeweiligen Vorschriften des SGB XI näher geregelt sind. Erst aus den dortigen Einzelnormen ergeben sich die Anspruchsvoraussetzungen für den Erhalt der jeweiligen Leistungen.

Wie in anderen Büchern des Sozialgesetzbuches, gilt auch im Bereich des SGB XI das Wirtschaftlichkeitsgebot. Das heißt, die Leistungen der Pflegeversicherung sind wirksam und wirtschaftlich zu erbringen und dürfen nur im notwendigen Umfang in Anspruch genommen werden (§ 4 Abs. 3 SGB XI). Zudem haben die Pflegekassen und Leistungserbringer sicherzustellen, dass die nachfolgenden unter 1. bis 15. aufgezählten Leistungen nach dem allgemein anerkannten Stand medizinisch-pflegerischer Erkenntnisse zu erbringen sind (§ 28 Abs. 3 SGB XI). Im Einzelnen gewährt die Pflegeversicherung folgende Leistungen:
1. Pflegesachleistung (§ 36 SGB XI),
2. Pflegegeld für selbst beschaffte Pflegehilfen (§ 37 SGB XI),
3. Kombination von Geldleistung und Sachleistung (§ 38 SGB XI),
4. häusliche Pflege bei Verhinderung der Pflegeperson (§ 39 SGB XI),
5. Pflegehilfsmittel und wohnumfeldverbessernde Maßnahmen (§ 40 SGB XI),
6. Tagespflege und Nachtpflege (§ 41 SGB XI),
7. Kurzzeitpflege (§ 42 SGB XI),
8. vollstationäre Pflege (§ 43 SGB XI),
9. Pauschalleistung für die Pflege von Menschen mit Behinderungen (§ 43a SGB XI),
    a. Zusätzliche Betreuung und Aktivierung in stationären Pflegeeinrichtungen (§ 43b SGB XI),
10. Leistungen zur sozialen Sicherung der Pflegepersonen (§ 44 SGB XI),
11. zusätzliche Leistungen bei Pflegezeit und kurzzeitiger Arbeitsverhinderung (§ 44a SGB XI),
12. Pflegekurse für Angehörige und ehrenamtliche Pflegepersonen (§ 45 SGB XI),
    a. Umwandlung des ambulanten Sachleistungsbetrags (§ 45a SGB XI),
13. Entlastungsbetrag (§ 45b SGB XI),
14. Leistungen des Persönlichen Budgets nach § 29 SGB IX,
15. zusätzliche Leistungen für Pflegebedürftige in ambulant betreuten Wohngruppen (§ 38a SGB XI).

Des Weiteren haben Versicherte gegenüber ihrer Pflegekasse oder ihrem Versicherungsunternehmen Anspruch auf Pflegeberatung (§ 7a SGB XI). Der konkrete Anspruch ergibt sich aus den Vorgaben des § 7a SGB XI, der u. a. einen Beratungsanspruch hinsichtlich der individuellen Versorgungsplanung mitumfasst (s. Kap. 4.8).

In § 28 Abs. 1b SGB XI ist auch der Anspruch auf Anschubfinanzierung ambulant betreuter Wohngruppen gemäß § 45e SGB XI genannt. Allerdings ist dieser Anspruch sachlich und hilfsweise zeitlich beschränkt (s. Kap. 4.3.7), worauf die Vorschrift hinweist.

Neben der Aufzählung von Leistungen der Pflegeversicherung enthält § 28 SGB XI in Abs. 3 auch eine Regelung, die den Anspruch auf Leistungen für beihilfe- und heilfürsorgeberechtigte Personen auf die Hälfte begrenzt; dies gilt auch für den Wert von Sachleistungen.

Von den Leistungen der sozialen Pflegeversicherung sind die pflegerischen Maßnahmen der Sterbebegleitung umfasst. Leistungen anderer Sozialleistungsträger, insbesondere Leistungen der gesetzlichen Krankenversicherung nach dem SGB V, sowie Leistungen durch Hospizdienste bleiben unberührt.

4.2.2 Leistungen bei Pflegegrad 1 (§ 28a SGB XI)

Grundsätzlich werden die Leistungen der Pflegeversicherung nur für Pflegebedürftige der Pflegegrade 2 bis 5 gewährt. Um die Selbständigkeit zu erhalten bzw. wiederherzustellen und damit möglichst selbständig in der gewohnten häuslichen Umgebung bleiben zu können, haben Pflegebedürftige bei einer geringen Beeinträchtigung der Selbständigkeit oder der Fähigkeiten (Pflegegrad 1) ebenfalls einen Anspruch auf Leistungen. Damit die Pflegebedürftigen des Pflegegrades 1 die ihnen zustehenden Ansprüche leichter finden und realisieren können, gibt § 28a SGB XI einen Überblick über die Leistungen, die bei Pflegegrad 1 gewährt werden. Danach gewährt die Pflegeversicherung bei Pflegegrad 1 folgende Leistungen:

1. Pflegeberatung gemäß §§ 7a und 7b SGB XI,
2. Beratung in der eigenen Häuslichkeit gemäß § 37 Abs. 3 SGB XI,
3. zusätzliche Leistungen für Pflegebedürftige in ambulant betreuten Wohngruppen gemäß § 38a SGB XI, ohne dass § 38a Abs. 1 Satz 1 Nummer 2 SGB XI erfüllt sein muss,
4. Versorgung mit Pflegehilfsmitteln gemäß § 40 Abs. 1 bis 3 und 5 SGB XI,
5. finanzielle Zuschüsse für Maßnahmen zur Verbesserung des individuellen oder gemeinsamen Wohnumfeldes gemäß § 40 Abs. 4 SGB XI,
6. zusätzliche Betreuung und Aktivierung in stationären Pflegeeinrichtungen gemäß § 43b SGB XI,
7. zusätzliche Leistungen bei Pflegezeit und kurzzeitiger Arbeitsverhinderung gemäß § 44a SGB XI,
8. Pflegekurse für angehörige und ehrenamtliche Pflegepersonen gemäß § 45 SGB XI.

Zudem gewährt die Pflegeversicherung den Entlastungsbetrag gemäß § 45b Abs. 1 Satz 1 SGB XI in Höhe von 125 Euro monatlich. Dieser Betrag kann im Wege der Erstattung

von Kosten eingesetzt werden, die dem Pflegebedürftigen des Pflegegrades 1 im Zusammenhang entstehen mit
- der Inanspruchnahme von Leistungen der Tages- und Nachtpflege gemäß § 41 SGB XI,
- der Kurzzeitpflege gemäß § 42 SGB XI sowie
- von Leistungen der ambulanten Pflegedienste im Sinne des § 36 SGB XI und
- von Leistungen der nach Landesrecht anerkannten Angebote zur Unterstützung im Alltag im Sinne des § 45a Abs. 1 SGB XI.

Wählen Pflegebedürftige des Pflegegrades 1 vollstationäre Pflege, gewährt die Pflegeversicherung gemäß § 43 Abs. 3 SGB XI einen Zuschuss in Höhe von 125 Euro monatlich. Auch der Anspruch auf zusätzliche Betreuung und Aktivierung in voll- und teilstationären Pflegeeinrichtungen gemäß § 43b SGB XI steht Pflegebedürftigen des Pflegegrades 1 zu (s. Kap. 4.5.3).

Die Aufzählung der Leistungen in § 28a SGB XI ist nicht abschließend, vielmehr sollen über die dort genannten Leistungen hinaus auch die sonstigen Regelungen des SGB XI, wie beispielsweise die Regelungen zur medizinischen Rehabilitation (§ 18 Abs. 3 Satz 3, Abs. 6 SGB XI, §§ 18a Abs. 1, 31 und 32 SGB XI) oder die Anschubfinanzierung zur Gründung von ambulant betreuten Wohngruppen gemäß § 45e SGB XI auch für Pflegebedürftige des Pflegegrades 1 Anwendung finden.

§ 28a SGB XI enthält keine anspruchsbegründenden Bestimmungen. Die konkreten Leistungsvoraussetzungen ergeben sich vielmehr aus den jeweils in Bezug genommen Regelungen.

4.3 Leistungen bei häuslicher Pflege

4.3.1 Pflegesachleistungen (§ 36 SGB XI)

Pflegebedürftige haben bei häuslicher Pflege Anspruch auf körperbezogene Pflegemaßnahmen und pflegerischen Betreuungsmaßnahmen sowie auf Hilfen bei der Haushaltsführung als Sachleistung (häusliche Pflegehilfe). Der Anspruch auf häusliche Pflegehilfe setzt voraus, dass Pflegebedürftigkeit nach den Pflegegraden 2 bis 5 i. S. der §§ 14, 15 SGB XI besteht. Der Pflegegrad 1 genügt demzufolge nicht. Dies erklärt sich dadurch, dass die Beeinträchtigungen von Personen im Pflegegrad 1 gering sind und vorrangig im somatischen Bereich liegen. Für diesen Personenkreis stehen Leistungen im Vordergrund, die den Verbleib in der häuslichen Umgebung sicherstellen, ohne dass bereits ein voller Zugang zu den Leistungen der Pflegeversicherung angezeigt ist (§ 28a SGB XI i. V. m. den jeweiligen Vorschriften). Die Leistungen der häuslichen Pflegehilfe können nicht nur im eigenen Haushalt des Pflegebedürftigen erbracht werden, sondern beispielsweise auch im häuslichen Umfeld seiner Familie oder anderer nahestehender Menschen oder in einer Altenwohnung beziehungsweise in einem Altenwohnheim. Es ist dabei unerheblich, ob der Pflegebedürftige die Haushaltsführung eigenverantwortlich regeln kann. Der Anspruch auf häusliche Pflegehilfe ist jedoch ausgeschlossen, wenn der Pflegebedürftige in Vorsorge- und Rehabilitationseinrichtungen, in Einrichtungen der sozialen und beruflichen Rehabilitation, in Krankenhäusern oder in stationären Pflegeeinrichtungen gepflegt wird.

Die häusliche Pflegehilfe ist als Sachleistung von geeigneten Pflegekräften zu erbringen, die mittelbar oder unmittelbar in einem Vertragsverhältnis zu einer Pflegekasse stehen müssen (s. Tab. 4.1). In Frage kommen Pflegekräfte, die entweder bei der Pflegekasse (§ 77 Abs. 2 SGB XI) oder bei einer ambulanten Pflegeeirichtung (§§ 71 Abs. 1, 72 SGB XI) angestellt sind und Pflegekräfte, mit denen die Pflegekasse einen Versorgungsvertrag nach § 77 Abs. 1 SGB XI abgeschlossen hat.

Tab. 4.1: Pflegesachleistungen bei häuslicher Pflege nach Pflegegrad in Euro pro Monat.

Pflegegrad 2	Pflegegrad 3	Pflegegrad 4	Pflegegrad 5
bis 689	bis 1.298	bis 1.612	bis 1.995

In § 120 Abs. 1 SGB XI wird für den Bereich der häuslichen Pflege klargestellt, dass ein nach § 72 SGB XI zugelassener Pflegedienst, der die Versorgung eines Pflegebedürftigen im Sinne des § 36 SGB XI übernimmt, neben seiner Verpflichtung gegenüber der Pflegekasse zugleich eine individualrechtliche Verpflichtung gegenüber dem Pflegebedürftigen eingeht, diesen nach Art und Schwere seiner Pflegebedürftigkeit zu pflegen und hauswirtschaftlich zu versorgen (Pflegevertrag). In dem zwischen Pflegedienst und Pflegebedürftigen zu schließenden Pflegevertrag sind mindestens Art, Inhalt und Umfang der Leistungen einschließlich der dafür mit den Kostenträgern nach § 89 SGB XI vereinbarten Vergütungen für jede Leistung oder jeden Leistungskomplex gesondert zu beschreiben (§ 120 Abs. 3 SGB XI). Der Pflegevertrag regelt damit Dienstleistungen und ihre Vergütung; er wird allgemein als zivilrechtlicher Vertrag auf der Grundlage des § 611 BGB eingeordnet, dessen Inhalte öffentlich-rechtlich vorgeprägt werden [4].

Durch § 120 Abs. 4 SGB XI wird bestimmt, dass der Vergütungsanspruch des Pflegedienstes hinsichtlich seiner pflegerischen und hauswirtschaftlichen Leistungen unmittelbar gegen die zuständige Pflegekasse zu richten ist; dies gilt für Leistungen, die vom Pflegedienst als Sachleistungen erbracht worden sind. Da die Pflegeleistungen der Höhe nach begrenzt sind (s. § 36 Abs. 3 SGB XI), wird in § 120 Abs. 4 SGB XI zusätzlich verlangt, dass der Pflegedienst für diejenigen Leistungen, die der Pflegebedürftige über die leistungsrechtlichen Höchstbeträge hinausgehend in Anspruch nimmt, nicht höhere Entgelte berechnen darf, als mit der Pflegekasse vereinbart worden ist. Damit ist die Vertragsfreiheit des Pflegedienstes bei Leistungen oberhalb der pflegeversicherungsrechtlichen Obergrenzen eingeschränkt. Im Übrigen wird ausgeschlossen, dass Pflegedienste zwischen den mit der Pflegekasse und den mit den

Pflegebedürftigen abzurechnenden Leistungen für körperbezogene Pflegemaßnahmen und pflegerische Betreuungsmaßnahmen sowie der hauswirtschaftlichen Versorgung zu Lasten der Pflegebedürftigen differenzieren können (vgl. dazu Bundestags-Drucksache 14/5395, S. 48).

Hinweise bzw. Beschwerden über Mängel im Bereich der ambulanten oder stationären Pflege sind gemäß § 114 Abs. 4 SGB XI zunächst durch die Landesverbände der Pflegekassen auf ihre Stichhaltigkeit zu prüfen. Liegen Anhaltspunkte für Qualitätsdefizite vor, veranlassen die Landesverbände der Pflegekassen eine Prüfung durch den Medizinischen Dienst. Stellt der MD einen schwerwiegenden Mangel in der ambulanten Pflege fest, kann die zuständige Pflegekasse gemäß § 115 Abs. 4 SGB XI die weitere Versorgung des Pflegebedürftigen vorläufig untersagen. Gegen die Untersagung der weiteren Betreuung kann sich der Pflegedienst im Rahmen einer Anfechtungsklage vor dem zuständigen Sozialgericht wehren. Die Klage hat keine aufschiebende Wirkung. Die zuständige Pflegekasse hat im Falle einer Untersagung der weiteren Versorgung gemäß § 115 Abs. 5 Satz 2 SGB XI einen anderen geeigneten Pflegedienst zu ermitteln, der die Pflege nahtlos übernimmt. § 115 Abs. 6 Satz 2 SGB XI stellt zudem klar, dass Ansprüche nach anderen Vorschriften – z. B. Schadensersatzansprüche nach dem BGB – davon unberührt bleiben.

Es ist auch möglich, dass mehrere Pflegebedürftige körperbezogene Pflegemaßnahmen und pflegerische Betreuungsmaßnahmen sowie Hilfen bei der Haushaltsführung gemeinsam als Sachleistung in Anspruch nehmen (sogenanntes „Poolen"). Die durch die gemeinsame Versorgung mehrerer Pflegebedürftiger in einer Wohngemeinschaft, in einem Gebäude oder in einer Straße denkbaren Zeit- und Kosteneinsparungen sollen dabei ausschließlich im Interesse der Pflegebedürftigen genutzt werden. Das heißt, die an einem solchen Pool beteiligten Pflegebedürftigen entscheiden selbst, ob sie z. B. eingesparte finanzielle Mittel individuell für den Einkauf weiterer Pflegeleistungen einsetzen. Zu einer Vermehrung der Individualansprüche kommt es durch das „Poolen" jedoch nicht.

4.3.2 Pflegegeld für selbst beschaffte Pflegehilfen (§ 37 SGB XI)

Pflegebedürftige können anstelle der häuslichen Pflegehilfe Pflegegeld beantragen. Im Gegensatz zu den Pflegesachleistungen nach § 36 SGB XI handelt es sich bei den für die Pflegegrade festgesetzten Geldleistungsbeträge (s. Tab. 4.2) jedoch nicht um Höchst-, sondern um Festbeträge, die allein von der Zuordnung zu einem Pflegegrad und nicht vom konkreten Bedarf abhängen. Wie die Pflegesachleistung nach § 36 SGB XI setzt auch die Zahlung von Pflegegeld das Vorliegen von Pflegebedürftigkeit der Pflegegrade 2 bis 5 sowie die Pflege in häuslicher Umgebung voraus (s. Kap. 4.1.1). Weitere Voraussetzung ist, dass der Pflegebedürftige mit dem Pflegegeld dessen Umfang entsprechend die erforderlichen körperbezogenen Pflegemaßnahmen und pflegerischen Betreuungsmaßnahmen sowie Hilfen bei der Haushaltsführung selbst sicherstellt. Die Sicherstellung der erforderlichen Pflege kann durch An- und Zugehörige, Freunde oder Nachbarn und sonstige Pflegepersonen erfolgen.

Das Pflegegeld ist keine zweckgebundene Leistung, die zwangsläufig der Pflegeperson zufließen muss. Sie stellt auch kein Entgelt für erbrachte Pflegeleistungen, sondern eine Art Anerkennung für die Unterstützungs- und Hilfeleistungen dar. Insoweit steht der Anspruch auf Pflegegeld nicht der Pflegeperson, sondern dem Pflegebedürftigen zu, der frei über die Verwendung des Pflegegeldes entscheiden soll. Das Pflegegeld wird monatlich im Voraus gezahlt. Besteht der Anspruch auf Pflegegeld nicht für einen vollen Kalendermonat (z. B. bei Eintritt von Pflegebedürftigkeit im Laufe des Kalendermonats), wird das Pflegegeld anteilig gekürzt. Befindet sich der Pflegebedürftige in vollstationärer Krankenhausbehandlung, in einer Vorsorge- oder Rehabilitationseinrichtung oder nimmt er häusliche Krankenpflege (§ 37 SGB V) in Anspruch, erfolgt für die ersten 4 Wochen keine Kürzung der Leistung.

Pflegebedürftige, die ausschließlich das Pflegegeld beziehen, haben – je nach Pflegegrad – einmal halbjährlich (Pflegegrad 2 und 3) bzw. vierteljährlich (Pflegegrad 4 und 5) einen Beratungseinsatz abzurufen. Mit der Durchführung des Beratungseinsatzes kann der Pflegebedürftige eine zugelassene Pflegeeinrichtung seiner Wahl beauftragen. Der Beratungseinsatz kann aber auch bei einer von den Landesverbänden der Pflegekassen anerkannten Beratungsstelle mit nachgewiesener pflegefachlicher Kompetenz in Anspruch genommen werden. Kann die Beratung vor Ort weder durch zugelassene Pflegeeinrichtungen noch durch von den Landesverbänden der Pflegekassen anerkannte Beratungsstellen gewährleistet werden, kann der Beratungseinsatz auch bei einer von der Pflegekasse beauftragten, jedoch nicht bei ihr beschäftigten Pflegefachkraft abgerufen werden. Die Beratung muss in der eigenen Häuslichkeit des Pflegebedürftigen durchgeführt werden. Sie soll die Qualität der nichtprofessionellen Pflege sichern und dazu beitragen, dass alle an der Pflege beteiligten im Rahmen eines Case-Managements ihre Möglichkeiten zur Verbesserung der individuellen Pflegesituation umfassend und kooperativ ausschöpfen.

Rufen Pflegebedürftige die Pflegeberatung nicht ab, hat die Pflegekasse oder das private Versicherungsunternehmen das Pflegegeld angemessen zu kürzen und im Wiederholungsfall zu entziehen.

Tab. 4.2: Pflegeleistungen für selbst beschaffte Pflegehilfen nach Pflegegrad in Euro.

Pflegegrad 2	Pflegegrad 3	Pflegegrad 4	Pflegegrad 5
316	545	728	901

4.3.3 Kombination von Geldleistung und Sachleistung: Kombinationsleistung (§ 38 SGB XI)

Schöpft der Pflegebedürftige die ihm nach seinem Pflegegrad zustehende Pflegesachleistung nach § 36 SGB XI nicht aus, kann er daneben anteiliges Pflegegeld nach § 37 SGB XI geltend machen. Für den Bezug der Kombinationsleistung müssen sämtliche Voraussetzungen für die Inanspruchnahme von Pflegesachleistung und Pflegegeld erfüllt sein. Um eine vorschnelle Erschöpfung des Pflegegeldes zu vermeiden, das in allen Pflegegraden nicht einmal die Hälfte des Höchstbetrages der Pflegesachleistung erreicht, darf die abgerufene Sachleistung nur in dem Verhältnis angerechnet werden, indem sie den Sachleistungshöchstsatz ausschöpft. Es ist Sache des Pflegebedürftigen zu entscheiden, in welchem Verhältnis er Geld- und Sachleistung in Anspruch nehmen will. An diese Entscheidung ist der Pflegebedürftige für die Dauer von 6 Monaten gebunden. Diese Bindung lässt sich im Hinblick auf § 48 SGB X dann nicht aufrechterhalten, sofern eine wesentliche Änderung in dem zum Zeitpunkt der Entscheidung vorgelegenen Verhältnissen eingetreten ist (z. B. Änderung der Pflegesituation). Zudem ist die 6-Monats-Frist nicht zu beachten, wenn der Pflegebedürftige nur noch die Pflegesachleistung oder nur noch das Pflegegeld in Anspruch nehmen will.

Wie bei der Geldleistung nach § 37 SGB XI kann bei der Kombinationsleistung der bisher gewährte Anteil der Geldleistung während einer vollstationären Krankenhausbehandlung, während einer stationären Vorsorge- oder Rehabilitationsmaßnahme oder während der Inanspruchnahme von häuslicher Krankenpflege (§ 37 SGB V) für die Dauer von bis zu 4 Wochen beansprucht werden. Befindet sich der Pflegebedürftige in der Kurzzeitpflege nach § 42 SGB XI ist das anteilige Pflegegeld für bis zu 8 Wochen und während einer Verhinderungspflege nach § 39 SGB XI für bis zu 6 Wochen je Kalenderjahr in Höhe der Hälfte der vor Beginn der Kurzzeit- oder Verhinderungspflege geleisteten Höhe fortzuzahlen. Pflegebedürftige in vollstationären Einrichtungen der Hilfe für Menschen mit Behinderung nach § 43a SGB XI haben einen Anspruch auf ungekürztes Pflegegeld anteilig für die Tage, an denen sie sich in häuslicher Pflege befinden.

4.3.4 Zusätzliche Leistungen für Pflegebedürftige in ambulant betreuten Wohngruppen (§ 38a SGB XI)

Pflegebedürftige der Pflegegrade 1 bis 5, die in ambulant betreuten Wohngruppen leben, haben einen Anspruch auf einen pauschalen Wohngruppenzuschlag in Höhe von monatlich 214 Euro, wenn sie ambulante Sachleistungen nach § 36 SGB XI, Pflegegeld nach § 37 SGB XI, Kombinationsleistungen nach § 38 SGB XI oder Angebote zur Unterstützung im Alltag nach § 45a SGB XI oder den Entlastungsbetrag nach § 45b SGB XI in Anspruch nehmen.

Die Zahlung des pauschalen Wohngruppenzuschlages setzt voraus, dass mindestens drei und höchstens zwölf Bewohner, von denen mindestens drei Bewohner pflegebedürftig im Sinne der §§ 14, 15 SGB XI sind, in einer gemeinsamen Wohnung mit häuslicher pflegerischer Versorgung leben. Weitere Voraussetzung für den Wohngruppenzuschlag ist, dass die Bewohner der Wohngruppe eine Person zur Aufgabenerbringung gemeinschaftlich beauftragt haben, die unabhängig von der individuellen pflegerischen Versorgung auf einer gesondert erkennbaren vertraglichen Grundlage mit den Bewohnern tätig ist. Kein Anspruch auf einen Wohngruppenzuschlag besteht, wenn der Anbieter der Wohngruppe oder ein Dritter Leistungen anbietet oder gewährleistet, die weitgehend dem Umfang einer stationären, einschließlich teilstationärer Pflege entsprechen.

Leistungen der Tages- und Nachtpflege nach § 41 SGB XI können neben dem Wohngruppenzuschlag nur in Anspruch genommen werden, wenn durch eine Prüfung des MD nachgewiesen ist, dass die Pflege in der ambulant betreuten Wohngruppe ohne teilstationäre Pflege nicht in ausreichendem Umfang sichergestellt ist. Dazu hat der MD im Einzelfall zu prüfen, ob die Inanspruchnahme von Tages- oder Nachtpflege erforderlich ist, damit der betreffende Pflegebedürftige alle von ihm individuell benötigten, körperbezogenen Pflegemaßnahmen und pflegerischen Betreuungsmaßnahmen in ausreichendem Umfang erhält.

4.3.5 Häusliche Pflege bei Verhinderung der Pflegeperson (§ 39 SGB XI)

Ist die (bisherige) Pflegeperson an der Pflege eines Pflegebedürftigen des Pflegegrades 2 bis 5 wegen Erholungsurlaub, Krankheit oder aus anderen Gründen gehindert, übernimmt die Pflegekasse die nachgewiesenen Kosten einer notwendigen Ersatzpflege. Allerdings muss die Pflegeperson den Pflegebedürftigen vor der erstmaligen Verhinderung mindestens 6 Monate (Wartezeit) gepflegt haben. Keine Voraussetzung für die Erfüllung der Wartefrist ist es, dass dieselbe Pflegeperson den Pflegebedürftigen 6 Monate gepflegt hat.

Der Anspruch besteht grundsätzlich in Höhe von bis zu 1.612 Euro für längstens 6 Wochen im Kalenderjahr. Dieser Leistungsbetrag kann um bis zu 806 Euro aus noch nicht in Anspruch genommenen Mitteln der Kurzzeitpflege nach § 42 Abs. 2 Satz 2 SGB XI auf insgesamt 2.418 Euro im Kalenderjahr erhöht werden.

Bei Empfängern von Pflegegeld nach § 37 SGB XI besteht neben dem Anspruch auf Verhinderungspflege zusätzlich ein Anspruch auf Fortzahlung des Pflegegeldes in Höhe der Hälfte des bisher bezogenen Pflegegeldes für bis zu 6 Wochen im Kalenderjahr.

Ist die Pflegeperson, welche die Verhinderungspflege durchführt, mit dem Pflegebedürftigen bis zum zweiten Grade verwandt oder verschwägert oder lebt mit ihm in häuslicher Gemeinschaft, dürfen die Aufwendungen der Pflegekasse die Höhe des Pflegegeldes nach § 37 Abs. 1 Satz 3 SGB XI – bezogen auf den jeweiligen Pflegegrad – für bis zu 6 Wochen nicht überschreiten. Die Aufwendungen der Pflegekasse sind damit auf die Höhe des 1,5-fachen Pflegegeldes eines Monats im jeweiligen Pflegegrad beschränkt. Im Falle von Pflegegrad 2 sind dies 474 Euro, im Falle von Pflegegrad 3 817,50 Euro, im Falle von Pflegegrad 4 1.092 Euro und im Falle von Pflegegrad 5 1.351,50 Euro (jeweils der Betrag des Pflegegeldes nach § 37 Abs. 1 Satz 3 SGB XI dividiert durch 28 Tage; das Ergebnis multipliziert mit 42 Tagen). Zusätzlich können sonstige Kosten (wie z. B. Fahrkosten) erstattet werden, wobei der Höchstbetrag von 1.612 Euro nicht überschritten werden darf.

4.3.6 Pflegehilfsmittel und wohnumfeldverbessernde Maßnahmen (§ 40 SGB XI)

Pflegebedürftige der Pflegegrade 1 bis 5 haben bei häuslicher Pflege einen Anspruch auf Versorgung mit Pflegehilfsmitteln, die
- zur Erleichterung der Pflege oder
- zur Linderung der Beschwerden des Pflegebedürftigen beitragen oder
- ihm eine selbständigere Lebensführung ermöglichen.

Für die Annahme einer „selbständigeren Lebensführung" reicht es aus, dass ein bestimmter Aspekt der Lebensführung durch eine regelmäßig verfügbare Hilfestellung leichter oder besser verwirklicht werden kann. Der Pflegebedürftige soll mit Hilfe des Pflegehilfsmittels bei den allgemeinen Lebensbetätigungen im häuslichen Bereich partiell selbständiger agieren, also in verringertem Maße von der Unterstützung Dritter abhängig sein und deshalb möglichst lange in der eigenen Wohnung verbleiben können. Anspruch auf ein entsprechendes Hilfsmittel durch die Pflegeversicherung besteht allerdings nur, soweit es sich bei dem Hilfsmittel nicht um einen allgemeinen Gebrauchsgegenstand des täglichen Lebens handelt, bzw. das Hilfsmittel nicht wegen Krankheit oder Behinderung von der Krankenversicherung oder anderen zuständigen Leistungsträgern zu erbringen ist.

Pflegehilfsmittel werden unterschieden in zum Verbrauch bestimmte und technische Hilfsmittel. Aufwendungen für zum Verbrauch bestimmte Pflegehilfsmittel werden bis zu einem Betrag von monatlich 40 Euro von der Pflegekasse übernommen. Aufwendungen, die über diesen Höchstbetrag hinausgehen, gehen zu Lasten des Pflegebedürftigen. Technische Pflegehilfsmittel sollen vorrangig leihweise von der Pflegekasse überlassen werden. Der Anspruch umfasst auch die notwendige Änderung, Instandsetzung und Ersatzbeschaffung von Pflegehilfsmitteln sowie die Ausbildung in ihrem Gebrauch. Pflegebedürftige, die das 18. Lebensjahr vollendet haben, haben zu den Kosten der Pflegehilfsmittel eine Zuzahlung von 10 v. H., höchstens jedoch 25 Euro je Pflegehilfsmittel, zu entrichten. Bei zum Verbrauch bestimmten Pflegehilfsmitteln sind keine Zuzahlungen zu leisten.

Der GKV-Spitzenverband erstellt als Anlage zu dem Hilfsmittelverzeichnis nach § 139 SGB V ein systematisch strukturiertes Pflegehilfsmittelverzeichnis. Dieses enthält Produkte, die generell nach ihrer Konstruktion, Ausstattung, Funktion und Zweckbestimmung die Pflege erleichtern, Beschwerden lindern bzw. eine selbständigere Lebensführung ermöglichen. Das Hilfsmittelverzeichnis nach § 139 SGB V enthält hingegen Produkte, die nach ihrer Konstruktion, Ausstattung, Funktion und Zweckbestimmung dazu geeignet sind, den Erfolg der Krankenbehandlung zu sichern, einer drohenden Behinderung vorzubeugen oder eine Behinderung auszugleichen. Also dem Zweckgedanken des § 33 SGB V entsprechen. Bei Produkten, die bisher weder im Hilfsmittelverzeichnis noch im Pflegehilfsmittelverzeichnis aufgeführt sind, gilt ein vergleichbarer Maßstab.

Hilfsmittel und Pflegehilfsmittel, die den Zielen von § 40 SGB XI dienen sind: Adaptionshilfen (z. B. Strumpfanziehhilfen, Greifhilfen), Badehilfen (z. B. Badewannenbretter, Badewannenlifter, Duschhocker, fahrbare Duschstühle), Gehhilfen (z. B. Gehböcke, Rollatoren, Deltaräder), Hilfsmittel gegen Dekubitus (z. B. Antidekubitussitzkissen, Antidekubitusauflagen, Antidekubitusmatratzen, aktive und passive Systeme), Inkontinenzhilfen (z. B. Inkontinenzvorlagen, Netzhosen, Inkontinenzpants, Bettschutzeinlagen), Kranken- oder Behindertenfahrzeuge (z. B. Rollstühle), Krankenpflegeartikel (z. B. behindertengerechte Betten, Stehbetten, Aufrichthilfen, Rückenstützen), Lagerungshilfen (z. B. Beinlagerungshilfen, Lagerungskeile), Mobilitätshilfen (z. B. Drehscheiben, Dreh- und Übersetzhilfen, Rutschbretter, Katapultsitze, Bettleitern), Stehhilfen, Stomaartikel, Toilettenhilfen (z. B. Toilettensitzerhöhungen, feststehende Toilettenstühle oder Toilettenstühle auf Rollen), Pflegehilfsmittel zur Erleichterung der Pflege, Pflegehilfsmittel zur Körperpflege oder Hygiene (z. B. Urinflaschen, Urinschiffchen, Steckbecken, saugende Bettschutzeinlagen, Kopfwaschsysteme), Pflegehilfsmittel zur selbständigeren Lebensführung oder zur Mobilität, Pflegehilfsmittel zur Linderung von Beschwerden, zum Verbrauch bestimmte Pflegehilfsmittel (z. B. Einmalhandschuhe, Desinfektionsmittel) sowie sonstige unmittelbar alltagsrelevante Pflegehilfsmittel.

Bei Hilfsmitteln und Pflegehilfsmitteln, die sowohl den in § 33 SGB V genannten Zielen der Krankenversicherung als auch den in § 40 SGB XI genannten Zielen der Pflegeversicherung dienen können, prüft der Leistungsträger, bei dem die Leistung beantragt wird, ob ein Anspruch gegenüber der Krankenkasse oder der Pflegekasse besteht und entscheidet über die Bewilligung der Hilfsmittel und Pflegehilfsmittel (§ 40 Abs. 5 SGB XI). Diese Regelung soll die Leistungserbringung von (Pflege-)Hilfsmitteln mit „Doppelfunktion" für die Versicherten erleichtern. Dabei sind die Richtlinien des GKV-Spitzenverbandes zur Festlegung der doppelfunktionalen Hilfsmittel und Pflegehilfsmittel sowie zur Bestimmung des Verhältnisses zur Aufteilung der Ausgaben zwischen der Krankenversicherung und der Pflegeversicherung (Richtlinien zur Festlegung der doppelfunktionalen Hilfsmittel – RidohiMi) zu berücksichtigen. Die Zuzahlung richtet sich bei doppelfunktionalen Hilfs- und Pflegehilfsmitteln nach den §§ 33, 61 und 62 SGB V).

Um das Antragsverfahren zwischen Versicherten und der Kranken- und Pflegekasse zu vereinfachen und die Entbürokratisierung der Verfahren zwischen Kranken-

und Pflegekassen zu unterstützen, haben der MD oder ein von der Pflegekasse beauftragter Gutachter gegenüber der Pflegekasse in ihrem Gutachten zur Feststellung der Pflegebedürftigkeit konkrete Empfehlungen zur Hilfsmittel- und Pflegehilfsmittelversorgung abzugeben. Empfehlungen zu Hilfsmitteln bzw. Pflegehilfsmittel, welche den Zielen des § 40 SGB XI dienen, gelten jeweils als Antrag auf Leistungsgewährung, sofern der Versicherte zustimmt. Die Zustimmung erfolgt im Rahmen der Begutachtung und wird im Begutachtungsformular schriftlich dokumentiert. Sie kann auch elektronisch dokumentiert werden. Der Gesetzgeber sah hierfür einen Bedarf im Hinblick auf den zunehmenden Einsatz von digitalisierten Verfahren im Bereich Pflege und deren Nutzung bei der Pflegebegutachtung [BT-Drs. 19/6337]. Bei Hilfsmitteln und Pflegehilfsmitteln, die den Zielen des § 40 SGB XI dienen, wird die Notwendigkeit der Versorgung nach § 40 Abs. 1 SGB XI vermutet. Bis zum 31.12.2020 wird auch die Erforderlichkeit der empfohlenen Hilfsmittel, die den Zielen des § 40 SGB XI dienen, nach § 33 Abs. 1 SGB V vermutet; insofern bedarf es auch keiner ärztlichen Verordnung (§ 33 Abs. 5a SGB V) mehr. Eine fachliche Überprüfung der Notwendigkeit ist nur geboten, wenn die Kranken- oder Pflegekasse die offensichtliche Unrichtigkeit der Empfehlung feststellt. Des Weiteren sind die Wirtschaftlichkeit (§ 12 Abs. 1 SGB V, § 4 Abs. 3 SGB XI) und die jeweiligen weiteren leistungs- und versicherungsrechtlichen Voraussetzungen zu prüfen. Die gutachterlichen Empfehlungen bei den genannten Hilfsmitteln ersetzen also die ärztliche Therapieentscheidung nach § 33 Abs. 5a Satz 1 SGB V sowie die ärztliche Verordnung nach § 33 Abs. 5a Satz 2 SGB V.

Neben den Hilfs- und Pflegehilfsmitteln können die Pflegekassen für Pflegebedürftige der Pflegegrade 1 bis 5 subsidiär auch finanzielle Zuschüsse für Maßnahmen zur Verbesserung des individuellen Wohnumfeldes des Pflegebedürftigen gewähren. Beispielsweise für Umbaumaßnahmen und/oder technische Hilfen im Haushalt. Die in § 40 Abs. 4 SGB XI angeordnete Subsidiarität für wohnumfeldverbessernde Maßnahmen liegt vor, wenn kein anderer Leistungsträger, insbesondere die Krankenkasse, vorrangig zuständig ist.

Finanzielle Zuschüsse für Maßnahmen zur Verbesserung des individuellen Wohnumfeldes des Pflegebedürftigen können gewährt werden, wenn dadurch im Einzelfall die häusliche Pflege überhaupt erst ermöglicht wird (1. Alternative), die häusliche Pflege erheblich erleichtert (2. Alternative) und damit eine Überforderung der Leistungskraft des Anspruchsberechtigten und der Pflegenden verhindert oder eine möglichst selbständige Lebensführung des Pflegebedürftigen wiederhergestellt (3. Alternative), also die Abhängigkeit von personeller Hilfe verringert wird. Das vom GKV-Spitzenverband und den Verbänden der Pflegekassen auf Bundesebene erstellte „Gemeinsame Rundschreiben zu den leistungsrechtlichen Vorschriften des SGB XI" gibt in der jeweils aktuellen Fassung einen Überblick über den möglichen Umfang von wohnumfeldverbessernden Maßnahmen nach § 40 Abs. 4 SGB XI.

Die Pflegekassen können im Rahmen des ihnen eingeräumten Ermessens Zuschüsse bis zu einem Betrag von bis zu 4.000 Euro je wohnumfeldverbessernde Maßnahme gewähren. Dabei sind alle Maßnahmen, die zum Zeitpunkt der Zuschussgewährung zur Wohnumfeldverbesserung erforderlich sind, als eine Maßnahme zu werten. So stellt z. B. bei der Befahrbarmachung der Wohnung für den Rollstuhl nicht jede einzelne Türverbreiterung eine Maßnahme im Sinne des § 40 Abs. 4 SGB XI dar, sondern die Türverbreiterungen und die Entfernung von Türschwellen insgesamt. Bei einer objektiven Änderung der Pflegesituation und weiter erforderlichen Maßnahmen zur Wohnumfeldverbesserung handelt es sich erneut um eine Maßnahme im Sinne von § 40 Abs. 4 SGB XI, so dass ein weiterer Zuschuss bis zu dem Höchstbetrag von 4.000 Euro möglich ist. Leben mehrere Pflegebedürftige in einer gemeinsamen Wohnung, dürfen die Zuschüsse für Maßnahmen zur Verbesserung des gemeinsamen Wohnumfeldes den Betrag von 4.000 Euro jeweils nicht übersteigen. Der Gesamtbetrag ist auf insgesamt 16.000 Euro begrenzt und wird gleichmäßig auf die Pflegebedürftigen aufgeteilt.

Wohnumfeldverbessernde Maßnahmen, deren Einbau bzw. Umbau bereits von der Pflegekasse bezuschusst worden sind und die repariert oder gewartet werden müssen, können als wohnumfeldverbessernde Maßnahmen bezuschusst werden, wenn der Höchstbetrag nicht ausgeschöpft worden ist. Der Zuschuss zur Reparatur oder zur Wartung ist in solchen Fällen auf den noch zur Verfügung stehenden Restbetrag beschränkt. Die Gewährung eines neuen Zuschusses für funktionswiederherstellende Reparaturen oder Wartungen ist daher nicht möglich. Im Ausnahmefall kann auch bei Ausschöpfung des Zuschusses für eine wohnumfeldverbessernde Maßnahme ein erneuter Zuschuss erbracht werden, wenn die Reparaturkosten eine Höhe erreichen, die wirtschaftlich einer Ersatz- oder Erstbeschaffung gleichkommt, weil der Defekt an einer mit dem Höchstbetrag bezuschussten Hilfe zu einem kompletten Ausfall bzw. zur Gebrauchsunfähigkeit führt [BSG Urteil vom 25.01.2017 – B 3 P 2/15 R, Rn. 35].

4.3.7 Anschubfinanzierung zur Gründung von ambulant betreuten Wohngruppen (§ 45e SGB XI)

Pflegebedürftige der Pflegegrade 1 bis 5, die die Anspruchsvoraussetzungen auf einen pauschalen Wohngruppenzuschlag gemäß § 38a SGB XI erfüllen (s. Kap. 4.3.4), erhalten zusätzlich zu dem Wohngruppenzuschlag von 214 Euro monatlich und unbeschadet des Anspruchs auf wohnumfeldverbessernde Maßnahmen nach § 40 Abs. 4 SGB XI einen einmaligen Förderbetrag von bis zu 2.500 Euro, wenn sie an der Neugründung einer ambulant betreuten Wohngruppe beteiligt sind. Der Förderbetrag ist für die altersgerechte oder barrierearme Umgestaltung der gemeinsamen Wohnung zu verwenden. Für Pflegebedürftige in bereits bestehenden Wohngruppen besteht kein Anspruch auf den Förderbetrag.

Der Förderbetrag ist auf 10.000 Euro je Wohngruppe begrenzt und wird bei mehr als vier Pflegebedürftigen anteilig auf die Versicherungsträger der Pflegebedürftigen aufgeteilt. Der Antrag muss innerhalb eines Jahres nach Vorliegen der Anspruchsvoraussetzungen gestellt werden. Die Umbaumaßnahme kann bereits vor der Gründung der Wohngruppe und vor dem Einzug erfolgen. Die Pflegekassen zahlen den Förderbetrag aus, wenn die Gründung einer ambulant betreuten Wohngruppe nachgewiesen ist. Die Förderung endet mit Ablauf des Monats, in dem das Bundesamt für Soziale Sicherung mitteilt, dass die im Zusammenhang mit der Förderung zur Verfügung gestellte Summe von 30 Millionen Euro erreicht worden ist.

4.3.8 Teilnahme an einem trägerübergreifenden Persönlichen Budget nach § 29 SGB IX (§ 35a SGB XI)

Menschen mit Behinderungen haben gemäß § 29 SGB IX einen Anspruch darauf, dass Leistungen zur Teilhabe auf ihren Antrag hin in Form eines persönlichen Budgets ausgeführt werden. Mit der Regelung in § 35a SGB XI wird sichergestellt, dass auch Leistungen der Pflegeversicherung nach dem SGB IX dem Grunde nach in Form eines Persönlichen Budgets beansprucht und mithin vom Berechtigten in Eigenverantwortung bedarfsgerecht eingesetzt werden können.

Die Pflegekasse ist kein Rehabilitationsträger i. S. d. § 6 Abs. 1 SGB IX. Insofern kommen die Leistungen der Pflegeversicherung lediglich als ergänzende Leistungen eines trägerübergreifenden Budgets in Verantwortung eines Rehabilitationsträgers in Betracht. Zu den Rehabilitationsträgern gehören gemäß § 6 Abs. 1 Nr. 1 bis 7 SGB IX: die gesetzlichen Krankenkassen, die Bundesagentur für Arbeit, die Träger der gesetzlichen Unfallversicherung, die Träger der gesetzlichen Rentenversicherung, die Träger der Kriegsopferversorgung, die Träger der öffentlichen Jugendhilfe sowie die Träger der Eingliederungshilfe.

Nach den eindeutigen Vorgaben des § 35a SGB XI können nur bestimmte Leistungen des SGB XI im Rahmen eines persönlichen Budgets erbracht werden. „Budgetfähig" sind danach:
- Pflegesachleistungen nach § 36 SGB XI (in Form von Gutscheinen),
- Pflegegeld nach § 37 SGB XI (der Anspruch auf Vergütung der Beratungseinsätze nach § 37 Abs. 3 SGB XI ist nicht mit einbezogen),
- Kombinationsleistungen nach § 38 SGB XI (budgetfähig sind als Geldleistung nur das anteilige und im Voraus bestimmte Pflegegeld sowie der Sachleistungsanteil in Form von Gutscheinen),
- zum Verbrauch bestimmte Pflegehilfsmittel nach § 40 Abs. 2 SGB XI sowie
- Tages- und Nachtpflege nach § 41 SGB XI (in Form von Gutscheinen).

Damit die budgetfähige Pflegeleistung im jeweiligen Einzelfall im Rahmen eines Persönlichen Budgets gewährt werden kann, müssen die allgemeinen und besonderen Voraussetzungen der jeweiligen Leistungen erfüllt sein. Sofern mehrere Leistungsträger beteiligt sind, wird das persönliche Budget trägerübergreifend als Komplexleistung erbracht.

4.4 Teilstationäre Pflege und Kurzzeitpflege

4.4.1 Tagespflege und Nachtpflege (§ 41 SGB XI)

Pflegebedürftige der Pflegegrade 2 bis 5 haben Anspruch auf teilstationäre Pflege in Einrichtungen der Tages- oder Nachtpflege, wenn die häusliche Pflege nicht in ausreichendem Umfang sichergestellt werden kann oder wenn dies zur Ergänzung oder Stärkung der häuslichen Pflege erforderlich ist. Die Leistungen kommen insbesondere für Pflegebedürftige in Betracht, die aufgrund körperlicher oder seelischer Beeinträchtigungen außerstande sind, während der Abwesenheit ihrer Pflegeperson(en) allein in ihrer Häuslichkeit zu verbleiben, ansonsten jedoch zu Hause versorgt werden. Die Tages- und Nachtpflege in Einrichtungen nach § 71 Abs. 2 Nr. 2 SGB XI soll pflegende Angehörige entlasten, um gerade auch deren Bereitschaft aufrecht zu erhalten, weiter die häusliche Pflege zu übernehmen. Der Anspruch ist zeitlich nicht begrenzt. Tages- und Nachtpflege kommen insbesondere in folgenden Fällen in Betracht:
- Bei einer kurzfristigen Verschlimmerung der Pflegebedürftigkeit,
- bei der Ermöglichung einer (Teil-)Erwerbstätigkeit für die Pflegeperson,
- bei einer beabsichtigten teilweisen Entlastung der Pflegeperson sowie bei
- bei einer nur für einige Stunden am Tag oder in der Nacht notwendigen ständigen Beaufsichtigung des Pflegebedürftigen.

Die Pflegekassen übernehmen die pflegebedingten Aufwendungen, einschließlich der Aufwendungen für Betreuung und die Aufwendungen für Leistungen der medizinischen Behandlungspflege gestaffelt nach den Pflegegraden 2 bis 5 (s. Tab. 4.3).

Tab. 4.3: Leistungsbeträge bei Tages- und Nachtpflege nach Pflegegraden in Euro pro Monat.

Pflegegrad 2	Pflegegrad 3	Pflegegrad 4	Pflegegrad 5
bis zu 689	bis zu 1.298	bis zu 1.612	bis zu 1.995

Darüber hinaus haben Pflegebedürftige in teil- und vollstationären Einrichtungen einen individuellen Rechtsanspruch auf Maßnahmen der zusätzlichen Betreuung und Aktivierung. Er gilt für alle Pflegebedürftigen in diesen Einrichtungen, also auch für Pflegebedürftige des Pflegegrades 1. Die entsprechenden Leistungen werden über einen gesonderten Zuschlag zur Pflegevergütung abgegolten (vgl. § 43b SGB XI).
   Werden neben der Tages- und Nachtpflege
- Pflegesachleistungen nach § 36 SGB XI,
- Pflegegeld nach § 37 SGB XI,
- eine Kombination von Pflegesachleistung und Pflegegeld nach § 38 SGB XI

erbracht, kann der Pflegebedürftige diese Leistungen in Anspruch nehmen, ohne dass eine gegenseitige Anrechnung mit den Leistungen der Tages- und Nachtpflege erfolgt. Zudem können Pflegebedürftige für Aufwendungen, die im Zusammenhang mit der Inanspruchnahme der Tages- und Nachtpflege entstehen, auch den Entlastungsbetrag nach § 45 SGB XI einsetzen.

4.4.2 Kurzzeitpflege (§ 42 SGB XI)

In den Fällen, in denen die häusliche Pflege zeitweise nicht, noch nicht oder nicht im erforderlichen Umfang erbracht werden kann und auch die teilstationäre Pflege nicht ausreicht, besteht für Pflegebedürftige der Pflegegrade 2 bis 5 ein Anspruch auf stationäre Kurzzeitpflege. Die Kurzzeitpflege ist eine vollstationäre Pflege von begrenzter kurzer Dauer, die nur für einen vorübergehenden erhöhten Bedarf gedacht ist und auf eine aktivierende Pflege ausgerichtet ist. Der Anspruch ist für zwei Fallgruppen vorgesehen: entweder für eine Übergangszeit im Anschluss an eine stationäre Behandlung des Pflegebedürftigen oder falls eine Krisensituation vorliegt, in der vorübergehend häusliche oder teilstationäre Pflege nicht möglich oder nicht ausreichend ist.

Der Anspruch auf Kurzzeitpflege besteht in begründeten Einzelfällen auch in geeigneten Einrichtungen der Hilfe für Menschen mit Behinderung und anderen geeigneten Einrichtungen, wenn die Pflege in einer von den Pflegekassen zur Kurzzeitpflege zugelassenen Pflegeeinrichtung nicht möglich ist oder nicht zumutbar erscheint. Zudem besteht ein Anspruch auf Kurzzeitpflege in Einrichtungen, die stationäre Leistungen zur medizinischen Vorsorge oder Rehabilitation erbringen, wenn während einer Maßnahme der medizinischen Vorsorge oder Rehabilitation für eine Pflegeperson eine gleichzeitige Unterbringung und Pflege des Pflegebedürftigen erforderlich ist.

Der Anspruch besteht grundsätzlich in Höhe von bis zu 1.612 Euro für längstens 8 Wochen im Kalenderjahr. Dieser Leistungsbetrag kann um bis zu 1.612 Euro aus noch nicht in Anspruch genommenen Mitteln der Verhinderungspflege nach § 39 Abs. 1 Satz 3 SGB XI auf insgesamt 3.224 Euro im Kalenderjahr erhöht werden. Der für die Kurzzeitpflege in Anspruch genommene Erhöhungsbetrag ist auf den Leistungsbetrag für die Verhinderungspflege nach § 39 Abs. 1 Satz 3 SGB XI anzurechnen.

Pflegebedürftige des Pflegegrades 1 können den Entlastungsbetrag nach § 45b Abs. 1 SGB XI in Höhe von bis zu 125 Euro monatlich im Wege der Kostenerstattung für Leistungen der Kurzzeitpflege einsetzen.

Bei Empfängern von Pflegegeld nach § 37 SGB XI besteht neben dem Anspruch auf Kurzzeitpflege zusätzlich ein Anspruch auf Fortzahlung des Pflegegeldes in Höhe der Hälfte des bisher bezogenen Pflegegeldes für bis zu 8 Wochen im Kalenderjahr.

4.5 Vollstationäre Pflege

4.5.1 Vollstationäre Pflege (§ 43 SGB XI)

Pflegebedürftige der Pflegegrade 2 bis 5 haben Anspruch auf Pflege in vollstationären Einrichtungen. Der Anspruch besteht unabhängig davon, ob häusliche oder teilstationäre Pflege möglich ist.

Die Pflegekassen übernehmen die pflegebedingten Aufwendungen, einschließlich der Aufwendungen für Betreuung und die Aufwendungen für Leistungen der medizinischen Behandlungspflege in pauschalierter Form und gestaffelt nach den Pflegegraden 2 bis 5 (s. Tab. 4.4).

Tab. 4.4: Leistungsbeträge bei vollstationärer Pflege nach Pflegegraden in Euro pro Monat.

Pflegegrad 2	Pflegegrad 3	Pflegegrad 4	Pflegegrad 5
770	1.262	1.775	2.005

Sofern der monatliche Pauschbetrag höher ist als die Summe aus den pflegebedingten Aufwendungen, den Aufwendungen für Leistungen der medizinischen Behandlungspflege und der Betreuung inklusive der Ausbildungszulage, übernimmt die Pflegekasse gemäß § 43 Abs. 2 Satz 3 SGB XI auch Aufwendungen für Unterkunft und Verpflegung. Falls Pflegebedürftige des Pflegegrades 1 vollstationäre Pflege wählen, erhalten sie einen Zuschuss in Höhe von monatlich 125 Euro (§§ 28a Abs. 3, 43 Abs. 3 SGB XI).

4.5.2 Pauschalleistung für die Pflege von Menschen mit Behinderungen (§ 43a SGB XI)

Die Vorschrift regelt die Kostenbeteiligung der Pflegekassen bei einer Unterbringung des Pflegebedürftigen in einer Einrichtung i. S. d. § 71 Abs. 4 Nr. 1 SGB XI oder in Räumlichkeiten i. S. d. § 71 Abs. 4 Nr. 3 SGB XI.

Aufgrund der Einführung des Teils 2 des neuen SGB IX durch das Gesetz zur Stärkung der Teilhabe und Selbstbestimmung von Menschen mit Behinderungen (Bundesteilhabegesetz – BTHG) wurde zum 01.01.2020 die Differenzierung zwischen ambulanten, teilstationären und vollstationären Leistungen der Eingliederungshilfe aufgegeben. Es erfolgte eine personenzentrierte Neuausrichtung der Eingliederungshilfe mit der Folge, dass die Leistungen der Eingliederungshilfe unabhängig vom Ort der Inanspruchnahme gewährt werden und zudem in Fachleistungen und existenzsichernde Leistungen differenziert werden. Damit fällt der bisherige Anknüpfungspunkt des § 43a SGB XI an die Leistungserbringung im Bereich der vollstationären

Versorgung erwachsener Menschen mit Behinderungen weg. Um die bisherigen, an der Wohnform orientierten Leistungsansprüche im SGB XI auch unter der personenzentrierten Neugestaltung der Eingliederungshilfe aufrecht erhalten zu können, erfasst die Regelung des § 71 Abs. 4 SGB XI in ihrer Fassung ab 01.01.2020 auch Räumlichkeiten, in denen der Zweck des Wohnens von Menschen mit Behinderungen und die Erbringung von Leistungen der Eingliederungshilfe im Vordergrund stehen.

Anspruchsberechtigt sind Pflegebedürftige der Pflegegrade 2 bis 5, die in vollstationären Einrichtungen im Sinne des § 71 Abs. 4 Nr. 1 SGB XI bzw. in Räumlichkeiten nach § 71 Abs. 4 Nr. 3 SGB XI untergebracht werden. Für diese Personen trägt die Pflegekasse im Wege einer pauschalen Abgeltung der in § 43 Abs. 2 SGB XI genannten Aufwendungen ab 01.01.2020 nicht mehr 10 v. H. des nach § 75 Abs. 3 SGB XII vereinbarten Heimentgeltes, sondern nunmehr 15 v. H. der nach Teil 2 Kapitel 8 des Neunten Buches vereinbarten Vergütung. Die Anpassung des Prozentsatzes ist erforderlich geworden, weil die nach Teil 2 Kapitel 8 des SGB IX vereinbarten Vergütungen den Lebensunterhalt nicht mehr mit umfassen, sondern sich auf die Fachleistungen konzentrieren. Der von der Pflegekasse zu übernehmende Höchstbetrag hat sich gegenüber der bis zum 31.12.2019 geltenden Regelung hingegen nicht geändert. Im Einzelfall dürfen die Aufwendungen der Pflegekasse je Kalendermonat den gedeckelten Betrag von 266 Euro nicht überschreiten.

Zusätzliche Betreuung und Aktivierung in stationären Pflegeeinrichtungen (§ 43b SGB XI)

Pflegebedürftige in stationären Einrichtungen haben einen Anspruch auf zusätzliche Betreuung und Aktivierung. Der Anspruch entspricht inhaltlich dem bis zum 31.12.2016 in § 87b SGB XI geregelten Anspruch der stationären Pflegeeinrichtungen auf Vergütungszuschläge für zusätzliche Betreuungsleistungen. Mit der Zahlung von leistungsgerechten Zuschlägen zu den Pflegesätzen für die zusätzliche Betreuung und Aktivierung von Pflegebedürftigen nach den Regelungen der §§ 43b, 84 Abs. 8 und 85 Abs. 8 SGB XI sollen den stationären Pflegeeinrichtungen finanzielle Grundlagen gegeben werden, eine bessere Betreuung für die Pflegebedürftigen im Sinne der von den Fachverbänden geforderten „Präsenzstrukturen" zu organisieren, die darauf abzielen, die Pflegebedürftigen bei ihren alltäglichen Aktivitäten zu unterstützen und ihre Lebensqualität zu erhöhen. Die Regelungen des § 43b SGB XI gelten für alle stationären Einrichtungen, also neben den vollstationären Einrichtungen auch für die teilstationären Einrichtungen. Sie gelten ebenso für alle Pflegebedürftigen in diesen Einrichtungen, also auch für Pflegebedürftige des Pflegegrades 1.

Das Nähere zur Qualifikation und zu den Aufgaben der zusätzlichen Betreuungskräfte wird gemäß § 53c SGB XI in den „Richtlinien zur Qualifikation und zu den Aufgaben zusätzlicher Betreuungskräfte" des Spitzenverbandes Bund der Pflegekassen geregelt.

Mit Inkrafttreten des zweiten Pflegestärkungsgesetzes zum 01.01.2017 hat der Pflegebedürftige einen individuellen Rechtsanspruch auf die zusätzlichen Betreuungsleistungen gegenüber seiner Pflegekasse erhalten.

4.6 Leistungen für Pflegepersonen

4.6.1 Leistungen zur sozialen Sicherung der Pflegepersonen (§ 44 SGB XI)

Alle Personen, die nicht erwerbsmäßig, d. h. regelmäßig nicht mehr als 30 Stunden wöchentlich beschäftigt oder selbständig tätig sind (§ 3 Satz 2 SGB VI), eine oder mehrere Pflegebedürftige wenigstens 10 Stunden wöchentlich, verteilt auf regelmäßig mindestens 2 Tage in der Woche, in häuslicher Umgebung pflegen (Pflegeperson im Sinne des § 19 SGB XI), haben grundsätzlich einen Anspruch auf die Entrichtung von Rentenversicherungsbeiträgen durch die Pflegeversicherung des Pflegebedürftigen, wenn für diesen mindestens Pflegegrad 2 festgestellt wurde.

Es ist Aufgabe des MD oder eines anderen von der Pflegekasse beauftragten unabhängigen Gutachters, das Vorliegen der Voraussetzungen zu ermitteln. Da die Versicherungspflicht der Pflegeperson auch durch die Pflege mehrerer Pflegebedürftiger erlangt werden kann (Mehrfachpflege), erstreckt sich die Ermittlungspflicht des MD bzw. des unabhängigen Gutachters auch auf die Feststellung des Umfangs der jeweiligen Pflegetätigkeit je Pflegeperson im Verhältnis zum Umfang der von den Pflegepersonen zu leistenden Pflegetätigkeit insgesamt (Gesamtpflegeaufwand). Bei der Mehrfachpflege, also der Aufteilung der Pflege zwischen zwei oder mehreren Pflegepersonen, soll der MD bzw. der unabhängige Gutachter die Angaben der beteiligten Pflegepersonen zugrunde legen. Werden keine oder keine übereinstimmenden Angaben gemacht, erfolgt eine gleichmäßige Aufteilung des Gesamtpflegeaufwands auf die beteiligten Pflegepersonen.

Grundlage des Rentenanspruchs für Pflegepersonen sind fiktive Einnahmen, die für die geleistete Pflege zugrunde gelegt werden. Sie bilden die Beitragsbemessungsgrundlage. Diese errechnet sich aus einem bestimmten Prozentsatz der Bezugsgröße. Die Bezugsgröße wird aus dem Durchschnittsentgelt der gesetzlichen Rentenversicherung berechnet. Sie ist bis zum 31.12.2024 in den alten und den neuen Bundesländern unterschiedlich hoch (2020 Bezugsgröße West: 3.185 Euro monatlich/Bezugsgröße Ost: 3.010 Euro monatlich). Die Höhe des zugrunde gelegten Prozentsatzes der Bezugsgröße hängt ab von dem Pflegegrad, dem der Pflegebedürftige zugeordnet wurde und von der Leistungsart (Pflegegeld, Kombinationspflege, Sachleistung). Auf dieses fiktive Einkommen ist von der Pflegekasse des Pflegebedürftigen der Rentenversicherungsbeitrag von 18,6 Prozent (2020) zu entrichten. Die Höhe der beitragspflichtigen Einnahmen bei nicht erwerbsmäßig tätigen Pflegepersonen ist in § 166 SGB VI näher geregelt (s. Tab. 4.5).

Zusätzlich genießen Pflegepersonen den Schutz der gesetzlichen Unfallversicherung. Der Unfallversicherungsschutz umfasst alle Bereiche, die für die Feststellung von Pflegebedürftigkeit berücksichtigt werden. Zudem sind die Hilfen bei der Haushaltsführung in den Unfallversicherungsschutz mit einbezogen. Hat die Pflegeperson ihre Beschäftigung wegen der Pflegetätigkeit unterbrochen oder auch ganz aufgegeben, zahlt die Pflegekasse für die Dauer der Pflege auch die Beiträge zur Arbeitslosenversicherung.

Tab. 4.5: Tabelle beitragspflichtiger Einnahmen nicht erwerbsmäßig tätiger Pflegepersonen.

Pflegegrad	Leistungsart	v. H. der Bezugsgröße	mtl. Bemessungsgrundlage 2020 (West) in €	mtl. Bemessungsgrundlage 2020 (Ost) in €
5	Pflegegeld (§ 37 SGB XI)	100	3.185	3.010
	Kombinationsleistung (§ 38 SGB XI)	85	2.707,25	2.558,50
	Pflegesachleistung (§ 36 SGB XI)	70	2.229,50	2.107
4	Pflegegeld (§ 37 SGB XI)	70	2.229,50	2.107
	Kombinationsleistung (§ 38 SGB XI)	59,5	1.895,08	1.790,95
	Pflegesachleistung (§ 36 SGB XI)	49	1.560,65	1.474,90
3	Pflegegeld (§ 37 SGB XI)	43	1.369,55	1.294,30
	Kombinationsleistung (§ 38 SGB XI)	36,55	1.164,12	1.100,16
	Pflegesachleistung (§ 36 SGB XI)	30,1	958,69	906,01
2	Pflegegeld (§ 37 SGB XI)	27	859,95	812,70
	Kombinationsleistung (§ 38 SGB XI)	22,95	730,96	690,80
	Pflegesachleistung (§ 36 SGB XI)	18,9	601,97	568,89

4.6.2 Zusätzliche Leistungen bei Pflegezeit und kurzzeitiger Arbeitsverhinderung (§ 44a SGB XI)

Beschäftigte, die aufgrund der häuslichen Pflege eines pflegebedürftigen nahen Angehörigen nach § 3 des Gesetzes über die Pflegezeit (Pflegezeitgesetzes – PflegeZG) für bis zu 6 Monate von der Arbeitsleistung durch den Arbeitgeber freigestellt worden sind oder deren Beschäftigung durch Reduzierung zu einer geringfügigen Beschäftigung wird, erhalten auf Antrag und beim Vorliegen der versicherungsrechtlichen Voraussetzungen Beitragszuschüsse zur Kranken- und Pflegeversicherung. Die Zuschüsse sind auf die Höhe der Mindestbeiträge, die von freiwillig in der gesetzlichen Krankenversicherung versicherten Personen zur gesetzlichen Krankenversicherung und zur sozialen Pflegeversicherung zu entrichten sind, begrenzt. Sie dürfen die tatsächliche Höhe der Beiträge nicht übersteigen.

Beschäftigte, die eine kurzzeitige Arbeitsverhinderung nach § 2 Pflegezeitgesetz für die Dauer von bis zu 10 Arbeitstagen in Anspruch nehmen, um für einen pflegebedürftigen nahen Angehörigen in einer akut aufgetretenen Pflegesituation eine bedarfsgerechte Pflege zu organisieren oder eine pflegerische Versorgung in dieser Zeit sicherzustellen, erhalten als Ausgleich für entgangenes Arbeitsentgelt von der Pflegekasse des Pflegebedürftigen Pflegeunterstützungsgeld. Das Pflegeunterstützungsgeld muss nicht zusammenhängend in Anspruch genommen werden, sondern kann auf mehrere (Teil-)Zeiträume verteilt werden.

Das Pflegeunterstützungsgeld berechnet sich nach den Berechnungsvorschriften für Eltern, die ihr krankes Kind betreuen und nach § 45 SGB V Krankengeld erhalten. Das Pflegeunterstützungsgeld beträgt demnach 90 v. H. des tatsächlich ausgefallenen Nettoarbeitsentgelts aus beitragspflichtigem Arbeitsentgelt des Pflegebedürftigen, bei Bezug von Einmalzahlungen in den vorangegangenen 12 Kalendermonaten 100 v. H. des tatsächlich ausgefallenen Nettoarbeitsentgelts. Es darf 70 v. H. der Beitragsbemessungsgrenze nach § 223 Abs. 3 SGB V nicht überschreiten.

Das Pflegeunterstützungsgeld wird nur auf Antrag gewährt. Der Antrag ist unverzüglich bei der Pflegekasse oder dem Versicherungsunternehmen des Pflegebedürftigen zu stellen.

4.6.3 Pflegekurse für Angehörige und ehrenamtliche Pflegepersonen (§ 45 SGB XI)

Die Pflegekassen haben für Angehörige und sonstige an einer ehrenamtlichen Pflegetätigkeit interessierte Personen unentgeltliche Schulungskurse durchzuführen. Mit diesen Kursen soll zum einen das allgemeine Interesse des Menschen an der Pflege aufgegriffen und gefördert werden. Zum anderen sollen aber auch Kenntnisse vermittelt oder vertieft werden, die zur Pflegetätigkeit in der häuslichen Umgebung des Pflegebedürftigen notwendig oder hilfreich sind.

Nach den gesetzlichen Vorgaben sollen die Pflegekurse
- soziales Engagement im Bereich der Pflege fördern und stärken,
- Pflege und Betreuung erleichtern und verbessern,
- pflegebedingte körperliche und seelische Belastungen mindern sowie
- Fertigkeiten für eine eigenständige Durchführung der Pflege vermitteln.

Es ist weder eine konkrete Beziehung zu einem Pflegebedürftigen erforderlich noch muss ein zu pflegender Versicherter bereits die Voraussetzungen nach den §§ 14, 15 SGB XI erfüllt haben.

Auf Wunsch der Pflegeperson und des Pflegebedürftigen finden die Schulungen auch in der häuslichen Umgebung des Pflegebedürftigen statt. Beispielsweise für die Unterweisung im Gebrauch eines bestimmten Hilfsmittels oder wenn dies für die Durchführung bestimmter Pflegetätigkeiten erforderlich ist. Bei häuslicher Pflegeschulung ist die schriftliche Einwilligung des Pflegebedürftigen einzuholen.

4.7 Angebote zur Unterstützung im Alltag, Entlastungsbetrag

4.7.1 Angebote zur Unterstützung im Alltag, Umwandlung des ambulanten Sachleistungsbetrags (Umwandlungsanspruch), Verordnungsermächtigung (§ 45a SGB XI)

Mit dem durch das zweite Pflegestärkungsgesetz zum 01.01.2017 neu eingeführten Pflegebedürftigkeitsbegriff wurde die bisherige Sonderregelung für Versicherte mit erheblich eingeschränkter Alltagskompetenz entbehrlich. Der bisherige Regelungsgehalt des § 45a SGB XI ist zu diesem Zeitpunkt entfallen. Erhalten geblieben sind lediglich die niedrigschwelligen Betreuungs- und Entlastungsangebote, die weiterhin besonders gefördert werden. Zur besseren Verständlichkeit wurden diese Begrifflichkeiten unter dem neuen Oberbegriff der Angebote zur Unterstützung im Alltag zusammengefasst. Diese Angebote sollen dazu beitragen, Pflegepersonen zu entlasten, und Pflegebedürftigen zu helfen, möglichst lange in ihrer häuslichen Umgebung zu bleiben, soziale Kontakte aufrechtzuerhalten und ihren Alltag weiterhin möglichst selbständig bewältigen zu können.

Je nach Ausrichtung des Angebotes kann es sich dabei um Betreuungsangebote für den Pflegebedürftigen, Angebote zur Entlastung von Pflegepersonen oder um Angebote zur Entlastung im Alltag handeln. Sie beinhalten die Übernahme von Betreuung und allgemeiner Beaufsichtigung, eine die vorhandenen Ressourcen und Fähigkeiten stärkende oder stabilisierende Alltagsbegleitung, Unterstützungsleistung für Pflegepersonen in ihrer Eigenschaft als Pflegende zur besseren Bewältigung des Pflegealltags, die Erbringung von Dienstleistungen, organisatorischer Hilfestellungen oder andere geeignete Maßnahmen.

Die Landesregierungen werden ermächtigt, durch Rechtsverordnung das Nähere über die Anerkennung der Angebote zur Unterstützung im Alltag zu bestimmen. Die Rechtsverordnungen enthalten auch Vorgaben zur regelmäßigen Qualitätssicherung der Angebote und zur regelmäßigen Übermittlung einer Übersicht über die aktuell angebotenen Leistungen und die Höhe der hierfür erhobenen Kosten.

Der bislang in § 45b Abs. 3 SGB XI geregelte zusätzliche Kostenerstattungsanspruch für Leistungen niedrigschwelliger Betreuungs- und Entlastungsangebote, der in Anspruch genommen werden konnte, wenn im betreffenden Monat keine Pflegesachleistungen nach den §§ 36, 123 SGB XI bezogen wurden, ist im Zuge des zum 01.01.2017 in Kraft getretenen zweiten Pflegestärkungsgesetzes nunmehr in § 45a SGB XI geregelt. Danach können Pflegebedürftige in häuslicher Pflege mit mindestens Pflegegrade 2 bis zu 40 Prozent des Pflegesachleistungsbetrages nach § 36 SGB XI für anerkannte Angebote zur Unterstützung im Alltag in Anspruch nehmen, soweit für die entsprechenden Leistungsbeträge keine ambulanten Pflegesachleistungen bezogen wurden (Umwandlungsanspruch). Werden Kombinationsleistungen nach § 38 SGB XI bezogen, so gelten die Leistungen für Angebote zur Unterstützung im Alltag als Inanspruchnahme von Pflegesachleistungen.

4.7.2 Entlastungsbetrag (§ 45b SGB XI)

Mit Inkrafttreten des zweiten Pflegestärkungsgesetzes in der Fassung vom 01.01.2017 wird der bisherige Anspruch auf zusätzliche Betreuungs- und Entlastungsleistungen nunmehr besser verständlich als Entlastungsbetrag bezeichnet. Der Entlastungsbetrag soll Menschen, die als Pflegepersonen Verantwortung übernehmen und im Pflegealltag oftmals großen Belastungen ausgesetzt sind, Möglichkeiten zur Entlastung eröffnen. Außerdem sollen die Leistungen, für die der Entlastungsbetrag eingesetzt wird, darauf ausgerichtet sein, den Pflegebedürftigen Hilfestellungen zu geben, die ihre Fähigkeit zur selbständigen und selbstbestimmten Gestaltung des Alltags fördert.

Anspruch auf einen Entlastungsbetrag in Höhe von bis zu 125 Euro monatlich haben Pflegebedürftige der Pflegegrade 1 bis 5. Der Entlastungsbetrag ist Bestandteil der häuslichen Pflege und dient der Erstattung von Aufwendungen, die den Versicherten im Zusammenhang mit der Inanspruchnahme entstehen von

1. Leistungen der Tages- oder Nachtpflege,
2. Leistungen der Kurzzeitpflege,
3. Leistungen der ambulanten Pflegedienste im Sinne des § 36 SGB XI, in den Pflegegraden 2 bis 5 jedoch nicht von Leistungen im Bereich der Selbstversorgung sowie
4. Leistungen der nach Landesrecht anerkannten Angebote zur Unterstützung im Alltag im Sinne des § 45a SGB XI.

Einer gesonderten Antragstellung vor der erstmaligen Inanspruchnahme des Entlastungsbetrages bedarf es nicht. Es ist ausreichend, wenn der Antrag auf Erstattung der

Kosten nachträglich eingereicht wird. Der Anspruch entsteht mit Vorliegen der Anspruchsvoraussetzungen, also mit Feststellung des Vorliegens von Pflegebedürftigkeit im Sinne der §§ 14,15 SGB XI und häuslicher Pflege. Die in einem Kalenderjahr vom Pflegebedürftigen nicht in Anspruch genommenen Entlastungsbeträge können in das folgende Kalenderhalbjahr übertragen werden. Ein Antrag des Pflegebedürftigen ist dazu nicht erforderlich.

4.8 Pflegeberatung (§ 7a SGB XI)

Die Leistungen der Pflegeversicherung sollen den Pflegebedürftigen helfen, trotz ihres Hilfebedarfs ein möglichst selbstständiges und selbstbestimmtes Leben zu führen, das der Würde des Menschen entspricht (§ 2 Abs. 1 SGB XI). Dabei haben die Pflegekassen die in § 6 SGB XI normierte Eigenverantwortung des Pflegebedürftigen durch eine umfassende Aufklärung und Beratung zu unterstützen. Der Anspruch auf Pflegeberatung nach § 7a SGB XI soll mit Blick auf die Vielfalt der vorhandenen Versorgungsangebote dazu beitragen, jedem Pflegebedürftigen eine an seinem persönlichen Bedarf ausgerichtete, qualifizierte Pflege, Betreuung und Behandlung zukommen zu lassen. Mit dieser Zielsetzung ist die Pflegeberatung im Sinne eines individuellen Fallmanagements als Einzelfallhilfe auszugestalten und geht insoweit über den Aufklärungs- und Auskunftsauftrag nach § 7 SGB XI hinaus.

Einen Anspruch auf Pflegeberatung nach § 7a SGB XI haben Personen, die Leistungen nach dem SGB XI beziehen. Darüber hinaus besteht dieser schon dann, wenn ein Antrag auf Leistungen nach dem SGB XI gestellt wurde und erkennbar ein Hilfe- und Beratungsbedarf besteht. Auf Wunsch des Pflegebedürftigen erfolgt die Pflegeberatung auch gegenüber seiner Angehörigen oder weiterer Personen oder unter deren Einbeziehung. Die Pflegeberatung ist ein Prozess: Die Pflegeberaterin oder der Pflegeberater soll den individuellen Hilfe- und Unterstützungsbedarf ermitteln, bedarfsgerecht beraten, einen Versorgungsplan erstellen, auf die erforderlichen Maßnahmen und die weitere Umsetzung des Versorgungsplans hinwirken, den Versorgungsplan gegebenenfalls anpassen und Informationen über Leistungen zur Entlastung der Pflegepersonen vermitteln.

Anspruchsberechtigten soll durch die Pflegekassen vor der erstmaligen Beratung unverzüglich ein Pflegeberater, eine zuständige Pflegeberaterin oder eine sonstige Beratungsstelle benannt werden. Pflegekassen sind dafür verantwortlich, dass für die Pflegberatung ihrer Versicherten in ausreichendem Maße fachlich gut ausgebildete Pflegberater zur Verfügung stehen. Der GKV-Spitzenverband hat dazu am 29.08.2008 in der Fassung vom 22.05.2018 die Empfehlungen zur Anzahl, Qualifikation und Fortbildung von Pflegeberaterinnen und Pflegeberater beschlossen. Für die Durchführung und die Inhalte der Pflegeberatung sind die Richtlinien des GKV-Spitzenverbandes zur einheitlichen Durchführung der Pflegeberatung nach § 7a SGB XI in der jeweils geltenden Fassung maßgeblich.

Literatur

[1] Mönch-Kalina S. In: Schlegel R, Völzke T. juris PraxisKommentar SGB I. 2. Auflage. § 16 SGB I, RdNr. 30. Saarbrücken: juris; 2011.
[2] Rolfs C, Giesen R, Kreikebohm R, Udsching P. Beck'scher Online-Kommentar Sozialrecht. 44. Edition, RdNr. 2. München: C. H. Beck; Stand: 01.03.2017.
[3] Udsching P, Schütze B, Hrsg. SGB XI. Soziale Pflegeversicherung. Kommentar. § 33 SGB XI, RdNr. 3. München: C. H. Beck.
[4] Dahm D. In: Schlegel R, Voelzke T. jurisPK-SGB XI, 2. Auflage 2017, § 120 SGB XI RdNr. 8.

5 Besonderheiten der privaten Pflegepflichtversicherung

Renate Richter, Kristina Vieweg

5.1 Allgemeines zur privaten Pflegepflichtversicherung

5.1.1 Pflicht zur Versicherung

Die Pflicht zur Versicherung in der privaten Pflegepflichtversicherung (PPV) besteht nach dem Grundsatz „Pflegeversicherung folgt Krankenversicherung" für Personen, die im Rahmen von Versicherungsverträgen versichert sind, die der Versicherungspflicht nach § 193 Abs. 3 VVG genügen (§ 23 Abs. 1 Satz 1 SGB XI). Eine anteilige beihilfekonforme private Pflegepflichtversicherung haben Personen abzuschließen, die nach beamtenrechtlichen Vorschriften oder Grundsätzen bei Pflegebedürftigkeit Anspruch auf Beihilfe haben und nicht gem. § 20 Abs. 3 SGB XI versicherungspflichtig in der sozialen Pflegeversicherung sind (§ 23 Abs. 3 SGB XI). Zudem besteht nach § 23 Abs. 4 SGB XI eine Pflicht zur Versicherung für Heilfürsorgeberechtigte, die nicht in der sozialen Pflegeversicherung versicherungspflichtig sind, und für Mitglieder der Postbeamtenkrankenkasse und der Krankenversorgung der Bundesbahnbeamten.

Das Pendant zur Pflicht zur Versicherung ist auf Seiten des Versicherers der Kontrahierungszwang, d. h. die Pflicht, den Versicherungsvertrag über die private Pflegepflichtversicherung mit demjenigen abzuschließen, den die Pflicht zur Versicherung trifft (§ 110 Abs. 1 Nr. 1, Abs. 3 Nr. 1 SGB XI).

5.1.2 Vertragsinhalt

Der Inhalt des Vertrages über die private Pflegepflichtversicherung bestimmt sich nach den Allgemeinen Versicherungsbedingungen (MB/PPV) und dem Tarifteil. Deren Inhalt ergibt sich aus den maßgeblichen Regelungen im SGB XI (§§ 23, 27, 110, 111 SGB XI) und dem Versicherungsvertragsgesetz (VVG). Hinsichtlich des Vertragsinhalts, den § 110 SGB XI vorschreibt, ist wie folgt zu unterscheiden:

Für Personen, die bei Einführung der gesetzlichen Pflegeversicherung Mitglied bei einem privaten Krankenversicherungsunternehmen mit Anspruch auf allgemeine Krankenhausleistungen waren, gelten die Bedingungen nach § 110 Abs. 1 SGB XI. Diese sehen vor, dass
- Vorerkrankungen der Versicherten nicht ausgeschlossen werden dürfen,
- bereits pflegebedürftige Personen nicht ausgeschlossen werden dürfen,
- keine längeren Wartezeiten als in der sozialen Pflegeversicherung bestehen dürfen,

- die Prämien nicht nach Geschlecht und Gesundheitszustand der Versicherten gestaffelt werden dürfen,
- die Prämienhöhe den Höchstbeitrag und im Teilkostentarif den hälftigen Höchstbeitrag der sozialen Pflegeversicherung nicht übersteigen darf,
- die Kinder des Versicherungsnehmers beitragsfrei mitzuversichern sind und
- unter bestimmten Voraussetzungen für Ehegatten oder Lebenspartner eine Beitragsermäßigung gilt.

Für Verträge der privaten Pflegepflichtversicherung, die nach diesem Zeitpunkt abgeschlossen werden, sieht § 110 Abs. 3 SGB XI folgende Bedingungen vor:
- Vorerkrankungen der Versicherten dürfen nicht ausgeschlossen werden,
- die Prämien dürfen nicht nach Geschlecht gestaffelt werden,
- die Wartezeiten dürfen nicht länger als in der sozialen Pflegeversicherung sein,
- bei einer Vorversicherungszeit von mindestens fünf Jahren wird die Prämienhöhe auf den Höchstbeitrag und im Teilkostentarif auf den hälftigen Höchstbeitrag der sozialen Pflegeversicherung begrenzt und
- die Kinder des Versicherungsnehmers sind beitragsfrei mitzuversichern.

5.1.3 Leistungsrecht

Nach dem in § 23 Abs. 1 Satz 2 SGB XI geregelten „Gleichwertigkeitsgebot" muss der Vertrag über die private Pflegepflichtversicherung Vertragsleistungen vorsehen, die nach Art und Umfang den Leistungen des Vierten Kapitels des SGB XI gleichwertig sind. Umfasst sind daher die Leistungen der §§ 28a, 36–45e SGB XI. Dies ist entsprechend in den Allgemeinen Versicherungsbedingungen für die private Pflegepflichtversicherung/Musterbedingungen (MB/PPV) und im Tarifteil geregelt. Anders als in der sozialen Pflegeversicherung werden in der privaten Pflegepflichtversicherung keine Sachleistungen gewährt, sondern die Kosten erstattet. Der Versicherte reicht daher die Rechnungen über die Pflegeleistungen, die die ambulante oder stationäre Pflegeeinrichtung erbracht hat, bei seinem Versicherer ein. Sofern die Kosten nach den MB/PPV und dem Tarif erstattungsfähig sind, werden sie erstattet. Die Kosten, die die Pflegeeinrichtung in Rechnung stellt, dürfen dabei nicht höher sein als bei Versicherten der sozialen Pflegeversicherung. Das ergibt sich aus §§ 84 Abs. 3, 89 Abs. 1 Satz 6 SGB XI.

Bevor die Leistungen der privaten Pflegepflichtversicherung in Anspruch genommen werden können, muss eine Wartezeit von zwei Jahren erfüllt sein (§ 3 MB/PPV). Zudem haben auch in der privaten Pflegepflichtversicherung Versicherte einen Anspruch auf Pflegeberatung nach § 7a SGB XI. Diese wird von der compass private pflegeberatung GmbH angeboten. Diese Pflegeberatung wird unabhängig, bundesweit einheitlich, kostenlos und als zugehende Beratung erbracht. Es besteht die Möglichkeit der telefonischen Beratung über die kostenlose Hotline. Ebenfalls ist es möglich, einen Termin für eine Beratung in der eigenen Häuslichkeit zu vereinbaren. Neben der Pflegeberatung nach § 7a SGB XI bietet compass auch Beratungseinsätze nach § 37 Abs. 3 SGB XI an.

5.1.4 Feststellung des Versicherungsfalls

Der Versicherungsfall, d. h. die Pflegebedürftigkeit, wird in der privaten Pflegepflichtversicherung durch den Medizinischen Dienst der privaten Pflegeversicherung (MEDICPROOF) festgestellt. Dieser legt, wie in § 23 Abs. 6 Nr. 1 SGB XI vorgesehen, bei der Feststellung der Pflegebedürftigkeit und der Zuordnung zu einem Pflegegrad dieselben Maßstäbe wie in der sozialen Pflegeversicherung an.

Für den Begriff der Pflegebedürftigkeit ist daher auch § 14 SGB XI und für die Ermittlung des Grades der Pflegebedürftigkeit § 15 SGB XI maßgeblich. Die privaten Versicherungsunternehmen und MEDICPROOF haben auch die Begutachtungsfristen einzuhalten, und bei Fristüberschreitung sind für jede begonnene Woche 70 EUR an den Antragsteller zu zahlen (§ 6 Abs. 2a MB/PPV, § 18 Abs. 3b Satz 3 SGB XI). Die privaten Versicherungsunternehmen veröffentlichen über die Einhaltung der Begutachtungsfristen wie die Pflegekassen jährlich eine Statistik.

Nach der Rechtsprechung des Bundessozialgerichts sind diese Gutachten von MEDICPROOF über die Feststellung der Pflegebedürftigkeit vollumfänglich gerichtlich überprüfbar. Die privaten Versicherungsunternehmen, die die private Pflegepflichtversicherung betreiben, ermöglichen den Versicherten, die Einwendungen gegen das Gutachten zur Pflegebedürftigkeit vorbringen, auf freiwilliger Basis die Überprüfung durch Erstellung eines Zweitgutachtens. Dazu sind die Versicherer nicht verpflichtet, weil es in der privaten Pflegepflichtversicherung kein Widerspruchsverfahren gibt. Stattdessen könnte direkt der Rechtsweg zu den Sozialgerichten beschritten werden. Hier kann ein Zweitgutachten möglicherweise ein längeres Gerichtsverfahren vermeiden helfen.

5.1.5 Kalkulation

Die Kalkulation der Netto-Beiträge erfolgt in der privaten Pflegepflichtversicherung brancheneinheitlich (§ 111 Abs. 1 Satz 3 SGB XI). Maßgeblich ist hier das Kapitaldeckungsverfahren, das eine generationengerechte Finanzierung der privaten Pflegepflichtversicherung ermöglicht. Aufgrund der besonderen Bedingungen, die für die Verträge gelten (s. Kap. 5.1.2), ist eine risikogerechte Kalkulation erschwert. Daher sieht § 111 SGB XI einen Risikoausgleich zwischen allen Versicherungsunternehmen vor, die die private Pflegepflichtversicherung betreiben. Zudem ist Gegenstand dieses Ausgleichssystems, die Fördermittel nach § 45c SGB XI aufzubringen.

5.1.6 Weitere Besonderheiten

Von den Versicherungsunternehmen, die die private Pflegepflichtversicherung betreiben, werden zusammen mit der sozialen Pflegeversicherung Angebote nach §§ 45 c und 45 d SGB XI gefördert. Zudem beteiligt sich die private Pflegepflichtversicherung an der finanziellen Förderung von zusätzlichen Personalstellen in Pflegeeinrichtungen, der Förderung von Maßnahmen für die Digitalisierung und zur Förderung der Vereinbarkeit von Pflege und Beruf in ambulanten und stationären Pflegeeinrichtungen gem. § 8 Abs. 9 SGB XI.

Mit dem Prüfdienst des Verbandes der Privaten Krankenversicherung e. V. beteiligt sich die private Pflegepflichtversicherung auch an den Qualitätsprüfungen nach § 114 SGB XI. Dazu wird der Prüfdienst im Umfang von 10 Prozent der in einem Jahr anfallenden Prüfaufträge von den Landesverbänden der Pflegekassen beauftragt (§ 114 Abs. 1 Satz 1 SGB XI).

Die soziale und private Pflegeversicherung decken jeweils nur einen Teil der anfallenden Kosten für die Pflege ab. Daher kann mit einer individuell gestaltbaren Pflegezusatzversicherung eine zusätzliche Absicherung des Pflegerisikos gewählt werden. Die Pflegezusatzversicherung gibt es auch als gesetzlich geförderte Pflegezusatzversicherung, bei der der Versicherte einen staatlichen Zuschuss in Höhe von 5 Euro pro Monat erhält (§§ 126 ff. SGB XI).

5.2 Die Begutachtung in der privaten Pflegepflichtversicherung

5.2.1 Allgemeines

Die MEDICPROOF GmbH – Der medizinische Dienst der Privaten – ist ein Tochterunternehmen des Verbandes der Privaten Krankenversicherung e. V. und prüft bei der Begutachtung, ob bei privat versicherten Antragstellern eine Pflegebedürftigkeit vorliegt und welchem Pflegegrad diese zuzuordnen ist. Hauptaufgabe von MEDICPROOF ist die Koordination und Qualitätssicherung aller in der privaten Pflegepflichtversicherung anfallenden Begutachtungen. Diese erfolgen auf der Grundlage der Vorgaben in den Richtlinien des GKV-Spitzenverbandes zur Begutachtung von Pflegebedürftigkeit nach dem SGB XI (Begutachtungs-Richtlinien – BRi), an deren Erstellung MEDICPROOF beteiligt war. MEDICPROOF stellt sicher, dass alle Begutachtungen nach einheitlichen Standards vorgenommen und die Gutachten fristgerecht erstellt werden – unabhängig davon, bei welchem Unternehmen ein Antragsteller versichert ist und wo er oder sie wohnt. Begutachtungsaufträge erhält MEDICPROOF von den privaten Versicherungsunternehmen, die die private Pflegepflichtversicherung betreiben, sowie von der Postbeamtenkrankenkasse und der Krankenversorgung der Bundesbahnbeamten. In geringem Umfang erstellt MEDICPROOF auch Gutachten für andere Auftraggeber.

5.2.2 Auftragsverhältnis

Für das Begutachtungsverfahren beauftragt MEDICPROOF freiberuflich tätige Pflegefachkräfte und Ärzte. Damit ist gewährleistet, dass die gutachterlichen Feststellungen objektiv und neutral und durch von den Versicherungsunternehmen unabhängige Gutachter erfolgen. Anzahl und Verteilung der freien Mitarbeiter entsprechen dem regionalen Auftragsaufkommen. Das Gutachternetz wird kontinuierlich und bedarfsgerecht angepasst – auch unter qualitativen Gesichtspunkten. Vor Vertragsabschluss werden alle Gutachter von MEDICPROOF geschult und in regelmäßigen Intervallen in den spezifischen Belangen der Pflegeversicherung weitergebildet.

Alle Gutachter haben sich bezüglich der Beurteilung der Leistungsvoraussetzungen in einem Rahmenvertrag auf die Beachtung der Begutachtungs-Richtlinien verpflichtet. Weitere Vertragsinhalte sind die Einhaltung der Bearbeitungszeit, der Dienstleistungsorientierung, des Datenschutzes und der Nutzung der firmeneigenen Gutachtensoftware. Da es sich bei den Gutachtern um selbständige Unternehmer handelt, schließt MEDICPROOF mit allen Gutachtern einen Auftragsverarbeitungsvertrag. Dessen Einhaltung wird regelmäßig im Rahmen des Datenschutzkonzepts vom externen betrieblichen Datenschutzbeauftragten geprüft.

Über digitale Schnittstellen sind alle Versicherungsunternehmen und alle Gutachter angebunden. Vom Auftragseingang über die Auftragserfassung und -verteilung an die Gutachter, der Übermittlung der Gutachten durch die Gutachter an MEDICPROOF und der internen Qualitätssicherung bis hin zur Weiterleitung der Gutachten und Stellungnahmen an die Versicherungen verlaufen alle Schritte elektronisch. Diese Prozessoptimierung ermöglicht zeitnahe Bearbeitungen und damit eine fristgerechte und kundenorientierte Erledigung. Durch regelmäßiges Reporting und Monitoring sowohl der Bearbeitungszeiten der Gutachter als auch der internen Abläufe und Evaluationen können zielgruppenspezifische Maßnahmen abgeleitet werden.

5.2.3 Auftragstypen und ihre Inhalte

Die Pflegebegutachtung erfolgt nach einvernehmlicher Terminvereinbarung grundsätzlich in der häuslichen Umgebung (ambulant, Pflegeheim). Durch den Unternehmerstatus der Gutachter sind auch Begutachtungen außerhalb der üblichen Geschäftszeiten möglich, so werden den Antragstellern auch Hausbesuche am Wochenende oder an Feiertagen angeboten. MEDICPROOF führt in den Ländern des Europäischen Wirtschaftsraumes Pflegebegutachtungen bei in der privaten Pflegepflichtversicherung versicherten Personen durch. Die Begutachtungen im Ausland erfolgen nach denselben Maßgaben wie diejenigen im Inland.

Begutachtungen im Krankenhaus, in einer Rehabilitations- oder in einer Kurzzeitpflegeeinrichtung erfolgen nur im Ausnahmefall. Für die nahtlose Überleitung ist in diesen Fällen eine „Vorläufige Pflegegradzuordnung nach Aktenlage" vorgesehen. Die Bearbeitung der Angaben des Krankenhauses zu Diagnosen, Beeinträchtigungen, Einschränkungen der Selbständigkeit und der Fähigkeiten, erforderlichen Hilfsmitteln und der geplanten weiteren Versorgung des Versicherten erfolgt zur Feststellung der Pflegebedürftigkeit und eines konkreten Pflegegrads durch die internen fachlichen Mitarbeiter von MEDICPROOF. Die persönliche Begutachtung wird nach der Entlassung aus der entsprechenden Einrichtung durchgeführt.

Des Weiteren bietet MEDICPROOF die „Pflegefachliche Stellungnahme zur Pflege- und Versorgungssituation" an. Im Vordergrund steht die erneute Beurteilung der Versorgungssituation, wenn in einem Vorgutachten Pflegedefizite oder -mängel beschrieben wurden. Der Gutachter beurteilt die Versorgungssituation anhand von drei Abstufungen als „angemessen", „defizitär" oder „nicht sichergestellt".

MEDICPROOF bietet zudem Pflegetrainings für pflegende Angehörige nach § 45 SGB XI an. Die Pflegetrainer (Pflegefachkräfte) vermitteln praktische Tipps und individuelle Hilfestellungen in der häuslichen Umgebung der Versicherten. Der Gutachter empfiehlt im Rahmen der Begutachtung – in Abhängigkeit von der Versorgungssituation – die Durchführung eines Pflegetrainings. Dann läuft die Beauftragung „bürokratiearm" über MEDICPROOF. Außerdem kann das Pflegetraining direkt bei der Versicherung beantragt werden.

5.2.4 Qualitätssicherung

Dem strukturierten Qualifizierungsweg, den alle Honorargutachter absolvieren, die für MEDICPROOF tätig sein möchten, liegt ein *Blended Learning*-Konzept zugrunde. Die Online-Elemente wurden auf Basis der umfangreichen Erfahrungen der Schulungen zum neuen Begutachtungsinstrument entwickelt und verfeinert. Neben einem Extranet, in dem MEDICPROOF dem Gutachter grundlegende und aktuelle Informationen – teils zielgruppengerecht aufbereitet – zum Selbststudium zur Verfügung stellt, bietet MEDICPROOF auch unterjährig allen Gutachtern verschiedene themenbezogene Weiterbildungen an. Dabei wird ein Medienmix aus Filmen, Webinaren, Online-Trainings oder anderen interaktiven Elementen eingesetzt.

Die qualitätssichernden Maßnahmen setzen sich aus vielen verschiedenen ineinandergreifenden Prozessen zusammen. Bereits vor der Einladung zu einer Basisschulung werden bedarfs- und zielorientierte Regionalanalysen durchgeführt. Sowohl im Bewerbungs-, als auch im Schulungs- und Einarbeitungsverfahren sowie bei der kontinuierlichen Supervision mit regelmäßigen individuellen Rückmeldungen wendet MEDICPROOF standardisierte und strukturierte Verfahren an. Die Gutachter erhalten regelmäßig Feedbacks zu Themen wie der Anwendung des Begutachtungsinstruments, den kinderspezifischen Anforderungen, der Einhaltung von Abläufen und des Datenschutzes sowie zu Hilfsmittelempfehlungen. Dafür wurden Instrumente zur Messung der Gutachtenqualität neu entwickelt, für jeden Gutachter individuelle Kennzahlen ermittelt und einheitliche Prozesse mit definierten Eskalationsmaßnahmen formuliert. Alle Anforderungen, Verfahren und Maßnahmen zur Orientierung und Optimierung werden frühzeitig und transparent mit einem Medienmix an die Gutachter kommuniziert. Es erfolgt eine Qualitätskontrolle aller eingehenden Gutachten auf formale Kriterien. MEDICPROOF prüft zusätzlich Stichproben und Gutachten mit bestimmten inhaltlichen Konstellationen.

5.2.5 Begutachtungssoftware

Die MEDICPROOF-Gutachter nutzen ausschließlich die firmeneigene Software. Diese orientiert sich am Formular in den Begutachtungs-Richtlinien. Unterschiede in der Menüführung finden sich nur in den PPV-spezifischen Punkten und bei der Beurteilung der Versorgungssituation.

Die Software bietet neben technischen und rechnerischen Logiken Plausibilitätsprüfungen zwischen dem Befund- und dem Bewertungsteil sowie zwischen einzelnen Modulen und einzelnen Kriterien. Unvereinbare Bewertungen werden dabei technisch ausgeschlossen, unplausible durch einen Dialog hinterfragt.

5.2.6 Dienstleistungsorientierung

Angelehnt an die Dienstleistungs-Richtlinien des GKV-Spitzenverbands sind für den MEDICPROOF-Gutachter Verhaltensgrundsätze formuliert, die helfen sollen, die Begutachtung dienstleistungsorientiert vorzubereiten und durchzuführen. Ein Leitfaden und verschiedene Animations- und Erklärfilme mit konkreten und praxistauglichen Handlungsempfehlungen ergänzen die Maßnahmen zur Kundenzufriedenheit.

Durch die Implementierung eines Beschwerdemanagements kann MEDICPROOF das Feedback der Versicherten erfassen und für den Lernprozess des Unternehmens nutzbar machen. Als Beschwerden werden die Rückmeldungen erfasst, die sich auf die Person, das Auftreten oder das Verhalten des Gutachters beziehen. Davon abzugrenzen sind Versicherungsrückfragen oder Einwendungen, die auf Feststellungen im Gutachten abzielen.

Seit 2015 führt MEDICPROOF regelmäßig eine bundesweite Versichertenbefragung zur Pflegebegutachtung durch, um herauszufinden, wie zufrieden die Versicherten mit der Arbeit der Gutachter waren und welche Aspekte für die Zufriedenheit ausschlaggebend sind. Damit erfüllt MEDICPROOF die Anforderung des Pflege-Neuausrichtungs-Gesetzes, das die regelhafte Durchführung von Versichertenbefragungen (§ 18b Abs. 2 Nr. 3 SGB XI) vorsieht, um die Dienstleistungsqualität zu sichern. Dabei wird jedes Jahr eine ausreichende Anzahl an Antragstellern angeschrieben, die in ihrem persönlichen Umfeld begutachtet wurden. Die erzielten Ergebnisse zur

Gesamtzufriedenheit und zu einzelnen Aspekten werden in einem jährlichen Gesamtbericht regelmäßig auf der Website veröffentlicht.

Weitere Ansatzpunkte zur Erhöhung der Kundenzufriedenheit und des Verständnisses der Antragsteller, z. B. zu den Themen Transparenz und Nachvollziehbarkeit des Gutachtens, sind multimediale Schulungs- und Erklärmedien auf der Website sowie gezielte Verweise auf MEDICPROOF-Videos im Gutachten.

6 Der neue Pflegebedürftigkeitsbegriff

6.1 Zum pflegepolitischen Hintergrund der Schaffung eines neuen Pflegebedürftigkeitsbegriffs

Christian Berringer

6.1.1 Einleitung: Eine Reform mit langem Atem

„Heute vor genau neun Jahren, am 13. November 2006, tagte das erste Mal der erste wissenschaftliche Beirat zur Überarbeitung des Pflegebedürftigkeitsbegriffs. Ein Jahrzehnt Diskussion, Ringen, Rechnen in Bezug auf den neuen Pflegebedürftigkeitsbegriff: Jetzt kommt er!" Mit diesen Worten leitete Bundesgesundheitsminister Hermann Gröhe am 13. November 2015 die Debatte zur zweiten und dritten Beratung des Entwurfs des zweiten Gesetzes zur Stärkung der pflegerischen Versorgung und zur Änderung weiterer Vorschriften (Zweites Pflegestärkungsgesetz – PSG II), mit dem der neue Pflegebedürftigkeitsbegriff eingeführt wurde, ein.[31]

Damit warf Minister Gröhe einen Blick zurück auf eine langjährige intensive politische und fachliche Diskussion, die 2005 mit einem Auftrag aus dem Koalitionsvertrag für die Legislaturperiode 2005 bis 2009 eine neue pflegepolitische Relevanz erhalten hatte: „Der besondere Hilfe- und Betreuungsbedarf zum Beispiel der Demenzkranken soll künftig durch die Pflegeversicherung besser berücksichtigt werden. Dazu bedarf es mittelfristig auch der Überarbeitung des Pflegebegriffs, der die aktuellen Erkenntnisse der Pflegewissenschaften berücksichtigt."[32]

Die fachliche Diskussion war bereits zuvor etwa in den Beratungen des Bundespflegeausschusses im Jahr 2002[33] und durch eine Initiative der MDK-Gemeinschaft zur Entwicklung eines alternativen Begutachtungsverfahrens (ABV)[34] intensiviert worden. Diese Diskussionen unterstreichen, dass die Notwendigkeit einer Überprüfung des geltenden Pflegebedürftigkeitsbegriffs schon im ersten Jahrzehnt nach der Einführung der Pflegeversicherung von vielen Beteiligten als dringlich angesehen wurde. Jedoch herrschte 2005 noch keineswegs Klarheit darüber, wie eine solche

---

[31] Plenarprotokoll des Deutschen Bundestages 18/137 v. 13. November 2015, S. 13418
[32] Gemeinsam für Deutschland – mit Mut und Menschlichkeit. Koalitionsvertrag zwischen CDU, CSU und SPD, 11.11.2005, S. 93.
[33] Die Notwendigkeit einer Weiterentwicklung des Pflegebedürftigkeitsbegriffs wurde zwar von den im Bundespflegeausschuss Beteiligten weitgehend anerkannt, jedoch wurden die darauf in einer Arbeitsgruppe erarbeiteten Vorschläge kontrovers und letztlich ohne Ergebnis diskutiert.
[34] vgl. dazu GKV-Spitzenverband: Recherche und Analyse von Pflegebedürftigkeitsbegriffen und Einschätzungsinstrumenten (Schriftenreihe Modellprogramm zur Weiterentwicklung der Pflegeversicherung [1].

Überprüfung bzw. eine Überarbeitung – wie der Auftrag des Koalitionsvertrages lautete – gestaltet werden und schließlich eine Reform umgesetzt werden sollte, zudem waren die Diskussionen noch deutlich von unterschiedlichen Auffassungen über Inhalte und Prozesse einer Neuorientierung geprägt.

Wie aus dieser Gemengelage über drei Legislaturperioden hinweg – deren Periodisierung auch die Grundlage der Gliederung dieses Beitrags bildet – eine paradigmatische Reform des Pflegebedürftigkeitsbegriffs und damit der Pflegeversicherung insgesamt erarbeitet wurde und umgesetzt werden konnte, zu der die gesamte Pflegelandschaft ihren Beitrag leistete, soll im Folgenden skizziert werden.

6.1.2 Fachliche Antworten auf kritische Debatten: Konflikt, Konsens, und Kostenfragen, 2006–2009

Ein zentraler Kritikpunkt am bestehenden Begriff der Pflegebedürftigkeit des Elften Buchs Sozialgesetzbuch (SGB XI) war die Benachteiligung von Menschen mit kognitiven Beeinträchtigungen und psychischen Problemlagen, insbesondere dementiell erkrankten Pflegebedürftigen. Aus Pflegepraxis und Pflegewissenschaft wurde seit Einführung der Pflegeversicherung immer wieder der Pflegebegriff als zu eng und verrichtungsbezogen kritisiert. Nach Ansicht der Kritiker seien Defizite bei der Versorgung pflegebedürftiger Menschen darauf zurückzuführen, dass dieser Pflegebegriff nur somatisch ausgerichtet sei. Dadurch würden wesentliche Aspekte (Kommunikation, soziale Teilhabe) ausgeblendet und der Bedarf an allgemeiner Betreuung, Beaufsichtigung und Anleitung, insbesondere bei Menschen mit eingeschränkter Alltagskompetenz, zu wenig berücksichtigt.[35]

Bereits die Beiträge in den Diskussionen der Mitglieder der Arbeitsgruppe im Bundespflegeausschuss über einen neuen Pflegebedürftigkeitsbegriff ließen erkennen, dass die Auseinandersetzung mit dieser Kritik und den daraus erwachsenden Fragestellungen zwar durchaus pflegefachlich angegangen wurde, zugleich aber weder von Interessenlagen der Beteiligten noch von strukturellen oder finanziellen Herausforderungen an die Pflegeversicherung zu trennen sein würde. Es stellte sich daher bei der Umsetzung des Koalitionsauftrages die Aufgabe, diesen unterschiedlichen Diskussionsebenen gerecht zu werden, ohne einerseits in die Sackgasse einer von den Rahmenbedingungen des Systems der sozialen Pflegeversicherung (SPV) abgehobenen pflegewissenschaftlichen Blaupause oder andererseits in die diskursive Blockade gegensätzlicher Erwartungen und Befürchtungen hinsichtlich der Möglichkeiten oder Auswirkungen eines neuen Pflegebedürftigkeitsbegriffs zu geraten.

---

35 Zusammenfassend und mit weiteren Hinweisen zur pflegewissenschaftlichen Literatur: ebd. [1], S. 18 ff.

Auch aus Sicht des Bundesministeriums für Gesundheit (BMG) war klar, dass vor einer Entscheidung über eine Änderung des Pflegebedürftigkeitsbegriffs und des damit verbundenen Begutachtungsinstruments nicht nur die fachwissenschaftlich getragene Entwicklung und Erprobung von Handlungsoptionen, sondern insbesondere auch die Beantwortung der Frage stand, wie sich die Änderungen finanziell auf die Pflegeversicherung und/oder andere Sozialleistungsbereiche auswirken würden. Zu beachten waren auch die gleichzeitig schon begonnenen Vorbereitungen für eine Pflegereform (die in 2008 in das Pflege-Weiterentwicklungsgesetz[36] mündeten) und der durch den Ablauf der Legislaturperiode im Herbst 2009 gesetzte zeitliche Rahmen.[37]

Das seitens des Bundesministeriums für Gesundheit in Abstimmung mit den Spitzenverbänden der Pflegekassen und durch Gespräche mit weiteren Verbänden im Sommer 2006 entwickelte Verfahren trug diesen komplexen Voraussetzungen Rechnung. Auf der einen Seite wurde über ein Ausschreibungsverfahren ein pflegewissenschaftlicher Entwicklungsprozess in Gang gesetzt, zum anderen wurde durch die Einrichtung des Beirats zur Überprüfung des Pflegebedürftigkeitsbegriffs beim Bundesministerium für Gesundheit ein umfassendes und strukturiertes Beratungsinstrument geschaffen.

Der Beirat zur Überprüfung des Pflegebedürftigkeitsbegriffs nahm am 13. November 2006 seine Arbeit auf. Zum ersten Beiratsvorsitzenden wurde Wilhelm Schmidt, Vorsitzender des Deutschen Vereins für öffentliche und private Fürsorge e. V. ernannt; am 29. April 2008 übernahm Dr. h. c. Jürgen Gohde, Vorsitzender des Kuratoriums Deutsche Altershilfe, diese Funktion.[38] Die Mitglieder des Beirats wurden so ausgewählt, dass alle Interessenslagen und Kompetenzen des Handlungsfeldes „Pflege" berücksichtigt wurden. Es war erkennbar das Ziel des BMG, den Beratungsprozess von Anbeginn sowohl fachlich wie interessenpolitisch auf eine breite Basis zu stellen.[39]

---

36 Gesetz zur strukturellen Weiterentwicklung der Pflegeversicherung (Pflege-Weiterentwicklungsgesetz – PfWG) vom 28. Mai 2008 [BGBl. 2008 I, 30. Mai 2008, S. 874].
37 BMG: Maßnahmen zur Schaffung eines neuen Pflegebedürftigkeitsbegriffs und eines neuen bundesweit einheitlichen und reliablen Begutachtungs-Instruments zur Feststellung der Pflegebedürftigkeit nach dem SGB XI, August 2006; s. a. Pressemitteilung des BMG Nr. 116 vom 10. Oktober 2006.
38 Stellvertretender Vorsitzender war Prof. Dr. Peter Udsching, Vorsitzender Richter am Bundessozialgericht, der zugleich die Leitung der wichtigen Arbeitsgruppe des Beirats zur Formulierung des Begriffs übernahm.
39 Antwort der Bundesregierung auf die Kleine Anfrage der Fraktion der FDP „Pläne der Bundesregierung zur Überarbeitung des Pflegebedürftigkeitsbegriffs" [BT-Drs. 16/3389 vom 10.11.2006]. Listen der Beiratsmitglieder im *Abschlussbericht* des Beirats [2]: BMG, Bericht des Beirats zur Überprüfung des Pflegebedürftigkeitsbegriffs, Berlin, 26. Januar 2009, S. 82 ff. sowie im *Umsetzungsbericht* des Beirats: BMG [3], Umsetzungsbericht des Beirats zur Überprüfung des Pflegebedürftigkeitsbegriffs, Berlin 20. Mai 2009, S. 52 ff.

Der Beirat setzte sich von Beginn an intensiv mit den fachwissenschaftlichen Erkenntnissen und Vorschlägen auseinander, die im Rahmen des beim Spitzenverband Bund der Krankenkassen (GKV-Spitzenverband – GKV-SV) verankerten Projektes „Maßnahmen zur Schaffung eines neuen Pflegebedürftigkeitsbegriffs und eines neuen bundesweit einheitlichen und reliablen Begutachtungsinstruments zur Feststellung der Pflegebedürftigkeit nach dem SGB XI" entwickelt wurden. Der Fortgang dieser wissenschaftlichen Arbeiten und die Beantwortung der hierzu aus dem Beirat gestellten Fragen konturierten in den Jahren 2007 bis 2008 ganz wesentlich die Beratungsschritte im Beirat.

Dies wurde auch bei den Grundentscheidungen zum Vorgehen deutlich, die im Frühjahr 2007 durch den Beirat zu treffen waren. Bereits im Oktober 2006 war eine umfassende nationale und internationale wissenschaftliche Recherche, Analyse und Bewertung von Begutachtungs-Instrumenten und Pflegebedürftigkeitsbegriffen in Auftrag gegeben worden. Auf der Grundlage der dabei erarbeiteten Erkenntnisse und Empfehlungen beschloss der Beirat in seiner zweiten Sitzung am 20. März 2007, ausgehend von einem weit gefassten Pflegebedürftigkeitsbegriff, ein neues Begutachtungsinstrument und einen neuen Pflegebedürftigkeitsbegriff gemeinsam zu entwickeln und in einem verzahnten Prozess modulartig aufeinander abzustimmen.[40] Gleichzeitig fiel durch den Beirat die Entscheidung, an die in dem Rechercheberichtgenannten Elemente eines Begriffs der Pflegebedürftigkeit bei der Erarbeitung eines neuen Begriffs anzuknüpfen. Dieser Entscheidung ging eine Empfehlung der Arbeitsgruppe „Formulierung eines Pflegebedürftigkeitsbegriffs" des Beirats voraus.[41]

Umfassend und differenziert waren dabei nicht nur der grundsätzliche Entwicklungsauftrag an die Wissenschaft, sondern auch die dieser dabei mit auf den Weg gegebenen Leitfragen, die als ein gemeinsam abgestimmtes pflegepolitisches Prüfraster der Beiratsmitglieder entwickelt wurden. Angesprochen wurden darin begriffliche Fragen und Auswirkungen auf die Versorgung ebenso wie Fragen der sozialrechtlichen und fiskalischen Auswirkungen über das SGB XI hinaus.[42]

Die wissenschaftliche Arbeit wurde in zwei Phasen gegliedert. In einer ersten, der sogenannten „Hauptphase 1" bestand die Aufgabe in der modellhaften Entwicklung eines neuen, praktikablen, standardisierten und allgemein anerkannten, durch den Gesetzgeber noch nicht vorgegebenen, Begutachtungsinstrumentes. Dabei wurden Erkenntnisse und Erfahrungen aus der Forschung aufgenommen und in ein praktisch einsetzbares Begutachtungsinstrument umgesetzt. In der im Rahmen der zweiten, sogenannten „Hauptphase 2" durchgeführten praktischen Erprobung des Instruments

---

40 Abschlussbericht [2], S. 20 f.
41 Zu den Entscheidungsgründen siehe Abschlussbericht [2], S. 42 f.
42 Abschlussbericht [2], S. 21 ff; Beantwortung der Leitfragen im Bericht Hauptphase 1.

wurde dieses auf seine Eignung, Zielorientierung und praktische Anwendbarkeit, d. h. insbesondere auf seine Validität und Reliabilität hin überprüft.[43]

Die Aufgabe des Beirats bestand also darin, als kritisch begleitendes Gremium die wissenschaftlichen Ergebnisse, Folgerungen und Vorschläge zur Ausgestaltung und zu den Auswirkungen eines neuen Begutachtungsinstruments zu hinterfragen und zu diskutieren, eigenständige Empfehlungen zur Definition eines neuen Pflegebedürftigkeitsbegriffs zu entwickeln und dem BMG einen zusammenhängenden Gesamtvorschlag zur Neugestaltung von Begriff und Begutachtung vorzulegen.

Die Arbeit an einem neuen rechtlichen Begriff wurde von einer „Arbeitsgruppe Pflegebedürftigkeitsbegriff" im Beirat geleistet. Ausgangspunkt war dabei die Feststellung, dass der bisherige Begriff hilfebedürftige Menschen ungleich erfasse, einseitig auf die Bedürfnisse vor allem altersgebrechlicher Menschen ausgerichtet sei, und dass der für die Feststellung von Pflegebedürftigkeit allein maßgebende Katalog von Verrichtungen vor allem Menschen mit kognitiven und psychischen Störungen ausschließe. In der Arbeitsgruppe wurde nicht allein die Frage einer neuen rechtlichen Begriffsfassung bearbeitet, sondern auch intensiv über mögliche und notwendige Folgewirkungen diskutiert, insbes. Auswirkungen auf das Leistungsrecht des SGB XI, aber auch auf das Verhältnis von Pflegeversicherung und Sozialhilfe (Eingliederungshilfe und Hilfe zur Pflege).[44]

Während der Ausgangspunkt der Diskussion über einen neuen Pflegebedürftigkeitsbegriff und ein damit verknüpftes neues Begutachtungsinstrument vor allem die Frage war, wie Pflegebedürftigkeit im sozialrechtlichen Rahmen der Pflegeversicherung angemessener zu definieren und zielgenauer zu erfassen sei, wurde im Verlauf der Diskussionen im Beirat und insbesondere auch in begleitenden Fachdebatten deutlich, dass für viele Beteiligte die Frage der Abgrenzung zwischen der Pflegeversicherung und den Leistungen der Sozialhilfe (Hilfe zur Pflege ebenso wie Eingliederungshilfe) einen besonders wichtigen, ja den Kernpunkt der Bewertung einer Neudefinition darstellte.

---

43 Die Vorhaben wurden durch den GKV-Spitzenverband als Projekt unter dem Titel „Maßnahmen zur Schaffung eines neuen Pflegebedürftigkeitsbegriffs und eines neuen bundesweit einheitlichen und reliablen Begutachtungsinstruments zur Feststellung der Pflegebedürftigkeit nach dem SGB XI" durchgeführt. Der Abschlussbericht zur Hauptphase 1 – „Entwicklung eines neuen Begutachtungsinstruments. Das neue Begutachtungsassessment zur Feststellung von Pflegebedürftigkeit" – wurde vom Institut für Pflegewissenschaft an der Universität Bielefeld (IPW) und dem Medizinischen Dienst der Krankenversicherung Westfalen-Lippe (MDK WL) erarbeitet und im Februar 2008 vorgelegt [4]. Der Abschlussbericht zur Hauptphase 2 erschien unter dem Titel „Maßnahmen zur Schaffung eines neuen Pflegebedürftigkeitsbegriffs und eines Begutachtungsinstruments zur Feststellung der Pflegebedürftigkeit"; er wurde vom Medizinischen Dienst des Spitzenverbandes Bund der Krankenkassen e. V. und dem Institut für Public Health und Pflegeforschung an der Universität Bremen erarbeitet und im Oktober 2008 vorgelegt [5].
44 Dies kann hier nicht ausführlicher dargestellt werden; vgl. aber Abschlussbericht [2], S. 42–51.

In Schreiben der Ländervertreter im Beirat an das BMG vom August 2008 wurde dies nachdrücklich thematisiert. In seinem Antwortschreiben vom 6. Oktober 2008 griff Staatssekretär Dr. Schröder vom BMG die Länderinitiative auf und lud zur Bildung einer Bund-Länder-Arbeitsgruppe „Pflegebedürftigkeitsbegriff" ein. Die erste Sitzung dieser AG fand am 22. Januar 2009 in Berlin statt. Schröder brachte dabei zum Ausdruck, dass es dem BMG von Anbeginn der Arbeiten im Beirat bewusst und wichtig gewesen sei, die Frage der Schnittstellen der Pflegeversicherung zu anderen Trägern sozialer Sicherung zu bedenken. Der Beirat habe im Pflegebedürftigkeitsbegriff nicht nur einen Kernaspekt der Pflegeversicherung und die Grundlage ihrer Leistungen verhandelt, sondern die Diskussion über Begriff und Begutachtungsinstrument berühre unmittelbar und grundsätzlich die Architektur der sozialen Sicherung von pflegebedürftigen und behinderten Menschen.[45]

Während der Beirat und die wissenschaftlichen Projektgruppen in der zweiten Jahreshälfte 2008 auf der einen Seite deutlich in eine einheitliche Richtung arbeiteten, was die Konturen von Begriff und Begutachtungsinstrument anging[46], traten auf der anderen Seite verstärkt Fragen hinsichtlich der leistungsrechtlichen und finanziellen Konsequenzen in den Vordergrund, zu denen eine einheitliche Auffassung zu finden sehr viel schwerer fiel. Unterstützung sollte ein zusätzliches wissenschaftliches Projekt bieten, das Erkenntnisse insbesondere darüber liefern sollte, in welchem Umfang mit zusätzlichen Leistungsbeziehern zu rechnen sei und wie die fiskalischen Auswirkungen für die Pflegeversicherung und die Sozialhilfeträger einzuschätzen seien. Die Projektnehmer legten diese Studie am 8. Januar 2009 vor.[47]

Die Aufgabenstellung an den Beirat war im November 2006 mit dem Ziel ausgesprochen worden, noch im Jahr 2008 Ergebnisse präsentieren zu können. Nicht

---

[45] Auch der Deutsche Verein für öffentliche und private Fürsorge engagierte sich stark, z. B. mit einem Workshop „Pflegebedürftigkeit im Kontext von SGB XI, SGB IX und SGB XII" am 2. Juni 2008 und mit einer Fachkonferenz „Perspektiven für ein neues Verständnis von Pflegebedürftigkeit" am 9. März 2009.
[46] Die Projektnehmer fassten die Ergebnisse des Projektes wie folgt zusammen: „Das neue Begutachtungsinstrument bewertet den Grad der Beeinträchtigung der Selbständigkeit und der Abhängigkeit von personeller Hilfe. (...) Der Einsatz des Instrumentes bedeutet eine Abkehr von der bisher zeitorientierten Begutachtung. Neben der umfassenden Abbildung von Pflegebedürftigkeit ist es Zielsetzung des Instruments, auch die Problem- und Bedarfslagen der in der Pflegeversicherung bisher nicht konsequent berücksichtigten Betroffenen (insbesondere Personen mit beginnender Demenz) sachgerecht und angemessen zu berücksichtigen. Das Instrument greift damit Probleme mit der bisherigen Begutachtung auf, orientiert sich an aktuellen pflegewissenschaftlichen Erkenntnissen und macht diese für die Begutachtungspraxis anwendbar. Die praktische Erprobung hat ergeben, dass das entwickelte Instrument das beabsichtigte Ziel erreicht sowie für die Begutachtung geeignet und praktisch einsetzbar ist." Bericht 2. Hauptphase [5], S. 108.
[47] Finanzielle Auswirkungen der Umsetzung des neuen Pflegebedürftigkeitsbegriffs und des dazugehörigen Assessments für die Sozialhilfeträger und die Pflegekassen. Ergänzungsprojekt zum Modellprojekt „Entwicklung und Erprobung eines neuen Begutachtungsinstruments zur Feststellung der Pflegebedürftigkeit". (Zentrum für Sozialpolitik, Universität Bremen unter Mitwirkung von TNS Infratest) [6].

nur wegen der länger als geplant dauernden wissenschaftlichen Arbeiten, sondern auch aufgrund der heftigen Diskussionen im Beirat zeichnete sich jedoch schon im Sommer 2008 ab, dass dieser Zeitplan nicht zu halten sein würde. So konnte der Abschlussbericht des Beirats, erarbeitet durch eine Redaktionsgruppe, erst Ende Januar fertiggestellt und am 29. Januar an Gesundheitsministerin Ulla Schmidt übergeben werden. Bereits im Oktober 2008 forderte zudem Ministerin Schmidt den Beirat auf, im Rahmen eines ergänzenden Berichts insbesondere auf konkrete Fragestellungen der Umsetzung Antworten zu geben.[48]

Es verdient besonders hervorgehoben zu werden, dass es nach mehr als zwei Jahren intensiver Beratungszeit gelang, die einhellige Zustimmung aller Mitglieder des Beirats zum Abschlussbericht zu erreichen und damit eine einstimmig verabschiedete Grundlage zu setzen, auf der alle weiteren Arbeiten für einen neuen Pflegebedürftigkeitsbegriff in den Folgejahren aufsetzten.[49]

In seinem Abschlussbericht unterstrich der Beirat die Notwendigkeit der Einführung eines neuen Pflegebedürftigkeitsbegriffs und legte zudem den Formulierungsentwurf einer neuen gesetzlichen Regelung des Pflegebedürftigkeitsbegriffs vor. Zugleich verwiesen die Empfehlungen aber auch auf weitere Klärungsbedarfe. Diese griff der Beirat entsprechend der ministeriellen Aufforderung im Frühjahr 2009 auf. Die Schwerpunkte dieser zweiten Beratungsphase werden in den Themen der Arbeitsgruppen deutlich, die der Beirat hierzu bildete: AG 1 „Szenarien"[50]; AG 2 „Bestandsschutz"[51]; AG 3 „Vorbereitende Maßnahmen"[52].

Insbesondere die Arbeitsgruppe Szenarien stand vor einer großen Herausforderung. Staatssekretär Schröder hatte dem Beirat am 13. November 2006 mit auf den

---

48 Neben der Aufforderung, Einführungsszenarien darzustellen, ging es dabei auch um die Fragen der Anpassung der Leistungen der Pflegeversicherung an die neue Differenzierung der Pflegegrade und der möglichen Kostenwirkungen von Maßnahmen und Szenarien.
49 Entsprechend positiv fiel auch das Echo von betroffenen und beteiligten Verbänden aus; siehe etwa Presseerklärungen des GKV-SV, des Bundesverbands privater Anbieter sozialer Dienste e. V. (bpa) und der Deutschen Alzheimer Gesellschaft. Zugleich enthält der Beiratsbericht in einem ausführlichen Anhang Positionierungen der beteiligten Verbände und Institutionen, die die unterschiedlichen Erwartungen an den neuen Begriff und seine Umsetzung erkennen lassen. Auch die allgemeine Pressereaktion war grundsätzlich zustimmend, thematisierte aber einerseits mögliche Kostensteigerungen (FAZ vom 02.02.2009) oder warnte andererseits vor weiteren Verzögerungen in der Umsetzung (SZ vom 30.01.2009).
50 Aufgabe dieser AG war es, auf der Basis des gegebenen Leistungsniveaus verschiedene Szenarien zur leistungsrechtlichen Umsetzung der Empfehlungen des Beirats durchzurechnen, um auf der Grundlage der gefundenen Ergebnisse Umsetzungsempfehlungen aussprechen zu können.
51 Aufgabe dieser AG war es, Überlegungen zur Sicherung der individuellen und strukturellen Leistungen bei einem Systemübergang anzustellen.
52 Aufgabe dieser AG war es, die Notwendigkeit von administrativen Vorkehrungen, Richtlinien, Schulungen usw. zu klären, entsprechende Problemfelder zu benennen sowie – soweit möglich – Lösungsvorschläge zusammenzustellen.

Weg gegeben: „Die Mitglieder des Beirats haben eine verantwortungsvolle Aufgabe übernommen, da sie bei ihrer Arbeit sowohl die Bedürfnisse der vielen pflegebedürftigen Menschen in Deutschland im Auge haben als auch die finanziellen Rahmenbedingungen berücksichtigen müssen."[53] Die AG versuchte diese Aufgabe durch unterschiedliche Berechnungsansätze zu lösen, die gut begründet und nachvollziehbar waren[54]; der Beirat legte Wert darauf, dass „keine Vorschläge für konkrete, schon jetzt leistungsrechtlich verankerte Leistungsbeträge"[55] vorgelegt werden, sondern vielmehr die gerechneten Szenarien „als Modellrechnungen zu verstehen sind, die die Gestaltungsspielräume bei der Anwendung des neuen Instruments" aufzeigen. Damit wurde der Ball wieder in die pflegepolitische Verantwortung des BMG zurückgespielt. Es war absehbar, dass die vorgelegten Ergebnisse Anlass zu weiteren Diskussionen bieten würden.

Der im Mai 2009 vom Beirat verabschiedete Umsetzungsbericht[56] bekräftigte zudem die „Notwendigkeit der Prüfung leistungsrechtlicher Folgen eines erweiterten Pflegebedürftigkeitsbegriffs auf andere Sozialleistungssysteme", berichtete über pflegefachlich und sozialpolitisch diskutierte Anpassungen am Begutachtungsinstrument und gab wichtige Hinweise zum Bestandschutz und zur Einführung. Er empfahl, „das neue Begutachtungsverfahren und die damit verbundenen Anpassungen in einem Schritt bundesweit einzuführen und dafür ausreichend Zeit vorzusehen."[57]

Nach zweieinhalb Jahren wissenschaftlicher Arbeit und intensiver Fachdiskussion lagen damit ein Vorschlag für einen neuen Pflegebedürftigkeitsbegriff und ein neues Begutachtungsinstrument vor, die eine Alternative zu den geltenden Regelungen darstellten und nach Auffassung des Beirats zu einer besseren Versorgung der steigenden Anzahl demenzkranker Menschen beitragen würden:

- Der als problematisch angesehene Maßstab des zeitlichen Aufwandes ("Minutenpflege") würde nicht länger verwendet. Beurteilt würde vielmehr der Grad der Selbständigkeit des Menschen.
- Das neue Verfahren berücksichtige alle wesentlichen Aspekte der Pflegebedürftigkeit, neben körperlichen Einschränkungen eben auch solche, die bei demenziell erkrankten Menschen häufig vorkommen.
- An die Stelle der bisherigen Systematik von drei Pflegestufen sollten künftig fünf „Bedarfsgrade" treten.

---

53 Pressemitteilung des BMG Nr. 129 vom 13.11.2006.
54 Umsetzungsbericht [3], S. 23–37.
55 ebd. [3]., S. 23.
56 Bei der Schlussabstimmung zum Umsetzungsbericht enthielt sich „Der Paritätische" der Stimme. Der Vertreter des Bundesministeriums für Familie, Senioren, Frauen und Jugend stimmte nicht zu.
57 Umsetzungsbericht [3], S. 49.

Ministerin Schmidt erklärte anlässlich der Übergabe des Umsetzungsberichts am 25. Mai 2009: „Die Umsetzung der vom Beirat gemachten Vorschläge muss in der nächsten Legislaturperiode angegangen werden. Der Prozess soll aber bereits jetzt angestoßen werden."[58] Es gelang jedoch trotz der Bemühungen des BMG nicht mehr, die Ergebnisse der wissenschaftlichen Projekte und der breiten fachlichen Debatte im Beirat noch in der zu Ende gehenden Legislaturperiode auf die politische Ebene einer Kabinettbefassung zu heben, womit das Vorhaben größere Verbindlichkeit hinsichtlich einer Umsetzung erhalten hätte und ggf. der Anstoß für konkrete Vorbereitungen gesetzlicher Maßnahmen gegeben worden wäre. Gleichwohl war für die Mitglieder des Beirats kaum vorstellbar, dass die Diskussion damit zu einem Ende gekommen wäre.

6.1.3 Lösungen und Konkretisierung: Die Ausarbeitung eines neuen Modells, 2009–2013

In der Tat: Auch nach Bundestagswahl und Regierungswechsel wurde der Faden wieder aufgegriffen: Im Koalitionsvertrag vom 26. Oktober 2009 wurde die Bedeutung eines neuen Pflegebedürftigkeitsbegriffs unterstrichen, zugleich aber betont, dass ein derartiger Neuansatz hinsichtlich seiner finanziellen Auswirkungen auf die Pflegeversicherung und auf den Zusammenhang mit anderen Leistungssystemen hin überprüft werden müsse: „Wir wollen eine neue, differenzierte Definition der Pflegebedürftigkeit. Damit schaffen wir mehr Leistungsgerechtigkeit in der Pflegeversicherung. Es liegen bereits gute Ansätze vor, die Pflegebedürftigkeit so neu zu klassifizieren, dass nicht nur körperliche Beeinträchtigungen, sondern auch anderweitiger Betreuungsbedarf (z. B. aufgrund von Demenz) berücksichtigt werden können. Wir werden die Auswirkungen dieser Ansätze auf die Gestaltung der Pflegeversicherung und auch die Zusammenhänge mit anderen Leistungssystemen überprüfen."[59]

Auch die fachliche und fachpolitische Diskussion wurde über den Regierungswechsel hinaus vorangetrieben. Dies geschah insbesondere im Rahmen von zwei Beratungsprozessen. Zum einen wurde in Rahmen eines Forschungsauftrages des BMG der vom Beirat im Umsetzungsbericht aufgeworfenen Frage nachgegangen, ob und wie die leistungsrechtliche Abstufung der einzelnen Bedarfsgrade mit einem typisierten Bedarf der Pflegebedürftigen verknüpft werden könne. Damit könne eine

---

[58] Pressemitteilung des BMG Nr. 46 vom 25.05.2009.
[59] Wachstum, Bildung, Zusammenhalt. Der Koalitionsvertrag zwischen CDU, CSU und FDP, Berlin, 26. Oktober 2009, S. 93.

weitere Transparenz des Leistungsbedarfs der Pflegebedürftigen erreicht werden.[60] Zum anderen setzte die Bund-Länder-Arbeitsgruppe ihre Beratungen fort.[61]

Das BMG selbst ließ nach Vorliegen der Ergebnisse dieser Arbeiten die unmittelbaren Beratungen mit dem Beirat in einem Treffen am 30. März 2011 wieder aufleben. Zu dem Gespräch hatte Minister Rösler eingeladen, um die Perspektiven für das weitere Vorgehen zu klären. Der Austausch mündete in dem Beschluss des Ministeriums, in einem weiteren Beratungsschritt noch nicht hinreichend beantwortete fachliche, administrative und rechtstechnische Fragen zu klären und hierfür erneut den Beirat als „Expertenbeirat zur konkreten Ausgestaltung des neuen Pflegebedürftigkeitsbegriffs" zu berufen. Dabei sollte es insbesondere um die Aktualisierung von Datengrundlagen, leistungsrechtliche Auswirkungen, Übergangsregelungen, das neue Begutachtungsinstrument und die Anpassung von Vertrags- und sonstigen Regelungen gehen.[62]

Wie schon 2006 war auch im Jahr 2011 parallel zur Einsetzung des Expertenbeirat mit dem Pflege-Neuausrichtungsgesetz bereits ein weiterer gesetzlicher Reformschritt angelaufen, der einerseits das unmittelbare pflegepolitische Ziel benannte, „dass an Demenz erkrankte Menschen ... mehr und bessere Leistungen erhalten" sollten, zugleich aber perspektivisch klarstellte, dass ein neuer Pflegebedürftigkeitsbegriff kommen solle und „vor Einführung des neuen Begriffs ... die noch zu klärenden umfassenden Umsetzungsfragen parallel zu diesem Gesetzgebungsverfahren von einem Expertenbeirat bearbeitet und damit die erforderlichen weiteren Schritte vorbereitet" würden.[63]

Der Expertenbeirat nahm am 1. März 2012 seine Arbeit auf. Zu Vorsitzenden wurden der Patientenbeauftragte der Bundesregierung, Wolfgang Zöller, MdB und der ehemalige Vorstand des GKV-Spitzenverbands, Karl-Dieter Voß benannt. Minister Bahr betonte in seiner Ansprache zur konstituierenden Sitzung des Expertenbeirats die Kontinuität zum vorherigen Beirat und seine Erwartung, dass die auf Konsens ausgerichtete Arbeitsweise und die Überparteilichkeit des früheren Beirats im neuen Expertenbeirat weitergeführt werde, die breite Zustimmung in der Fachwelt zur Ein-

---

60 Umsetzungsbericht [3], S. 31; vgl.: Forschungsstand zu Typisierungen des Pflegebedarfs und Pflegeaufwands im Bezug zum Neuen Begutachtungsassessment (NBA) SGB XI Unveröffentlichter Projektbericht, erstellt von Stefan Görres, Heinz Rothgang, Karl Reif, Rosa Mazzola, Markus Zimmermann (Institut für Public Health und Pflegeforschung (IPP) in Kooperation mit dem Zentrum für Sozialpolitik (ZeS) der Universität Bremen); Entwicklung und Erprobung von Grundlagen der Personalbemessung in vollstationären Pflegeeinrichtungen auf der Basis des Bedarfsklassifikationssystems der „Referenzmodelle", Studie im Rahmen des Modellprogramms nach § 8 Abs. 3 SGB XI gefördert vom GKV-Spitzenverband, Verfasser: K. Wingenfeld unter Mitarbeit von A. Ammann und A. Ostendorf, Bielefeld 2010 [7].
61 vgl. dazu „Umsetzung des (neuen) Pflegebedürftigkeitsbegriffs", Beschluss der 87. Arbeits- und Sozialministerkonferenz 2010 am 24./25. November 2010 in Wiesbaden.
62 Aufgaben des Expertenbeirates zur konkreten Ausgestaltung eines neuen Pflegebedürftigkeitsbegriffs, BMG Februar 2012.
63 Entwurf eines Gesetzes zur Neuausrichtung der Pflegeversicherung (Pflege-Neuausrichtungs-Gesetz – PNG) [BT-Drs. 17/9369, 23.04.2012].

führung des neuen Begriffs solle erhalten bleiben. Es sei ihm ein Anliegen, dass die abschließenden Arbeiten für die Einführung eines neuen Pflegebedürftigkeitsbegriffs vorangetrieben und so zeitig wie möglich beendet würden.

Das so formulierte Ziel des BMG, möglichst eindeutige pflegefachliche Grundlagen für pflegepolitische Entscheidungen zu erhalten, wurde im Beirat selbst durchaus geteilt: „Zielsetzung des Expertenbeirats sollte sein, möglichst ein singuläres Konzept zu entwickeln, das pflegefachlich und pflegewissenschaftlich abgesichert und (weitgehend) alternativlos ist. Mit angebotenen Alternativen erschwere man politische Meinungsbildungsprozesse." Jedoch wurde auch festgehalten: „Finanzierungsfragen seien nicht Gegenstand des Auftrags, sondern Sache der Politik."[64]

In vier Arbeitsgruppen befasste sich der Expertenbeirat mit diesen Kernfragen: Leistungsrecht und Schnittstellen zur Sozialhilfe; Neues Begutachtungsassessment (NBA); Vertrags- und Vergütungsrecht; Überleitungsregelungen.[65] Anders als beim ersten Beirat stand nicht mehr das reaktiv-kritische Verhalten zu und Bewerten von wissenschaftlichen Studien und Konzepten im Vordergrund, sondern es ging nun um die gemeinsame und kontroverse Ausarbeitung konkreter Vorschläge sowohl zu leistungsrechtlichen (Leistungshöhen) und leistungserbringerrechtlichen Fragen, zu Problemen der Gestaltung der Schnittstellen zu anderen Sozialleistungssystemen (insbesondere zur Hilfe zur Pflege) als auch zu Umsetzungsszenarien. Die Beratungen im Expertenbeirat waren einerseits von dem gemeinsamen Willen geprägt, ein umsetzungsfähiges Ergebnis zu erzielen, genau diese spürbare Nähe zur Entscheidungssituation führte aber zu im Vergleich zu den Beratungen des ersten Beirats zu noch intensiveren Nachfragen nach der fachlichen und finanziellen Tragfähigkeit des Gesamtansatzes, nach der Verständlichkeit des Instrumentes und nach den konkreten Auswirkungen für Kostenträger, für Versicherte und für die Pflegeeinrichtungen. Es war insofern konsequent, dass zu diesen Themen immer wieder auch wissenschaftliche Expertise in Anspruch genommen wurde.[66]

---

64 Protokoll der 1. Sitzung der Koordinierungsgruppe des Expertenbeirats zur konkreten Ausgestaltung des Pflegebedürftigkeitsbegriffs am 21.03.2012.
65 Zur Besetzung, Arbeitsweise, Struktur des Expertenbeirats und seiner Arbeitsgruppen siehe BMG, Bericht des Expertenbeirats zur konkreten Ausgestaltung des neuen Pflegebedürftigkeitsbegriffs, Berlin, 27. Juni 2013 [8], S. 17 ff. und S. 94 ff.
66 Rothgang Heinz, Bauknecht Maren, Iwansky Stephanie (Zentrum für Sozialpolitik (ZeS) der Universität Bremen): Studienprotokoll Ableitung Leistungshöhen NBA – Studie zur Schaffung empirischer Grundlagen zur Ableitung von Leistungshöhen im SGB XI bei Einführung des neuen Pflegebedürftigkeitsbegriffs und des Neuen Begutachtungs-Assessments (NBA), August 2012; Wingenfeld Klaus (Institut für Pflegewissenschaft (IPW) an der Universität Bielefeld), Gansweid Barbara (MDK Westfalen-Lippe): Analysen für die Entwicklung von Empfehlungen zur leistungsrechtlichen Ausgestaltung des neuen Pflegebedürftigkeitsbegriffs – Abschlussbericht, April 2013;. Bartholomeyczik Sabine (Deutsches Zentrum für neurodegenerative Erkrankungen –DZNE), Höhmann Ulrike (Hochschule Darmstadt): Pflegewissenschaftliche Prüfung der Ergänzungen und Modifikationen zum Neuen Begutachtungsassessment (NBA), April 2013.

Mit dem Bericht des Expertenbeirats lagen im Juni 2013 differenzierte und breit abgestimmte Empfehlungen zu den wesentlichen Aspekten vor, die bei Einführung des neuen Pflegebedürftigkeitsbegriffs zu beachten sein würden. Die in der Zusammenfassung 21 Empfehlungen des Expertenbeirats bilden insoweit einerseits ein „stimmiges Konzept für die gesetzgeberische Einführung"[67], verweisen aber angesichts ihres betont konzeptionellen Charakters darauf, dass die tatsächliche Lösung der beratenen und so zusammengestellten Fragen der politischen Ebene bzw. dem Gesetzgeber vorbehalten bleiben müsse. Insoweit wurden in diesem Übergabemoment die begrenzten Möglichkeiten fachwissenschaftlicher und fachpolitischer Beratung und zugleich die gemeinsamen Erwartungen an politische Entscheidungskompetenz und Entschlusskraft als zeitliche und inhaltliche Zäsur im 2006 begonnenen Gesamtprozess besonders deutlich. Besonderes Gewicht mit Blick auf diesen Gesamtprozess besaß der Bericht aber auch dadurch, dass er seine Empfehlungen mit einem konkretem Zeit- und Ablaufplan für den Einführungsprozess, der sogenannten Roadmap versah und damit erstmals den notwendigen Ablauf des Systemübergangs in einen konkreten Zeitplan packte.[68]

Zum Zeitpunkt der Vorlage des Berichts wenige Monate vor der Bundestagswahl war klar, dass entsprechende Entscheidungen in der neuen Legislaturperiode zu treffen sein würden. Dass diese Entwicklung kommen werde, machte Minister Bahr anlässlich der Übergabe des Berichts deutlich: „Nach der Verabschiedung des Pflege-Neuausrichtungs-Gesetz kommt nun der nächste Schritt. Der Bericht des Expertenbeirats ist noch nicht das Gesetz. Das war nicht der Auftrag und das war auch nicht zu erwarten. Aber der Bericht bildet die Grundlage für die gesetzliche Umsetzung, die in der nächsten Legislaturperiode stattfinden wird. Sie wird jetzt weiter vorbereitet."[69]

6.1.4 Pflegereformgesetzgebung und Umsetzung als organisierte Transformation, 2013–2017

Die Ende 2013 ins Amt gekommene neue Bundesregierung setzte den diesbezüglichen Entscheidungsprozess rasch in Gang. Auch in der neuen Legislaturperiode stellte der Koalitionsvertrag den pflegepolitisch programmatischen Ausgangspunkt dar: „Wir wollen die Pflegebedürftigkeit besser anerkennen, um die Situation der Pflegebedürftigen, von Angehörigen und Menschen, die in der Pflege arbeiten, zu verbessern. Dazu wollen wir den neuen Pflegebedürftigkeitsbegriff auf der Grundlage der Empfehlungen des Expertenbeirates in dieser Legislaturperiode so schnell wie möglich einführen. Insbesondere Menschen mit Demenzerkrankungen sollen damit

---

[67] Bericht des Expertenbeirats [8], S. 6.
[68] ebd. [8], S. 92 f.
[69] Pressemitteilung des BMG Nr. 48 vom 27. Juni 2013.

bessere und passgenauere Leistungen erhalten." Auch zusätzliche Maßgaben für die Umsetzung wurden dort verankert: „Diejenigen, die heute Leistungen erhalten, werden durch die Einführung nicht schlechter gestellt ... Für die Akzeptanz eines neuen Pflegebedürftigkeitsbegriffs ist entscheidend, dass keine neuen Ungerechtigkeiten entstehen."[70] Schon im Koalitionsvertrag wurde zudem durch die Ankündigung einer Beitragssatzerhöhung ein finanzieller Rahmen für die in dieser Legislaturperiode anstehende Reform gesetzt: „Mit der Umsetzung des Pflegebedürftigkeitsbegriffs" sollten „insgesamt ... 0,5 Prozentpunkte" mehr zur Verfügung stehen.[71] Diese Vorgabe ging erstens weit über frühere Schritte für Leistungsverbesserungen hinaus, wie sie etwa im Pflege-Weiterentwicklungsgesetz und im Pflege-Neuausrichtungsgesetz beschlossen worden waren, sie stellte zweitens ein konkretes pflegepolitisches Signal dar und setzte drittens einen festen finanziellen Rahmen für die kommende Gesetzgebung. Verknüpft wurde dies zudem mit der Maßgabe „zu vermeiden, dass zu Lasten der Versichertengemeinschaft Kosten anderer Träger auf die Pflegeversicherung verlagert werden."[72]

Auch der grobe Zeitplan wurde frühzeitig, im ersten Quartal 2014, im BMG festgelegt; unmittelbar darauf wurde mit der Gesetzgebungsarbeit begonnen. Am 28. Mai 2014 beschloss die Bundesregierung den Entwurf für das erste Gesetz zur Stärkung der pflegerischen Versorgung und zur Änderung weiterer Vorschriften (Erstes Pflegestärkungsgesetz – PSG I).[73] Durch das PSG I, das zum 1. Januar 2015 in Kraft trat, wurden bereits die Leistungen für Pflegebedürftige und ihre Angehörigen, vor allem auch für Menschen mit eingeschränkter Alltagskompetenz (z. B. mit einer dementiellen Erkrankung) spürbar ausgeweitet. Zugleich wurde klargestellt: „In einem zweiten Schritt wird in dieser Legislaturperiode nach vorheriger Erprobung der neue Pflegebedürftigkeitsbegriff eingeführt. Die gesetzliche Regelung erfolgt auf der Grundlage der Empfehlungen des Expertenbeirates in Verbindung mit entsprechenden leistungsrechtlichen Bestimmungen."[74]

Mit diesen pflegepolitischen Weichenstellungen war es eindeutig: Die Einführung des neuen Pflegebedürftigkeitsbegriffs bog in die Zielgerade ein. Die konkreten Vorarbeiten hierfür wurden Anfang 2014 eingeleitet. Es war dem BMG dabei wichtig, die Einführung eines neuen Pflegebedürftigkeitsbegriffs auf einer gesicherten Grundlage

---

70 Deutschlands Zukunft gestalten. Koalitionsvertrag zwischen CDU, CSU und SPD, Berlin, 16. Dezember 2013, S. 59.
71 ebd., S. 61.
72 ebd, S. 59.
73 Gesetzentwurf der Bundesregierung: Fünftes Gesetz zur Änderung des Elften Buches Sozialgesetzbuch – Leistungsausweitung für Pflegebedürftige, Pflegevorsorgefonds [BT-Drs. 18/1798, 23.06.2014]. Die Umbenennung des Gesetzes in „Erstes Gesetz zur Stärkung der pflegerischen Versorgung und zur Änderung weiterer Vorschriften (Erstes Pflegestärkungsgesetz – PSG I)" erfolgte im Zuge der parlamentarischen Beratungen.
74 ebd., S. 2.

vorzubereiten. Das hieß, sowohl ein eindeutiges fachwissenschaftliches Fundament herzustellen als auch die Diskussion und Einbindung der davon betroffenen Akteure weiter fortzusetzen.[75] In enger Abstimmung zwischen BMG und GKV-SV sowie dem Medizinischen Dienst des Spitzenverbandes Bund der Krankenkassen e. V. (MDS) wurden daher im Frühjahr 2014 zwei Studien auf den Weg gebracht, die aktuelle Datengrundlagen bereitstellen sollten, um die notwendigen politischen Entscheidungen über den Zuschnitt des Begutachtungsinstruments, die Leistungshöhen bei den Pflegegraden sowie für die Überleitungsmechanik auf bestmöglicher fachlicher Datengrundlage treffen zu können.[76]

Anfang des Jahres 2015 lagen die Ergebnisse dieser beiden sogen. Erprobungsstudien vor und konnten ausgewertet werden. Auf einem Workshop mit den Autoren der Studien im BMG im Februar 2015 wurden insbesondere Änderungs- und Weiterentwicklungsüberlegungen zum Instrument und die Berechnungen von Übergangswahrscheinlichkeiten sowie Optionen zur Bewertungssystematik auf der Grundlage verschiedener Modelle intensiv diskutiert. Aus Sicht des BMG waren dabei drei Folgerungen von besonderer Bedeutung für die Weiterarbeit: Das neue Instrument erwies sich praktikabel, es war in der Lage, kognitive und somatische Einschränkungen angemessen und vergleichbar zu erfassen und es war damit dem geltenden Begutachtungssystem überlegen. Zudem waren die Wirkungen des neuen Instruments bei der Umstellung von Pflegestufen auf Pflegegrade durch die Projekte auf aktueller Datengrundlage beleuchtet worden.

Ausgehend von den pflegepolitischen Vorgaben des Koalitionsvertrages, aufbauend auf den Empfehlungen des Expertenbeirats und untermauert durch die aus den Studien gewonnenen Erkenntnisse begann die Ausarbeitung des ersten Referentenentwurfs für den angekündigten zweiten Gesetzgebungsschritt, das zweite Pflegestärkungsgesetz (PSG II). Noch während im BMG und mit Verbänden, Ländern und Ressorts der Entwurf des PSG II erarbeitet und diskutiert wurde, war als eine erste konkrete gesetzliche Maßnahme die Roadmap des Expertenbeirates aufgegriffen worden. Eine sogenannte Vorziehregelung (§ 17a SGB XI: „Vorbereitung der Einführung eines neuen Pflegebedürftigkeitsbegriffs") wurde mit dem Präventionsgesetz im Sommer 2015 in das SGB XI eingefügt. Mit der Regelung wurde das neue Begutachtungsinstrument grob umrissen und dem GKV-Spitzenverband der Auftrag erteilt, mit den Vorbereitungen neuer Begutachtungs-Richtlinien zu beginnen.[77] Die vorgezogene Beauftragung zur Erarbeitung der Begutachtungs-Richtlinien war aus Sicht des

---

[75] vgl. dazu auch Antwort der Bundesregierung auf die Kleine Anfrage der Fraktion DIE LINKE „Einführung und Umsetzung eines neuen Pflegebegriffs" [BT-Drs. 18/4573 vom 03.04.2015].
[76] vgl. GKV-Spitzenverband: Praktikabilitätsstudie zur Einführung des NBA in der Pflegeversicherung [9] und Versorgungsaufwände in stationären Pflegeeinrichtungen [10].
[77] Gesetz zur Stärkung der Gesundheitsförderung und der Prävention (Präventionsgesetz – PrävG) vom 17. Juli 2015 [BGBl 2015 I S. 1368].

BMG erforderlich, um die Einführung des neuen Pflegebedürftigkeitsbegriffs vorzubereiten. Betont wurde auch, dass die abschließende gesetzliche Definition des Pflegebedürftigkeitsbegriffs und insbesondere die leistungsrechtlichen Entscheidungen für die Aufgabenstellung in dieser Phase weder erforderlich waren noch hierdurch präjudiziert werden sollten. Dies blieb dem eigentlichen Gesetzgebungsverfahren zum zweiten Pflegestärkungsgesetz vorbehalten.

Trotz dieser vielen Vorarbeiten stellte die Ausformulierung des neuen Pflegebedürftigkeitsbegriffs und der Maßgaben für das neue Begutachtungsinstrument einen Kraftakt als gesetzestechnisches Vorhaben wie auch als pflegepolitischer Entscheidungsprozess in der Bundesregierung dar. Alle Fragen, die die Beiräte seit 2006 diskutiert hatten, lagen erneut auf dem Tisch und fanden sich nun endlich als konkrete Vorschrift im SGB XI wieder.[78] Die unmittelbare Gesetzesarbeit machte es erforderlich auch in fachliche Details des Begutachtungsinstrumentes erneut und noch tiefer einzusteigen und den zum Teil konfligierenden pflegepolitisch motivierten und fachlich begründeten Zielsetzungen gerecht zu werden. Um nur einige Themen zu nennen: Die Feinjustierung der Bewertungssystematik und der Abgrenzung der Pflegegrade in der Abwägung sozialpolitischer und pflegefachlicher Erwägungen mit sozialökonomischen Wirkungsprognosen; die inhaltliche Beschreibung der Module und Festlegung der Bewertungssystematik, die erst spät im Verfahren in der Form eines Anhangs zum Gesetz niedergelegt wurde; die besondere Differenzierung der Anwendung des Begutachtungsinstruments für Kinder in unterschiedlichen Altersgruppen; die neue Beschreibung der Leistungsinhalte auf der Grundlage des Pflegebedürftigkeitsbegriffs, die sich von den alten Begriffen der verrichtungsbezogenen Pflege lösen, aber zugleich den Fokus auf pflegerische Hilfen als Aufgabe der Pflegeversicherung eindeutig und transparent darlegen musste; Rentenregelungen, die transparent und ohne bürokratischen Aufwand den Verlust des Zeitbezugs als Richtwert kompensierten sollten; Überleitungsverfahren und -instrumente, die dem politischen Ziel der Leistungssicherheit und einer für die Versicherten verlustfrei attraktiven Reform ebenso genügten wie dem Ziel, den auch dadurch selbst angereizten und voraussehbaren Anstieg der Antragszahlen für Pflegekassen und medizinische Dienste bewältigbar zu halten und den Leistungserbringern ein im Aufwand beherrschbares Verfahren in der Überleitung von Pflegestufen auf Pflegegrade und von stufenbezogenen auf einrichtungsbezogene einheitliche Eigenanteile zu ermöglichen.

Gesundheitsminister Gröhe stellte darüber hinaus in seiner Einbringungsrede vor dem Deutschen Bundestag am 25. September 2015 als weitere wichtige Inhalte des Entwurfs besonders heraus, dass die Leistungen der Pflegeversicherung zukünftig früher ansetzen, in der stationären Pflege in Zukunft aufgrund eines einheitlichen

---

[78] Entwurf eines Zweiten Gesetzes zur Stärkung der pflegerischen Versorgung und zur Änderung weiterer Vorschriften (Zweites Pflegestärkungsgesetz – PSG II) [BT-Drs. 18/5926, 07.09.2015].

pflegebedingten Eigenanteils nicht mehr ansteigende Belastungen zu verzeichnen sein würden und mit dem Ansatz „Rehabilitation vor Pflege" ernst gemacht werde.[79]

Pflegefachlich kompliziert und pflegepolitisch umstritten waren auch die Entscheidungen über Veränderungen, die hinsichtlich der Abgrenzung des Pflegebedürftigkeitsbegriffes und seiner leistungsrechtlichen Ausformung zur Sozialhilfe und im Sozialhilferecht selbst zum neuen Pflegebedürftigkeitsbegriff zu treffen waren. Nicht vereinfacht wurden diese Fragestellungen dadurch, dass parallel zur Erarbeitung des PSG II im Bundesministerium für Arbeit und Soziales die lang vorbereitete Reform des Eingliederungshilfe- und Teilhaberechts im Gesetz zur Stärkung der Teilhabe und Selbstbestimmung von Menschen mit Behinderungen (Bundesteilhabegesetz – BTHG) zum Abschluss gebracht wurde. Es wurde daher entschieden, die konkreten Regelungen zur Umsetzung des Pflegebedürftigkeitsbegriffs erst mit dem dritten Gesetz zur Stärkung der pflegerischen Versorgung und zur Änderung weiterer Vorschriften (Drittes Pflegestärkungsgesetz – PSG III) zu treffen.[80]

Im November 2015 wurde das Zweite Pflegestärkungsgesetz im Deutschen Bundestag in Dritter Lesung beschlossen, der Bundesrat stimmte am 18. Dezember 2015 zu.[81] Nun wurde es für alle ernst mit den Vorbereitungen auf die Umstellung, die für den 1. Januar 2017 vorgesehen war und damit nicht viel mehr als ein Jahr Zeit ließ.

Die oben beschriebene Vorziehregelung hatte bereits den Einstieg in den Prozess einer engen Abstimmung zwischen Bundesgesundheitsministerium und den Verbänden zur gemeinsamen Gestaltung der Überleitung zum neuen Pflegebedürftigkeitsbegriff in einem organisierten Vorbereitungs- und Transformationsprozess dargestellt, der wesentliche Elemente der Roadmap des Expertenbeirats aufgriff. Der Ort, um den sich diese intensive gemeinsame Vorbereitung zentrierte, wurde der inzwischen dritte Beirat, der am 27. Januar 2016, nunmehr erstmals auf gesetzlicher Grundlage (§ 18c SGB XI – Fachliche und wissenschaftliche Begleitung der Umstellung des Verfahrens zur Feststellung der Pflegebedürftigkeit) durch Minister Gröhe als Begleitgremium eingesetzt wurde. Aufgabe war, das Bundesministerium für Gesundheit bei der Klärung fachlicher Fragen zu beraten, die Vorbereitung der Umstellung des Verfahrens

---

[79] Plenarprotokoll des deutschen Bundestages 18/125 vom 25. September 2015, S. 12122.
[80] Gesetzentwurf der Bundesregierung / Entwurf eines Dritten Gesetzes zur Stärkung der pflegerischen Versorgung und zur Änderung weiterer Vorschriften (Drittes Pflegestärkungsgesetz – PSG III) [BT-Drs. 18/9518, 05.09.2016].
[81] BGBl. 2015 Teil I Nr. 54, 28. Dezember 2015, S. 2424. Die parlamentarischen Beratungen und die dabei vorgenommenen Änderungen können hier nicht nachverfolgt werden. Vgl. dazu: Beschlussempfehlung und Bericht des Ausschusses für Gesundheit zu dem Gesetzentwurf der Bundesregierung / Entwurf eines Zweiten Gesetzes zur Stärkung der pflegerischen Versorgung und zur Änderung weiterer Vorschriften (Zweites Pflegestärkungsgesetz – PSG II) [BT-Drs. 18/6688, 11.11.2015]. Der Gesetzentwurf wurde mit den Stimmen der Koalition bei Stimmenthaltung der Fraktion Bündnis 90/Die Grünen und einigen Enthaltungen seitens der Linken gegen die Stimmen der übrigen Mitglieder der Fraktion Die Linke angenommen.

zur Feststellung der Pflegebedürftigkeit mit pflegefachlicher und wissenschaftlicher Kompetenz unterstützen und auch nach der Umstellung im Zuge der Umsetzung zu beraten. Die hohe Tagungsfrequenz im Jahr 2016 belegt, dass hiermit ein wichtiges und intensiv genutztes Forum des Austausches und der Problemklärung geschaffen worden war, das zudem personell und in der inhaltlichen Ausrichtung in der Kontinuität zum ersten Beirat und zum Expertenbeirat stand.

Das BMG sah es zumal im Jahr 2016 über die Organisation des Beirats hinaus als seine pflegepolitische Aufgabe an, auch mit weiteren Instrumenten aktiv die Vorbereitung der Einführung des Begriffs und des Begutachtungsinstruments zu unterstützen. So wurde im Juli 2016 eine Besprechung mit den Mitgliedern des Beirats durchgeführt, um zu klären, wie die gesetzlich vorgesehenen Informationspflichten zu den neuen Pflegegraden, Pflegesätzen, Eigenanteilen und zur Überleitung und zum Bestandsschutz optimal umgesetzt werden können. Auch wurde im August 2016 eine Handreichung zu Fragen der Umsetzung des zweiten Pflegestärkungsgesetzes in der stationären Pflege erstellt, die Hilfestellung zu Fragen des Umgangs mit den neuen einrichtungseinheitlichen Eigenanteilen und zur Kommunikation mit den Bewohnerinnen und Bewohnern gab. Ebenfalls im August 2016 organisierte das BMG eine Fachtagung zum Thema „Der neue Pflegebedürftigkeitsbegriff als Wegweiser für eine gute pflegerische Versorgung". Um den Dialog nicht nur mit den entscheidenden Verbändespitzen in Berlin zu führen, sondern auch unterschiedliche Perspektiven aus der Sicht der Praxis kennenzulernen, führte das BMG eine Vielzahl von regionalen Dialogveranstaltungen durch, aus denen Fragen und Hinweise in den Umsetzungsprozess eingespeist werden konnten.

Zudem beauftragte das BMG gemäß § 18c Abs. 2 SGB XI eine umfassende, begleitende wissenschaftliche Evaluation insbesondere zu Maßnahmen und Ergebnissen der Vorbereitung und Umsetzung der Umstellung des Verfahrens zur Feststellung der Pflegebedürftigkeit.[82] In einem ersten Schritt wurde im Juli 2016 die Beauftragung einer Kurzstudie zum Monitoring der Einführung des neuen Pflegebedürftigkeitsbegriffs beschlossen. Das Vorhaben „Kurzstudie Einführung des neuen Pflegebedürftigkeitsbegriffs – Monitoring des Umsetzungsbegriffs" begann am 1. Oktober 2016 und lieferte über sechs Monate hinweg dem BMG und den Mitgliedern des Beirats, der bis Mai 2017 sieben Sitzungen abhielt, regelmäßige Informationen darüber, wie die Überleitung auf das neue System funktionierte und wie die an der Umsetzung betei-

---

82 Themen der Evaluation waren insbesondere: Leistungsentscheidungsverfahren und Leistungsentscheidungen bei Pflegekassen und Medizinischen Diensten; Umsetzung der Übergangsregelungen im Begutachtungsverfahren; Leistungsentscheidungsverfahren und Leistungsentscheidungen anderer Sozialleistungsträger; Umgang mit dem neuen Begutachtungsinstrument bei pflegebedürftigen Antragstellern; Entwicklung der ambulanten Pflegevergütungen und der stationären Pflegesätze (einrichtungseinheitliche Eigenanteile); Entwicklungen in den vertraglichen Grundlagen, in der Pflegeplanung, den pflegefachlichen Konzeptionen und in der konkreten Versorgungssituation in der ambulanten und in der stationären Pflege.

ligten Akteure den Vorbereitungs-, Umstellungs- und Einführungsprozess bewältigten. Noch im Jahr 2016 wurde schließlich die längerfristige Evaluation der Reform vorbereitet. Ein zusammenfassender Bericht über die Ergebnisse der Evaluation, die in fünf Lose mit unterschiedlichen Fragestellungen und methodischen Herangehensweisen aufgeteilt wurde, sowie die Ergebnisberichte dieser fünf Teilprojekte wurden im Januar 2020 veröffentlicht[83].

6.1.5 Schlussbemerkung und Ausblick

Am 1. Januar 2017 wurden der neue Pflegebedürftigkeitsbegriff und das neue Begutachtungsinstrument (BI) wirksam. Die drei Pflegestärkungsgesetze, die um diesen paradigmatischen Schritt herum in schneller Abfolge in den Jahren 2014–2016 beschlossen wurden, können als das bis dahin größte Reformvorhaben in der sozialen Pflegeversicherung seit deren Einführung im Jahr 1994 gelten. Über insgesamt elf Jahre und drei Bundesregierungen hinweg konnten die unmittelbar an den Diskussionsprozessen Beteiligten dabei immer wieder die zum Ziel führende Linie trotz aller schwierigen Fragen und strittigen Debatten beibehalten. Diese Kontinuität, auch garantiert von einer regelmäßig erneuerten politischen Auftragslage, führte schließlich zu einem weithin fachlich und politisch begrüßten Ergebnis.

Der lange zeitliche und inhaltlich intensive Vorbereitungsprozess mündete in eine enorme Dichte an gesetzlichen Regelungen. Die Einführung des neuen Pflegebedürftigkeitsbegriffs und des Begutachtungsinstruments erforderte große Anstrengungen, etwa der unmittelbar mit der Aufgabe der Begutachtung beauftragten Medizinischen Dienste, sie stellte aber auch eine große Herausforderung für die Pflegekassen und auch für die Mitarbeiterinnen und Mitarbeiter in den Pflegeeinrichtungen dar, sei es mit Blick auf die notwendigen organisatorischen, etwa vertragsrechtlichen Regelungen oder auch hinsichtlich der damit verbundenen umfassenden Auseinandersetzung mit den fachlichen Inhalten und Zielen des neuen Begriffes.

In der Rückschau haben die Beteiligten in der Vorbereitung, der Überleitung und der Umsetzung der neuen Regelungen eine erfolgreiche Arbeit zum Wohl pflegebedürftiger Menschen und ihrer Angehörigen geleistet. Die Zahl der Leistungsberechtigten ist seit 2016 stark angestiegen, was auf der einen Seite die Wirksamkeit und Notwendigkeit der Reform unterstreicht, auf der anderen Seite aber auch die finanzielle und personelle Ressourcenproblematik der Pflegeversicherung als soziales Sicherungssystem und der pflegerischen Versorgung in der Fläche verstärkt akzentuiert hat. Die Ergebnisse der Evaluation bieten hier aus unterschiedlichen Blickwinkeln

---

[83] Die Berichte sind einsehbar unter https://www.bundesgesundheitsministerium.de/evaluierungsbericht-pflegebeduerftigkeit.

Daten und Erkenntnisse und damit erneut Stoff zur Diskussion und ggf. auch zu gesetzlichen und untergesetzlichen Weiterentwicklungen.

Waren die Monate unmittelbar um den Stichtag 1. Januar 2017 geprägt von Fragen nach der Mechanik der Überleitung, der Beherrschung des Antragsaufkommens und der Begutachtungsfristen, der Festlegung von Eigenanteilen, der Umsetzung in den Personalschlüsseln, so rückt mehr und mehr in den Vordergrund, was der neue Pflegebedürftigkeitsbegriff für die weitere Entwicklung der pflegerischen Praxis bedeutet. Im Dezember 2017 nahm der Beirat die Expertise „Strukturierung und Beschreibung pflegerischer Aufgaben auf der Grundlage des neuen Pflegebedürftigkeitsbegriffs" als geeignete fachliche Grundlage für ein gemeinsames Verständnis von Pflege an und empfahl sie als fachlichen Referenzrahmen für die Anpassung und Weiterentwicklung von fachlichen Konzepten und Vereinbarungen in der Pflege zu nutzen.[84] In der Präambel des Beirats wird dazu ausgeführt: „Aus dem neuen Pflegebedürftigkeitsbegriff leitet sich auch das Verständnis von Pflege in der Pflegeversicherung und der Hilfe zur Pflege ab. Dieses Verständnis von Pflege prägt alle Bereiche der Pflege: Von den Inhalten der Leistungen über die Pflegedokumentation bis hin zum Qualitätsverständnis. Es ist daher auch Bezugspunkt für die aktuellen Weiterentwicklungen und Prozesse in der Pflegeversicherung (z. B. Qualitätsentwicklung, Personalbemessungsverfahren, Pflegeberatung)."

Der Pflegebedürftigkeitsbegriff und seine Grundlagen und Wirkungen werden auch in Zukunft auf der pflegepolitischen Tagesordnung bleiben.

Literatur

[1] Wingenfeld K, Büscher A, Schaeffer D. Recherche und Analyse von Pflegebedürftigkeitsbegriffen und Einschätzungsinstrumenten. In: GKV-Spitzenverband, Hrsg. Schriftenreihe Modellprogramm zur Weiterentwicklung der Pflegeversicherung. Band 1. Berlin: 2011 [Zugriff: 21.08.2019]. URL:https://www.gkv-spitzenverband.de/media/dokumente/presse/publikationen/schriftenreihe/GKV-Schriftenreihe_Pflege_Band_1_18961.pdf

[2] Bundesministerium für Gesundheit (BMG), Hrsg. Bericht des Beirats zur Überprüfung des Pflegebedürftigkeitsbegriffs. Berlin: 26. Januar 2009 [Zugriff: 21.08.2019]. URL: https://www.bundesgesundheitsministerium.de/fileadmin/Dateien/5_Publikationen/Pflege/Berichte/Bericht_des_Beirats_zur_UEberpruefung_des_Pflegebeduerftigkeitsbegriffs.pdf

[3] Bundesministerium für Gesundheit (BMG), Hrsg. Umsetzungsbericht des Beirats zur Überprüfung des Pflegebedürftigkeitsbegriffs. Berlin: 20. Mai 2009 [Zugriff: 21.08.2019]. URL: https://www.bundesgesundheitsministerium.de/fileadmin/Dateien/Publikationen/Pflege/Berichte/Umsetzungsbericht_des_Beirats_zur_UEberpruefung_des_Pflegebeduerftigkeitsbegriffs.pdf

[4] Wingenfeld K, Büscher A, Gansweid B. Das neue Begutachtungsinstrument zur Feststellung von Pflegebedürftigkeit. In: GKV-Spitzenverband, Hrsg. Schriftenreihe Modellprogramm zur Weiter-

---

84 K. Wingenfeld (IPW Bielefeld), A. Büscher (Hochschule Osnabrück), D. Wibbeke (IPW Bielefeld), Strukturierung und Beschreibung pflegerischer Aufgaben auf der Grundlage des neuen Pflegebedürftigkeitsbegriffs, im Auftrag des Bundesministeriums für Gesundheit Bielefeld/Osnabrück, Dezember 2017 [11].

entwicklung der Pflegeversicherung. Band 2. Berlin: 2011 [Zugriff: 21.08.2019]. URL: https://www.gkv-spitzenverband.de/media/dokumente/presse/publikationen/schriftenreihe/GKV-Schriftenreihe_Pflege_Band_2_18962.pdf

[5] Windeler J, Görres S, Thomas S, et al. Maßnahmen zur Schaffung eines neuen Pflegebedürftigkeitsbegriffs und eines Begutachtungsinstruments zur Feststellung der Pflegebedürftigkeit. In: GKV-Spitzenverband, Hrsg. Schriftenreihe Modellprogramm zur Weiterentwicklung der Pflegeversicherung. Band 3. Berlin: 2011 [Zugriff: 21.08.2019]. URL: https://www.gkv-spitzenverband.de/media/dokumente/presse/publikationen/schriftenreihe/GKV-Schriftenreihe_Pflege_Band_3_18963.pdf

[6] Rothgang H, Holst M, Kulik D, Unger R. Finanzielle Auswirkungen der Umsetzung des neuen Pflegebedürftigkeitsbegriffs und des dazugehörigen Assessments für die Sozialhilfeträger und die Pflegekassen Ergänzungsprojekt zum Modellprojekt „Entwicklung und Erprobung eines neuen Begutachtungsinstruments zur Feststellung der Pflegebedürftigkeit". Abschlussbericht Dezember 2008 [Zugriff: 22.08.2019]. URL: https://www.gkv-spitzenverband.de/media/dokumente/pflegeversicherung/forschung/projekte_unterseiten/massnahmen/EndberichtStudie2_5122.pdf

[7] Spitzenverband der Pflegekassen. Entwicklung und Erprobung von Grundlagen der Personalbemessung in vollstationären Pflegeeinrichtungen auf der Basis des Bedarfsklassifikationssystems der „Referenzmodelle". [Zugriff: 22.08.2019]. URL: https://www.gkv-spitzenverband.de/media/dokumente/pflegeversicherung/forschung/projekte_unterseiten/entwicklung_1/8_Endbericht_Personalbemessung_und_Bewertung_des_Beirates_17371.pdf

[8] Bundesministerium für Gesundheit (BMG), Hrsg. Zur Besetzung, Arbeitsweise, Struktur des Expertenbeirats und seiner Arbeitsgruppen siehe BMG, Bericht des Expertenbeirats zur konkreten Ausgestaltung des neuen Pflegebedürftigkeitsbegriffs. Berlin, 27. Juni 2013 [Zugriff: 22.08.2019]. URL: https://www.bundesgesundheitsministerium.de/fileadmin/Dateien/Publikationen/Pflege/Berichte/Bericht_Pflegebegriff_RZ_Ansicht.pdf

[9] Kimmel A, Schiebelhut O, Kowalski I, et al. Praktikabilitätsstudie zur Einführung des NBA in der Pflegeversicherung. In: GKV-Spitzenverband, Hrsg. Schriftenreihe Modellprogramm zur Weiterentwicklung der Pflegeversicherung. Band 12. Berlin: 2015 [Zugriff: 22.08.2019]. URL: https://www.gkv-spitzenverband.de/media/dokumente/presse/publikationen/schriftenreihe/GKV_Schriftenreihe_Pflege_Band_12.pdf

[10] Rothgang H, Fünfstück M, Neubert L, Czwikla J, Hasseler M. Versorgungsaufwände in stationären Pflegeeinrichtungen. In: GKV-Spitzenverband, Hrsg. Schriftenreihe Modellprogramm zur Weiterentwicklung der Pflegeversicherung. Band 13. Berlin: 2015 [Zugriff: 22.08.2019]. URL: https://www.gkv-spitzenverband.de/media/dokumente/presse/publikationen/schriftenreihe/GKV_Schriftenreihe_Pflege_Band_13.pdf

[11] Wingenfeld K, Büscher A, Wibbeke D. Strukturierung und Beschreibung pflegerischer Aufgaben auf der Grundlage des neuen Pflegebedürftigkeitsbegriffs, im Auftrag des Bundesministeriums für Gesundheit Bielefeld/Osnabrück, Dezember 2017 [Zugriff: 22.08.2019]. URL: https://www.bundesgesundheitsministerium.de/fileadmin/Dateien/5_Publikationen/Pflege/Berichte/Fachbericht_Pflege.pdf

6.2 Entwicklung und fachliche Grundlagen des „Neuen Pflegebedürftigkeitsbegriffs"

Klaus Wingenfeld, Barbara Gansweid, Andreas Büscher

Mit Beginn des Jahres 2017 wurde das sozialrechtliche Verständnis von Pflegebedürftigkeit in der deutschen Pflegeversicherung grundlegend neu definiert. Der damit eingeführte „neue Pflegebedürftigkeitsbegriff" führte nicht nur zur Veränderung der Kriterien bei der Feststellung von Leistungsansprüchen gegenüber der Pflegeversicherung. Von den mit ihm verbundenen Reformprozessen gingen auch Impulse zur strukturellen Weiterentwicklung der Langzeitversorgung aus, mit denen bessere Voraussetzungen für die Bewältigung des demografischen Wandels geschaffen werden sollten. Es handelt sich um die bislang weitreichendste Reform der Pflegeversicherung seit ihrer Entstehung im Jahr 1994. Vorangegangen war eine rund zehn Jahre umfassende Phase der Vorbereitung, in deren Verlauf die fachlichen und methodischen Grundlagen für die Systemumstellung geschaffen wurden.

6.2.1 Kritik am „alten" Pflegebedürftigkeitsbegriff

Der Begriff der Pflegebedürftigkeit im Elften Buch Sozialgesetzbuch (SGB XI) und das darauf basierende Begutachtungsverfahren aus der Anfangszeit der Pflegeversicherung wurden von Beginn an kritisch diskutiert. Pflegebedürftigkeit im SGB XI war, so der Kern der Kritik, zu eng, zu sehr verrichtungsbezogen und zu einseitig somatisch definiert.

Als pflegebedürftig galten Personen, die wegen einer Krankheit oder Behinderung bei ausgewählten Verrichtungen des täglichen Lebens dauerhaft (für mindestens 6 Monate) auf Unterstützung angewiesen waren. Das SGB XI begrenzte diese Verrichtungen auf die vier Bereiche Körperpflege, Ernährung, Mobilität und hauswirtschaftliche Versorgung. Der Grad der Pflegebedürftigkeit (Pflegestufe) wurde anhand der Art, Häufigkeit und Dauer der benötigten Hilfeleistung ermittelt. Die erforderliche Pflegezeit war damit das entscheidende Maß für die Pflegestufenzuordnung und dementsprechend für den Leistungsanspruch – genauer gesagt: die Zeit, die eine nicht zur Pflege ausgebildete Person zur Erbringung der notwendigen Hilfeleistungen benötigte.

Zur Illustration der Kritik an diesen Festlegungen sei an dieser Stelle exemplarisch die Einschätzung der Enquete-Kommission „Situation und Zukunft der Pflege in Nordrhein-Westfalen" aus dem Jahr 2005 angeführt. Sie verwies darauf, dass
- „Unselbstständigkeit im Bereich der Kommunikation und sozialen Teilhabe als Kriterium für Pflegebedürftigkeit nicht berücksichtigt wird.
- Ein erheblicher Teil der notwendigen Unterstützung für psychisch Kranke und beeinträchtigte Menschen, die nicht nur bei einzelnen Verrichtungen, sondern in ihrer gesamten Lebensführung auf Hilfe angewiesen sind, ausgeblendet wird.

– Andere Auswirkungen gesundheitlicher Probleme, wie zum Beispiel Schmerzerleben, Angst im Zusammenhang mit dem Krankheitsgeschehen, verändertes Selbstschutzverhalten oder ganz generell mangelhafte Krankheitsbewältigung keinen Leistungsanspruch nach dem SGB XI begründen" [1].

Die Ausblendung wichtiger gesundheitsbedingter Problem- und Bedarfslagen stand im Mittelpunkt der Kritik und führte dazu, dass die wachsende Zahl Hilfebedürftiger mit demenziellen Erkrankungen oder anders verursachten psychischen Beeinträchtigungen eine verhältnismäßig geringe Unterstützung durch Leistungen der Pflegeversicherung erhielten. Aber auch die Lebenssituation anderer Personengruppen wurde nicht adäquat berücksichtigt. Dazu zählen beispielsweise chronisch kranke Kinder, bei denen die Frage nach dem Hilfebedarf bei Alltagsverrichtungen ebenfalls nur einen kleinen Ausschnitt des Versorgungsalltags berührt.

Ein zweites systematisches Problem bestand darin, dass der Grad der Pflegebedürftigkeit anhand des Pflegezeitaufwands ermittelt und dass hierbei außerdem von einer Versorgung durch Personen ohne pflegerische Berufsausbildung ausgegangen wurde. Der Zeitaufwand ist wenig geeignet dafür, Leistungsansprüche nach einheitlichen Maßstäben zu ermitteln. Denn neben Selbständigkeitseinbußen existieren viele weitere Faktoren, die in den individuell erforderlichen Zeitaufwand einfließen [2–3]. Dazu gehören vor allem:
– Umgebungsbedingungen,
– Fähigkeiten und Qualifikation der Pflegeperson,
– individuelle Bedürfnisse und Gewohnheiten des Pflegebedürftigen,
– Verfügbarkeit und Nutzung von Hilfsmitteln,
– fachliche Standards bzw. Methoden und nicht zuletzt
– das der individuellen Versorgung zugrunde liegende Pflegeziel, das u. a. darüber entscheidet, ob eine bloße Kompensation von Unselbständigkeit oder eine ressourcenfördernde Pflege (Erhalt, Wiedergewinnung oder Verbesserung von Fähigkeiten des Pflegebedürftigen) erfolgt.

Vor diesem Hintergrund ist es kaum möglich, Normzeiten für die individuelle Pflege zu entwickeln. Um jedoch zu vermeiden, dass die persönlichen Vorstellungen über die Notwendigkeit von Pflegezeiten das Begutachtungsergebnis bestimmten, entwickelte man Zeitkorridore als Orientierungswerte für die Gutachter. Sie waren allerdings als Anhaltsgrößen gedacht und entbanden den Gutachter nicht von der Aufgabe, den *individuellen* Zeitaufwand unter den Bedingungen der *individuellen* Pflegesituation zu ermitteln. Aufgrund von Erschwernissen oder erleichternden Faktoren, die in der Person des Pflegebedürftigen oder im Pflegeumfeld begründet lagen, musste der Gutachter von den Zeitkorridoren ggf. abweichen. Außerdem unterstellen die Orientierungswerte eine vollständige Übernahme der Verrichtungen durch die Pflegeperson, was abgesehen von der Frage, wie die verwendeten Werte hergeleitet werden konnten, wirklichkeitsfern erscheint [2].

Auch die Bezugnahme auf die sogenannten Laienpflege führte zu systematischen Problemen. Dies zeigte sich insbesondere im Fall von Heimbewohnern, bei denen vom realen Pflegegeschehen und vom konkreten Pflegeumfeld abstrahiert und der Zeitaufwand, der unter den Bedingungen einer Laienpflege in der häuslichen Umgebung *anfallen würde*, zugrunde gelegt werden musste. Zusammen mit den o. g. Unsicherheiten bei der Definition von Zeitnormen ergab sich damit eine Situation, die dem Anspruch einer einheitlichen und zuverlässigen Einschätzung von Pflegebedürftigkeit und Pflegebedarf schwerlich gerecht werden konnte.

Hinzu kamen dysfunktionale Effekte in der pflegerischen Versorgung. Die Prämissen und Normen, die dem Begriff der Pflegebedürftigkeit unterlegt waren, haben die in Deutschland festzustellende Verengung des *Pflegebegriffs* nicht direkt verursacht, aber doch stark befördert. Die auch unabhängig von der Pflegeversicherung bestehende Tendenz, Pflege auf Hilfen bei körperbezogenen Verrichtungen zu reduzieren, erhielt mit dem verengten sozialrechtlichen Verständnis der Pflegebedürftigkeit erheblichen Auftrieb. Präventive und rehabilitative Funktionen, Palliativpflege oder auch edukative Funktionen sind im Alltag der ambulanten ebenso wie der stationären Pflege schwach verankert. Das Leistungsangebot orientiert sich bis heute primär an Bedarfslagen, die der alte Pflegebedürftigkeitsbegriff des SGB XI in den Mittelpunkt stellte. Besonders das Leistungsspektrum der ambulanten Pflege wurde im früheren Recht auf die Hilfen bei Alltagsverrichtungen eingegrenzt. Ein weitergehendes Verständnis von Pflege fand somit auch im Bewusstsein vieler Mitarbeiter wenig Raum.

Vor diesem Hintergrund entstand ein breiter Konsens in der Einschätzung, dass eine Neufassung des Begriffs der Pflegebedürftigkeit und eine entsprechende Angleichung des Begutachtungsverfahrens nach dem SGB XI erforderlich war. Rund zehn Jahre nach Einführung der Pflegeversicherung wurden konkrete Schritte hin zu einer solchen Neufassung eingeleitet. Es sollten allerdings weitere zehn Jahre vergehen, bis schließlich das zweite Pflegestärkungsgesetz im Jahr 2015 die Einführung des neuen Pflegebedürftigkeitsbegriffs verfügte.

6.2.2 Entwicklung und Einführung des neuen Pflegebedürftigkeitsbegriffs

Im Jahr 2005 hatte sich die Regierungskoalition darauf verständigt, für eine Überarbeitung des Pflegebedürftigkeitsbegriffs Sorge zu tragen. Ein Jahr später richtete das Bundesministerium für Gesundheit (BMG) einen Beirat zur Überprüfung des Pflegebedürftigkeitsbegriffs und des Begutachtungsverfahrens ein. Mitglieder dieses Beirats waren Vertreter der Kostenträger, der Leistungserbringerverbände, der Betroffenenverbände, Wissenschaftler sowie Vertreter der Länder und einiger Bundesministerien.

Zeitgleich wurde ein Projektauftrag zur „Recherche und Analyse von Pflegebedürftigkeitsbegriffen und Einschätzungsinstrumenten" ausgeschrieben, um die Arbeit des Beirats wissenschaftlich zu unterstützen. Der Auftrag wurde an das Institut für Pflegewissenschaft an der Universität Bielefeld (IPW) vergeben, das Anfang des Jahres 2007 seinen Bericht vorlegte – mit der Empfehlung, auf die Übernahme bestehender Verfahren aus anderen Ländern zu verzichten. Die Wissenschaftler plädierten vielmehr dafür, ein eigenes Konzept für die deutsche Pflegeversicherung zu entwickeln, d. h. ein fachlich fundiertes Verständnis von Pflegebedürftigkeit zu definieren und ein entsprechendes neues Begutachtungsverfahren zu entwickeln [4].

Der Beirat, das Bundesministerium für Gesundheit (BMG) und weitere wichtige Entscheidungsträger entschieden sich nach eingehenden Beratungen dafür, dieser Empfehlung zu folgen. Erneut wurden Aufträge für die notwendigen Entwicklungsarbeiten und die praktische Erprobung eines Begutachtungsverfahrens vergeben. Im März 2008 lag eine erste Version des „Neuen Begutachtungsassessments" (NBA) vor, gemeinsam entwickelt vom Institut für Pflegewissenschaft an der Universität Bielefeld und dem Medizinischen Dienst der Krankenversicherung Westfalen-Lippe (MDK WL) [5]. Der vom BMG eingesetzte Beirat empfahl im Verlauf dieses Prozesses auch, das Verständnis von Pflegebedürftigkeit, das dem NBA hinterlegt war (s. Kap. 6.2.3), in die Sozialgesetzgebung zu übernehmen. Es schloss sich direkt eine praktische Erprobung an. Das NBA hatte sich darin bewährt und konnte für den Einsatz als neues Begutachtungsinstrument empfohlen werden [6].

Nach weiteren intensiven Beratungen legte der Beirat dem Bundesgesundheitsministerium im Januar 2009 und im Mai 2009 zwei Berichte vor, mit denen die Einführung des neuen, erweiterten Pflegebedürftigkeitsbegriffs und des darauf aufbauenden neuen Begutachtungsverfahrens empfohlen wurde [7–8]. Besonders der zweite Bericht enthielt außerdem Hinweise und Vorschläge zu den notwendigen Anpassungen, die im Falle der Umsetzung zu berücksichtigen waren.

Im Jahr 2009 kam es jedoch zu einem Regierungswechsel, sodass die erforderlichen politischen Vorbereitungen aufs Neue eingeleitet werden mussten. Auch wurde es als sinnvoll erachtet, einen dritten Beirat zur Begleitung des Prozesses einzuberufen. Der „Expertenbeirat zur konkreten Ausgestaltung eines neuen Pflegebedürftigkeitsbegriffs" nahm im Frühjahr 2012 seine Arbeit auf, in deren Verlauf mehrere wissenschaftliche Expertisen zu Detailfragen erstellt wurden. Der Beirat legte im Sommer 2013 seinen Bericht mit den entsprechenden Empfehlungen zur Gestaltung des neuen Systems vor [9].

Ende des Jahres 2015 schließlich wurde mit dem zweiten Pflegestärkungsgesetz die Einführung des neuen Pflegebedürftigkeitsbegriffs – und damit auch des neuen Begutachtungsverfahrens – zum 1. Januar 2017 beschlossen.

6.2.3 Orientierung am fachlichen Verständnis von Pflegebedürftigkeit

Selbständigkeit und Abhängigkeit von Personenhilfe (*dependency*) sind die zentralen Begriffe im neuen Verständnis der Pflegebedürftigkeit [4]. Pflegebedürftigkeit entsteht, wenn ein Mensch nicht über die Fähigkeit, das Wissen oder die Willenskraft verfügt, um körperliche oder psychische Beeinträchtigungen, gesundheitlich bedingte Belastungen oder Anforderungen *selbständig* zu kompensieren bzw. zu bewältigen. Pflegebedürftigkeit ist also als *Abhängigkeit von personeller, pflegerischer Hilfe* bei der Bewältigung von Folgen gesundheitlicher Störungen und funktioneller Beeinträchtigungen zu verstehen – was auch bedeutet, dass bei vollständiger Kompensation einer Beeinträchtigung durch Hilfsmittel nicht von Pflegebedürftigkeit gesprochen werden kann, wenn die Nutzung dieser Hilfsmittel ohne Personenhilfe erfolgen kann. Nicht die Schwere einer Erkrankung (oder Behinderung) und die durch sie verursachten Einbußen sind entscheidend, sondern die Fähigkeit zur selbständigen Krankheitsbewältigung und zur selbständigen Gestaltung von Lebensbereichen. In der Fachdiskussion wird daher zu Recht von einem ressourcenorientierten Pflegebedürftigkeitsbegriff gesprochen, denn Pflegebedürftigkeit wird immer im Zusammenhang mit den personalen Ressourcen gesehen, die den Menschen befähigen, mit gesundheitlich bedingten Beeinträchtigungen umzugehen. Eben daraus leitet sich die Kernfrage ab, inwieweit der von einer Erkrankung oder funktionellen Beeinträchtigung betroffene Mensch in zentralen Lebensbereichen und bei wichtigen Aktivitäten auf die Hilfe anderer Personen angewiesen ist.

Aus pflegewissenschaftlicher Perspektive sind diese Gedanken eigentlich nicht neu. Sie repräsentieren vielmehr ein schon altes Grundverständnis professioneller Pflege, das bereits vor Jahrzehnten von anerkannten Pflegetheoretikerinnen wie V. Henderson oder D. Orem [10] formuliert wurde und das in der Wissenschaft, in der internationalen Diskussion und auch im Bereich der Methodenentwicklung vielfach aufgegriffen wurde [11]. Letztlich bestand die größte Herausforderung im Reformprozess darin, dieses fachliche Grundverständnis in ein sozialrechtliches Regelgeflecht und ein Begutachtungsverfahren zu ‚übersetzen', und zwar so, dass es sich in die Strukturen der sozialen Sicherungssysteme in Deutschland einpassen und insbesondere im Rahmen der Pflegeversicherung praktikabel werden konnte.

Das Verständnis von Selbständigkeit ist im neuen Pflegebedürftigkeitsbegriff weit gefasst. Angesprochen ist nicht nur Selbständigkeit in Bereichen wie Körperhygiene oder Mobilität, sondern beispielsweise auch die Selbständigkeit im Umgang mit belastenden Emotionen oder anderen Problemlagen auf psychischer Ebene, ebenso die Selbständigkeit im sozialen Leben und im Umgang mit therapeutischen Anforderungen. Die Fähigkeit, den Tag sinnvoll zu strukturieren, einen Rhythmus von Ruhen und Schlafen einzuhalten, sich bedürfnisgerecht zu beschäftigen, in die Zukunft gerichtete Planungen vorzunehmen oder auch mit in der Nähe oder weiter entfernt lebenden Menschen zu kommunizieren, blieb im alten System bei der Einstufung ausgespart. Nach dem neuen Pflegebedürftigkeitsbegriff führt Unselbständigkeit in diesen Bereichen zu Leistungsansprüchen gegenüber der Pflegeversicherung. Neu ist des Weiteren, dass unmittelbar krankheits- oder therapiebedingte Anforderungen systematisch berücksichtigt werden. Dazu gehören etwa die Unselbständigkeit bei der Medikamenteneinnahme, Selbständigkeitseinbußen bei der Kommunikation mit Ärzten oder auch die Unselbständigkeit im Bereich der Wundversorgung.

Der neue Pflegebedürftigkeitsbegriff und das dazugehörige Begutachtungsverfahren repräsentieren also im Vergleich zur ursprünglichen Regelung im SGB XI einen gänzlich anderen Ansatz zur Ermittlung einer Stufe der Pflegebedürftigkeit. Sie stellen die Selbständigkeit im Umgang mit den Folgen gesundheitlicher Störungen und funktioneller Beeinträchtigungen in den Mittelpunkt der Betrachtung.

6.2.4 Zentrale Merkmale des neuen Begutachtungsverfahrens

Entsprechend des zugrunde liegenden Verständnisses von Pflegebedürftigkeit wird die Unterscheidung von Stufen der Pflegebedürftigkeit („Pflegegrade") nicht nach Pflegezeiten, sondern nach dem Grad der Selbständigkeit bzw. der Abhängigkeit von Personenhilfe unterschieden. Aus dem Verzicht auf die Nutzung der Maßstabs Zeit ergeben sich verschiedene Konsequenzen. Wenn ein Begutachtungsverfahren mit dem Maßstab „notwendiger Zeitaufwand" operiert, ist es erforderlich, sämtliche Aspekte der relevanten Alltagsverrichtung zu berücksichtigen. Blieben Teilaspekte außer Betracht, käme dies der Vernachlässigung eines bestehenden Bedarfs zum Nachteil des Antragstellers gleich, da ein für die Versorgung notwendiger Zeitaufwand unberücksichtigt bliebe. Im neuen Verfahren besteht dieses Problem nicht mehr. Es fasst die Teilhandlungen der berücksichtigten Aktivitäten (z. B. „sich waschen") stärker zusammen. So wird etwa die Selbständigkeit beim Rasieren, Kämmen und bei der Zahnpflege oder Prothesenreinigung mit einem einzigen Merkmal erfasst. Dies ist möglich, weil die genannten Handlungen einen vergleichbaren Schwierigkeitsgrad aufweisen und weil es bei der Einschätzung eben nicht um die Frage nach dem notwendigen Zeitaufwand, sondern um die Frage nach der selbständigen Ausführung dieser Handlungen geht.

Einbezogen sind sechs verschiedene Bereiche (Module im Begutachtungsinstrument), in denen die Selbständigkeit oder die vorhandenen Fähigkeiten beurteilt werden:
1. Mobilität
2. kognitive und kommunikative Fähigkeiten
3. Verhaltensweisen und psychische Problemlagen
4. Selbstversorgung (Alltagsverrichtungen)
5. Umgang mit krankheits-/therapiebedingten Anforderungen und Belastungen
6. Gestaltung des Alltagslebens und soziale Kontakte.

In jedem dieser Bereiche wird die Beeinträchtigung von Selbständigkeit bzw. Fähigkeiten zunächst gesondert ermittelt. Auf der Grundlage einer Bewertungssystematik ergibt sich aus den Einzelergebnissen ein Punktwert, von dem letztlich die Zuordnung des Pflegegrades abhängt.

Es gibt zwei weitere Lebens- bzw. Handlungsbereiche, die im neuen Begutachtungsinstrument thematisiert werden: Haushaltsführung und außerhäusliche Aktivitäten. Beide Bereiche werden bei der heutigen Begutachtung zwar erfasst, das Ergebnis ist allerdings nicht relevant für die Bestimmung des Pflegegrades. Aus methodischer Perspektive liefert die Einschätzung der Selbständigkeit in diesen beiden Bereichen keine relevante Zusatzinformation. Etwas vereinfacht gesagt: Man braucht keine Informationen über die Selbständigkeit bei der Haushaltsführung und bei außerhäuslichen Aktivitäten, um verlässlich einen Grad der Pflegebedürftigkeit ermitteln zu können.

Unterstützungsbedarf bei der Haushaltsführung gehört zu den elementaren Hilfebedarfen, die bereits im frühen Stadium einer Pflegebedürftigkeit entstehen und die für die Möglichkeit des Verbleibs in der häuslichen Umgebung von wichtiger Bedeutung sind. Die Finanzierung von Hilfen im hauswirtschaftlichen Bereich gehörte daher schon immer zum Leistungsspektrum der Pflegeversicherung. Hilfestellungen im Bereich der außerhäuslichen Aktivitäten (Fortbewegung außerhalb der häuslichen Umgebung, Assistenz bei der Teilnahme an sozialen Aktivitäten usw.) liegen bislang in der Leistungszuständigkeit anderer sozialer Sicherungssysteme. Bei diesen Zuordnungen, so die politische Entscheidung, soll es vorerst auch bleiben.

Anhand der genannten sechs Bereiche wird also der Pflegegrad ermittelt, der über den Anspruch auf Leistungen der Pflegeversicherung entscheidet. Im neuen System gibt es fünf Pflegegrade. Ein wichtiges Merkmal im neuen System besteht darin, dass auch solchen Personen ein Pflegegrad zugeordnet wird, die relativ geringe Beeinträchtigungen aufweisen. Trotz bestehender Pflegebedürftigkeit hätten diese Personen im alten System meist keine Pflegestufe erreicht und konnten somit auch keinen Leistungsanspruch geltend machen. Mittel- und langfristig werden durch den neuen Pflegegrad 1 einige Hunderttausend Menschen mehr als im alten System Leistungsansprüche erwerben. Ziel der Einführung eines Grades für geringe Pflegebedürftigkeit war unter anderem, neue Ansatzpunkte zur Stärkung von Prävention in der Pflege zu schaffen. Wenn die betreffenden Menschen, so der zugrunde liegende Gedanke, erst einmal ‚im System' sind, so steigen die Chancen, ihnen Wege zu Präventionsangeboten zu ermöglichen. Der Ausbau geeigneter Präventionsangebote steht allerdings noch aus.

Eine weitere Neuerung stellt der Pflegegrad 5 dar. Härtefallregelungen wie im alten System gibt es nicht mehr, sie hatten sich in der Praxis nicht bewährt. Die Zuordnung des Pflegegrads 5 wird, wie bei allen anderen Stufen auch, allein vom Grad der Selbständigkeitseinbußen abhängig gemacht. Dementsprechend ist der Pflegegrad 5 denjenigen Personen zuzuordnen, die aus fachlicher Sicht über keine personalen

Ressourcen mehr verfügen, also zu keiner nennenswerten Eigenaktivität mehr in der Lage sind.

Für die Einschätzung der Pflegebedürftigkeit von Kindern musste ein spezielles Verfahren entwickelt werden, denn bei ihnen muss zwischen gesundheitlich bedingter und altersbedingter Unselbständigkeit unterschieden werden. Für die Begutachtung bei Kindern wurde eine abgewandelte Version des neuen Begutachtungsverfahrens entwickelt. Mit dieser Version wird die *Abweichung* von der Selbständigkeit gesunder, altersentsprechend entwickelter Kinder bewertet. Zugrunde liegen dabei zahlreiche Forschungsergebnisse zur kindlichen Entwicklung. Die bei Kindern charakteristischen Aspekte der Pflegebedürftigkeit erhalten mit dem neuen Pflegebedürftigkeitsbegriff viel mehr Gewicht – beispielsweise das Fehlen grundlegender Fähigkeiten und Alltagskompetenzen, die Abhängigkeit von Personenhilfe im Zusammenhang mit aufwändigen Therapien und der Überwachung von Vitalfunktionen oder die Unterstützungsnotwendigkeit beim Strukturieren des Tages und bei sozialen Kontakten. Außerdem wurde entschieden, das Begutachtungsverfahren bei Kindern im Alter bis zu 18 Monaten zu vereinfachen.

Es gibt noch verschiedene andere Neuerungen, die in die Entwicklung des neuen Begutachtungsverfahrens eingeflossen sind. Dazu gehören insbesondere eine verbesserte Methode zur Einschätzung des Bedarfs an medizinischer Rehabilitation und die Aufwertung der Feststellung des Hilfsmittelbedarfs. Das neue Begutachtungsverfahren lässt sich außerdem bei der individuellen Versorgungsplanung, z. B. bei der Aufstellung von Pflege- und Hilfeplänen, besser nutzen als das alte Verfahren. Es berücksichtigt weit mehr Versorgungs- und Lebensbereiche und kann daher helfen, eine Versorgungs- oder Pflegeplanung zu strukturieren. So wurde die Struktur des neuen Begutachtungsverfahrens auch bei der Konzipierung der strukturierten Informationssammlung im Rahmen entbürokratisierter Dokumentationsformen zugrunde gelegt. Hinzuweisen ist auch auf die Nutzung der Pflegegradsystematik zu Zwecken der Personalbemessung. Anwendung finden Teile des neuen Begutachtungsinstruments ferner im Indikatorenkonzept zur Beurteilung von Ergebnisqualität in der stationären Langzeitpflege (s. Kap. 10.7). Dort werden vier Module für die Berechnung von Kennzahlen (z. B. erhaltene Mobilität) oder zum Zweck der Gruppenbildung verwendet.

Ferner wird mit dem neuen Verständnis von Pflegebedürftigkeit eine Grundlage für die Weiterentwicklung des Leistungsprofils der pflegerischen Versorgung geschaffen, insbesondere der ambulanten Pflege (s. Kap. 6.3). Die Loslösung vom einengenden Verrichtungsbezug und die Akzentuierung der Frage der Selbständigkeit im Umgang mit Krankheitsfolgen ermöglicht somit eine Anpassung des Leistungsangebots an Problem- und Bedarfskonstellationen, die im Zuge des demografischen Wandels an Bedeutung gewinnen und denen mit Hilfen bei Alltagsverrichtungen nicht ausreichend begegnet werden kann.

6.2.5 Fazit

Das neue Begutachtungsinstrument hat – das zeigen auch die Evaluationsergebnisse der Studien, die zur Untersuchung der Systemumstellung nach 2017 durchgeführt wurden – in mehrerlei Hinsicht zu einer qualitativen Weiterentwicklung der Pflegebegutachtung geführt. Die vielfach diskutierten Probleme des eingeengten, vorwiegend somatisch fixierten Begriffs der Pflegebedürftigkeit werden durch das umfassendere und pflegewissenschaftlich begründete Verständnis von Pflegebedürftigkeit überwunden. Die Abkehr vom Faktor Zeit und die Hinwendung zur Selbständigkeit als Maßstab führt zu einer objektiveren Betrachtung der Pflegebedürftigkeit, da der Zeitfaktor eine von vielen Faktoren beeinflusste Größe darstellt, die Beeinträchtigung der Selbständigkeit hingegen ein weitgehend kontextunabhängiges Phänomen.

Das Begutachtungsinstrument lässt sich außerdem für verschiedene Zwecke in der pflegerischen Versorgung in Deutschland nutzen. Das zugrunde liegende Verständnis von Pflegebedürftigkeit prägt daher nicht nur das Leistungsrecht, sondern setzt innovative fachliche Impulse in verschiedensten Handlungsfeldern. Die Einführung des neuen, pflegewissenschaftlich begründeten Pflegebedürftigkeitsbegriffs eröffnet somit nicht nur einen Weg, die seit vielen Jahren diskutierten Schwachstellen der Pflegeversicherung zu beheben, sondern kann auch als Chance verstanden werden, dem Modernisierungsbedarf der pflegerischen Versorgung in Deutschland konsequenter zu begegnen.

Literatur

[1] Landtag Nordrhein-Westfalen. Situation und Zukunft der Pflege in NRW. Bericht der Enquete-Kommission des Landtags von Nordrhein-Westfalen. Herausgegeben vom Präsident des Landtags Nordrhein-Westfalen. Düsseldorf: 2005.
[2] Wingenfeld K. Pflegebedürftigkeit, Pflegebedarf und pflegerische Leistungen. In: Schaeffer D, Wingenfeld K, Hrsg. Handbuch Pflegewissenschaft. Studienausgabe. Weinheim: Beltz Juventa; 2014.
[3] Bartholomeyczik S, Hunstein D, Koch V, Zegelin-Abt A. Zeitrichtlinien zur Begutachtung des Pflegebedarfs. Evaluation der Orientierungswerte für die Zeitbemessung. Frankfurt am Main: Mabuse; 2001.
[4] Wingenfeld K, Büscher A, Schaeffer D. Recherche und Analyse von Pflegebedürftigkeitsbegriffen und Einschätzungsinstrumenten. Schriftenreihe Modellprogramm zur Weiterentwicklung der Pflegeversicherung. Band 1. Berlin: GKV-Spitzenverband; 2011.
[5] Wingenfeld K, Büscher A, Gansweid B. Das neue Begutachtungsinstrument zur Feststellung von Pflegebedürftigkeit. Schriftenreihe Modellprogramm zur Weiterentwicklung der Pflegeversicherung. Band 2. Berlin: GKV-Spitzenverband; 2011.
[6] Windeler J, Görres S, Thomas S, et al. Maßnahmen zur Schaffung eines neuen Pflegebedürftigkeitsbegriffs und eines neuen bundesweit einheitlichen und reliablen Begutachtungsinstruments zur Feststellung der Pflegebedürftigkeit nach dem SGB XI. Schriftenreihe Modellprogramm zur Weiterentwicklung der Pflegeversicherung. Band 3. Berlin: GKV-Spitzenverband; 2011.

[7] Bundesministerium für Gesundheit (BMG), Hrsg. Bericht des Beirats zur Überprüfung des Pflegebedürftigkeitsbegriffs. Berlin: BMG; 2009.
[8] Bundesministerium für Gesundheit (BMG), Hrsg. Umsetzungsbericht des Beirats zur Überprüfung des Pflegebedürftigkeitsbegriffs. Berlin: BMG; 2009.
[9] Bundesministerium für Gesundheit (BMG), Hrsg. Bericht des Expertenbeirats zur konkreten Ausgestaltung des neuen Pflegebedürftigkeitsbegriffs. Berlin: BMG; 2013.
[10] Schaeffer D, Moers M, Steppe H, Meleis A, Hrsg. Pflegetheorien. Beispiele aus den USA. Bern: Huber; 1997.
[11] American Nurses Association. A Social Policy Statement. Kansas City; 1980.

6.3 Strukturelle Konsequenzen des „Neuen Pflegebedürftigkeitsbegriffs"

Klaus Wingenfeld, Andreas Büscher

In der pflegepolitischen Diskussion um das neue sozialrechtliche Verständnis von Pflegebedürftigkeit, das im Januar 2017 rechtswirksam wurde, stand über viele Jahre die Frage nach Leistungsverbesserungen für bestimmte Personengruppen im Mittelpunkt. Die systematische Ausblendung verschiedener Bedarfskonstellationen führte insbesondere für die wachsende Zahl demenziell Erkrankter zu Benachteiligungen gegenüber rein somatisch beeinträchtigten Menschen. Durch die Einführung des neuen Pflegebedürftigkeitsbegriffs und die damit verbundene Reformgesetzgebung kam es tatsächlich zu spürbaren Leistungsverbesserungen für die Mehrheit pflegebedürftiger Menschen, was auch einen entsprechenden Anstieg der Ausgaben der Pflegeversicherung zur Folge hatte.

Die Ziele und Wirkungen der Reform reichen allerdings weiter. Sie gibt Impulse zur Weiterentwicklung des Versorgungssystems, um bessere Voraussetzungen zu schaffen, die Herausforderungen des demografischen Wandels zu bewältigen. Zu diesen Impulsen gehört auch die Weiterentwicklung des Aufgabenprofils, dass der Pflege im Rahmen des Elften Sozialgesetzbuchs (SGB XI) zugeschrieben wird.

6.3.1 Verständnis von Pflegebedürftigkeit und Pflege

Die Einführung der Pflegeversicherung Mitte der 1990er Jahre führte, neben zahlreichen Verbesserungen im deutschen System der sozialen Sicherung, auch zu einer Engführung des Verständnisses von Pflege und Pflegebedürftigkeit. Diese Engführung betraf zunächst die Kriterien, nach denen Leistungsansprüche der Versicherten bestimmt wurden. Als *Pflegebedürftigkeit* wurde ein Zustand beschrieben, in dem ein Hilfebedarf bei alltäglichen Verrichtungen anfiel. Analog dazu war das *Verständnis beruflicher Pflege* in hohem Maße an die Unterstützung bei Alltagsverrichtungen gebunden.

Auf gesetzlicher Ebene wurde dieser Zusammenhang besonders im Falle der ambulanten Pflege deutlich. In der bis Ende 2016 geltenden Fassung des SGB XI war die ambulante Pflege weitgehend auf Leistungen in Form der Hilfen bei Alltagsverrichtungen festgelegt: „Pflegebedürftige haben bei häuslicher Pflege Anspruch auf Grundpflege und hauswirtschaftliche Versorgung als Sachleistung (...). Grundpflege und hauswirtschaftliche Versorgung umfassen Hilfeleistungen bei den in § 14 genannten Verrichtungen" (§ 36 SGB XI Abs. 1 und 2 in der 2016 geltenden Fassung). Der angesprochene § 14 SGB XI nannte als relevante Verrichtungen die Körperpflege/ Ausscheidung, die Ernährung, ausgewählte Aspekte der Mobilität sowie hauswirtschaftliche Tätigkeiten. Das Vertragsgeschehen im Bereich der ambulanten Pflege und insbesondere die Leistungsdefinitionen, die die Finanzierung und damit den Handlungsspielraum ambulanter Pflege festlegen, blieben über mehr als zwei Jahrzehnte von diesem Verständnis geprägt.

Eine Verengung des Pflegeverständnisses in Anlehnung an den alten Pflegebedürftigkeitsbegriff war und ist auch in anderen Versorgungsbereichen feststellbar, ablesbar u. a. an der Art und Weise, wie pflegerische Leistungen in Richtlinien und Rahmenverträgen beschrieben werden.

Mit dem neuen Pflegebedürftigkeitsbegriff entstand eine grundlegend veränderte Situation. Die Reduzierung auf einen Hilfebedarf bei Alltagsverrichtungen wurde überwunden. In die Feststellung der Pflegebedürftigkeit fließen körperliche Beeinträchtigungen ebenso wie kognitive/psychische Einbußen und Verhaltensauffälligkeiten ein. Auch der Umgang mit krankheitsbedingten Anforderungen wird berücksichtigt. *Selbständigkeit bei der Bewältigung der Folgen von Krankheit und funktionellen Beeinträchtigungen* ist der zentrale Gedanke (s. Kap. 6.2).

Analog dazu ist Pflege als zielgerichtete Unterstützung bei der Bewältigung von Krankheitsfolgen und funktionellen Beeinträchtigungen zu verstehen, und zwar in einem recht umfassenden Sinn, wie die Reformgesetzgebung mit der Neufassung des § 36 SGB XI verdeutlicht. Danach haben Pflegebedürftige der Pflegegrade 2 bis 5 bei häuslicher Pflege Anspruch auf Hilfen, die „pflegerische Maßnahmen in den in § 14 Abs. 2 genannten Bereichen Mobilität, kognitive und kommunikative Fähigkeiten, Verhaltensweisen und psychische Problemlagen, Selbstversorgung, Bewältigung von und selbständiger Umgang mit krankheits- oder therapiebedingten Anforderungen und Belastungen sowie Gestaltung des Alltagslebens und sozialer Kontakte" umfassen (§ 36 Abs. 1 SGB XI). Hiermit wird ein pflegerisches Aufgabenfeld definiert, das ungleich weiter gefasst ist als unter den Bedingungen des alten Pflegebedürftigkeitsbegriffs.

Aus der Reformgesetzgebung folgt somit das Erfordernis, auch den *Pflegebegriff*, also das Verständnis der Ziele, Aufgaben, Inhalte und Methoden professioneller Pflege im Rahmen des SGB XI weiterzuentwickeln. Damit führt der neue Pflegebedürftigkeitsbegriff die Pflege gewissermaßen zurück an ihre fachlichen Wurzeln. Abgesehen von einigen singulären Hinweisen ist das erweiterte Verständnis von Pflege aus den gesetzlichen Vorgaben selbst allerdings nur in sehr allgemeiner Form abzuleiten. So verweisen die Maßgaben des neuen § 36 SGB XI zwar auf ein erweitertes Spektrum pflegerischen Handelns, aber eine fachliche Konkretisierung findet sich nicht. Es blieb beispielsweise unbestimmt, welche Hilfen mit Maßnahmen im Bereich „Verhaltensweisen und psychische Problemlagen" angesprochen sind und wie der Auftrag ambulanter Pflege in diesem Punkt auszugestalten ist.

6.3.2 Pflegerische Aufgaben auf der Grundlage des neuen Pflegebedürftigkeitsbegriffs

Vor diesem Hintergrund entstand die Expertise „Strukturierung und Beschreibung pflegerischer Aufgaben auf der Grundlage des neuen Pflegebedürftigkeitsbegriffs" [1], die einen Vorschlag zur Systematisierung pflegerischer Aufgaben nach diesem neuen Verständnis beinhaltet. Diese Expertise ist ein Beispiel für die Bemühungen, strukturelle Entwicklungen auf der Basis des erweiterten Verständnisses von Pflegebedürftigkeit zu befördern.

Sie wurde im Auftrag des Bundesministeriums für Gesundheit (BMG) erarbeitet, um den Entscheidungsträgern ebenso wie den Pflegeeinrichtungen eine Grundlage für fachliche Anpassungen zur Verfügung zu stellen. Pflegerische Aufgaben und Hilfen werden darin entlang der Systematik des neuen Pflegebedürftigkeitsbegriffs und des neuen Begutachtungsinstruments strukturiert. Sie umfassen auch jene Maßnahmen, die nach den gesetzlichen Vorgaben zwar Bestandteil des Leistungsangebots sind, bislang aber noch nicht so weit konkretisiert werden konnten, dass entsprechende Anpassungen der vertraglichen Grundlagen und Finanzierungsreglungen erfolgen konnten.

Zu betonen ist dabei, dass es sich um eine Strukturierung und nicht um eine Neudefinition pflegerischer Aufgaben handelt. Pflege wurde hier also nicht neu ‚erfunden'. Grundlage waren vielmehr anerkannte internationale Klassifikationen und andere Beschreibungen pflegerischer Interventionen, z. B. [2,3], die hinsichtlich ihrer Relevanz für die Langzeitversorgung geprüft und in die Systematik des Pflegebedürftigkeitsbegriffs integriert wurden.

Die gesamte Strukturierung folgt dabei den fachlichen Grundgedanken, auf denen der neue Pflegebedürftigkeitsbegriff beruht und die damit auch die Ausgestaltung pflegerischer Hilfen prägen sollten. Vorrangig geht es somit um das Ziel,
- umfassende Hilfe bei der Bewältigung der Folgen von Krankheit und funktionellen Beeinträchtigungen zu leisten,
- hierbei Möglichkeiten zur Förderung der Selbständigkeit auszuschöpfen und
- über Aufklärung, Beratung und Anleitung pflegebedürftiger Menschen und ihrer Angehörigen (analog § 36 Abs. 2 SGB XI) die individuelle Kompetenz im Umgang mit Pflegebedürftigkeit zielgerichtet zu fördern [1].

Ein besonderes Anliegen der Expertise ist die Abkehr von einem verkürzten, auf die Assistenz bei Verrichtungen reduzierten Verständnisses pflegerischen Handelns. Pflege wird vielmehr verstanden als zielgerichtete Unterstützung, die unabhängig von der individuellen Bedarfskonstellation immer die folgenden bereichsübergreifende Aufgaben umfasst:
- Gestaltung und Steuerung des Pflegeprozesses,
- Beobachtung,
- Abwehr von gesundheitlichen Risiken sowie
- Kommunikation.

Die Expertise präsentiert in ihrem Kern *Aufgabenbeschreibungen*, die sich auf die mit dem Pflegebedürftigkeitsbegriff definierten Problem- und Bedarfslagen beziehen. In diesem Zusammenhang wird bewusst von Aufgaben und nicht von Maßnahmen oder Leistungsdefinitionen gesprochen. Leitend ist außerdem der Grundsatz einer problemorientierten statt einer verrichtungsorientierten Herangehensweise. Es sollte kein neuer, verrichtungsorientierter Leistungskatalog entstehen. Vielmehr bewegt sich die Systematik auf der Ebene von zusammenfassenden Beschreibungen, mit denen meist ein Bündel verschiedener Maßnahmen angesprochen wird. Nicht die Art der pflegerischen Handlungen steht im Mittelpunkt, sondern die Frage, welche Probleme zu lösen sind und wie hierbei wirksam Hilfe geleistet werden kann. Aufgrund der problemorientierten Perspektive wird auch nicht nach Versorgungsbereichen unterschieden.

Die Beschreibung der pflegerischen Aufgaben im Zusammenhang mit Verhaltensweisen und psychischen Problemlagen, die einen Unterstützungsbedarf auslösen, umfassen beispielsweise folgende Punkte:
a. *Umgebungsbezogene Maßnahmen*: Identifizierung und Veränderung von verhaltenswirksamen Umgebungsfaktoren und Schaffung einer sicheren, bedürfnisgerechten Umgebung.
b. *Unmittelbar verhaltensbezogene Maßnahmen*: Verhaltensbezogene Verbalisierungen, Einwirken auf aktuelle Verhaltensweisen, entlastende Maßnahmen und Krisenintervention sowie Einzelbetreuung.
c. *Alltagsgestaltung*: Beratung zur Vermeidung von überfordernden Situationen, Einbindung in Beschäftigungsangebote und andere Aktivitäten, Unterstützung eines regelmäßigen Schlaf-/Wachrhythmus, Hilfen zur Spannungsreduzierung, Förderung positiver Emotionen.
d. *Aufklärung, Beratung, Anleitung* der pflegenden Angehörigen.

Maßnahmen werden hier also unabhängig von einzelnen Verrichtungen definiert. Das bedeutet zum Beispiel, dass für die Aufgabe „Unterstützung bei herausforderndem Verhalten" (insbesondere bei demenzkranken Menschen) alle pflegerischen Maßnahmen zur Anwendung kommen können, die dazu beitragen, der Entstehung von herausforderndem Verhalten entgegenzuwirken. Es kann sich um umgebungsbezogene Maßnahmen handeln, aber auch um regelmäßige Anleitung oder Beratung mit dem Ziel, die von den pflegenden Angehörigen geleisteten Hilfen, die Tagesstruktur oder die Abläufe im Lebensalltag anzupassen. Ein erstrebenswertes Ergebnis bestünde darin, dass die betreffenden Verhaltensweisen seltener auftreten oder die pflegenden Angehörigen in der Lage sind, mit Verhaltensweisen des Pflegebedürftigen besser umzugehen.

Die Aufgabenbeschreibungen sind nicht als fertige Handlungskonzepte zu verstehen. Sie sollen interessierten Verbänden, Einrichtungen und anderen Akteuren vielmehr eine Orientierungshilfe zur Verfügung stellen, die bei der Ausgestaltung von Versorgungskonzepten, Rahmenverträgen oder auch bei der Entwicklung von neuen, pflegewissenschaftlich fundierten Konzepten verwendet werden kann.

Der Beirat zur Einführung des neuen Pflegebedürftigkeitsbegriffs hat die Expertise als geeignete fachliche Grundlage für ein gemeinsames Verständnis der Weiterentwicklung von Pflege angesehen und empfohlen, sie als fachlichen Referenzrahmen in den folgenden Handlungsfeldern zu nutzen [4]:
- Klärung der Unterstützungsbedarfe von Pflegebedürftigen und pflegenden Angehörigen
- Überprüfung und ggf. Anpassung von fachlichen Konzeptionen in der Pflege
- Kompetenzentwicklung in der Pflege
- Beschreibung von Leistungsinhalten in Vereinbarungen (z. B. in Landesrahmenverträgen)
- Weiterentwicklung der Beratung
- Entwicklung eines Personalbemessungsverfahrens für Pflegeeinrichtungen
- Referenzrahmen für Pflegedokumentation, Qualitätsentwicklung und -sicherung einschließlich der Qualitätsprüfung.

6.3.3 Von der Verrichtungsorientierung zur Problemorientierung

Eines der größten Hemmnisse für die qualitative Weiterentwicklung der Pflege besteht in der ausgeprägten Verrichtungsorientierung, die die Pflege vielfach noch kennzeichnet. Der alte Pflegebedürftigkeitsbegriff hat in dieser Hinsicht tiefe Spuren im Pflegealltag hinterlassen.

Im Falle eines demenziell erkrankten Heimbewohners, der immer wieder versucht, den Wohnbereich zu verlassen oder (scheinbar) ziellos umhergeht, würde aus der Perspektive einer verrichtungsorientierten Pflege ein Bedarf an Hilfen im Bereich der Mobilität festgestellt: den Bewohner zurückbringen oder begleiten, ihm bei der Orientierung helfen, Sicherheit (zur Sturzvermeidung) gewährleisten etc. Im Rahmen einer *problemorientierten Pflege* hingegen stünde die Frage im Mittelpunkt, welche Problematik hinter der motorischen Unruhe steht und wie sie ggf. gelöst oder zumindest abgemildert werden kann. Die pflegerischen Maßnahmen könnten sich dann ggf. auf andere Aspekte konzentrieren, die eher die verhaltenswirksamen Faktoren betreffen, beispielsweise auf Veränderung der nächtlichen Versorgung (häufige nächtliche Störungen fördern motorische Unruhe) oder auf eine bedürfnisgerechte Tagesstrukturierung (eine unpassende Tagesstruktur fördert motorische Unruhe) [5].

Es gibt inzwischen einige Konzepte, die sich darum bemühen, in Anlehnung an diese Reorientierung pflegerische Hilfen neu auszurichten, etwa zum Erhalt der Mobilität häuslich versorgter Pflegebedürftiger oder zur Förderung der Pflegekompetenz bei pflegenden Angehörigen [6]. Es besteht allerdings noch ein erheblicher Entwicklungsbedarf in zahlreichen Handlungsfeldern. Dazu gehört unter anderem die Anpassung von Rahmen- und Vergütungsverträgen. Besonders für die ambulante Pflege ist dieser Entwicklungsrückstand problematisch. So muss das neue Prüfverfahren für ambulante Pflegedienste die Vorgaben des § 36 SGB XI für die Leistungsinhalte berücksichtigen. Bei Prüfungen muss es beispielsweise auch möglich sein, die Qualität von Maßnahmen zur Unterstützung im Bereich Verhaltensweisen und psychische Problemlagen zu prüfen. Solange entsprechende Leistungen nicht auf der Ebene von Rahmen- und Vergütungsverträgen explizit geregelt sind, wird sich dies in der Praxis nur selten ergeben.

Mit der Erweiterung des Pflegeverständnisses stellen sich weitere Fragen, insbesondere bezogen auf das Leistungsangebot in der ambulanten Pflege. Verschiedene Aufgaben, die im Zusammenhang mit dem neuen Pflegebedürftigkeitsbegriff und der daraus abzuleitenden Weiterentwicklung der Pflege entstehen, betreffen Hilfen, die zeitlich befristet sind. So sind beispielsweise die Förderung der Pflegekompetenz von Angehörigen und Hilfen zur Behebung einer instabilen häuslichen Versorgungssituation Aufgaben, die anders als beispielsweise Hilfen bei der Körperpflege nicht auf Dauer gestellt sind, sondern über einen Zeitraum von einigen Monaten abgearbeitet werden. Dies ist für die bisherige Entwicklung der Pflegeversicherung eine eher ungewöhnliche Perspektive. Sie könnte allerdings für die Weiterentwicklung der Pflege insbesondere vor dem Hintergrund der zunehmend spürbaren personellen Engpässe eine wichtige Bedeutung erhalten. Im internationalen Vergleich erscheint der Gedanke eines befristeten Auftrags innerhalb der ambulanten Langzeitpflege gar nicht so ungewöhnlich. In anderen Ländern ist es durchaus nicht unüblich, zielgerichtete, zeitlich begrenzte Hilfen in der ambulanten Versorgung zu leisten.

Die Umsetzung einer problemorientierten Pflege und die Abkehr von der Verrichtungsorientierung setzt ferner Flexibilität bei der Festlegung von Maßnahmen voraus. Diese Flexibilität ist auf der Grundlage der Leistungsdefinitionen in einem Leistungskomplexsystem schlecht zu gewährleisten. Die Schaffung von mehr Flexibilität im Rahmen einer problemorientierten ambulanten Pflege geht daher möglicherweise mit dem Erfordernis einer, andere Vergütungsformen zu nutzen, die mehr Flexibilität bei der Ausgestaltung des pflegerischen Auftrags ermöglichen.

Schließlich stellt sich auch die Frage nach den Qualifikationsanforderungen. Der neue Pflegebedürftigkeitsbegriff orientiert sich an einem Pflegeverständnis, in dem Fachlichkeit eine zentrale Rolle einnimmt. In vielen Fällen entstehen perspektivisch höhere Qualifikationsanforderungen an die Pflegenden, weil die meisten der bislang diskutierten Erweiterungen fachlich anspruchsvolle Aufgaben berühren. Beispiele sind ressourcenfördernde Maßnahmen im Bereich der Mobilität oder edukative Maßnahmen zur Förderung der individuellen (Selbst-)Pflegekompetenz.

Wie ersichtlich, bringen die mit dem neuen Pflegebedürftigkeitsbegriff intendierten Entwicklungen viele Chancen, aber auch große Herausforderungen mit sich. Diese liegen vor allem im fachlichen Bereich und in strukturellen Anpassungen. Das eher mäßige Tempo, mit dem nach Einführung des neuen Pflegebedürftigkeitsbegriffs strukturelle Anpassungen der Angebotsstruktur eingeleitet wurden, lässt erahnen, dass die mit den Reformgesetzen angestrebte Weiterentwicklung noch große Anstrengungen erfordert.

Literatur

[1] Wingenfeld K, Büscher A. Strukturierung und Beschreibung pflegerischer Aufgaben auf der Grundlage des neuen Pflegebedürftigkeitsbegriffs. Bielefeld 2017 [Zugriff: 10.09.2019]. URL: https://www.bundesgesundheitsministerium.de/fileadmin/Dateien/5_Publikationen/Pflege/Berichte/Fachbericht_Pflege.pdf

[2] Bulechek GM, Butcher HK, Dochterman JM, Wagner CM, Hrsg. Pflegeinterventionsklassifikation (NIC). 1. Auflage. Bern: Hogrefe; 2016.

[3] International Council of Nurses. International classification for nursing practice (ICNP®) catalogue. Geneva: International Council of Nurses; 2011.

[4] Präambel zur Expertise „Strukturierung und Beschreibung pflegerischer Aufgaben auf der Grundlage des neuen Pflegebedürftigkeitsbegriffs". Berlin: Beirat zur Einführung des neuen Pflegebedürftigkeitsbegriffs; 6. Dezember 2017 [Zugriff: 10.09.2019]. https://www.bundesgesundheitsministerium.de/fileadmin/Dateien/5_Publikationen/Pflege/Berichte/Fachbericht_Pflege_Praeambel.pdf

[5] Wingenfeld K, Seidl N, Amman, A. Präventive Unterstützung von Heimbewohnern mit Verhaltensauffälligkeiten. Zeitschrift für Gerontologie und Geriatrie. 2011;44:27–32.

[6] Wingenfeld K. Neue Perspektiven für die ambulante Pflege. Die Schwester Der Pfleger. 2017;56:72–74.

7 Begutachtung zur Feststellung von Pflegebedürftigkeit nach § 18 SGB XI

7.1 Richtlinien nach dem SGB XI und deren Zielsetzung

Stephan Knoblich

Entsprechend § 53a a. F. Elftes Buch Sozialgesetzbuch (SGB XI) erließ der Spitzenverband Bund der Pflegekassen (vormals: Spitzenverbände der Pflegekassen) Richtlinien für den Bereich der sozialen Pflegeversicherung (SPV). Diese Richtlinienkompetenz wird zukünftig entsprechend des § 53d SGB XI auf den Medizinischen Dienst Bund übergehen. Diese Richtlinien bedürfen der Zustimmung des Bundesministeriums für Gesundheit (BMG). Sie sind für die Medizinischen Dienste und die anderen unabhängigen Gutachter nach § 18 Abs. 1 SGB XI verbindlich. Im Rahmen der Einführung des neuen Pflegebedürftigkeitsbegriffs und des damit verbundenen (neuen) Begutachtungsinstrumentes (BI) zum 01.01.2017 durch das zweite Gesetz zur Stärkung der pflegerischen Versorgung und zur Änderung weiterer Vorschriften (Zweites Pflegestärkungsgesetz – PSG II) sind eine Reihe von Richtlinien abgelöst worden. Tabelle 7.1 gibt einen Überblick über die im SGB XI genannten und für die Begutachtung relevanten Richtlinien.

Die Richtlinien der Spitzenverbände der Pflegekassen über die Abgrenzung der Merkmale der Pflegebedürftigkeit und der Pflegestufen sowie zum Verfahren der Feststellung der Pflegebedürftigkeit (Pflegebedürftigkeits-Richtlinien – PflRi) wurden zusammengefasst am 07.11.1994 beschlossen und mehrfach angepasst. Die Pflegebedürftigkeits-Richtlinien wurden zunächst durch die Begutachtungsanleitung „Pflegebedürftigkeit gemäß SGB XI" vom 29.05.1995 konkretisiert. Diese wurde zum 01.06.1997 durch die Richtlinien der Spitzenverbände der Pflegekassen zur Begutachtung von Pflegebedürftigkeit nach dem XI. Buch des Sozialgesetzbuches (Begutachtungs-Richtlinien – BRi) vom 21.03.1997 ersetzt. Nach Inkrafttreten des Gesetzes zur strukturellen Weiterentwicklung der Pflegeversicherung (Pflege-Weiterentwicklungsgesetz – PfWG) im Jahr 2008 erschienen in aktualisierter Fassung dann die Richtlinien des GKV-Spitzenverbandes zur Begutachtung von Pflegebedürftigkeit nach dem XI. Buch des Sozialgesetzbuches (Begutachtungs-Richtlinien – BRi) vom 08.06.2009. Sie setzten insbesondere die begutachtungsrelevanten Themen aus dem PfWG um, nahmen Präzisierungen vor und modifizierten das Gutachtenformular „Formulargutachten zur Feststellung der Pflegebedürftigkeit gemäß SGB XI". Durch das Gesetz zur Neuausrichtung der Pflegeversicherung (Pflege-Neuausrichtungs-Gesetz – PNG) im Jahr 2012 wurden erneute Anpassungen der Begutachtungs-Richtlinien erforderlich. Die Richtlinien der Spitzenverbände der Pflegekassen zur Anwendung der Härtefallregelungen (Härtefall-Richtlinien – HRi) des § 36 Abs. 4 und § 43 Abs. 3 SGB XI vom 10.07.1995 wurden durch Beschlüsse vom 03.07.1996 sowie vom

Tab. 7.1: Wichtige Richtlinien für die Erstellung von sozialmedizinischen Expertisen nach dem SGB XI.

Bezeichnung der Richtlinien	Bezug zum SGB
Richtlinien des GKV-Spitzenverbandes zum Verfahren zur Feststellung der Pflegebedürftigkeit sowie zur pflegefachlichen Konkretisierung der Inhalte des Begutachtungsinstrumentes nach dem Elften Buch des Sozialgesetzbuches (Begutachtungsrichtlinien – BRi) vom 15.04.2016, geändert durch den Beschluss vom 31.03.2017 Diese Richtlinien haben ab dem 01.01.2017 folgende Richtlinien abgelöst:	§ 17 Abs. 1 SGB XI
– Richtlinien der Spitzenverbände der Pflegekassen über die Abgrenzung der Merkmale der Pflegebedürftigkeit und der Pflegestufen sowie zum Verfahren der Feststellung der Pflegebedürftigkeit (Pflegebedürftigkeits-Richtlinien – PflRi) vom 07.11.1994, geändert durch Beschlüsse vom 21.12.1995, vom 22.08.2001 und vom 11.05.2006	§ 17 SGB XI i. V. m. § 213 SGB V
– Richtlinien des GKV-Spitzenverbandes zur Begutachtung von Pflegebedürftigkeit nach dem XI. Buch des Sozialgesetzbuches (Begutachtungs-Richtlinien – BRi) vom 08.06.2009, geändert durch Beschluss vom 16.04.2013	§§ 17, 53a SGB XI
– Richtlinien der Spitzenverbände der Pflegekassen zur Anwendung der Härtefallregelung (Härtefall-Richtlinien – HRi) vom 10.07.1995, geändert durch Beschlüsse vom 19.10.1995, vom 03.07.1996 und vom 28.10.2005	§ 17 SGB XI i. V. m. § 213 SGB V
– Richtlinie zur Feststellung von Personen mit erheblich eingeschränkter Alltagskompetenz und zur Bewertung des Hilfebedarfes vom 22.03.2002, geändert durch Beschlüsse vom 11.05.2006 und 10.06.2008	§§ 45a Abs. 2, 45b Abs. 1 Satz 4 i. V. m. § 122 Abs. 2 und 3, 53a SGB XI sowie § 213 SGB V
Richtlinien nach § 53c SGB XI zur Qualifikation und zu den Aufgaben von zusätzlichen Betreuungskräften in stationären Pflegeeinrichtungen (Betreuungskräfte-RL) vom 19. August 2008 in der Fassung vom 23. November 2016	§ 53c SGB XI a. F. nunmehr § 53b SGB XI n. F.
Richtlinien des GKV-Spitzenverbandes zur Qualitätssicherung der Begutachtung und Beratung für den Bereich der sozialen Pflegeversicherung" vom 06.09.2016 (QSRi)	§ 53a SGB XI a. F. nunmehr § 53d Abs. 3 SGB XI n. F.
Richtlinien des GKV-Spitzenverbandes zur Dienstleistungsorientierung im Begutachtungsverfahren (Dienstleistung-Richtlinien – Die-RiLi) nach § 18b SGB XI vom 10.07.2013, geändert durch Beschluss vom 05.12.2016	§ 18b SGB XI
Richtlinien des GKV-Spitzenverbandes zur Zusammenarbeit der Pflegekassen mit anderen unabhängigen Gutachtern (Unabhängige Gutachter-Richtlinien – UGu-RiLi) nach § 53b SGB XI vom 06.05.2013, geändert durch Beschluss vom 23.11.2016	§ 53b SGB XI a. F. nunmehr § 53a Abs. 3 SGB XI

Tab. 7.1: (fortgesetzt).

Bezeichnung der Richtlinien	Bezug zum SGB
Richtlinien des GKV-Spitzenverbandes zur Festlegung der doppelfunktionalen Hilfsmittel und Pflegehilfsmittel sowie zur Bestimmung des Verhältnisses zur Aufteilung der Ausgaben zwischen der gesetzlichen Krankenversicherung und der sozialen Pflegeversicherung (Richtlinien zur Festlegung der doppelfunktionalen Hilfsmittel – RidoHiMi) vom 11.11.2013	§ 40 Abs. 5 Satz 3 SGB XI
Richtlinien des GKV-Spitzenverbandes zur Kostenabgrenzung zwischen Kranken- und Pflegeversicherung bei Pflegebedürftigen, die einen besonders hohen Bedarf an behandlungspflegerischen Leistungen haben (Kostenabgrenzungs-Richtlinien) nach § 17 Abs. 1b SGB XI vom 16.12.2016	§ 17 Abs. 1b SGB XI
Richtlinien des GKV-Spitzenverbandes über die Prüfung der in Pflegeeinrichtungen erbrachten Leistungen und deren Qualität nach § 114 SGB XI (Qualitätsprüfungs-Richtlinien – QPR) vom 06. September 2016 in der Fassung vom 27. September 2017 (Teil 2 Stationäre Pflege gültig bis 31. Oktober 2019)	§§ 114 und 114a SGB XI
Richtlinien des GKV-Spitzenverbandes über die Prüfung der in Pflegeeinrichtungen erbrachten Leistungen und deren Qualität nach § 114 SGB XI für die vollstationäre Pflege (QPR vollstationär) vom 17. Dezember 2018 (gültig ab 01. November 2019)	§§ 114 und 114a SGB XI
Richtlinien des GKV Spitzenverbandes zur Qualitätssicherung der Qualitätsprüfungen nach §§ 114 ff SGB XI (Qualitätssicherungs-Richtlinien Qualitätsprüfung – QS-Ri QP) vom 06.05.2013	§ 53a SGB XI a. F. nunmehr § 53d Abs. 3 SGB XI
Richtlinien des GKV-Spitzenverbandes über die von den Medizinischen Diensten für den Bereich der sozialen Pflegeversicherung zu übermittelnden Berichte und Statistiken (Statistik-Richtlinien – StRi) vom 26.11.2018 Diese Richtlinien ersetzen die – Richtlinien des GKV Spitzenverbandes über die von den Medizinischen Diensten für den Bereich der sozialen Pflegeversicherung zu übermittelnden Berichte und Statistiken vom 06.02.2012 geändert durch Beschluss vom 05.12.2016	§ 53a SGB XI a. F. nunmehr § 53d Abs. 3 SGB XI
Richtlinien über die Zusammenarbeit der Krankenkassen mit den Medizinischen Diensten der Krankenversicherung vom 27. August 1990	§ 282 SGB V a. F. nunmehr § 283 SGB V i. V. m. § 53d Abs. 3 SGB XI
Richtlinien der Spitzenverbände der Kranken- und Pflegekassen über die Grundsätze der Fort- und Weiterbildung im Medizinischen Dienst (Fort- und Weiterbildungsrichtlinien – FuWRi) vom 22.08.2001	§ 282 SGB V und § 53a SGB XI a. F. nunmehr § 283 SGB V i. V. m. § 53d Abs. 2 SGB XI

28.10.2005 geändert und vom damals zuständigen Bundesministerium für Arbeit und Sozialordnung (BMA) beziehungsweise zuletzt vom Bundesministerium für Gesundheit (BMG) genehmigt. Abgelöst wurden diese Richtlinien durch die neuen *Richtlinien des GKV-Spitzenverbandes zur Feststellung der Pflegebedürftigkeit nach dem XI. Buch des Sozialgesetzbuches (Begutachtungs-Richtlinien – BRi)* vom 15.04.2016, die im Rahmen zweiten Pflegestärkungsgesetzes ab dem 01.01.2017 eingesetzt wurden und den Inhalten des neuen Pflegebedürftigkeitsbegriffes Rechnung trugen und die Begutachtung inhaltlich erheblich veränderten. Diese Richtlinien wurden durch Beschluss vom 31.03.2017 um einige inhaltliche Ungenauigkeiten bereinigt.

Die Richtlinien nach § 53c SGB XI a. F. (nunmehr § 53b SGB XI n. F.) zur Qualifikation und zu den Aufgaben von zusätzlichen Betreuungskräften in stationären Einrichtungen (Betreuungskräfte-RL) vom 19. August 2008 in der Fassung vom 23. November 2016 regeln die Aufgaben und Qualifikation von zusätzlich in stationären Pflegeeinrichtungen einzusetzenden Betreuungskräften im Rahmen der §§ 43b, 84 Abs. 8 und 85 Abs. 8 SGB XI, damit diese in enger Kooperation und fachlicher Absprache mit den Pflegekräften und den Pflegteams die Betreuungs- und Lebensqualität von Pflegebedürftigen in stationären Pflegeeinrichtungen verbessern.

Nach § 53a SGB XI a. F. erließ der Spitzenverband Bund für den Bereich der sozialen Pflegeversicherung *Richtlinien* unter anderem *zur Qualitätssicherung der Begutachtung und Beratung*. In diesen Richtlinien wird ein bundeseinheitliches Qualitätssicherungssystem der Begutachtungen im Bereich der sozialen Pflegeversicherung geregelt. Diese Richtlinienkompetenz wird zukünftig entsprechend des § 53d SGB XI n. F. auf den Medizinischen Dienst Bund übergehen.

Mit dem Pflege-Neuausrichtungs-Gesetz wurden die Richtlinien des GKV-Spitzenverbandes zur Dienstleistungsorientierung im Begutachtungsverfahren im § 18b SGB XI (Dienstleistungs-Richtlinien – Die-RiLi) eingeführt, die am 10.07.2013 in Kraft getreten sind. Die Dienstleistungs-Richtlinien nach § 18b SGB XI enthalten Regelungen zu
- allgemeinen Verhaltensgrundsätzen für alle unter der Verantwortung der Medizinischen Dienste am Begutachtungsverfahren Beteiligten,
- der Pflicht der Medizinischen Dienste zur individuellen und umfassenden Information des Versicherten über das Begutachtungsverfahren, insbesondere über den Ablauf, die Rechtsgrundlagen und Beschwerdemöglichkeiten,
- zur regelhaften Durchführung von Versichertenbefragungen sowie
- zu einem einheitlichen Verfahren zum Umgang mit Beschwerden, die das Verhalten der Mitarbeiter der Medizinischen Dienste oder das Verfahren bei der Begutachtung betreffen.

Des Weiteren traten im Rahmen des PNG am 11.06.2013 die Richtlinien des GKV-Spitzenverbandes zur Zusammenarbeit der Pflegekassen mit anderen unabhängigen Gutachtern (Unabhängige Gutachter-Richtlinien – UGu-RiLi) nach § 53b SGB XI a. F. (nunmehr § 53a SGB XI n. F.) vom 06.05.2013 in Kraft. Sie regeln insbesondere

- die Anforderungen an die Qualifikation und die Unabhängigkeit der Gutachter,
- das Verfahren, mit dem sichergestellt wird, dass die von den Pflegekassen beauftragten unabhängigen Gutachter bei der Feststellung der Pflegebedürftigkeit und bei der Zuordnung zu einer Pflegestufe dieselben Maßstäbe wie der Medizinische Dienst der Krankenversicherung anlegen,
- die Sicherstellung der Dienstleistungsorientierung im Begutachtungsverfahren und
- die Einbeziehung der Gutachten der von den Pflegekassen beauftragten Gutachter in das Qualitätssicherungsverfahren der Medizinischen Dienste.

Die Richtlinien des GKV-Spitzenverbandes zur Festlegung der doppelfunktionalen Hilfsmittel und Pflegehilfsmittel sowie zur Bestimmung des Verhältnisses zur Aufteilung der Ausgaben zwischen der gesetzlichen Krankenversicherung und der sozialen Pflegeversicherung (Richtlinien zur Festlegung der doppelfunktionalen Hilfsmittel – RidoHiMi) vom 11.11.2013 führen zur Vereinfachung der Abgrenzung der Leistungszuständigkeit bei der Gewährung von Hilfsmitteln und Pflegehilfsmitteln die Hilfsmittel und Pflegehilfsmittel auf, die sowohl Vorsorgezwecken (§ 23 SGB V), der Krankenbehandlung, der Vorbeugung einer drohenden Behinderung oder dem Behinderungsausgleich (§ 33 SGB V) als auch der Pflegeerleichterung, der Linderung von Beschwerden des Pflegebedürftigen oder der Ermöglichung einer selbständigeren Lebensführung (§ 40 SGB XI) dienen können (doppelfunktionale Hilfsmittel). Sie legen das Verhältnis zur Aufteilung der Ausgaben für die doppelfunktionalen Hilfsmittel zwischen gesetzlicher Krankenversicherung und sozialer Pflegeversicherung für alle Kassen nach einheitlichen Maßstäben fest.

Die Richtlinien des GKV-Spitzenverbandes zur Kostenabgrenzung zwischen Kranken- und Pflegeversicherung bei Pflegebedürftigen, die einen besonders hohen Bedarf an behandlungspflegerischen Leistungen haben (Kostenabgrenzungs-Richtlinien) nach § 17 Abs. 1b SGB XI vom 16.12.2016 haben zum Ziel, die Kostenabgrenzung bei gleichzeitiger Erbringung von medizinischer Behandlungspflege nach § 37 Abs. 2 SGB V und körperbezogenen Pflegemaßnahmen im Sinne von § 36 SGB XI durch dieselbe Pflegekraft in Fällen eines besonders hohen behandlungspflegerischen Bedarfs zu regeln.

Die Richtlinien des GKV-Spitzenverbandes über die Prüfung der in Pflegeeinrichtungen erbrachten Leistungen und deren Qualität nach § 114 SGB XI (Qualitätsprüfungs-Richtlinien – QPR) vom 06. September 2016 in der Fassung vom 27. September 2017 dienen als verbindliche Grundlage für die Prüfung der Qualität in den ambulanten Pflegediensten (Teil 1) und den stationären Pflegeeinrichtungen (Teil 2) nach einheitlichen Kriterien. Ziel dieser Richtlinien ist es, auf der Basis der bisherigen Erfahrungen mit den Qualitätsprüfungen des MDK und des PKV-Prüfdienstes die Prüfung der Qualität der Pflege und Versorgung in ambulanten Pflegediensten und den stationären Pflegeeinrichtungen weiter zu verbessern und zu sichern.

Mit dem zweiten Pflegestärkungsgesetz wurde die gesamte Qualitätssicherung im Rahmen der Pflegeversicherung neu geordnet. Im Auftrag des Qualitätsausschusses Pflege wurde ein Forschungsauftrag zur wissenschaftlichen Entwicklung von Instrumenten zur Qualitätsprüfung und -darstellung für die vollstationäre Pflege vergeben. Die daraus resultierenden Ergebnisse sind die Grundlage für die Ausgestaltung des neuen Systems der Qualitätssicherung in der vollstationären Pflege. Es sieht die Erhebung von Qualitätsindikatoren durch die Pflegeeinrichtungen, eine Qualitätsprüfung durch die Prüfdienste, sowie die Veröffentlichung dieser Qualitätsindikatoren, der Prüfergebnisse und von Einrichtungsangaben zur Struktur der Pflegeeinrichtung vor.

Auf der Grundlage der Forschungsergebnisse wurden die QPR vollstationär neu erstellt. Diese Richtlinien des GKV-Spitzenverbandes über die Prüfung der in Pflegeeinrichtungen erbrachten Leistungen und deren Qualität nach § 114 SGB XI für die vollstationäre Pflege (QPR vollstationär) vom 17. Dezember 2018 lösen die oben genannten Richtlinien (QPR Teil 2 Stationäre Pflege) für den Bereich der vollstationären Pflege ab 01. November 2019 ab.

Nach § 53a SGB XI a. F. erließ der Spitzenverband Bund für den Bereich der sozialen Pflegeversicherung Richtlinien zur Qualitätssicherung der Qualitätsprüfungen nach §§ 114 ff. SGB XI (Qualitätssicherungs-Richtlinien Qualitätsprüfung – QS-Ri QP). Ziel dieser Richtlinien ist es, ein bundeseinheitliches Verfahren zu regeln, das eine einheitliche Prüfungspraxis der Medizinischen Dienste gewährleistet. Insbesondere soll das Qualitätssicherungssystem dazu dienen, die Vergleichbarkeit der Qualitätsprüfungen sicherzustellen, mögliche Schwachstellen zu identifizieren, Verbesserungspotenziale aufzuzeigen und die Transparenz der Qualitätsprüfungen zu erhöhen. Diese Aufgabe wird zukünftig entsprechend des § 53d SGB XI vom MD-Bund übernommen.

Die *Richtlinien über die Zusammenarbeit der Krankenkassen mit den Medizinischen Diensten der Krankenversicherung* wurden nach § 282 SGB V am 27.08.1990 beschlossen. Sie bilden das Fundament und die verbindliche Norm für die Effizienz und Effektivität der Begutachtung und Beratung der Medizinschen Dienste im Auftrag der gesetzlichen Krankenkassen und somit seit Einführung der Pflegeversicherung auch im Auftrag der Pflegekassen.

Ziel der Richtlinien der Spitzenverbände der Kranken- und Pflegekassen über die Grundsätze der Fort- und Weiterbildung im Medizinischen Dienst (Fort- und Weiterbildungsrichtlinien – FuWRi) ist es für alle Gutachter, ungeachtet der Profession, einen qualitativ hohen Begutachtungsstandard zu erreichen, zu erhalten und fortzuentwickeln. In Verbindung mit den anderen für die Begutachtung relevanten Richtlinien gewährleisten sie die Gleichmäßigkeit und Einheitlichkeit der Beratung und Begutachtung gemäß den aktuellen Erfordernissen und dem aktuellen Stand der medizinisch/pflegefachlichen Erkenntnisse. Die Richtlinien stellen Mindestanforderungen dar, deren Realisierung vom jeweiligen MDK zu gewährleisten sind. Aufbauend auf diesen Richtlinien werden die näheren Einzelheiten durch das Fortbildungskonzept für die Gutachter der MDK-Gemeinschaft geregelt.

7.2 Die Begutachtung zur Feststellung von Pflegebedürftigkeit

Stephan Knoblich

7.2.1 Allgemeines

Der Begriff der *Pflegebedürftigkeit* ist in § 14 Elftes Buch Sozialgesetzbuch (SGB XI) gemäß dessen Neufassung vom 21.12.2015 wie folgt leistungsrechtlich bestimmt: „Pflegebedürftig im Sinne dieses Buches sind Personen, die gesundheitlich bedingte Beeinträchtigungen der Selbständigkeit oder der Fähigkeiten aufweisen und deshalb der Hilfe durch andere bedürfen. Es muss sich um Personen handeln, die körperliche, kognitive oder psychische Beeinträchtigungen oder gesundheitlich bedingte Belastungen oder Anforderungen nicht selbständig kompensieren oder bewältigen können. Die Pflegebedürftigkeit muss auf Dauer, voraussichtlich für mindestens sechs Monate, und mit mindestens der in § 15 festgelegten Schwere bestehen" (§ 14 Abs. 1 SGB XI). Im Gegensatz zu den inhaltlichen bleiben die gesetzlich normierten zeitlichen Voraussetzungen für eine Leistungsgewährung bei Pflegebedürftigkeit dabei unverändert.

Maßgeblich für das Vorliegen von gesundheitlich bedingten Beeinträchtigungen der Selbständigkeit oder der Fähigkeiten sind dezidiert aufgeführte pflegefachlich begründeten Kriterien in den folgenden *sechs Bereichen* (§ 14 Abs. 2 SGB XI):
1. Mobilität
2. kognitive und kommunikative Fähigkeiten
3. Verhaltensweisen und psychische Problemlagen
4. Selbstversorgung
5. Bewältigung von und selbständiger Umgang mit krankheits- oder therapiebedingten Anforderungen und Belastungen
6. Gestaltung des Alltagslebens und sozialer Kontakte

Die sozial gesetzlichen Regelungen zur *Ermittlung des Grades der Pflegebedürftigkeit* (Pflegegrad) mit Verweis auf das *Begutachtungsinstrument* finden sich in § 15 SGB XI: „(1) Pflegebedürftige erhalten nach der Schwere der Beeinträchtigungen der Selbständigkeit oder der Fähigkeiten einen Grad der Pflegebedürftigkeit (Pflegegrad). Der Pflegegrad wird mit Hilfe eines pflegefachlich begründeten Begutachtungsinstruments ermittelt. (2) Das Begutachtungsinstrument ist in sechs Module gegliedert, die den sechs Bereichen in § 14 Abs. 2 entsprechen."

Das *Verfahren zur Feststellung der Pflegebedürftigkeit* ist in § 18 SGB XI geregelt (s. u.). Die gutachtliche Prüfung, ob die Voraussetzungen der Pflegebedürftigkeit erfüllt sind und welcher Pflegegrad vorliegt sowie der darüber hinaus zu treffenden Feststellungen und Empfehlungen *(Pflegebegutachtung)* werden operationalisiert in den vom Bundesministerium für Gesundheit (BMG) genehmigten „Richtlinien zum Verfahren der Feststellung der Pflegebedürftigkeit sowie zur pflegefachlichen Konkretisierung der Inhalte des Begutachtungsinstruments nach dem Elften Buch des Sozialgesetzbuchs (*Begutachtungs-Richtlinien* – BRi)". Letztere enthalten auch als Muster die im Rahmen der Begutachtungen nach Hausbesuch grundsätzlich zu verwendenden Gutachtenformulare „Gutachten zur Feststellung der Pflegebedürftigkeit nach SGB XI" (des Weiteren kurz als *Pflegegutachten* bezeichnet) für Erwachsen (F) und für Kinder und Jugendliche bis 18 Jahren (KF). Die einzelnen Abschnitte des Begutachtungsformulars werden in den BRi entsprechend mit F bzw. KF adressiert, beispielsweise der Abschnitt „4.1 Modul 1: Mobilität" im Formular für Erwachsene als „F 4.1" oder der Abschnitt „4.4 Modul 4: Selbstversorgung" im Formular für Kinder als „KF 4.4".

Das Verfahren wird eingeleitet durch den *Antrag* des Versicherten auf Leistungen aus der sozialen Pflegeversicherung. Die Anträge von Versicherten an die Pflegekassen können formlos schriftlich, (fern-)mündlich oder zur Niederschrift gestellt werden. Nach Antragsstellung beauftragen die Pflegekassen unverzüglich den Medizinischen Dienst der Krankenversicherung (MDK) oder andere unabhängige Gutachter mit der Pflegebegutachtung nach SGB XI. Diese werden also grundsätzlich nicht von sich aus oder unmittelbar auf Anforderung durch die Versicherten und deren Zugehörige tätig. Vielmehr bedarf es eines dezidierten Begutachtungsauftrags durch die Pflegekassen. Darüber hinaus werden die „für die Begutachtung erforderlichen Unterlagen" vorgelegt (§ 18 Abs. 5 SGB XI). Darunter werden Informationen über Vorerkrankungen, über Krankenhausaufenthalte und Rehabilitationsmaßnahmen, zur Heilmittelversorgung, zur Hilfsmittel- und Pflegehilfsmittelversorgung sowie zur häuslichen Krankenpflege nach § 37 Fünftes Buch Sozialgesetzbuch (SGB V) verstanden. Weiterhin soll mitgeteilt werden, ob eine bevollmächtigt Person oder eine Betreuerin oder einem Betreuer mit entsprechendem Aufgabenkreis eingesetzt wurde.

Das Verfahren zur Feststellung der Pflegebedürftigkeit unterliegt verschieden *Fristen*. So ist den Antragstellenden spätestens 25 Arbeitstage nach Eingang des Antrags bei der zuständigen Pflegekasse die Entscheidung der Pflegekasse schriftlich mitzuteilen (Bescheidfrist der Pflegekasse). Die Frist zur Begutachtung für den MDK beträgt grundsätzlich 20 Arbeitstage (Begutachtungsfrist) (s. u.). Sofern sich im Verfahren eine Verzögerung ergibt, ist der Grund im Pflegegutachten erläuternd auszuweisen. Als Verzögerungsgründe sind in den Begutachtungs-Richtlinien genannt:
- die antragstellende Person befindet sich im Krankenhaus/Rehabilitationseinrichtung,
- ein wichtiger Behandlungstermin der antragstellenden Person ist wahrzunehmen,
- der Termin wurde von antragstellender Person abgesagt (sonstige Gründe),
- die antragstellende Person ist umgezogen,
- die antragstellende Person wohnt im Ausland,
- die antragstellende Person ist verstorben,
- die antragstellende Person wurde beim angekündigten Hausbesuch nicht angetroffen,

- der Hausbesuch musste wegen Gewaltandrohung oder ähnlich schwerwiegender Gründe oder
- wegen Verständigungsschwierigkeiten in der Amtssprache abgebrochen werden.

Für bestimmte Fallgestaltungen gelten gesetzliche *Begutachtungsfristen* für den MDK. Eine unverzügliche Begutachtung, d. h. spätestens innerhalb *einer Woche* nach Eingang des Antrages bei der zuständigen Pflegekasse, ist erforderlich, wenn die Antragstellenden sich im Krankenhaus oder in einer stationären Rehabilitationseinrichtung befinden und Hinweise vorliegen, dass zur Sicherstellung der ambulanten oder stationären Weiterversorgung und Betreuung eine Begutachtung in der Einrichtung erforderlich ist oder die Pflegepersonen, die Inanspruchnahme von Pflegezeit angekündigt haben oder mit dem Arbeitgeber der pflegenden Person eine Familienpflegezeit nach § 2 Abs. 1 des Gesetzes über die Familienpflegezeit (FPflZG) vereinbart wurde. Die Wochenfrist gilt auch, wenn sich die antragstellende Person in einem Hospiz befindet oder die antragstellende Person ambulant palliativ versorgt wird. Die Begutachtungsfrist beträgt *zwei Wochen*, wenn sich die antragstellende Person in häuslicher Umgebung befindet – ohne palliativ versorgt zu werden – und die Ankündigung auf Inanspruchnahme von Pflegezeit nach dem Gesetz über die Pflegezeit (Pflegezeitgesetz – PflegeZG) gegenüber dem Arbeitgeber der pflegenden Person erfolgte oder mit dem Arbeitgeber eine Familienpflegezeit nach § 2 Abs. 1 FPflZG vereinbart wurde. In diesen Fällen haben die Gutachterdienste die antragstellende Person unverzüglich schriftlich darüber zu informieren, welche Empfehlung im Hinblick auf das Vorliegen von Pflegebedürftigkeit an die Pflegekasse weitergeleitet wird. In den vorgenannten Fällen der verkürzten Begutachtungsfrist muss die Empfehlung des MDK zunächst nur die Feststellung beinhalten, ob Pflegebedürftigkeit nach dem SGB XI vorliegt und darüber hinaus, ob die Voraussetzungen mindestens des Pflegegrads 2 erfüllt sind. Die abschließende Begutachtung – insbesondere zum definitiven Pflegegrad – ist dann unverzüglich nachzuholen.

Die Entscheidung der Pflegekasse ist den Antragstellenden unverzüglich nach Eingang der Empfehlung des Medizinischen Dienstes oder der beauftragten Gutachter bei der Pflegekasse schriftlich mitzuteilen. Den Antragstellenden wird mit dem Bescheid auch das Gutachten übersendet, es sei denn, sie haben dem ausdrücklich widersprochen. Die Antragstellenden können die Übermittlung des Gutachtens auch zu einem späteren Zeitpunkt verlangen.

Erteilt die Pflegekasse den schriftlichen Bescheid über den Antrag nicht innerhalb von 25 Arbeitstagen nach Eingang des Antrags oder wird eine der in § 18 Abs. 3 SGB XI genannten verkürzten Begutachtungsfristen nicht eingehalten, hat die Pflegekasse nach Fristablauf für jede begonnene Woche der Fristüberschreitung unverzüglich 70 Euro an die Antragstellenden zu zahlen. Dies gilt nicht, wenn die Pflegekasse die Verzögerung nicht zu vertreten hat (z. B. Behandlungstermin der antragstellenden Person am geplanten Begutachtungstermin oder Absage durch die Pflegepersonen wegen Verhinderung) oder wenn sich antragstellende Personen in stationärer Pflege befinden und bereits mindestens Pflegegrad 2 festgestellt wurde.

§ 18 SGB Abs. 1 SGB XI normiert, dass die Pflegekassen den Medizinischen Dienst oder andere unabhängige Gutachter mit der Prüfung beauftragen, ob die Voraussetzungen der Pflegebedürftigkeit erfüllt sind und welcher *Grad der Pflegebedürftigkeit (Pflegegrad)* vorliegt. Die wesentliche Aufgabe dieser Prüfung besteht in der Ermittlung der Beeinträchtigungen der Selbständigkeit und der Fähigkeiten sowie der voraussichtlichen Dauer der Beeinträchtigungen anhand des (neuen) *Begutachtungsinstruments* (BI). Mit seinen sechs Modulen folgt es den Grundsätzen und Inhalten des neuen Pflegebedürftigkeitsbegriffs und vollzieht damit einen umfassenden Paradigmenwechsel in der Begutachtung zur Feststellung von Pflegebedürftigkeit. Die defizitorientierte Bewertung des Fremdhilfebedarfs in Minuten wurde gänzlich aufgegeben. Nunmehr steht im Vordergrund der gutachtlichen Beurteilung die ressourcenorientierte Betrachtung der gesundheitlich bedingten Beeinträchtigung der Selbständigkeit und Fähigkeiten und der daraus resultierende Hilfebedarf durch andere. Darüber hinaus wurden im Vergleich zu dem alten Begutachtungsverfahren die gutachtlich in den Blick zu nehmenden Kriterien inhaltlich erheblich erweitert und erstrecken sich auf alle relevanten Bereiche des täglichen Lebens. Unverändert finden sowohl körperliche wie auch kognitive oder psychische Beeinträchtigungen umfänglich Berücksichtigung, allerdings hat die Beurteilung der kognitiven und kommunikativen Fähigkeiten mehr an Gewicht gewonnen und ist als eigenes Modul vertreten, ebenso wie die Verhaltensweisen und psychischen Problemlagen. Völlig neu aufgenommen wurde die Module „Bewältigen von und selbständiger Umgang mit krankheits- oder therapiebedingten Anforderungen und Belastungen" sowie die „Gestaltung des Alltagslebens und sozialer Kontakte". Auf diese Weise kann die Pflegebedürftigkeit auf dem Boden von wissenschaftlichen Erkenntnissen beruhenden Schlüsselkriterien umfassend abgebildet werden. Abgerundet wird die Konstellation von Pflegebedürftigkeit durch die Erhebung weiterer versorgungsrelevanter Informationen aus dem Bereich der außerhäuslichen Aktivitäten und der Haushaltsführung. Diese beiden Bereiche gehen allerdings nicht in die Ermittlung eines Pflegegrades ein.

Die Ergebnisse der gutachtlichen Einschätzung dienen vorrangig der Ermittlung der Pflegegrade. Darüber hinaus sollen die im Rahmen der Begutachtung gewonnenen Erkenntnisse der Erstellung eines individuellen Versorgungsplanes und einer individuellen Pflegeplanung dienen. So wird gutachtlich unter Beachtung des Grundsatzes, dass Rehabilitation Vorrang vor Leistungen der Pflegeversicherung hat, geprüft, ob und in welchem Umfang Maßnahmen zur Beseitigung, Minderung oder Verhütung einer Verschlimmerung der Pflegebedürftigkeit geeignet, notwendig und zumutbar sind. Der Empfehlungsteil im Gutachten ist im Rahmen der Umsetzung des Zweiten Gesetzes zur Stärkung der pflegerischen Versorgung und zur Änderung weiterer Vorschriften (Zweites Pflegestärkungsgesetz – PSG II) erheblich aufgewertet worden. Die gutachtlichen Empfehlungen beziehen sich nicht nur auf Leistungen zur medizinischen Rehabilitation, sondern auch auf präventive Maßnahmen, Einleitung und Optimierung therapeutischer Maßnahmen wie eine Heilmitteltherapie, die Notwendigkeit der Versorgung mit Hilfs-/Pflegehilfsmitteln, Optimierung der räumlichen Umgebung, technischen Hilfen, wohnumfeldverbessernde Maßnahmen, edukative Maßnahmen (Information, Schulung, Beratung und Anleitung) und Empfehlungen zur Anleitung bzw. Vermittlung von Kenntnissen und Fertigkeiten im Umgang mit Hilfsmitteln, ggf. Pflegehilfsmitteln und medizinischen Geräten. Ferner soll eine Aussage getroffen werden, ob Beratungsbedarf insbesondere in der häuslichen Umgebung oder einer Einrichtung, in der Pflegebedürftigen leben, hinsichtlich Leistungen zur verhaltensbezogenen Prävention nach § 20 Abs. 5 SGB V besteht. Des Weiteren soll gutachtlich beurteilt werden, ob die Pflege in geeigneter Weise sichergestellt ist und darüber hinaus ggf. Empfehlungen zur Verbesserung/Veränderung der Pflegesituation ausgesprochen werden (s. Kap. 7.4). Die Empfehlungen ergeben sich aus der Begutachtung der betroffenen Personen, deren häuslicher Situation und den medizinischen Befunden.

7.2.1.1 Grundlage der Begutachtung zur Feststellung der Pflegebedürftigkeit

Die generelle Grundlage des Begutachtungsverfahrens mit dem Ziel einer bundesweit einheitlichen Rechtsanwendung anhand allgemeinverbindlicher Maßstäbe auf Basis des SGB XI sind die Begutachtungs-Richtlinien mit ihren umfassenden Erläuterungen der Begutachtungskriterien. Darüber hinaus erläutern sie kursorisch die Rahmenbedingungen des Verfahrens bezüglich der Aufgaben der Pflegekassen, der Bearbeitungs- und Begutachtungsfristen sowie des gutachtlichen Vorgehens von der Vorbereitung der Begutachtung bis hin zum Gutachtenabschluss. Zentraler Bestandteil der BRi sind die Erläuterungen zum Formulargutachten zur Feststellung der Pflegebedürftigkeit von Erwachsen und dem für Kinder.

7.2.1.2 Professionen der Gutachter

Bei der Feststellung der Pflegebedürftigkeit nach SGB XI stehen vordergründig pflegerische Fragestellungen im Fokus. Erst in zweiter Linie sind ärztliche Fragestellungen (z. B. Rehabilitationsbedarf) zu beantworten. Einige Fallgestaltungen verlangen indes die ärztliche Expertise. Der Besuch in der häuslichen Umgebung wird in der Regel von einem Gutachter durchgeführt. Vor jeder Begutachtung ist festzulegen, welcher Gutachter das Gutachten erstellt. In der Regel werden die Gutachten durch Pflegefachkräfte erstellt. Wenn vorwiegend ärztliche Sachverhalte im Vordergrund stehen, wird eher ein Arzt beauftragt. Die Prüfung der Pflegebedürftigkeit von Kindern ist in der Regel durch besonders geschulte Gutachter mit einer Qualifikation als Gesundheits- und Kinderkrankenpflegerin oder Gesundheits- und Kinderkrankenpfleger oder als Kinderärztin oder Kinderarzt vorzunehmen (§ 18 Abs. 7 SGB XI).

7.2.1.3 Begutachtungsort

Die antragstellenden Personen sind nach § 18 Abs. 2 SGB XI grundsätzlich in ihrem Wohnbereich zu untersuchen. Der Besuch ist vorher anzukündigen. Wenn sich der Versicherte zum Zeitpunkt der Antragstellung noch im Krankenhaus oder in einer Rehabilitationsklinik befindet und aufgrund einer nicht sichergestellten Weiterversorgung eine Begutachtung im Krankenhaus erforderlich wird, kann es in dieser akuten Phase schwierig sein, abzuschätzen, ob Pflegebedürftigkeit auf Dauer vorliegt. Ebenso kann die genaue Beurteilung der Einschränkungen der Selbständigkeit und Fähigkeiten durch den noch nicht stabilisierten akuten Krankheitsprozess erheblich erschwert sein, so dass die endgültige Festlegung eines Pflegegrades mit deutlichen Unsicherheiten belastet sein kann. Da in dieser Situation das häusliche Umfeld nicht mitberücksichtigt werden kann, so dass wesentliche Empfehlungen hinsichtlich einer Anregung von wohnumfeldverbessernden Maßnahmen oder Hilfsmittelversorung fehlen, muss in diesen Fällen zunächst nur die Feststellung getroffen werden, ob Pflegebedürftigkeit nach dem SGB XI vorliegt und darüber hinaus, ob mindestens die Voraussetzungen des Pflegegrades 2 erfüllt sind. Die Ermittlung des endgültigen Pflegegrades erfolgt dann nach der Krankenhausentlassung in häuslicher Umgebung oder in einer stationären Einrichtung.

7.2.1.4 Anforderungen an das Gutachten zur Feststellung der Pflegebedürftigkeit

Grundsätzlich ist die Pflegebegutachtung anhand eines einheitlichen Formulargutachtens zu dokumentieren. Für das Gutachten zu Feststellung der Pflegebedürftigkeit gelten dieselben Anforderungen wie bei sonstigen Sachverständigengutachten. Das Pflegegutachten soll unparteiisch und unabhängig erstattet werden. Dabei bedeutet Unparteilichkeit Objektivität, Neutralität und Unvoreingenommenheit (s. Kap. 3.4). So sind die Gutachter an pflegerisch fachliche und medizinisch-wissenschaftliche Standards gebunden und dürfen weder Interessenvertreter des Auftraggebers (der Pflegekasse) noch der antragstellenden Person sein. Daher ist eine „wohlwollende" Beurteilung oder ein „in dubio pro aegroto" gutachtlich ebenso unzulässig wie ein durch politische oder weltanschauliche Überzeugung, persönliche Antipathie oder Sympathie geprägtes Ergebnis. Auch ist es nicht Aufgabe der Gutachter, vermeintliche Auswüchse des Sozialsystems zu korrigieren oder für die Beitragsstabilität oder Finanzierbarkeit des Versicherungssystems Sorge zu tragen [1].

Die Gutachter müssen sich ihrer eigenen Kompetenzen bewusst sein. Auch beim Pflegegutachten ist zu prüfen, ob gutachtlich über die notwendigen sozialmedizinischen/sozialpflegerischen Fach- und Sachkompetenzen verfügt wird (z. B. bei der Begutachtung von Kindern oder speziellen Krankheitsbildern). Gegebenenfalls muss eine Begutachtung durch Gutachter verschiedener Profession erfolgen. Das Pflegegutachten soll die Selbstständigkeit und Fähigkeiten beziehungsweise deren Beeinträchtigungen der antragstellenden Personen genau abbilden. Adressat dieses Gutachtens sind in erster Linie Personen, die in der Regel aus medizin- und pflegefremden

Professionen kommen, nämlich Mitarbeiter der Pflegekassen, aber auch die antragstellenden Personen, die An- und Zugehörigen oder die Bevollmächtigten. Demnach muss das Gutachten sprachlich so abgefasst sein, dass es allgemeinverständlich und frei von nicht allgemein bekannten Abkürzungen lesbar ist. Verständlich wird ein Pflegegutachten dann, wenn alle relevanten Sachverhalte unter Beachtung der logischen Zusammenhänge erfasst und sprachlich wiedergegeben werden. Gefordert wird ein nachvollziehbares, in sich schlüssiges und vollständiges Gutachten. Nachvollziehbar ist ein Gutachten dann, wenn sich bei der Lektüre des Gutachtens die Einschränkung der Selbstständigkeit und Fähigkeiten erschließt. Das Gutachten wird schlüssig, wenn aus der Anamnese und dem Befund die gutachtliche Bewertung ohne weiteres abzuleiten ist. Vollständig wird das Gutachten nicht nur dann, wenn alle Punkte des Gutachtens bearbeitet wurden, sondern aus der Anamnese und dem Untersuchungsbefund hervorgeht, dass umfassend auf den Sachverhalt und die Fragestellung fokussiert wurde. Schließlich muss das Gutachten auch reproduzierbar sein. Das bedeutet, dass bei gleichem Sachverhalt zwei verschiedene Gutachter zu identischen Ergebnissen kommen würden.

Die Gutachter müssen sich bewusst sein, dass sich die Begutachtungssituation erheblich von einer üblichen Pfleger-Patienten Kommunikation oder Arzt-Patienten Kommunikation unterscheidet. Eine unempathische, ablehnende und unfreundlicher Haltung kann die antragstellenden Personen zu Verdeutlichungstendenzen verleiten, die dann fälschlich als Aggravation oder Simulation gedeutet werden [1]. Von den Gutachtern wird ein hohes Maß an Autoreflexion verlangt. Denn ein eigenes Selbstverständnis, eigene Sozialisierung und Weltanschauung oder selbst erlebte Krankheit können Einfluss auf die Beurteilung nehmen. Dies muss von den Gutachtern reflektiert und so weit wie möglich eingeschränkt werden [1]. Bei dem Verdacht auf ein aggravierendes oder simulierendes Verhalten oder bei bewusstseinsnahen Begehrensvorstellungen als grundlegendes Motiv der Antragsteller, darf dies nicht nur behauptet, sondern es muss anhand nachvollziehbar Kriterien und Befunde belegt oder relativiert werden [1].

7.2.2 Gliederung des Formulargutachtens

Das „Formulargutachten zur Feststellung der Pflegebedürftigkeit nach SGB XI" (s. Anlage 1 – Formulargutachten Erwachsene und Anlage 2 – Kinder und Jugendliche) besteht – neben einigen verwaltungs- und verfahrenstechnischen Angaben – in der Hauptsache aus drei Abschnitten, die inhaltlich aufeinander aufbauen:
- die Informationssammlung einschließlich der Erhebung der pflegerelevanten Vorgeschichte, der derzeitigen Versorgungssituation und des Untersuchungsbefundes
- die gutachterliche Wertung in den 6 Modulen und
- die Empfehlungen (s. Kap. 7.4).

Im Formulargutachten werden zunächst Angaben zur antragstellenden Person, zur beantragten Leistung (Pflegegeld, ambulante Pflegesachleistung, vollstationäre Pflege etc.), sowie zum Anlass bzw. zur Antrags- bzw. Gutachtart, wie Erstantrag, Erstantrag nach vorangegangener Eilbegutachtung, Rückstufungsantrag, Höherstufungsantrag, Überprüfung der Pflegebedürftigkeit („Wiederholungsbegutachtung") oder Widerspruch. Es folgen Angaben zum Antragsdatum, zur Erledigungsart (persönliche Befunderhebung, Aktenlage) und zum Erledigungsort (z. B. häusliches Wohnumfeld, vollstationäre Pflegeeinrichtung, Krankenhaus) gemacht.

Im Rahmen der anschließenden Informationssammlung werden zunächst Angaben aus der Sicht der antragstellenden Person, der Zu- und Angehörigen, der Pflegeperson(en) (gegebenenfalls der Pflegefachkraft) sowie die Fremdbefunde dokumentiert. Sodann wird gutachtlich der Befund erhoben im Rahmen einer problemfokussierten Untersuchung.

Aus der Bewertung von erhaltenen Informationen und selbst erhobenen Befunden wird die Einschätzung der Fähigkeiten und der Selbstständigkeit in den 6 Modulen abgeleitet. Im Anschluss wird das Ergebnis der Prüfung mitgeteilt mit Aussagen
- zum Vorliegen der Voraussetzungen für Pflegebedürftigkeit und deren Beginn,
- zum Pflegegrad,
- zum Umfang der Pflegetätigkeit der jeweiligen Pflegeperson(en).

Im Empfehlungsteil des Pflegegutachtens (s. Kap. 7.4) werden im Sinne einer sozialmedizinischen Stellungnahme auf der Grundlage identifizierter Ressourcen Aussagen getroffen zu
- Einleitung/Optimierung therapeutischer Maßnahmen,
- Optimierung der räumlichen Umgebung,
- Hilfsmittel-/Pflegehilfsmitteleinsatz beziehungsweise deren Optimierung,
- präventiven Maßnahmen,
- edukativen Maßnahmen,
- Empfehlungen zur medizinischen Rehabilitation,
- und sonstigen Maßnahmen zur Verbesserung/Veränderung der Pflegesituation.

Das Gutachten wird abgeschlossen mit allgemeinen Empfehlungen und Erläuterungen für die Pflegekasse und einer Aussage zur Prognose über die weitere Entwicklung der Pflegebedürftigkeit und zur Notwendigkeit sowie zum Zeitpunkt der Wiederholungsbegutachtung.

7.2.2.1 F1: Pflegerelevante Vorgeschichte und derzeitige Versorgungssituation

F1.1: Pflegerelevante Fremdbefunde

Sofern Fremdbefunde, wie etwa ein Krankenhausentlassungsbericht oder ein Ambulanzbericht vorliegen, werden diese im Formulargutachten unter Angabe des Verfassers und des Erstelldatums aufgelistet. Die darin enthaltenen für die Pflegebegutachtung relevanten Informationen werden entweder dort in Stichworten dokumentiert oder in der Anamnese verwertet. Sofern ein Pflegedienst tätig ist oder bei der Versorgungssituation in einer stationären Pflegeeinrichtung, ist die Einsichtnahme in die Pflegedokumentation als wichtige Informationsquelle ebenfalls dort zu dokumentieren. Neben ärztlichen Berichten stellen insbesondere die Berichte von Rehabilitationseinrichtungen und die Entwicklungsberichte für behinderte Kinder und Jugendliche aussagekräftige Dokumente dar.

F 1.2: Pflegerelevante Vorgeschichte (Anamnese), medizinische und pflegerische Angaben unter Berücksichtigung der Ausführungen auf die Selbständigkeit oder Fähigkeiten
Unentbehrlicher Bestandteil des Gutachtens ist die Anamnese. Diese soll den Verlauf von Erkrankungen mit pflegebegründen Gesundheitsprobleme darstellen und die aktuellen gesundheitlichen und pflegerischen Probleme sowie aber auch Bedürfnisse und Veränderungswünsche aus Sicht der Betroffenen. Abzustellen ist in der Anamnese nicht auf die chronologische Darstellung aller Erkrankungen (Kinderkrankheiten, Blinddarmoperation oder Verlust der Gallenblase vor 50 Jahren), sondern auf die im Fokus stehenden wesentlichen Beschwerden und Symptome und die daraus resultierenden Beeinträchtigungen mit Auswirkungen auf die Selbstständigkeit im Alltag. Dabei sind Ressourcen, die die Selbstständigkeit begünstigen ebenso wichtig wie die Einschränkungen der physischen und psychischen Fähigkeiten, die aus Sicht der Betroffenen und der Pflegepersonen Auswirkungen auf die selbständige Lebensführung haben. Fragen nach dem Verlauf der Erkrankung, den durchgeführten Therapien und dem Therapieerfolg sind obligater Bestandteil der Anamnese. Gerade bei beklagten Beschwerden, die wenig objektivierbar sind, wie etwa Schmerzzustände, sind Angaben zu Schmerztherapeuten, Häufigkeit der Arztbesuche, Schmerzmittelverbrauch und detaillierte Schilderung der Beeinträchtigung der täglichen Lebensführung wichtig. Bei psychischen Erkrankungen können die Medikamentenanamnese, das Erfragen von vorangegangenen Krankenhausaufenthalten und derzeitigen Therapie wertvolle Hinweise geben.

Eine gutachtliche Herausforderung ist es, die antragstellenden Personen und die Pflegepersonen in ihren Ausführungen auf die wesentlichen Beschwerden zu lenken, die für die Begutachtung relevant sind. Ein leichter Einstieg in ein Anamnesegespräch lässt sich etwa über die Frage finden, welche Beeinträchtigungen die Antragsteller dazu bewogen haben, aktuell einen Antrag auf Leistungen aus der sozialen Pflegeversicherung (z. B. Pflegegeldantrag) zu stellen.

An dieser Stelle muss darauf hingewiesen werden, dass vor dem Modul 4 „Selbstversorgung" gezielt nach besonderen Bedarfsaspekten hinsichtlich einer Ernährung parenteral oder über Sonde, Harninkontinenz und Stuhlinkontinenz gefragt wird. Auch vor dem Modul 5 „Bewältigen von und selbständiger Umgang mit krankheits- oder therapiebedingten Anforderungen und Belastungen" werden in einer „ausgelagerten Anamnese" Angaben zur ärztlichen und medikamentösen Versorgung, Heilmitteltherapie, Behandlungspflege und anderen therapeutischen Maßnahmen erfragt. Gegenstand der Anamnese ist auch die Frage nach stattgehabten Rehabilitationsmaßnahmen innerhalb der letzten 4 Jahre und ob aktuell ein Rehabilitationsantrag gestellt wurde.

F 1.3: Vorhandene Hilfsmittel, Pflegehilfsmittel, Nutzung
Alle vorhandenen Hilfsmittel und Pflegehilfsmittel einschließlich der Verbrauchsgüter (z. B. Inkontinenzartikel), aber auch technische Hilfen, wie etwa ein Rollator oder Treppenlifter, sind aufzunehmen. Dabei ist die Frage der Finanzierung durch Kostenträger unerheblich. Von Interesse ist allerdings, ob die Hilfsmittel genutzt werden und ob damit die Selbstständigkeit und Fähigkeiten verbessert werden konnten. Andererseits ist bei ungenutzten Hilfsmitteln zu erfragen, aus welchen Gründen diese ungenutzt bleiben. Denn bei ungenutzten Hilfsmittel wäre zu überlegen, ob durch Modifikation, Reparatur oder aber auch Schulung und Training ein Wiedereinsatz möglich ist (siehe Empfehlungsteil).

F 1.4: Pflegerelevante Aspekte der Versorgungs- und Wohnsituation
Unter diesem Punkt wird differenziert abgefragt, ob die antragstellenden Personen in einer voll stationären Pflegeeinrichtung leben, in einer stationären Einrichtung der Hilfe für behinderte Menschen nach § 43a SGB XI, in einer ambulanten Wohnsituation alleine oder zusammen mit anderen Personen beziehungsweise in einer ambulant betreuten Wohngruppe. Sofern die antragstellenden Personen in einer stationären Einrichtung der Hilfe für behinderte Menschen § SGB leben, ist zu erfragen, ob diese teilweise auch zu Hause wohnen. Denn in diesem Falle bestehen Ansprüche auf ambulante Leistungen einschließlich der Leistung zur sozialen Sicherung der Pflegepersonen.

Erfragt werden alle Pflege- und Betreuungsleistungen (einschließlich häuslicher Krankenpflege), die durch zugelassene Pflegeeinrichtungen erbracht werden. Aber auch weitere Pflege- und Betreuungsleistungen, unabhängig von der Kostenträgerschaft werden hier erwähnt. Unter der Beschreibung der aktuellen Versorgungssituation wird eine stichwortartige Ausführung erwartet, die zum einen im Ziel dient, die Angaben zum Pflegeaufwand der Pflegeperson zu plausibilisieren, andererseits aber auch Hinweise darauf geben kann, ob die Versorgung der antragstellenden Person sichergestellt ist.

Schließlich wird die Präsenz der Pflegepersonen in Rufnähe am Tage und die Notwendigkeit der nächtlichen Unterstützung erfragt.

Für die Prüfung der rentenrechtlichen Ansprüche der Pflegepersonen durch die Pflegekasse ist die Selbsteinschätzung des zeitlichen Pflegeaufwandes der einzelnen Pflegepersonen in Pflegetagen und Stunden pro Woche zu erheben.

Eine aussagekräftige Beschreibung des (ambulanten) Wohnumfeldes ist erforderlich, da im Empfehlungsteil des Gutachtens möglicherweise eine Optimierung der räumlichen Umgebung einschließlich wohnumfeldverbessernder Maßnahmen angeregt wird.

7.2.2.2 F 2: Gutachterlicher Befund

Die Schilderung des ersten Eindrucks wird ergänzt durch entsprechende Angaben zu Allgemeinzustand, Bewusstseinslage, Körpergröße, Körpergewicht und Kräfteverfassung des Patienten. Anhand der Untersuchung zum Ernährungs- und Pflegezustand sowie des Verhaltens des Versicherten bei der Kontaktaufnahme können bereits zu Beginn der Begutachtung wichtige Informationen gewonnen werden. In Abhängigkeit von den geklagten Beschwerden, von den Angaben zu der Einschränkung der Selbstständigkeit und Fähigkeiten und vom Allgemeinzustand des Antragstellers ist gutachtlicherseits der notwendige Untersuchungsumfang bei der Erhebung der speziellen körperlichen Befunde einzuschätzen. Dabei ist es erforderlich, sich von den pflegerelevanten Schädigungen und gesundheitlichen Beeinträchtigungen aber auch den vorhandenen Ressourcen selbst ein Bild zu machen. Eine Untersuchung ist nur in dem Umfang erforderlich, wie sie für die Einschätzung der Pflegebedürftigkeit und Beurteilung der Selbstständigkeit und den Fähigkeiten in den Modulen notwendig ist.

Im Rahmen der gutachtlichen Befunderhebung werden sowohl Ressourcen erfasst wie auch Schädigungen der Körperstruktur und die daraus folgenden Einschränkungen der Aktivität. Eine *Schädigung* ist charakterisiert durch einen beliebigen Verlust oder eine Normabweichung in der psychischen, physiologischen oder anatomischen Struktur oder Funktion. Sie ist unabhängig von der Ätiologie und umfasst die Existenz oder das Auftreten einer Anomalie, eines Defektes oder Verlustes eines Gliedes, Organs, Gewebes oder einer anderen Körperstruktur, auch eines Defektes in einem funktionellen System oder Mechanismus des Körpers einschließlich des Systems der geistigen Funktionen. Schädigungen am Stütz- und Bewegungsapparat sind beispielsweise der Verlust von Gliedmaßen, Kontrakturen und Paresen. Gutachtliche Aufgabe ist es diese Schädigungen zu beschreiben und die daraus folgende Einschränkung der Aktivität. Aber auch Schädigungen an den inneren Organen wie eine Herzminderleistung mit wahrnehmbarer Luftnot in Ruhe oder bei Belastung und Ödemen sowie eine Schädigung der Ausscheidungsfunktionen (Inkontinenz) werden beschrieben. Weiterhin können eventuell vorliegende Druckgeschwüre (Dekubitalulzera), z. B. als Indikator für *Sicherstellung der Pflege*, wichtig sein. Schädigungen an den Sinnesorganen wie Sehkraftminderung/Blindheit oder Schwerhörigkeit/Taubheit sind ebenso zu beschreiben wie neurologische Schädigungen und Bewegungsstörungen, Tremor, Paresen sowie Veränderungen der Stamm- und Extremitätenmuskulatur. Daneben sollte der Gutachter aber auch beurteilen, ob Störungen wie z. B. Aphasie, Apraxie, Agnosie oder Neglect vorliegen. Grundlage der Beschreibung einer psychischen Schädigung bildet der psychopathologische Befund, ggf. ergänzt durch

Elemente aus psychometrischen Testverfahren, wie z. B. Mini-Mental-Status-Test (MMST), Uhrentest nach Shulman oder Demenz-Detektion (DemTect®).

Psychische Schädigungen äußern sich z. B. in Störungen des Bewusstseins, der Perzeption und Aufmerksamkeit, des Erinnerungsvermögens, der emotionalen Funktion und Willensfunktion oder der Intelligenz und des Denkens. Eine Beeinträchtigung der Aktivitäten ist Folge einer Schädigung und stellt jede Einschränkung oder jeden Verlust der Fähigkeit, Aktivitäten in der Art und Weise oder in dem Umfang auszuführen, die für einen Menschen als normal angesehen werden kann, dar. Sie betrifft komplexe oder integrierte Aktivitäten, wie sie von einer Person oder dem Körper als Ganzem erwartet werden und wie sie sich als Aufgabe, Fähigkeit und Verhaltensweise darstellt. Die Beeinträchtigung der Aktivitäten stellt eine Normabweichung dar, die sich in der Leistung der Person ausdrückt. Ressourcen sind vorhandene Fähigkeiten, Kräfte und Möglichkeiten, die einem betroffenen Menschen helfen, sein Leben und seine Krankheit oder Behinderung zu bewältigen. Ressourcen sollen bei der Pflege erkannt und gefördert werden, um die Selbständigkeit so lange und so weit wie möglich zu erhalten. Durch eine genaue Befunderhebung sind die sich aus den Schädigungen ergebenden Beeinträchtigungen der Aktivitäten und Ressourcen hinsichtlich ihrer Auswirkungen auf die Verrichtungen des täglichen Lebens (Teilhabe) aufzuzeigen.

Es ist zu prüfen, inwieweit der Antragsteller selber Angaben machen kann, ob er sich in seiner Wohnung zurechtfindet, ob er Aufforderungen erfassen und umsetzen kann. Hilfreich kann es sein, sich von den Antragstellern den Tagesablauf schildern zu lassen und sich einzelne alltagsrelevante Verrichtungen exemplarisch demonstrieren zu lassen. Im Rahmen der Begutachtung im ambulanten Bereich sollte der Gutachter gemeinsam mit dem zu untersuchenden Antragsteller alle Räume aufsuchen, in denen regelmäßig grundpflegerische Verrichtungen durchgeführt werden. Die in diesem Zusammenhang festgestellten Ressourcen sind ebenso zu dokumentieren. Der Untersuchungsbefund soll so gewissenhaft dokumentiert werden, dass bei einer erneuten Begutachtung diese Befundbeschreibung eine Beurteilung des Erfolgs von Rehabilitations- und Pflegemaßnahmen ermöglicht. Sollte sich bei einer Nachbegutachtung eine veränderte Beurteilung der Selbstständigkeit und Fähigkeiten ergeben, so dienen diese Befunde als Beleg für einen geforderten Besserungsnachweis im direkten Vergleich zu den erhobenen Befunden der Vorbegutachtung.

Zusammenfassend wird ein positives/negatives Leistungsbild der antragstellenden Person hinsichtlich der Selbstständigkeit und Fähigkeiten erstellt, das die Bewertungsgrundlage für die Beurteilung in den Modulen bildet. Bei der schriftlichen Dokumentation der Befunde sollte gutachtlich bedacht werden, dass bei späterer Lektüre ein nicht beschriebener Befund als nicht erhoben gilt. Grundsätzlich sollten anamnestische Angaben und Untersuchungsbefund nicht vermengt werden. Wenn im Befund trotzdem anamnestische Sachverhalte aufgenommen werden, sollte dies sprachlich kenntlich gemacht werden (z. B. angegeben wird eine Harninkontinenz).

7.2.2.3 F 3: Pflegebegründende Diagnose(n)

Die für die Pflegebedürftigkeit relevanten Diagnosen sind in der Reihenfolge ihrer Wertigkeit für die Beeinträchtigungen der Selbständigkeit und Fähigkeiten unter Angabe der resultierenden Funktionsstörung aufzuführen und nach der Internationalen statistischen Klassifikation der Krankheiten und verwandter Gesundheitsprobleme (ICD-10) zu verschlüsseln. Darüber hinaus sind diejenigen klinischen Diagnosen zu erwähnen, die für eventuell notwendige Maßnahmen, die im Empfehlungsteil des Gutachtens beschrieben werden, bedeutsam sind.

7.2.2.4 F 4: Pflegefachliche Konkretisierung der Module und der Abstufungen der Selbständigkeit

Pflegebedürftigkeit wird anhand der in Anlage 1 zu § 15 SGB XI den Modulen zugeordneten abschließend definierten Kriterien beurteilt, die zwar umfangreich, aber nicht vollständig alle möglichen Aspekte gesundheitlich bedingter Beeinträchtigungen der Selbständigkeit oder der Fähigkeiten berücksichtigen können, sondern im Sinne einer überprüfbaren und nachvollziehbaren Konstellation der behördlichen Sachverhaltsermittlung nach § 10 Zehntes Buch Sozialgesetzbuch (SGB XI) bezüglich der Anspruchsberechtigung auf Leistungen der sozialen Pflegeversicherung dienen.

Die konkretisierenden Definitionen dieser Kriterien in den BRi sind für die bei der Pflegebegutachtung verbindlich zu beachten. In der Regel werden die Kriterien jeweils nur einer spezifischen Handlung bzw. Aktivität oder Fähigkeit des jeweiligen Bereichs zugeordnet. Allerdings wird z. B. die Einschränkung der Selbständigkeit bei einer Handlung bzw. Aktivität, die auch Teilaspekt eines komplexeren Vorgangs ist, auch bei diesem noch einmal berücksichtigt, wie z. B. das „Umsetzen" (Kriterium 4.1.3 des Moduls 4.1 „Mobilität") oder das „An- und Auskleiden des Unterkörpers" (Kriterium 4.4.6 beim Modul 4 „Selbstversorgung") zudem auch beim „Benutzen einer Toilette oder eines Toilettenstuhls" (Kriterium 4.4.10 beim Modul 4 „Selbstversorgung"). Insoweit kommt es – bei der Konzeption des BI durchaus beabsichtigt – zu einer im Sinne der Plausibilität überprüfbaren logischen Verknüpfungen der Module untereinander.

Grundsätzlich sind gutachtlich folgende Aspekte bezüglich der Bereiche anhand der Module zu prüfen:
- die Selbständigkeit bei Handlungen bzw. Aktivitäten,
- das Vorhandensein bzw. die Beeinträchtigung von Fähigkeiten oder
- die Häufigkeit des Unterstützungsbedarfes bei dem Vorliegen bestimmter Verhaltensweisen und psychischer Problemlagen sowie bei der Bewältigung von und dem selbständigen Umgang mit krankheits- oder therapiebedingten Anforderungen und Belastungen.

7.2.2.4.1 Beurteilung der Selbständigkeit und der Fähigkeiten

Die Beurteilung von Selbständigkeit und Fähigkeiten folgt dem biopsychosozialen Krankheitsmodell der Internationalen Klassifikation der Funktionsfähigkeit, Behinderung und Gesundheit (*International Classification of Functioning, Disability and Health* – ICF). Dabei werden die einander beeinflussenden Beeinträchtigungen der Aktivität und Teilhabe in einem Wechselwirkungskontext von Schädigungen der Körperstrukturen bzw. Körperfunktionen, Gesundheitsproblemen sowie Umwelt- und personbezogenen Faktoren sachverständig beurteilt (s. Kap. 3.4). Festzuhalten ist, dass vorübergehende (voraussichtlich weniger als 6 Monate) oder vereinzelte (weniger als einmal pro Woche) auftretenden Beeinträchtigungen der Selbständigkeit und der Fähigkeit nicht zu berücksichtigen sind. Ausnahmen davon werden in Modul 3 „Verhaltensweisen und psychische Problemlagen" und im Modul 5 „Bewältigung von und selbständiger Umgang mit krankheits- oder therapiebedingten Anforderungen und Belastungen" ausgewiesen.

Selbständigkeit
Für die Beurteilung der Selbständigkeit im Sinne der BRi ist es entscheidend, ob eine Aktivität oder Handlung von einer Person alleine, ggf. auch erschwert oder unter Nutzung von Hilfsmitteln, jedenfalls ohne fremde Unterstützung durch eine andere Person oder Personen durchführen kann (Fremdhilfe). Folglich liegt eine Beeinträchtigung der Selbständigkeit im Sinne der BRi nur dann vor, wenn personelle Hilfe oder Unterstützung durch eine weitere Person geleistet werden muss. Unerheblich ist hingegen, durch wen diese Hilfe oder Unterstützung geleistet wird, sei es eine professionelle Pflegefachkraft oder eine sonstige Person.

Ausnahmen bestehen dabei nur bei zwei Berufsgruppen: Zum einen werden die Leistungen eines Arztes, sei es beim ärztlichen Hausbesuch oder sei es im Rahmen eines Besuches der Person in der Praxis oder einer ähnlichen Institution des Gesundheitswesens nicht bewertet. Dazu zählen auch medizinische Handlungen durch das Praxispersonal des Arztes bzw. Personal der Institution. Darüber hinaus sind die Leistungen der Physiotherapie, Logopädie, Ergotherapie, Podologie und Ernährungstherapie, die durch die entsprechenden Therapeuten erbracht werden, nicht Gegenstand der Beurteilung in dem Begutachtungsinstrument.

Die Beurteilung der Selbständigkeit wird im Modul 1 „Mobilität", Modul 4 „Selbstversorgung" und Modul 6 „Gestaltung des Alltagslebens und soziale Kontakte" entsprechend einer vierstufigen Graduierung bewertet.

Selbständig: Das Prägende dieser Graduierung besteht darin, dass die Person keine professionelle Hilfe oder Unterstützung benötigt. Die Handlung bzw. Aktivitäten können in der Regel selbständig durchgeführt werden. Die Notwendigkeit des Gebrauches von Hilfs- oder Pflegehilfsmitteln steht dieser Graduierung nicht entgegen, ebenso wenig wie eine erschwerte oder verlangsamte Durchführung.

Überwiegend selbständig: Wenn der größte Teil der Aktivitäten selbständig durchgeführt werden kann, ist die Person im Sinne der BRi überwiegend selbständig. Vereinfacht formuliert heißt dies, es können mehr als die Hälfte der Aktivität oder Handlung noch ohne fremde Hilfe oder Unterstützung durchgeführt werden. Dazu zählt das unmittelbare Zurechtlegen und Richten von Gegenständen, wobei vorausgesetzt wird, dass die Umgebung der antragstellenden Person pflegeerleichternd optimiert so eingerichtet wird, dass z. B. alle notwendigen Körperpflegeutensilien in greifbarer Nähe liegen. Zurechtlegen und Richten schließt demnach ein, dass etwa ein Gegenstand (z. B. eine Zahnbürste) unmittelbar in die Hand gegeben werden muss. Auch die ggf. mehrfache Aufforderung durch eine Pflegeperson, mehrfache Impulsgaben, die Kontrolle oder partielle Beaufsichtigung, ob die Abfolge einer Handlung eingehalten wird, zählt zu überwiegend selbständig. Eine Unterstützung bei der Entscheidungsfindung meint, dass verschiedene Alternativen oder Optionen genannt werden müssen, die dann jedoch nach gemeinsamer Auswahl selbständig umgesetzt werden können. Schließlich ist auch die Übernahme von Teilhandlungen (weniger als die Hälfte) Gegenstand der Beurteilung „überwiegend selbständig". Wenn aus nachvollziehbaren Sicherheitsgründen (z. B. als Vorsichtsmaßnahme bei vorangegangenen Krampfanfällen) die Anwesenheit einer anderen Person (z. B. während des Badens) erforderlich ist, führt diese Anwesenheit ebenfalls zu der Beurteilung „überwiegend selbständig".

Überwiegend unselbständig: Diese Graduierung ist zu wählen, wenn eine Person eine Aktivität oder Handlung nur zu einem geringen Anteil selbständig durchführen kann. Vereinfacht formuliert kann eine Person also weniger als die Hälfte einer Aktivität oder Handlung ohne fremde Hilfe oder Unterstützung durchführen. Zu dieser Graduierung zählt auch die kleinschrittige ständige Anleitung oder Motivation, die ständige Beaufsichtigung und Kontrolle durch eine unmittelbare Eingreifbereitschaft. Beispielsweise zählt hierunter, dass sich Bereithalten in unmittelbarer Nähe einer Person, die sich ständig verschluckt, um unverzüglich eingreifen zu können (Pflegeperson sitzt neben einer Person). Auch die Übernahme von Teilhandlungen (mehr als die Hälfte) zählt zu dieser Graduierung. Das Auffordern, die bloße Impulsgabe, das Bereitlegen von Gegenständen reicht nicht aus. Wenn die Beeinträchtigungen der Selbständigkeit bei einer Aktivität zwar regelmäßig mindestens einmal wöchentlich aber nicht täglich oder in wechselnd starker Ausprägung auftreten, ist bei der Entscheidung zwischen „überwiegend selbständig" und „überwiegend unselbständig" auf die Gesamtheit dieser Aktivität im Wochenverlauf abzustellen.

Unselbständig: Unselbständigkeit im Sinne der BRi meint, dass eine Aktivität oder Handlung in der Regel nicht durchgeführt oder gesteuert werden kann, auch nicht in Teilen. Die Pflegeperson muss dabei alle oder nahezu alle Teilhandlungen anstelle der betroffenen Person durchführen. Eine Beteiligung der betroffenen Person in sehr geringem Umfang ist dabei unschädlich.

Fähigkeiten

Fähigkeiten werden in dem *Modul 2 „Kognitive und kommunikative Fähigkeiten"* beurteilt. Der Fokus liegt dabei auf Erkennen, Entscheiden und Steuern, nicht auf der motorischen Umsetzung. Dabei geht es um kognitive Fähigkeiten und Aktivitäten, also um die Wahrnehmung, die Aufmerksamkeit, das Gedächtnis, das Denken und die Problemlösung im Sinne der höheren Hirnfunktionen. Die Kriterien 4.2.1 „Erkennen von Personen aus dem näheren Umfeld" bis 4.2.8 „Erkennen von Risiken und Gefahren" beziehen sich ausschließlich auf kognitive Funktionen und Aktivitäten, während in den Kriterien 4.2.9 bis 4.2.11 auch die Auswirkungen von Hör-, Sprech- oder Sprachstörungen zu berücksichtigen sind.

Es geht bei den kognitiven Fähigkeiten um die Reizverarbeitung, das Denken, das Erkennen als Denkprozess. Insofern ist das Sehen und Hören beispielsweise nicht unter dem Begriff kognitiver Prozesse zu fassen. Folglich sind ausschließlich Beeinträchtigungen des Sehens oder Hörens in den Kriterien 4.2.1 bis 4.2.8 nicht zu bewerten.

Auch die Fähigkeiten werden nach einer vierstufigen Graduierung beurteilt:
- **Fähigkeit vorhanden/unbeeinträchtigt:** Darunter wird verstanden, dass die kognitive und kommunikative Fähigkeit (nahezu) vollständig vorhanden ist.
- **Fähigkeit größtenteils vorhanden:** Diese Graduierung ist zutreffend, wenn eine Fähigkeit die meiste Zeit über, also in den meisten Situationen, aber nicht durchgängig vorhanden, ist oder aber bei höheren oder komplexeren Anforderungen Schwierigkeiten bestehen.
- **Fähigkeit in geringem Maße vorhanden:** Diese Graduierung wird gewählt, wenn eine Person häufiger oder in vielen Situationen Beeinträchtigungen der kognitiven oder kommunikativen Fähigkeiten aufweist. Darüber hinaus, wenn nur geringe Anforderungen gestellt werden können.
- **Fähigkeit nicht vorhanden:** Diese Graduierung wird gewählt, wenn eine Fähigkeit nicht oder nur in geringem Maße vorhanden ist.

Selbständigkeit, Fähigkeit und Häufigkeit

Im *Modul 3 „Verhaltensweisen und psychische Problemlagen"* geht es ebenfalls um Fähigkeiten, nämlich um die Fähigkeit der Selbststeuerung bei bestimmten Verhaltensweisen und psychischen Problemlagen. Eine erheblich eingeschränkte oder fehlende Selbststeuerungsfähigkeit kann einen personellen Interventionsbedarf auslösen. Bewertet wird also gutachtlich im ersten Schritt, ob bestimmt definierte Verhaltensweisen oder psychische Problemlagen vorliegen. Im zweiten Schritt wird die Fähigkeit zur Selbststeuerung bei diesen Zuständen bewertet und in einem dritten Schritt die Häufigkeit des personellen Interventions- oder Hilfebedarfs. Damit wird eine weitere Form der Graduierung eingeführt
- nie oder sehr selten
- selten, d. h. ein- bis dreimal innerhalb von zwei Wochen

- häufig, d. h. zweimal bis mehrmals wöchentlich, aber nicht täglich
- täglich

Die Graduierung macht deutlich, dass abweichend von der sonstigen Bewertung der Fähigkeiten oder Selbständigkeiten eine Bewertung in dem Modul 3 auch dann erfolgen kann, wenn eine Beeinträchtigung der Fähigkeit seltener als einmal in der Woche auftritt.

Im Modul 5 „*Bewältigen von und selbständiger Umgang mit krankheits- oder therapiebedingten Anforderungen oder Belastungen*" wird die Selbständigkeit bei der Krankheitsbewältigung im Sinne von Tätigkeiten, die direkt auf die Kontrolle von Erkrankungen und Symptomen sowie auf die Durchführung therapeutischer Interventionen bezogen sind, bewertet. Ein Großteil der in diesem Modul aufgeführten Maßnahmen und Handlungen kann von erkrankten Personen eigenständig durchgeführt werden, sofern sie über die dazu notwendigen Ressourcen verfügen, d. h. über körperliche und kognitive Fähigkeiten und spezifische Fertigkeiten, Motivation, Kenntnisse und anderes mehr. Auch im Modul 5 ist zunächst einmal gutachtlich festzustellen, ob die in diesem Modul genannten Kriterien überhaupt zutreffend sind. In einem zweiten Schritt wird gutachtlich festgestellt, ob die betroffenen Personen diesbezüglich selbständig sind oder ein personeller Hilfebedarf besteht. Erst in einem dritten Schritt wird die Anzahl der personellen Interventionen aufgegliedert in Maßnahmen pro Tag, pro Woche und pro Monat festgestellt. Abweichend von der sonstigen Beurteilung der Selbständigkeit ist eine Feststellung auch dann zu treffen, wenn Maßnahmen seltener als einmal in der Woche nämlich wenigstens einmal pro Monat durchgeführt werden. Das Kriterium 4.5.16 „Einhalten einer Diät und anderer krankheits- oder therapiebedingter Verhaltensvorschriften" richtet sich wieder nach der üblichen Nomenklatur der Beurteilung der Selbständigkeit (selbständig – überwiegend selbständig – überwiegend unselbständig – unselbständig).

7.2.2.4.2 Darstellung der Kriterien der Module in den Begutachtungs-Richtlinien

Die Bezeichnung der einzelnen Kriterien der Module sind in der BRi ausgegraut dargestellt. Darunter findet sich in dem Modul 1 „Mobilität", Modul 2 „Kognitive und kommunikative Fähigkeiten", Modul 4 „Selbstversorgung", in den Kriterien 4.5.1 „Medikation" und 4.5.2 „Injektionen" des Modul 5 „Bewältigung von und selbständiger Umgang mit krankheits- oder therapiebedingten Anforderungen und Belastungen" und im Modul 6 „Gestaltung des Alltagslebens und soziale Kontakte" eine abschließende Definition in Fettdruck. Darunter finden sich im Normaldruck weitere Erläuterungen. Schließlich werden zu den einzelnen Graduierungen beispielgebende Erläuterungen gegeben.

Die „Legaldefinition" in Fettdruck beschreibt im Einzelnen, welche Handlungen oder Aktionen zu dem einzelnen Kriterium gehören. So wird im Kriterium 4.4.2 „Körperpflege im Bereich des Kopfes" ausgeführt, dass dazu das Kämmen, die Zahnpflege, die Prothesenreinigung und das Rasieren gehört. Obwohl auch das Waschen des Kopfhaares zur Körperpflege im Bereich des Kopfes gezählt werden könnte, wird diese Handlung jedoch nicht unter diesem Kriterium, sondern vielmehr unter dem Kriterium 4.4.4 „Duschen und Baden einschließlich Waschen der Haare" bewertet. Denn dort wird ausgeführt, dass die Durchführung des Dusch- oder Wannenbades einschließlich des Waschens der Haare in diesem Kriterium zu bewerten sei. Insofern ist eine Doppelbewertung in diesem Falle nicht vorgesehen. In dem Kriterium 4.5.7 „Körpernahe Hilfsmittel" wird auch nicht das Einlegen und die Herausnahme der Zahnprothese bewertet. Zwar ist die Zahnprothese ein Hilfsmittel, zweifelsfrei auch körpernah, allerdings wird in diesem Kriterium ausdrücklich im Freitext darauf verwiesen, dass der Umgang mit Zahnprothesen unter dem Kriterium 4.4.2 zu erfassen sei. Das Kriterium 4.4.2 „Körperpflege im Bereich des Kopfes" führt auch eigens auf, dass die Zahnpflege und die Prothesenreinigung dort zu bewerten sei.

Es sind aber auch Doppelbewertungen ausdrücklich zugelassen. So wird im Modul 4 „Selbstversorgung" in dem Kriterium 4.4.10 „Benutzen einer Toilette oder eines Toilettenstuhls" ausgeführt, dass dort der Gang zur Toilette, das Hinsetzen und Aufstehen, das Sitzen während der Blasen- oder Darmentleerung, die Intimhygiene und das Richten der Bekleidung zu bewerten sei. Der Gang zur Toilette ist allerdings schon im Modul 1 in dem Kriterium 4.1.4 „Fortbewegen innerhalb des Wohnbereiches" bewertet worden, das Hinsetzen und Aufstehen ist bereits Gegenstand des Kriteriums 4.1.3 „Umsetzen". Sitzen während der Blasen- oder Darmentleerung ist bereits im Kriterium 4.1.2 „Halten einer stabilen Sitzposition" bewertet worden, Intimhygiene in dem Modul 4, Kriterium 4.4.3 „Waschen des Intimbereiches" und Richten der Bekleidung ebenfalls im Modul 4 unter dem Kriterium 4.4.6 „An- und Auskleiden des Unterkörpers" teilweise bewertet worden. Dies belegt, dass eine Doppelbewertung nicht grundsätzlich ausgeschlossen ist.

Die Bewertung der Selbständigkeit der einzelnen Kriterien im Modul 1 erfolgt unabhängig von der konkreten Wohnsituation (vgl. BRi S. 32). Ebenso ist es unerheblich, ob die Handlungen oder Aktivitäten tatsächlich durchgeführt werden. So wird das Kriterium 4.1.5 „Treppensteigen" auch dann bewertet, wenn jemand in einem Bungalow ohne Keller und ohne Dachgeschoss wohnt, somit überhaupt keine Treppen vorhanden sind.

7.2.2.4.3 Die Module und ihre Kriterien

F 4.1 Modul 1: Mobilität

In diesem Modul wird die *motorische* Selbständigkeit einer Person beurteilt, eine bestimmte Körperhaltung einzunehmen/zu wechseln und sich fortzubewegen. In die Beurteilung fließen ausschließlich motorische Aspekte wie Körperkraft, Balance, Bewegungskoordination, Gleichgewicht und dergleichen ein. Ausdrücklich werden dort nicht Folgen kognitiver Beeinträchtigungen abgebildet. Es kommt also nicht darauf an, ob beispielsweise eine Person in der Lage ist, zielgerichtet vom Wohnzimmer in die Küche zu gehen, um sich ein Getränk zu holen, vielmehr wird in diesem Falle nur die motorische Fähigkeit des Gehens beurteilt (s. Tab. 7.2).

Tab. 7.2: Modul 1: Mobilität.

		selbständig	überwiegend selbständig	überwiegend unselbständig	unselbständig
4.1.1	Positionswechsel im Bett	0	1	2	3
4.1.2	Halten einer stabilen Sitzposition	0	1	2	3
4.1.3	Umsetzen	0	1	2	3
4.1.4	Fortbewegen innerhalb des Wohnbereichs	0	1	2	3
4.1.5	Treppensteigen	0	1	2	3

F 4.1.1 Positionswechsel im Bett

Definitionsgemäß geht es in diesem Kriterium um das Einnehmen verschiedener Positionen im Bett, die Rotation um die Längsachse und das Aufrichten aus dem Liegen zum Sitzen im Bett. Nicht beurteilt wird in diesem Kriterium die Selbständigkeit des sogenannten Betttransfers, nämlich das Aufsetzen auf die Bettkante bzw. auf der Bettkante sitzend die Beine in das Bett zu heben. Eine Beurteilung dieses Sachverhaltes erfolgt nicht in diesem Kriterium, sondern im Modul 6, in dem Kriterium 4.6.2 „Ruhen und Schlafen".

Selbständig: Wenn verschiedene Positionen im Bett ggf. unter Nutzung von Hilfsmitteln wie Patientenaufrichter, Bettstrickleiter oder elektrisch verstellbarem Bett, alleine eingenommen werden können, ist eine Person selbständig.

Überwiegend selbständig: Wenn nur geringe personelle Hilfen zum Einnehmen von verschiedenen Positionen im Bett notwendig sind, wie das Anreichen eines Hilfsmittels (Griff des Patientenaufrichters, Anreichen der Strickleiter o. ä.) oder nur die Hand gereicht werden muss, damit die Position sonst eigenständig verändert werden kann, ist eine Person überwiegend selbständig.

Überwiegend unselbständig: Wenn beim Positionswechsel erhebliche Hilfen erforderlich sind, aber noch erkennbare Eigenaktivitäten vorhanden sind, wie beispielsweise sich am Bettseitengestell festhalten oder sich wieder auf den Rücken zurück zu rollen, wird eine Person als überwiegend unselbständig beurteilt.

Unselbständig: Sofern eine Person beim Positionswechsel nicht oder nur marginal beteiligen kann, lautet die Bewertung unselbständig.

F 4.1.2 Halten einer stabilen Sitzposition

In diesem Kriterium wird die Selbständigkeit beurteilt, z. B. auf einem Sitzmöbel mit Rückenlehne, einen stabilen Sitz zu erreichen. Wenn in der Definition dieses Kriterium Bett, Stuhl oder Sessel genannt werden, bedeutet dies nicht, dass alle genannten Möglichkeiten zutreffen müssen, sondern eine Konstellation zum Erreichen eines stabilen Sitzes ausreicht.

Selbständig: Wenn eine Person z. B. auf einem Sitzmöbel mit Rücken- und Armlehnen eine ausreichende Rumpf- und Kopfstabilität aufweist, um diesen stabilen Sitz auch längere Zeit beizubehalten, ist sie selbständig. Sie ist auch dann selbständig, wenn sie dabei gelegentlich die Sitzposition eigenständig korrigieren muss.

Überwiegend selbständig: Wenn für die Dauer einer Mahlzeit oder eines Waschvorganges selbständig die aufrechte Sitzposition gehalten werden kann, es bei längerem Sitzen darüber hinaus aber der personellen Hilfe bedarf, ist eine Person überwiegend selbständig.

Überwiegend unselbständig: Sofern eine Person selbst für die kurze Dauer einer Mahlzeit oder eines Waschvorganges personelle Unterstützung zur Positionskorrektur bedarf, ist sie überwiegend unselbständig. Zu denken wäre beispielsweise eine Person mit schlaffer rechtsseitiger Hemiparese, die zwar zunächst noch eine ausreichende Rumpfstabilität besitzt, im Laufe kurzer Zeit jedoch wegen mangelndem rechtsseitigem Gegenhalten des Beines langsam das Gesäß nach vorne verrutscht und aus dem Rollstuhl zu stürzen droht, sofern nicht eine Positionskorrektur durchgeführt wird (nach hinten ziehen).

Unselbständig: Sofern wegen fehlender Rumpf- und Kopfkontrolle ein eigentliches Sitzen überhaupt nicht mehr möglich ist und diese Person nur im Bett oder im Lagerungsrollstuhl liegend gelagert werden muss, lautet die Beurteilung unselbständig.

F 4.1.3 Umsetzen

In diesem Kriterium wird die Selbständigkeit bewertet, sich von einer erhöhten Sitzfläche, Stuhl, Sessel, Bank, Toilette oder dergleichen auf eine andere erhöhte Sitzfläche (Rollstuhl, Toilettenstuhl, Sessel o. ä.) umzusetzen. Gemeint ist damit eine üblich hohe Sitzgelegenheit von etwa 45 cm Sitzhöhe. Ausdrücklich wird in der Definition von einer erhöhten Sitzfläche gesprochen. Folglich geht es nicht um das Umsetzen aus einer tiefen Sitzgelegenheit z. B. von einem tiefen Clubsessel auf den Rollstuhl. Wie in allen Kriterien ist die tatsächliche Wohn- und Einrichtungssituation unerheblich. Das Gehen ist nicht Gegenstand der Bewertung in diesem Kriterium. Auch Teile des Umsetzens, also z. B. das Aufrichten aus dem Sitzen zum Stehen, um dann beispielsweise den Rollator ergreifen zu können, sind in diesem Kriterium zu bewerten.

Selbständig: Wenn eine Person ohne fremde personelle Hilfe alleine aufstehen kann und sich umsetzen kann, ist sie selbständig. Sie ist auch dann selbständig, wenn dies nur erschwert oder beispielsweise mit Festhalten an Möbeln oder anderen

Hilfsmitteln geschieht. Es kommt auch nicht auf die Schwere der Beeinträchtigung an. So ist beispielsweise auch ein Rollstuhlfahrer mit tiefem Querschnitt dann selbständig, wenn er sich ohne personelle Hilfe eigenständig umsetzen kann.

Überwiegend selbständig: Wenn eine Person beim Aufrichten aus dem Sitzen zum Stehen personelle Hilfe durch Reichen der Hand benötigt, führt dies zu der Bewertung überwiegend selbständig. Auch tagesformabhängige Hilfen beispielsweise beim morgendlichen Schwindel können Berücksichtigung finden.

Überwiegend unselbständig: Wenn eine Pflegeperson zur Durchführung des Positionswechsels einen erheblichen Kraftaufwand aufbringen muss im Sinne von Halten, Stützen oder Heben, die Person aber selbst noch mithelfen kann, wie etwa, sich an der Pflegeperson festhalten, oder sich noch geringfügig an den Armlehnen abstützen können, führt dies zu der Bewertung überwiegend unselbständig.

Unselbständig: Wenn eine Person nicht mehr relevant beim Umsetzen mithelfen kann, weil sie gehoben oder getragen werden muss, führt dies zu der Bewertung unselbständig.

F 4.1.4 Fortbewegen innerhalb des Wohnbereiches

In diesem Kriterium wird die Selbständigkeit bei der Fortbewegung innerhalb einer Wohnung oder eines Wohnbereiches einer Einrichtung zwischen den Zimmern beurteilt. Dabei kommt es nicht auf die tatsächliche Wohnsituation an. Bewegung zwischen den Zimmern schließt auch die Fähigkeit ein, selbständig Kurven zu nehmen (Gehen, Fahren um die Ecke). Bewertet wird die Selbständigkeit, übliche Gehstrecken innerhalb einer Wohnung (also wenigstens 8 Meter) zurückzulegen. Fortbewegung schließt auch beispielsweise die Nutzung eines Rollstuhls mit ein. Die zielgerichtete Fortbewegung ist in diesem Kriterium nicht zu bewerten.

Selbständig: Wenn eine Person sich ohne fremde personelle Hilfe in einem Radius von wenigstens 8 Metern innerhalb einer Wohnung fortbewegen kann, ist sie selbständig. Auch ein Rollstuhlfahrer kann demnach in diesem Kriterium selbständig sein, wenn er den Rollstuhl ohne personelle fremde Hilfe fortbewegen kann. Auch wenn jemand sich nur sicher fortbewegen kann, wenn er sich an Wänden und Möbeln festhält, kann dies zu der Bewertung selbständig führen.

Überwiegend selbständig: Wenn wegen vorangegangenen (seltenen) Stürzen eine Beobachtung aus Sicherheitsgründen bei der Fortbewegung erforderlich ist oder wenn jemand gelegentlich gestützt werden muss, führt dies zu der Bewertung überwiegend selbständig. Zwar wird in den BRi auch das Bereitstellen von Hilfsmitteln (z.B. Rollator oder Gehstock) genannt, jedoch ist dabei beachtlich, dass die Wohnumgebung selbständigkeitsfördernd gestaltet werden soll. Insoweit es gerade nicht angestrebt wird Rollator oder Gehstock zu verräumen, um dies bei Bedarf wieder zur Verfügung zu stellen.

Überwiegend unselbständig: Sofern sich eine Person nur mit Stützen oder Festhalten (persönlicher direkter Kontakt!) einer Pflegeperson sich fortbewegen kann, führt dies zu der Bewertung überwiegend unselbständig. Überwiegend unselbständig ist auch eine Person, die nur wenige Schritte (deutlich unter 8 Metern) gehen kann oder sich mit dem Rollstuhl nur wenige Meter fortbewegen kann. Zu denken wäre hier beispielsweise an Personen mit einer ausgeprägt fortgeschrittenen chronisch obstruktiven Atemwegserkrankung oder einer weit fortgeschrittenen Herzminderleistung. Sofern eine Person sich in ihrer Wohnung nur krabbelnd oder robbend fortbewegen kann (und nicht etwa einen Rollstuhl benutzen kann) führt dies ebenfalls zu der Bewertung überwiegend unselbständig.

Unselbständig: Sofern eine Person ständig getragen oder im Rollstuhl geschoben werden muss, führt dies zu der Bewertung unselbständig.

F 4.1.5 Treppensteigen

In diesem Kriterium wird die Selbständigkeit beim Treppensteigen in aufrechter Position (also nicht krabbelnd auf allen Vieren) *unabhängig von der individuellen Wohnsituation* bewertet.

Selbständig: Wenn eine Person ohne personelle Hilfe durch andere Personen in aufrechter Position eine Treppe zwischen zwei Etagen bewältigen kann, ist sie selbständig. Das Benutzen eines Handlaufes und/oder eines Gehstocks ist dabei unschädlich.

Überwiegend selbständig: Wenn eine Person eine Treppe zwar alleine in aufrechter Körperposition bewältigen kann, dabei aber Beaufsichtigung und/oder Begleitung (ohne ständigen Körperkontakt) benötigt, ist sie überwiegend selbständig.

Überwiegend unselbständig: Wenn eine Person Treppen nur dadurch bewältigen kann, wenn sie ständig gestützt oder festhaltend gesichert wird (direkter Körperkontakt), lautet die Bewertung überwiegend unselbständig.

Unselbständig: Wenn eine Person getragen oder mit Hilfsmitteln über die Treppe transportiert werden muss, ist sie unselbständig. Die Montage eines wandmontierten Treppenlifters in der konkreten Wohnsituation beeinflusst die Beurteilung der Selbständigkeit in diesem Kriterium nicht. Denn beurteilt wird die Selbständigkeit, „Treppen zwischen zwei Etagen" zu bewältigen, und nicht, „Treppen zwischen zwei Etagen in häuslicher Umgebung" zu bewältigen.

F 4.1.6 Besondere Bedarfskonstellation: Gebrauchsunfähigkeit beider Arme und beider Beine

Bei der besonderen Bedarfskonstellation handelt es sich nicht um ein Kriterium des Modules 1. Die besondere Bedarfskonstellation ist als eigenständiger Sachverhalt im § 15 Abs. 4 SGB XI definiert. Gleichwohl wurde die besondere Bedarfskonstellation wegen der Nähe zum Modul 1 (Beurteilung der motorischen Fähigkeiten) in der BRi in dem Bereich des Modules 1 verortet. Die Gebrauchsunfähigkeit beider Arme und Beine bedeutet den vollständigen Verlust der Greif-, Steh- und Gehfunktion, der nicht durch Einsatz von Hilfsmitteln kompensiert werden kann. Daraus ist allerdings nicht zwingend abzuleiten, dass alle vier Extremitäten völlig bewegungsunfähig sein müssen. Das Kriterium ist auch dann erfüllt, wenn jemand weder stehen noch gehen kann, auch die Greiffunktion erloschen ist, jedoch noch eine minimale Restbeweglichkeit der Arme vorhanden ist, sodass mit dem Unterarm noch z. B. der Joystick eines Rollstuhls bedient werden kann. Die Beurteilung dieses Kriteriums hebt auf motorische Fähigkeiten ab. Es kommt nicht beispielsweise auf das zielgerichtete Greifen eines Gegenstandes an. Beispielhaft kann ein vollständiger Verlust der Greif-, Steh- und Gehfunktion auch bei Menschen im Wachkoma, durch hochgradige Kontrakturen oder aber Gelenkversteifungen aller vier Extremitäten aber auch durch hochgradigen Tremor, Rigor oder Athetose bedingt sein. Gedacht ist diese besondere Bedarfskonstellation für Pflegebedürftige, die einen außergewöhnlich hohen Hilfebedarf mit besonderen Anforderungen an die pflegerische Versorgung aufweisen, aber in den Modulen 2 „Kognitive und kommunikative Fähigkeiten", 3 „Verhaltensweisen und psychische Problemlagen" und 6 „Gestaltung des Alltagslebens und soziale Kontakte" keine oder nur geringe Beeinträchtigungen der Fähigkeiten und der Selbständigkeiten aufweisen, sodass weniger als 90 gewichtete Punkte erreicht würden. In diesem Falle wären trotz vollständiger Abhängigkeit von personeller Hilfe die Voraussetzungen zu erreichen.

F 4.2 Modul 2: Kognitive und kommunikative Fähigkeiten
Die gutachtliche Einschätzung bezieht sich in diesem Modul bei den Kriterien 4.2.1 „Erkennen von Personen aus dem näheren Umfeld" bis 4.2.8 „Erkennen von Risiken und Gefahren" ausschließlich auf kognitive Funktionen und Aktivitäten. Unter kognitiver Funktion wird die Reizverarbeitung als Denken, das Erkennen als Denkprozess begriffen. Das Sehen und Hören etc. ist folglich nicht unter dem Begriff kognitive Funktionen zu fassen. Somit ist eine ausschließliche Beeinträchtigung z. B. des Sehens in diesen Kriterien nicht zu bewerten, ebenso wenig eine Einschränkung der Mobilität. Hingegen sind bei den Kriterien 4.2.9 „Mitteilen von elementaren Bedürfnissen", 4.2.10 „Verstehen von Aufforderungen" und 4.2.11 „Beteiligen an einem Gespräch" ausdrücklich auch die Auswirkungen von Hörstörungen sowie Sprech- oder Sprachstörungen zu berücksichtigen, da sich diese Kriterien auf die Kommunikation beziehen (s. Tab. 7.3). Bei manchen Personen treten Beeinträchtigungen einer Fähigkeit zwar regelmäßig mindestens einmal wöchentlich aber nicht täglich auf oder sie kommen in wechselnd starker Ausprägung vor. In diesen Fällen ist bei der Entscheidung zwischen „Fähigkeit größtenteils vorhanden" und „Fähigkeit in geringem Maße vorhanden" auf die Gesamtheit im Wochenverlauf abzustellen.

Tab. 7.3: Modul 2: Kognitive und kommunikative Fähigkeiten.

		Fähigkeit vorhanden/ unbeeinträchtigt	Fähigkeit größtenteils vorhanden	Fähigkeit in geringem Maße vorhanden	Fähigkeit nicht vorhanden
4.2.1	Erkennen von Personen aus dem näheren Umfeld	0	1	2	3
4.2.2	örtliche Orientierung	0	1	2	3
4.2.3	zeitliche Orientierung	0	1	2	3
4.2.4	Erinnern an wesentliche Ereignisse oder Beobachtungen	0	1	2	3
4.2.5	Steuern von mehrschrittigen Alltagshandlungen	0	1	2	3
4.2.6	Treffen von Entscheidungen im Alltag	0	1	2	3
4.2.7	Verstehen von Sachverhalten und Informationen	0	1	2	3
4.2.8	Erkennen von Risiken und Gefahren	0	1	2	3
4.2.9	Mitteilen von elementaren Bedürfnissen	0	1	2	3
4.2.10	Verstehen von Aufforderungen	0	1	2	3
4.2.11	Beteiligen an einem Gespräch	0	1	2	3

F 4.2.1 Erkennen von Personen aus dem näheren Umfeld
In diesem Kriterium wird die Fähigkeit beurteilt Personen aus dem näheren Umfeld wiederzuerkennen, d. h. Personen, zu denen im Alltag ein regelmäßiger Kontakt besteht. Beispielhaft werden dabei Familienmitglieder, Nachbarn, aber auch Pflegekräfte eines ambulanten Dienstes oder einer stationären Pflegeeinrichtung genannt.

Fähigkeit vorhanden: Personen, zu denen im Alltag regelmäßig ein direkter Kontakt besteht, werden immer erkannt.

Fähigkeit größtenteils vorhanden: Dies ist zutreffend, wenn wiederkehrend, wenn auch nicht täglich, aber doch in regelmäßigen Abständen, z. B. vertraute Pflegekräfte oder Familienmitglieder nicht erkannt werden oder im Gespräch erst nach einer längeren Zeit.

Fähigkeit im geringen Maße vorhanden: Vertraute Personen werden nur *selten* erkannt. Die Fähigkeit ist auch dann nur in geringem Maße vorhanden, wenn das Erkennen von Personen aus dem näheren Umfeld im Zeitverlauf erheblichen „Tages"-Schwankungen unterliegt.

Fähigkeit nicht vorhanden: Die genannten Personen aus dem näheren Umfeld werden nicht oder nur ausnahmsweise erkannt.

F 4.2.2 Örtliche Orientierung

In diesem Kriterium wird die Fähigkeit, sich in der räumlichen Umgebung zu Recht zu finden, beurteilt. Dazu gehört auch die Fähigkeit einer Person zu wissen, wo sie sich befindet, bzw. andere Orte gezielt anzusteuern.

Fähigkeit vorhanden: Die Fähigkeit ist dann vorhanden, wenn die Stadt, die Straße, die Etage und ggf. die Einrichtung, in der sich eine Person befindet, bekannt ist. Die Räumlichkeiten der eigenen vier Wände bzw. die regelmäßig genutzten Räume einer Einrichtung sind bekannt. Darüber hinaus ist aber auch die nicht in Metern näher zu bezeichnende nähere Umgebung bekannt, beispielsweise der nächste Kiosk, ein benachbartes Geschäft oder eine nächste Haltestelle des öffentlichen Personennahverkehrs. Es kommt in diesem Kriterium nicht darauf an, sich in einer anderen Stadt oder in einem anderen Stadtteil gut auszukennen.

Fähigkeit größtenteils vorhanden: Die Fähigkeit ist größtenteils vorhanden, wenn im Bereich der eigenen vier Wände zwar eine ausreichende Orientierung besteht, in der (bislang bekannten) außer häuslichen Umgebung jedoch Schwierigkeiten bei der Orientierung bestehen.

Fähigkeit im geringem Maße vorhanden: Die Fähigkeit ist in geringem Maße vorhanden, wenn die Orientierung auch in der gewohnten Wohnumgebung Schwierigkeiten bereitet. So wird beispielsweise das Schlafzimmer oder das Badezimmer häufig, aber nicht immer erkannt.

Fähigkeit nicht vorhanden: Auch in der gewohnten Wohnumgebung befindet sich eine Person regelmäßig nicht mehr zu Recht und ist auf Unterstützung angewiesen, um sich zu orientieren.

F 4.2.3 Zeitliche Orientierung

In diesem Kriterium wird die Fähigkeit beurteilt, zeitliche Strukturen zu erkennen. Dazu gehört die Orientierung, ob Vormittag, Nachmittag oder Abend ist, auch zur Jahreszeit und zum Monat. Nicht gefordert ist die Angabe eines exakten Datums. Ebenso wenig ist die Angabe einer exakten Uhrzeit (11:32 Uhr) ohne Blick auf die Uhr gefordert. Zur zeitlichen Orientierung gehört auch einen Überblick über die zeitliche Abfolge des eigenen Lebens, also beispielsweise die Orientierung, dass man sich im Rentenalter befindet.

Fähigkeit vorhanden: Die Fähigkeit ist vorhanden, wenn ohne größere Schwierigkeiten der Tagesabschnitt, die Jahreszeit, der Monat und die ungefähre Uhrzeit benannt werden können.

Fähigkeit größtenteils vorhanden: Die zeitliche Orientierung ist größtenteils vorhanden, wenn eine Person die meiste Zeit über zeitlich orientiert ist, aber nicht durchgängig. Dies ist auch der Fall, wenn ohne Blick auf die Uhr nicht der Tagesabschnitt (z. B. Vormittag) bestimmt werden kann.

Fähigkeit im geringem Maße vorhanden: Die zeitliche Orientierung ist nur im geringem Maße vorhanden, wenn eine zeitliche Orientierung überwiegend, aber nicht durchgängig, fehlt. Dies ist auch der Fall, wenn nur zwischen Tag und Nacht unterschieden werden kann, jedoch nicht mehr zwischen Vormittag und Nachmittag.

Fähigkeit nicht vorhanden: Die zeitliche Orientierung ist kaum oder nicht mehr vorhanden.

F 4.2.4 Erinnerung an wesentliche Ereignisse oder Beobachtungen

In diesem Kriterium wird die Fähigkeit beurteilt, sich an kurz oder länger zurückliegende Ereignisse oder Beobachtungen zu erinnern. Im Fokus steht die Gedächtnisleistung (Kurzzeit- und Langzeitgedächtnis). Es geht um die Fähigkeiten, Informationen aufzunehmen, abzuspeichern und zu einem späteren Zeitpunkt wieder abrufen zu können. Hinsichtlich des Kurzzeitgedächtnisses geht es beispielsweise um die Erinnerung, was zum Frühstück oder zum Mittagessen gegessen wurde. Hinsichtlich des Langzeitgedächtnisses sollte Auskunft gegeben werden zum Geburtsort, zur Hochzeit oder zur Berufstätigkeit.

Fähigkeit vorhanden: Wenn eine Person sich an kurz und länger zurückliegende Ereignisse/Beobachtungen erinnern kann, ist die Fähigkeit vorhanden.

Fähigkeit größtenteils vorhanden: Wenn Einschränkungen hinsichtlich des Kurzzeitgedächtnisses bestehen, indes keine nennenswerten Probleme hinsichtlich des Langzeitgedächtnisses vorhanden sind, lautet die Beurteilung „Fähigkeit größtenteils vorhanden".

Fähigkeit im geringen Maße vorhanden: Wenn häufig kurz zurückliegende Ereignisse vergessen werden, einige aber nicht alle wichtige Ereignisse aus der eigenen Biografie noch vorhanden sind, lautet die Beurteilung „Fähigkeit im geringen Maße" vorhanden.

Fähigkeit nicht vorhanden: Ereignisse oder Beobachtungen des Kurzzeit- und Langzeitgedächtnisses sind nur noch gering oder überhaupt nicht mehr vorhanden.

F 4.2.5 Steuern von mehrschrittigen Alltagshandlungen

In diesem Kriterium wird die Fähigkeit beurteilt, zielgerichtete Handlungen des Lebensalltags zu steuern, die eine Abfolge von Teilschritten umfassen. Alltagshandlungen sind solche, die eine Person täglich oder nahezu täglich im Lebensalltag durchführt, wie beispielsweise das komplette Ankleiden oder einen Tisch eindecken. Es geht um die Fähigkeit, zielgerichtete und geordnete Handlungen bei intakter motorischer Funktion durchzuführen. Nicht gemeint ist die Einschränkung und Durchführung wegen motorischer Einschränkungen (z. B. Lähmung eines Armes). Beurteilt wird die Fähigkeit, Handlungen adäquat durchzuführen und den „roten Faden" der Handlung zu halten. Diese Fähigkeit ist beeinträchtigt, wenn die Reihenfolge des

Handlungsablaufes gestört ist. Dies ist auch dann der Fall, wenn Teilhandlungen ganz oder teilweise ausgelassen werden.

Fähigkeit vorhanden: Wenn zielgerichtete Handlungsschritte erfolgreich in der richtigen Reihenfolge durchsteuert werden können, ist die Fähigkeit vorhanden.

Fähigkeit größtenteils vorhanden: Wiederkehrend, aber nicht immer wird der Faden verloren, es besteht die Notwendigkeit einer Erinnerungshilfe. So wird beispielsweise beim Ankleiden das Unterhemd vergessen, oder beim Kaffee kochen nach dem Filter einsetzen innegehalten. Nach kurzen Hinweisen kann die Handlung erfolgreich beendet werden.

Fähigkeit in geringem Maße vorhanden: Regelmäßig werden einzelne Handlungsschritte einer Komplexhandlung ausgelassen oder verwechselt. Beispielsweise wird die Unterwäsche über die Hose angezogen.

Fähigkeit nicht vorhanden: Alltagshandlungen werden entweder nicht begonnen oder nach einem ersten Versuch wieder aufgegeben.

F 4.2.6 Treffen von Entscheidungen im Alltagsleben

In diesem Kriterium wird die Fähigkeit bewertet, folgerichtige und geeignete Entscheidungen im Alltagsleben zu treffen. Dazu gehört unter anderem die Wahl witterungsadäquater Kleidung, auch die Wahl einer geeigneten Freizeitbeschäftigung. Bewertet wird die Fähigkeit Entscheidungen folgerichtig und adäquat zu treffen.

Fähigkeit vorhanden: Entscheidungen können adäquat und folgerichtig getroffen werden, auch dann, wenn Situationen außerhalb der gewohnten Routine vorkommen (z. B. Klingeln eines Vertreters an der Türe).

Fähigkeit größtenteils vorhanden: Die gewohnte Alltagsroutine kann problemlos bewältigt werden. Unvorhergesehene Situationen können allerdings nicht mehr gemeistert werden (z. B. Ausbleiben des gewohnten Lieferservices „Essen auf Rädern").

Fähigkeit in geringem Maße vorhanden: Wenn zwar Entscheidungen getroffen werden, diese jedoch zur Zielerreichung nicht geeignet sind (z. B. Wahl eines leichten Sommerkleides für einen geplanten winterlichen Spaziergang) oder Entscheidungen nur nach Anleitung oder Aufzeigen von mehreren Alternativen getroffen werden können, lautet die Beurteilung „Fähigkeit in geringem Maße vorhanden".

Fähigkeit nicht vorhanden: Entscheidungen können nicht mehr oder nur selten getroffen werden.

F 4.2.7 Verstehen von Sachverhalten und Informationen

In diesem Kriterium wird die Fähigkeit bewertet, Sachverhalte und Situationen, die Bestandteil des Alltagslebens der meisten Menschen sind, zu verstehen und zu erkennen sowie Informationen inhaltlich einordnen zu können. Die Betonung liegt dabei auf dem Alltagsleben. Darunter zählt beispielsweise das Verständnis, dass gerade ein Arztbesuch stattfindet, dass eine Versorgung durch eine Pflegefachkraft durchgeführt wird, aber auch Informationen aus dem Tagesgeschehen, wie beispielsweise eine Bundestagswahl. Dabei geht es nicht um die Fähigkeit, beispielsweise eine Zeitung lesen zu können oder Fernsehen zu schauen (Sehvermögen), sondern um das kognitive Verständnis von Informationen.

Fähigkeit vorhanden: Die Fähigkeit ist vorhanden, wenn Sachverhalte/Informationen aus dem Alltagsleben ohne nennenswerte Probleme verstanden werden können.

Fähigkeit größtenteils vorhanden: Wenn zwar einfache Sachverhalte und Informationen nachvollzogen werden können, bei komplizierteren oder komplexen Sachverhalten oder Informationen Schwierigkeiten auftreten, lautet die Beurteilung „Fähigkeit größtenteils vorhanden". Ein Beispiel dafür wäre ein komplexer Arzneimittelplan, der nicht mehr verstanden wird.

Fähigkeit in geringem Maße vorhanden: Wenn auch einfache Informationen, selbst nach mehrfacher Erklärung nicht nachvollzogen werden können oder wenn das Verständnis sehr stark von der Tagesform abhängt, lautet die Beurteilung „Fähigkeit in geringem Maße vorhanden".

Fähigkeit nicht vorhanden: Wenn Informationen, Sachverhalte und Situationen weder erkannt noch verstanden werden lautet die Beurteilung „Fähigkeit nicht vorhanden".

F 4.2.8 Erkennen von Risiken und Gefahren

In diesem Modul wird die Fähigkeit beurteilt, Risiken und Gefahren des Alltagslebens zu erkennen und zu bewerten, d. h. adäquat einzuschätzen. Zu den Risiken und Gefahren zählen beispielsweise Strom- und Feuerquellen, Barrieren oder Hindernisse auf dem Boden, aber auch Gefahrenzonen außerhalb der häuslichen Umgebung. Wie bereits in der Einleitung zum Modul 2 ausgeführt, geht es um kognitive Fähigkeiten, das Sehen und Hören ist somit in diesem Kriterium nicht zu bewerten. Das Kriterium wird auch dann bewertet, wenn Sicherungsmaßnahmen getroffen wurden, um Risiken auszuschalten (z. B. Abklemmen des Herdes). Risiken wie beispielsweise eine Dehydratation oder Hypoglykämie werden nicht in diesem Kriterium, sondern ggf. unter dem Kriterium 4.4.8 „Essen", 4.4.9 „Trinken" oder 4.5.16 „Einhalten einer Diät oder anderer krankheits- oder therapiebedingter Verhaltensvorschriften" bewertet. Eine stoffliche Abhängigkeit ist nicht als Beeinträchtigung der Fähigkeit, Risiken und Gefahren zu erkennen, zu bewerten. Gleiches gilt für das Erkennen eines Suchtmittelgebrauches. Hingegen kann im Rahmen eines wiederkehrend (wenigstens einmal wöchentlich) stattfinden Drogen- oder Alkoholrausches die Fähigkeit, Risiken und Gefahren zu erkennen, beeinträchtigt sein, sofern diese dauerhaft (über sechs Monate) und regelmäßig (wenigstens einmal wöchentlich) auftritt.

Sofern die kognitive Fähigkeit, Risiken und Gefahren zu erkennen, vorhanden ist, ist es für die Beurteilung der Fähigkeit unerheblich, ob jemand aufgrund von somatischen Beeinträchtigungen dann tatsächlich Risiken vermeiden kann oder ihnen aus dem Weg gehen kann.

Fähigkeit vorhanden: Wenn Risiken und Gefahren immer erkannt und bewertet werden können lautet die Beurteilung „Fähigkeit vorhanden".

Fähigkeit größtenteils vorhanden: Wenn Risiken und Gefahren in der vertrauten häuslichen Umgebung erkannt werden, jedoch Risiken in der außerhäuslichen Umgebung im Straßenverkehr nicht mehr adäquat erkannt und bewertet werden können, lautet die Beurteilung „Fähigkeit größtenteils vorhanden".

Fähigkeit in geringem Maße vorhanden: Wenn auch Risiken und Gefahren in der bekannten Wohnumgebung oft nicht erkannt und bewertet werden können, lautet die Beurteilung „Fähigkeit in geringem Maße vorhanden".

Fähigkeit nicht vorhanden: Risiken und Gefahren können so gut wie überhaupt nicht mehr erkannt und bewertet werden.

F 4.2.9 Mitteilen von elementaren Bedürfnissen

In diesem Kriterium wird die Fähigkeit bewertet, sich bei stark belastenden Empfindungen wie Hunger, Durst, Schmerzen oder Frieren bemerkbar zu machen. Dies kann nonverbal mittels Lautgebung, Mimik oder Gestik oder aber auch ggf. über Nutzen von Hilfsmitteln erfolgen. Ausdrücklich wird die Auswirkung von Hör-, Sprech- und Sprachstörungen mitberücksichtigt. Entscheidend ist aber die Fähigkeit, sich eindeutig und zielgerichtet verbal oder nonverbal mitzuteilen.

Fähigkeit vorhanden: Elementare Bedürfnisse werden verbal oder nonverbal geäußert. Diese Bewertung ist auch dann zu treffen, wenn beispielsweise eine Person mit schwerer motorischer Aphasie seine Bedürfnisse selbständig mit Hilfe der Schreibtafel oder eines PC's mitteilen kann. Entscheidend ist, ob einer Pflegeperson eindeutig deutlich gemacht werden kann, ob die betroffene Person z. B. durstig ist oder Schmerzen hat. Sofern eine nicht ausreichende Flüssigkeitsaufnahme erfolgt oder ein nicht ausreichendes Durstgefühl vorliegt, so wird dies nicht in diesem Kriterium sondern unter dem Kriterium 4.4.9 „Trinken" gewertet.

Fähigkeit größtenteils vorhanden: Die Person äußert elementare Bedürfnisse nicht immer von sich aus oder nicht immer eindeutig, kann diese aber auf Nachfrage deutlich machen.

Fähigkeit in geringem Maße vorhanden: Wenn nur aus nonverbalen Reaktionen (Mimik, Gestik, Lautäußerungen) ableitbar ist, dass elementare Bedürfnisse bestehen, jedoch nicht kommuniziert werden kann, welches elementare Bedürfnis betroffen ist und dies von der Pflegeperson aufwendig ermittelt werden muss, so ist die Fähigkeit in geringem Maße vorhanden. Die Person hat häufig Schwierigkeiten, Zustimmung oder Ablehnung zu signalisieren.

Fähigkeit nicht vorhanden: Wenn elementare Bedürfnisse weder in verbaler noch in nonverbaler Form in aller Regel mitgeteilt werden, lautet die Beurteilung „Fähigkeit nicht vorhanden".

F 4.2.10 Verstehen von Aufforderungen

In diesem Kriterium wird die Fähigkeit beurteilt, Aufforderungen hinsichtlich alltäglicher Grundbedürfnisse wie Essen, Trinken, Kleiden und sich beschäftigen zu verstehen. Dabei werden auch die Auswirkungen von Hör-, Sprech- und Sprachstörungen ausdrücklich berücksichtigt.

Fähigkeit vorhanden: Wenn Aufforderungen und Bitten, ggf. mit angemessen erhobener Stimme oder angemessen deutlicher Aussprache hinsichtlich alltäglicher Grundbedürfnisse verstanden werden, lautet die Beurteilung „Fähigkeit vorhanden".

Fähigkeit größtenteils vorhanden: Wenn nur noch einfache Bitten und Aufforderungen, wie beispielsweise „Kommen Sie bitte zu Tisch." oder „Bitte stecken Sie das Hemd in die Hose." verstanden werden, lautet die Beurteilung Fähigkeit größtenteils vorhanden. Diese Graduierung ist auch dann richtig, wenn *besonders deutliche* Ansprache, Wiederholungen, Zeichensprache oder Gebärdensprache oder Schrift erforderlich sind, damit die Aufforderungen verständlich werden. Auch wenn Aufforderungen in nicht alltäglichen Situationen besonders erklärt werden müssen, lautet die Beurteilung „Fähigkeit größtenteils vorhanden".

Fähigkeit in geringem Maße vorhanden: Wenn Aufforderungen und Bitten erst nach (mehrfacher) Wiederholung und ggf. Erläuterung verstanden werden, oder das Verständnis stark von der Tagesform abhängig ist, lautet die Beurteilung „Fähigkeit in geringem Maße vorhanden".

Fähigkeit nicht vorhanden: Wenn Anleitungen oder Aufforderungen kaum oder gar nicht verstanden werden, lautet die Beurteilung „Fähigkeit nicht vorhanden".

F 4.2.11 Beteiligung an einem Gespräch

In diesem Kriterium wird die Fähigkeit beurteilt, Gesprächsinhalte aufzunehmen, sinngerecht zu antworten und sich am Gespräch zu beteiligen. Die Auswirkungen von Hör-, Sprech- und Sprachstörungen werden ausdrücklich berücksichtigt.

Fähigkeit vorhanden: Wenn das Aufnehmen von Gesprächsinhalten in einem Gespräch auch mit mehreren Gesprächsteilnehmern sowie sinngemäßes Antworten und Weiterführen des Gespräches einer Person möglich ist, lautet die Beurteilung „Fähigkeit vorhanden".

Fähigkeit größtenteils vorhanden: Sofern nur noch Einzelgespräche möglich sind, in Gruppen eine Person jedoch meist überfordert ist, oder bei regelmäßig auftretenden Wortfindungsstörungen, oder wenn *besonders deutliche* Ansprache oder Wiederholungen von Worten und Sätzen notwendig sind, lautet die Beurteilung „Fähigkeit größtenteils vorhanden". Auch wenn eine Kommunikation nur mit Gebärdensprache möglich ist, so ist dies unter dieser Graduierung zu berücksichtigen.

Fähigkeit in geringem Maße vorhanden: Wenn auch einem Gespräch mit nur einer Person kaum gefolgt werden kann, oder bei dem Gespräch sich kaum oder nur mit Ein-Wort-Sätzen beteiligt wird bzw. eine leichte Ablenkbarkeit besteht, lautet die Beurteilung „Fähigkeit in geringem Maße vorhanden". Auch wenn eine Kommunikation nur mit Gebärdensprache möglich ist, so ist dies unter dieser Graduierung zu berücksichtigen.

Fähigkeit nicht vorhanden: Wenn ein Gespräch nicht mehr geführt werden kann, allenfalls einfache Mitteilungen noch möglich sind, lautet die Beurteilung „Fähigkeit nicht vorhanden".

F 4.3 Modul 3: Verhaltensweisen und psychische Problemlagen
In diesem Modul wird die Fähigkeit zur Selbststeuerung bei bestimmten Verhaltensweisen und psychischen Problemlagen beurteilt, die als Folge von Gesundheitsproblemen auftreten. Nur bei deutlichen Einschränkungen oder gar Verlust der Selbststeuerungskompetenz kann bei bestimmten Verhaltensweisen oder psychischen Problemlagen eine personelle Unterstützung der betroffenen Personen notwendig werden. Dabei muss eine Verbindung zwischen dem geschilderten Verhalten und den vorliegenden gesundheitsbedingten Beeinträchtigungen bestehen. Es kommt also nicht darauf an, ob die in den einzelnen Kriterien des Modul 3 geschilderten Verhaltensweisen oder Problemlagen vorliegen, sondern ausschlaggebend für die Bewertung ist, ob und wie oft die Verhaltensweisen eine personelle Unterstützung notwendig machen. Zu denken ist an eine personelle Unterstützung der betroffenen Personen
- bei der Bewältigung von belastenden Emotionen (z. B. Panikattacken),
- beim Abbau psychischer Spannungen und bei der Impulssteuerung,
- bei der Förderung positiver Emotionen durch Ansprache oder körperliche Berührungen,
- bei der Vermeidung von Gefährdung im Lebensalltag,
- bei Tendenzen zu selbstschädigendem Verhalten.

Die Liste der Kriterien (4.3.1 „Motorisch geprägte Verhaltensauffälligkeiten" bis 4.3.13 „Sonstige pflegerelevante adäquate Handlungen") ist nicht abschließend definiert, wobei die Beschreibungen zu den einzelnen Kriterien nur beispielgebend ausgeführt sind. Bei einer zeitlichen Kombination verschiedener Verhaltensweisen wird die Häufigkeit numerisch nur einmal erfasst, es wird in diesem Falle nur ein Unterstützungsbedarf bewertet. Dies ist z. B. dann der Fall, wenn nächtliche Unruhen und Angstzustände immer gemeinsam zu einem oder zu mehreren Zeitpunkten gleichzeitig auftreten. Manche Verhaltensweisen oder psychische Problemlagen lassen sich nicht eindeutig nur einem Kriterium zuordnen. Z. B. kann die Konstellation, wenn eine Person jede Nacht erhebliche Angstzustände erleidet, dies entweder unter dem Kriterium 4.3.2 „Nächtliche Unruhe" oder 4.3.10 „Ängste" bewertet werden. Um die Bewertung transparent und nachvollziehbar zu halten, sollte das bewertete Kriterium in der Anamnese exakt erfasst und beschrieben werden. Insofern ist eine genaue Beschreibung des Verhaltens mit dem daraus resultierenden Interventionsbedarf mit Angabe der Häufigkeiten notwendig.

Abgegrenzt werden davon vorübergehende psychische Problemlagen oder gezielte herausfordernde Verhaltensweisen, z. B. im Rahmen von Beziehungsproblemen, die nicht zu berücksichtigen sind. Hinweise auf relevante psychische Problemlagen können eine psychiatrische Behandlung, Psychotherapie, vorangegangene (fachpsychiatrische) Krankenhausbehandlungen und eine entsprechende (Bedarfs-) Medikation sein.

Tab. 7.4: Modul 3: Verhaltensweisen und psychische Problemlagen.

		nie oder selten	selten (ein- bis dreimal innerhalb von zwei Wochen)	häufig (zweimal bis mehrmals wöchentlich, aber nicht täglich)	täglich
4.3.1	Motorisch geprägte Verhaltensauffälligkeiten	0	1	3	5
4.3.2	nächtliche Unruhe	0	1	3	5
4.3.3	selbstbeschädigendes und autoaggressives Verhalten	0	1	3	5
4.3.4	Beschädigen von Gegenständen	0	1	3	5
4.3.5	physisch aggressives Verhalten gegenüber anderen Personen	0	1	3	5
4.3.6	verbale Aggression	0	1	3	5
4.3.7	andere pflegerelevante vokale Auffälligkeiten	0	1	3	5
4.3.8	Abwehr pflegerischer und anderer unterstützender Maßnahmen	0	1	3	5
4.3.9	Wahnvorstellungen	0	1	3	5
4.3.10	Ängste	0	1	3	5
4.3.11	Antriebslosigkeit bei depressiver Stimmungslage	0	1	3	5
4.3.12	sozial inadäquate Verhaltensweisen	0	1	3	5
4.3.13	sonstige pflegerelevante inadäquate Handlungen	0	1	3	5

F 4.3.1 Motorisch geprägte Verhaltensauffälligkeiten

Unter diesem Kriterium wird beispielsweise ein zielloses, rastloses Umhergehen, ständiges Aufstehen und Hinsetzen oder Hin- und Herrutschen auf dem Sitzplatz oder in und aus dem Bett verstanden. Auch bettlägerige Patienten können ähnliche Verhaltenssymptome zeigen. Ebenso ist der Versuch von desorientierten Personen, ohne Begleitung die Wohnung oder die Einrichtung zu verlassen, oder Orte aufzusuchen, die für diese Person unzugänglich sein sollten, wie Treppenhäuser oder Zimmer anderer Bewohner, dazu zu rechnen. Ein personeller Unterstützungsbedarf ist dann zu erkennen, wenn z. B. eine Person ihre Belastungsgrenzen nicht erkennt und bis zur Erschöpfung immer weiterläuft. Ein personeller Unterstützungsbedarf kann in Form der Beruhigung oder Ablenkung liegen.

F 4.3.2 Nächtliche Unruhe
In diesem Kriterium werden Unruhezustände wie nächtliches Umherirren, nächtliche Unruhephasen oder der Verlust des Tag-Nacht-Rhythmus (in der Nacht aktiv) bewertet, die einen personellen Unterstützungsbedarf auslösen. Zu bewerten ist, wie häufig Anlass für personelle Unterstützung zur Steuerung des Tag-Nacht-Rhythmus besteht. Unterstützungsbedarf kann durch Beruhigung oder Ablenkung erfolgen, auch durch spezielle Techniken wie basale Stimulation. Ein personeller Hilfebedarf ist nicht erforderlich, wenn die betroffene Person zwar entsprechende Unruhephasen beschreibt, diese aber selbst bewältigt, indem sie sich mit Lesen oder Fernsehen selber beschäftigt.

Weitere nächtliche Hilfen wie zum Beispiel zu Bett bringen, oder bei Nykturie oder Lagerung der betroffenen Person in der Nacht sind unter 4.6.2 „Ruhen und Schlafen" zu erfassen. Schlafstörungen, wie etwa Einschlafstörungen am Abend oder Wachphasen in der Nacht ohne nächtliche Unruhezustände und ohne Interventionsbedarf, sind hier nicht zu bewerten. Arzneimittelgaben wie die Verabreichung von Schlafmitteln und andere angeordnete Maßnahmen aus dem Modul 5 sind nur in den Kriterien des Modules 5 zu bewerten.

F 4.3.3 Selbstschädigendes und autoaggressives Verhalten
In diesem Kriterium wird der personelle Interventions- und Hilfebedarf bewertet, wenn eine betroffene Person davon abgehalten werden muss, sich selbst mit Fingernägeln oder Zähnen zu verletzen, das Schlagen des Kopfes an die Zimmerwand oder an das Bett zu verhindern. Auch der personelle Interventionsbedarf beim Verhindern von Essen oder Trinken von ungenießbaren Substanzen (z. B. Reinigungsmittel) zählt dazu. Als Interventionsbedarf wäre das Verhindern des Verhaltens, aber auch das Beruhigen zu sehen.

Ein Suchtverhalten (Rauchen, Trinken von Alkohol) ist für sich alleine nicht als selbstschädigendes Verhalten zu berücksichtigen.

F 4.3.4 Beschädigen von Gegenständen
Beurteilt wird in diesem Kriterium die Notwendigkeit des personellen Hilfe- und Interventionsbedarfes bei auf Gegenstände gerichteten aggressiven Handlungen in Folge einer gesundheitlichen Beeinträchtigung. Dazu gehört beispielsweise auch das

Beschädigen, Zerstören oder das Treten nach Gegenständen vor dem Hintergrund nicht beherrschbarer Aggressionen oder Wut. Ein personeller Unterstützungsbedarf ergibt sich durch den Versuch der Beruhigung oder Ansprache. Nicht berücksichtigt werden kann das versehentliche Beschädigen von Gegenständen bei somatischen Einschränkungen wie etwa Tremor oder z. B. Hemiparese.

F 4.3.5 Physisch aggressives Verhalten gegenüber anderen Personen
In diesem Kriterium wird der personelle Hilfebedarf gewertet, der entstehen kann, wenn eine betroffene Person nach Anderen schlägt oder tritt, beißt oder z. B. mit Fingernägeln verletzt. Beispiele für einen personellen Unterstützungsbedarf sind das Beruhigen, die Kontaktaufnahme, aber auch die Deeskalation.

F 4.3.6 Verbale Aggressionen
In diesem Kriterium wird der personelle Hilfe- und Interventionsbedarf bewertet, der bei verbalen Beschimpfungen oder Bedrohungen anderer Personen in Folge einer gesundheitlich bedingten Beeinträchtigung entstehen kann. Beispiele für einen personellen Unterstützungsbedarf ist das Beruhigen, auch die Deeskalation.

F 4.3.7 Andere pflegerelevante vokale Auffälligkeiten
In diesem Kriterium wird der personelle Hilfe- und Interventionsbedarf beim lauten Rufen, Schreien, Klagen ohne nachvollziehbaren Grund oder dem grundlosen vor sich hin Schimpfen, Fluchen oder Lautieren in Folge einer gesundheitlich bedingten Beeinträchtigung verstanden. Ein Beispiel für einen personellen Unterstützungsbedarf kann das Beruhigen darstellen. Verbale Auffälligkeiten bei einem Tourette-Syndrom sind in der Regel nicht durch personelle Hilfe- oder Intervention zu beeinflussen.

F 4.3.8 Abwehr pflegerischer oder weiterer unterstützender Maßnahmen
In diesem Kriterium wird der personelle Interventions- und Hilfebedarf bei der Abwehr z. B. der Körperpflege, der Nahrungsaufnahme, der Medikation oder anderer notwendiger (medizinischer) Verrichtungen bewertet. Auch die Manipulation an zum Beispiel Dauerkatheter, Infusionen oder Sonden gehört dazu. Personeller Unterstützungsbedarf kann in Beruhigung und Zuwendung bestehen. Die selbstbestimmte willentliche Ablehnung einer pflegerischen Maßnahme oder auch die selbstbestimmte Ablehnung der Nahrungsaufnahme oder einer Medikamentengabe ist hier nicht zu bewerten.

F 4.3.9 Wahnvorstellungen
In diesem Kriterium wird der personelle Hilfe- und Interventionsbedarf bewertet bei ängstlichen oder bedrohlichen Halluzinationen, bei der Vorstellung, verfolgt, bedroht oder bestohlen zu werden auf dem Boden einer gesundheitlich bedingten Beeinträchtigung. Personeller Unterstützungsbedarf kann im Beruhigen oder Entaktualisieren

bestehen. Wie bei den anderen Kriterien des Modul 3 steht jedoch nicht das Erleben oder das Vorhandensein des Wahnes, vielmehr der notwendige personelle Unterstützungsbedarf im Mittelpunkt der Betrachtung.

F 4.3.10 Ängste

In diesem Kriterium wird der personelle Hilfebedarf bewertet bei erheblichen, übermäßigen Ängsten, die als bedrohlich erlebt werden und wiederkehrend sind. Die Person hat keine eigene Möglichkeit/Strategie zur Bewältigung und Überwindung der Angst.

Die Angst führt zu massiven psychischen oder körperlichen Beschwerden, einem hohen Leidensdruck und Beeinträchtigungen in der Bewältigung des Alltags. Diese Ängste lassen sich nicht nur bei Angststörungen finden, sondern auch bei anderen psychischen Störungen, wie z. B. bei Schizophrenie und Depression. Das Herstellen einer angstfreien Atmosphäre durch bloße Anwesenheit einer weiteren Person wird hier nicht bewertet. Darüber hinaus können übermäßige Ängste im Sinne dieses Kriteriums auch durch rein somatische Krankheiten wie Karzinome verursacht werden. Beispiele für einen personellen Unterstützungsbedarf können das Beruhigen oder das Führen von Gesprächen sein.

F 4.3.11 Antriebslosigkeit bei depressiver Stimmungslage

Antriebsstörungen wie Antriebsschwäche, Antriebsmangel oder Antriebsarmut können Vorstufen der Antriebslosigkeit sein. Die Antriebslosigkeit stellt eine sehr schwere Form der Antriebsstörung dar. Die Veränderung der Stimmung oder emotionalen Schwingungsfähigkeit werden dem Bereich affektiver Störungen zugeordnet. Die depressive Stimmungslage äußert sich durch Hoffnungslosigkeit, Niedergeschlagenheit oder Verzweiflung. Es kann sich aber auch durch ein Gefühl der Gefühllosigkeit mit fehlender emotionaler Schwingungsfähigkeit zeigen, so dass weder Freude noch Trauer empfunden werden können. Personeller Unterstützungsbedarf kann sich beispielsweise in einer intensiven Motivationsarbeit, die deutlich über bloßes Auffordern oder Anleiten hinausgeht, äußern.

F 4.3.12 Sozial inadäquate Verhaltensweisen

In diesem Kriterium wird der personelle Unterstützungs- und Hilfebedarf zum Beispiel bei Distanzlosigkeit oder sexuellen Annäherungsversuchen in Folge gesundheitsbedingter Beeinträchtigungen bewertet. Beispiele für personellen Unterstützungsbedarf ist das Beruhigen oder die Deeskalation.

F 4.3.13 Sonstige pflegerelevante inadäquate Handlungen

In diesem Kriterium wird der personelle Unterstützungs- und Hilfebedarf zum Beispiel beim Verstecken oder Horten von Gegenständen, Kotschmieren und Urinieren in der Wohnung verstanden. Ebenso das ständige Wiederholen der gleichen Handlungen (Stereotypien) bei der sich die betroffene Person erschöpft. Beispiele für eine personelle Unterstützung können das Beruhigen oder die Deeskalation sein.

F 4.4 Modul 4: Selbstversorgung
In diesem Modul werden die relevanten Aktivitäten der körperbezogenen Pflegemaßnahmen abgebildet. Bewertet wird die Selbständigkeit, Einschränkungen der Selbständigkeit werden unabhängig von der Ursache der Beeinträchtigungen bewertet. Unerheblich ist auch die Häufigkeit der Durchführung der Aktivität, oder ob diese tatsächlich durchgeführt wird. Darüber hinaus ist beachtlich, dass die Bewertung unabhängig vom tatsächlichen Wohnumfeld erfolgen muss und somit die individuelle Wohngegebenheiten (z. B. Toilette auf halber Treppe) nicht in die Bewertung eingehen. Das Einrichten des Pflegebereiches ist nicht Gegenstand der Beurteilung. So können beispielsweise die Pflegeutensilien wie Zahnbürste, Zahnpaste, Kamm oder Bürste einmalig so positioniert werden, dass die betroffene Person diese selbst erreichen kann.

Der eigentlichen Bewertung im Modul 4 sind die Erfassung besonderer Bedarfsaspekte vorgeschaltet. Hierzu gehören die parenterale Ernährung oder die Ernährung über Sonde, künstliche Harn- und Stuhlableitung sowie Störung der Blasen- und Darmkontrolle in ihren Ausprägungsgeraden. Bei der Blasenkontrolle/Harninkontinenz sind folgende Merkmalsausprägungen vorgesehen:
– ständig kontinent (keine unwillkürlichen Harnabgänge)
– überwiegend kontinent (maximal einmal täglich unwillkürlicher Harnabgang oder Tröpfcheninkontinenz)
– überwiegend inkontinent (mehrmals täglich unwillkürliche Harnabgänge, aber gesteuerte Blasenentleerung ist noch teilweise möglich)
– komplett inkontinent (die Person ist komplett harninkontinent, gesteuerte Blasenentleerung ist nicht möglich).

Zu erfassen ist darüber hinaus, ob ein suprapubischer, transurethraler Dauerkatheter oder ein Urostoma vorhanden ist. Diese Angaben sind insofern wichtig, als dass das Kriterium 4.4.11 „Bewältigung der Folgen einer Harninkontinenz und Umgang mit Dauerkatheter und Urostoma" nur dann zu bewerten ist, wenn die betroffene Person überwiegend inkontinent, komplett inkontinent ist oder mit einem suprapubischen oder transurethralen Dauerkatheter oder Urostoma versorgt ist.

Bei der Darmkontrolle und Stuhlinkontinenz sind folgende Merkmalsausprägungen vorgesehen:
– ständig kontinent (keine unwillkürlichen Stuhlabgänge)
– überwiegend kontinent (die Person ist überwiegend stuhlkontinent, gelegentlich unwillkürliche Stuhlabgänge oder nur geringe Stuhlmengen, sogenannte Schmierstühle)
– überwiegend inkontinent (die Person ist überwiegend stuhlinkontinent, selten gesteuerte Darmentleerung möglich)

– komplett inkontinent (die Person ist komplett stuhlinkontinent, gesteuerte Darmentleerung ist nicht möglich).

Darüber hinaus ist anzugeben, ob ein Kolo- oder Ileostoma vorhanden ist. Diese Angaben sind insoweit wichtig, als dass das Kriterium 4.4.12 „Bewältigung der Folgen einer Stuhlinkontinenz und Umgang mit dem Stoma" nur dann zu bewerten ist, wenn eine überwiegende Inkontinenz besteht oder eine komplette Inkontinenz, darüber hinaus, wenn ein Kunstafter vorhanden ist. Zur Ernährungssituation ist ferner anzugeben, ob eine Ernährung parenteral z. B. über einen Port oder über eine perkutane endoskopische Gastrostomie (PEG) oder perkutane endoskopische Jejunostomie (PEJ) oder eine nasale Magensonde erfolgt; ferner ob über Pumpe, Schwerkraft oder Bolusgabe. Die Angaben zur Ernährung sind insoweit wichtig, als dass das Kriterium 4.4.13 „Ernährung parenteral oder über Sonde" nur dann zu bewerten ist, wenn jemand parenteral oder über eine Sonde ernährt wird.

Tab. 7.5: Modul 4: Selbstversorgung.

		selbständig	überwiegend selbständig	überwiegend unselbständig	unselbständig
4.4.1	Waschen des vorderen Oberkörpers	0	1	2	3
4.4.2	Körperpflege im Bereich des Kopfes (Kämmen, Zahnpflege/(Prothesenreinigung, Rasieren)	0	1	2	3
4.4.3	Waschen des Intimbereichs	0	1	2	3
4.4.4	Duschen und Baden einschließlich Waschen der Haare	0	1	2	3
4.4.5	An- und Auskleiden des Oberkörpers	0	1	2	3
4.4.6	An- und Auskleiden des Unterkörpers	0	1	2	3
4.4.7	Mundgerechtes Zubereiten der Nahrung und Eingießen von Getränken	0	1	2	3
4.4.8	Essen	0	3	6	9
4.4.9	Trinken	0	2	4	6
4.4.10	Benutzen einer Toilette oder eines Toilettenstuhls	0	2	4	6
4.4.11	Bewältigen der Folgen einer Harninkontinenz und Umgang mit Dauerkatheter und Urostoma	0	1	2	3
4.4.12	Bewältigen der Folgen einer Stuhlinkontinenz und Umgang mit Stoma	0	1	2	3

Tab. 7.5: (fortgesetzt).

	keine, nicht täglich oder nicht auf Dauer	täglich, zusätzlich zu oraler Nahrung	Ausschließlich oder nahezu ausschließlich
4.4.13 Ernährung parenteral oder über Sonde	0	6	3

F 4.4.1 Waschen des vorderen Oberkörpers

Nach der Definition dieses Kriteriums wird die Fähigkeit bewertet, sich die Hände, das Gesicht, die Arme, die Achselhöhlen und den vorderen Hals- und Brustbereich zu waschen und abzutrocknen. Nicht dazu gehört der Rücken oder der Bereich unterhalb des Rippenbogens. Die Fähigkeit zum Waschen dieser Körperregionen werden im Kriterium 4.4.4 „Duschen und Baden einschließlich Waschen der Haare" bewertet.

Selbständig: Wenn die oben genannten Aktivitäten ohne personelle Hilfe durchgeführt werden können, lautet die Bewertung „selbständig".

Überwiegend selbständig: Wenn die betroffene Person den größten der Teil dieser Aktivitäten (mehr als die Hälfte) noch alleine durchführen kann, also nur Teilhilfen erforderlich sind oder Aufforderungen, ggf. mehrfach, oder beispielsweise der Waschlappen über eine Hand gestreift werden muss, so lautet die Beurteilung „überwiegend selbständig".

Überwiegend unselbständig: Wenn die betroffene Person nur zum geringeren Anteil (weniger als die Hälfte) die Aktivitäten durchführen kann (beispielsweise können lediglich Hände und Gesicht noch gewaschen werden) oder umfassende Anleitung und durchgehende Beaufsichtigung erforderlich ist, lautet die Beurteilung „überwiegend unselbständig".

Unselbständig: Wenn die betroffene Person die Aktivitäten nicht mehr oder nicht mehr im relevanten Maße unterstützen kann, lautet die Beurteilung unselbständig.

F 4.4.2 Körperpflege im Bereich des Kopfes

In diesem Kriterium wird das Kämmen, die Zahnpflege, die Prothesenreinigung und die Rasur (elektrisch oder nass) bewertet. Zu der Zahnpflege und Prothesenreinigung zählt auch das Ein- und Ablegen der Prothese. In diesem Kriterium wird *nicht* das Waschen der Kopfhaare ggf. einschließlich Föhnen berücksichtigt.

Selbständig: Wenn die betroffene Person die beschriebene Aktivität ohne personelle Hilfe durchführen kann, lautet die Bewertung „selbständig".

Überwiegend selbständig: Wenn die betroffene Person den überwiegenden Anteil der Aktivitäten (mehr als die Hälfte) noch selbständig durchführen kann, Teilhilfen erforderlich sind oder unterstützende Maßnahmen wie Aufdrehen der Zahnpastatube, Auftragen der Zahnpasta auf die Bürste, Säubern des Rasierapparates erforderlich sind oder Aufforderungen bzw. eine Nachrasur bei sonst selbständigem Rasieren erforderlich ist, lautet die Beurteilung „überwiegend selbständig". Auch die wiederholte Impulsgabe oder die ggf. mehrfache Kontrolle führt zu der Beurteilung „überwiegend selbständig".

Überwiegend unselbständig: Wenn die betroffene Person die Aktivität nur in geringem Anteil (weniger als die Hälfte) selbständig bewältigen kann, lautet die Beurteilung „überwiegend unselbständig". Dies gilt auch, wenn während des gesamt Aktivitätsvorganges eine kleinschrittige Anleitung und Beaufsichtigung erforderlich ist.

Unselbständig: Wenn sich die betroffene Person an den Aktivitäten nicht oder nur minimal beteiligen kann, lautet die Beurteilung „unselbständig".

F 4.4.3 Waschen des Intimbereiches

In diesem Kriterium wird die Selbständigkeit beim Waschen des Intimbereiches (vorderer und hinterer Intimbereich) einschließlich Abtrocknen bewertet.

Selbständig*:* Wenn eine Person sich den vorderen Intimbereich und das Gesäß ohne personelle Hilfe waschen und abtrocknen kann, lautet die Beurteilung „selbständig".

Überwiegend selbständig: Wenn die betroffene Person den größten Teil der Aktivität selbständig durchführen kann (mehr als die Hälfte), lautet die Beurteilung überwiegend selbständig. Dies ist auch dann der Fall, wenn beispielsweise nur das Abtrocknen erforderlich ist, ein Waschlappen über eine Hand gestreift werden muss oder Impulsgaben geleistet werden müssen, bzw. Kontrollbedarf besteht, ob die Aktivität auch ordnungsgemäß durchgeführt wurde.

Überwiegend unselbständig: Wenn die betroffene Person nur den geringeren Anteil (weniger als die Hälfte) der Aktivität noch selbständig durchführen kann, lautet die Beurteilung „überwiegend unselbständig". Dies ist dann der Fall, wenn beispielsweise nur der vordere Intimbereich gewaschen werden kann oder wenn umfangreich kleinschrittiger Anleitungsbedarf besteht.

Unselbständig*:* Wenn die Person sich an der Aktivität nicht oder nur minimal beteiligen kann, lautet die Beurteilung „unselbständig".

F 4.4.4 Duschen und Baden einschließlich Waschen der Haare

In diesem Kriterium wird die Selbständigkeit beim Duschen und Baden in einer Wanne einschließlich Waschen und Föhnen der Haare beurteilt. Auch das Ein- und Aussteigen aus der Dusche oder Badewanne ist Gegenstand dieses Kriteriums. Ggf. sind auch Sicherheitsaspekte wie Anwesenheit infolge eines Krampfanfallsleidens zu beachten. Bei bestehender Sturzgefahr kann eine Verbesserung der Selbständigkeit eventuell dadurch erzielt werden, indem ein Duschhocker, Duschsitz oder wandmontierter Duschsitz genutzt wird. Kosmetische Tätigkeiten, wie das Aufdrehen der Haare oder Stylen, finden hier keine Berücksichtigung. Dieses Kriterium wird auch dann beurteilt, wenn keine Dusche oder Badewanne in der Wohnung vorhanden ist. Denn beurteilt wird die Selbständigkeit unabhängig von der konkreten Wohnsituation.

Selbständig: Wenn die betroffene Person den Transfer in die Dusche oder Bademöglichkeit, den Dusch- oder Badevorgang einschließlich abtrocknen und Haarwäsche, ggf. trocknen und föhnen ohne personelle Hilfe durchführen kann, lautet die Beurteilung „selbständig".

Überwiegend selbständig: Wenn eine Person den größeren Teil der Aktivität (mehr als die Hälfte) selbständig durchführen kann, lautet die Beurteilung „überwiegend selbständig". Dies ist auch dann der Fall, wenn lediglich Hilfe beim Ein- und Aussteigen, nur Hilfe beim Haarewaschen oder Föhnen oder beim Abtrocknen erforderlich ist. Wenn während des Dusch- oder Wannenbades aus nachvollziehbaren Sicherheitsgründen (wie etwa Krampfanfallsleiden mit hoher Wahrscheinlichkeit erneuter Krampfanfälle) Anwesenheit erforderlich ist mit ständiger Eingreifbereitschaft, führt dies ebenfalls zur Beurteilung „überwiegend selbständig".

Überwiegend unselbständig: Wenn die betroffene Person nur den kleineren Teil der Aktivität (weniger als die Hälfte) selbständig durchführen kann, führt dies zur Beurteilung „überwiegend unselbständig". Dies ist auch dann der Fall, wenn ein kleinschrittiger Anleitungs- und Überwachungsbedarf besteht.

Unselbständig: Wenn sich die betroffene Person nicht oder nur minimal an der Aktivität beteiligen kann, führt dies zur Beurteilung „unselbständig".

F 4.4.5 An- und Auskleiden des Oberkörpers

In diesem Kriterium wird die Selbständigkeit beim Ankleiden und Auskleiden von z. B. Unterhemden, T-Shirts, Hemden, Blusen, Pullover, Jacken, BH's, Schlafanzugoberteile oder Nachthemden beurteilt. Dabei geht es allerdings um bereitliegende Kleidungsstücke. Die situationsgerechte Auswahl (Winterkleidung, Sommerkleidung) ist nicht in diesem Kriterium, sondern in dem Kriterium 4.2.6 „Treffen von Entscheidungen im Alltag" zu berücksichtigen. Die Auswahl farblich passender Kleidung ist ebenfalls nicht Gegenstand dieses Kriteriums, da es darum geht, bereitliegende Kleidungsstücke an- und auszukleiden.

Das An- und Ablegen von körpernahen Hilfsmitteln wird ebenfalls nicht unter diesem Kriterium, sondern unter dem Kriterium 4.5.7 „Körpernahe Hilfsmittel" berücksichtigt.

Selbständig: Wenn die betroffene Person die beschriebene Aktivität ohne personelle Hilfe durchführen kann, lautet die Beurteilung „selbständig".

Überwiegend selbständig: Wenn die betroffene Person den größten Teil der Aktivität (mehr als die Hälfte) ohne personelle Hilfe durchführen kann, führt dies zur Beurteilung „überwiegend selbständig". Dies ist auch dann der Fall, wenn Kleidungsstücke wegen kognitiver Einschränkungen in der richtigen Reihenfolge angereicht oder gehalten werden müssen oder Hilfe nur bei den Knöpfen erforderlich ist. Einzelne Impulsgaben oder korrigierende Hinweise werden ebenso wie eine abschließende Kontrolle oder Richten der Kleidung als „überwiegend selbständig" bewertet.

Überwiegend unselbständig: Wenn die betroffene Person nur den geringeren Teil der Aktivität (weniger als die Hälfte) ohne fremde personelle Hilfe durchführen kann, führt dies zu Beurteilung „überwiegend unselbständig". Dies ist auch dann der Fall, wenn eine durchgehende kleinschrittige Anleitung und Beaufsichtigung erforderlich ist.

Unselbständig: Wenn sich die betroffene Person nicht oder nur minimal an der Aktivität beteiligen kann, führt dies zur Beurteilung „unselbständig".

F 4.4.6 An- und Auskleiden des Unterkörpers

In diesem Kriterium wird die Selbständigkeit beurteilt, bereitliegende Kleidungsstücke, wie Unterwäsche, Hose, Rock, Strümpfe und Schuhe an- und auszuziehen. Dabei geht es allerdings um bereitliegende Kleidungsstücke. Die situationsgerechte Auswahl (Winterkleidung, Sommerkleidung) ist nicht in diesem Kriterium, sondern in dem Kriterium 4.2.6 „Treffen von Entscheidungen im Alltag" zu berücksichtigen. Die Auswahl farblich passender Kleidung ist ebenfalls nicht Gegenstand dieses Kriteriums, da es darum geht, bereitliegende Kleidungsstücke an- und auszukleiden. Das An- und Ablegen von körpernahen Hilfsmitteln, wie zum Beispiel Kompressionsstrümpfe, wird ebenfalls nicht unter diesem Kriterium, sondern unter dem Kriterium 4.5.7 „Körpernahe Hilfsmittel" berücksichtigt.

Selbständig: Wenn die betroffene Person die beschriebene Aktivität ohne personelle Hilfe durchführen kann, lautet die Beurteilung „selbständig".

Überwiegend selbständig: Wenn die betroffene Person den größten Teil der Aktivität (mehr als die Hälfte) ohne personelle Hilfe durchführen kann, führt dies zur Beurteilung überwiegend selbständig. Dies ist auch dann der Fall, wenn Kleidungsstücke oder Schuhe wegen kognitiver Einschränkungen in der richtigen Reihenfolge angereicht werden müssen oder als Einstiegshilfe gehalten werden müssen. Auch Hilfe bei Verschlüssen oder Knöpfen, Hilfe beim Schnürsenkelbinden sowie ggf. mehrfache Impulsgaben oder Hinweise führen ebenso wie die abschließende Kontrolle zu der Beurteilung „überwiegend selbständig".

Überwiegend unselbständig: Wenn die betroffene Person nur den geringeren Teil der Aktivität (weniger als die Hälfte) ohne fremde personelle Hilfe durchführen kann, führt dies zu Beurteilung „überwiegend unselbständig". Dazu zählt auch, wenn beispielsweise die Hose nur noch oberhalb der Knie hochgezogen werden kann oder der Rock von den Oberschenkeln zu der Taille hochgezogen werden kann. Wenn eine durchgehende kleinschrittige Anleitung oder Beaufsichtigung erforderlich ist, führt dies ebenfalls zur Beurteilung „überwiegend unselbständig".

Unselbständig: Wenn sich die betroffene Person nicht oder nur minimal an der Aktivität beteiligen kann, führt dies zur Beurteilung „unselbständig".

Sofern die betroffene Person zwar übliches Kaufschuhwerk anziehen kann, aber nicht ihr orthopädisches Schuhwerk, so erfolgt eine Bewertung nicht unter dem Kriterium 4.4.6 „An- und Auskleiden des Unterkörpers", sondern nur unter dem Kriterium 4.5.7 „Körpernahe Hilfsmittel". Nicht zu orthopädischen Schuhen zählen die fußgerechten Konfektionsschuhe, deren orthopädischen Zurichtung und einer Einlagenversorgung. Unter einer orthopädischen Schuhzurichtung versteht man eine Veränderung von Kaufschuhwerk, z. B. durch Sohlenerhöhung, Innen- oder Außenkantenerhöhung, Weitung und dergleichen.

F 4.4.7 Mundgerechtes Zubereiten der Nahrung und Eingießen von Getränken
In diesem Kriterium wird die Selbständigkeit beim Zerteilen von Nahrung in mundgerechte Stücke und Eingießen von Getränken beurteilt. Das Zerteilen von Nahrung umfasst unter anderem das Kleinschneiden von Fleisch, Obst oder Gemüse sowie das Zerdrücken von Kartoffeln. Das Halbieren von belegten Broten gehört ebenfalls dazu. Das Ausschenken von Getränken umfasst das Öffnen und Schließen der Verschlüsse der Flaschen sowie das Ausschenken aus einer Flasche oder Kanne in ein Trinkgefäß. Nicht Gegenstand dieses Kriteriums ist das Kochen.
Selbständig: Wenn die betroffene Person die beschriebene Aktivität ohne personelle Hilfe durchführen kann, lautet die Beurteilung „selbständig".
Überwiegend selbständig: Wenn die betroffene Person den größten Teil der Aktivität (mehr als die Hälfte) ohne personelle Hilfe durchführen kann, führt dies zur Beurteilung „überwiegend selbständig". Dazu gehört auch z. B. das Öffnen oder Verschließen einer Flasche oder das Schneiden von harten Nahrungsmitteln wie etwa einer Brotkruste oder der Fleischmahlzeit.
Überwiegend unselbständig: Wenn die betroffene Person nur den geringeren Teil der Aktivität (weniger als die Hälfte) ohne fremde personelle Hilfe durchführen kann, führt dies zu Beurteilung „überwiegend unselbständig". Auch wenn die betroffene Person beim Eingießen von Getränken regelmäßig das Getränk verschüttet, führt dies zur Bewertung „überwiegend unselbständig". Eine durchgehende kleinschrittige Anleitung und Beaufsichtigung führt ebenfalls zu der Bewertung „überwiegend unselbständig".
Unselbständig: Wenn sich die betroffene Person nicht oder nur minimal an der Aktivität beteiligen kann, führt dies zur Beurteilung „unselbständig".

F 4.4.8 Essen
In diesem Kriterium wird die Selbständigkeit bewertet, bereitgestellte, mundgerecht zubereitete Speisen zu essen. Dazu zählt das Aufnehmen, zu Munde führen, ggf. Abbeißen, Kauen und Schlucken von Speisen, die üblicherweise mit den Fingern gegessen werden oder mit dem Besteck zu Munde geführt werden. Zu berücksichtigen ist darüber hinaus auch, inwieweit die Notwendigkeit der ausreichenden Nahrungsaufnahme (auch ohne Hungergefühl oder Appetit) erkannt wird und die empfohlene

gewohnte Menge tatsächlich gegessen wird. Bewertet wird beispielsweise die Selbständigkeit einer dementen Person, die wegen unzureichendem Hungergefühls an Gewicht verloren hat und kalorienreiche Nahrung erhält. Dieser Sachverhalt wird in diesem Kriterium und nicht im Modul 5 unter dem Kriterium 4.5.16 „Einhalten einer Diät oder anderer krankheitsspezifischer- oder therapiebedingter Verhaltensvorschriften" berücksichtigt. Eine Bewertung ist auch dann vorzunehmen, wenn keine orale Nahrungsaufnahme (mehr) erfolgt oder unmöglich ist.

Selbständig: Wenn die betroffene Person die beschriebene Aktivität ohne personelle Hilfe durchführen kann, lautet die Beurteilung „selbständig".

Überwiegend selbständig: Wenn die betroffene Person den größten Teil der Aktivität (mehr als die Hälfte) ohne personelle Hilfe durchführen kann, führt dies zur Beurteilung „überwiegend selbständig". Hierzu zählt auch die wiederkehrende Aufforderung zum Hinsetzen zu Tisch, das Geben des Bestecks in die Hand oder das Ordnen des Essens auf dem Teller in gabelfertige Portionen.

Die Präsenz einer Pflegeperson im Raum wegen gelegentlichen Verschluckens wird in dieser Graduierung bewertet.

Überwiegend unselbständig: Wenn die betroffene Person nur den geringeren Teil der Aktivität (weniger als die Hälfte) ohne fremde personelle Hilfe durchführen kann, führt dies zu Beurteilung „überwiegend unselbständig". Dies ist auch dann der Fall, wenn die betroffene Person lediglich Fingerfood selbständig sich nehmen kann, weil der Umgang mit dem Besteck nicht mehr gelingt. Wenn eine Person aufwendig zur Nahrungsaufnahme motiviert werden oder die Nahrung größtenteils gereicht werden muss, so ist diese Graduierung ebenfalls vorzunehmen. Überwiegend unselbständig ist auch eine Person, wenn wegen einer ständigen Aspirationsgefahr eine andauernde Eingreifbereitschaft erforderlich ist, sodass sich die Pflegeperson in unmittelbarer Nähe zu der betroffenen Person befinden muss (sitzt daneben).

Unselbständig: Wenn sich die betroffene Person nicht oder nur minimal an der Aktivität beteiligen kann, führt dies zur Beurteilung „unselbständig". Die Beurteilung unselbständig erfolgt auch immer dann, wenn eine Nahrungsaufnahme z. B. wegen eines fehlenden Schluckaktes nicht mehr möglich ist, da das Schlucken ein untrennbarer Bestandteil des Essens ist.

F 4.4.9 Trinken

In diesem Kriterium wird die Selbständigkeit beurteilt, bereitstehende (eingegossene) Getränke aufzunehmen, ggf. mit Gegenständen wie Strohhalmen oder einem Spezialbecher mit Trinkaufsatz. Zu berücksichtigen ist auch, inwieweit die Notwendigkeit der ausreichenden Trinkmenge (auch ohne ausreichendes Durstgefühl) erkannt und die empfohlene, gewohnte Menge tatsächlich getrunken wird. Dieser Sachverhalt wird in diesem Kriterium und nicht unter dem Kriterium 4.5.16 „Einhalten einer Diät oder anderer krankheitsspezifischer- oder therapiebedingter Verhaltensvorschriften" berücksichtigt. Die Bewertung erfolgt auch wenn keine orale Flüssigkeitsaufnahme mehr erfolgt oder erfolgen kann.

Selbständig: Wenn die betroffene Person die beschriebene Aktivität ohne personelle Hilfe durchführen kann, lautet die Beurteilung „selbständig".

Überwiegend selbständig: Wenn die betroffene Person den größten Teil der Aktivität (mehr als die Hälfte) ohne personelle Hilfe durchführen kann, führt dies zur Beurteilung „überwiegend selbständig". Dazu zählt auch wenn eine Aufforderung, Erinnerung oder Impulsgabe zum ausreichenden Trinken erforderlich ist. Ebenso ist diese Graduierung zu wählen, wenn das Trinkgefäß in den unmittelbaren Aktionsradius der betroffenen Person positioniert werden muss und es nicht ausreicht, das Trinkgefäß beispielsweise in üblicher Greifnähe auf den Tisch zu stellen.

Überwiegend unselbständig: Wenn die betroffene Person nur den geringeren Teil der Aktivität (weniger als die Hälfte) ohne fremde personelle Hilfe durchführen kann, führt dies zu Beurteilung „überwiegend unselbständig". Darüber hinaus ist diese Graduierung zu wählen, wenn das Trinkgefäß in die Hand gegeben werden muss, der Trinkvorgang selbst aber noch eigenständig durchgeführt wird. Eine durchgehende Beaufsichtigung mit ständiger Eingreifbereitschaft wegen einer wiederkehrenden Aspiration (Pflegeperson sitzt neben der betroffenen Person) ist hier zu bewerten. Ebenfalls unter dieser Graduierung zählt eine andauernde und kleinschrittige Motivation.

Unselbständig: Wenn sich die betroffene Person nicht oder nur minimal an der Aktivität beteiligen kann, führt dies zur Beurteilung „unselbständig". Wenn eine Flüssigkeitsaufnahme nicht mehr möglich ist (z. B. fehlender Schluckakt), wird die Bewertung an dieser Stelle getroffen, da das Schlucken unmittelbarer Bestandteil des Trinkens ist.

F 4.4.10 Benutzen einer Toilette oder eines Toilettenstuhls

In diesem Kriterium wird der Gang zur Toilette, das Hinsetzen und Aufstehen, das Halten einer stabilen Sitzposition während der Blasen- und Darmentleerung, die Intimhygiene, das Richten der Bekleidung bewertet. Teilaspekte wurden zwar bereits in anderen Modulen und Kriterien bewertet, in diesem Kriterium ist jedoch eine Doppelbewertung ausdrücklich vorgesehen, auch wenn im Modul 1 Kriterium 4.1.4 „Fortbewegen innerhalb des Wohnbereiches", Modul 4 Kriterium 4.4.6 „An- und Auskleiden des Unterkörpers", Modul 1 Kriterium 4.1.2 „Halten einer stabilen Sitzposition", Kriterium 4.1.3 „Umsetzten", Modul 4 Kriterium 4.4.3 „Waschen des Intimbereiches" sowie Modul 2 Kriterium 4.2.2 „Örtliche Orientierung" bereits eine Wertung erfolgte.

Beachtlich ist zudem, dass die Bewertung unabhängig vom konkreten Wohnumfeld durchgeführt wird. So wird beispielsweise die besondere Wohnsituation Toilette auf halber Treppe nicht berücksichtigt. Eine Bewertung wird auch dann durchgeführt, wenn die Aktivität nicht (mehr) durchgeführt wird.

Selbständig: Wenn die betroffene Person die beschriebene Aktivität ohne personelle Hilfe durchführen kann, lautet die Beurteilung „selbständig".

Überwiegend selbständig: Wenn die betroffene Person den größten Teil der Aktivität (mehr als die Hälfte) ohne personelle Hilfe durchführen kann, führt dies zur Beurteilung „überwiegend selbständig". Dazu gehört auch die Orientierungshilfe zum Auffinden der Toilette, punktuelle Hilfe beim Richten der Bekleidung oder das Nachreinigen und das Unterstützen beim Transfer.

Überwiegend unselbständig: Wenn die betroffene Person nur den geringeren Teil der Aktivität (weniger als die Hälfte) ohne fremde personelle Hilfe durchführen kann, führt dies zu Beurteilung „überwiegend unselbständig". Diese Graduierung wird auch gewählt, wenn eine überwiegende kleinschrittige Anleitung oder Beaufsichtigung erforderlich ist.

Unselbständig: Wenn sich die betroffene Person nicht oder nur minimal an der Aktivität beteiligen kann, führt dies zur Beurteilung „unselbständig".

F 4.4.11 Bewältigen der Folgen einer Harninkontinenz und Umgang mit Dauerkatheter und Urostoma

Eine gutachtliche Bewertung dieses Kriteriums wird nur dann durchgeführt, wenn in den besonderen Bedarfsaspekten bei den Angaben zur Blasenkontrollle/Harninkontinenz entweder überwiegend inkontinent (mehrmals täglich unwillkürliche Harnabgänge, aber gesteuerte Blasenentleerung ist noch teilweise möglich), komplett inkontinent (die Person ist komplett harninkontinent, gesteuerte Blasenentleerung ist nicht möglich) angegeben wird oder ein suprapubischer oder transurethraler Dauerkatheter angegeben wird. Auch die Situation eines Nierenfistelkatheters oder eines Urostomas löst eine Bewertung in diesem Kriterium aus. Bewertet wird dabei in diesem Kriterium der sachgerechte Umgang mit Inkontinenz- und Stomasystem sowie der Wechsel und die Entsorgung von Inkontinenzmaterialien. Dazu gehört auch das Entleeren eines Urinbeutels bei Katheter- oder Stomaversorgung oder die Anwendung eines Urinalkondoms.

Eine regelmäßige Einmalkatheterisierung wird nicht unter diesem Kriterium, sondern unter dem Kriterium 4.5.10 „Regelmäßige Einmalkathererisierung und Nutzen von Abführmethoden" bewertet. Der Umgang mit Inkontinenzsystemen wird bei einer Harninkontinenz in diesem Kriterium bewertet und nicht etwa unter dem Kriterium 4.5.7 „Körpernahe Hilfsmittel".

Selbständig: Wenn die betroffene Person die beschriebene Aktivität ohne personelle Hilfe durchführen kann, lautet die Beurteilung „selbständig".

Überwiegend selbständig: Wenn die betroffene Person den größten Teil der Aktivität (mehr als die Hälfte) ohne personelle Hilfe durchführen kann, führt dies zur Beurteilung „überwiegend selbständig". Dazu gehört auch, dass Inkontinenzmaterialien nach Anreichen selbständig eingelegt werden können oder entsorgt werden können. Auch das Erinnern an einen Inkontinenzmaterialienwechsel zählt unter dieses Kriterium.

Überwiegend unselbständig: Wenn die betroffene Person nur den geringeren Teil der Aktivität (weniger als die Hälfte) ohne fremde personelle Hilfe durchführen kann, führt dies zu Beurteilung „überwiegend unselbständig". Dazu zählt auch, wenn die Vorlagen zwar selbständig eingelegt werden können, aber nicht mehr entfernt werden können. Eventuell kann auch der Urostomabeutel tagesformabhängig geleert werden, alle weiteren Handlungsschritte sind allerdings mit personeller Hilfe durchzuführen. Ebenfalls zählt dazu, wenn eine kleinschrittige Anleitung und Beaufsichtigung erforderlich sind.

Unselbständig: Wenn sich die betroffene Person nicht oder nur minimal an der Aktivität beteiligen kann, führt dies zur Beurteilung „unselbständig".

F 4.4.12 Bewältigen der Folge einer Stuhlinkontinenz und Umgang mit Stoma

Eine Bewertung in diesem Kriterium erfolgt nur dann, wenn in den besonderen Bedarfsaspekten bei den Angaben zur Darmkontrolle/Stuhlkontinenz entweder überwiegend inkontinent (die Person ist überwiegend stuhlinkontinent, selten gesteuerte Darmentleerung möglich) oder komplett inkontinent (die Person ist komplett stuhlinkontinent, gesteuerte Darmentleerung ist nicht mehr möglich) angegeben wird. Darüber hinaus löst das Vorhandensein eines Kunstafters ebenfalls eine Bewertung in diesem Kriterium aus. Bewertet wird der sachgerechte Umgang mit Inkontinenz- und Stomasystemen, der Wechsel und die Entsorgung. Dazu gehört auch die Versorgung mit Inkontinenzsystemen, die Anwendung eines Analtampons oder das Entleeren oder Wechsel eines Enterostomas. Bei zweiteiligen Stomasystemen ist unter diesem Kriterien nicht der Wechsel der Basisplatte zu bewerten, sondern der Wechsel oder das Ausleeren des Beutelsystems. Bei einteiligen Systemen (Komplettsystem) ist zu bewerten, ob der Wechsel des Beutels selbständig oder mit personeller Hilfe erfolgen könnte. Der Wechsel der Basisplatte ist hingegen im Modul 5 Kriterium 4.5.9 „Versorgung mit Stoma" zu bewerten. Eine regelmäßige Gabe eines Klistieres wird nicht unter diesem Kriterium, sondern unter dem Kriterium 4.5.10 „Regelmäßige Einmalkathererisierung und Nutzen von Abführmethoden" bewertet.

Selbständig: Wenn die betroffene Person die beschriebene Aktivität ohne personelle Hilfe durchführen kann, lautet die Beurteilung „selbständig".

Überwiegend selbständig: Wenn die betroffene Person den größten Teil der Aktivität (mehr als die Hälfte) ohne personelle Hilfe durchführen kann, führt dies zur Beurteilung „überwiegend selbständig". Dazu gehört auch, dass Inkontinenzmaterialien nach Anreichen selbständig eingelegt werden können oder entsorgt werden müssen. Auch das Erinnern an einen Inkontinenzmaterialienwechsel zählt unter dieses Kriterium.

Überwiegend unselbständig: Wenn die betroffene Person nur den geringeren Teil der Aktivität (weniger als die Hälfte) ohne fremde personelle Hilfe durchführen kann, führt dies zu Beurteilung „überwiegend unselbständig". Dazu zählt auch, wenn die Vorlagen zwar selbständig eingelegt werden können, aber nicht mehr entfernt werden können. Eventuell kann auch der Urostomabeutel tagesformabhängig geleert werden, alle weiteren Handlungsschritte sind allerdings mit personeller Hilfe durchzuführen. Ebenfalls zählt dazu, wenn eine kleinschrittige Anleitung und Beaufsichtigung erforderlich sind.

Unselbständig: Wenn sich die betroffene Person nicht oder nur minimal an der Aktivität beteiligen kann, führt dies zur Beurteilung „unselbständig".

F 4.4.13 Ernährung parenteral oder über Sonde
Eine Bewertung dieses Kriteriums erfolgt nur dann, wenn bei den besonderen Bedarfsaspekten eine parenterale Ernährung oder Ernährung über eine Sonde angegeben wurde. Dabei ist es unerheblich, ob dies über einen Port, eine perkutane enterale Gastrostomie (PEG) eine perkutane enterale Jejunostomie (PEJ) oder eine Magensonde erfolgt. Die Ernährung umfasst sowohl die Gabe von Nahrung als auch Flüssigkeit. In diesem Kriterium wird die Selbständigkeit mit einer anderen Graduierung beschrieben.

Nicht täglich, nicht auf Dauer: Dies ist dann zutreffend, wenn die Versorgung nicht über wenigstens 6 Monate und nicht täglich durchgeführt.

Täglich, zusätzlich zu oralen Ernährung: Diese Bewertung ist zutreffend, wenn täglich die Verabreichung von Nahrung oder Flüssigkeit parenteral oder über Sonde erfolgt und zusätzlich Nahrung oder Flüssigkeit im nennenswerten Umfang gereicht wird. Das Reichen von Nahrung in sehr geringer Menge oder Flüssigkeit in geringer Menge zum Erhalt des Geschmackes hier nicht zu bewerten.

Ausschließlich oder nahezu ausschließlich: Eine orale Nahrungs- oder Flüssigkeitsgabe erfolgt nicht oder nur in geringem Maße zur Förderung der Sinneswahrnehmung. Die Ernährung erfolgt regelhaft parenteral oder über Sonde.

F 4.5 Modul 5: Bewältigen und selbständiger Umgang mit krankheits- oder therapiebedingter Anforderungen und Belastungen
Dieses Modul bezieht sich auf die Selbständigkeit bei Aktivitäten, die unmittelbar auf die Kontrolle von Erkrankungen und Symptomen und deren Behandlung bezogen sind. Dabei wird gutachtlich beurteilt, ob dazu ausreichende körperliche und kognitive Ressourcen vorliegen, ferner ob spezifische Fertigkeiten und Kenntnisse vorhanden sind. Die Beurteilung der Selbständigkeit in diesem Modul ist daran gebunden, ob tatsächlich eine entsprechende Erkrankung vorliegt. So wird nicht grundsätzlich bei allen Versicherten hinterfragt, ob bei einer Blutzuckermessung und Insulingabe eine Selbständigkeit besteht, sondern nur dann, wenn tatsächlich eine insulinpflichtige Diabetes mellitus Erkrankung vorliegt. Es geht also nicht darum, zu beurteilen, ob jede betroffene Person die Selbständigkeit besitzt, sich Kompressionsstrümpfe der Kompressionsklasse II oder III anzulegen. Beurteilt wird dies nur dann, wenn tatsäch-

lich das An- und Auskleiden von Kompressionsstrümpfen medizinisch indiziert ist. Zu betonen ist darüber hinaus, dass in diesem Modul gerade *nicht* eine leistungsrechtliche Zuordnung von häuslicher Krankenpflege bzw. „Behandlungspflege" getroffen wird. Genauso wenig wird diese (§ 37 Abs. 1 und 2 SGB V) aus der Verantwortung der gesetzlichen Krankenkasse gelöst und der Pflegekasse zugeordnet. Es soll damit auch nicht der Bedarf an Maßnahmen der häuslichen Krankenpflege nach dem SGB V eingeschätzt werden. Diese Leistungen werden unverändert im häuslichen Umfeld zu Lasten der gesetzlichen Krankenkasse erbracht; bei einer vollstationären Versorgung im Rahmen des § 43 SGB XI.

Angaben zur Versorgung
In dem Formulargutachten werden ausweislich der BRi zunächst Bedarfsaspekte erfasst. Dabei handelt es sich um eine „ausgelagerte Anamnese". Dort werden alle ärztlich angeordneten oder verordneten Maßnahmen nach Art und Häufigkeit aufgenommen. Letztendlich dienen diese Angaben auch der innergutachtlichen Plausibilität. Gutachtlich erfragt werden die Angaben zur ärztlichen und fachärztlichen Versorgung, wobei sowohl die Art des Arztkontaktes (Hausbesuch oder Praxisbesuch) als auch die Häufigkeit aufgenommen werden. Darüber hinaus wird aufgenommen, ob die betroffene Person die Praxis ggf. selbständig oder nur in Begleitung aufsucht. Ferner wird auch die aktuelle medikamentöse Therapie erfragt, ob diese selbständig eingenommen werden oder ob diesbezüglich ein Hilfebedarf besteht. Erforderlich hinsichtlich der Bewertung im Kriterium 4.5.1 „Medikation" ist auch zu erfragen, in welcher Darreichungsform (Tabletten, Tropfen, Suppositorien etc.) Arzneimittel gestellt oder verabreicht werden. Darüber hinaus werden Angaben zur laufenden Heilmitteltherapie (Ergotherapie, physikalische Therapie, Logopädie, podologische Therapie) mit Angabe der Häufigkeit (pro Woche oder pro Monat) sowie die Dauer der Heilmittelversorgung aufgenommen. Auch hier ist es erforderlich anzugeben, ob die betroffene Person die therapeutische Praxis selbständig oder in Begleitung aufsucht, bzw. ob ein Hausbesuch der Therapeutin oder des Therapeuten erfolgt. Schließlich werden auch andere ärztlich angeordnete oder verordnete behandlungspflegerische und therapeutische Maßnahmen nach Art, Häufigkeit und Dauer aufgenommen, unabhängig davon wer diese Leistung erbringt. Dazu zählen beispielsweise das Stellen der Medikamente, die Gabe der Medikamente, Salbeneinreibung, Blutzuckermessung, Insulingaben, Verbandswechsel, Auskleiden der Kompressionsstrümpfe, Absaugvorgänge und ähnliches. Dabei werden nicht nur behandlungspflegerische Maßnahmen eines professionellen Pflegedienstes, sondern auch Maßnahmen anderer Pflegepersonen an dieser Stelle dokumentiert.

Im Formulargutachten wird eigens danach gefragt, ob eine spezielle Krankenbeobachtung (Position 24 der Richtlinie des gemeinsamen Bundesausschusses über die Verordnung von häuslicher Krankenpflege – HKP-Richtlinie) durch einen ambulanten Pflegedienst erbracht wird.

Bewertung
Während bei den *„Angaben zur Versorgung"* die anamnestischen Angaben der betroffenen Personen, der Zu- und Angehörigen oder sonstiger Pflegepersonen unbewertet dokumentiert werden, stellt die *„Bewertung"* die gutachtliche Kernleistung im Modul dar. In der Bewertung müssen die Gutachterin bzw. der Gutachter sich entscheiden, welche Sachverhalte in die Begründung eingehen und dies begründen.

Grundsätzlich kommen nur solche Maßnahmen in Betracht, die
- ärztlich angeordnet oder verordnet sind,
- auf Dauer (also für die Dauer von wenigstens 6 Monaten) erforderlich sind,
- wenigstens einmal im Monat stattfinden (seltene Maßnahmen sind unbeachtlich!),
- die Betroffenen nicht alleine bewältigen können.

Ferner sind nur solche Maßnahmen beachtlich, die gezielt auf eine bestehende Erkrankung ausgerichtet sind.

Ausweislich der BRi werden nur ärztlich verordnete oder angeordnete Maßnahmen aufgeführt und bewertet. Ärztlich verordnet werden können beispielsweise Arzneimittel auf Muster 16 (Kassenarztrezept), aber auch Heilmittel oder Hilfsmittel können ärztlich verordnet werden; gegebenenfalls auch Krankenhauspflege.

Ärztlich angeordnet werden können beispielsweise Arzneimitteltherapien mit nicht rezeptpflichtigen Arzneimitteln (z. B. Ibuprofen 400) oder Salbeneinreibungen mit einem nicht rezeptpflichtigen Arzneimittel.

Abzugrenzen sind davon (ärztliche) Empfehlungen wie Spaziergänge an der frischen Luft oder Saunagänge. Diese Empfehlungen gehen jedoch weder in die Anamnese noch in die Bewertung der Kriterien des Modules 5 ein.

Darüber hinaus können nicht alle denkbaren Therapiemaßnahmen im Modul 5 verortet werden. Die Kriterien des Modul 5 bilden eine Auswahl ab, wobei der Großteil der dort aufgeführten Maßnahmen und Handlungen von erkrankten Personen eigenständig durchgeführt werden kann, sofern sie über die dazu nötigen Ressourcen verfügen (körperliche und kognitive Fähigkeit, spezifische Fertigkeiten, Motivation, Kenntnisse und anderes mehr).

Grundsätzlich ist es unerheblich, welche Person die notwendigen Leistungen erbringt, auch die Leistungen einer Pflegefachkraft eines professionellen Pflegedienstes werden bewertet. Allerdings gibt es zwei Ausnahmen. Maßnahmen der Heilmitteltherapie, die durch Heilmitteltherapeuten (Physiotherapeuten, Logopäde, Krankengymnasten, Ergotherapeuten, Podologen und Ernährungstherapeuten) erbracht werden, sei es im Rahmen eines Hausbesuches oder in der Praxis, sind in dem Modul 5 nicht zu bewerten. Darüber hinaus werden Leistungen der Ärzte, die im Rahmen eines Hausbesuches oder in der Praxis, in einem Krankenhaus oder anderen medizinischen Institutionen durchgeführt werden, nicht bewertet, dazu zählen auch die Leistungen, die durch das medizinische Hilfspersonal des Arztes erbracht werden. Zu denken wäre beispielsweise an eine Injektion durch einen Arzt oder einen Verbandwechsel.

Tab. 7.6: Modul 5: Bewältigung von und selbständiger Umgang mit krankheits- oder therapiebedingten Anforderungen und Belastungen.

Bewältigen und Umgang mit krankheits- oder therapiebedingter Anforderungen und Belastungen in Bezug auf:		entfällt oder selbständig	Anzahl der Maßnahmen		
			pro Tag	pro Woche	pro Monat
4.5.1	Medikation	0			
4.5.2	Injektionen (subkutan oder intramuskulär)	0			
4.5.3	Versorgung intravenöser Zugänge (z. B. Port)	0			
4.5.4	Absaugen und Sauerstoffgabe	0			
4.5.5	Einreibungen von Kälte- und Wärmeanwendungen	0			
4.5.6	Messung und Deutung von Körperzuständen	0			
4.5.7	körpernahe Hilfsmittel	0			
4.5.8	Verbandwechsel und Wundversorgung	0			
4.5.9	Versorgung mit Stoma	0			
4.5.10	regelmäßige Einmalkatheterisierung und Nutzung von Abführmethoden	0			
4.5.11	Therapiemaßnahmen in häuslicher Umgebung	0			
4.5.12	zeit- und technikintensive Maßnahmen in häuslicher Umgebung	0			
4.5.13	Arztbesuche	0			
4.5.14	Besuche anderer medizinischer oder therapeutischer Einrichtungen (bis zu drei Stunden)	0			
4.5.15	zeitlich ausgedehnte Besuche anderer medizinischer oder therapeutischer Einrichtungen (länger als drei Stunden)	0			

Tab. 7.6: (fortgesetzt).

		selbständig	überwiegend selbständig	überwiegend unselbständig	unselbständig
4.5.16	Einhaltung einer Diät und anderer krankheits- oder therapiebedingter Verhaltensvorschriften	0	1	2	3

In dem Modul 5 erfolgt die Bewertung in den Kriterien 4.5.1–4.5.15 nach Häufigkeit (Anzahl der Maßnahmen. Für jedes Kriterium ist genau ein Eintrag in dem Formulargutachten möglich.

Entweder „entfällt", „selbständig" oder eine Angabe in ganzer Zahl entweder unter „pro Tag", „pro Woche" oder „pro Monat". Dabei sind Brüche oder Kommastellen nicht vorgesehen, sondern werden durch Multiplikation auf die nächst höhere Zeiteinheit umgerechnet. So führt eine dreimal tägliche Gabe von Arzneimitteln und zusätzlich zweimal wöchentliche Hilfestellung beim Aufbringen eines Schmerzpflasters zu dem Eintrag „23 Maßnahmen pro Woche" (3 Maßnahmen pro Tag = 21 plus 2 Maßnahmen pro Woche). Gegebenenfalls muss auf den Monat umgerechnet werden (Multiplikation vom Tag auf den Monat mit 30).

Im Kriterium 4.5.16 erfolgt die Bewertung mit folgenden Ausprägungen:
- 0 = selbständig
- 1 = überwiegend selbständig
- 2 = überwiegend unselbständig
- 3 = unselbständig

Die Kriterien im Einzelnen:

F 4.5.1 Medikation
Dieses Kriterium ist in den BRi abschließend definiert. Zur Medikation zählen orale Medikation, Augen- oder Ohrentropfen, Zäpfchen und Medikamentenpflaster. Da die Definition abschließend ist, zählen hierunter nicht Dosieraerosole oder Pulverinhalatoren. Diese werden im Kriterium 4.5.4 „Absaugen und Sauerstoffgaben" bewertet.

Unter dieses Kriterium fällt auch das Stellen und Verabreichen von nicht verschreibungspflichtigen Arzneimitteln wie etwa homöopathische Arzneimittel, sofern diese ärztlicherseits angeordnet und auf Dauer (wenigstens 6 Monate) erforderlich sind.

Hingegen ist die Verabreichung von Nahrungsergänzungsmitteln (z. B. Biotin) oder Nicht-Arzneimitteln (z. B. Stärkungssäfte) nicht zu werten, auch wenn dies die

Betroffenen nicht alleine bewältigen können, denn es handelt sich nicht um Arzneimittel (Medikamente).

Als Maßnahme wird sowohl das Richten der Arzneimittel (z. B. einmal in der Woche im Dispenser), das Verabreichen der Arzneimittel wie auch die Aufforderung zur zeitgerechten Einnahme gewertet.

Das Stellen und Vorbereiten der Arzneimittel und die nachfolgende Verabreichung gilt als eine Handlung.

Bewertet wird bei der Arzneimittelgabe je Applikationsort (Zugangsweg z. B. oral unabhängig von der Anzahl der verabreichten Arzneimittel) und Applikationshäufigkeit. Das bedeutet, dass die morgendliche Vorbereitung und die Gabe von vier verschiedenen Arzneimitteln in Tablettenform und zusätzlich die Gabe eines Arzneimittels in Tropfenform jeweils peroral als eine Handlung zählt. Eine zweite Maßnahme würde die mittäglich Gabe von beispielsweise 3 weiteren Arzneimitteln darstellen. Ebenso wird die Gabe von Augentropfen in beide Augen als eine Maßnahme begriffen. Ebenso gilt dies für Ohrentropfen oder Nasentropfen.

Das Mörsern und Verabreichen verschiedener Arzneimittel zum Beispiel über eine PEG wird als eine Handlung bewertet.

Wie Zäpfchen werden auch andere rektal zu verabreichende Medikamente bewertet. Abführmethoden sind unter dem Kriterium 4.5.10 „Regelmäßige Einmalkatheterisierung und Nutzung von Abführmethoden" zu bewerten.

F 4.5.2 Injektionen
Dieses Kriterium ist in den BRi abschließend definiert. Bei diesem Kriterium sind sowohl personelle Hilfen beim Vorbereiten zum Beispiel einer Insulinspritze (Aufziehen) oder Einstellen des Insulinpens als auch das Befüllen von Pumpensystemen zum Beispiel Insulinpumpen und Schmerzpumpen zu bewerten. Ist im Anschluss an das Richten personelle Hilfe bei der Injektion erforderlich, so wird dies als eine Verrichtung gewertet. Bei Pumpensystemen wird das manuelle Auslösen von zusätzlichen Bolusgaben zusätzlich bewertet.

Auch subkutane Infusionen werden an dieser Stelle gewertet. Voraussetzung ist dabei, dass dies auf Dauer und wenigstens einmal im Monat geschieht. Bei bedarfsweisen Infusionen wird der Mittelwert pro Woche oder pro Monat genommen.

Intravenöse Injektionen sind nicht in diesem Kriterium zu bewerten, da das Kriterium abschließend definiert ist.

F 4.5.3 Versorgung intravenöser Zugänge (z. B. Port)
Im Gegensatz zu den Kriterien 4.5.1 „Medikation" und 4.5.2 „Injektionen" ist dieses Kriterium nicht abschließend definiert. Wie bei allen Kriterien des Modules 5 ist dabei zu beachten, dass die Maßnahmen ärztlich angeordnet oder verordnet und auf Dauer erforderlich sein müssen und ein personeller Hilfebedarf vorliegen muss.

Unter dieses Kriterium fallen die Verbände von intravenösen Zugängen (zum Beispiel zentralvenöser Zugang, Sheldon Katheter oder Broviac-Katheter), soweit diese nicht in der ärztlichen Praxis – auch Dialysepraxis – durchgeführt werden. Zu der Versorgung gehört auch die Kontrolle mittels Aspiration und gegebenenfalls die Applizierung eines Heparinblocks.

Ebenso wird das Einbringen von Arzneimitteln in einen vorhandenen venösen Zugang (auch in einen Port) berücksichtigt.

Das Anhängen von Nährlösungen (ggf. auch mit Medikamentenzusatz) zur parenteralen Ernährung wird unter dem Kriterium 4.4.13 „Ernährung parenteral oder über Sonde" erfasst.

Die Versorgung intrathekaler Zugänge wird ebenso an dieser Stelle erfasst.

F 4.5.4 Absaugen und Sauerstoffgabe
Im Gegensatz zu den Kriterien 4.5.1 „Medikation" und 4.5.2 „Injektionen" ist dieses Kriterium nicht abschließend definiert. Wie bei allen Kriterien des Modules 5 ist dabei zu beachten, dass die Maßnahmen ärztlich angeordnet oder verordnet und auf Dauer erforderlich sein müssen und ein personeller Hilfebedarf vorliegt.

Das Absaugen mit Angabe der durchschnittlichen Häufigkeit wird in diesem Kriterium bewertet. Das An- und Ablegen von Sauerstoffmasken oder -brillen sowie das Vorbereiten der Geräte (Auffüllen des Wasserbehälters, gegebenenfalls Filterwechsel) oder das Auffüllen des tragbaren Flüssigsauerstoffgerätes) gehören zur Sauerstoffgabe dazu. In diesem Kriterium werden auch notwendige Hilfen bei der Nutzung von C-PAP- oder ähnlichen Geräten berücksichtigt.

Die Inbetriebnahme von Inhalationsgeräten inklusive der Vorbereitung und/oder Durchführung von Inhalationen über Geräte (z. B. Pari Boy) zählt dazu.

Das Richten und/oder die Gabe von Arzneimitteln über Dosieraerosole (zum Beispiel Salbutamol Dosieraerosol) wird hier bewertet und nicht im Kriterium 4.5.1 „Medikation".

F 4.5.5 Einreibungen sowie Kälte- und Wärmeanwendungen
Im Gegensatz zu den Kriterien 4.5.1 „Medikation" und 4.5.2 „Injektionen" ist dieses Kriterium nicht abschließend definiert. Wie bei allen Kriterien des Modules 5 ist dabei zu beachten, dass die Maßnahmen ärztlich angeordnet oder verordnet und auf Dauer erforderlich sein müssen und ein personeller Hilfebedarf vorliegt.

Zu diesem Kriterium zählen Einreibungen mit Salben, Cremes oder Emulsionen mit therapeutischem Hintergrund. Einreibungen ggf. mit verschiedenen Produkten, Kälte- oder Wärmeanwendungen sind jeweils als eine Maßnahme zu berücksichtigen, unabhängig von der Anzahl der Applikationsorte.

Somit zählt beim Einreiben nicht jede Körperpartie (zum Beispiel bei der Psoriasis jede Plaque oder bei der rheumatoiden Arthritis jedes Gelenk), sondern der gesamte Einreibevorgang als eine Handlung. Ebenfalls kann das Anbringen von Coldpacks oder die Wärmeapplikation (etwa mittels Kirschkernkissen) unter diesem Kriterium eine Bewertung finden.

Die allgemeine Hautpflege – auch zur Prophylaxe – ist nicht zu berücksichtigen.

F 4.5.6 Messung und Deutung von Körperzuständen

Im Gegensatz zu den Kriterien 4.5.1 „Medikation" und 4.5.2 „Injektionen" ist dieses Kriterium nicht abschließend definiert. Wie bei allen Kriterien des Modules 5 ist dabei zu beachten, dass die Maßnahmen ärztlich angeordnet oder verordnet und auf Dauer erforderlich sein müssen und ein personeller Hilfebedarf vorliegt.

Zu den Messungen von Körperzuständen zählen beispielsweise von Messungen von Puls, Blutdruck, Blutzucker, Temperatur, Einfuhr/Ausscheidung und Körpergewicht einschließlich den daraus abzuleitenden therapeutischen Schlüssen. Darunter wird die Ableitung einer ärztlich angeordneten therapeutischen Handlung verstanden, wie zum Beispiel die Errechnung der Insulindosis nach Blutzuckermessung. Eine Routinekontrolle, wie zum Beispiel die einmal wöchentlich durchgeführte Messung des Gewichts, des Blutdrucks und des Pulses in einer Pflegeeinrichtung ohne eine medizinische Begründung, ist nicht zu bewerten. Grundsätzlich zählt jede Maßnahme für sich, es sei denn, es sind Kombinationsgeräte eingesetzt, die z. B. Puls und RR gleichzeitig messen.

Die Erhebung von Schmerzzuständen mittels standardisierter Fragebögen (zum Beispiel visuelle Analogskala [VAS]) stellt keinen Messvorgang dar. Ebenso ist eine Stuhlgangkontrolle bei Mukoviszidose keine bewertbare Leistung, da es sich nicht um einen Messvorgang handelt.

F 4.5.7 Körpernahe Hilfsmittel

Im Gegensatz zu den Kriterien 4.5.1 „Medikation" und 4.5.2 „Injektionen" ist dieses Kriterium nicht abschließend definiert. Wie bei allen Kriterien des Modules 5 ist dabei zu beachten, dass die Maßnahmen ärztlich angeordnet oder verordnet und auf Dauer erforderlich sein müssen und ein personeller Hilfebedarf vorliegt.

Körpernahe Hilfsmittel erfüllen folgende Kriterien:
- sie sind eng am Körper an-/einliegend,
- sie können an-/ein- und abgelegt werden,
- sie sind auf den Körper angepasst,
- sie gleichen körperliche oder geistige Funktionseinschränkungen aus.

Hierunter versteht man beispielsweise das An-, Ein- oder Ablegen von Arm- oder Beinprothesen, kieferorthopädischen Apparaturen, Orthesen, Epithesen, Sehhilfen, Hörgeräten, orthopädischen Schuhen oder Kompressionsstrümpfen. Wünschenswert wäre, um Abgrenzungsschwierigkeiten zu vermeiden, ein abschließender Katalog der zu berücksichtigenden körpernahen Hilfsmittel.

Der Umgang mit Zahnprothesen ist ausschließlich unter dem Kriterium 4.4.2 „Körperpflege im Bereich des Kopfes" zu erfassen. Der Umgang mit Inkontinenzprodukten wird nicht unter diesem Kriterium, sondern unter 4.4.11 „Bewältigen der Folgen einer Harninkontinenz und Umgang mit Dauerkatheter und Urostoma" und unter 4.4.12 „Bewältigen der Folgen einer Stuhlinkontinenz und Umgang mit Stoma" bewertet. Das An/Ein- und Ablegen der im Modul 5 zu bewertenden körpernahen Hilfsmittel wird ausschließlich in diesem Modul bewertet und nicht in anderen Modulen. So wird das Anziehen der orthopädischen Schuhe nur in diesem Kriterium gewertet, nicht aber zusätzlich im Modul 1 unter dem Kriterium 4.1.4 „Fortbewegung innerhalb des Wohnbereiches", selbst dann, wenn das Gehen ohne orthopädische Schuhe nicht möglich ist. Auch das Einlegen einer Sprechkanüle oder der Wechsel einer Trachealkanüle auf eine Sprechkanüle wird unter diesem Kriterium bewertet und nicht etwa im Modul 2 unter dem Kriterium 4.2.11 „Beteiligen an einem Gespräch".

Bei diesem Kriterium ist auch das Herstellen der Funktionsfähigkeit *inklusive* Reinigung des Hilfsmittels zu berücksichtigen (z. B. Batteriewechsel bei Hörgeräten). Somit sind alle personellen Hilfen zu beurteilen, die für die adäquate Nutzung des Hilfsmittels erforderlich sind. Zusammenhängende Tätigkeiten sind hier als eine Maßnahme zu werten (z. B. Batteriewechsel *und* Anlegen des Hörgerätes). Das alleinige Reinigen, Bereitstellen oder Sorge tragen für die Funktionsfähigkeit des Hilfsmittels (also ausschließlich Einsetzen der Batterien bei einem Hörgerät) ist nicht zu beachten.

Bei mehreren Hilfsmitteln zählt jedes Anlegen und jedes Ablegen für sich. Bei paarigen Hilfsmitteln (zum Beispiel Kompressionsstrümpfen und Hörgeräten) gilt das Anlegen von einem Paar als eine Handlung. Wenn an Armen und/oder Beinen unterschiedliche Hilfsmittelarten angelegt werden müssen (z. B. rechts eine Kniegelenkorthese, links eine Sprunggelenkorthese), sind alle (also zwei Handlungen) zu werten.

Das An- und Ablegen von Hüftprotektoren wird nicht unter diesem Kriterium bewertet, da dadurch kein Ausgleich einer körperlichen oder geistigen Behinderung erfolgt, sondern dies ausschließlich der Prophylaxe dient. Auch das das An- und Ablegen eines „Funkfingers" oder eines Signalarmbandes für ein Hausnotrufsystem wird nicht bewertet, da dadurch kein Ausgleich einer körperlichen oder geistigen Behinderung erfolgt.

F 4.5.8 Verbandswechsel und Wundversorgung

Im Gegensatz zu den Kriterien 4.5.1 „Medikation" und 4.5.2 „Injektionen" ist dieses Kriterium nicht abschließend definiert. Wie bei allen Kriterien des Modules 5 ist dabei zu beachten, dass die Maßnahmen ärztlich angeordnet oder verordnet und auf Dauer erforderlich sein müssen und ein personeller Hilfebedarf vorliegt.

Unter diesem Kriterium wird die Versorgung chronischer Wunden wie etwa eines Ulcus cruris oder eines Dekubitus gefasst. Auch länger als 6 Monate bestehende Wunden mit Sekundärheilung nach einer Verletzung oder Operation zählen als chronische Wunde. In den BRi wird lediglich beispielhaft Ulcus cruris oder Dekubitus angegeben. Diese Aufzählung ist nicht abschließend.

Als eine einzelne Verrichtung zählt jede separat zu versorgende Wunde. Eingeschlossen dabei ist auch die Wundreinigung, -spülung und ggf. Einbringen von Arzneimitteln und zählt nicht als eine weitere Maßnahme. Verbandswechsel, etwa eines Shaldon-Katheters, werden nicht unter diesem Kriterium berücksichtigt, sondern gegebenenfalls unter dem Kriterium 4.5.3 „Versorgung intravenöser Zugänge".

Besonders bei diesem Kriterium ist in den Blick zu nehmen, dass die Versorgung der Wunde auf Dauer, also voraussichtlich mindestens 6 Monate erfolgen muss. Das bedeutet, dass regelhaft die Versorgung von Bagatellverletzungen oder postoperativen Wunden mit regelrechter Heilungstendenz keine Wertung in diesem Kriterium nach sich ziehen kann.

F 4.5.9 Versorgung mit Stoma
Im Gegensatz zu den Kriterien 4.5.1 „Medikation" und 4.5.2 „Injektionen" ist dieses Kriterium nicht abschließend definiert. Wie bei allen Kriterien des Modules 5 ist dabei zu beachten, dass die Maßnahmen ärztlich angeordnet oder verordnet und auf Dauer erforderlich sein müssen und ein personeller Hilfebedarf vorliegt.

Dieses Kriterium bewertet die Maßnahmen bei der Pflege künstlicher Körperöffnungen wie Tracheostoma, PEG, suprapubischer Blasenkatheter, Urostoma, Kolo- oder Ileostoma. Die Versorgung einer Aszitesdrainage oder eines Nephrostomas kann ebenfalls unter diesem Kriterium gewertet werden.

Bei einem Tracheostoma umfasst dies auch den Wechsel der Kanüle, das Absaugen und die Pflege des Tracheostoma einschließlich des Reinigens und ggf. Verband, da dies eine pflegerische zusammenhängende Leistung darstellt. Der Wechsel der Trachealkanüle ist in diesem Fall integraler Bestandteil der Pflege und wird somit nicht gesondert bewertet.

Sofern jedoch außerhalb der pflegerischen Maßnahmen ein Wechsel der Trachealkanüle gegen Sprechkanüle ohne bedeutsame pflegerische Versorgung des Stomas erfolgt oder ein Aufsetzen eines Sprechventils mit personeller Hilfe erforderlich ist, ist dies unter 4.5.7 „Körpernahe Hilfsmittel" zu werten, da es sich sowohl bei der Trachealkanüle als auch der Sprechkanüle grundsätzlich um körpernahe Hilfsmittel handelt.

Bei einem Darm- oder Urostoma wird unter dieses Kriterium der Wechsel der Basisplatte, ggf. einschließlich Reinigen und Aufbringen von Hautpflegemitteln, verstanden. Das alleinige Wechseln oder Ausstreichen des Stomabeutels wird im Modul 4 unter 4.4.11 „Bewältigen der Folgen einer Harninkontinenz und Umgang mit Dauerkatheter" und 4.4.12 „Bewältigen der Folgen einer Stuhlinkontinenz und Umgang mit Stoma" bewertet. Die Versorgung von kleineren Hautirritationen im Bereich der Basisplatte wird im Rahmen der Stomaversorgung bewertet und nicht zusätzlich unter Modul 5 4.5.8 „Verbandswechsel und Wundversorgung". Während das Aufbringen von Schutzverbänden bei einer perkutanen endoskopischen Gastrostomie (PEG) oder perkutanen gastroskopischen Jejunostomie (PEJ) unter dieses Kriterium fällt, so wird Abstöpseln/Durchspülen der PEG-Sonde nach Gabe von Sondennahrung nicht unter diesem Kriterium, sondern im Modul 4 unter 4.4.13 „Ernährung parenteral oder über Sonde" bewertet, ebenso wie Anhängen von Sondennahrung.

F 4.5.10 Regelmäßige Einmalkatheterisierung und Nutzung von Abführmethoden
Im Gegensatz zu den Kriterien 4.5.1 „Medikation" und 4.5.2 „Injektionen" ist dieses Kriterium nicht abschließend definiert. Wie bei allen Kriterien des Modules 5 ist dabei zu beachten, dass die Maßnahmen ärztlich angeordnet oder verordnet und auf Dauer erforderlich sein müssen und ein personeller Hilfebedarf vorliegt.

Bewertet wird unter diesem Kriterium der personelle Hilfebedarf beim Einmalkatheterisieren etwa bei neurogenen Blasenstörungen. Auch das Vorbereiten und Bereitlegen der notwendigen Utensilien gehört dazu. Das Nutzen von Abführmethoden schließt die Anwendung eines Klistieres, eines Einlaufes oder das digitale Ausräumen des Enddarmes ein, während die Gabe von Laxantien und Suppositorien (auch zur Förderung des Stuhlgangs) im Modul 5 4.5.1 „Medikation" bewertet wird.

F 4.5.11 Therapiemaßnahmen in häuslicher Umgebung
Im Gegensatz zu den Kriterien 4.5.1 „Medikation" und 4.5.2 „Injektionen" ist dieses Kriterium nicht abschließend definiert. Wie bei allen Kriterien des Modules 5 ist dabei zu beachten, dass die Maßnahmen ärztlich angeordnet oder verordnet und auf Dauer erforderlich sein müssen und ein personeller Hilfebedarf vorliegt.

In diesem Kriterium wird der Unterstützungsbedarf von Betroffenen bewertet, wenn im Rahmen der Heilmitteltherapie den Betroffenen ein *Eigenübungsprogramm* aufgegeben wird, das in der therapiefreien Zeit in Eigenregie durchgeführt werden soll. Dabei kann es sich beispielsweise um krankengymnastische Übungen, Atemübungen oder logopädische Übungen handeln.

Aus dem Wortlaut der BRi „... werden aus einer Heilmitteltherapie heraus Anweisungen zu einem Eigenübungsprogramm geben, welches dauerhaft und regelmäßig durchgeführt werden soll ..." ist abzuleiten, dass zwar eine Heilmitteltherapie in der Vergangenheit durchgeführt worden sein muss, nicht aber, dass die Heilmitteltherapie noch aktuell stattfinden muss.

Maßnahmen einer aktivierenden Pflege werden hier nicht berücksichtigt, auch dann nicht, wenn dabei Anweisungen aus Ergotherapien oder anderen Heilmitteltherapien umgesetzt werden. Denn dabei steht die Pflege im Vordergrund und nicht ein Eigenübungsprogramm. Ferner sind auch in die tägliche Pflege integrierte Handlungsweisen wie Prophylaxen und Pflege nach Bobath-Kriterien nicht berücksichtigungsfähig.

Darüber hinaus werden in diesem Kriterium auch Maßnahmen zur Sekretelimination (etwa Abklopfen bei Mukoviszidose, Einsatz eines Vibraxgerätes etc.) gewertet sowie spezifische Therapien zum Beispiel nach Vojta, sofern diese gezielt auf eine bestehende Erkrankung ausgerichtet sind.

Auch der personelle Hilfebedarf bei einer ambulanten Peritonealdialyse wird unter diesem Kriterium berücksichtigt. Bei der Peritonealdialyse zählt jeder Wechsel des Dialysatbeutels als eigene Therapiemaßnahme. Sofern ein sogenannter PD-Cycler benutzt wird, zählen bei Erwachsenen jeweils der Anschluss und die Diskonnektion als eigene Maßnahme. Bei Kindern wird die Anwendung eines Cyclers unter dem Kriterium 4.5.12 „Zeit- und technikintensive Maßnahmen in häuslicher Umgebung" bewertet, da sich die Versorgung und Überwachung deutlich aufwendiger gestaltet.

Die Unterstützung beim Hausbesuch des Therapeuten im Wohnumfeld wird nicht berücksichtigt.

F 4.5.12 Zeit- und technikintensive Maßnahmen in häuslicher Umgebung

Im Gegensatz zu den Kriterien 4.5.1 „Medikation" und 4.5.2 „Injektionen" ist dieses Kriterium nicht abschließend definiert. Wie bei allen Kriterien des Moduls 5 ist dabei zu beachten, dass die Maßnahmen ärztlich angeordnet oder verordnet und auf Dauer erforderlich sein müssen und ein personeller Hilfebedarf vorliegt.

Ausweislich der BRi werden diese Maßnahmen nur dann gewertet werden können, wenn diese „in häuslicher Umgebung" durchgeführt werden. Diese Begrifflichkeit schließt auch eine vollstationäre Pflegeeinrichtung oder eine ambulant betreute Wohngruppe mit ein. Beispielgebend werden in den BRi die Hämodialyse in der Häuslichkeit und die Beatmung genannt. Daraus ist abzuleiten, dass eine Durchführung einer Dialyse etwa im Krankenhaus oder in einer Dialysepraxis nicht unter diesem Kriterium zu bewerten ist. Darüber hinaus wird in der BRi abgestellt auf zeit- *und* technikintensive Maßnahmen. Eine bloße zeitintensive Maßnahme, wie etwa die dauernde Beobachtung von Betroffenen zum Beispiel wegen drohender Krampfanfälle, erfüllt jedoch nicht das Kriterium einer technikintensiven Maßnahme. Erfolgt beispielsweise bei einer maschinellen Beatmung eine spezielle Krankenbeobachtung (gemäß Pos. 24 HKP-Richtlinie), so ist diese meist rund um die Uhr erforderlich und mit einmal täglich einzutragen.

Die technische Messung von Vitalparametern wird unter dem Kriterium 4.5.6 „Messung und Deutung von Körperzuständen" berücksichtigt, auch wenn diese rund um die Uhr erfolgt.

F 4.5.13 Arztbesuche

Im Gegensatz zu den Kriterien 4.5.1 „Medikation" und 4.5.2 „Injektionen" ist dieses Kriterium nicht abschließend definiert. Wie bei allen Kriterien des Moduls 5 ist dabei zu beachten, dass die Maßnahmen ärztlich angeordnet oder verordnet und auf Dauer erforderlich sein müssen und ein personeller Hilfebedarf vorliegt.

Mit Arztbesuchen sind die notwendigen Besuche beim Hausarzt, bei den Fachärzten und Zahnärzten gemeint. Unterstützung beim Hausbesuch von Ärzten im

Wohnumfeld (auch stationäre Pflegeeinrichtung) sind nicht zu berücksichtigen. Die Unterstützung bei dem Aufsuchen einer Dialyse oder von Spezialambulanzen (zum Beispiel Tagesklinik Onkologie) wird unter dem Kriterium 4.5.14 (Besuche anderer medizinischer oder therapeutischer Einrichtungen [bis zu 3 Std.]) oder 4.5.15 (Zeitlich ausgedehnte Besuche medizinischer oder therapeutischer Einrichtungen [länger als 3 Std.]) verortet. Besuche beim Heilpraktiker sind unbeachtlich, da diese ärztlich weder verordnet noch angeordnet werden können. Erforderlich ist weiterhin, dass wenigstens ein Arztbesuch pro Monat durchgeführt wird. Dabei wird eine durchschnittliche quartalsweise Betrachtung zu Grunde gelegt. Bewertet werden alle Arztbesuche kumuliert (unabhängig von der Fachrichtung). Das Aufsuchen des Arztes beginnt an der Wohnungstür und endet auch dort. Auch Unterstützungen bei einem Arztbesuch etwa wegen einer Demenz zählen dazu. Der Hilfebedarf und die Unterstützung können auch durch verschiedene Personen erbracht werden. Dabei ist die Art der Hilfe und Unterstützung unerheblich. Ein personeller Hilfebedarf kann immer nur durch eine Erkrankung begründet werden. Demnach ist der fehlende Besitz eines Führerscheines oder fehlende deutsche Sprachkenntnisse nicht zu bewerten, da diese keine Erkrankung darstellen.

F 4.5.14 Besuche anderer medizinischer oder therapeutischer Einrichtungen (bis zu 3 Std.)
Im Gegensatz zu den Kriterien 4.5.1 „Medikation" und 4.5.2 „Injektionen" ist dieses Kriterium nicht abschließend definiert. Wie bei allen Kriterien des Modules 5 ist dabei zu beachten, dass die Maßnahmen ärztlich angeordnet oder verordnet und auf Dauer erforderlich sein müssen und ein personeller Hilfebedarf vorliegt.

Das Aufsuchen anderer Therapeuten wie Heilmitteltherapeuten, ambulanter Krankenhausbehandlung (zum Beispiel in Spezialambulanzen) oder von Dialyseeinrichtungen wird in diesem Kriterium berücksichtigt. Dazu zählt auch Rehasport und Funktionstraining, sofern dies ärztlich verordnet und gezielt auf bestimmte Krankheitsbilder ausgerichtet ist und einen Verordnungszeitraum von mehr als 6 Monaten umfasst. Besuche beim Heilpraktiker oder zur Hippotherapie zählen indes nicht dazu, da diese weder ärztlich zu verordnen noch anzuordnen sind.

Die Einordnung, ob eine Maßnahme unter 4.5.14 „Besuche anderer medizinischer oder therapeutischer Einrichtungen [bis zu 3 Std.]" oder unter 4.5.15 „Zeitlich ausgedehnte Besuche medizinischer oder therapeutischer Einrichtungen [länger als 3 Std.]" bewertet wird, richtet sich *nicht* nach der Dauer der Abwesenheit der Betroffenen von der Häuslichkeit/der stationären Pflegeeinrichtung, sondern nach der Dauer des personellen Hilfebedarfes (der zeitlichen Gebundenheit) einer Pflegeperson. Die Unterstützung kann durchaus von unterschiedlichen Personen geleistet werden.

F 4.5.15 Zeitlich ausgedehnte Besuche medizinischer oder therapeutischer Einrichtungen (länger als 3 Std.)

Im Gegensatz zu den Kriterien 4.5.1 „Medikation" und 4.5.2 „Injektionen" ist dieses Kriterium nicht abschließend definiert. Wie bei allen Kriterien des Moduls 5 ist dabei zu beachten, dass die Maßnahmen ärztlich angeordnet oder verordnet und auf Dauer erforderlich sein müssen und ein personeller Hilfebedarf vorliegt.

In diesem Kriterium wird einem erhöhten personellen Hilfebedarf, der durch Pflegepersonen geleistet werden muss, Rechnung getragen. Ein solcher kann beispielsweise bei Personen mit geistigen Behinderungen entstehen, die längere Fahrtstrecken zu Spezialambulanzen zurücklegen müssen und dabei der Hilfe bedürfen. Dies gilt auch bei demenziell erkrankten Personen, die zum Beispiel einer onkologischen Therapie bedürfen und während Transport und Therapie ständig beruhigt werden müssen. Dies in einem Ausmaß, wie es durch eine übliche onkologische Praxis oder Ambulanz nicht geleistet werden kann und das Maß des Üblichen übersteigt. Es geht es also darum, ob der personelle Hilfebedarf einer oder mehrerer Pflegepersonen 3 Stunden pro Maßnahme übersteigt. Ansonsten gelten die gleichen Grundsätze wie unter dem Kriterium 4.5.14 „Besuche anderer medizinischer oder therapeutischer Einrichtungen [bis zu 3 Std.]".

F 4.5.16 Einhalten einer Diät oder anderer krankheits- oder therapiebedingter Verhaltensvorschriften

Im Gegensatz zu den Kriterien 4.5.1 „Medikation" und 4.5.2 „Injektionen" ist dieses Kriterium nicht abschließend definiert. Wie bei allen Kriterien des Moduls 5 ist dabei zu beachten, dass die Maßnahmen ärztlich angeordnet oder verordnet und auf Dauer erforderlich sein müssen und ein personeller Hilfebedarf vorliegt.

Die Bewertung erfolgt bei diesem Kriterium nicht nach Häufigkeit, sondern wie in den Modulen 1, 4 und 6 nach dem Grad der Selbständigkeit.

In diesem Kriterium geht es um die Einsichtsfähigkeit der Person zur Einhaltung von ärztlich angeordneten Vorschriften, die sich auf vitale Funktionen beziehen. Es geht nicht um die Vorbereitung oder Durchführung einer Verhaltensvorschrift oder Diät. Ausschlaggebend für eine Wertung ist, ob die Person kognitiv oder psychisch in der Lage ist, die Notwendigkeit zu erkennen und die Verhaltensvorschrift einzuhalten. Zu werten ist, wie häufig aufgrund des Nichtbeachtens ein direktes Eingreifen erforderlich ist, sofern dies nicht in anderen Modulen berücksichtigt wurde.

Angesprochen werden in diesem Kriterium zum einen das *Einhalten* einer Diät. Eine Diät wird definiert als angeordnete Nahrungs- und/oder Flüssigkeitszufuhr, bei der sowohl Art und Menge der Lebensmittel wie auch Art und Zeitpunkt der Aufnahme aus therapeutischen Gründen geregelt sind (vgl. BRi). Demnach muss also bei einer Diät eine konkrete Angabe zur Art und Menge der Lebensmittel wie auch zu Art und der Zeitpunkt der Aufnahme vorliegen oder zumindest angegeben werden. Beispielhaft kann hierbei eine Diät bei einer Phenylketunurie oder bei einem Diabetes mellitus mit konventioneller Insulintherapie (Insulingabe in fixer Dosierung mit notwendiger festgelegter BE- Zufuhr) genannt werden. Oder eine festgelegte Flüssigkeitsmenge bei einer hochgradigen Herzinsuffizienz.

Andere Verhaltensvorschriften können sich zum Beispiel auf die Sicherstellung einer Langzeit-Sauerstoff-Therapie bei unruhigen Personen, beziehen, die an einer schwergradigen COPD oder an einer fortgeschrittenen pulmonalarteriellen Hypertonie leiden.

Es geht also weder um das Zubereiten oder Bereitstellen einer Diät, noch um das selbständige Essen oder um die Fähigkeit z. B. eine Sauerstoffbrille an- und abzulegen.

Selbständig: Selbständig ist eine betroffene Person, die den Sinn der Vorschriften erfassen kann und die Vorschrift selbständig einhalten kann (es wird zum Beispiel bei einer Diät nichts Verbotenes gegessen). Es ist weder eine Erinnerung noch eine Anleitung erforderlich. Es reicht aus, wenn eine Diät bereitgestellt wird.

Überwiegend selbständig: Neben dem Vorbereiten und Bereitstellen einer Diät muss noch (wiederkehrend) an das Einhalten der Diät erinnert werden. Oder es muss bei krankheits- und therapiebedingten Maßnahmen angeleitet werden. Daneben muss maximal einmal täglich eingegriffen werden (zum Beispiel Einschreiten, wenn etwas Verbotenes gegessen wird).

Überwiegend unselbständig: Nicht nur Erinnerung ist bei einer Person erforderlich, sondern meistens auch Anleitung oder Beaufsichtigung. Darüber hinaus muss mehrmals täglich eingegriffen werden.

Unselbständig: Immer ist Anleitung und Beaufsichtigung erforderlich. Ein Eingreifen ist (fast) immer erforderlich.

Verhaltensvorschriften zur gesunden Lebensführung im Sinne einer ausgewogenen Ernährung und einer ausreichenden Flüssigkeitsmenge sowie die Vermeidung von Suchtmitteln werden nicht unter diesem Kriterium (oder einem anderen Kriterium des Modules 5) berücksichtigt. Dies gilt auch bei manifesten Suchterkrankungen. Bei krankheits- oder therapiebedingten Verhaltensvorschriften geht es ausschließlich um vitale Funktionen.

F 4.6 Modul 6: Gestaltung des Alltagslebens und sozialer Kontakte

In diesem Modul wird die Selbständigkeit der betroffenen Personen bewertet, deren Alltag zu strukturieren und deren Alltag selbständig zu gestalten.

Bewertet wird, ob die betroffenen Personen ihre Alltagsroutine und ihren Tagesablauf einteilen und bewusst gestalten bzw. an äußere Veränderungen anpassen können.

Dazu werden planerische Fähigkeiten benötigt. Um den Alltag oder auch die Zeit darüber hinaus planerisch gestalten zu können, ist eine erhaltende zeitliche Orientierung erforderlich. Darüber hinaus wird in diesem Modul bewertet, wie selbständig betroffene Personen in der Gestaltung der Freizeit sind. Schließlich wird in diesem

Modul auch die Kontaktpflege zu Freunden und Verwandten sowohl im direkten Kontakt wie auch außerhalb des direkten Kontaktes bewertet.

In diesem Modul ist es unerheblich, ob Beeinträchtigungen oder Teilaspekte bereits in anderen Modulen berücksichtigt worden sind. Bewertet werden Beeinträchtigung der Selbständigkeit sowohl aufgrund von kognitiver oder psychischer oder aber auch somatischer Einschränkungen.

Tab. 7.7: Modul 6: Gestaltung des Alltagslebens und sozialer Kontakte.

		selbständig	überwiegend selbständig	überwiegend unselbständig	unselbständig
4.6.1	Gestaltung des Tagesablaufs und Anpassung an Veränderungen	0	1	2	3
4.6.2	Ruhen und Schlafen	0	1	2	3
4.6.3	Sich beschäftigen	0	1	2	3
4.6.4	Vornehmen von in die Zukunft gerichteten Planungen	0	1	2	3
4.6.5	Interaktion mit Personen im direkten Kontakt	0	1	2	3
4.6.6	Kontaktpflege zu Personen außerhalb des direkten Umfeldes	0	1	2	3

F 4.6.1 Gestaltung des Tagesablaufes und Anpassung an Veränderungen
In diesem Kriterium wird die Selbständigkeit beurteilt, den aktuellen Tagesablauf festzulegen, mit anderen Menschen abzustimmen, einzelne Planungen auch anzustoßen und ggf. bei Veränderungen darauf reagieren zu können. Es geht *nicht* um die Fähigkeit die geplante Aktivität dann tatsächlich auch durchzuführen und umzusetzen. Eine Tagesgestaltung könnte planerisch etwa so aussehen, dass die betroffene Person beschließt, nach einem Frühstück um zehn Uhr ein Bad zu nehmen, danach drei oder vier Sätze aus der Pastorale zu hören, anschließend zwei Kapitel aus dem Lieblingsbuch zu lesen, das Mittagsessen im nahe gelegenem Café einzunehmen, einen Mittagsschlaf zu halten, nachmittags die von ihr geschätzte Dokumentationsserie im Fernsehen anzuschauen ...

In diesem Kriterium wird also die Selbständigkeit beurteilt eine solche Planung vorzunehmen, ggf. mit weiteren Personen zu kommunizieren und einzelne Aktivitäten dieser Planung (Mittagessen außerhalb des Hauses auch anzustoßen (Kann bitte jemand den Transport organisieren!).

Selbständig: Wenn die betroffene Person entsprechend ihren individuellen Gewohnheiten und Vorlieben den Tag planerisch gestalten kann, dies auch kommunizieren kann, wobei eine gewisse zeitliche Orientierung notwendig ist und auch Hilfeleistung initiieren kann, lautet die Beurteilung „selbständig".

Überwiegend selbständig: Wenn die betroffene Person Erinnerungshilfen zu einzelnen Punkten der Tagesplanung benötigt, weil diese sonst vergessen werden (Denken sie bitte daran, sie wollten heute Mittag auswärts essen gehen) oder wenn bei ungewohnten Veränderungen Unterstützung notwendig ist (Das ausgesuchte Restaurant hat leider heute geschlossen, was nun?), so lautet die Beurteilung „überwiegend selbständig".

Als „überwiegend selbständig" gilt eine Person aber auch dann, wenn die Kommunikationsfähigkeit oder Sinneswahrnehmung stark beeinträchtigt ist und sie daher der Hilfe benötigt um den Tagesablauf mit anderen Menschen abzustimmen. Dies gilt für die unmittelbare Abstimmung mit weiteren Personen des näheren Umfeldes, nicht etwa Hilfe bei der Terminvereinbarung mit einem Restaurant oder ähnliches.

Überwiegend unselbständig: Wenn die betroffene Person bereits bei der Planung des Tagesablaufes der Hilfe benötigt, indem ihr einzelne Alternativen genannt werden müssen, zu denen sie jeweils Zustimmung oder Ablehnung signalisieren kann, oder den ganzen Tag über zu der eigenen Planung, Erinnerung oder Aufforderungen erforderlich sind, lautet die Beurteilung „überwiegend unselbständig".

Es geht also vorrangig um kognitive Einschränkung.

Als Ausnahmetatbestand ist in den BRi allerdings auch aufgeführt, dass eine Person, die nicht kognitiv eingeschränkt ist, aber aus somatischen Gründen für jegliche Umsetzung der eigenen Planung der personellen Hilfe bedarf, als überwiegend unselbständig bewertet wird. Dies ist immer dann der Fall, wenn in Modul 1 „Mobilität" eine schwerste Beeinträchtigung der Selbständigkeit besteht (wenigstens zehn oder mehr Einzelpunkte [entsprechend 10 gewichteten Punkten]) und zusätzlich in Modul 4 schwerste Beeinträchtigungen der Selbständigkeit vorliegt (wenigstens 37 Einzelpunkte [entsprechend 40 gewichtet Punkten]).

Unselbständig: Wenn eine betroffene Person an der Tagesstrukturierung nicht oder nur minimal mitwirken kann, führt dies zu der Bewertung „unselbständig".

F 4.6.2 Ruhen und Schlafen

In diesem Kriterium wird die Selbständigkeit beurteilt, nach individuellen Gewohnheiten einen Tag-Nacht-Rhythmus einzuhalten bzw. für ausreichend Ruhe und Schlafphasen zu sorgen.

Dabei ist es unerheblich, ob gewohnheitsmäßig der individuelle Nachtschlaf von 20 Uhr bis 5 Uhr oder von 1 Uhr bis 10 Uhr dauert. Hilfen beim Aufstehen oder zu Bett gehen sind ebenso in diesem Kriterium zu bewerten wie personelle Hilfen, um weiterschlafen zu können, wie z. B. Notwendige Lagerung oder Toilettengänge. Nächtliche Maßnahmen, die die Bewältigung von und den selbständigen Umgang mit krankheits- oder therapiebedingten Anforderungen und Belastungen betreffen, werden nicht in diesem Kriterium bewertet sondern nur im Modul 5, da sie nicht der Sorge für eine ausreichende Ruhe- und Schlafphase dienen.

Selbständig: Wenn eine betroffene Person für ausreichende Ruhe oder Schlafphasen sorgen kann, auch mit Phasen der Schlaflosigkeit ohne fremde personelle Hilfe umgehen kann, indem sie beispielsweise mit Lesen oder sonst einer Tätigkeit beschäftigt, ausreichende Fähigkeit hat, das Bett aufzusuchen (zum Liegen zu gelangen) und sich auch im Liegen ohne fremde Hilfe bewegen kann, so lautet die Bewertung „selbständig".

Überwiegend selbständig: Das Aufrichten aus dem Liegen im Bett (Füße bleiben im Bett) ist hier nicht gemeint, sondern Gegenstand des Kriteriums 4.1.1. „Positionswechsel im Bett".

Wenn eine Person Hilfe bedarf beim Hineinheben der Beine in das Bett (Betttransfer) oder infolge kognitiver Einschränkungen in Form einer Aufforderung schlafen zu gehen, so lautet die Bewertung „überwiegend selbständig".

Diese Bewertung ist auch zutreffend, wenn zeitliche Orientierungshilfen beim Wecken gegeben werden müssen oder eine Aufforderung, schlafen zu gehen regelhaft notwendig ist. Auch wenn in der Regel wöchentlich, aber nicht täglich nachts ein Hilfebedarf besteht, ist diese Graduierung richtig.

Überwiegend unselbständig: Wenn eine Person regelmäßig nahezu jede Nacht aufwendige Einschlafrituale benötigt oder beruhigende Ansprachen in der Nacht, so lautet die Bewertung „überwiegend unselbständig". „Überwiegend unselbständig" ist ebenso eine Person die regelmäßig in der Nacht durch fremde personelle Hilfe gelagert werden muss oder aber Hilfebedarf bei Toilettengängen in der Nacht besteht.

Unselbständig: Wenn eine Person über keinen Schlaf-Wach-Rhythmus oder einen deutlich gestörten Schlaf-Wach-Rhythmus verfügt, lautet die Beurteilung „unselbständig".

Auch betroffene Personen im Wachkoma oder auch Personen, bei denen regelmäßig dreimal in der Nacht personelle Unterstützungen beim Lagern benötigt werden, sind „unselbständig".

F 4.6.3 Sichbeschäftigen

In diesem Kriterium wird die Selbständigkeit für die Nutzung der Zeit bewertet, die zwischen Ruhen, Schlafen, Essen, Mahlzeiten, Zubereitung, Körperpflege, Schule, Arbeit etc. noch bleibt, um Aktivitäten durchzuführen, die den eigenen Vorlieben und Interessen entsprechen. Dabei liegt die Betonung auf eigene Vorlieben und Unteressen. Dies kann beispielsweise Musik hören, lesen, Handarbeiten, Fernsehen oder Radio bedeuten, aber auch das Anschauen von Videos oder auch das Ausruhen und Nichtstun.

Zu beachten ist dabei, dass die Auswahl und Durchführungen geeigneter Aktivitäten der Freizeitbeschäftigung nach individuellen kognitiven, manuellen, visuellen und auditiven Fähigkeiten und Bedürfnissen erfolgen muss. Das bedeutet, dass die

Bedürfnisse und Aktivitäten an realistische Möglichkeiten und Fähigkeiten der Person angepasst werden müssen.

Selbständig: Wenn eine selbständige Beschäftigung möglich ist, lautet die Beurteilung „selbständig". Wenn eine Person das Haus nicht mehr verlassen kann, so kann eine anderweitige innerhäusliche Beschäftigung beispielsweise in Zeitungslesen, Beschäftigung mit dem Computer etc. bestehen.

Überwiegend selbständig: Wenn eine betroffene Person geringe personelle Unterstützung bedarf, wie das Zurechtlegen von Gegenständen, das Befüllen des CD Wechslers, aber auch motivierende Unterstützung oder Unterstützung bei der Entscheidungsfindung (lesen, fernsehen, Musik hören), lautet die Beurteilung „überwiegend selbständig".

Überwiegend unselbständig: Wenn eine Person während einer Beschäftigung der freien Zeit der ständigen Anleitung oder Begleitung bedarf, die Pflegeperson dadurch also nahezu ständig gebunden ist, lautet die Beurteilung „überwiegend unselbständig".

Unselbständig: Wenn eine Person bei der Nutzung der freien Verfügbaren Zeit nicht mehr nennenswert mitwirken kann, lautet die Beurteilung „unselbständig". Dies ist auch dann der Fall, wenn nur passiv an Aktivitäten teilgenommen wird, wenn keine kognitive Umsetzung von Aufforderung oder Anleitung mehr geschieht.

F 4.6.4 Vornehmen von in die Zukunft gerichteten Planungen

In diesem Kriterium werden ähnlich wie in dem Kriterium 4.6.1 „Gestaltung des Tagesablaufes und Anpassung an Veränderungen" die planerische Selbständigkeit beurteilt und nicht die Fähigkeit, die geplanten Aktivitäten auch durchzuführen. Im Unterschied zu dem Kriterium 4.6.1 ist jedoch hier die Planung über den Tag hinaus zu beurteilen. Es geht darum, längere Zeitabschnitte zu überschauen und entsprechen zu planen. Insoweit werden hier vorrangig kognitive Fähigkeiten beurteilt. Beurteilt wird in diesem Kriterium aber auch die Abstimmungsfähigkeit mit anderen Menschen (Kommunikation).

Selbständig: Wenn die betroffene Person entsprechend ihrer individuellen Gewohnheiten und Vorlieben den Tag planerisch gestalten kann, dies auch kommunizieren kann, wobei eine gewisse zeitliche Orientierung notwendig ist, und auch Hilfeleistung initiieren kann, lautet die Beurteilung „selbständig".

Überwiegend selbständig: Wenn die betroffene Person Erinnerungshilfen zu einzelnen Punkten der Planung benötigt, weil diese sonst vergessen werden oder wenn bei ungewohnten Veränderungen Unterstützung notwendig ist, so lautet die Beurteilung „überwiegend selbständig".

„Überwiegend selbständig" ist eine Person aber auch dann, wenn die Kommunikationsfähigkeit über Sinneswahrnehmung stark beeinträchtigt ist und sie daher der Hilfe benötigt um den Tagesablauf mit anderen Menschen abzustimmen. Dies gilt für die unmittelbare Abstimmung mit weiteren Personen, nicht etwa Hilfe bei der Terminvereinbarung zum Beispiel mit der Fußpflege.

Überwiegend unselbständig: Wenn die betroffene Person bereits bei der Planung über einen gewissen Zeitabschnitt Hilfe benötigt, indem ihr einzelne Alternativen genannt werden müssen, zu denen sie jeweils Zustimmung oder Ablehnung signalisieren kann oder ständig zu der eigenen Planung Erinnerung oder Aufforderungen erforderlich sind, lautet die Beurteilung „überwiegend unselbständig".

Es geht also vorrangig um kognitive Einschränkung.

Als Ausnahmetatbestand ist in den BRi allerdings auch aufgeführt, dass eine Person, die nicht kognitiv eingeschränkt ist, aber aus somatischen Gründen für jegliche Umsetzung der eigenen Planung der personellen Hilfe bedarf, als überwiegend unselbständig bewertet wird. Dies ist immer dann der Fall, wenn in Modul 1 „Mobilität" eine schwerste Beeinträchtigung der Selbständigkeit besteht (wenigstens zehn oder mehr Einzelpunkte [entsprechend zehn gewichteten Punkten] und zusätzlich in Modul 4 wenigstens 37 Einzelpunkte [entsprechend 40 gewichtet Punkten] erreicht werden).

Unselbständig: Wenn eine betroffene Person an der Planung über den Tag hinaus nicht oder nur minimal mitwirken kann, führt dies zu der Bewertung „unselbständig".

F 4.6.5 Interaktion mit Personen im direkten Kontakt

In diesem Kriterium wird die Selbständigkeit beurteilt, mit Angehörigen, Pflegepersonen, Mitbewohnern oder Besuchern Kontakt auszunehmen, Personen anzusprechen oder auf Ansprache zu reagieren.

Dies bedeutet, dass kommunikative Fähigkeiten erhalten sein müssen. Im direkten Kontakt meint Personen in unmittelbarer Nähe (Angesicht in Angesicht).

Selbständig: Wenn die betroffene Person im direkten Kontakt mit Angehörigen, Pflegepersonen, Mitbewohnern oder Besuchern umgehen kann, Kontakt aufnimmt, Personen ansprechen kann und auch auf Ansprache reagiert, lautet die Beurteilung „selbständig".

Überwiegend selbständig: Wenn die betroffene Person wegen Sprech-, Sprach- und Hörproblemen Unterstützung beim persönlichen Kontakt bedarf, lautet die Beurteilung „überwiegend selbständig". Diese Beurteilung ist auch dann zutreffend, wenn zwar bei bekannten Personen eine Kontaktaufnahme gelingt, nicht aber bei fremden Personen. Wie immer muss allerdings diese einschränkende Selbständigkeit auf einen krankhaften Zustand zurückzuführen sein und nicht etwa auf eine geübte und gewohnte Verhaltensweise.

Überwiegend unselbständig: Wenn im persönlichen Kontakt kaum Eigeninitiative besteht, die betroffene Person angesprochen und aufwendig motiviert werden muss, aber dann verbal oder nonverbal reagiert, lautet die Beurteilung „überwiegend unselbständig". Dies ist auch dann der Fall, wenn wegen Sprech-, Sprach- und Hörproblemen weitgehende Unterstützung und nicht nur punktuell erforderlich ist.

Unselbständig: Wenn keine Reaktion auf Ansprache erfolgt, auch nonverbale Versuche zu keiner nennenswerten Reaktion führen, lautet die Beurteilung „unselbständig".

F 4.6.6 Kontaktpflege zu Personen außerhalb des direkten Umfeld

In diesem Kriterium wird die Selbständigkeit bewertet, bestehende Kontakte zu Freunden und Nachbarn aufrecht zu halten, zu beenden oder zeitweise abzulehnen. Ausdrücklich geht es in der BRi um bestehende Kontakte, es geht nicht um die Fähigkeit neue Kontakte zu knüpfen. In diesem Kriterium wird auch die Fähigkeit bewertet, mit technischen Kommunikationsmitteln wie mit einem Telefon oder Handy umgehen zu können, Besuche zu verabreden oder Telefon, Brief oder Mailkontakte zu halten. Dabei ist nicht erforderlich, dass alle möglichen oder denkbaren Kommunikationswege genutzt werden können.

Selbständig: Wenn die betroffene Person beispielweise mit einfachen technischen Kommunikationsmitteln wie Telefon oder Brief den *bestehenden* Kontakt zu Freunden, Bekannten oder Nachbarn halten kann, so führt dies zu der Beurteilung „selbständig".

Überwiegend selbständig: Wenn die betroffene Person zwar Kontaktaufnahmen planen kann, aber beim Umsetzen wie z. B. Hilfen beim Wählen einer Rufnummer oder Erinnerung an beabsichtigte Terminabsprache benötigt, lautet die Beurteilung „überwiegend selbständig".

Überwiegend unselbständig: Wenn bei der betroffenen Person die Kontaktgestaltung reaktiv ausfällt, von sich aus kaum Kontakt sucht, jedoch noch mitwirken kann, wenn Anregungen erfolgen oder wenn während der Kontaktaufnahme z. B. wegen einer Aphasie ständig Unterstützung durch eine Hilfsperson erforderlich ist zur Überwindung von Sprech-, Sprach- und Hörproblemen, lautet die Beurteilung „überwiegend unselbständig".

Unselbständig: Wenn kein Kontakt außerhalb des direkten Umfeldes aufgenommen wird und auch Anregung zur Kontaktaufnahme erfolglos bleiben, lautet die Beurteilung „unselbständig".

7.2.2.5 F 5: Ergebnis der Begutachtung

Der Ergebnisabschnitt des Pflegegutachtens bildet für die Pflegekasse die relevante Entscheidungsgrundlage zu Art und Umfang der Leistungsgewährung für die pflegebedürftige Person. Als Ergebnis der analysierenden und bewertenden Begutachtung erfolgt unter Aufführung der Summe der gewichteten Punkte aus den einzelnen Modulen die Angabe, welcher Pflegegrad der antragstellenden Person zuzuordnen ist (detaillierte Ausführungen zur Berechnung der Pflegegrade s. Kap. 7.3). Wenn die Pflegebedürftigkeit nicht durch eindeutig zeitlich zu definierende Ereignisse ausgelöst wird (z. B. Unfallereignis oder Eintritt eines Schlaganfalles), ist eine gutachtlich begründete Abschätzung des Beginns der festgestellten Pflegestufe notwendig. Die Beurteilung bedarf einer sachverständigen Begründung und/oder Erläuterung. Ein bloßes Abstellen auf das Datum der Antragstellung ist nicht zulässig.

An dieser Stelle ist insbesondere bei (Folge-)Gutachten, die zu einem geringeren Pflegegrad im Vergleich zur Voruntersuchung führen, im direkten Vergleich darzulegen, worin die Veränderung oder Verbesserung der Selbständigkeit und Fähigkeiten im Einzelnen besteht (Änderung der tatsächlichen Verhältnisse).

Bei Widerspruchsbegutachtungen sollte ausgeführt werden
- ob das Ergebnis des Vorgutachtens bestätigt wird, oder
- ob durch sich durch eine zwischenzeitliche Veränderung der Selbständigkeit oder der Fähigkeiten aktuell ein anderer Pflegegrad ergeben hat, oder
- ob die Voraussetzungen für den aktuell empfohlenen Pflegegrad bereits zum Zeitpunkt der Vorbegutachtung bestanden haben.

Liegen die Voraussetzungen für die Zuordnung zu einem Pflegegrad für mindestens 6 Monate vor und ist mit großer Wahrscheinlichkeit zu erwarten, dass sich die Selbständigkeit und Fähigkeiten z. B. durch therapeutische oder rehabilitative Maßnahmen pflegegradrelevant verbessern werden, ist der Pflegekasse unter Nennung eines konkreten Datums eine befristete Leistungszusage zu empfehlen. Dabei ist eine Befristung immer mit Augenmaß vorzunehmen. So kann beispielsweise ein doppelseitiger Oberarmbruch mit Ruhigstellung bei einem 35-jährigen Versicherten ohne Weiteres eine Befristung auslösen, bei einem 95-jährigen ergibt sich möglicherweise eine völlig andere Betrachtungsweise, da die Möglichkeiten der Rekonvaleszenz und der Kompensation eingeschränkt sind. Eine Befristung auf unter 6 Monate kollidiert mit dem Gesetz, dass für die Feststellung eines Pflegegrades einen Zustand auf Dauer (nämlich für wenigstens 6 Monate) fordert.

Weiterhin ist im Ergebnisteil anzugeben, ob der von den Pflegepersonen unter Punkt 1.4 des Formulargutachtens („Pflegerelevante Aspekte der Versorgungs- und Wohnsituation") geltend gemachte zeitliche Pflegeaufwand nachvollziehbar ist. Dabei ist eine gutachtliche Bewertung der wöchentlich angegebene Pflegetage und Pflegestunden für jede einzelne Pflegeperson vorzunehmen. Im Kern kommt es dabei darauf an, ob der Pflegeaufwand für die jeweils angegebene Pflegeperson nachvollziehbar bei wenigstens 10 Stunden wöchentlich, verteilt auf regelmäßig mindestens 2 Tagen in der Woche liegt. Sofern dies bei einer Pflegeperson nicht zutrifft, ist zu erfragen, ob weitere Pflegebedürftige durch diese Pflegeperson gepflegt werden. Der Hintergrund der Angabe weiterer durch die Pflegeperson gepflegten Pflegebedürftigen besteht darin, dass ein Pflegeaufwand von wenigstens 10 Stunden verteilt auf wenigstens 2 Tage pro Woche durch die Addition des Pflegeaufwandes bei mehreren Pflegebedürftigen erreicht werden kann. Die gutachterliche Prüfmöglichkeit, ob die Angaben zur Verteilung und zum Umfang des Pflegeaufwandes nachvollziehbar sind, ist begrenzt. Nach dem Willen des Gesetzgebers werden „dabei ... die Angaben der beteiligten Pflegepersonen zugrunde gelegt" (§ 44 Abs. 1 Satz 4 SGB XI). Von daher ist eine Nachvollziehbarkeit nur bei offensichtlicher Unrichtigkeit zu verneinen. Wenn die Angaben zur Verteilung und zum Umfang des Pflegeaufwandes nicht nachvollziehbar sind, muss dies entsprechend gutachtlich begründet werden.

Grundlage dieser Angaben ist der § 44 SGB XI, in dem das Ziel des Gesetzgebers festgeschrieben wurde, die soziale Absicherung der Pflegeperson zu verbessern. Die Pflegekasse entrichtet dann Beiträge an den zuständigen Rentenversicherungsträger, wenn bei einem Pflegebedürftigen mindestens Pflegegrad 2 vorliegt und eine nicht erwerbsmäßig pflegende Person wenigstens zehn Stunden verteilt auf regelmäßig mindestens zwei Tage pro Woche pflegt, darüber hinaus wenn die Pflegeperson regelmäßig nicht mehr als 30 Stunden wöchentlich erwerbstätig ist. Außerdem sind die Pflegepersonen während der pflegerischen Tätigkeit (bei einem Pflegebedürftigen mit mindestens Pflegegrad 2) gesetzlich unfallversichert. Ferner sind auch Pflegepersonen, die einen Pflegebedürftigen mit mindestens Pflegegrad 2 pflegen, arbeitslosenversichert, sofern sie zuvor einer Arbeitstätigkeit nachgekommen sind.

Die Beantwortung der Frage, ob die häusliche Pflege in geeigneter Weise sichergestellt sei, ist von nicht zu unterschätzender Bedeutung. Bei der begründeten Feststellung eines Defizits der häuslichen Pflege muss gutachtlich auf die Missstände hingewiesen werden und Empfehlungen zur Abhilfe gemacht werden. Sofern Pflegepersonen überfordert sind, kann sowohl im Hausbesuch aber auch im Empfehlungsteil des Gutachtens auf die Möglichkeit einer Pflegeberatung nach § 7a SGB XI hingewiesen werden oder weitere Möglichkeiten der Entlastung wie Inanspruchnahme eines Pflegedienstes, Tagespflege oder geeignete Betreuungs- und Entlastungsleistung.

Sofern die Frage „ist die Pflege sichergestellt?" verneint wird, muss gutachtlich bedacht werden, dass aufgrund der Bewertung der Qualität der häuslichen Pflege die familiären Verhältnisse einer tiefgreifenden Bewertung unterzogen werden, die möglicherweise in der Folge umfassend in die Versorgung der pflegebedürftigen Person eingreift. Insoweit muss für die Verneinung dieser Frage eine gewisse Erheblichkeitsschwelle überschritten worden sein. Die persönliche Lebenssituation und die Biografie der Pflegebedürftigen müssen berücksichtigt werden. Eigene Wertmaßstäbe dürfen bei der Beantwortung dieser Frage gutachtlich nicht zu Grunde gelegt werden. Gleichwohl darf trotz der gesetzlich verbrieften Bedeutung der häuslichen Pflege das Wohl der pflegebedürftigen Person nicht aus den Augen verloren werden. Sofern der Gutachter nach reiflicher Abwägung zu dem Ergebnis gekommen ist, dass die häusliche Pflege nicht in geeigneter Weise sichergestellt ist, kann beispielsweise eine Unterstützung der Laienpflege durch professionelle Pflege in Form von Kombinationsleistung oder Sachleistung empfohlen werden. Erscheint auch durch diese Maßnahme ein Verbleiben der pflegebedürftigen Person in der Häuslichkeit nicht möglich, kann auf die Notwendigkeit einer stationären oder teilstationären Versorgung hingewiesen werden.

Schließlich ist gutachtlich noch die Frage zu beantworten, ob Hinweise auf Ursachen der Pflegebedürftigkeit aufgrund eines Unfalls, einer Berufserkrankung oder eines Versorgungsleidens (z. B. Kriegsleiden, Impfschaden etc.) bestehen. Durch diese Information gibt den Pflegekassen die Möglichkeit, bei anderen Leistungsträgern Ersatzansprüche geltend zu machen.

7.2.2.6 F 6: Erhebung weiterer versorgungsrelevanter Informationen
Die nachfolgenden Bereiche „außerhäusliche Aktivitäten" und „Haushaltsführung" gehen nicht in die Ermittlung des Pflegegrades ein.

Die Einschätzung der Selbständigkeit kann aber als Impuls für eine Beratung oder die individuelle Versorgungsplanung wichtig sein. Deswegen sind beide Bereiche gemeinsam zu betrachten. Die Selbständigkeit beim Verlassen der Wohnbereich und bei den Wegen außerhalb der Wohnung wird bei diesen Bereichen nur unter 6.1 bewertet.

F 6.1 Außerhäusliche Aktivitäten
Die außerhäusliche Mobilität und Aspekte der sozialen Teilhabe werden in dem Bereich der außerhäuslichen Aktivitäten erfasst. Dabei ist zu bewerten, ob eine betroffene Person die jeweilige Aktivität praktisch durchführen kann. Ob die Beeinträchtigungen der Selbständigkeit aufgrund von Schädigungen somatischer oder mentaler Funktionen bestehen, ist unbeachtlich. Auch die örtliche Orientierungsfähigkeit sowie Sicherheitsaspekte sind dabei zu berücksichtigen. Die Kriterien F 6.1.1 bis F 6.1.4 betreffen den Bereich der Mobilität nach Verlassen des Wohnbereiches einschließlich Fortbewegung außerhäusig, Benutzen öffentlicher Verkehrsmittel oder eines Kraftfahrzeugs (Beifahrer).

F 6.1.1 Verlassen des Bereichs der Wohnung oder der Einrichtung
In diesem Kriterium wird die Fähigkeit bewertet, den konkreten individuellen Wohnbereich verlassen zu können, also von den Wohnräumen bis vor das Haus gelangen zu können. Dabei wird im Gegensatz zu der Bewertung der Module die konkrete Wohnsituation berücksichtigt (zum Beispiel 4. Etage ohne Aufzug). Demnach fließen beispielsweise auch Schwierigkeiten bei dem Bewältigen von Treppen mit ein. Unterschieden werden die Ausprägungen:
- selbständig (ohne Begleitung)
- überwiegend selbständig (mit Unterstützung, aber auch mit Eigenaktivität der Person)
- überwiegend/völlig unselbständig, Hilfe durch eine Person reicht jedoch aus
- überwiegend/völlig unselbständig, Hilfe durch zwei Personen erforderlich

F 6.1.2 Fortbewegen außerhalb der Wohnung oder Einrichtung
In diesem Kriterium wird die Fähigkeit bewertet, sich in einem Bewegungsradius von ca. 500 m außerhalb des direkten Wohnumfeldes sicher und zielgerichtet zu bewegen. Dabei werden auch Hilfsmittel wie Rollator, Gehstock oder ein Rollstuhl mitberücksichtigt. Unterschieden werden die Ausprägungen:
- selbständig (ohne Begleitung)
- nur auf gewohnten Wegen selbständig
- auf allen Wegen nur mit personeller Hilfe möglich
- auch mit personeller Hilfe nicht möglich

F 6.1.3 Nutzung öffentlicher Verkehrsmittel im Nahverkehr
In diesem Kriterium wird die Fähigkeit bewertet, in einen Bus oder eine Straßenbahn einzusteigen und an der richtigen Haltestelle wieder auszusteigen. Dabei gehen sowohl kognitive Fähigkeiten wie auch somatische Fähigkeiten mit in die Beurteilung ein. Abgestellt wird auf die tatsächlichen Gegebenheiten vor Ort. Denkbar ist bei Betroffenen mit kognitiven Einschränkungen, dass sie sich auf gewohnten Strecken, die sie täglich zurücklegen, gut zurechtfinden. Unterschieden werden die Ausprägungen:
- selbständig (ohne Begleitung)
- nur auf gewohnten Strecken selbständig
- auf allen Strecken nur mit personeller Hilfe möglich
- auch mit personeller Hilfe nicht möglich

F 6.1.4 Mitfahren in einem Kraftfahrzeug
In diesem Kriterium wird die Fähigkeit bewertet, in einen PKW ein- und auszusteigen und ggf. die Notwendigkeit einer Beaufsichtigung (Selbständigkeit) während der Fahrt.

Sowohl somatische als auch mentale Beeinträchtigungen werden berücksichtigt. Sowohl eine notwendige Hilfe beim Ein- und Aussteigen aus dem PKW wegen eines Wirbelsäulenleidens wie auch eine Beaufsichtigung während der Fahrt aufgrund kognitiver Beeinträchtigungen und aus Sicherheitsgründen werden gewertet. Unterschieden werden die Ausprägungen:
- selbständig
- benötigt nur Hilfe beim Ein- und Aussteigen (Hilfsperson zusätzlich zum Fahrer während der Fahrt ist nicht erforderlich)
- benötigt Hilfsperson (auch) während der Fahrt mit dem PKW, Taxi (zusätzlich zum Fahrer)
- Fahren in einem PKW, Taxi ist nicht möglich, Liegendtransport oder Transport im Rollstuhl

Die Teilnahme an Aktivitäten (Beurteilung ohne Berücksichtigung von Wegstrecken) wird in den Kriterien F 6.1.5 bis F 6.1.7 bewertet. Dabei wird die selbständige Teilnahme an außerhäuslichen Aktivitäten ohne Wegstrecken „von der Wohnungstür" bis zum Veranstaltungsort nicht bewertet, da dies bereits bei den Kriterien F 6.1.1. bis F 6.1.4 erfolgt. Zur Einschätzung wird eine modifizierte und vereinfachte Fassung der Selbständigkeitsskala verwendet.

F 6.1.5 Teilnahme an kulturellen, religiösen oder sportlichen Veranstaltungen
In diesem Kriterium wird die Fähigkeit bewertet, an Veranstaltungen teilzunehmen, bei denen in der Regel eine größere Anzahl an Personen versammelt ist. Dazu gehören beispielsweise Veranstaltungen wie Theater, Konzert, Gottesdienst oder Sportveranstaltungen. Zur Teilnahme gehört die Fähigkeit, sich über die Dauer der Veranstaltung selbständig in einer größeren Ansammlung von Menschen aufhalten zu können.

Bei der Bewertung ist es unerheblich, ob die antragstellende Person tatsächlich an einer Veranstaltung teilnimmt oder teilnehmen möchte. Zu bewerten sind die Selbständigkeit und die Fähigkeit zu einer Teilnahme (ohne Wegstrecke).
- Teilnahme selbständig möglich: Die Person kann ohne Begleitung an außerhäuslichen Aktivitäten teilnehmen.
- Nicht selbständig: Teilnahme ist nur mit unterstützender Begleitung möglich. Die Person benötigt zur Teilnahme eine Begleitperson während der Aktivität.
- Teilnahme ist auch mit unterstützender Begleitung nicht möglich.

F 6.1.6 Besuch von Arbeitsplatz, einer Werkstatt für behinderte Menschen oder einer Einrichtung der Tages- und Nachtpflege oder eines Tagesbetreuungsangebotes
In diesem Kriterium wird die Fähigkeit bewertet, an bestimmten Aktivitäten teilzunehmen, die der Bildung, Arbeit und Beschäftigung dienen. Bei einigen dieser Aktivitäten übernehmen in der Regel andere Betreuungspersonen (in der Regel geschultes Personal) in den entsprechenden Einrichtungen beaufsichtigende und ggf. steuernde Funktionen. Solche Aktivitäten sind nicht grundsätzlich bei allen Betroffenen zu bewerten, sondern nur bei denjenigen Personen, die für einen Besuch einer solchen Aktivität in Frage kommen. Nur dann ist die Teilnahmefähigkeit zu bewerten. Im Gutachtenformular 6.1.6 erscheinen zunächst folgende Auswahlkriterien:
- Arbeitsplatz
- Werkstatt für Behinderte
- Tages-/Nachtpflegeeinrichtung
- Tagesbetreuung
- Angebote für Unterstützung im Alltag
- Keine

Werden ein oder mehrere Kriterien ausgewählt, sind für diese Kriterien die Beeinträchtigung der Selbständigkeit oder der Fähigkeiten zur Teilnahme jeweils zu prüfen:
- Teilnahme selbständig möglich: Die Person kann ohne Begleitung an außerhäuslichen Aktivitäten teilnehmen.

- Nicht selbständig: Teilnahme ist nur mit unterstützender Begleitung möglich. Die Person benötigt zur Teilnahme eine Begleitperson während der Aktivität.
- Teilnahme ist auch mit unterstützender Begleitung nicht möglich.

F 6.1.7 Teilnahme an sonstigen Aktivitäten mit anderen Menschen

In diesem Kriterium wird die Fähigkeit bewertet, an Aktivitäten außerhalb des engeren Familienkreises in kleineren Gruppen mit bekannten Personen teilzunehmen. Hierunter fallen Besuche bei Freunden, Bekannten oder Verwandten sowie die Teilnahme an Sitzungen in Vereinen oder Selbsthilfegruppen. Bei der Bewertung ist es unerheblich, ob die betroffene Person tatsächlich an einer Veranstaltung teilnimmt oder teilnehmen möchte. Zu bewerten sind die Selbständigkeit und die Fähigkeit zu einer Teilnahme (ohne Wegstrecke).
- Teilnahme selbständig möglich: Die Person kann ohne Begleitung an außerhäuslichen Aktivitäten teilnehmen.
- Nicht selbständig: Teilnahme ist nur mit unterstützender Begleitung möglich. Die Person benötigt zur Teilnahme eine Begleitperson während der Aktivität.
- Teilnahme ist auch mit unterstützender Begleitung nicht möglich.

F 6.2 Haushaltsführung

Zu bewerten ist, ob die betroffene Person die jeweilige Aktivität tatsächlich selbst durchführen kann. Es ist unerheblich, ob die Beeinträchtigungen der Selbständigkeit aufgrund von Schädigungen somatischer oder mentaler Funktionen bestehen. Ebenso unerheblich hierbei sind auch die Häufigkeiten der Durchführung der Aktivitäten oder ob diese tatsächlich durchgeführt werden. Die Bewertung erfolgt entsprechend der Beurteilung von Selbständigkeit. Die Wegstrecken zwischen Wohnbereichen und den Geschäften sind nicht in diesem Bereich, sondern unter 6.1 zu berücksichtigen. Im Bereich 6.2 erfolgt die Bewertung nach folgenden Ausprägungen:
- 0 = selbständig
- 1 = überwiegend selbständig
- 2 = überwiegend unselbständig
- 3 = unselbständig

F 6.2.1 Einkaufen für den täglichen Bedarf

In diesem Kriterium wird die Selbständigkeit bewertet, Einkäufe für den täglichen Bedarf, z. B. Lebensmittel, Hygieneartikel, Zeitungen selbständig zu tätigen.

Selbständig: Die betroffene Person kann diese Einkäufe für den täglichen Bedarf ohne fremde personelle Hilfe tätigen.

Überwiegend selbständig: Die betroffene Person kann Einkäufe überwiegend selbständig durchführen, benötigt jedoch personelle Hilfe beim Tragen der Einkäufe in den Wohnbereich oder Erstellen des Einkaufszettels.

Überwiegend unselbständig: Die betroffene Person kann Einkäufe noch begleiten oder kann entscheiden, welche Produkte gewählt oder eingekauft werden sollen. Jedoch müssen beispielsweise die Waren aus den Regalen genommen werden. Kleine Einkäufe wie Zeitung, Zigaretten oder Brötchen können noch selbst übernommen werden. Hierunter wäre auch ein begleitetes Einkaufen bei mental eingeschränkten Personen in dem Geschäft zu werten.

Unselbständig: Die betroffene Person kann keine Einkäufe mehr selbst tätigen und auch nicht mehr entscheiden, was eingekauft werden soll.

F 6.2.2 Zubereiten einfacher Mahlzeiten

In diesem Kriterium wird die Selbständigkeit bewertet, vorbereitete Speisen selbständig zu erwärmen, beispielsweise ein Heißgetränken oder kleinerer Speisen wie etwa ein Spiegelei zuzubereiten. Ebenso sind das Entnehmen der Speisen aus dem Aufbewahrungsort und -behältnis sowie das Belegen von Brotscheiben oder Öffnen von Konserven zu berücksichtigen.

Selbständig: Einfache Mahlzeiten können ohne fremde personelle Hilfe zubereitet werden. Die betroffene Person kann beispielsweise Essen in der Mikrowelle selbst erwärmen, sich das geschnittene Frühstücksbrot belegen oder einen Tee kochen.

Überwiegend selbständig: Es besteht punktueller personeller Hilfebedarf in Form von Orientierungshilfen (wo steht das Kaffeepulver?), von Sicherheitsbeobachtung (ist der Herd ausgeschaltet?) oder Hilfen beispielsweise bei der Bedienung der Mikrowelle. Oder zur Zubereitung der Mahlzeiten müssen alle Lebensmittel bereitgestellt werden, danach kann sich die betroffene Person die Mahlzeit, wie ein Spiegelei selbst zubereiten.

Überwiegend unselbständig: Elektronische Geräte wie Wasserkocher, Mikrowelle oder Kaffeemaschine können nur unter Aufsicht genutzt werden oder es müssen ständige Anleitungen und Handreichungen erfolgen.

Unselbständig: Handlungen können auch trotz umfangreicher Anleitung nicht mehr umgesetzt werden.

F 6.2.3 Einfache Aufräum- und Reinigungsarbeiten

In diesem Kriterium wird die Selbständigkeit bewertet, einfache und körperlich leichte Haushaltstätigkeiten wie das Tischdecken und -abräumen, Spülen, Ein- und Ausräumen der Spülmaschine, Wäschefalten oder Staubwischen noch selbständig durchzuführen

Selbständig: Die betroffene Person kann die Aktivität ohne personelle Hilfe durchführen.

Überwiegend selbständig: Es sind Erinnerungen, aber nicht durchgängig, erforderlich oder Durchführungskontrollen, gegebenenfalls zwischendurch auch lenkende Impulse. Deutlich mehr als die Hälfte der begonnenen Aktivität kann noch selbst zu Ende gebracht werden.

Überwiegend unselbständig: Es können noch einzelne Aktivitäten wie im Sitzen Wäschefalten durchgeführt werden unter Anleitung. Ansonsten ist überwiegend eine Fremdübernahme oder kleinschrittige Anleitung erforderlich.

Unselbständig: Die betroffene Person kann sich an der Aktivität nicht oder nur minimal beteiligen.

F 6.2.4 Aufwendige Aufräum- und Reinigungsarbeiten einschließlich Wäschepflege

In diesem Kriterium wird die Selbständigkeit bewertet, aufwendige und körperlich schwere Haushaltstätigkeiten wie das Wischen der Böden, Staub saugen, Fenster putzen, Wäsche waschen oder das Beziehen von Betten durchzuführen.

Selbständig: Die Aktivitäten können ohne personelle Hilfe durchgeführt werden.

Überwiegend selbständig: Es sind Erinnerungen, aber nicht durchgängig, erforderlich oder Durchführungskontrollen, gegebenenfalls zwischendurch auch lenkende Impulse. Deutlich mehr als die Hälfte der begonnenen Aktivität kann noch selbst zu Ende gebracht werden.

Überwiegend unselbständig: Es können noch einzelne Aktivitäten Wischen des Bodens mit dem Schrubber unter Anleitung durchgeführt werden. Ansonsten ist überwiegend eine Fremdübernahme oder kleinschrittige Anleitung erforderlich.

Unselbständig: Die Person kann sich nicht relevant an der Durchführung der Aktivität beteiligen.

F 6.2.5 Nutzung von Dienstleistungen

In diesem Kriterium wird die Selbständigkeit bewertet, pflegerische oder haushaltsnahe Dienstleistungen wie Pflegedienst, Haushaltshilfen, Essen auf Rädern, Wäscherei, Handwerker, Friseur oder Fußpflege zu organisieren und zu steuern. Hierbei sind jedoch keine Wegstrecken zu berücksichtigen.

Selbständig: Die Aktivitäten können ohne personelle Hilfe durchgeführt werden.

Überwiegend selbständig: Es sind Erinnerungen erforderlich oder Kontrollen, dass die Aktivität tatsächlich durchgeführt wurde. Der überwiegende Teil einer Aktivität wie telefonische Vereinbarungen können selbst getätigt werden.

Überwiegend unselbständig: Wenn die betroffene Person sich an der Entscheidungsfindung nur noch beteiligen kann, indem mehrere Auswahloptionen genannt werden und sonst die Aktivität fremdübernommen werden muss, so lautet die Beurteilung „überwiegend unselbständig".

Unselbständig: Die Person kann sich nicht oder nicht mehr relevant an der Aktivität beteiligen und auch nicht mehr einen Wunsch äußern.

F 6.2.6 Umgang mit finanziellen Angelegenheiten

In diesem Kriterium wird die Selbständigkeit bewertet, ob alltägliche finanzielle Angelegenheiten wie das Führen eines Girokontos, Überweisungen vornehmen oder entscheiden, ob genügend Bargeld vor Ort ist oder ob eine Rechnung bezahlt werden muss, ohne fremde personelle Hilfe erledigt werden können. Dabei sind jedoch keine Wegstrecken (etwa zur Bank) zu berücksichtigen.

Selbständig: Die Aktivitäten können ohne personelle Hilfe durchgeführt werden.

Überwiegend selbständig: Es sind Erinnerungen erforderlich oder Kontrollen, dass die Aktivität tatsächlich durchgeführt wurde. Oder es sind Erklärungen erforderlich, der größte Teil des Prozesses kann jedoch noch ohne personelle Hilfe selbst erledigt werden.

Überwiegend unselbständig: Der Umgang mit Überweisungen, Rechnungen und die hierzu erforderlichen Schritte kann nicht mehr selbst gestaltet werden, jedoch kann die Person sich äußern und entscheiden, wenn mehrere Handlungsoptionen genannt werden.

Unselbständig: Die Person kann sich nicht oder nicht mehr relevant an der Aktivität beteiligen.

F 6.2.7 Umgang mit Behördenangelegenheiten

In diesem Kriterium wird die Selbständigkeit bewertet, mit staatlichen und kommunalen Behörden sowie Sozialversicherungsträgern umzugehen. Darunter fallen z. B. die Entscheidung, ob ein Antrag gestellt oder ein Behördenbrief beantwortet werden muss, und ggf. die dazu notwendigen Schritte einzuleiten oder durchzuführen.

Selbständig: Die Person kann die beschriebene Aktivität ohne personelle Hilfe durchführen.

Überwiegend selbständig: Eine Person kann z. B. den Pflegestützpunkt zur Beratung selbst organisieren, benötigt aber Hilfe oder Erklärungen beim Ausfüllen eines Antrages. Oder es sind Erinnerungen und Durchführungskontrollen erforderlich.

Überwiegend unselbständig: Die Person entscheidet nur auf Nachfrage oder muss weitgehend angeleitet werden, oder sie entscheidet zwar selbst, benötigt aber aus somatischen Gründen bei jeglicher Umsetzung personelle Hilfe.

Unselbständig: Die Person kann sich nicht oder nicht mehr relevant an der Aktivität beteiligen.

Detaillierte Ausführungen zu den Abschnitten „Empfehlungen zur Förderung oder zum Erhalt der Selbständigkeit oder der Fähigkeiten, Prävention und Rehabilitation" (F 7), „Weitere Empfehlungen und Hinweise für die Pflegekasse (F 8) sowie „Prognose/Wiederholungsbegutachtung" (F 9) finden sich in Kapitel 7.4.

Literatur

[1] Deutsche Gesellschaft für neurowissenschaftliche Begutachtung (DGNB), federführende Gesellschaft. Leitlinie Allgemeine Grundlagen der medizinischen Begutachtung. AWMF-Registernummer: 094/001. Entwicklungsstufe: S2k. Stand: 31.01.2019, gültig bis 30.01.2024 [Zugriff: 20.08.2019]. URL: https://www.awmf.org/leitlinien/detail/ll/094-001.html

7.3 Die Berechnung der Pflegegrade

Stephan Knoblich

Nach § 15 Elftes Buch Sozialgesetzbuch (SGB XI) erhalten Pflegebedürftige „nach der Schwere der Beeinträchtigungen der Selbständigkeit oder der Fähigkeiten einen Grad der Pflegebedürftigkeit (Pflegegrad)." Dieser wird mit Hilfe des Begutachtungsinstruments (BI) ermittelt (s. Kap. 7.2). Das BI ist in 6 Module gegliedert (s. Tab. 7.8). Diese entsprechen – mit den dazugehörigen 64 pflegefachlich begründeten Kriterien – den 6 Bereichen, die nach § 14 Abs. 2 SGB XI maßgeblich für das Vorliegen von gesundheitlich bedingten Beeinträchtigungen der Selbständigkeit oder der Fähigkeiten sind. Grundlage für die Begutachtung von Pflegebedürftigkeit (Pflegebegutachtung) sind die Richtlinien zum Verfahren der Feststellung der Pflegebedürftigkeit sowie zur pflegefachlichen Konkretisierung der Inhalte des Begutachtungsinstruments nach dem Elften Buch des Sozialgesetzbuchs (Begutachtungs-Richtlinien – BRi).

7.3.1 Gesamtpunktwert und Pflegegrade

Gutachtlich werden für jedes Kriterium der Module die Ausprägungen oder Graduierungen der Fähigkeiten und der Selbständigkeit ermittelt. Entsprechend Anlage 1 zu § 15 SGB XI sind diese Ausprägungen mit Einzelpunkten hinterlegt. Diese werden in jedem Modul addiert und daraus ein gewichteter Punktwert ermittelt. Die Überführung des Summenwertes der Einzelpunkte in den gewichteten Punktwert folgt keiner arithmetischen Rechenregel, sondern ist in Anlage 2 zu § 15 SGB XI festgelegt. Der Gesamtpunktwert (Summe) der gewichteten Punkte aus allen 6 Modulen führt dann zu der Festlegung des Pflegegrades. Die Bereiche „Außerhäusliche Aktivitäten" und „Haushaltsführung" fließen in die Berechnung des Pflegegrades nicht ein, da die Darstellung der qualitativen Ausprägungen bei den einzelnen Kriterien ausreichend ist, um Anhaltspunkte für eine Versorgungs- und Pflegeplanung ableiten zu können.

Insgesamt können in der Summe aus allen Modulen nicht mehr als 100 gewichtete Punkte (Gesamtpunktwert) erreicht werden. Von diesen 100 gewichteten Punkten sind in den sechs Modulen maximal die in Tabelle 7.8 aufgeführten Punkte vorgesehen. Dabei ist zu beachten, dass den Modulen 2 und 3 ein gemeinsamer gewichteter Punktwert zugeordnet wird, der aus dem höheren gewichteten Punktwert entweder des Modules 2 oder des Modules 3 besteht (§ 15 Abs. 3 Satz 2 SGB XI). Der maximal erreichbare gewichtete Punktwert der einzelnen Module entspricht auch der Gewichtung, mit dem jedes Modul in die Gesamtbewertung eingeht. Die Gesamtsumme der gewichteten Punkte aus den Modulen 1–6 führt zu dem Pflegegrad. Pflegebedürftigkeit (wenigstens Pfleggrad 1) liegt vor, wenn der Gesamtpunktwert mindestens 12,5 Punkte beträgt. Der Grad der Pflegebedürftigkeit bestimmt sich entsprechend § 15 Abs. 3 SGB XI:

Tab. 7.8: Die Module und maximal erreichbare gewichtete Punkte je Modul.

Modul 1: Mobilität	10 gewichtete Punkte
Modul 2: Kognitive und kommunikative Fähigkeiten Modul 3: Verhaltensweisen und psychische Problemlagen	15 gewichtete Punkte
Modul 4: Selbstversorgung	40 gewichtete Punkte
Modul 5: Bewältigung von und selbstständiger Umgang mit krankheits- oder therapiebedingten Anforderungen	20 gewichtete Punkte
Modul 6: Gestaltung des Alltagslebens und sozialer Kontakte	15 gewichtete Punkte

- **Pflegegrad 1**: geringe Beeinträchtigungen der Selbstständigkeit oder der Fähigkeiten (ab 12,5 bis unter 27 Gesamtpunkte)
- **Pflegegrad 2**: erhebliche Beeinträchtigungen der Selbstständigkeit oder der Fähigkeiten (ab 27 bis unter 47,5 Gesamtpunkte)
- **Pflegegrad 3**: schwere Beeinträchtigungen der Selbstständigkeit oder der Fähigkeiten (ab 47,5 bis unter 70 Gesamtpunkte)
- **Pflegegrad 4**: schwerste Beeinträchtigungen der Selbstständigkeit oder der Fähigkeiten (ab 70 bis unter 90 Gesamtpunkte)
- **Pflegegrad 5**: schwerste Beeinträchtigungen der Selbstständigkeit oder der Fähigkeiten mit besonderen Anforderungen an die pflegerische Versorgung (ab 90 bis 100 Gesamtpunkte)

Pflegebedürftige mit einer besonderen Bedarfskonstellation nach § 15 Abs. 4 SGB XI mit vollständigem Verlust der Greif-, Steh- und Gehfunktion (Punkt 4.1.6 der BRi „Gebrauchsunfähigkeit beider Arme und beider Beine"), die einen spezifischen, außergewöhnlich hohen personellen Unterstützungsbedarf mit besonderen Anforderungen an die pflegerische Versorgung aufweisen, werden ebenfalls, auch wenn ihre Gesamtpunkte unter 90 Punkten liegen, dem Pflegegrad 5 zugeordnet.

7.3.2 Bewertungsregeln der Module

Die Vorschriften, nach denen, die Ausprägungen der jeweiligen Kriterien der einzelnen Module nach den entsprechenden Kategorien in Einzelpunkten gewertet werden, finden sich in Anlage 1 zu § 15 SGB XI.

In den *Modulen 1, 2, 4 und 6* erfolgt die Belegung der Ausprägung mit Einzelpunkten wie in Tabelle 7.9 dargestellt.

Tab. 7.9: Einzelpunkte der Ausprägungen in den Modulen 1, 2, 4 und 6.

Kategorie	Einzelpunkte
selbstständig Fähigkeit vorhanden/unbeeinträchtigt	0
überwiegend selbstständig Fähigkeit größtenteils vorhanden	1
überwiegend unselbstständig Fähigkeit in geringem Maßen vorhanden	2
unselbstständig, Fähigkeit nicht vorhanden	3

Eine Ausnahme bilden die folgenden Kriterien des *Moduls 4*, bei denen wegen ihrer besonderen Bedeutung für die pflegerische Versorgung eine stärkere Wichtung erfolgt.
- 4.4.8 „Essen", bei der eine Dreifachbewertung der Ausprägungen erfolgt (z. B. überwiegend selbständig wird mit 3 Einzelpunkten bewertet und nicht mit einem Einzelpunkt).
- 4.4.9 „Trinken", bei der eine Zweifachbewertung der Ausprägungen erfolgt (z. B unselbständig wird mit 6 Einzelpunkten bewertet und nicht mit 3 Einzelpunkten).
- 4.4.10 „Benutzen einer Toilette oder eines Toilettenstuhls", bei der eine Zweifachbewertung der Ausprägungen erfolgt.

In dem *Modul 3* ist die 4-teilige Graduierung mit höheren Einzelpunkten belegt. Im Zusammenhang mit Tabelle 7.10 wird deutlich, dass damit dem besonders aufwendigen personellen Hilfebedarf bei bereits wenigen Kriterien dieses Moduls Rechnung getragen werden soll.

Tab. 7.10: Einzelpunkte der Ausprägungen in dem Modul 3.

Kategorie	Einzelpunkte
nie oder sehr selten	0
selten, d. h. ein- bis dreimal innerhalb von zwei Wochen	1
häufig, d. h. zweimal oder mehrmals wöchentlich (aber nicht täglich)	3
täglich	5

In dem *Modul 5* erfolgt die Graduierung abweichend von den anderen Modulen nach der Häufigkeit von Maßnahmen. Dabei ist die Berechnung komplex.

Die 16 Kriterien des Moduls 5 lassen sich in 4 Blöcke einteilen. Die Berechnung der Einzelpunkte wird für jeden der 4 Blöcke nach unterschiedlichen Rechenregeln vorgenommen (Anlage 1 zu § 15 SGB XI).

Block 1: Kriterien 4.5.1 bis 4.5.7

Zur Berechnung werden die angegebenen Häufigkeiten in den Kriterien 4.5.1 bis 4.5.7 nach den Spalten (pro Tag, pro Woche und pro Monat) summiert und in einen *Durchschnittswert pro Tag* umgerechnet. Dazu wird die Summe der Maßnahmen pro Woche durch 7 geteilt und die Summe der monatlichen Maßnahmen durch 30. Anschließend werden diese auf den Tag umgerechneten Ergebnisse addiert und wie in Tabelle 7.11 gewertet.

Tab. 7.11: Bewertung der Maßnahmen in den Kriterien 4.5.1 bis 4.5.7.

Kategorie	Einzelpunkte
keine oder seltener als einmal täglich	0
mindestens ein- bis maximal dreimal täglich	1
mehr als dreimal bis maximal achtmal täglich	2
mehr als achtmal täglich	3

Block 2: Kriterien 4.5.8 bis 4.5.11

Zur Berechnung werden die angegebenen Häufigkeiten in den Kriterien 4.5.8 bis 4.5.11 wie oben nach den Spalten (pro Tag, pro Woche und pro Monat) summiert und in einen *Durchschnittswert pro Tag* umgerechnet. Dazu wird die Summe der Maßnahmen pro Woche durch 7 geteilt und die Summe der monatlichen Maßnahmen durch 30. Anschließend werden diese auf den Tag umgerechneten Ergebnisse addiert und wie in Tabelle 7.12 aufgeführt gewertet.

Tab. 7.12: Bewertung der Maßnahmen in den Kriterien 4.5.8 bis 4.5.11.

Kategorie	Einzelpunkte
die Maßnahmen kommen nie oder seltener als einmal wöchentlich vor	0
die Maßnahmen kommen ein- bis mehrmals wöchentlich vor	1
die Maßnahmen kommen ein- bis unter dreimal täglich vor	2
die Maßnahmen kommen mindestens dreimal täglich vor	3

Block 3: Kriterien 4.5.12 bis 4.5.15

In diesem Block 3 begegnet man neben den „Einzelpunkten" und den „gewichteten Punkten" einer dritten Bepunktungsart, dem „Punkt". Für die Kriterien der 4.5.13 „Arztbesuche" und 4.5.14 „Besuche anderer medizinischer oder therapeutischer Einrichtungen (bis zu 3 Stunden)" wird jede Maßnahme, die monatlich erfolgt, mit einem Punkt berücksichtigt. Für jede regelmäßige wöchentliche Maßnahme werden 4,3 Punkte in Ansatz gebracht.

Für die Kriterien der 4.5.12 „Zeit- und technikintensive Maßnahmen in häuslicher Umgebung" und 4.5.15 „Zeitlich ausgedehnte Besuche anderer medizinischer oder therapeutischer Einrichtungen (länger als 3 Stunden)" wird jede Maßnahme, die monatlich erfolgt, mit einem Wert von zwei Punkten berücksichtigt. Für jede regelmäßige wöchentliche Maßnahme werden 8,6 Punkte in Ansatz gebracht. Nur das Kriterium 4.5.12 „zeit- und technikintensive Maßnahmen" kann regelmäßig täglich vorkommen, z. B. bei invasiver Beatmung. In diesem Fall werden 60 Punkte berücksichtigt. Anschließend werden die so ermittelten Punkte der Kriterien 4.5.12 bis 4.5.15 zu einem Zwischenergebnis addiert und den nachstehenden Einzelpunkten zugewiesen:
- 0 bis unter 4,3 Punkte: 0 Einzelpunkte
- 4,3 bis unter 8,6 Punkte: 1 Einzelpunkt
- 8,6 bis unter 12,9 Punkte: 2 Einzelpunkte
- 12,9 bis unter 60 Punkte: 3 Einzelpunkte
- 60 und mehr Punkte: 6 Einzelpunkte

Block 4: Kriterium 4.5.16
Im Kriterium 4.5.16 (Einhaltung einer Diät und anderer krankheits- oder therapiebedingter Verhaltensvorschriften) erfolgt die Graduierung wie im Modul 1, 4 und 6 (selbstständig, überwiegend selbstständig, überwiegend unselbstständig, unselbstständig) mit der entsprechenden Einzelbepunktung.

Abschließende Bewertung im Modul 5
Schließlich wird der Summenwert der Einzelpunkte für das Modul 5 durch Addition der Einzelpunkte aus den Blöcken 1–4 ermittelt. Dem Summenwert der Einzelpunkte für Modul 5 sind folgende gewichtete Punkte zugeordnet:
- Keine Einzelpunkte: 0 gewichtete Punkte
- 1 Einzelpunkt: 5 gewichtete Punkte
- 2 bis 3 Einzelpunkte: 10 gewichtete Punkte
- 4 bis 5 Einzelpunkte: 15 gewichtete Punkte
- 6 bis 15 Einzelpunkte: 20 gewichtete Punkte

Bewertungssystematik (Anlage 2 zu § 15 SGB XI)
Die Bewertungssystematik der Summe der Einzelpunkte und der gewichteten Punkte wird durch die Tabelle 7.13 verdeutlicht. Die Summe der gewichteten Punkte aller Module (es wird aus den Modulen 2 und 3 von beiden Modulen nur ein Wert, nämlich der höchste Wert der gewichteten Punkte berücksichtigt) werden addiert und führen dann zu dem Pflegegrad (siehe oben).

Tab. 7.13: Bewertungs- und Berechnungsregeln zur Ermittlung der Pflegegrade.

Module	Schweregrad der Beeinträchtigung	0 keine	1 geringe	2 erhebliche	3 schwere	4 schwerste	Summe
1 Mobilität	Summe der Einzelpunkte im Modul 1	0–1	2–3	4–5	6–9	10–15	
	Gewichtete Punkte im Modul 1	0	2,5	5	7,5	10	
2 kognitive und kommunikative Fähigkeiten	Summe der Einzelpunkte im Modul 2	0–1	2–5	6–10	11–16	17–33	
3 Verhaltensweisen und psychische Problemlagen	Summe der Einzelpunkte im Modul 3	0	1–2	3–4	5–6	7–65	
höchster Wert aus Modul 2 oder Modul 3		0	3,75	7,5	11,25	15	
4 Selbstversorgung	Summe der Einzelpunkte im Modul 4	0–2	3–7	8–18	19–36	37–54	
	Gewichtete Punkte im Modul 4	0	10	20	30	40	
5 Bewältigung von und selbständiger Umgang mit krankheits- und therapiebedingten Anforderungen	Summe der Einzelpunkte im Modul 5	0	1	2–3	4–5	6–15	
	Gewichtete Punkte im Modul 5	0	5	10	15	20	
6 Gestaltung des Alltagslebens und sozialer Kontakte	Summe der Einzelpunkte im Modul 6	0	1–3	4–6	7–11	12–18	
	Gewichtete Punkte im Modul 6	0	3,75	7,5	11,25	15	

7.3.3 Sonderregeln bei Kindern

Bei Kindern bis zum vollendeten 11. Lebensjahr werden die Einschränkungen der Fähigkeiten und Selbständigkeiten in den Modulen 1, 2, 4 und 5 entsprechend des altersentsprechenden Selbstständigkeitsgrades bewertet. Die Beurteilung richtet sich dabei nach den „Tabellen zur Abbildung des altersentsprechenden Selbstständigkeitsgrades/der altersentsprechenden Ausprägung von Fähigkeiten bei Kindern bezogen auf die Module 1, 2, 4 und 6" in den BRi (s. dort Kap. 5 Feststellung der Pflegebedürftigkeit bei Kindern und Jugendlichen bis 18 Jahre).

Die Gutachterdienste, Medizinischer Dienst der Krankenversicherung (MDK) (zukünftig MD) Sozialmedizinischer Dienst der Knappschaft-Bahn-See (SMD) und MEDICPROOF haben entsprechend diesen Tabellen den einzelnen Ausprägungen der Kriterien altersentsprechende Punktwerte hinterlegt, so dass gutachtlich die Kinder hinsichtlich ihrer Fähigkeiten und Selbständigkeit so beurteilt werden können, wie sie in der Begutachtungssituation erscheinen. Das bedeutet, dass eine „Umrechnung" oder eine manuelle Punktwertveränderung nicht vorgenommen werden muss. Die Module 3 und 5 sind altersunabhängig immer zu bewerten.

Im *Modul 4* werden bei Kindern im Alter bis 18 Monate die Kriterien K 4.4.1 bis K 4.4.13 durch das Kriterium K 4.4.0 ersetzt und wie in Tabelle 7.14 dargestellt gewertet.

Tab. 7.14: Bewertung des Kriterium K 4.4.0.

Kriterium		Einzelpunkte
K 4.4.0	Bestehen gravierender Probleme bei der Nahrungsaufnahme bei Kindern bis zu 18 Monaten, die einen außergewöhnlich pflegeintensiven Hilfebedarf auslösen	20

Im *Modul 5* ist bei Kindern zusätzlich das Kriterium 4.5. K „Besuche von Einrichtungen zur Frühförderung bei Kindern" zu bewerten. Dies Kriterium wird ebenso wie das Kriterium 4.5.13 „Arztbesuche" oder 4.5.14 „Besuche anderer medizinischer oder therapeutischer Einrichtungen (bis zu 3 Stunden)" gewichtet. Demnach geht bei Kindern in die Berechnung die Addition der Punktwerte der Kriterien 4.5.13 bis 4.5.15 sowie zusätzlich des Kriteriums 4.5. K mit ein (s. Tab. 7.15).

Tab. 7.15: Bewertung des Kriterium 4.5.K.

Kriterium		entfällt oder selbständig	Wöchentliche Häufigkeit multipliziert mit	Monatliche Häufigkeit multipliziert mit
4.5. K	Besuche von Einrichtungen zur Frühförderung bei Kindern	0	4,3	1

Pflegegrade pflegebedürftiger Kinder im Alter bis zu 18 Monaten werden abweichend von der üblichen Einstufung (s. o.) wie folgt eingestuft:
– Pflegegrad 2: ab 12,5 bis unter 27 Gesamtpunkte
– Pflegegrad 3: ab 27 bis unter 47,5 Gesamtpunkte
– Pflegegrad 4: ab 47,5 bis unter 70 Gesamtpunkte
– Pflegegrad 5: ab 70 bis 100 Gesamtpunkte

7.4 Empfehlungen im Pflegegutachten

Stephan Knoblich

Pflegebedürftigkeit ist regelmäßig kein unveränderbarer Zustand, sondern ein Prozess, der durch Maßnahmen der Pflege, Krankenbehandlung, Einzelleistungen mit präventiver und rehabilitativer Zielsetzung oder durch Leistungen zur medizinischen Rehabilitation beeinflusst werden kann. Daher muss gutachtlich geprüft werden, ob über die derzeitige Versorgungssituation hinaus weitere Maßnahmen empfohlen werden müssen. Die gesetzliche Grundlage für diese notwendigen Empfehlungen ergibt sich aus § 18 Abs. 1 Satz 3 SGB XI. Nach dieser Rechtsvorschrift sind auch Feststellungen darüber zu treffen, ob und in welchem Umfang Maßnahmen zur Beseitigung, Minderung oder Verhütung einer Verschlimmerung der Pflegebedürftigkeit einschließlich der Leistungen zur medizinischen Rehabilitation geeignet, notwendig und zumutbar sind. Empfehlungen zur Förderung oder zum Erhalt der Selbstständigkeit oder der Fähigkeiten erfolgen in folgenden Bereichen:
- Leistung zur medizinischen Rehabilitation
- Hilfsmittel/Pflegehilfsmittel
- Heilmitteln und andere therapeutische Maßnahmen
- wohnumfeldverbessernde Maßnahmen
- edukative Maßnahmen/Beratung/Anleitung
- präventive Maßnahmen
- sonstige Empfehlungen

Ferner werden im Gutachten weitere Empfehlungen gemacht zur:
- Beratung zur Leistung zur verhaltensbezogenen Primärprävention (§ 20 Abs. 5 SGB V)
- Veränderung der Pflegesituation
- Beratung zu Umsetzung der empfohlenen Leistungen zur medizinischen Rehabilitation
- Termin für eine Wiederholungsbegutachtung

Eine Empfehlung ist unabhängig von der Feststellung eines Pflegegrades auszusprechen.

7.4.1 Leistungen zur medizinischen Rehabilitation

Empfehlungen zu Leistungen einer medizinischen Rehabilitation werden wegen der prominenten Relevanz umfassend in einem eigenen Kapitel behandelt (s. Kap 8).

7.4.2 Hilfsmittel/Pflegehilfsmittel

Gutachtlich muss in jedem Einzelfall, ausgehend von der aktuellen Versorgungssituation, die Möglichkeit der Verbesserung der Versorgung mit Hilfsmittel-/Pflegehilfsmittel geprüft werden. Sofern bereits ein Hilfsmittel vorhanden ist, soll darüber hinaus geprüft werden, ob dieses von den pflegebedürftigen Personen sachgerecht bedient werden kann oder ob eine erneute Anleitung im Gebrauch, ein Ersatz, eine Anpassung oder Änderung erforderlich ist.

Eine Versorgungsempfehlung muss sich grundsätzlich nicht nur auf Pflegehilfsmittel beschränken; auch eine Versorgung mit Hilfsmitteln nach § 33 SGB V kann gutachtlich angeregt werden. Hilfsmittel nach § 33 SGB V sind erforderlich, um den Erfolg einer Krankenbehandlung zu sichern, einer drohenden Behinderung vorzubeugen oder eine Behinderung auszugleichen. Dazu gehören beispielsweise Hörhilfen und Körperersatzstücke, aber auch orthopädische Hilfsmittel. Sofern die empfohlenen Hilfsmittel den Zielen des § 40 SGB XI dienen, gilt die Empfehlung des Gutachters als Antrag auf Leistungsgewährung, sofern der Versicherte, Betreuer beziehungsweise die bevollmächtigte Person zustimmt. Dies wird gutachtlich im Rahmen der Begutachtung zu jedem einzelnen Hilfsmittel erfragt und im Gutachten dokumentiert. Die Ziele des § 40 SGB XI sind die Erleichterung der Pflege, die Linderung der Beschwerden oder die Ermöglichung einer selbstständigen Lebensweise der Pflegebedürftigen. Grundlage für die Empfehlungen von Hilfsmitteln und Pflegehilfsmitteln, die den Zielen von § 40 SGB XI dienen, sind die Richtlinien des GKV-Spitzenverbandes zur Festlegung der doppelfunktionalen Hilfsmittel und Pflegehilfsmittel (RidoHiMi) nach § 40 Abs. 5 SGB XI in der jeweiligen gültigen Fassung. Darüber hinaus zählen dazu alle übrigen im Verzeichnis nach § 78 SGB XI (Pflegehilfsmittelverzeichnis) aufgeführten Pflegehilfsmittel. Außerdem können Adaptionshilfen (z. B. Greifhilfen, Anziehhilfen, Trinkhilfen), Gehhilfen, Hilfsmittel gegen Dekubitus, aufsaugende Inkontinenzhilfen, Stehhilfen und Stomaartikel in Betracht kommen.

Sofern gutachtlicherseits solche Hilfsmittel empfohlen werden, wird für die Zeit bis zum 31.12.2020 die Erforderlichkeit nach § 40 Abs. 1 Satz 2 vermutet; es bedarf dann keiner ärztlichen Verordnung mehr. Eine weitere fachliche Überprüfung ist nicht mehr geboten, es sei denn, die Kranken- oder Pflegekasse stellt die offensichtliche Unrichtigkeit der Empfehlung fest. Sofern ein Hilfsmittel gutachtlich empfohlen wird, dass nicht den Zielen des § 40 SGB XI dient, wird diese Empfehlung nicht als Leistungsantrag gewertet (z. B. Kommunikationshilfen, Sehhilfen, Hörhilfen, Orthesen).

Darüber hinaus wird bei einer Hilfsmittelempfehlung das Hilfsmittel konkretisiert durch Angabe
- der Produktart/Produktartnummer oder Produktuntergruppe/Produktuntergruppennummer,
- zu welchem Zweck und bei welchen Aktivitäten das vorgeschlagene empfohlene Pflege-/Hilfsmittel genutzt werden soll und

- ob das Hilfsmittel/Pflege Hilfsmittel selbstständig, selbstbestimmt oder mit Hilfe von Pflegepersonen genutzt werden kann.

7.4.3 Heilmitteln und andere therapeutische Maßnahmen

Maßnahmen der physikalischen Therapie, der Stimm-, Sprech-, Sprachtherapie inklusive Schlucktherapie, der Ergotherapie und Ernährungstherapie können als Einzelleistungen auch eine rehabilitative Zielsetzung haben und somit Beeinträchtigungen der Aktivität und oder der Teilhabe vermeiden oder verhindern. Gutachtliche Empfehlungen zu der Einleitung einer Heilmitteltherapie orientieren sich daher in der Zielsetzung an den Heilmittelrichtlinien des Gemeinsamen Bundesausschusses (G-BA). Es handelt sich dabei aber um gutachtliche Empfehlungen, deren konkrete Verordnung weiterhin Sache der Vertragsärzte ist.

7.4.4 Wohnumfeldverbessernde Maßnahmen

Entsprechend § 40 Abs. 4 SGB XI können sich die Pflegekassen mit einem Betrag von bis zu 4.000 EUR an Maßnahmen der Wohnumfeldverbesserung beteiligen, wenn dadurch im Einzelfall
- die häusliche Pflege überhaupt ermöglicht wird,
- die häusliche Pflege erheblich erleichtert und damit eine Überforderung der Leistungskraft der oder des Pflegebedürftigen und der Pflegenden verhindert wird oder
- eine möglichst selbständige Lebensführung der oder des Pflegebedürftigen wiederhergestellt, somit die Abhängigkeit von personeller Unterstützung durch Pflegepersonalpflegekräfte verringert wird.

Zu den wohnumfeldverbessernden Maßnahmen gehören beispielsweise Maßnahmen, die einen wesentlichen Eingriff in die Bausubstanz erfordern und damit der Gebäudesubstanz auf Dauer hinzugefügt werden (z. B. Türverbreiterung oder Einbau einer barrierefreien bodengleichen Dusche). Weiterhin Maßnahmen, bei denen die konkrete Wohnumgebung an die Bedürfnisse des Pflegebedürftigen angepasst wird (z. B. Einbau eines Aufzuges oder Treppenlifters) oder technische Hilfen im Haushalt wie Umbau von Mobiliar, welches an die Erfordernisse der Pflegesituation individuell angepasst wird. Im Einzelfall kann auch ein Umzug des Pflegebedürftigen eine wohnumfeldverbessernde Maßnahme darstellen, wenn beispielsweise durch den Umzug von Dachgeschoss in das Erdgeschoss eine selbständige Lebensführung erreicht werden kann. Ausführlichere Ausführungen finden sich in der Anlage 2 der BRi „Auszug aus dem Gemeinsamen Rundschreiben des GKV-Spitzenverbandes und der Verbände der Pflegekassen auf Bundesebene zu den leistungsrechtlichen Vorschriften des SGB XI". Dieser Auszug ist lediglich als Orientierungshilfe zu verstehen und stellt keine abschließende Aufzählung von Maßnahmen dar, die von den Pflegekassen bezuschusst werden können.

Wenn Maßnahmen gutachtlich für erforderlich gehalten werden, so sollen die Beeinträchtigungen des Pflegebedürftigen und das angestrebte Ziel deutlich gemacht werden. Sofern die angestrebte selbständigere Lebensführung auch durch ein Hilfsmittel zu erreichen wäre, hat dieses aus wirtschaftlichen Gründen Vorrang vor Baumaßnahmen. So ist eine Toilettensitzerhöhung dem Austausch mit einer höheren Toilettenschüssel der Vorzug zu geben.

7.4.5 edukative Maßnahmen/Beratung/Anleitung

Ziel edukativer Maßnahmen ist die Verbesserung der individuellen Kompetenz, gesundheitlich bedingter Anforderungen und alltägliche pflegerische Aufgaben besser zu bewältigen. Die Fähigkeit, mit den gesundheitlichen Problemen umzugehen, soll bei den Pflegebedürftigen, aber auch bei den An- und Zugehörigen gestärkt werden. Dazu werden Lern- und Bildungsmaßnahmen angeboten, die entweder den Pflegebedürftigen alleine oder zusammen mit den An- und Zugehörigen angeboten werden. Dabei werden vier Kernaktivitäten der Edukation die „Information", „Beratung", „Schulung" und „Anleitung" genannt. Zu denken wäre beispielsweise an Diabetikerschulungen, Erlernen von entlastenden Atemtechniken bei chronisch obstruktiver Lungenerkrankung (COPD), Beratung und Anleitung zum Umgang mit einem Kolo- oder Urostoma oder an eine Anleitung zur Selbstkatheterisierung. Auch die Anleitung zur Nutzung apparativer medizinischer Maßnahmen, wie etwa des Blutzuckermessgerätes ist darunter zu fassen.

7.4.6 präventive Maßnahmen

Im Rahmen der Begutachtung werden auch Risikofaktoren für körperliche und psychische Erkrankungen sowie Hinweise auf Fehl- oder Mangelernährung oder Suchtverhalten erkannt. Sofern die bisherige Versorgung nicht ausreicht, werden gutachtliche weitere konkrete Maßnahmen empfohlen. Angebote der Primärprävention der gesetzlichen Krankenkassen finden in Gruppen statt. Dies setzt eine psychische und physische Eignung der Pflegebedürftigen voraus. Entsprechend des Leitfadens Prävention beziehen sich diese Angebote auf
- Bewegungsgewohnheiten (Bewegungsförderung/Sturzprävention)
- Ernährung (Gewichtsreduktion, Beseitigung von Mangel- und Fehlernährung)
- Stressmanagement (Förderung von Entspannung und Stressbewältigungskompetenzen)
- Suchtmittelkonsum (gesundheitsbewusster Umgang mit Sucht-/Genussmitteln: Nikotin, Alkohol).

Allerdings muss es sich bei Empfehlungen zur Prävention nicht notwendigerweise um Leistungen zu Lasten der gesetzlichen Krankenkasse handeln, sondern auch Anregungen, die in der Eigenverantwortung der Pflegebedürftigen und der Pflegepersonen liegen (z. B. Gedächtnistraining durch Memory-Spiele, Spaziergänge, Teilnahme an Seniorennachmittagen) gehören dazu.

Angeregt werden kann auch eine Beratung zur Verhütung von Zahnerkrankungen bei Pflegebedürftigen und Menschen mit Behinderungen nach § 22a SGB V.

7.4.7 sonstige Empfehlungen

Zu den sonstigen Empfehlungen zählen einerseits Maßnahmen und Leistungen, die zu Lasten der Kranken-Pflegeversicherung erbracht werden, wie ergänzende Leistungen der Rehabilitation gemäß § 43 Abs. 1 SGB V (Rehabilitationssport und Funktionstraining), Anregung einer diagnostischen Abklärung durch Fachärzte oder Hinzuziehung von Fachtherapeuten (z. B. Wundtherapeuten). Darüber hinaus aber auch Anregungen und Empfehlungen, die nicht zu den Leistungen der Kranken- oder Pflegekasse gehören, wie etwa der Anschluss an Selbsthilfegruppen oder entlastende Maßnahmen (z. B. Essen auf Rädern).

7.4.8 Struktur der Empfehlungen im Formulargutachten

Zur besseren Strukturierung werden im Formulargutachten die Empfehlungen zu 7.4.2–7.4.8 auf drei Themenbereiche bezogen, die die einzelnen Module widerspiegeln.
- der Themenbereich „Mobilität und Selbstversorgung" umfasst die Module 1 und 4,
- der Themenbereich „kognitive und kommunikative Fähigkeiten, Verhaltensweisen und psychische Problemlagen und Gestaltung des Alltagslebens und sozialer Kontakte" gibt die Module 2, 3 und 6 wieder und
- der Themenbereich „Bewältigung von und selbständige Umgang mit krankheits- oder therapiebedingten Anforderungen und Belastungen" spiegelt das Modul 5 wider.

So wird beispielsweise im Themenbereich „Mobilität und Selbstversorgung" im Einzelnen abgefragt, ob folgende Maßnahmen empfohlen werden (die oben im Einzelnen ausgeführt wurden):
- Einleitung/Optimierung therapeutischer Maßnahmen (Heilmitteltherapie)
- Optimierung der räumlichen Umgebung (wohnumfeldverbessernde Maßnahmen)
- Hilfsmittel- und Pflegehilfsmitteleinsatz (Hilfsmittel/Pflegehilfsmittel)
- Präventive Maßnahmen (präventive Maßnahmen)
- sonstige Empfehlung (sonstige Empfehlungen)

Erst nach Bearbeitung dieser 3 Themenbereiche erfolgt die Empfehlung zur medizinischen Rehabilitation.

7.4.9 Beratung zur Leistung zur verhaltensbezogenen Primärprävention (§ 20 Abs. 5 SGB V)

Gutachtlich ist auch eine Aussage zu treffen, ob in der häuslichen Umgebung oder in der Einrichtung, in der der Lebensmittelpunkt der Betroffenen liegt, ein Beratungsbedarf hinsichtlich primär präventiver Maßnahmen nach § 20 Abs. 5 SGB V besteht. Dabei kann sich der Beratungsbedarf allerdings entsprechend des Leitfadens Prävention nur auf die Angebote der Primärprävention (in Gruppen) beziehen mit folgenden Handlungsfeldern:
- Bewegungsgewohnheiten (Bewegungsförderung/Sturzprävention)
- Ernährung (Gewichtsreduktion, Beseitigung von Mangel- und Fehlernährung)
- Stressmanagement (Förderung von Entspannung und Stressbewältigungskompetenzen)
- Suchtmittelkonsum (gesundheitsbewusster Umgang mit Sucht-/Genussmitteln: Nikotin, Alkohol)

7.4.10 Verbesserung/Veränderung der Pflegesituation

Empfehlungen zur Veränderung der pflegerischen Situation können sich sowohl auf organisatorische Bereiche wie aber auch inhaltliche Bereiche erstrecken. Dabei ist auch die Belastung der Pflegepersonen und das soziale Umfeld in den Blick zu nehmen. Um die Versorgungssituation der pflegebedürftigen Person zu verbessern, die pflegenden Personen zu entlasten und auch die häusliche Pflege zu stärken, kann eine individuelle und gezielte Beratung die häusliche Pflege stabilisieren. Pflegebedürftige haben einen Anspruch auf eine umfassende Pflegeberatung einschließlich der Information über das bestehende System von Unterstützungsangeboten und über die Gestaltungsformen familiärer Pflege. Dazu gehört auch die Beratung über Pflegekurse für ehrenamtliche Pflegeperson, ambulante Pflegeleistungen, Tages- und Nachtpflege sowie Kurzzeitpflege.

Wenn eine Überforderung der Pflegepersonen droht oder eventuell bereits eingetreten ist, kann neben der Information über Entlastungsangebote auch eine Information über Leistungen zur Vorsorge- oder Rehabilitation der Pflegepersonen erwogen werden.

Sofern gutachtlich festgestellt wurde, dass die Pflege nicht sichergestellt ist (oder auf Dauer nicht sichergestellt werden kann), können konkrete Empfehlungen zur Veränderung der Pflegesituation (z. B. Inanspruchnahme professioneller Pflege als Sachleistung) unter diesem Punkt dokumentiert werden.

7.4.11 Beratung zu Umsetzung der empfohlenen Leistungen zur medizinischen Rehabilitation

Unter diesem Punkt kann der Pflegekasse der Hinweis gegeben werden, dass die Pflegebedürftigen beziehungsweise die An- und Zugehörigen noch Beratungsbedarf zu empfohlenen Leistungen der medizinischen Rehabilitation haben.

7.4.12 Termin für eine Wiederholungsbegutachtung

Wenn durch den Einsatz von Hilfsmitteln/Pflegehilfsmitteln oder durch kurative, pflegerische oder rehabilitative Maßnahmen sich Selbstständigkeit und Fähigkeiten relevant verändern können, wird gutachtlich ein angemessener Termin für eine Wiederholungsbegutachtung vorgeschlagen. Dabei ist auf das Urteil des BSG vom 13.03.2001 (B 3 P 30/00 R) zu verweisen. Demnach ist eine Rechtfertigung einer Wiederholungsuntersuchung nur darin zu sehen, dass zumindest die Möglichkeit besteht, dass die Voraussetzungen für eine -vollständige oder teilweise- Aufhebung der Leistungsbewilligung eintreten können. Ist eine Verbesserung nicht zu erwarten, ist die Angabe eines Termins für eine Wiederholungsbegutachten entbehrlich.

7.5 Die Begutachtung zur Feststellung der Pflegebedürftigkeit von Kindern

Torsten Frisch, Stephan Knoblich

7.5.1 Vorbemerkung

Die gesetzlichen Grundlagen der Begutachtung zur Feststellung von Pflegebedürftigkeit gelten grundsätzlich auch für Kinder und Jugendliche. Im weiteren Verlauf des Textes wird vereinfachend nur von Kindern gesprochen, Jugendliche (bis zum 18. Geburtstag) sind, sofern nicht explizit im Text ausgeschlossen oder angesprochen, eingeschlossen. Werden im Text Eltern erwähnt, schließt dies auch andere Pflegepersonen mit ein.

7.5.2 Vorbereitung des Besuchs

Die Begutachtung von Kindern setzt eine besondere Expertise und eine besondere Form der Empathie voraus, so dass die Begutachtung in der Regel durch besonders geschulte Gutachter mit einer Qualifikation als Gesundheits- und Kinderkrankenpflegekraft oder als Kinder- und Jugendmediziner vorzunehmen ist. Insbesondere sind die Eltern von chronisch gesundheitlich bedingt beeinträchtigten Kindern in der Regel sehr gut über die Erkrankungen ihrer Kinder informiert und auch, beispielsweise in Selbsthilfegruppen oder Spezialambulanzen, gut vernetzt. Daher sollten die Gutachter in der Lage sein, auch selten auftretende gesundheitliche Beeinträchtigungen hinsichtlich möglicher Auswirkungen und der Prognose einordnen zu können. Sofern die Diagnose vorab bekannt ist, sollten zur speziellen Vorbereitung begutachtungsrelevante Information eingeholt werden. Ebenso sollte den Eltern vermittelt werden können, dass deren geleistete Hilfen anerkannt werden, jedoch nicht in allen Fällen in die Bewertung und Empfehlung des Pflegegrades mit einfließen können. Bei der Terminierung des Besuchs ist es, mehr noch als bei Erwachsenen, wichtig darauf hinzuweisen, dass Entwicklungs-, Therapie- und Befundberichte zur Verfügung gestellt werden.

7.5.3 Versorgungssituation

Zur Erhebung der Versorgungssituation bei Kindern sind neben den Pflegepersonen im Haushalt auch Arten und Formen der in diesem Lebensabschnitt sehr häufigen außerhäuslichen Betreuung zu ermitteln:
- Kinder verbringen häufig einen nicht geringen Teil der Wochentage in Betreuungseinrichtungen wie Kindergarten, Schule, Förderschule oder auch Internat. Als zusätzliche Informationen zu diesen Betreuungseinrichtungen sind die Zeiten zu erfragen, die in den Einrichtungen verbracht werden (also beispielsweise Kindergarten von 08:00–12:00 Uhr an 5 Tagen die Woche, Internat von Montagmorgen 8:00 Uhr bis Freitagmittag 14:00 Uhr usw.).
- Die Inanspruchnahme von Teilhabeassistenzen/Integrationshelfern ist für die weitere Versorgungsplanung von Belang.
- Es sollte nicht vergessen werden nach dem Aufwand weiterer, nicht erwerbsmäßiger Pflegepersonen (z. B. Großeltern usw.) zu fragen.

7.5.4 Anamnese

Die Anamneseerhebung bei Kindern unterscheidet sich von der bei Erwachsenen unter anderem dadurch, dass auch das Erreichen von Entwicklungsstufen erfragt und dokumentiert werden sollte. Hier sind beispielsweise die bisherige Sprachentwicklung, das Erreichen der motorischen Meilensteine (wann frei gesessen wurde, wann erste Schritte gemacht wurden usw.) und in den allermeisten Fällen auch die bisherigen Fördermaßnahmen zu erfragen. Die Geburtsanamnese kann gerade bei noch jungen Kindern bereits Hinweise auf die mögliche Entwicklung der Selbstständigkeit und Fähigkeiten geben. In der Anamnese sollen die vorgetragenen Auffälligkeiten des Kindes aufgenommen werden. Eine Wiedergabe von anamnestischen Normalbefunden ist in aller Regel entbehrlich. Wenn besondere Fähigkeiten geschildert werden, wie z. B. Fahrrad fahren ohne Stützräder, Schwimmen, Schleife binden, sollten diese aufgenommen werden.

Naturgemäß wird man, je jünger das zu begutachtende Kind ist, umso mehr auf anamnestische Angaben der Eltern und anderer Bezugspersonen zurückgreifen. Auch aus den Entwicklungsberichten der Betreuungseinrichtungen und den Zeugnissen der Schule lassen sich wesentliche Hinweise ableiten. Vorhandenes Informationsmaterial sollte, insbesondere bei den seltenen Erkrankungen, entsprechend gewürdigt werden.

7.5.5 Befund

Die Untersuchung, gerade bei jüngeren Kindern, erfordert von den Gutachterinnen und Gutachtern ein hohes Maß an Einfühlungsvermögen und gutachterlicher Expertise. Beispielsweise können wesentliche Befunde während des natürlichen Spiel- und Bewegungsverhaltens der Kinder erhoben werden. Unter anderem kann der ungezwungene Umgang mit Kuscheltieren, Spielzeug, elektronischen Medien und Büchern recht eindeutige Befunde zu Grob- und Feinmotorik der Arme und Hände sowie dem Wahrnehmungsvermögen erbringen. Auch die Ansprache des Kindes muss altersgerecht erfolgen. Ob daraus überhaupt ein Sozialkontakt entsteht und wie dieser sich gegebenenfalls gestaltet (Blickkontakt? Sofortiges Weinen und Weglaufen? etc.) kann zur Nachvollziehbarkeit der gutachtlichen Bewertungen (auch im Rahmen einer eventuell später nachfolgenden Wiederholungsbegutachtung) beitragen und sollte dementsprechend im Gutachten dokumentiert werden.

7.5.6 Besonderheiten der Bewertung

Bei der Begutachtung werden, wie bei Erwachsenen auch, die Einschränkungen der Selbstständigkeit und der Fähigkeiten im Formulargutachten beurteilt (s. Anlage 2 „Formulargutachten Kinder und Jugendliche"). Dabei wird allein die Abweichung von der Selbständigkeit und den Fähigkeiten altersentsprechend entwickelter Kinder zugrunde gelegt. Bereits im Vorfeld der Erstellung der „Richtlinien des GKV-Spitzenverbandes zur Feststellung der Pflegebedürftigkeit sowie zur pflegefachlichen Konkretisierung der Inhalte des Begutachtungsinstrumentes nach dem elften Buch des Sozialgesetzbuches (Begutachtungsrichtlinien – BRi)" wurde eine umfangreiche Literaturrecherche und Analyse, ergänzt durch Fachexpertisen, durchgeführt, um zu ermitteln, welche Selbständigkeit und Fähigkeiten in welchem Alter vorliegen mit dem Ziel, eine Aussage zu treffen, ab welchem Alter die entsprechenden Aktivitäten der einzelnen Kriterien in den Modulen üblicherweise selbständig von einem Kind durchgeführt werden können bzw. die entsprechenden Fähigkeiten ausgebildet sind. Die altersabhängig ermittelten Grade der Selbständigkeitsentwicklung sind in der BRi für Kinder tabellarisch ausgeführt.

Um das Verfahren zu erleichtern, haben die Medizinischen Dienste bei der Programmierung des Gutachtenformulars bereits die altersentsprechenden Ausprägungen der Selbstständigkeiten und Fähigkeiten hinterlegt. Die Gutachter erhalten so einen umfassenden Überblick über die altersentsprechende Entwicklung. Kriterien, die entwicklungsbedingt bis zu einem bestimmten Alter auch bei Gesunden als „unselbstständig" zu beurteilen sind, sind gekennzeichnet und müssen nicht bewertet werden. Somit können die Kinder und Jugendlichen im Gutachten hinsichtlich ihrer Selbständigkeit und Fähigkeiten so abgebildet werden, wie sie der Gutachter am Tag der Begutachtung wahrnimmt. Die Abweichung von der altersgemäßen Entwicklung muss daher, im Gegensatz zu der bis 01.01.2017 gültigen Regelung, bei der Bewertung nicht gesondert beschrieben oder in Abzug gebracht werden.

Ab dem vollendeten 11. Lebensjahr entsprechen die Ausprägungen der Selbständigkeit denen von Erwachsenen. Altersunabhängig sind das Modul 3 „Verhaltensweisen und psychische Problemlagen" und das Modul 5 „Bewältigen von und selbständiger Umgang mit krankheits- oder therapiebedingten Anforderungen und Belastungen" sowie die besondere Bedarfskonstellation „Gebrauchsunfähigkeit beider Arme und beider Beine" zu bewerten. Als weitere Besonderheit ist nur bei Kindern im Modul 5 das Kriterium K 4.5.K „Besuche von Einrichtungen zur Frühförderung bei Kindern" gutachtlich zu beurteilen.

Im Modul 3 ist zu beurteilen, inwieweit das Kind sein Verhalten ohne personelle Unterstützung steuern kann. Von fehlender „Selbststeuerung" ist auch dann auszugehen, wenn ein Verhalten zwar nach Aufforderung abgestellt wird, aber danach immer wieder auftritt, weil das Verbot nicht verstanden wird oder das Kind sich nicht erinnern kann. Abzugrenzen sind davon herausfordernde Verhaltensweisen im Rahmen der Entwicklung, z. B. Trotzphase, Pubertät oder bei Erziehungsproblemen, die nicht zu berücksichtigen sind. Die entwicklungstypische gelegentliche Ablehnung von erforderlichen Maßnahmen wie z. B. Zähneputzen bei Kleinkindern ist hier nicht zu bewerten. Auch ängstliche oder abwehrende Reaktionen auf angeordnete Maßnahmen wie Insulininjektionen, Inhalationen sind nur dann zu bewerten, wenn es sich dabei nicht um eine gelegentliche alterstypische Reaktion, sondern um dauerhafte Folgen eines Gesundheitsproblems handelt.

7.5.7 Besonderheiten bei Kindern unter 18 Monaten

Bei Kindern unter 18 Monaten gehen die altersunabhängigen Module 3 und 5 in die Bewertung ein. Ferner ist die besondere Bedarfskonstellation: „Gebrauchsunfähigkeit beider Arme und beider Beine" zu bewerten. Anstelle der Kriterien des Moduls 4 „Selbstversorgung" ist lediglich die Frage zu beantworten, ob gravierende Probleme bei der Nahrungsaufnahme bestehen, die einen außergewöhnlich pflegeintensiven Hilfebedarf im Bereich der Ernährung auslösen (Kriterium K 4.4.0). Zu den Besonderheiten der Bewertung in dieser Altersgruppe sei auf Tabelle 7.14 im Abschnitt 7.3.3 verwiesen.

7.5.8 Bereich KF 6: Erhebung weiterer versorgungsrelevanter Informationen

Die Bewertungen des Bereichs 6.1 (Außerhäusliche Aktivitäten) entfallen bei Kindern unter 3 Jahren, der Bereich 6.2 (Haushaltsführung) wird bei der Begutachtung von Kindern nicht bewertet.

Von den Bewertungen im Bereich 6.1 (Außerhäusliche Aktivitäten) kann die individuelle Versorgungssituation beeinflusst werden. Insbesondere beim Kriterium 6.1.6 (Besuch von Kindertagesstätte, Schule, Werkstatt für behinderte Menschen, Tages- oder Nachtpflege oder eines Tagesbetreuungsangebotes) sollte das bisherige, durch vorliegende Unterlagen und erhobene Anamnese festgestellte Setting, keinesfalls außer Acht gelassen werden.

7.5.9 Empfehlungen zur Förderung oder zum Erhalt der Selbstständigkeit oder der Fähigkeiten, Prävention und Rehabilitation

Auch bei Kindern und Jugendlichen gilt es, mit Einzelleistungen mit präventiver oder rehabilitativer Zielsetzung oder Leistungen der medizinischen Rehabilitation Pflegebedürftigkeit zu verhindern, zu mindern oder deren Verschlimmerung zu verhüten. Diese werden zusätzlich gesondert in einem eigenen Anhang ausgewiesen (s. Anlage 5 „Gesonderte Präventions- und Rehabilitationsempfehlung für Kinder und Jugendliche").

7.5.10 Prognose, Wiederholungsbegutachtung

Da bei Kindern durch Förder- und Therapiemaßnahmen eine Verbesserung der Selbständigkeit meist möglich und oft auch zu erwarten ist, sind in dieser Altersgruppe regelhaft auch aus gutachterlicher Sicht Wiederholungsbegutachtungen angebracht. Ein geeigneter Zeitpunkt ist nach fachlicher Einschätzung des Krankheitsbildes und der zu erwartenden Entwicklung des Kindes zu empfehlen

Beispielsweise ist bei einer akuten lymphatischen Leukämie (ALL) eine Wiederholungsbegutachtung nach Ablauf eines Jahres zu erwägen, da innerhalb dieses Zeitraumes die Behandlung einschließlich der Rekonvaleszenzphase in aller Regel abgeschlossen ist. Bei anderen Kindern, z. B. mit Entwicklungsverzögerungen, Trisomie 21, Autismus oder Diabetes mellitus wird eher die zu erwartende Entwicklung den Zeitpunkt der Nachuntersuchung bestimmen. Wechsel der Betreuungsformen wie Kindergarten, Einschulung, Wechsel zur weiterführenden Schule, Übergang zum Berufsleben können sinnvolle Zeitpunkte für eine Nachbegutachtung sein.

7.6 Typologie der Begutachtung nach SGB XI

Thomas Gaertner, Brigitte Seitz

7.6.1 Die Pflegebegutachtung als Teil eines Verwaltungsverfahrens

Das Verfahren zur Feststellung der Pflegebedürftigkeit umfasst nach § 18 Elftes Buch Sozialgesetzbuch (SGB XI) den gesamten Verwaltungsakt
- von der Antragstellung der/des Versicherten bei der Pflegekasse
- und der Weiterleitung des Antrags zur Beauftragung des Medizinischen Dienstes oder anderer unabhängiger Gutachter
- über seine Prüfung der Leistungsvoraussetzungen
- und mittels seiner Stellungnahme die Übermittlung der Ergebnisse und Empfehlungen an die Pflegekasse
- bis hin zur Entscheidung über den Antrag seitens der Pflegekasse unter maßgeblicher Berücksichtigung des Gutachtens
- und Mitteilung ihrer Leistungsentscheidung an die antragstellende Person (rechtsmittelfähiger Bescheid).

Gemäß § 36 Zehntes Buch Sozialgesetzbuch (SGB X) muss der Bescheid der Pflegekasse eine schriftliche Belehrung über „den Rechtsbehelf und die Behörde oder das Gericht, bei denen der Rechtsbehelf anzubringen ist, deren Sitz, die einzuhaltende Frist und die Form" enthalten. In der Regel beträgt diese Frist einen Monat. Fehlt die Rechtsbehelfsbelehrung im Bescheid, verlängert sich die Einspruchsfrist auf ein Jahr nach Erteilung des Bescheids. Ein solcher Verwaltungsakt wird für die Beteiligten bindend, wenn nicht erfolgreich dagegen Rechtsbehelf eingelegt wird. Für die förmlichen Rechtsbehelfe gegen Verwaltungsakte gelten, wenn der Sozialrechtsweg gegeben ist, das Sozialgerichtsgesetz (SGG), wenn der Verwaltungsrechtsweg gegeben ist, die Verwaltungsgerichtsordnung. Rechtsbehelfe sind der Widerspruch und die Klage.

Im Rahmen der gutachterlichen Prüfung, ob die Voraussetzungen der Pflegebedürftigkeit erfüllt sind und welcher Pflegegrad vorliegt, haben der Medizinische Dienst oder die von der Pflegekasse beauftragten anderen unabhängigen Gutachter durch eine Untersuchung der antragstellenden Person die Beeinträchtigungen der Selbständigkeit oder der Fähigkeiten sowie die voraussichtliche Dauer der Pflegebedürftigkeit zu ermitteln. Weiterhin sind auch Feststellungen darüber zu treffen, ob und in welchem Umfang Maßnahmen zur Beseitigung, Minderung oder Verhütung einer Verschlimmerung der Pflegebedürftigkeit einschließlich der Leistungen zur medizinischen Rehabilitation geeignet, notwendig und zumutbar sind (§ 18 SGB XI). Im Nachgang zu dieser sogenannten Pflegebegutachtung wird in der Regel ein Pflegegutachten in Form eines ausführlichen Formulargutachtens gemäß den „Richtlinien zum Verfahren der Feststellung der Pflegebedürftigkeit sowie zur pflegefachlichen Konkretisierung der Inhalte des Begutachtungsinstruments nach dem Elften Buch des Sozialgesetzbuchs (Begutachtungs-Richtlinien – BRi)" erstattet. Es enthält abschließend die sozialgesetzlich geforderte Mitteilung vom Ergebnis der Prüfung. Sie basiert auf der pflegerelevanten Erhebung der Eigen- und Fremdanamnese sowie der persönlichen Befunderhebung/Inaugenscheinnahme der antragstellenden Person grundsätzlich in ihrem Wohnbereich, d. h. entweder im häuslichen Wohnumfeld oder in der vollstationären Pflegeeinrichtung. Neben den anamnestischen Angaben zur pflegerelevanten Vorgeschichte und der derzeitigen Versorgungssituation dient die gutachterliche Befunderhebung einschließlich der Anwendung des Begutachtungsinstruments (BI) als zentralem Bestandteil des Formulargutachtens

- der Feststellung der gesundheitlichen Bedingtheit von körperlichen, kognitiven oder psychischen Beeinträchtigungen der Selbständigkeit oder der Fähigkeiten,
- der Feststellung, dass die Beeinträchtigungen, die gesundheitlich bedingte Belastungen oder Anforderungen nicht selbständig kompensiert oder bewältigt werden können und daher Fremdhilfe erforderlich ist,
- der Feststellung des Schweregrads und der voraussichtlichen Dauer der Pflegebedürftigkeit,
- der Feststellung, ob und in welchem Umfang Maßnahmen zur Beseitigung, Minderung oder Verhütung einer Verschlimmerung der Pflegebedürftigkeit einschließlich der Leistungen zur medizinischen Rehabilitation geeignet, notwendig und zumutbar sind,
- der Feststellung, ob Beratungsbedarf hinsichtlich von Leistungen zur verhaltensbezogenen Prävention besteht,
- der Erhebung versorgungsrelevanter Informationen zur selbständigen Durchführbarkeit außerhäuslicher Aktivitäten und der Haushaltsführung sowie
- der Einschätzung der Prognose einschließlich der Empfehlung des Termins zu einer Wiederholungsbegutachtung.

Zu den Ergebnissen der Begutachtung zählen weiterhin
- die Feststellung der Pflegebedürftigkeit mit Empfehlung des Pflegegrades,
- die Angabe, seit wann die festgestellte Pflegebedürftigkeit besteht,
- der Hinweis auf eine Befristung,
- die Abschätzung des Pflegeaufwands der Pflegepersonen,
- die Angabe, ob Pflege in geeigneter Weise sichergestellt ist, und
- der Hinweis, ob als Ursachen der Pflegebedürftigkeit ein Unfall, eine Berufskrankheit, ein Arbeitsunfall oder ein Versorgungsleiden vorliegt.

Abschließend sind über die bisherige Versorgung hinausgehende Maßnahmen zur Förderung oder zum Erhalt der Selbständigkeit oder der Fähigkeiten abzugeben
- zur Prävention und zur medizinischen Rehabilitation,
- zu Hilfsmitteln und Pflegehilfsmitteln,
- zu Heilmitteln oder anderen therapeutischen Maßnahmen,
- zu wohnumfeldverbessernden Maßnahmen,

- zu edukativen Maßnahmen/Beratung/Anleitung,
- zu präventiven Maßnahmen,
- zur Notwendigkeit von Beratungsleistungen zur verhaltensbezogenen Primärprävention,
- zu notwendigen Veränderungen der Pflegesituation und
- zur Notwendigkeit einer Beratung zur Umsetzung der empfohlenen Leistung zur medizinischen Rehabilitation.

7.6.2 Arten der Begutachtung/Gutachtenarten

In Abhängigkeit vom Auftrag der Pflegekasse werden die Arten der Begutachtung nach dem der Fragestellung zu Grunde liegenden Anlass differenziert. Die Begutachtungs-/Gutachtenarten ergeben sich aus den Festlegungen im Handbuch MDK-übergreifendes Berichtswesen in der 21. Fassung vom 22. Oktober 2019, gültig ab 1. Januar 2020.

Erstbegutachtung
Diese dient prinzipiell der Feststellung der Pflegebedürftigkeit aufgrund eines Antrags der antragstellenden Person. In diesem Fall hat das Recht, Leistungen der Pflegekasse in Anspruch zu nehmen, noch nicht vorgelegen. Zu den *Erstgutachten* im Bereich des SGB XI zählen Stellungnahmen
- bei Anträgen auf Leistungen bei Pflegebedürftigkeit, wenn bisher noch keine Pflegebedürftigkeit gemäß SGB XI festgestellt wurde,
- bei Anträgen auf Pflegehilfsmittel und wohnumfeldverbessernde Maßnahmen nach § 40 SGB XI und bei sonstigen Fragen.

Begutachtung nach bereits erfolgter Eilfeststellung zur Pflegebedürftigkeit
In diesem Rahmen sind Gutachten im direkten Anschluss an ein Gutachten in Fällen mit verkürzter Bearbeitungs-/Begutachtungsfrist, die auch so genannten Stellungnahmen im Eilverfahren bzw. Eilfeststellungen („Fristfälle"), folgender Kategorien zu erstatten:
- Aufenthalt im Krankenhaus oder in einer stationären Rehabilitationseinrichtung und Vorliegen von Hinweisen, dass zur Sicherstellung der ambulanten oder stationären Weiterversorgung und Betreuung eine Begutachtung in der Einrichtung erforderlich ist,
- Ankündigung der Inanspruchnahme von Pflegezeit nach dem Pflegezeitgesetz gegenüber dem Arbeitgeber der pflegenden Person,
- Vereinbarung einer Familienpflegezeit mit dem Arbeitgeber der pflegenden Person nach dem Familienpflegezeitgesetz,
- verkürzte Frist bei Hospizpflege,

- verkürzte Frist bei ambulanter Palliativpflege sowie
- verkürzte Frist bei häuslichem Aufenthalt (ohne Palliativversorgung) und Pflegezeitankündigung.

Wiederholungsbegutachtung
Sie dient der Überprüfung der Pflegebedürftigkeit hinsichtlich des Bestandes bzw. des Wechsels des festgestellten Pflegegrads aufgrund der Empfehlung im Vorgutachten, der Sachkenntnis der Pflegekasse oder gemäß der Vorschrift des § 18 Abs. 2 SGB XI, die Untersuchung in angemessenen Zeitabständen zu wiederholen. Grundsätzlich erfolgt eine Wiederholungsbegutachtung nach Auftrag durch die Pflegekasse. In der Regel richtet sich die Pflegekasse bei der Beauftragung zu einer Wiederholungsbegutachtung nach empfohlenen Termin im Vorgutachten. Sie ist jedoch verpflichtet, bei Anzeichen einer pflegegradrelevanten Änderung den Medizinischen Dienst oder andere unabhängige Gutachter mit der Beurteilung der Pflegebedürftigkeit zu beauftragen. Hinweise erhält sie aufgrund der Benachrichtigungspflicht gemäß § 7 Abs. 2 SGB XI mit Einwilligung der antragstellenden Person vom behandelnden Arzt, vom Krankenhaus, von den Rehabilitations- und Vorsorgeeinrichtungen sowie von den Sozialleistungsträgern. Weitere Hinweise zur Pflegesituation erhält die Pflegekasse vom Pflegedienst, dessen Einsatz der Pflegebedürftige zur Sicherung der Qualität der häuslichen Pflege und der regelmäßigen Hilfestellung und Beratung der häuslich Pflegenden im Rahmen des § 37 Abs. 3 SGB XI abzurufen hat. Weiterhin kann z. B. eine erneute Begutachtung im Anschluss an eine rehabilitative Maßnahme sinnvoll sein, wenn deren erfolgreiche Durchführung eine richtungsweisende Verringerung der Beeinträchtigungen der Selbständigkeit oder der Fähigkeiten herbeigeführt haben könnte.

Begutachtung bei Änderungsantrag
Diese dient der Beurteilung der Pflegebedürftigkeit hinsichtlich des festgestellten Pflegegrads bei bereits anerkannter Pflegebedürftigkeit aufgrund eines Höherstufungs- bzw. Rückstufungsantrags (*Höherstufungsbegutachtung* bzw. *Rückstufungsbegutachtung*) der antragstellenden Person. Dieser Antrag kann jederzeit unabhängig vom Zeitpunkt der Vorbegutachtung gestellt werden, wenn die Ansicht vertreten wird, dass die Beeinträchtigung der Selbständigkeit bzw. Fähigkeiten und damit auch der Unterstützungsbedarf seitdem richtungsweisend zu- oder abgenommen hat. Für die Darstellung der Prüfung der Voraussetzungen gelten die bereits für die Wiederholungsbegutachtung formulierten Anforderungen.

Folgebegutachtung
Das *Folgegutachten* bezeichnet die einer „fallabschließenden" Stellungnahme folgende weitere Stellungnahme in demselben Leistungsfall bei zusätzlichen Anträgen

z. B. auf Pflegehilfsmittel, wohnumfeldverbessernde Maßnahmen oder bei sonstigen Fragen der Pflegekasse.

Begutachtung im Widerspruchsverfahren
Sie dient der Überprüfung des Widerspruchs gegen die Entscheidung der Pflegekasse. Zum Widerspruch ist grundsätzlich nur die antragstellende Person, ihr gesetzlicher Betreuer oder eine bevollmächtigte Person ihres Vertrauens berechtigt. Werden aufgrund der Einwände der antragstellenden Person im Anhörungs- oder im Widerspruchsverfahren Sachverhalte deutlich, die ggf. eine erneute Begutachtung erforderlich machen, beauftragt die Pflegekasse damit den zuständigen Medizinischen Dienst oder andere unabhängige Gutachter. Unter Würdigung der vorgebrachten Einwände ist gutachtlich zu entscheiden, ob ggf. unter Beteiligung weiterer Fachkräfte der Sachverhalt auf der Grundlage der Aktenlage entschieden werden kann oder aber eine erneute Untersuchung der antragstellenden Person notwendig ist. Zu den Anlässen eines Widerspruchsgutachtens zählen:
- Widerspruch des der antragstellenden Person gegen die Entscheidung der Pflegekasse
- Einspruch der antragstellenden Person gegen bevorstehende Entscheidung der Pflegekasse (Anhörungsverfahren)
- Aufträge im Zusammenhang mit einem Sozialgerichtsverfahren

Die Beurteilung der Pflegebedürftigkeit und die Empfehlung des Pflegegrads bei einer Wiederholungs-, Höherstufungs-, Rückstufungs- und Widerspruchsbegutachtung haben unter Berücksichtigung des Vorgutachtens plausibel erörternd und begründend erläuternd zu geschehen. Sollte sich zwischen Vorbegutachtung und erneuter Begutachtung eine Zunahme der Beeinträchtigung der Selbständigkeit oder der Fähigkeiten ergeben haben, so ist darzulegen, ab wann ggf. die Voraussetzungen eines höheren Pflegegrads gegeben war. Aufgrund der vorliegenden Unterlagen haben zunächst die beteiligten Gutachter zu beurteilen, ob sie aufgrund neuer Aspekte zu einem anderen Ergebnis als im Vorgutachten kommen. Revidieren diese Gutachter im Rahmen einer Begutachtung im Widerspruchsverfahren ihre Entscheidung nicht, ist ein Zweitgutachten von einem anderen Gutachter zu erstellen. Dabei ist die zwischenzeitliche Entwicklung zu würdigen, der Zeitpunkt eventueller Änderungen der Pflegesituation gegenüber dem Erstgutachten zu benennen und ggf. auf die jeweilige Begründung des Widerspruchs einzugehen.

Begutachtung im Anhörungsverfahren
Bei einem Antrag der/des Versicherten auf Leistungen aus der sozialen Pflegeversicherung kann die Pflegekasse in der Regel unter Berücksichtigung der Ergebnisse vorliegender Pflegegutachten direkt einen positiven Leistungsbescheid erteilen. Wenn jedoch eine Leistung entzogen werden soll, ist die Pflegekasse gemäß § 24 SGB X vor

Erteilung eines rechtsmittelfähigen „negativen" Bescheides verpflichtet, eine Anhörung durchzuführen. Dazu kündigt sie der antragstellenden Person zunächst nur an, dass sie beabsichtigt, sie in einen niedrigeren Pflegegrad einzustufen – also weniger an Leistungen zu erbringen – und fordert sie gleichzeitig auf, dazu binnen einer bestimmten Frist (in der Regel 14 Tage) Stellung zu nehmen sowie ggf. ihre Einwände vorzubringen. Die Einwände werden von der Pflegekasse auf Stichhaltigkeit geprüft. Wird der Medizinische Dienst beteiligt, so äußert sich dieser gutachtlich. Erweisen sich die Einwände als unzutreffend oder äußert sich die antragstellende Person nicht, wird danach ein rechtsmittelfähiger Bescheid erteilt. Gegen diesen Bescheid können die Betroffenen dann Widerspruch einlegen (s. o.).

7.6.3 Formen der Begutachtung

Bei der Feststellung von Pflegebedürftigkeit werden in Abhängigkeit von der Entscheidungsgrundlage nach Art und Umfang der Tatsachenerhebung („Erledingungsart") als sogenannte „Regelbegutachtungen" die beiden nachfolgend beschriebenen Formen unterschieden.

Begutachtung mit Hausbesuch
Die Begutachtung erfolgt im Regelfall durch umfassende Untersuchung mit persönlicher Befunderhebung im Wohnbereich der antragstellenden Person. Dies gilt für Anträge auf häusliche und vollstationäre Pflege gleichermaßen. Die Gesamtheit der eigenermittelten und der fremderhobenen Fakten bilden die Grundlage der gutachterlichen Stellungnahme. Für diese Form der Begutachtung ist das Formulargutachten zur Feststellung der Pflegebedürftigkeit entsprechend den Begutachtungs-Richtlinien vorgegeben. Die Begutachtung zur Analyse entscheidender medizinischer und pflegerischer Befunde wird ergänzt um die Aufnahme der Versorgungs- und Betreuungssituation. Dazu gehört wesentlich eine Begehung des Wohnumfeldes zur Ermittlung pflegerelevanter Aspekte der ambulanten Wohnsituation. Die Begutachtung der antragstellenden Person in ihrem Wohnumfeld stellt die Norm dar. Davon kann nur in begründeten Fällen abgewichen werden.

In besonderen Fällen kann eine Einschränkung des Untersuchungsumfangs indiziert sein, wenn aufgrund der Erkrankung oder des Allgemeinzustandes der antragstellenden Person insbesondere eine umfassende körperliche Untersuchung nicht zuzumuten ist und eine Beurteilung der Pflegebedürftigkeit mit ausreichender Sicherheit auf der Grundlage der festgestellten Fakten sowie ggf. einer orientierenden Untersuchung gewährleistet ist bzw. nur bestimmte Leistungen beantragt wurden.

Begutachtung nach Aktenlage
Diese können in den Fällen durchgeführt werden, in denen eine persönliche Untersuchung der antragstellenden Person im Wohnbereich
- nicht möglich ist (insbesondere, wenn die antragstellende Person vor der persönlichen Befunderhebung verstorben ist),
- im Einzelfall nicht zumutbar ist (z. B. ggf. bei stationärer Hospizversorgung, ambulanter Palliativpflege) oder
- im Einzelfall bei erneuter Begutachtung, wenn ausnahmsweise bereits aufgrund einer eindeutigen Aktenlage feststeht, ob die Voraussetzungen der Pflegebedürftigkeit erfüllt sind und welcher Pflegegrad vorliegt, oder
- wenn im Vorgutachten die Pflegesituation ausreichend dargestellt wurde und durch eine erneute persönliche Begutachtung keine zusätzlichen Erkenntnisse zu erwarten sind.

Die Entscheidung, auf den Hausbesuch zu verzichten, ist im Gutachten zu begründen; in diesen Fällen liegen entweder aussagekräftige Unterlagen vor oder es lassen sich von den betreuenden Einrichtungen und Personen detaillierte Informationen heranziehen.

Die sogenannte „Aktenlage" bildet immer nur einen Ausschnitt von dokumentierten Fakten im Sinne einer fremden (Vor-)Auswahl und muss vom erfahrenen Gutachter hinsichtlich ihrer Verwertbarkeit kritisch analysiert werden. Zur gutachtlichen Beurteilung der Pflegebedürftigkeit gemäß § 18 Abs. 2 SGB XI aufgrund einer eindeutigen Aktenlage ohne Untersuchung/Inaugenscheinnahme des Pflegebedürftigen im Wohnbereich bedarf es daher in der Regel aussagekräftiger Informationen zu den Beeinträchtigungen der Selbständigkeit oder der Fähigkeiten sowie des Unterstützungsbedarf, einer eindeutigen Dokumentation pflegerischer Maßnahmen und umfassender ärztlicher Berichte zu den vorliegenden, die Pflegebedürftigkeit begründenden gesundheitlichen, körperlichen, kognitiven oder psychischen, Beeinträchtigungen. Zur Vervollständigung der Unterlagen ist ggf. seitens des Gutachters eine Kontaktaufnahme mit der antragstellenden Person, den Angehörigen, den Pflegepersonen, den Pflegeinstitutionen und den behandelnden Ärzten notwendig.

7.6.4 Typen der Gutachten

Formulargutachten
Hierbei handelt es sich um das nach den Begutachtungs-Richtlinien erstellte Formulargutachten zur Feststellung der Pflegebedürftigkeit für Erwachsene und das für Kinder und Jugendliche bis 18 Jahren. Dieses Gutachten wird generell bei Begutachtung im Hausbesuch verwendet. Bei speziellen Fragestellungen oder besonderen Sachverhalten kann es angezeigt sein, die Abfassung des Gutachtens zu modifizieren, wenn

die Aussagekraft und die Nachvollziehbarkeit des erstellten Gutachtens dadurch nicht beeinträchtigt werden.

Gutachten nach Aktenlage

Gutachten nach Aktenlage werden auf Basis des Formulargutachtens erstellt, müssen jedoch nicht alle Gutachtenfelder berücksichtigen. Unter Berücksichtigung der unterschiedlichen Situationen der Aktenlagebegutachtung hat das Gutachten aber folgende Angaben zu enthalten:
- vorliegende Fremdbefunde,
- pflegerelevante Vorgeschichte,
- Beeinträchtigungen der Selbständigkeit oder der Fähigkeiten,
- pflegebegründende Diagnose(n),
- Abschätzung der Selbständigkeit oder der Fähigkeiten der antragstellenden Person in den Modulen 1 bis 6 dargestellt auf der Ebene der gewichteten Punkte,
- Zuordnung zu einem Pflegegrad und
- ggf. Feststellungen zum Pflegeaufwand der Pflegeperson

Gutachten in Fällen mit verkürzter Bearbeitungs-/Begutachtungsfrist

Im Regelfall ist der antragstellenden Person spätestens 5 Wochen nach Eingang des Antrags bei der zuständigen Pflegekasse die Entscheidung der Pflegekasse mitzuteilen. Für bestimmte Fallkonstellationen, z. B. zur Sicherstellung der weiteren Pflege beim Übergang aus einer Krankenhausbehandlung, bei Beantragung von Pflegezeit oder bei palliativmedizinischer Versorgung gelten verkürzte Begutachtungsfristen. In diesen Fällen muss zunächst nur die Feststellung getroffen werden, ob Pflegebedürftigkeit vorliegt. Liegt Pflegebedürftigkeit vor, ist darüber hinaus festzustellen, ob mindestens die Voraussetzungen des Pflegegrades 2 erfüllt sind. Die gutachtliche Stellungnahme auf der Grundlage der zur Verfügung stehenden Unterlagen sollte eine Auflistung der vorliegenden Fremdbefunde enthalten und die daraus abzuleitenden folgenden Angaben sind zu dokumentieren:
- aktueller pflegerelevanter Sachverhalt,
- Beeinträchtigungen der Selbständigkeit oder der Fähigkeiten,
- pflegebegründende Diagnose(n),
- Feststellung, ob Pflegebedürftigkeit vorliegt.

Die abschließende Begutachtung mit Hausbesuch ist nachzuholen.

Sonstige Gutachtentypen

Für andere Fragestellungen im Zusammenhang mit Leistungen der Pflegeversicherung finden andere Gutachtenformen Verwendung, zum Beispiel bei der Beurteilung der Indikation wohnumfeldverbessernder Maßnahmen, Beurteilung der Indikation von Pflegehilfsmitteln, Beurteilung zu Fragen der Abgrenzung von häuslicher Krankenpflege gemäß dem Fünften Buch Sozialgesetzbuch (SGB V), Beurteilung des rentenrelevanten Pflegeaufwandes von Pflegepersonen, Beurteilung zu gezielten Fragen im Widerspruchs- oder Sozialgerichtsverfahren.

7.7 Bundesweite Ergebnisse der Begutachtung nach § 18 SGB XI

Stephan Knoblich, Jan Seidel

7.7.1 Leistungen aus der sozialen Pflegeversicherung beziehende Personen

Die Zahl der Pflegebedürftigen, die sowohl Leistungen aus der sozialen Pflegeversicherung (SPV) als auch der privaten Pflege-Pflichtversicherung (PPV) beziehen, ist seit der Einführung der Pflegeversicherung im Jahr 1995 beständig gestiegen. Zum 31.12.2018 zählte die Statistik des Bundesministeriums für Gesundheit (BMG) 3.685.389 Pflegebedürftige, die häuslich (ambulant), teilstationär oder stationär versorgt wurden und Geld- sowie Sachleistungen aus der sozialen Pflegeversicherung erhielten (s. Abb. 7.1) [1]. Hinzu kamen 234.625 leistungsempfangende Personen der privaten Pflege-Pflichtversicherung.

Auffallend ist ein deutlicher Anstieg der leistungsempfangenden Personen vom Jahr 1995 auf das Jahr 1996. Dies lässt sich durch den Beginn der Leistungen für vollstationäre Pflege ab dem 01.07.1996 erklären. Im Weiteren sind neben der demografischen Entwicklung mit steigender Anzahl älterer und pflegebedürftiger Versicherter die Änderungen im Leistungsrecht von großer Bedeutung. Während in den ersten

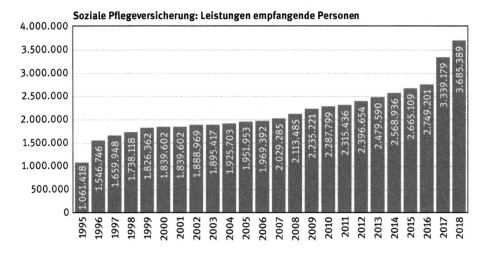

Abb. 7.1: Anzahl der Leistungen aus der sozialen Pflegeversicherung empfangenden Personen in den Jahren 1995–2018 (Quelle: BMG [1]).

zehn Jahren nach Einführung der Pflegeversicherung die Anspruchsvoraussetzungen und der Leistungsumfang weitgehend unverändert geblieben sind, sind seit 2007 mehrfach Leistungsausweitungen erfolgt (Pflege-Weiterentwicklungsgesetz 2008; Pflege-Neuausrichtungs-Gesetz 2013; Pflegestärkungsgesetze ab 2015). In Folge dessen haben auch mehr Versicherte ihren Anspruch geltend gemacht mit dadurch ansteigender Anzahl der leistungsbeziehenden Personen. Ein sehr deutlicher Sprung zeigt sich in den Jahren 2017 und 2018 mit einer Steigerung um 34 Prozent von 2016 auf 2018. Ursächlich ist die Einführung des neuen Pflegebedürftigkeitsbegriffes im Rahmen des zweiten Gesetzes zur Stärkung der pflegerischen Versorgung und zur Änderung weiterer Vorschriften (Zweites Pflegestärkungsgesetzes – PSG II).

7.7.1.1 Verteilung der Pflegestufen und Pflegegrade bei leistungsbeziehenden Personen

Einen Überblick über die Verteilung der Pflegestufen in den Jahren 1995 bis 2016, getrennt nach häuslicher und vollstationärer Pflege (ambulante vs. stationäre Versorgung), gibt Tabelle 7.16. Die Verteilung der Pflegestufen kann erst ab dem Jahr 1996 nachgezeichnet werden. Die Entwicklung der Verteilungen der Pflegestufen im Zeitraum von 1996 bis 2016 zeigt, dass sich die Anteile der Pflegestufen, insbesondere im ambulanten Bereich, deutlich in Richtung Pflegestufe I verschoben haben. Während im Jahr 1996 im ambulanten Bereich 43,8 Prozent der Pflegebedürftigen der Pflegestufe I zugeordnet waren, erhöhte sich dieser Anteilswert auf 64,5 Prozent im Jahr 2016. Auch im stationären Bereich ist ein Anstieg der Pflegestufe I von 29,1 Prozent im Jahr 1996 auf 43,7 Prozent im Jahr 2016 erkennbar. Dabei sind für die 1990er Jahre Einführungseffekte zu beachten. So wurden die Versicherte, die bei Einführung der Pflegeversicherung schwerpflegebedürftig waren und Pflegeleistungen nach §§ 53–57 Fünftes Buch Sozialgesetzbuch (SGB V) erhielten, in Pflegestufe II übergeleitet. Dies mag im Vergleich zu einer Begutachtung nach § 18 Elftes Buch Sozialgesetzbuch (SGB XI) mit persönlicher Inaugenscheinnahme (Pflegebegutachtung) zu einem zu hohen Anteil der Pflegebedürftigen in Pflegestufe II und einem zu niedrigen Anteil in Pflegestufe I geführt haben. Aber auch die spätere Entwicklung war durch eine stetige Zunahme des Anteils der Pflegebedürftigen in Pflegestufe I und eine gleichzeitige Abnahme des Anteils der Pflegebedürftigen in den Pflegestufen II und III geprägt.

Während im ambulanten Versorgungsbereich die Pflegestufe I gefolgt von Pflegestufe II dominieren, wird im stationären Bereich – nicht überraschend – eine Verschiebung in Richtung Pflegestufe II deutlich. Allerdings überwiegt auch dort Pflegestufe I (höchster Anteil), dicht gefolgt von Pflegestufe II. Ähnlich wie im ambulanten Bereich ist auch in diesem Segment eine stetige Verschiebung in Richtung der niedrigen Pflegestufen zu beobachten.

Tab. 7.16: Verteilung der Pflegestufen (PS) nach Versorgungsform in den Jahren 1995–2016 in Prozent (Quelle: BMG [1]).

Jahr	häusliche Pflege				vollstationäre Pflege			
	PS I	PS II	PS III	Σ	PS I	PS II	PS III	Σ
1995	–	–	–	100	–	–	–	–
1996	43,8	43,7	12,6	100	29,1	42,3	28,6	100
1997	47,5	40,6	11,9	100	34,5	41,0	24,5	100
1998	50,3	38,5	11,3	100	36,7	41,2	22,1	100
1999	52,2	36,9	10,9	100	37,4	41,5	21,1	100
2000	54,1	35,6	10,4	100	37,6	41,8	20,6	100
2001	55,3	34,6	10,1	100	37,9	42,0	20,1	100
2002	56,3	33,8	9,9	100	38,4	41,6	20,0	100
2003	57,2	33,1	9,6	100	38,7	41,4	19,8	100
2004	57,5	32,9	9,6	100	39,0	41,2	19,8	100
2005	58,0	32,5	9,5	100	39,2	40,9	20,0	100
2006	58,6	32,0	9,4	100	40,3	40,2	19,6	100
2007	59,2	31,4	9,3	100	40,7	39,7	19,6	100
2008	60,1	30,7	9,2	100	40,4	40,1	19,5	100
2009	60,6	30,4	9,0	100	40,5	39,7	19,8	100
2010	61,3	29,9	8,8	100	41,0	39,3	19,7	100
2011	62,2	29,3	8,5	100	42,3	38,3	19,5	100
2012	62,6	29,0	8,5	100	42,9	37,5	19,5	100
2013	62,9	28,8	8,2	100	42,7	37,6	19,7	100
2014	63,0	28,7	8,2	100	42,8	37,4	19,8	100
2015	63,6	28,3	8,1	100	42,8	37,5	19,7	100
2016	64,5	27,7	7,8	100	43,7	37,4	18,9	100

Nach Einführung des neuen Pflegebedürftigkeitsbegriffes und dem darauf basierenden (neuen) Begutachtungsinstrument (BI) zum 01.01.2017 sind die Effekte der Überleitung beachtlich (s. Tab. 7.17). Versicherte, die am 31.12.2016 einer Pflegestufe zugeordnet waren, wurden ohne erneute persönliche Begutachtung in den nächsthöheren Pflegegrad übergeleitet; Versicherte mit darüber hinaus erheblich eingeschränkter Alltagskompetenz nach §45a in der am 31. Dezember 2016 geltenden

Tab. 7.17: Verteilung der Pflegegrade (PG) nach Versorgungsform in den Jahren 2017–2018 in Prozent (Quelle: BMG [1]).

Jahr	häusliche Pflege						vollstationäre Pflege					
	PG 1	PG 2	PG 3	PG 4	PG 5	Σ	PG 1	PG 2	PG 3	PG 4	PG 5	Σ
2017	7,4	49,7	27,3	11,2	4,3	100	0,5	23,8	30,9	28,8	15,9	100
2018	11,8	47,6	26,6	10,1	3,8	100	0,6	22,8	32,8	28,7	15,1	100

Fassung (Person mit eingeschränkter Alltagskompetenz = PEA) in den übernächst höheren Pflegegrad (doppelter Stufensprung). Folglich wurde ein Versicherter mit Pflegestufe II in den Pflegerad 3 übergeleitet, ein Versicherter mit Pflegestufe III und erheblich eingeschränkter Alltagskompetenz in den Pflegegrad 5. Es war also nicht möglich, Versicherte in den Pflegegrad 1 überzuleiten. Dadurch wird die führende Prozentzahl von fast 50 Prozent des Pflegegrades 2 und von 27 Prozent des Pfleggrades 3 im ambulanten Versorgungsbereich im Jahr 2017 erklärt. Folgerichtig ergibt sich auch im stationären Versorgungsbereich eine „Rechtsverschiebung" der Pflegegrade.

Erst ab Januar 2017 konnte der Pflegegrad 1 im Rahmen einer Begutachtung erreicht werden. Der prozentuale Anstieg des Bestandes der leistungsbeziehenden Personen des Pflegegrades 1 von 7,4 Prozent in 2017 auf 11,8 Prozent in 2018 lässt sich zum einen durch die zunehmende Anzahl der durchgeführten Begutachtungen erklären. Darüber hinaus führt dies, bei unveränderter Verteilung der Pflegegrade in der Begutachtung, zu einer Kumulation des Pflegegrades 1 im Bestand.

7.7.1.2 Versorgungsformen von leistungsbeziehenden Personen

Der Anteil Pflegebedürftiger nach Versorgungsform (ambulant, vollstationär und Versorgung in den Einrichtungen der Behindertenhilfe) wird in Tabelle 7.18 dargestellt. Da die zweite Stufe der Pflegeversicherung erst am 01.07.1996 in Kraft trat (Leistungen in stationären Pflegeeinrichtungen), beträgt der Anteil der ambulant versorgten Pflegebedürftigen im Jahr 1995 folgerichtig 100 Prozent und reguliert sich erst in den folgenden Jahren auf den nachvollziehbaren Wert von rund 69 bis maximal 76 Prozent. Ab 2009 zeigt sich ein leichter, in den folgenden Jahren aber stärker werdender Trend zur ambulanten Versorgungsform, der in 2018 den Höchstwert von 76,1 Prozent erreicht. Dabei sind zum einen die Leistungsausweitungen im ambulanten Bereich mit dem erklärten Ziel der Stärkung des ambulanten Bereiches ursächlich, zum anderen wird der Anstieg ab 2017 aber auch durch den erweiterten Personenkreis der leistungsbeziehenden Personen des Pflegegrades 1 (PG 1) erklärbar, denn diese finden sich in der stationäre Versorgungsform kaum (s. Tab. 7.17). Die nähere Betrachtung der ambulanten Versorgungsform lässt erkennen, dass die Mehrzahl der Versicherten Pflegegeld und Kombinationsleistungen bezieht und somit durch selbstbeschaffte Pflegepersonen (in der Regel Verwandte) ganz oder teilweise versorgt wird. Nur ein geringerer Teil (ab 2012 unter 10 Prozent) wird durch Pflegedienste allein (Sachleistung) versorgt (s. Tab. 7.19).

Tab. 7.18: Anteil Pflegebedürftiger nach Versorgungsform in den Jahren 1995–2018 in Prozent (Quelle: BMG [1]).

Jahr	häusliche Pflege	vollstationäre Pflege	vollstationäre Pflege in Einrichtungen der Hilfe für behinderte Menschen	Σ
1995	100,0	–	–	100,0
1996	76,9	22,7	0,4	100,0
1997	73,1	24,6	2,2	100,0
1998	71,6	25,2	3,2	100,0
1999	71,5	25,7	2,9	100,0
2000	70,8	26,3	3,0	100,0
2001	70,3	26,7	3,0	100,0
2002	69,9	27,0	3,1	100,0
2003	69,5	27,3	3,2	100,0
2004	69,0	27,7	3,3	100,0
2005	68,8	27,9	3,3	100,0
2006	68,7	28,0	3,3	100,0
2007	68,6	28,0	3,4	100,0
2008	69,0	27,6	3,4	100,0
2009	69,5	27,0	3,5	100,0
2010	70,0	26,5	3,5	100,0
2011	70,2	26,4	3,4	100,0
2012	70,5	26,2	3,3	100,0
2013	71,6	25,2	3,2	100,0
2014	72,6	24,3	3,1	100,0
2015	73,7	23,3	3,0	100,0
2016	74,1	22,9	3,0	100,0
2017	74,9	21,3	3,8	100,0
2018	76,1	20,1	3,8	100,0

Tab. 7.19: Anteil häuslich versorgter Pflegebedürftiger nach Leistungsart in den Jahren 1995–2018 in Prozent (Quelle: BMG [1]).

Jahr	Leistungsart bei häuslicher Pflege		
	Pflegegeld	Kombinationsleistungen	Pflegesachleistungen
1995	84	8	8
1996	80	11	9
1997	78	13	10
1998	76	14	11
1999	74	14	11
2000	73	15	12
2001	73	15	12
2002	72	15	12
2003	72	15	13
2004	72	15	13
2005	72	15	13
2006	71	15	13
2007	71	16	13
2008	70	17	13
2009	69	19	12
2010	68	20	12
2011	68	22	11
2012	68	24	8
2013	68	24	8
2014	69	23	8
2015	69	21	9
2016	71	20	9
2017	72	21	7
2018	73	21	7

7.7.1.3 Altersabhängige Verteilung der Pflegebedürftigkeit

Das höhere Alter einer Person ist nicht gleichzusetzen mit Pflegebedürftigkeit. Allerdings weist die Auswertung der Tabelle 7.20 darauf hin, dass das höhere Alter einen gewichtigen Risikofaktor für den Eintritt der Pflegebedürftigkeit darstellt. Immerhin sind rund 50 Prozent (49–54 Prozent) der leistungsempfangenden Personen 80 Jahre und älter.

Tab. 7.20: Altersabhängige Verteilung der leistungsempfangenden Personen in den Jahren 1995–2018 in Prozent (Quelle: BMG [1]).

Jahr	Altersspanne										Σ
	unter 20	20–55	55–60	60–65	65–70	70–75	75–80	80–85	85–90	90 und älter	
1995	6,9	10,9	3,3	4,4	6,4	9,4	9,8	18,8	19,0	11,0	100,0
1996	5,2	9,1	3,1	4,1	5,9	8,8	11,3	18,4	21,1	13,0	100,0
1997	5,2	10,1	3,1	4,3	5,8	8,5	12,5	16,1	21,0	13,4	100,0
1998	5,1	10,4	3,0	4,5	5,6	8,6	13,7	14,0	21,1	14,0	100,0
1999	5,1	10,4	2,8	4,5	5,7	8,6	14,0	13,1	21,0	14,6	100,0
2000	5,0	10,5	2,6	4,6	5,8	8,7	13,7	14,0	20,0	15,2	100,0
2001	4,9	10,6	2,4	4,6	5,9	8,7	13,3	15,8	18,3	15,7	100,0
2002	4,9	10,5	2,3	4,4	6,1	8,6	13,0	17,8	16,1	16,3	100,0
2003	4,9	10,7	2,3	4,2	6,4	8,3	13,1	19,4	14,1	16,6	100,0
2004	4,7	10,6	2,3	3,9	6,4	8,4	13,2	19,9	13,6	17,0	100,0
2005	4,7	10,6	2,5	3,5	6,4	8,4	13,1	19,4	15,0	16,4	100,0
2006	4,7	10,6	2,6	3,2	6,4	8,6	13,0	18,7	17,0	15,2	100,0
2007	4,6	10,5	2,7	3,2	6,1	8,8	12,8	18,4	18,9	14,0	100,0
2008	4,4	10,5	2,7	3,2	5,9	9,3	12,7	18,5	20,0	12,7	100,0
2009	4,4	10,3	2,8	3,3	5,9	9,8	13,2	19,0	20,0	11,2	100,0
2010	4,2	10,3	2,9	3,4	5,4	9,8	13,3	19,0	19,9	11,8	100,0
2011	4,1	10,1	2,8	3,6	4,6	9,4	13,0	18,5	19,7	14,3	100,0
2012	4,0	10,0	2,8	3,7	4,5	9,1	13,5	18,2	19,5	14,8	100,0
2013	4,0	10,0	2,9	3,8	4,5	8,7	14,1	17,8	19,6	15,1	100,0
2014	4,0	9,2	2,9	3,8	4,5	8,1	14,2	17,8	19,8	15,5	100,0
2015	4,0	9,1	3,0	3,8	4,8	7,3	14,3	18,1	19,8	15,7	100,0
2016	4,1	8,7	3,1	3,8	5,1	6,7	14,2	18,5	19,6	16,0	100,0
2017	4,8	10,1	3,6	4,2	5,4	6,6	13,7	18,8	18,3	14,5	100,0
2018	5,1	9,8	3,7	4,3	5,6	6,6	13,3	19,9	17,6	14,1	100,0

7.7.2 Von den Medizinischen Diensten durchgeführte Pflegebegutachtungen

Einfluss auf die Anzahl der leistungsbeziehenden Personen und die Verteilung der Pflegestufen und -grade in den einzelnen Jahren (s. Kap. 7.7.1 und 7.7.1.1) nehmen sowohl die Ergebnisse der Begutachtungen der vergangenen Jahre wie auch die gesetzlichen Regelungen (Überleitungsregelungen). Die Ergebnisse der Begutachtungen der Medizinischen Dienste der Krankenversicherung (MDK) beziehen sich im Gegensatz dazu nur auf die pro Jahr durchgeführten Begutachtungen in der sozialen Pflegeversicherung. Die hohe Anzahl der Begutachtungsaufträge der Jahre 1995 und 1996 spiegelt die Einführungsphase der Pflegeversicherung wider (s. Abb. 7.2). Seit 2004 ist die Anzahl der Begutachtungsaufträge kontinuierlich leicht gestiegen. 2008 hat sich korrespondierend zu der Entwicklung der Anzahl der Leistungsbezieher (s. Kap. 7.7.1) in Folge der Sozialgesetzgebung in Form des Gesetzes zur strukturellen Weiterentwicklung der Pflegeversicherung (Pflege-Weiterentwicklungsgesetz – PfWG) des Jahres 2008 mit vermehrten Anträgen zu Leistungen aus der sozialen Pflegeversicherung ein höheres Begutachtungsaufkommen ergeben. Auch das Gesetz zur Neuausrichtung der Pflegeversicherung (Pflege-Neuausrichtungs-Gesetz – PNG), das am 30. Oktober 2012 in Kraft trat, führte zu einer leichten Steigerung der Begutachtungszahlen. Ab 2015, beginnend mit dem ersten Gesetz zur Stärkung der pflegerischen Versorgung und zur Änderung weiterer Vorschriften (Erstes Pflegestärkungsgesetz – PSG I) lässt sich eine weitere Steigerung des Begutachtungsaufkommens erkennen. Erwartungsgemäß steigerte sich 2017 mit der Einführung des neuen Pflegebedürftigkeitsbegriffes die Anzahl der Begutachtungen sehr deutlich um 12,6 Prozent (2.003.949 Begutachtungen absolut) im Vergleich zu 2016 (1.779.771 Begutachtungen absolut). Während für 2018 eine sinkende Anzahl von Begutachtungen prognostiziert wurde, kam es indes zu einer weiteren Steigerung um 5,6 Prozent (2.116.161), die zu den bislang höchsten Begutachtungszahlen in der Geschichte der deutschen Pflegeversicherung führte (s. Abb. 7.2).

Die Begutachtungszahlen der medizinischen Dienste sind korrelierend mit den gestiegenen Begutachtungsaufträgen gestiegen. Allerdings war die Bewältigung des Begutachtungsaufkommens nur durch deutlich vermehrte Personaleinstellungen, Umsteuerungsmaßnahmen (Personalumverteilung von Qualitätsprüfungen auf Einzelfallbegutachtungen) und Ausschöpfung aller sonstigen Ressourcen (Mehrarbeit, Einsatz von externen Gutachtern etc.) möglich.

Die Verteilung der Begutachtungszahlen nach Versorgungsform (ambulant, stationär und in Einrichtungen der Hilfe für behinderte Menschen) lässt erkennen, dass nach 2004 der Anteil der Begutachtungen im ambulanten Bereich kontinuierlich gestiegen ist, zuletzt auf fast 80 Prozent, während der Anteil im stationären Bereich eine abnehmende Tendenz aufwies. Auch in der Verteilung spiegelt sich das Bemühen des Gesetzgebers, den ambulanten Bereich zu stärken, wider. Auffallend ist der sehr deutliche Anstieg des prozentualen Anteiles von Begutachtungen in Einrichtungen der Hilfe für behinderte Menschen in den Jahren 2016 und 2017 (bei gleichzeitig ge-

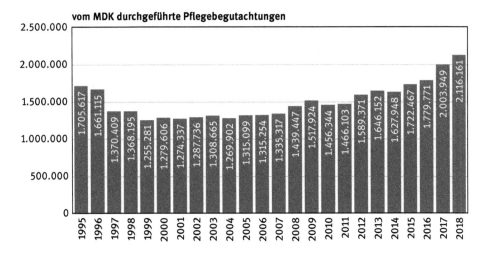

Abb. 7.2: Anzahl der vom MDK durchgeführten Pflegebegutachtungen (Regelbegutachtungen) in den Jahren 1995 bis 2018 (Quelle: MDS [2]).

stiegenen absoluten Begutachtungszahlen). Im Jahr 2016 wurde von den Trägern der Einrichtungen der Hilfe für Menschen mit Behinderungen im Hinblick auf die Überleitungsregelung des zweiten Gesetzes zur Stärkung der pflegerischen Versorgung und zur Änderung weiterer Vorschriften (Zweites Pflegestärkungsgesetz – PSG II) zum 01.01.2017 eine umfassende Neueinstufungsantragswelle initiiert, deren Auswirkungen sich auch im prozentualen Anstieg im Jahr 2017 zeigte (s. Tab. 7.21) und sich erst 2018 wieder auf das übliche Maß einpendelte.

Tab. 7.21: Vom MDK durchgeführte Pflegebegutachtungen nach Versorgungsform in den Jahren 1995–2018 in Prozent (Quelle: MDS [2]).

Jahr	vom MDK durchgeführte Pflegebegutachtungen			
	häusliche Pflege	vollstationäre Pflege	Pflege in vollstationären Einrichtungen der Hilfe für behinderte Menschen	Σ
1995	100,0	–	–	100
1996	60,7	39,3	–	100
1997	78,4	21,6	–	100
1998	77,2	20,7	2,1	100
1999	78,8	20,7	0,6	100
2000	76,9	22,5	0,6	100
2001	76,6	22,9	0,5	100

Tab. 7.21: (fortgesetzt).

Jahr	vom MDK durchgeführte Pflegebegutachtungen			Σ
	häusliche Pflege	vollstationäre Pflege	Pflege in vollstationären Einrichtungen der Hilfe für behinderte Menschen	
2002	76,1	23,4	0,5	100
2003	75,0	24,4	0,6	100
2004	74,6	24,8	0,7	100
2005	75,8	23,6	0,6	100
2006	75,1	24,2	0,7	100
2007	75,3	23,9	0,7	100
2008	76,3	23,1	0,6	100
2009	76,5	23,0	0,5	100
2010	76,3	23,2	0,6	100
2011	76,4	23,0	0,6	100
2012	78,0	21,4	0,5	100
2013	78,7	20,8	0,5	100
2014	79,0	20,6	0,5	100
2015	80,0	19,5	0,5	100
2016	79,9	18,6	1,6	100
2017	82,0	15,3	2,7	100
2018	84,8	14,6	0,6	100

7.7.2.1 Begutachtungsarten

Bei den Begutachtungen werden *Erstbegutachtungen* und unterschiedliche Formen der (erneuten) Folgebegutachtung differenziert (s. Kap. 7.8.2). Zu den Erstbegutachtungen zählen alle Begutachtungen von Versicherten, die erstmals begutachtet werden sowie Begutachtungen von antragstellenden Personen, bei denen in einer vorherigen Begutachtung keine Pflegebedürftigkeit im Sinne des SGB XI festgestellt werden konnte. Begutachtung bei Änderungsantrag, sogenannte *Änderungsbegutachtungen*, sind Begutachtungen von Versicherten, die bereits eine Pflegestufe oder ab 2017 einen Pflegegrad zuerkannt bekamen und bei ihrer Pflegekasse einen Antrag auf eine höhere (sogenannte Höherstufungsgutachten) oder – in seltenen Fällen – eine niedrigere Pflegestufe bzw. einen niedrigeren Pflegegrad gestellt haben (Höherstufungs- oder Rückstufungsanträge). *Wiederholungsbegutachtungen* (von Amts wegen) werden gutachtlich empfohlen, wenn in absehbarer Zeit eine Änderung abzusehen ist. Änderungs- und Wiederholungsbegutachtungen (von Amts wegen) werden als *Folgebegutachtungen* zusammengefasst. *Widerspruchsbegutachtungen* werden bei Versicherten durchgeführt, die gegen den Bescheid der Pflegekasse (Ergebnis der Begutachtung) einen Widerspruch eingelegt haben und deshalb erneut begutachtet werden.

Mittlerweile können die Medizinischen Dienste auf Erfahrungen aus weit mehr als 35 Millionen durchgeführten Begutachtungen nach § 18 SGB XI – darunter 3,8 Millionen nach dem BI – zurückblicken und haben sich dadurch eine ausgezeichnete Expertise erworben. Nach den Einführungsjahren der Pflegeversicherung bis 1997 hat sich der Anteil der Erstbegutachtungen auf Werte zwischen 51 und 55 Prozent stabilisiert (s. Tab. 7.22). Die Quote der durchgeführten Änderungs- und Wiederholungsbegutachtungen hat sich nach der Einführungsphase ebenfalls stabilisiert und oszilliert bis 2016 zwischen 37 und 42 Prozent.

Erwartungsgemäß ist es mit Einführung des neuen Pflegebedürftigkeitsbegriffes 2017 zu einer erheblichen Steigerung der Anzahl der Erstgutachten gekommen, da mit diesem ein erweiterter Personenkreis angesprochen wird. Mitte 2016 wurden durch die gesetzliche Regelung bis Ende 2018 die Wiederholungsbegutachtungen mehrheitlich ausgesetzt, erkennbar an den rückläufigen Begutachtungsquoten von Folgebegutachtungen im Jahr 2017. Im Jahr 2018 wurden deutlich mehr Höherstufungsgutachten durchgeführt und führten insoweit zu einem Anteil von rund 40 Prozent Folgebegutachtungen und sind der Hauptgrund für die ansteigenden Begutachtungszahlen im Jahr 2018. Auch die Quote der Widerspruchsgutachten ist mit 5,4–7,1 Prozent (Median 6,5 Prozent) stabil und zeigt sich nicht abhängig von den Änderungen der Sozialgesetzgebung (s. Tab. 7.22).

Tab. 7.22: Vom MDK durchgeführte Pflegebegutachtungen nach Begutachtungsarten in den Jahren 1995–2018; Versorgungsform ambulant und vollstationär (Quelle: MDS [2]).

Jahr	Begutachtungen insgesamt	Erstbegutachtungen	Folgebegutachtungen	Widerspruchsbegutachtungen
1995	1.705.617	Keine Daten vorhanden		
1996	1.661.115	83,7 %	10,9 %	5,4 %
1997	1.370.409	66,1 %	27,1 %	6,8 %
1998	1.339.749	56,0 %	37,0 %	7,0 %
1999	1.248.282	55,3 %	38,6 %	6,1 %
2000	1.271.580	53,4 %	40,3 %	6,3 %
2001	1.267.989	52,9 %	41,0 %	6,1 %
2002	1.280.718	52,0 %	42,5 %	5,5 %
2003	1.301.025	51,6 %	42,4 %	6,0 %

Tab. 7.22: (fortgesetzt).

Jahr	Begutachtungen insgesamt	Erstbegutachtungen	Folgebegutachtungen	Widerspruchs-begutachtungen
2004	1.261.544	51,6 %	42,0 %	6,3 %
2005	1.306.653	51,6 %	41,6 %	6,8 %
2006	1.305.745	52,5 %	40,7 %	6,8 %
2007	1.325.837	52,5 %	40,6 %	6,8 %
2008	1.430.738	55,7 %	37,6 %	6,8 %
2009	1.509.913	54,6 %	38,4 %	7,0 %
2010	1.448.233	54,3 %	39,1 %	6,6 %
2011	1.457.109	52,5 %	40,8 %	6,8 %
2012	1.580.984	52,4 %	40,5 %	7,1 %
2013	1.638.252	53,2 %	40,2 %	6,7 %
2014	1.620.016	52,0 %	41,5 %	6,6 %
2015	1.713.847	54,2 %	39,7 %	6,1 %
2016	1.752.132	53,9 %	39,1 %	7,0 %
2017	1.950.726	61,2 %	32,3 %	6,5 %
2018	2.103.228	54,1 %	39,6 %	6,3 %

7.7.2.2 Ergebnisse der Begutachtung (Pflegestufen und Pflegegrade)

Die Verteilung der Pflegestufen im ambulanten Bereich lässt sich den Tabellen 7.23 und 7.24 entnehmen. Um ein von Mehrfachantragstellungen in einem Jahr bereinigte Darstellung zu erhalten, wurden ausschließlich Erstgutachten ausgewertet. Auch im Jahr 2017 wurden noch weiterhin Begutachtungen nach „altem Recht" durchgeführt, da alle Anträge, die bis zum 31.12.2016 gestellt wurden noch nach den Vorgaben des PNG bearbeitet werden mussten. Im letzten Quartal 2016 waren in einem deutlichen Umfang Anträge zu Leistungen aus der sozialen Pflegeversicherung zu verzeichnen, die erst 2017 abschließend von den Medizinischen Diensten gutachtlich bearbeitet werden konnten. Die so ermittelten Pflegestufen wurden dann (rückwirkend) zum 01.01.2017 von den Pflegekassen in Pflegegrade übergeleitet. Ab 2013 wurden im Rahmen des PNG für Menschen mit erheblich eingeschränkter Alltagskompetenz, die keiner der drei Pflegestufen zugeordnet waren (Pflegestufe 0), zusätzlich zu dem bisherigen Betreuungsgeld in Höhe von 100 Euro (Grundbedarf) beziehungsweise 200 Euro (erhöhter Bedarf) im Monat, auch Geld- oder Sachleistungen aus der gesetzlichen Pflegeversicherung eingeführt. Ein Pflegegeld in Höhe von 120 Euro im Monat bzw.

225 Euro monatlich als Sachleistung wurde dieser Personengruppe zur Verfügung gestellt. Ab 2013 wurde dann auch diese sogenannte Pflegestufe 0 gesondert statistisch erfasst.

Den prozentual größten Anteil im ambulanten Bereich stellt die Pflegestufe I mit im Zeitverlauf ansteigenden Prozentzahlen von rund 31 Prozent in 1995 auf 51 Prozent in 2012. Mit Einführung des PNG ist ein leichter prozentualer Abfall zu beobachten. In gleicher Weise stieg der Anteil der nicht pflegebedürftigen Personen von 29,6 Prozent (1995) auf 34,3 Prozent (2012), um dann 2013–2015 deutlich auf rund 28–30 Prozent abzufallen. Offensichtlich speist sich der Anteil der sogenannten Pflegestufe 0 hauptsächlich aus den verringerten Anteilen der nicht pflegebedürftigen Versicherten und der Versicherten mit Pflegestufe I.

Interessanterweise ist sowohl bei der Pflegestufe II sowie auch bei der Pflegestufe III ein kontinuierlicher prozentualer Abfall des Anteiles der Pflegestufe II von 26,5 Prozent auf 10 Prozent (in 2016) und der Pflegestufe III von 12,5 Prozent auf 2,4 Prozent (in 2016) zu erkennen. Dies könnte darauf hindeuten, dass Erstanträge zu Leistungen aus der sozialen Pflegeversicherung im Verlauf zu früheren Zeitpunkten gestellt wurden und höhere Pflegestufen zunehmend auf dem Wege der Höherstufungsanträge erreicht wurden.

Nach Einführung des neuen Pflegebedürftigkeitsbegriffes ist eine gestiegene Anzahl von Erstbegutachtungen wahrnehmbar. (s. Tab. 7.24) Der größte prozentuale Anteil davon ist bei dem Pflegegrad 2 festzustellen – mit steigender Tendenz, gefolgt von dem Pflegegrad 1 – mit stabilen Anteilen von rund 25 Prozent. Eine eindeutig fallende Tendenz ergibt sich bei den nicht pflegebedürftigen Versicherten, deren Anteil von 18,5 im Einführungsjahr auf 16,4 Prozent in 2018 gefallen ist. Der prozentuale Anteil der Begutachtungsergebnisse im Pflegegrad 3 ist leicht steigend, während sich der prozentuale Anteil des Pflegegrades 4 und 5 weitgehend unverändert verhält.

Im Vergleich zu der Pflegestufenverteilung des „alten Begutachtungssystems" werden nach Einführung des neuen Pflegebedürftigkeitsbegriffes im ambulanten Bereich wesentlich weniger Versicherte als nicht pflegebedürftig erklärt, mehr Menschen haben einen schnelleren und leichteren Zugang zu Leistungen aus der sozialen Pflegeversicherung.

Tab. 7.23: Verteilung Pflegestufen (PS) bei den vom MDK durchgeführten Erstbegutachtungen von ambulant versorgten Pflegebedürftigen (häusliche Pflege) in den Jahren 1995–2017 (Quelle: MDS [2]).

Jahr	Erstbegutachtungen „ambulant" insgesamt	nicht pflegebedürftig	PS 0	PS I	PS II	PS III
1995	1.705.617	29,6 %		31,4 %	26,5 %	12,5 %
1996	789.384	28,5 %		35,2 %	25,6 %	10,6 %
1997	728.181	30,4 %		38,8 %	22,9 %	7,9 %
1998	622.516	32,2 %		42,1 %	19,9 %	5,8 %
1999	580.707	31,3 %		44,0 %	19,3 %	5,4 %
2000	563.052	32,8 %		44,1 %	18,1 %	4,9 %
2001	558.041	32,1 %		45,7 %	17,7 %	4,5 %
2002	560.287	32,0 %		47,1 %	17,0 %	3,9 %
2003	556.863	32,6 %		46,8 %	16,8 %	3,8 %
2004	529.490	32,7 %		46,8 %	16,8 %	3,7 %
2005	559.307	32,2 %		47,4 %	16,4 %	4,0 %
2006	560.721	32,1 %		48,3 %	16,2 %	3,5 %
2007	574.643	32,2 %		49,6 %	15,0 %	3,2 %
2008	662.775	32,8 %		49,8 %	14,3 %	3,1 %
2009	688.995	34,2 %		49,8 %	13,3 %	2,7 %
2010	658.507	34,0 %		50,8 %	12,6 %	2,6 %
2011	647.868	34,3 %		49,6 %	13,0 %	3,0 %
2012	723.309	34,3 %		51,0 %	12,0 %	2,7 %
2013	772.591	28,1 %	9,6 %	49,0 %	11,0 %	2,3 %
2014	745.002	28,6 %	8,3 %	49,1 %	11,4 %	2,5 %
2015	827.365	29,9 %	9,0 %	47,7 %	10,9 %	2,5 %
2016	847.967	32,0 %	9,4 %	46,2 %	10,0 %	2,4 %
2017*	134.336	37,2 %	9,9 %	41,5 %	9,1 %	2,3 %

*noch nach dem „alten" Begutachtungsverfahren entsprechend dem am 30. Oktober 2012 in Kraft getretenen Pflege-Neuausrichtungs-Gesetz erstattete Gutachten aufgrund von Antragstellungen bis zum 31.12.2016

Tab. 7.24: Verteilung der Pflegegrade (PG) bei den vom MDK durchgeführten Erstbegutachtungen von ambulant versorgten Pflegebedürftigen (häusliche Pflege) in den Jahren 2017–2018 (Quelle: MDS [2]).

Jahr	Erstbegutachtungen „ambulant" insgesamt	nicht pflegebedürftig	PG 1	PG 2	PG 3	PG 4	PG 5
2017	974.567	18,5 %	24,9 %	36,5 %	14,8 %	4,1 %	1,2 %
2018	1.068.541	16,4 %	24,5 %	38,5 %	15,3 %	4,1 %	1,3 %

Die Verteilung der Pflegestufen im stationären Bereich lässt sich den Tabellen 7.25 und 7.26 entnehmen. Da die zweite Stufe der Pflegeversicherung erst am 01.07.1996 in Kraft trat (Leistungen für Pflegebedürftige in vollstationären Einrichtungen), sind Auswertungen erst ab 1996 verfügbar. Die Anzahl der durchgeführten Erstbegutachtungen im stationären Bereich ist erheblich geringer als im häuslichen. Erwartungsgemäß erfolgt der direkte Einstieg in die Pflegebedürftigkeit im stationären Bereich im Vergleich zum ambulanten Bereich bei wesentlich höherer Pflegebedürftigkeit und damit auch höheren Pflegestufen. Wesentlich geringer ist der Anteil der nicht pflegebedürftigen Versicherten und bewegt sich nach der Einführungsphase 2016 eher leicht abnehmend bis 2008 (Pflege-Weiterentwicklungs-Gesetz) zwischen 16 und 14,9 Prozent. 2008 wurde der Betreuungsbetrag eingeführt. 2009–2012 steigt der Anteil der nicht pflegebedürftigen Versicherten dann wieder auf Anteile zwischen 16 und 17 Prozent. Ab 2013 beginnt die Erfassung der sogenannten Pflegestufe 0, so dass der erneute Abfall des Anteiles der nicht pflegebedürftigen Versicherten dadurch erklärt wird. Die prozentualen Anteile der Pflegestufe I steigen im Zeitverlauf gering an, während ein diskreter Abfall bei der Pflegestufe II und III sichtbar wird.

Tab. 7.25: Verteilung der Pflegestufen (PS) bei den vom MDK durchgeführten Erstbegutachtungen von stationär versorgten Pflegebedürftigen (vollstationäre Pflege) in den Jahren 1996–2017 (Quelle: MDS [2]).

Jahr	Erstbegutachtungen „stationär" insgesamt	nicht pflegebedürftig	PS 0	PS I	PS II	PS III
1996	600.742	23,8 %		21,0 %	32,2 %	23,0 %
1997	177.258	16,0 %		31,2 %	37,2 %	15,7 %
1998	128.129	18,8 %		37,9 %	32,8 %	10,5 %
1999	109.427	16,8 %		39,7 %	33,8 %	9,6 %
2000	116.536	16,8 %		42,4 %	32,8 %	8,1 %

Tab. 7.25: (fortgesetzt).

Jahr	Erstbegutachtungen „stationär" insgesamt	nicht pflegebedürftig	PS 0	PS I	PS II	PS III
2001	112.848	15,8 %		44,8 %	31,9 %	7,5 %
2002	105.784	16,4 %		45,2 %	31,6 %	6,9 %
2003	114.501	16,6 %		44,4 %	32,1 %	6,9 %
2004	121.995	16,1 %		46,1 %	31,3 %	6,5 %
2005	114.794	15,3 %		45,3 %	32,2 %	7,2 %
2006	125.311	15,0 %		46,5 %	31,5 %	7,1 %
2007	122.066	15,1 %		47,4 %	31,4 %	6,1 %
2008	133.688	14,9 %		47,4 %	30,9 %	6,8 %
2009	134.962	16,1 %		48,1 %	29,6 %	6,2 %
2010	127.720	16,1 %		49,1 %	28,6 %	6,2 %
2011	116.525	16,3 %		46,4 %	29,3 %	8,0 %
2012	105.105	16,7 %		47,8 %	28,6 %	6,9 %
2013	98.385	11,2 %	6,1 %	49,4 %	26,7 %	6,6 %
2014	96.921	11,6 %	5,5 %	47,2 %	28,0 %	7,7 %
2015	100.881	11,7 %	5,4 %	46,7 %	28,2 %	8,0 %
2016	95944	13,3 %	7,5 %	44,6 %	26,7 %	7,8 %
2017*	15131	18,1 %	13,6 %	36,2 %	24,4 %	7,7 %

* noch nach dem „alten" Begutachtungsverfahren entsprechend dem am 30. Oktober 2012 in Kraft getretenen Pflege-Neuausrichtungs-Gesetz erstattete Gutachten aufgrund von Antragstellungen bis zum 31.12.2016

Nach Einführung des neuen Pflegebedürftigkeitsbegriffes bewegt sich der Anteil der nicht pflegebedürftigen Versicherten in stationären Einrichtungen nicht überraschend im einstelligen Bereich (s. Tab. 7.26). Im Vergleich zu den Ergebnissen im ambulanten Bereich zeigt sich auch bei den Pflegegraden eine deutlich erkennbare Verschiebung hin zu höheren Pflegegraden. Der größte Anteil entfällt im stationären Bereich auf den Pflegegrad 3 (und nicht Pflegegrad 2 wie im ambulanten Bereich), Pflegegrad 4 und 5 sind in stationär wesentlich stärker vertreten als ambulant.

Tab. 7.26: Verteilung der Pflegegrade (PG) bei den vom MDK durchgeführten Erstbegutachtungen von stationär versorgten Pflegebedürftigen (vollstationäre Pflege) in den Jahren 2017–2018 (Quelle: MDS [2]).

Jahr	Erstbegutachtungen „stationär" insgesamt	nicht pflegebedürftig	PG 1	PG 2	PG 3	PG 4	PG 5
2017	70.317	5,8 %	9,4 %	28,3 %	30,0 %	17,7 %	8,8 %
2018	68.658	2,8 %	5,5 %	26,8 %	33,3 %	20,6 %	10,9 %

Literatur

[1] Bundesministerium für Gesundheit (BMG). Pflegeversicherung, Zahlen und Fakten. Zahlen und Fakten der Pflegeversicherung, ihre Leistungen, ihre Versicherten und die Entwicklung ihrer Finanzen seit 1995 [Zugriff: 13.09.2019]. URL: https://www.bundesgesundheitsministerium.de/themen/pflege/pflegeversicherung-zahlen-und-fakten.html

[2] Medizinischer Dienst des Spitzenverbandes Bund der Krankenkassen e. V. (MDS). Statistiken zur Pflegebegutachtung (aktuell gemäß den Richtlinien des GKV-Spitzenverbandes über die von den medizinischen Diensten für den Bereich der sozialen Pflegeversicherung zu übermittelnden Berichte und Statistiken (Statistik-Richtlinien – StRi) vom 26.11.2018 nach § 53a SGB XI).

7.8 Qualitätssicherungsverfahren der Begutachtung gemäß SGB XI

Paul-Ulrich Menz

7.8.1 Qualitätsbegriff

Unter der Qualität einer Sach- oder Dienstleistung versteht man deren Güte bezüglich ihrer Eignung für den Empfänger. Die DIN EN ISO 8402 definiert deshalb Qualität als die Gesamtheit von Merkmalen und Merkmalswerten einer Einheit im Hinblick auf deren Eignung, festgelegte und vorausgesetzte Erfordernisse zu erfüllen. Dieser wertneutrale und positivistische Qualitätsbegriff ist für eine Qualitätsbeurteilung von Dienstleistungen beziehungsweise Gutachten zur Feststellung der Pflegebedürftigkeit gemäß SGB XI geeignet [1]. Die Notwendigkeit für eine Überprüfung der Praxis der Pflegebegutachtung wurde hierbei früh erkannt [2]. Infolge dessen thematisierten bereits kurz nach Inkrafttreten des SGB XI mehrere Veröffentlichungen Ansätze für Maßnahmen zur Qualitätssicherung der Pflegebegutachtung [3,4].

7.8.2 Rechtliche Grundlagen

Die Qualitätssicherung der Begutachtung und Beratung der Medizinischen Dienste der Krankenversicherung (MDK) in den Bundesländern und des Sozialmedizinischen Dienstes der Knappschaft-Bahn-See (SMD), nachfolgend zusammenfassend als Medizinische Dienste bezeichnet, basiert auf den Regelungen des § 53a Elftes Buch Sozialgesetzbuch (SGB XI). Mit Inkrafttreten des Gesetzes zur strukturellen Weiterentwicklung der Pflegeversicherung (Pflege-Weiterentwicklungsgesetz – PfWG) am 01. Juli 2008 erhielt der Spitzenverband Bund der Pflegekassen für den Bereich der sozialen Pflegeversicherung (SPV) das Recht, Richtlinien zur Qualitätssicherung der Begutachtung und Beratung sowie über das Verfahren zur Durchführung von Qualitätsprüfungen zu erlassen. Diese Aufgabe erfüllten zuvor die Spitzenverbände der Pflegekassen. Die Qualitätssicherung der Pflegebegutachtung der Medizinischen Dienste erfolgte bis zum Inkrafttreten eigenständiger Richtlinien gemäß den Regelungen des Abschnittes E „Qualitätssicherungsverfahren" innerhalb der Richtlinien der Spitzenverbände der Pflegekassen zur Begutachtung von Pflegebedürftigkeit nach dem XI. Buch des Sozialgesetzbuches (Begutachtungs-Richtlinien). Seit dem Jahr 2005 wurde diese Qualitätssicherung entsprechend den Richtlinien der Spitzenverbände der Pflegekassen zur Qualitätssicherung der Begutachtung und Beratung für den Bereich der sozialen Pflegeversicherung vom 23.09.2004 durchgeführt. Zuletzt beschloss der GKV-Spitzenverband unter Beteiligung des Medizinischen Dienstes des Spitzenverbandes Bund der Krankenkassen e. V. (MDS) unter Bezug auf § 53a Abs. 2 SGB XI am 06.09.2016 die „Richtlinien des GKV-Spitzenverbandes zur Qualitätssicherung der Begutachtung und Beratung für den Bereich der sozialen Pflegeversicherung" (QSRi). Diese lösten die bis dahin gültigen Richtlinien der Spitzenverbände der Pflegekassen ab und bilden seither die Grundlage der Qualitätssicherung der Pflegebegutachtung aller Medizinischen Dienste.

7.8.3 Interne und dienstübergreifende Qualitätssicherung der Pflegebegutachtung

7.8.3.1 Historie

Bereits im Jahr 1996 entwickelten sich erste Ansätze zur Qualitätssicherung der Pflegebegutachtung. Sie wurden mit dem Inkrafttreten der genannten Begutachtungs-Richtlinien im Jahr 1997 in ein strukturiertes Prüfverfahren überführt. Auf diese Weise sollte eine einheitliche Begutachtungspraxis der Medizinischen Dienste im Rahmen der geltenden Richtlinien gewährleistet werden. Seither sind die internen und übergreifenden Maßnahmen der Medizinischen Dienste zur Qualitätssicherung Ihrer Pflegebegutachtung bundesweit in einer abgestimmten Konzeption verknüpft. Sie erfolgen somit nach einheitlichen Prüfkriterien. Der Schwerpunkt der Prüfung liegt hierbei auf der internen Qualitätssicherung. Die korrekte und einheitliche Umsetzung der vereinbarten Prüfkonzeption und der in diesem Rahmen definierten Qualitätsanforderungen stellt eine zusätzliche übergreifende Qualitätssicherung aller Medizinischen Dienste untereinander sicher.

Zur Qualitätssicherung der Pflegebegutachtung bildete jeder Medizinische Dienst eine Arbeitsgruppe von Pflegefachkräften und Ärzten, die in der Pflegebegutachtung besonders qualifiziert sind. Diese Gruppe prüft seither jährlich intern im eigenen Medizinischen Dienst die Qualität von bereits an die Pflegekassen übersandten Pflegegutachten anhand der für alle Medizinischen Dienste verbindlichen Vorgaben eines bundesweit konsentierten Prüfverfahrens. Die Anzahl der auf diese Weise zu prüfenden Gutachten wurde im konsentierten Prüfverfahren definitiv festgelegt. Die zu prüfenden Gutachten wurden anfangs einmal jährlich zufällig innerhalb eines extern vorgegebenen Zeitraums gezogen und bewertet. Eine definierte Anzahl der so geprüften Gutachten ging danach zusätzlich in eine übergreifende Qualitätsprüfung der Medizinischen Dienste ein. Diese erfolgte nach denselben Kriterien wie die interne Prüfung. Die Qualitätsbeurteilungen beider Prüfungen wurden am Ende des Prüfjahres zusammengeführt, analysiert und jedem Medizinischen Dienst zurückgemeldet.

Unter Leitung des Medizinischen Dienstes der Spitzenverbände der Pflegekassen wurde seinerzeit außerdem eine MDK-übergreifende Arbeitsgruppe „Qualitätssicherung der Pflegebegutachtung" gebildet. Diese setzte sich aus den Leitern der genannten internen Arbeitsgruppen der Medizinischen Dienste bzw. einem hierfür explizit benannten Mitglied dieser Gruppe und Vertretern der Spitzenverbände der Pflegekassen zusammen. Die Aufgabe der übergreifenden Arbeitsgruppe bestand darin einheitliche Prüfkriterien und inhaltliche Schwerpunkte der Qualitätsprüfung der Pflegebegutachtung festzulegen und die von den Medizinischen Diensten jährlich über alle ihre internen Maßnahmen zur Qualitätssicherung der Pflegebegutachtung zu erstellenden Berichte auszuwerten. Die Gruppe wurde zudem damit betraut einen Jahresbericht zu erstellen, in dem über die Ergebnisse der internen und übergreifenden Qualitätssicherungsmaßnahmen der Medizinischen Dienste des jeweiligen Prüfjahres sowie die hierdurch gewonnenen Erkenntnisse berichtet wird. Diese Berichte liegen seit 1997 vor. Die Leitung dieser Arbeitsgruppe ging mit der Pflegereform 2008 auf den Medizinischen Dienst des Spitzenverbandes Bund der Krankenkassen e. V. (MDS) über. Mit dieser Änderung trat in der übergreifenden Arbeitsgruppe anstelle der Vertreter der Spitzenverbände der Pflegekassen ein Vertreter des GKV-Spitzenverbandes.

Die jährlichen Qualitätsprüfungen und die hiermit verbundenen Auswertungen führten zu wichtigen Erkenntnissen. Diese konnten sowohl zur Weiterentwicklung des seit 1997 bestehenden Prüfverfahrens bzw. seiner Prüfsystematik als auch zur Verbesserung der Pflegebegutachtung der Medizinischen Dienste genutzt werden. So flossen entsprechende Erkenntnisse zum Beispiel in interne oder bundesweite Schulungen ein oder wirkten sich auf organisatorische Maßnahmen der täglichen Begutachtungspraxis der Medizinischen Dienste aus.

Bis zum Jahr 2000 fokussierte die Qualitätsprüfung der Pflegebegutachtung vor allem auf die formale Korrektheit der Pflegebegutachtung. In Anbetracht der hier-

mit erreichten Qualitätsverbesserungen respektive gewonnenen Erkenntnisse und Erfahrungen wurde der Prüfmodus im Jahr 2001 auf primär inhaltliche Kriterien der Qualitätsbewertung umgestellt. Seither verfolgt das Prüfverfahren das Ziel, im Sinne eines umfassenden Qualitätsmanagements, die Ergebnisqualität der Pflegebegutachtung bundesweit noch weiter fortzuentwickeln. Dieser Modifikation ging eine Analyse der Anforderungen voraus, die Versicherte, deren Angehörige, Juristen, Kassenmitarbeiter oder Gutachter anderer Institutionen an ein Pflegegutachten stellen. Die Qualitätsbewertung der Pflegegutachten wurde mit dieser Weiterentwicklung auf die folgenden übergreifenden Qualitätsaspekte ausgerichtet [5]:
- *Transparenz* der Darstellung
- *Kompetenz* der Bewertung
- *Nachvollziehbarkeit* der Entscheidungen des Gutachters

Hierbei wurde im Prüfbereich *Transparenz* die Anschaulichkeit der Darstellung des Gutachters in wesentlichen Punkten des Gutachtens betrachtet. Im Bereich *Kompetenz* waren die Feststellungen und Schlussfolgerungen des Gutachters in allen beurteilungsrelevanten Aspekten des Gutachtens zusammenfassend zu bewerten. Der Begriff der Kompetenz zielte in diesem Kontext auf die Fähigkeit des Gutachters ab, die relevanten Sachverhalte für seine Entscheidung richtig und vollständig zu erfassen, darzustellen, zu werten und hieraus logische Schlussfolgerungen zu ziehen. Im Prüfkriterium der *Nachvollziehbarkeit* war das zu prüfende Gutachten abschließend unter dem Aspekt zu beurteilen, ob die Entscheidungen des Gutachters zur Bestimmung der Pflegebedürftigkeit des Antragstellers in ihrer Gesamtheit nachvollziehbar und unter Beachtung der aktuellen Regelungen des SGB XI korrekt sind.

Im Jahr 2003 erfolgte eine Modifikation. Ab diesem Zeitpunkt war im Bereich Nachvollziehbarkeit sowohl zu bewerten, ob der Gutachter den festgestellten Hilfebedarf bezüglich seiner Notwendigkeit als auch des hiermit verbundenen Zeitaufwandes nachvollziehbar und sachlich korrekt dargestellt hat. Zuvor hatte eine Analyse der Qualitätsprüfungen der beiden vorherigen Jahre gezeigt, dass die Nachvollziehbarkeit der festgestellten Pflegebedürftigkeit sowohl davon abhängig war, dass der qualitative (notwendige Hilfen) als auch der hieraus resultierende qualitative Hilfebedarf (Zeitaufwand für diese Hilfen) richtig erkannt, bewertet und dokumentiert wurde. Zeitgleich erforderte eine Änderung des SGB XI eine Erweiterung der Qualitätsprüfung um ein Kriterium zur Beurteilung der sachgerechten Anwendung des „Verfahrens zur Feststellung von Personen mit einer erheblich eingeschränkten Alltagskompetenz".

Im Jahr 2004 wurde der Prüfmodus in ein kontinuierlicheres Verfahren überführt. Dies bedeutete, dass jeder Medizinische Dienst fortan pro Quartal ein Viertel seiner jährlich intern einer Qualitätssicherung zu unterziehenden Pflegegutachten zu bewerten und bereits im folgenden Quartal ebenfalls ein Viertel seiner übergreifend zu prüfenden Gutachten in das Verfahren einzubringen hatte. Bis dahin war die interne Prüfung im Rahmen einer einmal jährlichen Stichprobenziehung mit definierten

Ein- und Ausschlusskriterien innerhalb eines extern zufällig vorgegebenen Zeitraums von vier Wochen durchgeführt worden. Letzteres erfolgte in der Regel „händisch". Dabei wurde die Ziehung der Stichprobe so gehandhabt, dass eine Randomisierung gewährleistet war. Der Stichprobenumfang betrug für jeden Medizinischen Dienst 0,5 Prozent seines Pflegebegutachtungsaufkommens im vorherigen Jahr. Die übergreifende Prüfung wurde danach im Rahmen einer mehrtägigen Tagung der übergreifenden Arbeitsgruppe praktiziert.

Mit der Umstellung auf eine quartalsweise Prüfung folgte der übergreifende Prüfmodus der Entwicklung der internen Qualitätsprüfung der Pflegebegutachtung in mehreren Medizinischen Diensten. Letztere hatten im Rahmen ihres Qualitätsmanagements in Anbetracht inzwischen besserer EDV-technischer Möglichkeiten für ihre interne Qualitätsprüfung schon eine höhere Prüffrequenz mit einer zeitnahen Rückmeldung der Prüfbewertungen an die Gutachter etabliert. Zum Teil erfolgte sogar eine tägliche EDV-basierte Prüfung. Die geforderte interne jährliche Stichprobengröße von 0,5 Prozent blieb bei dieser Modifikation unverändert. Eine höhere Stichprobenziehung war jedoch möglich. Die Berechnung der Mindestgröße der internen Stichprobe fiel dabei weiterhin in die Zuständigkeit des MDS. Die Koordinierung des Verfahrens und die Berechnung der jährlich intern in der Stichprobe zu prüfenden Gutachten auf Basis der jährlichen Meldungen der Medizinischen Dienste laut Pflegestatistik-Richtlinie obliegen bis heute dem MDS.

Der vierteljährliche Prüfmodus ermöglichte eine zeitnahe Reaktion auf die mit Hilfe der Qualitätsprüfung gewonnenen Erkenntnisse. Das modifizierte Verfahren bewährte sich in den folgenden Jahren. Es wird deshalb bis heute mit nur geringen organisatorischen Anpassungen praktiziert.

Bis zum Jahr 2006 gingen nur Pflegegutachten nach einem Einrichtungs- oder Hausbesuch in die übergreifende Qualitätsprüfung ein. Seit dem Jahr 2007 wurden in Anbetracht verbesserter EDV-technischer Möglichkeiten der Stichprobenziehung auch Pflegegutachten nach Aktenlage in die Prüfungen einbezogen.

Im Jahr 2009 ergab sich infolge einer Ausweitung der Sachleistungen für Personen mit einer „eingeschränkten Alltagskompetenz" die Notwendigkeit den Prüfbereich Nachvollziehbarkeit um ein drittes Prüfkriterium zu erweitern. Zugleich wurde ein Prüfkriterium integriert, das einen neuen Schwerpunkt in der Qualitätsprüfung bezüglich der Empfehlungen des Gutachters im Hinblick auf die Notwendigkeit von Rehabilitationsleistungen setzte.

Im selben Jahr wurde das Element der Konsenskonferenz im Prüfverfahren etabliert, um dem Wunsch der übergreifenden Prüfer nach einem direkten Austausch in der praktischen Anwendung der Prüfanleitung, vor allem bezüglich besonderer Fallkonstellationen, gerecht zu werden. Einen Schwerpunkt bildete dabei die Erörterung von Prüfgutachten mit einer stark abweichenden Qualitätsbeurteilung in beiden Qualitätsprüfungen. Dies Element wurde in den folgenden Jahren fortentwickelt.

Mit Beginn des Prüfjahres 2012 wurde im Bereich der Nachvollziehbarkeit schließlich eine Qualitätsbewertung der Schlüssigkeit des Abgleichs der Angaben des

Antragsstellers oder seiner Pflegepersonen zum Umfang ihrer pflegerischen Versorgung und Betreuung einerseits mit dem im Gutachten festgestellten Hilfebedarf und den hieraus resultierenden rentenversicherungsrechtlich berücksichtigungsfähigen Pflegezeiten andererseits eingeführt. Diese Änderung erfolgte, da sich gezeigt hatte, dass die hiermit verbundenen Aussagen im Gutachten für die Leistungserbringer und die Pflegepersonen eine zunehmende Bedeutung erlangt hatten und infolge dessen vermehrte Rückfragen hierzu bei den Medizinischen Diensten zu verzeichnen waren.

Im Jahr 2015 wurde die langjährig bewährte Prüfsystematik durch eine neue ersetzt. Diese war zuvor ab 2012 von der Arbeitsgruppe „Qualitätssicherung der Pflegebegutachtung" unter Beteiligung pflegewissenschaftlicher Expertise entwickelt, pilotiert und eingeführt. worden. Es zeigte sich hierbei erneut, dass die Prüfer zwischen guter Qualität („Qualitätsanforderungen erfüllt, noch erfüllt") und schlechter Qualität („Qualitätsanforderungen nicht erfüllt") trennscharf unterscheiden können. Ziel der Weiterentwicklung war es unter Nutzung der bisher gewonnenen Erkenntnisse und Erfahrungen eine noch bessere Praktikabilität der Qualitätssicherung und detailliertere Abbildung der Qualitätsmerkmale der Pflegebegutachtung zu erreichen. Um dies zu realisieren wurde beispielsweise die Abfolge der von den Prüfern vorzunehmenden Bewertungen im neuen Verfahren soweit wie möglich an den Aufbau des vorgegebenen Formulargutachtens angepasst.

Diese neue Prüfsystematik wird seither zur Qualitätssicherung der Pflegebegutachtung der Medizinischen Dienste genutzt und beinhaltet die folgenden drei Elemente:
- interne und dienstübergreifende Qualitätsprüfung der Pflegegutachten
- ein Medizinischen Dienst übergreifendes Audit der Pflegebegutachtung
- eine Befragung der in das Auditverfahren einbezogenen Versicherten

Für Gutachten mit Haus-/Einrichtungsbesuch oder nach Aktenlage gelten seither dieselben Qualitätskriterien, sodass für beide Gutachtentypen dieselbe Prüfmatrix verwendet werden kann. In diesem Rahmen sind für den Prüfbereich *Kompetenz in der Darstellung* der beurteilungsrelevanten Inhalte die folgenden Qualitätsanforderungen definiert: Gesamtbild möglich, Darstellung vollständig, sachlich und fachlich widerspruchsfrei (Bewertungen und Empfehlungen sind ableitbar). Für den Prüfbereich *Kompetenz in der Bewertung* der dargestellten Inhalte sind die Qualitätsanforderungen wie folgt definiert: die gutachterlichen Bewertungen sind korrekt und widerspruchsfrei. Im Prüfbereich *Kompetenz in der Ableitung* der Empfehlungen sind die folgenden Qualitätsanforderungen zu erfüllen: gutachterliche Empfehlungen sind korrekt und widerspruchsfrei (inhaltlich und fachlich). Die Qualitätsanforderungen des Prüfbereichs *Allgemeine Prüfkriterien* heben auf die Erfüllung allgemeiner oder formaler Anforderungen im Hinblick auf die Verständlichkeit, eine wertneutrale Sprache und die Vollständigkeit des verwendeten Formulargutachtens ab. Der Erfüllungsgrad der genannten Anforderungen ist vom Prüfer anhand einer dreistufigen Skala, auf die im Abschnitt Bewertung näher eingegangen wird, zu bewerten.

Mit der neuen Prüfsystematik wurden 2015 dienstübergreifende Audits als ein weiteres Element der Qualitätssicherung der Pflegebegutachtung eingeführt. Ziel dieser Erweiterung war es zu prüfen, ob die beim Hausbesuch vorgefundene Pflege- und Versorgungssituation im zugehörigen Gutachten sachgerecht dargestellt und bewertet wurde. Zugleich sollte hiermit der dienstübergreifende kollegiale Austausch gefördert werden. Diese Audits erfolgen seither in Form einer begleitenden Beobachtung, wobei jeder Medizinische Dienst pro Jahr einen anderen auditieren muss, der ihm zuvor zufällig zugelost wurde. Das hierzu entwickelte Auditkonzept beinhaltet ein zweistufiges Bewertungsverfahren. Im ersten Schritt ist anhand einer sogenannten Auditmatrix – analog zur Bewertungssystematik der Pflegegutachten – zu bewerten, ob der Gutachter beim Hausbesuch die nachfolgend genannten Qualitätsanforderungen erfüllte:
- Die Begutachtung wurde so durchgeführt, dass sämtliche Informationen, die für die Erstellung des Gutachtens notwendig sind, erhoben wurden.
- Fachlich und situativ gebotene Empfehlungen wurden beim Hausbesuch ausgesprochen.
- Das Gutachten spiegelt die Ist-Situation und Beobachtungen des Auditors während des Audits wider.
- Die gutachterlichen Beratungen und Empfehlungen sind korrekt und widerspruchsfrei.

Im zweiten Schritt wird das zur Begutachtung erstellte Gutachten anhand der aktuellen Prüfanleitung für Pflegegutachten ebenfalls qualitätsgeprüft. Zu jedem Audit erfolgt außerdem eine Befragung der Versicherten, bei deren Begutachtung ein Audit durchgeführt wurde. Hierfür werden dieselben Fragen wie bei der Versichertenbefragung der Medizinischen Dienste genutzt und hierzu am Ende des Hausbesuchs unter ausdrücklichem Hinweis auf die Freiwilligkeit ein Fragebogen mit Freiumschlag mit der Bitte ausgehändigt, diesen auszufüllen und an den MDS zu senden.

Zur Einführung des neuen Pflegebedürftigkeitsbegriffs wurde die 2015 implementierte Prüfsystematik von der Arbeitsgruppe „Qualitätssicherung der Pflegebegutachtung" unter Beibehaltung der drei beschriebenen Elemente an das neue Begutachtungsverfahren und die Anforderungen der ab diesem Zeitpunkt geltenden „Richtlinien des GKV-Spitzenverbandes zur Feststellung der Pflegebedürftigkeit sowie zur pflegefachlichen Konkretisierung der Inhalte des Begutachtungsinstrumentes nach dem elften Buch des Sozialgesetzbuches (Begutachtungsrichtlinien – BRi)" vom 15.04.2016, geändert durch den Beschluss vom 31.03.2017, angepasst.

7.8.3.2 Verfahren 2019

Der Schwerpunkt der Qualitätssicherung der Pflegebegutachtung der Medizinischen Dienste liegt im Bereich der internen Qualitätsprüfung. Jeder Medizinische Dienst prüft in diesem Rahmen mindestens 0,5 Prozent seiner Pflegegutachten innerhalb des von der Arbeitsgruppe „Qualitätssicherung der Pflegebegutachtung" für das Prüfjahr 2019 festgelegten Verfahrens. Die Stichprobengröße jedes Medizinischen Dienstes errechnet sich aus der Anzahl seiner Pflegebegutachtungen im Jahr 2018. Pro Quartal ist jeweils ein Viertel der im Prüfjahr intern minimal zu prüfenden Gutachten zu bewerten. Der hierfür gewählte Ziehungsalgorithmus muss eine zufällige Ziehung gewährleisten. Von den intern geprüften Pflegegutachten ist im folgenden Quartal von jedem Medizinischen Dienst eine zuvor festgelegte Anzahl von Gutachten in eine übergreifende Qualitätsprüfung einzubringen. In Abhängigkeit von ihrer Größe haben große Medizinischen Dienste 24 und die anderen 12 zufällig ausgewählte Prüfgutachten dem MDS vierteljährlich zur übergreifenden Qualitätsbewertung zu übermitteln. Die interne Prüfbewertung ist ebenfalls zu übersenden. Der MDS verteilt die übergreifend zu prüfenden Gutachten, die so genannte identische Stichprobe, danach nach dem Zufallsprinzip an Qualitätsprüfer der anderen Medizinischen Dienste. Die internen Prüfbewertungen verbleiben beim MDS. Jeder Medizinische Dienst muss für die übergreifende Prüfung einen hierfür geeigneten Prüfer bzw. Ansprechpartner benennen. Die Prüfer der übergreifenden Prüfung bewerten noch im selben Quartal die ihnen übersandten Gutachten nach denselben Kriterien, die der internen Prüfung zugrunde lagen. Wie sich aus den vorherigen Ausführungen ergibt, ist den übergreifenden Prüfern unbekannt, welche interne Bewertung die Gutachten erhielten. Eine Verblindung der Prüfung ist somit sichergestellt.

Nach ihrer Prüfung übermitteln die übergreifenden Prüfer ihre Qualitätsbewertungen dem MDS. Dieser führt die Ergebnisse beider Prüfungen zusammen und teilt jedem Medizinischen Dienst mit, welche Bewertung dessen Gutachten in der übergreifenden Prüfung erhielten. Die Medizinischen Dienste können so im Rahmen ihrer Qualitätssicherung diese Ergebnisse mit den eigenen Beurteilungen vergleichen, analysieren, bewerten und in Abhängigkeit von den hierdurch gewonnenen Erkenntnissen bei Bedarf gezielte Maßnahmen für eine weitere Verbesserung ihrer Pflegebegutachtung ableiten. Auf diese Weise wird das Prüfverfahren permanent evaluiert und eine einheitliche Umsetzung der Prüfkonzeption sichergestellt. Kann ein Medizinischer Dienst der übergreifenden Bewertung eines Gutachtes nicht folgen, hat er die Möglichkeit dieser begründet zu widersprechen, um eine Diskussion der strittigen Bewertung in einer Konsenskonferenz anzustoßen. Wird diese Option genutzt, erfolgt die endgültige Qualitätsbewertung des Gutachtens erst nach einer fachlichen Diskussion in einer der beiden jährlichen Konsenskonferenzen der Arbeitsgruppe „Qualitätssicherung der Pflegebegutachtung". Mit dieser endgültigen Bewertung gehen die diskutierten Gutachten auch in die Berichterstattung ein. Dasselbe gilt für Gutachten, die ein übergreifender Prüfer unabhängig von seiner Bewertung zur Diskussion in der Konsenskonferenz vorschlägt, um auf diesem Wege eine grundsätzliche Fragestellung im Kontext mit der aktuellen Prüfanleitung zu klären. Für die beschriebene übergreifende Prüfung und Konsensbildung stellte der MDS Anfang 2019 eine passwortgeschützte Datenbank zur Verfügung. In diese Datenbank muss jeder Medizinische Dienst seine in die übergreifende Prüfung einzubringenden Gutachten und

Bewertungen einstellen und kann hierin außerdem seine übergreifenden Prüfungen und Rückmeldungen hierzu vornehmen.

Die Ergebnisse der beiden Prüfphasen und der durchgeführten Audits inklusive des begleitenden Feedbacks werden von der Arbeitsgruppe „Qualitätssicherung der Pflegebegutachtung" nach Abschluss des Prüfjahres analysiert und bewertet. Hierbei liegt der Schwerpunkt in der Analyse von besonders stark abweichenden Prüfbewertungen, das heißt von Gutachten, deren Qualität intern als gut und extern als verbesserungsfähig bewertet wurde. Dasselbe gilt für den gegenteiligen Fall. Die aus dieser Analyse und den Konsenskonferenzen resultierenden Erkenntnisse sind von der dienstübergreifenden Arbeitsgruppe auch dahingehend zu prüfen, ob sich hieraus eine Notwendigkeit ergibt, die Prüfkonzeption für das kommende Jahr zu modifizieren oder einzelne Prüfanforderungen zu präzisieren, um die Qualitätssicherung der Pflegebegutachtungen noch effektiver zu gestalten. Das Verfahren endet mit der Erstellung eines Abschlussberichtes über die Ergebnisse der internen und externen Qualitätsprüfungen. In Abb. 7.3 ist der Ablauf des Prüfverfahrens noch einmal schematisch dargestellt.

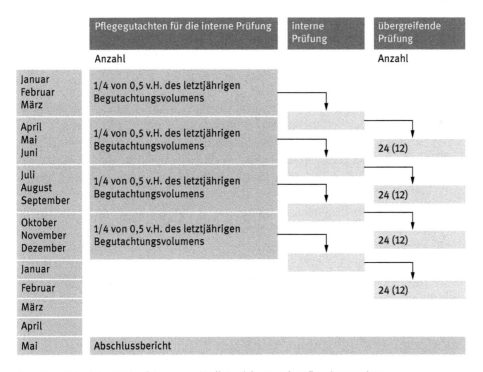

Abb. 7.3: Ablauf des Prüfverfahrens zur Qualitätssicherung der Pflegebegutachtung.

7.8.3.3 Bewertung

Im Rahmen der Qualitätsprüfung der Pflegebegutachtungen hat jeder Prüfer für die von ihm zu prüfenden Gutachten der Stichprobe für jedes einzelne Prüfkriterium eine Qualitätsbewertung abzugeben. Dies erfolgt unter Nutzung eines standardisierten Beurteilungsbogens. Grundlage hierfür ist die zum Zeitpunkt der Erstellung des zu prüfenden Gutachtens gültige Prüfanleitung. Diese wurde von der Arbeitsgruppe „Qualitätssicherung der Pflegebegutachtung" erarbeitet. Sie wird jährlich aktualisiert. Der Schwerpunkt der Qualitätsprüfungen liegt auf inhaltlichen Aspekten der Pflegegutachten. Der Prüfer muss eine graduierte Bewertung abgeben. Die Bewertungen erfolgen hierbei hinsichtlich der:

- Kompetenz in der Darstellung der beurteilungsrelevanten Inhalte
- Kompetenz in der Bewertung der dargestellten Inhalte
- Kompetenz in der Ableitung der Empfehlungen
- Allgemeinen Prüfkriterien

Diese Prüfbereiche werden einer dreistufigen Bewertung mit den folgenden Bewertungskategorien unterzogen:

1 „erfüllt" = „Es bleiben keine Fragen offen". Die Darstellungen, Bewertungen und Empfehlungen lassen sich aus dem Inhalt des Gutachtens ohne Widersprüche nachvollziehen. Dies schließt nicht aus, dass der Gutachterin bzw. dem Gutachter im Kommentarfeld der Bewertungsmatrix Verbesserungshinweise gegeben werden können.

2 „noch erfüllt" = Die Darstellungen, Bewertungen und Empfehlungen beinhalten einzelne Unklarheiten und/oder Unvollständigkeiten. Die gutachterlichen Feststellungen sind jedoch zutreffend und noch nachvollziehbar.

3 „nicht erfüllt" = „Es bleiben entscheidende Fragen offen". Die Darstellungen sind sehr lückenhaft oder nicht eindeutig. Es bestehen erhebliche Unklarheiten und/oder Unvollständigkeiten, die so groß sind, dass keine konsistenten Bewertungen und Empfehlungen ableitbar sind. Die gutachterlichen Feststellungen sind unzutreffend oder nicht nachvollziehbar.

Eine Qualitätsbeurteilung der Kategorien 2 oder 3 ist vom Prüfer zu erläutern. Die Bewertungssystematik wurde zwischen 2012 und 2014 mit wissenschaftlicher Begleitung entwickelt, pilotiert und 2015 eingeführt. Es zeigte sich hierbei, dass die Prüfer zwischen guter Qualität („Qualitätsanforderungen erfüllt, noch erfüllt") und schlechter Qualität („Qualitätsanforderungen nicht erfüllt") trennscharf unterscheiden können.

7.8.3.4 Ergebnisse und Evaluation

Das Verfahren der Qualitätssicherung der Begutachtungen im Rahmen des SGB XI wurde von Beginn an methodisch und organisatorisch so gestaltet, dass es nach wissenschaftlich anerkannten Verfahren evaluiert werden konnte. Dieses Procedere verfolgte die Zielsetzung, das Prüfinstrument so fortzuentwickeln, dass dessen Prüfkriterien personenunabhängig (*reliabel*) einsetzbar sind. Die jährlichen Qualitätsprüfungen beinhalteten deshalb mehrfach eine Reliabilitätsprüfung. In diesem Rahmen wurden zufällig ausgewählte Gutachten parallel von bis zu 10 Prüfern beurteilt. Eine „Verblindung" der Untersuchung war hierbei sichergestellt. Gegenstand dieser Prüfungen war die Frage, ob bei identischen Pflegegutachten mehrere Prüfer zur selben Beurteilung gelangen. Es zeigte sich in allen Tests, dass es den Prüfern mit dem Prüfverfahren möglich war, Gutachten von guter (Qualitätsanforderungen erfüllt) und von schlechter Qualität (Qualitätsanforderungen nicht erfüllt) eindeutig zu unterscheiden. Für diese Entscheidung war und ist das Prüfinstrument somit reliabel.

Die Analyse der Ergebnisse der Qualitätsprüfungen der letzten Jahre belegte zudem eine Einheitlichkeit in der Anwendung des Prüfinstrumentariums. Bei entsprechenden Untersuchungen stimmten die Ergebnisse der internen und der übergreifenden Qualitätsbeurteilung respektive der externen Gutachter untereinander in über 85 Prozent der geprüften Gutachten überein. Die Prüfung ergab in allen Bereichen positive Qualitätsaspekte, da bei allen vergleichbaren Items im Vorjahresvergleich bis Ende 2016 Qualitätsverbesserungen dokumentiert wurden.

Die skizzierten Ergebnisse führten dazu, dass das dargestellte Prüfkonzept nahezu unverändert von 2004 bis 2014 eingesetzt werden konnte. Geringe Modifikationen waren lediglich erforderlich, um einzelne Prüfkriterien zu präzisieren oder besser von anderen Prüfbereichen abgrenzen zu können. Darüber hinaus ergaben sich neue Prüf-Items aus zwischenzeitlichen Änderungen des SGB XI oder der hierzu erlassenen Begutachtungs-Richtlinien.

Der Jahresbericht 2016 über die Ergebnisse der internen und dienstübergreifenden bundesweiten Qualitätsprüfungen der Pflegebegutachtung war der letzte, in dem über die Qualität von Pflegebegutachtungen berichtet wurde, die gemäß dem bis 31.12.2016 geltendem Pflegebedürftigkeitsbegriff durchgeführt wurden. Der Bericht weist für den Prüfzeitraum 2016 für alle Prüf-Items eine positive interne Qualitätsbewertung von mindestens 97 Prozent aus. Hierbei war die Übereinstimmungsquote zwischen der internen und der externen Qualitätsbewertung der geprüften Gutachten sehr hoch. Sie lag für alle zu prüfenden Kriterien zwischen 95 Prozent und 100 Prozent. Mit dem Jahresbericht 2018 liegt inzwischen der zweite Bericht vor, der über die Ergebnisse der internen und dienstübergreifenden Qualitätsprüfung der Pflegebegutachtungen berichtet, die im Kontext mit dem zum 01.1.01.2017 eingeführten Verfahren zur Feststellung einer Pflegebedürftigkeit gemäß SGB XI erfolgten. Dieser Bericht weist für den Prüfzeitraum 2018 für alle Prüf-Items eine positive interne Qualitätsbewertung von mindestens 95,7 Prozent aus.

Dem Bericht ist außerdem zu entnehmen, dass sich bei der übergreifenden Prüfung bereits eine sehr hohe Übereinstimmung in der internen und externen Qualitätsbewertung der geprüften Gutachten zeigte, obwohl die aktuelle Prüfsystematik in dieser Form erst im zweiten Jahr angewendet wurde. Die Übereinstimmungsquote lag für alle zu prüfenden Kriterien zwischen 92 Prozent und 100 Prozent. Im Vergleich zum

Vorjahr war in der internen Prüfung für fast alle Prüf-Items eine um bis zu 1,1 Prozent verbesserte Qualitätsbewertung zu verzeichnen. Bei zwei zu 99 Prozent positiv bewerteten Items zeigte sich eine identische Bewertung. Ein Item erhielt eine um 0,1 Prozent niedrigere positive Prüfbewertung. In der übergreifenden Prüfung war im Vergleich zum Vorjahr bei 10 von 19 Prüf-Items eine um bis zu 1,1 Prozent verbesserte Übereinstimmungsquote zu verzeichnen. Für 5 Items konnte bei Übereinstimmungsquoten von über 97 Prozent keine signifikante Änderung festgestellt werden. Bei 4 Items mit Übereinstimmungsquoten von 92 Prozent bis 97 Prozent war eine etwas niedrigere Übereinstimmung als im Vorjahr zu beobachten. Diese guten Ergebnisse sind ein Beleg für die hohe Effektivität und Praktikabilität des etablierten Prüfverfahrens.

Die Begutachtung mittels eines Haus-/Einrichtungsbesuches stellt den Regelfall bei der Erstellung eines Pflegegutachtens dar. Nur bei definierten Fallkonstellationen können Gutachten nach Aktenlage auf Grundlage vorliegender Unterlagen (z. B. Arzt- und Krankenhausentlassungsberichte) angefertigt werden. Diese werden nur erstellt, wenn schon aus den genannten Unterlagen alle zur Beurteilung einer Pflegebedürftigkeit relevanten Sachverhalte eindeutig hervorgehen. Gutachten nach Aktenlage werden beispielsweise erstellt, wenn der Antragsteller bereits vor seiner Begutachtung verstarb oder eine persönliche Begutachtung erkrankungsbedingt im Einzelfall nicht zumutbar ist. Vereinbarungsgemäß gehen nach Aktenlage erstellte Gutachten für verstorbene Versicherten wegen der sehr unterschiedlichen Qualität der hierzu verfügbaren Unterlagen nicht in die Qualitätsprüfung ein. In Anbetracht der vereinbarten Ziehungsmodalitäten (Zufallsstichprobe) und der Tatsache, dass nur die genannten nach Aktenlage erstellten Gutachten in die Qualitätsprüfung einzubeziehen sind, war die Anzahl entsprechender Gutachten in den übergreifenden Prüfungen der letzten Jahre sehr niedrig. Es liegen deshalb hierzu keine gesonderten Auswertungen vor, da diese beim geringen Stichprobenumfang nicht aussagefähig wären.

Bei allen im Verlauf des Jahres 2018 in den Medizinischen Diensten durchgeführten übergreifenden Audits konnte eine gute Qualität der Erfassung der Informationen, die für die Erstellung des Gutachtens notwendig sind, festgestellt werden. Dasselbe gilt für die in diesem Kontext getätigten fachlichen oder situativen Empfehlungen. Die Ausdrucksform der Gutachter war dabei wertneutral und verständlich. Die in den zugehörigen Gutachten dargestellten beurteilungsrelevanten Inhalte und Bewertungen entsprachen der beim Hausbesuch vorgefundenen Ist-Situation. Die hierin ausgesprochenen Empfehlungen, z. B. bezüglich des Pflegegrades, zeigten keine Qualitätsdefizite. Alle Gutachten wurden verständlich und wertneutral ausformuliert. Die Ergebnisse der durchgeführten Audits belegen die Dienste übergreifend eine gute Qualität und Einheitlichkeit der Begutachtung einer Pflegebedürftigkeit gemäß SGB XI. Zu 50 Prozent der erfolgten Audits erreichte den MDS ein Feedback. 90 Prozent der Teilnehmer äußerten sich hierin mit ihrer Begutachtung zufrieden. Nur eine Person war unzufrieden. 95 Prozent der Befragten fühlten sich angemessen über die Begutachtung informiert, empfanden das Anmeldeschreiben als verständlich und fühlten sich durch das beigefügte Faltblatt gut informiert. Im gleichen Maße äußerten sich die Teilnehmer positiv zur Freundlichkeit und Hilfsbereitschaft ihres Ansprechpartners im Medizinischen Dienst, zum persönlichen Kontakt mit dem Gutachter und zur Termintreue. Zu 91 Prozent wurde das Vorgehen des Gutachters als gut und verständlich bewertet bzw. aus Sicht der Betroffenen auf die individuelle Situation ausreichend eingegangen. Zu 86 Prozent wurde die Zeit, um wichtige Punkte zu besprechen als ausreichend bewertet. In allen Fällen vermittelte der Gutachter einen kompetenten Eindruck. Zu 95 Prozent wurde dieser als respektvoll, einfühlsam und verständlich im Ausdruck wahrgenommen. Die Beratung und Information durch die Gutachter wurden zu 90 Prozent als gut und nützlich empfunden. Die übrigen Teilnehmer äußerten sich zu den genannten Punkten teilweise zufrieden und nur vereinzelt unzufrieden.

Die skizzierten Ergebnisse korrelieren mit denen der Audits in den drei vorherigen Jahren sowie denen der bundesweit durchgeführten Befragungen zur Pflegebegutachtung. Sie sind ein guter Beleg dafür, dass von den Medizinischen Diensten im gesamten Prozess der Pflegebegutachtung eine hohe fachliche und soziale Kompetenz bzw. einheitliche Begutachtung sichergestellt wird. Sie belegen kontinuierliche und anhaltende Verbesserungen im Bereich der Pflegebegutachtung und der diesbezüglichen Gutachtenqualität.

7.8.3.5 Ausblick

Die Qualitätsparameter des Prüfverfahrens lassen methodisch gesichert Aussagen über die Qualität der Pflegebegutachtungen zu. Das aktuelle Prüfkonzept wird deshalb voraussichtlich bis auf weiteres eine wesentliche Grundlage der Qualitätssicherung der Pflegebegutachtung sein. Die Analyse der Ergebnisse der internen und übergreifenden Qualitätsprüfung von Pflegegutachten können auch in Zukunft Ausgangspunkt für Qualitätsverbesserungen in der Pflegebegutachtung sein. Im Sinne einer Defizit- bzw. Optimierungsanalyse können sie zugleich Hinweise auf Bereiche in der Pflegebegutachtung geben, in denen angestrebten Qualitätsstandards noch nicht völlig entsprochen wird. Das etablierte Prüfverfahren bietet zudem die Grundlagen für ein weiteres internes oder überreifendes Benchmarking.

Unabhängig hiervon wird regelmäßig zu prüfen sein, ob außerhalb des direkten Leistungsrechtes liegende Anforderungen bzw. neue gesetzlichen Regelungen Auswirkungen auf das Qualitätssicherungsverfahren haben oder sich hierdurch sogar neue Chancen und Perspektiven für eine noch effektivere Qualitätssicherung der Pflegebegutachtung ergeben.

7.8.4 Interne dienstspezifische Qualitätssicherungsmaßnahmen

Die Qualitätsprüfung von Pflegegutachten ist nur ein Teilaspekt des umfassenderen Qualitätsmanagements aller Medizinischen Dienste zur Sicherstellung und Fortentwicklung einer bundesweit einheitlichen Pflegebegutachtung von hoher Qualität. Deshalb flankieren die Medizinischen Dienste das beschriebene Qualitätssicherungsverfahren durch zahlreiche weitere interne Maßnahmen. Diese sind sehr vielfältig und hierbei häufig strukturelle und regionale Besonderheiten zu beachten. Deshalb können die im Folgenden genannten Aktivitäten in ihrer Ausgestaltung variieren. Darum soll hierzu im Folgenden nur eine stichpunktartige exemplarische Übersicht gegeben werden, um das Spektrum aller diesbezüglichen Aktivitäten zu illustrieren:

- strukturierte Einarbeitung neuer Pflegegutachter anhand von verbindlich fixierten Konzepten
- zentrale Einführungsseminare und Hospitationen zur Heranführung an die Pflegebegutachtung
- regelmäßige fachspezifische Fortbildungen aller in die Pflegebegutachtung eingebundenen Ärzte und Pflegefachkräfte
- Durchführung von Qualitätszirkeln zu aktuellen oder kontrovers diskutierten Fragestellungen in der Pflegebegutachtung
- Pflegebegutachtung von Kindern durch fachlich hierfür besonders qualifizierte Gutachter
- Interne Auditierung oder Praxisbegleitung von Pflegegutachtern
- Einsatz von EDV-Programmen zur inhaltlichen Plausibilitätsprüfung von Pflegegutachten, mit denen noch vor Abschluss des Gutachtens Plausibilitätsverstöße erkannt und einer Korrektur zugeführt werden können.
- Aufbau und Pflege spezifischer Literatur- und Wissensdatenbanken
- Qualifizierung von Pflegegutachtern zu Qualitätsmanagern und TQM-Auditoren
- strukturierte Rückmeldung der Ergebnisse der Qualitätsprüfungen an die Gutachter
- Implementierung eines Qualitätsmanagementsystems nach dem EFQM-Modell für Excellence oder der DIN EN ISO 9001
- Befragungen der Versicherten und der Pflegekassen zu deren Zufriedenheit mit der Pflegebegutachtung

Literatur

[1] Lorenz K-P. Qualitätssicherung in der Begutachtung. In: Gostomzyk JG, Hrsg. Angewandte Sozialmedizin. Handbuch für Weiterbildung und Praxis. Landsberg/Lech: ecomed; 2000.

[2] Seger W. Probleme bei den Feststellungen von Pflegebedürftigkeit (SGB XI) – aus medizinischer Sicht. Med Sach. 1997;93:57–60.

[3] Kliebsch U, Reiser K, Brenner H. Reliabilitätsstudie zum Begutachtungsverfahren der Pflegebedürftigkeit im Rahmen der Pflegeversicherung. Gesundheitswesen 1997; 59 Sonderheft 1:34–41.

[4] Michel E, Ziesché R, Zernikow B, Heine U. Statistische Methoden zur Qualitätssicherung in der Pflegebegutachtung gemäß SGB XI: Erkenntnisgewinn aus Summendaten. Gesundheitsökonomie und Qualitätsmanagement. 1999;4:1–3.
[5] Fleer B, Kowalski I. Qualitätsprüfung der Pflegebegutachtung 2012. Essen: MDS – Medizinischer Dienst des Spitzenverbandes Bund der Krankenkassen e. V.; 2013.

7.9 Dienstleistungsorientierung des Medizinischen Dienstes der Krankenversicherung im Begutachtungsverfahren

Paul-Ulrich Menz, Martin Rieger

Der Eintritt von Pflegebedürftigkeit stellt für Betroffene und Angehörige einen tiefen biographischen Einschnitt dar. Dies betrifft nicht nur die persönliche Lebensplanung und -gestaltung, sondern insbesondere auch die praktische Bewältigung der üblichen Anforderungen des Alltags. Zum Zeitpunkt der Antragstellung sind die Möglichkeiten und Grenzen der Leistungen der Pflegeversicherung, ebenso wie anderer Hilfs- und Unterstützungsangebote häufig gar nicht oder nur in Ansätzen bekannt. Somit sind die Pflegebedürftigen meist nicht nur durch die aktuellen gesundheitlichen Beeinträchtigungen, sondern auch durch die zu diesem Zeitpunkt in der Regel ungeklärte zukünftige Versorgungs- und Betreuungssituation sowie weitere hiermit verbundene soziale und organisatorische Fragen erheblich belastet.

Der Medizinische Dienst der Krankenversicherung (MDK) trägt diesem Sachverhalt bei seinen Begutachtungen zur Feststellung von Pflegebedürftigkeit (Pflegebegutachtung) innerhalb der vorgegebenen organisatorischen und gesetzlichen Grenzen durch seine Dienstleistungsorientierung Rechnung. Aus Sicht des MDK muss eine fachlich kompetente und respektvolle Begutachtung verbunden werden mit einer sachgerechten Beratung des Pflegebedürftigen, seiner Angehörigen oder anderer Pflegepersonen über mögliche Erleichterungen und Hilfen in der nun veränderten Lebenssituation. Dabei ist auf geeignete Hilfsmittel, örtliche Pflege- und Unterstützungsangebote und mögliche Anpassungen des persönlichen Wohnumfeldes hinzuweisen. Dies gilt insbesondere bei Erstbegutachtungen in der schwierigen Phase zu Beginn einer Pflegebedürftigkeit. Als wesentlichen Baustein hierfür sah der MDK von Beginn an die Fachkompetenz seiner Gutachter an. Deshalb setzen die MDK ausschließlich examinierte Pflegefachkräfte und Ärzte mit langjähriger Berufserfahrung als Gutachter ein. Zudem verfügen diese Gutachter in der Regel über detaillierte Kenntnisse der örtlichen und regionalen Pflege- und Versorgungsstrukturen.

Neben der fachlichen Kompetenz ist der respektvolle und wertschätzende Umgang mit den Pflegebedürftigen und deren Angehörigen und Pflegepersonen für die Gutachter des MDK eine Selbstverständlichkeit, wie dies bereits im Kodex für die Gutachter der MDK-Gemeinschaft aus dem Jahr 1998 zum Ausdruck kommt. In diesem Kodex sind des Weiteren die spezifischen Grundsätze einer unabhängigen, neutralen und objektiven Begutachtung, des Datenschutzes und der Verschwiegenheit festgehalten. Darüber hinaus unterstützt der MDK seine Gutachter neben fachspezifischen Fortbildungen auch durch Seminare zur Stärkung der Kommunikationskompetenz in schwierigen Begutachtungssituationen.

Für die Betroffenen und ihre Angehörigen ist neben einer kompetenten und empathischen Begutachtung wesentlich, dass die Begutachtung rechtzeitig angekündigt wird und die Leistungsentscheidung zeitgerecht erfolgt. Damit sich der Antragsteller bzw. dessen Angehörige und Pflegepersonen adäquat auf ihre Pflegebegutachtung vorbereiten können, erfolgen die Begutachtungen des MDK immer nach vorheriger Anmeldung. Die Hausbesuche werden in der Regel schriftlich mit Benennung des Gutachters, seiner Qualifikation und des geplanten Begutachtungszeitraums rechtzeitig angekündigt. Mit der Bitte um Bestätigung bzw. Absage des Termins im Falle einer Verhinderung wird den Betroffenen die Möglichkeit gegeben, individuelle Wünsche beispielsweise zum Zeitpunkt der Begutachtung oder zur Beteiligung von Angehörigen und Pflegediensten zu äußern. Im Einzelfall kann der Termin für den Hausbesuch auch telefonisch vereinbart werden. Dies ist insbesondere der Fall, wenn eine Begutachtung aus persönlichen Gründen nur außerhalb der regulären Arbeitszeiten im MDK abends oder an einem Wochenende stattfinden kann.

Mit der Terminankündigung des Besuchs ist dem Antragsteller das vorgesehene Datum der Begutachtung mit einem Zeitfenster von maximal zwei Stunden, die voraussichtliche Dauer der Begutachtung, der Name des Gutachters sowie Grund und Art der Begutachtung mitzuteilen [1]. Zudem erhalten die Antragssteller Informationen über den Ablauf der geplanten Begutachtung, über die zur Begutachtung erforderlichen Unterlagen und gegebenenfalls einen Fragebogen zur aktuellen Pflege- und Versorgungssituation. Auf diese Weise soll den Betroffenen die Möglichkeit eröffnet werden, sich in Ruhe auf den bevorstehenden Hausbesuch vorzubereiten und sich mit ihren Angehörigen oder Pflegepersonen bereits vorab Gedanken über den derzeitigen Hilfebedarf, die notwendigen Hilfeleistungen und noch offene Fragen zur Begutachtung zu machen. Im Schreiben zur Terminankündigung werden auch Ansprechpartner für Rückfragen, kurzfristige Terminabsagen sowie für Lob oder Beschwerden genannt.

Die antragstellende Person ist vorab durch den MDK zu informieren, dass „sie sich bei Verständigungsschwierigkeiten in der Amtssprache Unterstützung durch Angehörige, Bekannte mit ausreichenden Sprachkenntnissen oder durch eine Übersetzerin bzw. einen Übersetzer für den Zeitraum der Begutachtung heranziehen sollte. Dies kann z. B. im Rahmen der Terminankündigung durch Übersendung eines Flyers mit Informationen zur Begutachtung erfolgen. Die antragstellende Person hat sicherzustellen, dass eine Verständigung in der Amtssprache möglich ist. Dessen ungeachtet ist das Recht der antragstellenden Person auf barrierefreie Kommunikation zu gewährleisten" [1]. Erhielt der MDK davon Kenntnis, dass im Einzelfall eine spezifische Behinderung, beispielsweise eine Gehörlosigkeit, besteht, wird zudem auf entsprechende besondere Angebote oder Unterstützungsmöglichkeiten hingewiesen,

z. B. Gebärdendolmetscher. Parallel hierzu informieren die Medizinischen Dienste die Pflegebedürftigen und ihre Angehörigen im Internet ausführlich über die praktische Durchführung der Begutachtung, über die aktuellen Leistungen und Anspruchsvoraussetzungen der Pflegeversicherung sowie über weitere im Kontext mit einer Pflegebegutachtung häufig auftretende Fragen.

Im Rahmen der Begutachtung beraten die Gutachter des MDK in Kenntnis der individuellen Erkrankungen, Funktionseinschränkungen und Pflegesituation sowie gegebenenfalls bestehender Pflegeerschwernisse darüber, welche Hilfsmittel, Unterstützungsangebote oder Betreuungsmöglichkeiten im Einzelfall sinnvoll sind. Diese Beratung erfolgt sowohl in Hinblick auf den Pflegebedürftigen als auch dessen Angehörige und Pflegepersonen. Falls möglich werden hierbei auch geeignete Kontaktdaten oder potentielle Ansprechpartner genannt. Soweit dies im konkreten Fall bereits möglich ist, wird der Antragsteller am Ende seiner Begutachtung über das Ergebnis und in diesem Zusammenhang ggf. notwendige Wiederholungsbegutachtungen sowie auch seine Widerspruchsmöglichkeiten informiert.

Wenn ein Pflegebedürftiger, dessen Betreuer, Pflegepersonen oder Angehörige mit einer Begutachtung des MDK bzw. den hiermit in Verbindung stehenden Dienstleistungen des MDK nicht zufrieden sind, besteht die Möglichkeit, sich zu beschweren. Hierzu steht nicht nur die jeweilige Rechtsaufsicht, sondern auch der MDK selbst zur Verfügung. Hierüber informieren die Medizinischen Dienste bereits im Rahmen ihrer Begutachtungen und zudem auf ihren Internetseiten. Entsprechende Reklamationen werden von den MDK zeitnah geprüft und hierzu schriftlich oder persönlich eine Rückmeldung bzw. Erläuterung gegeben, sofern der Beschwerdeführer nicht ausdrücklich ein anderes Prozedere wünscht. Das Prozedere zum Beschwerdemanagement ist detailliert in den Dienstleistungs-Richtlinien (s. u.) geregelt [2].

Unabhängig hiervon praktizieren alle Medizinischen Dienste kontinuierlich eine Qualitätssicherung ihrer Pflegebegutachtung und ihrer Pflegegutachten zur Verbesserung ihres Dienstleistungsangebotes. In diese fließen nicht nur die aktuellen Erkenntnisse aus Anregungen oder Kritik der Pflegebedürftigen und ihrer Angehörigen aus dem Beschwerdemanagement ein, sondern auch Informationen aus anderen Rückmeldungen. So sind Versicherten-/Kundenbefragungen in den Diensten in unterschiedlichem Umfang bereits länger eingeführt, z. B. mittels interner oder externer Befragungen oder internetbasierter Feedbackmöglichkeiten. Eine Teilnahme hieran war dabei bis 2013 in der Regel sowohl anonym als auch unter Namensnennung möglich. Die bis dahin etablierten Befragungen ergaben insgesamt ein positives Feedback der Versicherten bzw. ihrer Angehörigen zur Kompetenz und wertschätzenden sowie beratenden Durchführung der Pflegebegutachtungen.

Der Dienstleistungsgedanke war in den MDK bereits von Beginn der Pflegebegutachtung an etabliert. Die im Gesetz zur Neuausrichtung der Pflegeversicherung (Pflege-Neuausrichtungs-Gesetz – PNG) im Jahr 2012 eingeführte Verpflichtung des GKV-Spitzenverbandes zur Verabschiedung von bundesweit gültigen Richtlinien zur Dienstleistungsorientierung im Begutachtungsverfahren diente in diesem Kon-

text der Vereinheitlichung der Verhaltensgrundsätze in allen Medizinischen Diensten. Damit sollte die Transparenz des Begutachtungsverfahrens noch weiter erhöht werden. Diese Dienstleistungs-Richtlinien sind auch von den von den Pflegekassen beauftragten unabhängigen Gutachtern anzuwenden. Die ausformulierten und durch das Bundesministerium für Gesundheit (BMG) zu genehmigenden Richtlinien des GKV-Spitzenverbandes zur Dienstleistungsorientierung im Begutachtungsverfahren (Dienstleistungs-Richtlinien – Die-RiLi) nach § 18b SGB XI vom 10.07.2013 wurden mit Beschluss vom 05.12.2016 zwischenzeitlich aktualisiert und traten am 01.01.2017 in dieser Form in Kraft [2]. Sie enthalten Regelungen zu
- allgemeinen Verhaltensgrundsätzen für alle unter der Verantwortung der Medizinischen Dienste am Begutachtungsverfahren Beteiligten,
- der Pflicht der Medizinischen Dienste zur individuellen und umfassenden Information des Versicherten über das Begutachtungsverfahren, insbesondere über den Ablauf, die Rechtsgrundlagen und Beschwerdemöglichkeiten,
- zur regelhaften Durchführung von Versichertenbefragungen bei 2,5 Prozent der Antragsteller und Antragstellerinnen bezogen auf alle vom jeweiligen Medizinischen Dienst im Vorjahr durchgeführten Begutachtungen mit einer persönlichen Befunderhebung sowie
- zu einem einheitlichen Verfahren zum Umgang mit Beschwerden, die das Verhalten der Mitarbeiter der Medizinischen Dienste oder das Verfahren bei der Begutachtung betreffen.

Dass die Medizinischen Dienste die in der Richtlinie formulierten Anforderungen in sehr hohem Maße erfüllen belegen die Ergebnisse der 2018 bereits zum fünften Mal bundesweit durchgeführten zufälligen und anonymen Versichertenbefragung (Einzelheiten s. Kap. 7.10). Der hierzu genutzte Fragebogen deckt alle relevanten Bereiche einer Pflegebegutachtung gemäß Elftes Buch Sozialgesetzbuch (SGB XI) ab. Er wurde mit externer wissenschaftlicher Beteiligung entwickelt und wird von allen MDK eingesetzt. Die Resonanz auf diese Befragung ist mit über 22.100 ausgefüllten Fragebögen bzw. einer Rücklaufquote von über 42 Prozent sehr gut. Dies belegen ebenfalls die über 7.600 in den Bögen frei formulierten Kommentare der Teilnehmer. Die Entgegennahme und Auswertung der Fragebögen erfolgte extern.

Bundesweit gaben 88 Prozent der Pflegebedürftigen bzw. deren Angehörige und Betreuer an, insgesamt mit der Pflegebegutachtung des MDK zufrieden gewesen zu sein. 8 Prozent waren hiermit teilweise zufrieden. Nur 4 Prozent der Teilnehmer zeigten sich unzufrieden. Gut 90 Prozent der Befragten waren zufrieden mit dem Auftreten des MDK und bewerteten dessen Gutachter als vertrauenswürdig, kompetent, einfühlsam und respektvoll im Umgang. Ebenso waren 88 Prozent der Befragten mit den diesbezüglichen Informationen uneingeschränkt zufrieden (s. Abb. 7.4) [3].

Der jährliche Gesamtbericht und die Berichte aller MDK über die Ergebnisse der Befragung der Versicherten und ihrer Angehörigen bzw. Betreuer zu deren Zufriedenheit mit der Pflegebegutachtung werden jährlich am 15.04 des folgenden Jahres

Zufriedenheit mit der Pflegebegutachtung der MDK-Begutachtung im Jahr 2018

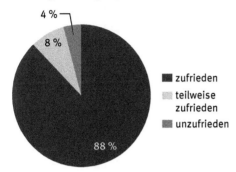

Abb. 7.4: Gesamtzufriedenheit mit der Pflegebegutachtung der MDK im Jahr 2018.

im Internet auf der Homepage des MDS (www.mds-ev.de) veröffentlicht. Die Einzelberichte der MDK stehen dort und außerdem auf der Homepage des jeweiligen MDK zur Einsicht zur Verfügung.

Literatur

[1] Medizinischer Dienst des Spitzenverbandes Bund der Krankenkassen e. V. (MDS), Hrsg. Richtlinien des GKV-Spitzenverbandes zur Feststellung der Pflegebedürftigkeit sowie zur pflegefachlichen Konkretisierung der Inhalte des Begutachtungsinstrumentes nach dem elften Buch des Sozialgesetzbuches (Begutachtungsrichtlinien – BRi) vom 15.04.2016, geändert durch den Beschluss vom 31.03.2017: Essen, Juli 2017 [Zugriff: 05.09.2019]. URL: https://www.mds-ev.de/fileadmin/dokumente/Publikationen/SPV/Begutachtungsgrundlagen/17-07-17_BRi_Pflege.pdf

[2] GKV-Spitzenverband unter Beteiligung des Medizinischen Dienstes des Spitzenverbandes Bund der Krankenkassen e. V. Richtlinien des GKV-Spitzenverbandes zur Dienstleistungsorientierung im Begutachtungsverfahren (Dienstleistung-Richtlinien – Die-RiLi) nach § 18b SGB XI vom 10.07.2013, geändert durch Beschluss vom 05.12.2016 [Zugriff: 05.09.2019]. URL: https://www.mds-ev.de/fileadmin/dokumente/Publikationen/SPV/Versichertenbefragung/2017_01_01_Di_Lei_Ri_li.PDF

[3] Medizinischer Dienst des Spitzenverbandes Bund der Krankenkassen e. V. (MDS), Hrsg. Versichertenbefragung zur Pflegebegutachtung. Gesamtbericht 2018. Essen, April 2019 [Zugriff: 05.09.2019]. URL: https://www.mds-ev.de/fileadmin/dokumente/Publikationen/SPV/Versichertenbefragung/2018/MDS_Broschur_Versichertenbefragung_2018_web.pdf

7.10 Versichertenbefragung gemäß Dienstleistungs-Richtlinien

Markus Kühbauch, Frank Opitz

7.10.1 Einführung

Mit dem Gesetz zur Neuausrichtung der Pflegeversicherung (Pflege-Neuausrichtungs-Gesetz – PNG) trat im Oktober 2012 der neu ins Sozialgesetzbuch Elftes Buch (SGB XI) aufgenommene § 18b „Dienstleistungsorientierung im Begutachtungsverfahren" in Kraft. Gemäß Abs. 1 hatte der Spitzenverband Bund der Pflegekassen (GKV-Spitzenverband) unter Beteiligung des Medizinischen Dienst des Spitzenverbandes Bund der Krankenkassen e. V. (MDS) und der für die Wahrnehmung der Interessen und der Selbsthilfe der pflegebedürftigen und behinderten Menschen auf Bundesebene maßgeblichen Organisationen entsprechende Richtlinien zu erlassen. Nach Abs. 2 Satz 3 SGB XI ist Ziel dieser Richtlinien „die regelhafte Durchführung von Versichertenbefragungen" anlässlich der Prüfung der Pflegebedürftigkeit nach § 18 SGB XI (Pflegebegutachtung). Die Richtlinien sind vom Bundesministerium für Gesundheit (BMG) zu genehmigen. Sie sind nicht nur für den Medizinischen Dienst der Krankenversicherung (MDK) und die von den Pflegekassen beauftragten unabhängigen Gutachter, sondern auch für die privaten Krankenversicherungen (PKV) verpflichtend. Jeder MDK hat die Ergebnisse der Versichertenbefragung des Vorjahres auf seiner Homepage zum 15. April eines jeden Jahres zu veröffentlichen. Der MDS veröffentlicht einen Gesamtbericht über die bundesweiten Ergebnisse der Versichertenbefragung auf seiner Homepage.

Die Richtlinien des GKV-Spitzenverbandes zur Dienstleistungsorientierung im Begutachtungsverfahren (Dienstleistungs-Richtlinien – Die-RiLi) nach § 18b SGB XI traten nach Genehmigung durch das BMG am 10. Juli 2013 in Kraft. Erste Anpassungen der Richtlinien wurden durch Beschluss vom 5. Dezember 2016 vorgenommen. Ziel dieser Richtlinien ist, die Dienstleistungsorientierung in der Pflegebegutachtung zu stärken und somit die Belastung durch das sozialgesetzlich verpflichtende Begutachtungsverfahren für die Versicherten so gering wie möglich zu halten. Erreicht werden soll dies unter anderem durch allgemeine Verhaltensgrundsätze bei der Durchführung des Begutachtungsverfahrens. Dazu gehört, dass die Gutachter der Medizinischen Dienste bei der Durchführung der Begutachtung beachten, dass diese im privaten Bereich der Versicherten und ihrer Angehörigen stattfindet und eine respektvolle und sensible Vorgehensweise mit Achtung der Privatsphäre erfordert. Bei der Durchführung des Begutachtungsverfahrens werden bestimmte Konstellationen (z. B. bei Hör-/Sehschwäche) der Versicherten oder ihrer Angehörigen berücksichtigt. Auch haben die Mitarbeiter der Medizinischen Dienste den Versicherten vor der Begutachtung in geeigneter Weise schriftlich über den vorgesehenen Begutachtungstermin und das Begutachtungsverfahren zu informieren und ihnen die Möglichkeit zur schriftlichen oder telefonischen Kontaktaufnahme für Terminverschiebungen oder Terminabsprachen zu bieten.

Der Gesetzgeber war zudem der Ansicht, dass Bestandteil einer guten Dienstleistungsorientierung eine regelhafte, bundesweit einheitliche Versichertenbefragung zum Ablauf der Begutachtung ist, um Verbesserungspotenziale zu identifizieren. In einzelnen Medizinischen Diensten gab es bis dato lediglich auf regionaler Ebene Versichertenbefragungen zur Pflegebegutachtung.

7.10.2 Grundlagen der Versichertenbefragung

Ab 1. Januar 2014 waren die Medizinischen Dienste gemäß Ziffer 5 Die-RiLi verpflichtet, regelmäßig bei 2,5 Prozent der Versicherten, bei denen eine Pflegebegutachtung mit persönlicher Befunderhebung erfolgte, innerhalb von spätestens zwei Monaten nach dem Hausbesuch (Basis: Vorjahreswerte) eine Versichertenbefragung durchzuführen. Diese hat durch einen bundesweit einheitlichen Fragebogen anonym zu erfolgen. Diesen Fragebogen erhalten die nach einer Zufallsstichprobe ausgewählten Versicherten mit einem erläuternden Anschreiben, bundesweit einheitlichen Ausfüllhinweisen und einer für die Versicherten kostenfreien Antwortmöglichkeit, die keine Rückschlüsse auf die Person des Versicherten zulässt, auf dem Postweg. Die ausgefüllten Fragebögen gehen direkt an das auswertende Meinungsforschungsinstitut, das auch deren Auswertung vornimmt. Seit einer Ausschreibung im Jahr 2013 wird die Auswertung durch M+M Management+Marketing Consulting GmbH aus Kassel durchgeführt.

Der bundesweit einheitliche Fragebogen wurde unter wissenschaftlicher Begleitung entwickelt. Die im Fragebogen verwendeten Fragen bauen im Wesentlichen auf den in den Die-RiLi aufgestellten Grundsätzen auf. Sie erstrecken sich auf die dort gemäß Ziffer 3 aufgeführten und für Gutachter verbindlichen „Allgemeinen Verhaltensgrundsätze bei der Durchführung des Begutachtungsverfahrens" sowie des Weiteren auf die gemäß Ziffer 4 aufgeführte „Individuelle und umfassende Information der Versicherten im Begutachtungsverfahren".

Der Fragebogen beinhaltet insgesamt 19 Fragen (s. Abb. 7.5). Bei den ersten beiden Fragen geht es darum, wer den Fragebogen ausgefüllt hat (pflegebedürftige Person, Angehörige/private Pflegeperson, gesetzlicher Betreuer) und wie zufrieden die Betroffenen insgesamt mit der Begutachtung (Gesamtzufriedenheit) waren. Bei den letzten beiden Fragen wird erforscht, ob das Ergebnis der Pflegebegutachtung seitens der Pflegekasse vorliegt und ob das durch die Pflegekasse mitgeteilte Ergebnis der Pflegebegutachtung nachvollziehbar ist. Abschließend haben die Befragten die Möglichkeit, Lob und Kritik in Form von frei formulierten Kommentaren abzugeben. Der Kern des Fragebogens besteht aus 15 Fragen zu den folgenden 3 Kriterien, bei denen über die Abfrage der Zufriedenheit hinaus ermittelt wird, wie wichtig die einzelnen Aspekte den Versicherten (Wichtigkeit) sind:

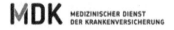

Abb. 7.5: Bundeseinheitlicher Fragebogen der jährlichen Versichertenbefragung zur Pflegebegutachtung gemäß den Dienstleistungs-Richtlinien nach § 18b SGB XI.

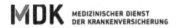

Ihre Meinung ist uns wichtig!

Persönliches Auftreten des Gutachters

	Damit war ich ...			Dies ist für mich ...		
	zufrieden	teilweise zufrieden	unzufrieden	wichtig	teilweise wichtig	unwichtig
13. Empfanden Sie den Gutachter als respektvoll und einfühlsam?	O	O	O	O	O	O
14. Wirkte der Gutachter auf Sie kompetent?	O	O	O	O	O	O
15. Drückte sich der Gutachter verständlich aus?	O	O	O	O	O	O
16. Empfanden Sie den Gutachter als vertrauenswürdig?	O	O	O	O	O	O
17. Fühlten Sie sich durch den Gutachter gut beraten und erhielten Sie nützliche Hinweise zur Verbesserung Ihrer Pflegesituation?	O	O	O	O	O	O

Allgemeine Fragen

18. Liegt Ihnen das Ergebnis der Pflegebegutachtung bereits vor?   ☐ ja   ☐ nein   ☐ weiß nicht

19. Falls ja: Ist das Ergebnis der Pflegebegutachtung für Sie nachvollziehbar?   ☐ ja   ☐ nein   ☐ weiß nicht

20. Was können wir bei der Pflegebegutachtung besser machen? Schreiben Sie uns bitte Ihre Anregungen!

Der MDK Muster bedankt sich für Ihre Teilnahme!

Bitte senden Sie den ausgefüllten Fragebogen in dem beigefügten Rückumschlag direkt an das Marktforschungsinstitut *M+M Management + Marketing Consulting GmbH* in Kassel.

Befragung zur Pflegebegutachtung   MDK Muster

Abb. 7.5: (fortgesetzt).

- Informationen über die Pflegebegutachtung
- Persönlicher Kontakt
- Persönliches Auftreten des Gutachters

Neben der Umsetzung der rein formalen Anforderungen der Die-RiLi sind einzelne Fragen so konzipiert, dass deren Antworten auch für interne Verbesserungsmaßnahmen rund um die Pflegebegutachtung genutzt werden können. Dabei geht es unter anderem um
- Kenntnisse über das aktuelle Zufriedenheitsniveau bei den Betroffenen bezogen auf die wesentlichen Aspekte des Begutachtungsverfahrens,
- Transparenz bezüglich der von den Versicherten wahrgenommenen Stärken und Schwächen im Begutachtungsverfahren,
- Erkenntnisse als Grundlage für gezielte Maßnahmen zur Verbesserung der Dienstleistungsorientierung und
- Informationen zum Zweck der internen Kommunikation von Versichertenzufriedenheit und Versichertenerwartungen die Vorgehensweise des MDK betreffend.

Nicht alle Antragssteller sind physisch und/oder psychisch in der Lage, aktiv an der Befragung teilzunehmen. Um auch in diesen Fällen eine Zufriedenheitsbewertung zur Qualität der Pflegebegutachtung zu erhalten, wird auch den bei der Begutachtung anwesenden Angehörigen, Betreuern und Pflegedienstmitarbeitern die Möglichkeit gegeben, anstelle des begutachteten Versicherten an der Zufriedenheitsbefragung teilzunehmen. Da jedoch ein umfassendes Verzeichnis der postalischen Kontaktdaten der Angehörigen, Betreuer, Pflegedienstmitarbeiter, die bei der Begutachtung anwesend sind, nicht vorliegt, ist der Antragssteller in allen Fällen der Adressat der Befragung. Wichtig für die statistischen Analysen der Ergebnisse ist aber, dass es klar erkennbar sein sollte, welcher Gruppe der Antwortende zugehörig ist.

Die Fragebögen zur Zufriedenheit mit der MDK-Pflegebegutachtung sind ausweislich der Richtlinie (Die-RiLi) einen Monat nach der Begutachtung zu versenden. In der Praxis werden diese wenige Tage nach Durchführung der Begutachtung an die Versicherten versandt. Ziel ist es, dass möglichst noch vor Bekanntgabe des Begutachtungsergebnisses bzw. vor dem Bescheid über den von der Pflegekasse erteilten Pflegegrad der Fragebogen ausgefüllt bzw. die Pflegebegutachtung des MDK bewertet wird, um sogenannte Überstrahlungseffekte des Begutachtungsergebnisses auf die Begutachtung zu verhindern.

Seit 2014 haben die 15 MDK etwa 250.000 Versicherte, die einen Antrag auf Pflegeleistungen gestellt haben, nach ihrer Zufriedenheit mit der MDK-Pflegebegutachtung gefragt. Über 91.000 ausgefüllte und zurückgesendete Fragebögen konnten ausgewertet werden. Die Medizinischen Dienste haben im Jahr 2018 insgesamt 52.419 Fragebögen versendet. Bis zum Stichtag (einschließlich 15. Februar 2019) wurden von diesen Fragebögen 22.114 ausgefüllt an das beauftragte Marktforschungsinstitut zurückgesandt. Dies entspricht einer Rücklaufquote von 42,2 Prozent (2017:

42,7 Prozent) und zeigt deutlich die Relevanz des Themas „Pflegebegutachtung" und die große Bereitschaft der Befragten, ihr Urteil abzugeben.

Zum 1. Januar 2017 wurde ein neuer Pflegebedürftigkeitsbegriff eingeführt. Entsprechend wurden die „Richtlinien zum Verfahren der Feststellung von Pflegebedürftigkeit sowie zur pflegefachlichen Konkretisierung der Inhalte des Begutachtungsinstruments nach dem Elften Buch des Sozialgesetzbuches (Begutachtungs-Richtlinien – BRi)" sowie die Methode zur Prüfung der Pflegebedürftigkeit angepasst. Mit dem neuen Begutachtungsinstrument (BI) als zentralem Bestandteil des gesamten Begutachtungsverfahrens wird bei den Antragstellern geprüft, ob sie gesundheitlich bedingte Beeinträchtigungen der Selbständigkeit oder der Fähigkeiten aufweisen und deshalb der Hilfe durch andere bedürfen (s. Kap. 7)[85]. Im Vergleich zu dem bis dato gültigen Begutachtungsverfahren wird mit dem seit 1. Januar 2017 geltenden Begutachtungsinstrument der Pflegebedarf von Menschen mit kognitiven oder psychischen Beeinträchtigungen, vor allem Menschen mit Demenz, ausdrücklicher berücksichtigt [1]. Parallel wurden die Leistungen der Pflegeversicherung angepasst und insbesondere für Menschen mit kognitiven oder psychischen Beeinträchtigungen verbessert. Bei der Analyse der Ergebnisse der Versichertenbefragung 2014 bis 2018 ist der Einfluss der Einführung des neuen, deutlich modifizierten Begutachtungsinstruments zum 1. Januar 2017 zu berücksichtigen.

7.10.3 Ergebnisse der Versichertenbefragung zur Pflegebegutachtung

Die Ergebnisdarstellung beruht auf den bundesweit aggregierten Daten zu den Versichertenbefragungen, wie sie in den Gesamtberichten des MDS auf seiner Homepage publiziert werden [2].

7.10.3.1 Beteiligung an der Versichertenbefragung

Den Fragebogen füllten im Zeitraum von 2014 bis 2018 überwiegend Angehörige der Pflegebedürftigen und private Pflegepersonen aus, die bei der Begutachtung anwesend waren (etwa 60 Prozent). Der Anteil der Pflegebedürftigen, die den Fragebogen selbst ausfüllten, stieg von 30,0 bzw. 31,9 und 31,8 Prozent in den Jahren 2014 bis 2016 auf über 36 Prozent in den Jahren 2017 und 2018. Der Anteil der gesetzlichen Betreuer, die den Fragebogen ausfüllten, sank dagegen über den Fünfjahreszeitraum von 6,3 auf 4,5 Prozent. Sämtliche Veränderungen in den Personengruppen lassen sich auf die 2017 neu eingeführten Pflegeleistungen zurückführen. Dadurch wurde der Personenkreis, der Leistungen von der Pflegeversicherung erhalten kann, um Personen

---

[85] Informationen zum Begutachtungsverfahren, gültig seit dem 1.1.2017: https://www.mds-ev.de/themen/pflegebeduerftigkeit-und-pflegebegutachtung/begutachtungs-richtlinien.html

mit geringen Beeinträchtigungen der Selbständigkeit und Fähigkeiten erweitert. Das hat in der Versichertenbefragung den Effekt, dass sich seit 2017 der Anteil von Personen mit leichtem Pflegebedarf oder geringen Einschränkungen der Selbständigkeit an allen begutachteten Personen erhöht hat. Dieser Personenkreis ist tendenziell eher in der Lage, den Fragebogen selbst auszufüllen, als Versicherte höherer Pflegegrade.

Durch die überdurchschnittlich hohe Beteiligung und die mittlerweile zum fünften Mal durchgeführte Befragung erhalten die Medizinischen Dienste Ergebnisse, die eine sehr hohe Aussagekraft haben, sowohl insgesamt als auch jeweils bezogen auf die 15 einzelnen Medizinischen Dienste.

7.10.3.2 Gesamtzufriedenheit

Insgesamt waren im Berichtsjahr 2018 fast 9 von 10 Versicherten (87,7 Prozent) mit den Pflegebegutachtungen der Medizinischen Dienste zufrieden; 8,6 Prozent teilweise zufrieden und 3,7 Prozent unzufrieden. Mit einem Mittelwert (Mw) von 92,0 ist dieser Wert der höchste bzgl. der Gesamtzufriedenheit seit Beginn der kontinuierlichen Erhebungen im Jahr 2014 (s. Abb. 7.6). Die Befragten stellen damit dem gesamten Prozess der Pflegebegutachtung des MDK, von der Ankündigung und Terminvereinbarung bis zur Erhebung des Pflegebedarfs durch MDK-Gutachter, eine gute Note aus. Die deutlich erkennbaren Verbesserungen seit Anfang 2017 sind ein Hinweis auf einen möglichen positiven Effekt durch Einführung des neuen Pflegebedürftigkeitsbegriffs bzw. die Anwendung des neuen Begutachtungsinstruments. Mit dessen Einführung Anfang 2017 kann die Bedarfssituation der Pflegebedürftigen im Vergleich zu dem bis dahin gültigen Pflegebegriff besser berücksichtigt werden und die Pflegebegutachtung und das daraus resultierende Begutachtungsergebnis für die Versicherten ist ab 2017 nachvollziehbarer. Andererseits haben kontinuierliche MDK-interne Verbesserungsmaßnahmen (fachliche Fortbildungen, organisatorische Maßnahmen,

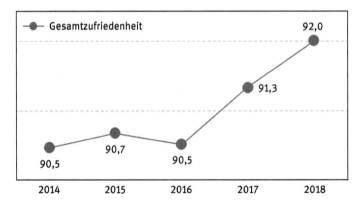

Abb. 7.6: Entwicklung der „Gesamtzufriedenheit". Versichertenbefragungen zur Pflegebegutachtung gemäß den Dienstleistungs-Richtlinien nach § 18 SGB XI in den Jahren 2014–2018.

* Mittelwerte der Zufriedenheit (Mw) auf einer Skala von 0 (= unzufrieden), 50 (= teilweise zufrieden) bis 100 (= zufrieden)
Quelle: M + M Management + Marketing Consulting GmbH, Versichertenbefragung zur Pflegebegutachtung 2014–2018

Information der Versicherten) zu positiven, nachhaltigen und wahrnehmbaren Veränderungen aus der Perspektive der Versicherten geführt. Auch die Analyse der individuellen Rückmeldungen der Versicherten und deren positive Veränderung im Jahr 2018 zeigen, dass die MDK kontinuierlich und konsequent an der Verbesserung ihrer Dienstleistungsorientierung arbeiten und dass das neue Begutachtungsinstrument sich positiv auf die Begutachtungssituation auswirkt.

Vergleicht man die Mittelwerte der Gesamtzufriedenheit der einzelnen Personengruppen, so zeigt sich, dass über den gesamten Zeitraum von 2014–2018 die Personengruppe der Angehörigen/privaten Pflegepersonen signifikant den höchsten durchschnittlichen Mittelwert aufweist, gefolgt von der Personengruppe der Pflegebedürftigen. Signifikant am wenigsten zufrieden ist die Personengruppe der gesetzlichen Betreuungspersonen.

7.10.3.3 Information, Ankündigung und Vorstellung des MDK-Gutachters

Bereits vor der eigentlichen Begutachtung tritt der MDK mit den Versicherten bzw. deren Angehörigen in Kontakt und hinterlässt dabei einen ersten Eindruck. Fünf der insgesamt 15 Fragen beziehen sich auf die Bewertung der Prozesse vor der Begutachtung. Den Termin für den Besuch zur Pflegebegutachtung kündigt der MDK den Versicherten schriftlich an. In dem Schreiben steht auch, welche Person zur Begutachtung kommt, und in welchem Zeitfenster sie voraussichtlich eintreffen wird. Für Rückfragen zum Begutachtungstermin können sich Versicherte beim MDK telefonisch erkundigen. Mit dem Schreiben bekommen die Versicherten ein Informationsblatt des MDK, in dem sie sich über den Ablauf der Pflegebegutachtung und die Vorbereitung auf den MDK-Besuch informieren können. Vor dem Beginn der eigentlichen Pflegebegutachtung soll sich der Gutachter angemessen vorstellen.

Die Ergebnisse der Versichertenbefragung zeigen, dass die Versicherten mit dem ersten Eindruck des MDK zufrieden sind. Drei der fünf am besten bewerteten Fragen bezogen auf den Mittelwert der Zufriedenheit beziehen sich auf Aspekte, die vor der eigentlichen Begutachtung liegen. Diese drei Aspekte „Eintreffen des Gutachters im angekündigten Zeitraum", die „Freundlichkeit der Ansprechpartner beim MDK", und die „Verständlichkeit des Anmeldeschreibens des MDK", hatten 2018 die besten Bewertungen von den Versicherten erhalten (s. Tab. 7.27). Einen Spitzenwert im gesamten Fragenkatalog erreichte das „Eintreffen des Gutachters im angekündigten Zeitraum" (also die Pünktlichkeit) mit einem Mittelwert von 97,3. Die Erreichbarkeit des MDK bei Rückfragen gehört auch zu den Prozessen vor der eigentlichen Begutachtung und schneidet mit 88,6 (2014) bzw. 88,5 Prozent (2018) zufriedenen Befragten etwas weniger gut ab. Allerdings ist dieser Aspekt von allen Fragen im Fragebogen für die Versicherten am wenigsten wichtig.

Tab. 7.27: Die „TOP 5". Bewertungen der Pflegebegutachtung mit der höchsten „Zufriedenheit" (Mittelwerte 2018).

		Mw*
1	Angemessene Vorstellung des Gutachters	97,6
2	Eintreffen des Gutachters im angekündigten Zeitraum	97,3
3	Freundlichkeit und Hilfsbereitschaft der Ansprechpartner beim MDK	95,7
4	Verständliche Ausdrucksweise des Gutachters	94,9
5	Verständlichkeit des Anmeldeschreibens	94,9

*Mittelwerte der Zufriedenheit (Mw) auf einer Skala von 0 (= unzufrieden), 50 (= teilweise zufrieden) bis 100 (= zufrieden) [Quelle: M + M Management + Marketing Consulting GmbH, Versichertenbefragung zur Pflegebegutachtung 2014–2018]

7.10.3.4 Durchführung der Pflegebegutachtung und Professionalität der MDK-Gutachter

Die während der Begutachtung aus der Perspektive der Befragten wahrgenommene Professionalität der MDK-Gutachter und die Art der Durchführung der Pflegebegutachtung werden ebenfalls gut bewertet. Insgesamt sieben Fragen nehmen die Professionalität und die Durchführung der Pflegebegutachtung in den Fokus. Beispielsweise wird hier gefragt, ob der Gutachter ausreichend auf die individuelle Pflegesituation oder auf bereitgestellten Unterlagen eingeht, sich verständlich ausdrückt und das Vorgehen verständlich erklärt. Es wird auch gefragt, wie die Kompetenz des MDK-Gutachters eingeschätzt wird. Mit einem Mittelwert von 94,3 wird die Frage nach der empfundenen Kompetenz des MDK-Gutachters mit am besten in diesem Fragenbereich bewertet. Die Frage nach der Kompetenz ist gleichzeitig der mit Abstand wichtigste Aspekt der Befragung für die Versicherten. Die Bewertung der Professionalität der Durchführung der Pflegebegutachtung (Eingehen auf die individuelle Pflegesituation, Eingehen auf bereitgestellte Unterlagen, Beratung und nützliche Hinweise zur Pflegesituation) wird insgesamt mit Mittelwerten zwischen 85,9 und 94,9 in 2018 gut bis sehr gut bewertet.

7.10.3.5 Persönliches Auftreten/persönlicher Kontakt

Der persönliche Kontakt bzw. das persönliche Auftreten werden mit drei Fragen beleuchtet. Hier bewerten die Befragten jeweils die angemessene Vorstellung, den respektvollen und einfühlsamen Umgang mit den Versicherten und die Vertrauenswürdigkeit des Gutachters. Die angemessene Vorstellung wird mit am besten bewertet (Mw 97,6 im Jahr 2018). Der respektvolle und einfühlsame Umgang sowie die Vertrauenswürdigkeit werden mit Mittelwerten von 94,1 bzw. 93,9 ebenfalls gut bewertet. Die Zufriedenheit mit dem persönlichen Auftreten bringen die befragten Versicherten auch in individuellen Rückmeldungen auf dem Fragebogen zum Ausdruck „*Ich möchte hiermit besonders betonen, dass die Gutachterin kompetent, freundlich und einfühlsam war*" (Originalton).

7.10.3.6 Offene Kommentare

Am Ende des Fragebogens hatten die Befragten die Möglichkeit, Vorschläge zur Verbesserung der Pflegebegutachtung zu machen, aber auch Lob und Kritik zu äußern. Da das Formulieren und Schreiben von Anmerkungen zu offenen Fragen für viele eine Barriere bedeutet, ist es umso bemerkenswerter, dass mehr als jeder Vierte (28,3 Prozent = 6.254 Befragte haben 7.601 Kommentare in 2018 abgegeben) das Freitextfeld nutzte, um noch einen Kommentar zur Pflegebegutachtung durch den Medizinischen Dienst zu schreiben.

Etwa jeder zweite Kommentar ist positiv und bringt Zufriedenheit mit der Pflegebegutachtung zum Ausdruck. Vor allem die Gutachter der Medizinischen Dienste werden – häufig mit Nennung des Namens des Gutachters – ausdrücklich bezogen auf ihre Freundlichkeit, Kompetenz und ihrem einfühlsamen Verhalten während der Begutachtung gelobt. Dies unterstreicht die Professionalität und Unparteilichkeit der Gutachter der Medizinischen Dienste.

Die meiste Kritik bei den offenen Kommentaren bezieht sich auf einen Wunsch nach besserer, flexiblerer Terminvereinbarung, bei der wesentlich stärker als bisher die Umstände des Antragsstellers, aber auch der Angehörigen berücksichtigen werden sollten.

Auch wünschen sich viele Befragte, dass im Rahmen der Begutachtung wesentlich stärker auf die individuellen, persönlichen Belange des Pflegebedürftigen eingegangen, seine persönliche Situation hinreichender berücksichtigt und mehr Verständnis für die Belange des Antragsstellers gezeigt wird. Im Zuge des Inkrafttretens des neuen Begutachtungsverfahrens wird eine stärkere Einbeziehung von Angehörigen und Pflegeperson bei der Begutachtung vorgesehen.

Die individuellen kritischen Rückmeldungen der Versicherten werden nach inhaltlichen Aussagen gruppiert. Abbildung 7.7 zeigt die bedeutendsten Gruppierungen an kritischen individuellen Rückmeldungen. Die Gruppe „Detaillierter individueller auf Pflegebedürftigen eingehen ..." (s. Abb. 7.7A) wurde in den letzten 3 Jahren immer seltener geäußert. Diese Ergebnisentwicklung korrespondiert mit dem Mittelwert der geschlossenen Frage nach dem Eingehen des Gutachters auf die individuelle Pflegesituation des Versicherten. Hier stieg in den 5 Jahren der durchschnittliche Mittelwert der Zufriedenheit um 2,2 Punkte (von 86,5 in 2014 auf 88,7 in 2018) an. Solche korrespondierenden Entwicklungen der Zufriedenheit und der kritischen Rückmeldungen belegen deutlich die verbesserte allgemeine Dienstleistungsorientierung und den gleichzeitigen Abbau von Qualitätsmängeln in der Pflegebegutachtung durch den MDK. Die gestiegene Zufriedenheit der Versicherten deutet auf allgemeinen Verbes-

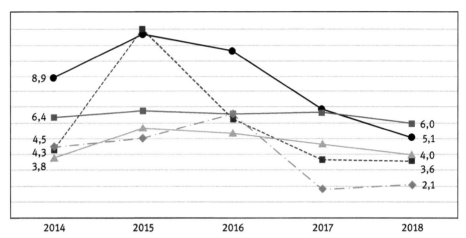

2014   2015   2016   2017   2018

—●— A detaillierter individueller auf Pflegebedürftigen und Angehörige eingehen/alles, umfassend berücksichtigen/mehr Verständnis
—■— B Termine/Terminvereinbarung: unflexibel, zu kurzfrstig, genauer
—▲— C zu wenig Zeit/Zeitdruck
--■-- D mehr, bessere Beratung/Infos zur Verbesserung der Pflegesituation
--◆-- E Ergebnis der Pflegebegutachtung nicht transparent/nachvollziehbar

Quelle: M + M Management + Marketing Consulting GmbH, Versichertenbefragung zur Pflegebegutachtung 2014–2018

Abb. 7.7: Entwicklung des Anteils kritischer Kommentare. Versichertenbefragungen zur Pflegebegutachtung gemäß den Dienstleistungs-Richtlinien nach § 18b SGB XI in den Jahren 2014–2018.

serungen hin. Der Rückgang der kritischen individuellen schriftlichen Rückmeldungen zeigt die konkrete Verminderung von Qualitätsmängeln.

Dass das Thema Beratung ein besonders Anliegen für die Versicherten darstellt, zeigt auch die Häufigkeit der offenen Nennungen (s. Abb. 7.7D) sowie die von den Befragten hoch bewertete Wichtigkeit (Mw 2018 95,9). Nachdem 2015 dieses Thema sehr stark im Fokus der Versicherten lag, konnte die Zufriedenheit in den Folgejahren kontinuierlich verbessert werden (Verbesserung des Mw um 2,9 Prozentpunkte von 83,0 auf 85,9) und entsprechend ging auch die Häufigkeit der diesbezüglichen offenen Nennungen zurück (von 12 Prozent in 2015 auf 3,6 Prozent in 2018).

7.10.3.7 Wichtigkeit

Den Befragten sind bei der Pflegebegutachtung vor allem folgende Punkte besonders wichtig (höchste Mittelwerte bezogen auf die Befragungen 2014–2018):
a. Kompetenz
b. Vertrauenswürdigkeit
c. Eingehen auf die eigene, individuelle Pflegesituation

d. verständliche Ausdrucksweise
e. ausreichend Zeit, um in Ruhe alle wichtigen Punkte zu besprechen.

Bei der Analyse, welche Bedeutung/Wichtigkeit die einzelnen abgefragten Aspekte aus Sicht der Versicherten haben, wird deutlich, dass all jene Gesichtspunkte der MDK-Pflegebegutachtung besonders wichtig sind, die mit dem Ablauf der Pflegebegutachtung und der Professionalität der Gutachter sowie dem persönlichen Auftreten und dem Verhalten zu tun haben. Deren Kompetenz, deren Vertrauenswürdigkeit und deren Eingehen auf die individuelle Pflegesituation, genügend Zeit und eine verständliche Ausdrucksweise sind aus Versichertensicht die fünf wichtigsten Aspekte. Insofern hat die Zufriedenheit mit diesen Aspekten für die Medizinischen Dienste eine besondere Relevanz.

7.10.3.8 Verbesserungspotenzial

Die Ergebnisse der Versichertenbefragungen nutzen die Medizinischen Dienste, um Hinweise zu Optimierungspotenzialen zu erhalten. Diese werden statistisch durch einen Vergleich der „Wichtigkeit" mit der „Zufriedenheit" dieses Themenbereichs ermittelt. Die Anforderungen an den MDK sind dort am höchsten, wo die Versicherten am häufigsten sagen, dass ein Themenbereich ihnen „wichtig" ist, aber die Zufriedenheit gemessen am Mittelwert hier noch entwicklungsfähig ist. Dieser Vergleich von Wichtigkeit und Zufriedenheit hat ergeben, dass vor allem bei drei Punkten, die allesamt den Ablauf der Pflegebegutachtung betreffen, noch Verbesserungspotentiale bestehen:

- „Eingehen auf die individuelle Pflegesituation"
- „Eingehen auf die bereitgestellten Unterlagen"
- „Wunsch nach guter Beratung und nützlichen Hinweisen"

Mit dem Eingehen auf die individuelle Pflegesituation sind 83,0 Prozent der Befragten zufrieden, 11,4 Prozent teilweise zufrieden und 5,7 Prozent unzufrieden (Mw 88,7 in 2018). Dies stellt für einen großen Teil (95,6 Prozent der Befragten) ein wichtiges Qualitätsmerkmal der MDK-Pflegebegutachtung dar. Daher sehen die Medizinischen Dienste hier Verbesserungspotenzial. Versicherte wünschen sich naturgemäß, dass der MDK ihre individuelle Pflegesituation umfassend berücksichtigt. Der Mittelwert der Zufriedenheit in diesem Punkt hat sich seit 2014 stark verbessert. Zudem korrespondiert die gestiegene Zufriedenheit mit diesem Punkt im Jahr 2018 mit einem klaren Rückgang der kritischen individuellen Rückmeldungen zu diesem Thema (s. Abb. 7.7 A). Die Medizinischen Dienste haben erkennbar seit Einführung der Versichertenbefragung auf das vorhandene Verbesserungspotenzial reagiert. Die Gutachter des MDK wurden im Rahmen der Einführung des neuen Begutachtungsinstruments gezielt darin geschult, die individuelle Pflegesituation der Versicherten ausdrücklich zu würdigen, soweit diese für den Antrag auf Pflegeleistungen und die

Empfehlung von Rehabilitationsmaßnahmen oder Hilfsmitteln hilfreich ist. Zudem lassen die Ergebnisse vermuten, dass insgesamt das seit dem 1. Januar 2017 geänderte Begutachtungsverfahren bzw. das verbesserte Begutachtungsinstrument einen zusätzlichen positiven Effekt auf die auf Seiten der Versicherten wahrgenommenen Dienstleistungsqualität hat.

Bei der Frage „Ging die Gutachterin oder der Gutachter auf Ihre bereitgestellten Unterlagen ein?" sind ebenfalls klare Verbesserungen zu erkennen. Der Anteil der Zufriedenen lag im Jahr 2018 bei 86,4 Prozent und stieg damit seit 2014 um 2,4 Prozentpunkte. Der Vergleich mit der höher liegenden „Wichtigkeit" (2018 ist dies für 89,0 Prozent der Befragten wichtig) zeigt, dass auch in diesem Punkt Optimierungspotenzial vorhanden ist. Statistisch zeigen die Veränderungen der Zufriedenheit der vergangenen Jahre eine Parallele zur Einführung des neuen Begutachtungsinstruments. Da das neue Verfahren stark auf die Belange der Pflegebedürftigen fokussiert, hatte es möglicherweise einen positiven Einfluss auf diese Frage.

Die gestiegene Zufriedenheit der Versicherten mit dem zweiten Verbesserungspotenzial „Eingehen auf bereitgestellte Unterlagen" lässt ebenfalls erkennen, dass dieser Punkt ein wichtiger Bestandteil der Qualifikation der MDK-Gutachter ist und in Grenzen Optimierungspotenzial birgt. Zu bedenken gilt allerdings, dass nicht alle am Begutachtungstermin bereitgestellten Unterlagen für die Prüfung der Pflegebedürftigkeit relevant sind und daher nur im notwendigen Umfang gewürdigt werden. Das kann den Eindruck vermitteln, der MDK nehme sich nicht genügend Zeit für die Beurteilung der bereitgestellten Unterlagen und kann somit eine negative Bewertung der Versicherten in diesem Punkte nach sich ziehen. Aus diesem Grund arbeiten die Medizinischen Dienste daran, im Vorfeld der Begutachtung noch präziser über die anstehende Pflegebegutachtung und den Umfang der bereitzuhaltenden erforderlichen Unterlagen zu informieren.

Unzufriedenheit und somit Verbesserungsbedarf sehen ein Teil der Befragten bei ihrem Wunsch nach mehr Beratung und nach Hinweisen zur Verbesserung ihrer Pflegesituation. 6,5 Prozent sind hiermit unzufrieden, 15,1 Prozent nur teilweise zufrieden und mehr als drei Viertel der Befragten waren im Jahr 2018 mit der Beratung des MDK zu ihrer Pflegesituation zufrieden (Mw 85,9 in 2018). Die Ausführung von 92,3 Prozent der Versicherten (2018) „Gute Beratung und nützliche Hinweise zur Verbesserung der Pflegesituation sind mir wichtig", zeigt deutlich die Relevanz dieses Themas für die Versicherten. Viele Versicherte wünschen sich vom MDK eine bessere Beratung und mehr Hinweise zur Verbesserung ihrer Pflegesituation. Auch wenn sich das Ergebnis stark verbessert hat und kritische Rückmeldungen sich deutlich verringert haben (s. Abb. 7.7 D), gibt es aus Sicht der Versicherten Handlungsbedarf. Der deutlich geäußerte Wunsch der Versicherten nach guter Beratung und nützlichen Hinweisen zur Pflege hat für die Medizinischen Dienste einen hohen Stellenwert. Soweit es im Rahmen der Pflegebegutachtung möglich ist, weisen die Gutachter des MDK auf Beratungsangebote hin und geben erste Informationen an die Hand. Allerdings gehört die Beratung in Fragen der pflegerischen Versorgung nicht zu den eigentlichen Aufgaben des MDK. Die Kernaufgabe des MDK ist die Pflegebegutachtung im Auftrag der für die Sicherstellung der pflegerischen Versorgung ihrer Versicherten verantwortlichen Pflegekassen (§ 12 Abs. 1 Satz 1 SGB XI). Die Beratung der Versicherten zu ihrer Pflegesituation kann der MDK also nur in dem Umfang vornehmen, wie es die Erfüllung seiner Kernaufgabe zulässt. Der geäußerte Beratungsbedarf der Versicherten zur pflegerischen Versorgung deutet allerdings darauf hin, dass die regional vorhandenen Möglichkeiten zur aktiven Pflegeberatung (aufsuchende Beratung zu Hause in der Verantwortung der Pflegekassen) und der Zugang zur sonstigen Pflegeberatung noch ausbaufähig sind. Die Pflegeberatung liegt allerdings in der Verantwortung der kommunalen Pflegestützpunkte und der Pflegekassen, wobei die Länder für die Vorhaltung einer leistungsfähigen, zahlenmäßig ausreichenden und wirtschaftlichen pflegerischen Versorgungsstruktur verantwortlich sind (§ 9 SGB XI).

7.10.4 Bedeutung der Versichertenbefragung für die Medizinischen Dienste

Dass die Medizinischen Dienste seit 2014 regelmäßige Versichertenbefragungen durchführen, bietet die Möglichkeit, gestützt auf ein bundesweit standardisiertes und wissenschaftlich begleitetes Verfahren, Erkenntnisse über die auf Seiten der Versicherten erlebte Dienstleistungsorientierung der MDK-Gutachter zu bekommen. Dadurch kann der MDK seine Schulungsmaßnahmen und die Durchführung der Pflegebegutachtung im Sinne der kontinuierlichen Qualitätsverbesserung optimieren.

Die Ergebnisse der Versichertenbefragungen zur Pflegebegutachtung im Zeitraum von 2014 bis 2018 zeigen, dass das in den Dienstleistungs-Richtlinien (Die-RiLi) erklärte Ziel, die Dienstleistungsorientierung des MDK für die Versicherten im Begutachtungsverfahren zu stärken, die Belastung für die Versicherten und ihre Angehörigen zu minimieren sowie die Servicefreundlichkeit im Begutachtungsverfahren zu erhöhen, grundsätzlich erreicht wird und über den Beobachtungszeitraum Jahr für Jahr sukzessive verbessert werden konnte. Darüber hinaus zeigen sie auch eine grundsätzlich hohe Zufriedenheit der Befragten mit der Tätigkeit der MDK-Gutachter, was die strukturellen Faktoren, die Vorbereitung und den Ablauf der Pflegebegutachtung als auch die wahrgenommene Sensibilität, Kompetenz und das persönliche Auftreten der Gutachter betrifft.

Die Auswertung zeigt weiterhin, dass sich die Bewertung der MDK-Pflegebegutachtung zwischen 2014 und 2018 in 14 von 15 Bereichen verbessert hat. Bemerkenswert ist, dass in acht der 15 Bereiche der Anteil der Zufriedenen im Jahr 2018 mit über 90 Prozent sehr hoch ist. Zudem scheint es, dass mit der Durchführung der Pflegebegutachtung anhand des neuen Begutachtungsinstruments der Begutachtungsprozess für Laien nachvollziehbarer wird, insbesondere im Hinblick auf den wichtigen Aspekt „Eingehen auf die individuelle Pflegesituation". Dies belegt die Entwicklung der Anzahl kritischer Kommentare zur Frage „Wie zufrieden sind Sie mit dem Eingehen auf die individuelle Pflegesituation durch den MDK?", die zwischen 2014 und 2018 deutlich zurückgegangen sind. Auch bei der Nachvollziehbarkeit des Ergebnisses der Pflegebegutachtung und in Hinblick auf die verbesserte beratungsorientierte Herangehensweise im Rahmen der Pflegebegutachtung zeigen sich positive Effekte.

Die Versichertenbefragung zur Pflegebegutachtung hat somit einen unmittelbaren Nutzen für das Qualitätsmanagement der Medizinischen Dienste und ist eine sinnvolle Ergänzung der umfassenden Qualitätssicherungsmaßnahmen der Pflegebegutachtung (s. Kap. 7).

Literatur

[1] Medizinischer Dienst des Spitzenverbandes Bund der Krankenkassen e. V. (MDS). Informationen zum Begutachtungsverfahren, gültig seit dem 01.01.2017 [Zugriff: 12.07.2019]. URL: https://www.mds-ev.de/themen/pflegebeduerftigkeit-und-pflegebegutachtung/begutachtungs-richtlinien.html

[2] Medizinischer Dienst des Spitzenverbandes Bund der Krankenkassen e. V. (MDS). Versichertenbefragung zur Pflegebegutachtung [Zugriff: 12.07.2019]. URL: https://www.mds-ev.de/themen/pflegebeduerftigkeit-und-pflegebegutachtung.html

8 Rehabilitation und Pflegebedürftigkeit

8.1 Bedeutung der Rehabilitation zur Vermeidung oder Verminderung von Pflegebedürftigkeit

Katrin Breuninger, Stefan Gronemeyer

In dem folgenden Beitrag sollen die Voraussetzungen und Einflussfaktoren hinsichtlich der Umsetzung des sozialversicherungsrechtlichen Grundsatzes Rehabilitation vor und bei Pflege beschrieben werden. Dies bietet dem Leser eine kompakte Darstellung der Hintergründe, die zu dem heutigen Stand der sozialrechtlichen Vorgaben geführt haben. Gleichzeitig werden die heutigen Aufgaben und die Herausforderungen der Zukunft angerissen, die in den nachfolgenden Buchbeiträgen vertieft werden.

8.1.1 Rehabilitation vor und bei Pflege: Sozialrechtliche Voraussetzungen für die Umsetzung

Schon mit der Einführung der Pflegeversicherung im Jahr 1995 wurde der Vorrang von Prävention und Rehabilitation vor der Inanspruchnahme von Pflegeleistungen als wichtiges Ziel der Gesundheitspolitik gesetzlich festgeschrieben. Verschiedene Vorschriften im Elften Buch Sozialgesetzbuch (SGB XI) verpflichten die Pflegekassen, die Krankenkassen, den Medizinischen Dienst der Krankenversicherung (MDK), aber auch die Versicherten, an der Umsetzung des Grundsatzes Rehabilitation vor und bei Pflege aktiv mitzuwirken. So wurden die Pflegekassen verpflichtet, darauf hinzuwirken, dass die zuständigen Leistungsträger – in der Regel die Krankenkassen – alle geeigneten Maßnahmen einleiten, um Pflegebedürftigkeit zu vermeiden oder zu vermindern. Ausdrücklich wird im Gesetz klargestellt, dass dies auch nach dem Eintritt von Pflegebedürftigkeit gilt (§ 5 Abs. 6 SGB XI). Beim Verfahren zur Feststellung der Pflegebedürftigkeit wurde dem MDK unter anderem die Aufgabe zugewiesen, Feststellungen zum Rehabilitationsbedarf zu treffen und diese der Pflegekasse mitzuteilen (heute § 18 SGB XI). Die Versicherten wurden ihrerseits verpflichtet, an Maßnahmen zur Vermeidung oder Verminderung der Pflegebedürftigkeit, einschließlich Maßnahmen der medizinischen Rehabilitation, aktiv mitzuwirken, unabhängig davon, ob bereits Pflegebedürftigkeit festgestellt wurde (§ 6 SGB XI). Der Gesetzgeber ging bei diesen Regelungen davon aus, dass Maßnahmen der Prävention und Rehabilitation sowohl unter humanen Aspekten als auch wegen ihrer positiven wirtschaftlichen Folgen im Sinne der Vermeidung einer Inanspruchnahme der sozialen Sicherungssysteme einen hohen Stellenwert haben und dass es in vielen Fällen auch nach eingetretener Pflegebedürftigkeit noch möglich ist, damit das Ausmaß der Pflegebedürftigkeit zu verringern [1].

Stärker als zum Zeitpunkt der Einführung der Pflegeversicherung sind seit der Jahrtausendwende die dynamisch verlaufenden Veränderungen im Altersaufbau der Bevölkerung in Deutschland und deren weitreichende gesellschaftliche Auswirkungen in das öffentliche Bewusstsein und in das Zentrum der gesundheitspolitischen Debatte gerückt. Wesentlich von diesen Veränderungen betroffen ist die Gesundheitsversorgung einschließlich der Pflege. Durch die bis vor etwa fünf Jahren rückläufige Entwicklung der Geburtenzahlen und die kontinuierlich ansteigende Lebenserwartung kommt es zu einer Zunahme des Anteils älterer Menschen.

Nach der vierzehnten koordinierten Bevölkerungsvorausberechnung ist rund jeder fünfte in Deutschland lebende 65 Jahre und älter. Die Zahl der älteren Menschen erhöhte sich dabei um 36,6 Prozent innerhalb der letzten 20 Jahre. Zum 31. Dezember 1997 hatte es etwa 13,0 Millionen Personen der Generation 65+ gegeben. Das waren 15,8 Prozent der Gesamtbevölkerung, aktuell sind es 17,7 Millionen, das entspricht einem Anteil von 21,4 Prozent. In den nächsten zwanzig Jahren wird die Zahl der Menschen über 67 Jahren um weitere 5 bis 6 Millionen auf mindestens 21 Millionen wachsen und anschließend bis 2060 relativ stabil bleiben [2].

Da die Wahrscheinlichkeit des Auftretens von Krankheiten, Behinderungen und Pflegebedürftigkeit stark altersabhängig ist, ist mit der Zunahme älterer Menschen auch mit einem Anstieg von Krankheitsfällen und der Zahl Pflegebedürftiger zu rechnen. So stieg der Anteil der Pflegebedürftigen von 2001 bis 2015 von 2,03 Millionen auf 2,86 Millionen. Mit Einführung des erweiterten neuen Pflegebedürftigkeitsbegriffs und des damit verbunden neuen Begutachtungsverfahrens 2017 stieg die Zahl um 19 Prozent auf 3,41 Millionen (Stand 12/2017) [2]. Während die Fallzahlzunahmen bis 2008 in größerem Umfang der demographischen Alterung zugeschrieben werden konnten, werden sie seitdem vor allem durch die Veränderung im Leistungszugang und im Leistungsangebot angetrieben [3]. Wenngleich das Ausmaß der Entwicklungen aufgrund unterschiedlicher Vorausberechnungsmethoden und prognostischer Annahmen nicht exakt vorhersagbar ist, gilt die Tatsache, dass es zu einer weiteren Zunahme pflegebedürftiger Menschen kommen wird, als unstrittig. Der erwartete Anstieg pflegebedürftiger Personen stellt Politik und Gesellschaft vor die Aufgabe, die Sozialsysteme, insbesondere die soziale Pflegeversicherung, so weiterzuentwickeln, dass auch künftig die notwendige Versorgung gewährleistet ist.

Vor diesem Hintergrund wird immer wieder danach gefragt, wie die Vorschriften im SGB XI zur Vermeidung oder Verminderung von Pflegedürftigkeit durch Prävention und Rehabilitation umgesetzt werden. In diesem Zusammenhang haben verschiedene Experten unterschiedlicher Institutionen seit 2001 mehrfach zum Ausdruck gebracht, dass die Umsetzung des Grundsatzes Rehabilitation vor und bei Pflege seit seiner Verankerung im SGB XI unzureichend wahrgenommen worden sei [1,4–6]. Dabei wurden unter anderen folgende Probleme als Ursachen diskutiert [5]:

- Negative Einstellungen gegenüber den Rehabilitationsmöglichkeiten bei Pflegebedürftigen: Wenn bei Professionellen im Gesundheitswesen, den Versicherten oder deren Angehörigen Pflegebedürftigkeit nur als Zustand irreversibler und

im Verlauf progredienter Hilflosigkeit angesehen wird, geht dies in der Regel mit einer Geringschätzung der Rehabilitationsmöglichkeiten von Pflegebedürftigen einher und führt zu einem therapeutischen Nihilismus. Rehabilitation wird in diesem Fall als eine Intervention gesehen, die allenfalls vor dem Eintritt von Pflegebedürftigkeit, aber nicht danach eine Aussicht auf Erfolg hat. Der sozialrechtliche Grundsatz Rehabilitation vor und bei Pflege wird hier verkürzt auf das Vor und damit falsch ausgelegt. Diese Haltung widerspricht zahlreichen heute verfügbaren wissenschaftlichen Daten zu den Erfolgen rehabilitativer Maßnahmen bei Pflegebedürftigen. Auch entspricht diese Einstellung nicht den Rechtsvorschriften, die, wie bereits erwähnt, präventive und rehabilitative Leistungen ausdrücklich auch für Pflegebedürftige vorsehen, wenn sie im Einzelfall indiziert sind. Die Ablehnung entsprechender Leistungen allein mit der Begründung, dass Pflegebedürftigkeit besteht, ist daher unzulässig.
- Unzureichendes Lehrangebot zu den Möglichkeiten präventiver und rehabilitativer, insbesondere geriatrischer Maßnahmen zur Vermeidung oder Verminderung von Pflegebedürftigkeit in der Aus-, Fort- und Weiterbildung von Pflegeberufen, Ärzten und anderen Gesundheitsberufen: Als Folge unzureichender Qualifikation werden Defizite bei der Feststellung des Rehabilitationsbedarfs und damit bei einem adäquaten Rehabilitationszugang Pflegebedürftiger gesehen.
- Falsche ökonomische Anreize insbesondere zwischen Pflege- und Krankenkassen: Als Hemmnis wird hier oft die Tatsache angeführt, dass von einer erfolgreich durchgeführten Rehabilitation zu Lasten der Krankenkasse nicht diese, sondern die Pflegekasse durch eingesparte Pflegeleistungen profitiert.
- Widersprüchliche Motivationsanreize für Leistungsempfänger und Leistungserbringer: Wird durch eine erfolgreiche Rehabilitation der Hilfebedarf eines Versicherten nachhaltig reduziert, reduzieren sich gegebenenfalls auch die Leistungen der Pflegeversicherung. Gleiches gilt beispielsweise für eine stationäre Pflegeeinrichtung, wenn eine erfolgreich erbrachte rehabilitative Pflege zur Senkung des Pflegegrades führt.

Die allgemein kritische Bewertung der Umsetzung des Grundsatzes Rehabilitation vor und bei Pflege und insbesondere die vorstehend beschriebenen Ursachenanalysen haben in den letzten 12 Jahren zu mehreren gesetzgeberischen Initiativen geführt, um die Rehabilitationschancen Pflegebedürftiger zu stärken. Insbesondere folgende Reformgesetze haben neue Vorschriften mit dem Ziel einer verbesserten Umsetzung von Rehabilitation vor und bei Pflege in das Sozialgesetzbuch implementiert.

8.1.2 Gesetze

GKV-Wettbewerbsstärkungsgesetz 2007
Durch das Gesetz zur Stärkung des Wettbewerbs in der gesetzlichen Krankenversicherung (GKV-Wettbewerbsstärkungsgesetz – GKV-WSG) sind alle Leistungen zur medizinischen Rehabilitation in Pflichtleistungen umgewandelt worden. Dadurch können die Krankenkassen auch für diese Leistungen ggf. Zahlungen aus dem so genannten Risikostrukturausgleich erhalten, wovon ein höherer Anreiz für die Krankenkassen erwartet wird, diese Leistungen zu erbringen. Außerdem wurde klargestellt, dass auch Leistungen der mobilen Rehabilitation als Sonderform der ambulanten Rehabilitation regelhaft von den Krankenkassen zu tragen sind. Diese Rehabilitationsform gilt als besonders geeignet für die Rehabilitation Pflegebedürftiger, insbesondere, wenn kognitive Einschränkungen vorliegen. Sie kann auch in Pflegeeinrichtungen erbracht werden. In einer weiteren Änderung wurde geregelt, dass der MDK Anträge auf Vorsorge- oder Rehabilitationsleistungen nicht mehr generell, sondern nur noch in Stichproben prüft.

Pflege-Weiterentwicklungsgesetz 2008
Der bisherige Empfehlungscharakter der Feststellungen des MDK zur Notwendigkeit von Leistungen der medizinischen Rehabilitation im Rahmen der Pflegebegutachtung wurde durch das Gesetz zur strukturellen Weiterentwicklung der Pflegeversicherung (Pflege-Weiterentwicklungsgesetz – PfWG) grundlegend reformiert. Die Feststellung des MDK, dass bei einem Pflegeantragsteller Leistungen der medizinischen Rehabilitation angezeigt sind, löst seither ein Antragsverfahren auf Leistungen zur medizinischen Rehabilitation entsprechend den Vorschriften des Neunten Buchs Sozialgesetzbuch (SGB IX) aus, sofern der Versicherte dem zugestimmt hat. Das heißt, die Stellungnahme des MDK entspricht faktisch einem Rehabilitationsantrag, über den die Krankenkasse innerhalb der im SGB IX vorgesehenen Fristen zu entscheiden hat. Ein gesonderter Antrag der antragstellenden Person oder eine Verordnung durch Vertragsärzte ist nicht erforderlich.

Diese Vorschrift hat die Vorgaben für die Pflegebegutachtung der Medizinischen Dienste hinsichtlich der Feststellungen zum Rehabilitationsbedarf verändert. Da in der Pflegebegutachtung überwiegend Pflegefachkräfte eingesetzt werden, die definitive Indikationsstellung zu einer Leistung der medizinischen Rehabilitation aber eine ärztliche Aufgabe ist, wurde in den Richtlinien zur Begutachtung von Pflegebedürftigkeit ein so genanntes zweistufiges Verfahren vorgegeben. Danach hat die Pflegefachkraft obligatorisch einen ärztlichen MDK-Gutachter einzubeziehen, wenn sie im Rahmen der Begutachtung Hinweise auf Rehabilitationsbedarf im Sinne einer Leistung der medizinischen Rehabilitation festgestellt hat. Wird die Rehabilitationsindikation durch den ärztlichen MDK-Gutachter bestätigt, erfolgt die entsprechende Empfehlung an die Pflegekasse. Durch weitere Ergänzungen wurde in dem Gesetz klargestellt, dass der MDK bei jeder Begutachtung von Pflegebedürftigkeit Feststellungen zum Rehabilitationsbedarf zu treffen hat.

Weiterhin gelten seit dem Pflege-Weiterentwicklungsgesetz finanzielle Anreize für Pflegeeinrichtungen, durch aktivierende und rehabilitative Maßnahmen Pflegebedürftigkeit zu überwinden, zu mindern oder deren Verschlimmerung zu verhindern. Krankenkassen haben Strafzahlungen an die Pflegekasse zu zahlen, wenn sie notwendige Rehabilitationsleistungen nicht erbringen. Mit diesen Regelungen hat der Gesetzgeber die oben dargestellten Anreiz- und Motivationsprobleme aufgegriffen.

Pflege-Neuausrichtungs-Gesetz 2012
Mit dem Gesetz zur Neuausrichtung der Pflegeversicherung (Pflege-Neuausrichtungs-Gesetz – PNG) wurden neue Vorschriften in das SGB XI eingefügt, die den Grundsatz Rehabilitation vor und bei Pflege in seiner praktischen Umsetzung stärken und die Möglichkeiten des Einzelnen, davon Gebrauch zu machen, verbessern sollen. Im Wesentlichen dient dazu eine gesonderte Rehabilitationsempfehlung, die der MDK bei jeder Begutachtung von Pflegebedürftigkeit zu erstellen hat und die dem Versicherten unabhängig von dem eigentlichen Pflegegutachten über die Pflegekasse regelmäßig übermittelt wird (s. Kap. 8.2). Diese Rehabilitationsempfehlung enthält nicht nur Feststellungen dazu, welche präventiven oder rehabilitativen Maßnahmen ggf. empfohlen werden, sondern informiert auch über die Gründe, wenn keine derartigen Empfehlungen ausgesprochen werden. Durch die gesonderte Rehabilitationsempfehlung und eine ebenfalls vorgeschriebene Erläuterung der Empfehlung durch die Pflegekasse soll das Begutachtungsverfahren hinsichtlich der Rehabilitationsaspekte für die Versicherten transparenter werden. Ausdrücklich soll damit aber auch erreicht werden, dass den Feststellungen zu einer Leistung der medizinischen Rehabilitation im Begutachtungsverfahren insgesamt mehr Beachtung zukommt.

Neu eingeführt wurde auch eine Berichtspflicht der Pflegekassen gegenüber dem Bundesministerium für Gesundheit (BMG) über die Umsetzung der MDK-Empfehlungen zur medizinischen Rehabilitation. Danach berichten die Pflegkassen für die Jahre 2013 bis 2015 (inzwischen verlängert bis 2018) über die Anzahl der Empfehlungen zur medizinischen Rehabilitation, die Anzahl der daraus erfolgten Anträge an den Rehabilitationsträger und deren Genehmigung sowie die Anzahl der durchgeführten medizinischen Rehabilitationsmaßnahmen.

Flankiert werden die Bemühungen zur Verbesserung der Teilhabe Pflegebedürftiger auch durch den Nationalen Aktionsplan der Bundesregierung zur Umsetzung der UN-Behindertenrechtskonvention, der auch die Umsetzung des Grundsatzes Rehabilitation vor und bei Pflege und die bessere Verzahnung aller Akteure und Leistungen bei der Bereitstellung von rehabilitativen und pflegerischen Angeboten proklamiert [7].

Im Zuge der Umsetzung des PNG und um die immer wieder geäußerte Kritik an MDK und Pflegekassen besonders in Bezug niedriger Rehabilitationsempfehlungen zu versachlichen, die Transparenz in der Vorgehensweise der Medizinischen Dienste zu erhöhen und Optimierungspotenzial zu ermitteln, wurde das Projekt „Reha XI- Erkennung rehabilitativer Bedarfe in der Pflegebegutachtung der MDK" 2013/2014 durchgeführt. Dabei handelte es sich um ein breit angelegtes Evaluationsprojekt unter Beteiligung aller Medizinischen Dienste, der Kranken- und Pflegekassen unter externer wissenschaftlicher Beteiligung des Zentrums für Sozialpolitik der Universität Bremen (ZeS). Im Rahmen des Projekts war nach einer umfangreichen Ist-Analyse ein optimierter Begutachtungsstandard entwickelt worden, der anschließend an rund 3.200 Begutachtungen evaluiert wurde. Dabei wurden deutlich mehr als im Routinebetrieb Rehabilitationsindikationen im Rahmen des zweistufigen Verfahrens festgestellt. Der optimierte Begutachtungsstandard brachte eine deutliche Qualitätsverbesserung im Begutachtungsablauf, insbesondere im Zusammenspiel der beiden beteiligten Professionen (pflegefachliche und ärztliche Gutachter). Ein wichtiger Bestandteil ist die professionsübergreifende und bundesweit einheitliche Schulung von Pflegefachkräften und ärztlichen Gutachtern zur Reha-Bedarfsfeststellung.

Seit 1. Januar 2015 kommt der Begutachtungsstandard flächendeckend in allen Medizinischen Diensten zur Anwendung und mit Inkrafttreten des Zweiten Pflegestärkungsgesetz ist er in § 18 Abs. 6 SGB XI gesetzlich verankert [8,9].

Zweites Pflegestärkungsgesetz – PSGII
Mit dem im Januar 2016 in Kraft getretenen zweiten Gesetz zur Stärkung der pflegerischen Versorgung und zur Änderung weiterer Vorschriften (Zweites Pflegestärkungsgesetz – PSG II) erfolgten grundlegende Veränderungen und Verbesserungen im Pflegesystem für Pflegebedürftige, Angehörige sowie Pflegekräfte. Eckpfeiler des Gesetztes ist der zum 1. Januar 2017 eingeführte neue Pflegebedürftigkeitsbegriff und dem damit verbundenen neuen Begutachtungsinstrument (BI). Damit ist nun die Selbständigkeit das Maß für die Pflegebedürftigkeit eines Menschen, somit stehen seine Ressourcen und damit auch die Frage wie diese erhalten oder gestärkt werden können im Fokus. Mit diesem ressourcenorientierten Ansatz lassen sich präventive und rehabilitative Bedarfe besser erkennen. Dabei sind die Feststellungen zur Prävention und zur medizinischen Rehabilitation durch die Gutachterinnen und Gutachter auf der Grundlage eines bundeseinheitlichen, strukturierten Verfahrens zu treffen und in einer gesonderten Präventions- und Rehabilitationsempfehlung zu dokumentieren.

Die dargestellten Gesetzesinitiativen machen deutlich, dass präventiven und rehabilitativen Maßnahmen zur Vermeidung oder Verminderung von Pflegebedürftigkeit eine hohe gesellschaftliche Bedeutung zukommt. Dabei werden den Kranken- und Pflegekassen und dem MDK klare Aufgaben zugewiesen, die es umzusetzen gilt.

8.1.3 Einflussfaktoren der rehabilitativen Versorgung Pflegebedürftiger

Auch wenn die gesetzlichen Reformen der letzten Jahre stark auf die Aufgabenwahrnehmung von MDK und Pflegekassen abgestellt haben, sollen hier weitere Einflussfaktoren auf die Verbesserung der rehabilitativen Versorgung Pflegebedürftiger zumindest erwähnt werden. Bei allen Initiativen zur Verbesserung der Rehabilitationschancen Pflegebedürftiger mit Fokussierung auf die komplexen Leistungen der medizinischen Rehabilitation sollten andere wirksame Interventionen, die den Hilfebedarf verringern und die Teilhabe verbessern können, nicht vernachlässigt werden. Dies gilt insbesondere für solche Maßnahmen, bei denen die Therapieeinheiten zwar nicht so hochfrequent abgegeben werden wie in der medizinischen Rehabilitation, dafür aber über einen längeren Zeitraum, wie z. B. in der Heilmittelanwendung oder der Durchführung aktivierender und rehabilitativer Pflege. Insbesondere darf bei der Pflegebegutachtung nicht vergessen werden, dass die Gutachter nicht nur den Bedarf an Leistungen der medizinischen Rehabilitation zu prüfen haben, sondern alle Maßnahmen einbeziehen müssen, die zur Vermeidung oder Verminderung der Pflegebedürftigkeit in Frage kommen können.

8.1.4 Verbesserung der Evidenz für die Allokation von Maßnahmen

Zur Frage der Wirksamkeit rehabilitativer Maßnahmen zu Vermeidung oder Verminderung von Pflegebedürftigkeit liegt mittlerweile eine Vielzahl von Einzelstudien, systematischen Reviews und HTA-Berichten vor, die allgemein positive Effekte der Maßnahmen belegen [10–12]. Dies gilt auch für geriatrische Rehabilitationsmaßnahmen bei Patienten mit der Nebendiagnose Demenz, die in der Gruppe der Pflegebedürftigen überproportional häufig anzutreffen ist. Auch diese Patienten profitieren in Abhängigkeit vom Schweregrad der Demenzerkrankung von der Rehabilitationsmaßnahme [13]. Problematisch bei der Bewertung des Forschungsstandes ist allerdings immer wieder die Heterogenität der Interventionen, Studiendesigns und der Ergebnisparameter. Insbesondere fehlen oft teilhabebezogene Endpunkte bzw. entsprechende valide Assessmentinstrumente. Derartige Probleme beeinträchtigen auch die Aussagekraft zahlreicher durchgeführter Modellprojekte zur Erprobung neuer Rehabilitationsansätze wie z. B. der mobilen Rehabilitation [11].

Trotz guter Daten zur Wirksamkeit insbesondere geriatrischer Rehabilitationsmaßnahmen, fehlt es immer noch an ausreichenden Erkenntnissen, welche konkreten Ausgestaltungsmerkmale der Leistung, bei welchen Patientengruppen und zu welchem Zeitpunkt hierzu besonders beitragen Das erschwert eine konkrete Übertragung auf die Situation der Pflegebegutachtung (s. Kap. 8.3. [12]) Es ist davon auszugehen, dass, wenn das Wissen darüber, welche Leistungen welchen Patienten am besten helfen, sich verbessert, auch die gutachterlichen Empfehlungen präziser ausfallen. Wenn genau bekannt wäre, welche Leistungen bei welchen Patienten erfolgreich wären, könnte dies einen Impuls darstellen, diese Leistungen häufiger zu empfehlen. Hier müssen Rehabilitations- und Pflegewissenschaft weitere Erkenntnisse generieren (hierzu s. Kap. 8.3.).

8.1.5 Professionalisierung der Feststellung des Rehabilitationsbedarfs

Die Feststellung des Rehabilitationsbedarfs Pflegebedürftiger ist nicht allein Sache des MDK. Vielmehr sind hier insbesondere die Ärzte in der ambulanten Versorgung sowie im Krankenhaus in der Verantwortung. Für den ambulanten Bereich gelten in diesem Zusammenhang die Rehabilitations-Richtlinie des Gemeinsamen Bundesausschusses (G-BA). Für die Verordnung von Leistungen zur medizinischen Rehabilitation wurde von 2004 bis 2016 von niedergelassenen Ärzten, im Gegensatz zu Krankenhausärzten, ein besonderer Qualifikationsnachweis gefordert.

Dieser hat allerdings nicht zu einem Anstieg der Verordnungen von Leistungen der medizinischen Rehabilitation für Pflegebedürftigen oder von Pflegebedürftigkeit bedrohten Menschen geführt. Ob dies an einer, trotz der Reha-Qualifikation, mangelnden Kenntnis über die Indikationsstellung bei Pflegebedürftigen liegt oder ob die klassische medizinische Rehabilitation an den Bedürfnissen der von den Hausärzten betreuten Pflegebedürftigen vorbei geht oder welche anderen Gründe dafür vorliegen, ist unklar. Nicht auszuschließen ist jedoch, dass weiterhin bestehende Informationsdefizite über den Nutzen rehabilitativer Maßnahmen bei Pflegebedürftigen einer breiteren Verordnungspraxis entgegenstehen. 2016 erfolgte eine erneute Änderung der Rehabilitations-Richtliner des G-BA im Sinne einer Vereinfachung des Verfahrens, mit dieser wurde der Qualifikationsnachweis abgeschafft.

Wie bereits dargestellt, spielt in der Pflegebegutachtung des MDK die Qualifikation der Pflegefachkräfte im Hinblick auf die Feststellung von Rehabilitationsbedarf eine entscheidende Rolle. Ein wesentlicher Bestandteil des optimierten Begutachtungsstandards ist das standardisierte professionsübergreifende Schulungscurriculum. Damit wird eine regelmäßige und praxisorientierte Schulung aller am Begutachtungsverfahren beteiligter Gutachter sichergestellt. In der Ausbildung der Pflegeberufe besteht diesbezüglich noch Entwicklungsbedarf. Lösungsansätze hängen daher auch von Weiterentwicklungen im Selbstverständnis und der Ausbildung der Pflegeberufe ab. Für in der Begutachtung tätige Pflegefachkräfte bedeutet dies, dass sich das pflegerische Berufsbild über den hergebrachten Schwerpunkt der bestmöglichen pflegerischen Versorgung von Individuen hinaus weiter entwickeln muss. Dabei geht es vor allen darum, neben dem Individuum auch die pflegerische Versorgung von Bevölkerungsgruppen in den Blick zu nehmen. Derartige Ansätze finden sich beispielsweise in Konzepten wie dem so genannten *Public Health Nursing*. Zu den Aufgaben der in den USA tätigen *Public Health Nurses* gehören z. B. die Evaluation von Gesundheitsrisiken in definierten Populationen und die Bestimmung von Prioritäten für gezielte Interventionen [14]. Übertragen auf die Pflegebegutachtung könnte sich eine derartige Ausrichtung pflegefachlicher Begutachtung in der professionellen Erkennung versorgungsrelevanter Risiken in der Bevölkerungsgruppe der Antragsteller der Pflegeversicherung hinsichtlich des Risikos der Pflegeabhängigkeit und Institutionalisierung ausdrücken. Zum Instrumentarium sollten dann auch vertiefte Kenntnisse über die regional verfügbaren präventiven und rehabilitativen Interventionsangebote zur Vermeidung des Risikos gehören.

Mit dem Gesetz zur Reform der Pflegeberufe von Juli 2017 soll der Grundstein für eine zukunftsfähige und qualitativ hochwertige Pflegeausbildung gelegt werden. In der neuen sogenannten „generalistischen" Pflegeausbildung sollen unter Berücksichtigung des pflegwissenschaftlichen Fortschritts übergreifende pflegerische Kompetenzen zur Pflege von Menschen aller Altersgruppen und allen Versorgungsbereichen vermittelt werden. Ergänzend zur beruflichen Pflegeausbildung wird ein Pflegestudium eingeführt. Die neuen Pflegeausbildungen werden im Jahr 2020 beginnen (s. Kap. 16.1).

8.1.6 Fazit

Die wesentlichen Voraussetzungen und Einflussfaktoren hinsichtlich der Umsetzung des sozialversicherungsrechtlichen Grundsatzes Rehabilitation vor und bei Pflege lassen sich heute wie folgt zusammenfassen:
- Der Anspruch pflegebedürftiger oder von Pflegebedürftigkeit bedrohter Menschen auf präventive und rehabilitative Leistungen zur Vermeidung oder Verminderung der Pflegebedürftigkeit ist geltendes Recht. Damit hat jeder, der in diesem Kontext Aufgaben in der Pflegeversicherung wahrnimmt, dieser Vorgabe im Rahmen der ihm zugewiesenen Aufgaben gerecht zu werden.
- Generell negative Einstellungen gegenüber den Rehabilitationschancen Pflegebedürftiger, die sich z. B. darin ausdrücken, dass bei der Beurteilung des Rehabilitationsbedarfs das Vorliegen von Pflegebedürftigkeit oder die Diagnose einer demenziellen Erkrankung per se als Gründe für eine Ablehnung rehabilitativer Maßnahmen herangezogen werden widersprechen der wissenschaftlichen Datenlage.
- Es besteht ausreichende wissenschaftliche Evidenz über die grundsätzliche Wirksamkeit rehabilitativer Maßnahmen zur Vermeidung oder Verminderung von Pflegebedürftigkeit. Forschungsbedarf besteht bezüglich einer zielgenaueren Allokation von Leistungen.
- Die Qualifikation aller Gesundheitsberufe für die Feststellung von Rehabilitationsbedarf bei Pflegebedürftigen sollte durch Maßnahmen der Aus-, Fort- und Weiterbildung verbessert werden.

Literatur

[1] Bundesministerium für Familie, Senioren, Frauen und Jugend (BMFSFJ). Sechster Bericht zur Lage der älteren Generation in der Bundesrepublik Deutschland. Altersbilder in der Gesellschaft. Berlin: Bericht der Sachverständigenkommission; Juni 2010 Zugriff: 19.07.2019]. URL: https://www.bmfsfj.de/blob/101922/b6e54a742b2e84808af68b8947d10ad4/sechster-altenbericht-data.pdf

[2] Destatis. Bevölkerungsvorausberechnung. Pressemitteilung Nr. 242 vom 27. Juni 2019 [Zugriff: 19.07.2019]. URL:https://www.destatis.de/DE/Presse/Pressemitteilungen/2019/06/PD19_242_12411.html

[3] Rothgang H, Müller R. Pflegereport 2018. Schriftenreihe zur Gesundheitsanalyse. Band 12: Berin: BARMER [Zugriff: 19.07.2019]. URL: https://www.barmer.de/blob/170372/9186b971babc3f80267fc329d65f8e5e/data/dl-pflegereport-komplett.pdf

[4] Sachverständigenrat zur Begutachtung der Entwicklung im Gesundheitswesen (SVR). Gutachten 2000/2001 des Sachverständigenrates für die Konzertierte Aktion im Gesundheitswesen. Bedarfsgerechtigkeit und Wirtschaftlichkeit Band I: Zielbildung, Prävention, Nutzerorientierung und Partizipation. BT-Drs. 14/5660 vom 21.03.2001.

[5] Sachverständigenrat zur Begutachtung der Entwicklung im Gesundheitswesen (SVR). Gutachten 2003 des Sachverständigenrates für die Konzertierte Aktion im Gesundheitswesen. Finanzierung, Nutzerorientierung und Qualität. Band I: Finanzierung und Nutzerorientierung. Band II: Qualität und Versorgungsstrukturen. BT-Drs. 15/530 vom 26.02.2003.

[6] Weidner F. Gutachten „Strukturen, Leistungsmöglichkeiten und Organisationsformen von Prävention, Gesundheitsförderung und Rehabilitation für ältere, respektive pflegebedürftige Menschen in NRW – Analyse der Versorgungssituation und Empfehlungen für Rahmenbedingungen" erstellt für die Enquetekommission „Situation und Zukunft der Pflege in NRW". Deutsches Institut für angewandte Pflegeforschung e. V. 2004 [Zugriff: 14.12.2012]. URL: http://www.landtag.nrw.de/ portal/ WWW/ GB_I/ I.1/ EK/ EKALT/13_EK3/ Gutachten/ Praevention_Gesundheitsfoerderung_Rehabilitation.pdf

[7] Bundesministerium für Arbeit und Soziales (BMAS). Unser Weg in eine inklusive Gesellschaft. Der Nationale Aktionsplan der Bundesregierung zur Umsetzung der UN-Behindertenrechtskonvention. Berlin: 2011 [Zugriff: 19.07.2019]. URL: https://www.bmas.de/SharedDocs/Downloads/DE/PDF-Publikationen/a740-nationaler-aktionsplan-barrierefrei.pdf?__blob=publicationFile

[8] Rothgang H, Huter K, Kalwitzki T, Mundhenk R. Reha XI. Erkennung rehabilitativer Bedarfe in der Pflegebegutachtung der MDK, Evaluation und Umsetzung. Abschlussbericht. Bremen: ZES; 2014 (Kurzbericht 08.08.2014 [Zugriff: 19.07.2019]. URL: http://www.google.de/url?sa=t&rct=j&q=&esrc=s&source=web&cd=1&cad=rja&uact=8&ved=2ahUKEwi-m-jRo8DjAhVq8eAKHXFzATYQFjAAegQIAxAC&url=http%3A%2F%2Fwww.socium.uni-bremen.de%2Flib%2Fdownload.php%3Ffile%3D1e147ac5d4.pdf%26filename%3DReha_XI_Ergebnisse_Kurzbericht.pdf&usg=AOvVaw0W4D77g9k97aNyG8-wjgjb

[9] Kalwitzki T, Huter K, Runte R, Breuninger K, Janatzek S, Gronemeyer S, Gansweid B, Rothgang H. Aus der Forschung ins Pflegestärkungsgesetz II: Das Projekt Reha XI zur Feststellung des Rehabilitationsbedarfs in der MDK-Pflegebegutachtung. Das Gesundheitswesen. 2017;79(03):26–38.

[10] Schulz RJ, Kurtal H, Steinhagen-Thiessen E. Rehabilitative Versorgung alter Menschen. In Alter, Gesundheit und Krankheit. Kuhlmey A, Schaeffer D, Hrsg. Bern: Verlag Hans Huber; 2008.

[11] Lübke N. Rehabilitation. In Lehrbuch Versorgungsforschung. Pfaff H, Neugebauer E, Glaeske G, Schrappe M, Hrsg. Stuttgart: Schattauer; 2011.

[12] Lübke N. Explorative Analyse der vorliegenden Evidenz zu Wirksamkeit und Nutzen von rehabilitativen Maßnahmen bei Pflegebedürftigen im Hinblick auf eine mögliche Anwendbarkeit im Rahmen der Feststellung des Rehabilitationsbedarfs bei der Pflegebegutachtung. G3- Gutachten im Auftrag des Medizinischen Dienstes des Spitzenverbandes Bund der Krankenkassen e. V. (MDS). Hamburg, Kompetenz-Centrum Geriatrie beim Medizinischen Dienst der Krankenversicherung Nord; Endfassung 05.11.2015 [Zugriff: 19.07.2019]. URL: https://www.mds-ev.de/fileadmin/dokumente/Publikationen/GKV/Rehabilitation/Gutachten_Reha_bei_Pflegebeduerftigkeit_KCG.pdf

[13] Korczak D, Steinhauser G, Kuczera C. Effektivität der ambulanten und stationären geriatrischen Rehabilitation bei Patienten mit der Nebendiagnose Demenz. Köln: Deutsches Institut für Medizinische Dokumentation und Information (DIMDI) 2012 [Zugriff: 14.12.2012]. URL:http://portal.dimdi.de/ de/hta/ hta_berichte/ hta331_bericht_de.pdf (Zugriff am 14.12.2012)

[14] Hasseler M, Meyer M. Prävention und Gesundheitsförderung – Neue Aufgaben für die Pflege. Hasseler M, Meyer M, Hrsg. Hannover: Schlütersche Verlagsgesellschaft; 2006.

8.2 Abklärung der Indikation zu Leistungen der medizinischen Rehabilitation im Rahmen der Pflegebegutachtung

Katrin Breuninger

Pflegebedürftigkeit ist in der Regel kein unveränderbarer Zustand, sondern eine Teilhabebeeinträchtigung, die durch Maßnahmen der Pflege, der Krankenbehandlung, therapeutischer Einzelleistungen mit präventiver und rehabilitativer Zielsetzung oder durch Leistungen der medizinischen Rehabilitation beeinflusst werden kann. Im Rahmen jeder Pflegebegutachtung sind daher die Notwendigkeit präventiver oder rehabilitativer Leistungen, insbesondere die Notwendigkeit von Leistungen zur medizinischen Rehabilitation, zu prüfen und entsprechende Empfehlungen abzugeben. Rehabilitation ist eine wesentliche, unverzichtbare Komponente im deutschen Gesundheitssystem. Sie ist eine komplexe (interdisziplinäre und mehrdimensionale) Leistung und abzugrenzen von präventiven Maßnahmen oder therapeutischen Einzelleistungen im Rahmen der Heilmitteltherapie.

Prävention

International wird zwischen Primär-, Sekundär- und Tertiärprävention unterschieden. *Primärprävention* zielt darauf ab, die Neuerkrankungsrate (Inzidenzrate) von Krankheiten zu senken. Sie dient der Förderung und Erhaltung der Gesundheit durch Maßnahmen, die einzelne Personen oder auch Personengruppen betreffen können, beispielsweise die Aufklärung und ggf. Vermittlung von Angeboten zu den Themen gesunde Ernährung, körperliche Aktivität, Impfungen gegen Infektionskrankheiten und Beseitigung von Gesundheitsrisiken im umwelt- und personbezogenen Kontext. Krankheiten liegen noch nicht vor, Risikofaktoren sind jedoch erkennbar.

Sekundärprävention zielt darauf ab, die Krankenbestandsrate (Prävalenzrate) durch Maßnahmen der Früherkennung und Frühtherapie zu verringern bzw. einer Zunahme entgegen zu wirken. Sie sollen das Fortschreiten des Krankheitsprozesses verhindern bzw. dessen Umkehr bewirken sowie bestehende Beschwerden verringern. Dadurch sollen Schädigungen beseitigt bzw. verringert und längerfristige Beeinträchtigungen der Aktivitäten und Teilhabe vermieden werden.

Tertiärprävention ist weitgehend mit dem Begriff der Rehabilitation identisch. Auch bei Pflegebedürftigen gilt es, die verbliebenen gesundhitlichen Ressourcen zu erhalten und zu fördern und die Kompetenzen zur Bewältigung gesundheitlicher Einschränkungen zu stärken.

Durch das Gesetz zur Stärkung der Gesundheit und der Prävention (Präventionsgesetz – PrävG) aus dem Jahr 2015 wurde die Prävention zur Vermeidung oder Minderung von Pflegebedürftigkeit gestärkt und ihr eine größere Bedeutung eingeräumt. Im Rahmen der Pflegebegutachtung haben die Gutachter nun auch Aussagen zu treffen, ob in der häuslichen Umgebung oder der Einrichtung in der der Pflegebedürftige lebt, ein Beratungsbedarf hinsichtlich verhaltensbezogener primärpräventiver Maßnahmen nach § 20 Abs. 5 SGB V besteht. Empfehlungen zur Beratung zu Leistungen zur verhaltensbezogenen Primärprävention können sich ausschließlich auf die im „Leitfaden Prävention – Handlungsfelder und Kriterien nach §§ 20, 20a und 20b SGB V" – Stand August 2018 des GKV-Spitzenverbandes beschriebenen Maßnahmen/Kurse zu den Handlungsfeldern beziehen:
- Bewegungsgewohnheiten
- Ernährung
- Stressmanagement
- Suchtmittelkonsum

Leistungen mit primär- und sekundärpräventiver Zielsetzung können zu Lasten der gesetzlichen Krankenversicherung (GKV) auch als medizinische Vorsorgeleistungen erbracht werden, diese sind von Leistungen der medizinischen Rehabilitation abzugrenzen.

Grundlage der sozialmedizinischen Begutachtung des Medizinischen Dienstes der Krankenversicherung (MDK) zu Anträgen auf Vorsorgeleistungen und Leistungen zur medizinischen Rehabilitation ist die Begutachtungsanleitung Vorsorge und Rehabilitation (Stand 2. Juli 2018). Medizinische Vorsorgeleistungen nach § 23 Fünftes Buch Sozialgesetzbuch (SGB V) können erbracht werden, wenn diese notwendig sind, um
1. eine Schwächung der Gesundheit, die in absehbarer Zeit voraussichtlich zu einer Krankheit führen würde, zu beseitigen,
2. eine Gefährdung der gesundheitlichen Entwicklung eines Kindes entgegen zu wirken,
3. Krankheiten zu verhüten oder deren Verschlimmerung zu vermeiden oder
4. Pflegebedürftigkeit zu vermeiden.

Medizinische Vorsorgeleistungen nach § 23 SGB V können als ambulante Vorsorgeleistungen an anerkannten Kurorten oder als stationäre Vorsorgeleistung mit Unterkunft und Verpflegung in Vorsorgeeinrichtungen mit Versorgungsverträgen nach §§ 111 und 111a SGB V durchgeführt werden. Wird im Kontext der Pflegebegutachtung eine drohende oder bereits eingetretene Überforderung der Pflegeperson mit Gefährdung der Gesundheit oder bereits vorliegender Erkrankung festgestellt, sollte auch an gesundheitsfördernde Maßnahmen wie medizinische Vorsorgeleistung (ggf. unter Mitaufnahme der oder des Pflegebedürftigen) gedacht werden. Die Gutachter können die Pflegeperson darüber informieren und ihnen empfehlen Kontakt zu ihrem behandelnden Arzt aufzunehmen.

Heilmittel
Heilmittel sind Bestandteil der Krankenbehandlung gemäß § 27 SGB V. Grundlage der Verordnung von Heilmitteln sind die „Richtlinie über die Verordnung von Heilmittel in der vertragsärztlichen Versorgung (Heilmittel-Richtlinie/HeilM-RL)" und die „Richtlinie über die Verordnung von Heilmitteln in der vertragszahnärztlichen Versorgung (Heilmittel-Richtlinie Zahnärzte/HeilM-RL ZÄ)" des Gemeinsamen Bundesausschusses (G-BA) in der jeweils gültigen Fassung.

Im Bereich der GKV erfasst der Begriff des Heilmittels persönlich zu erbringende Leistungen durch zugelassene Heilmittelerbringer. Gemäß der Heilmittel-Richtlinie für den vertragsärztlichen Bereich sind dies die Maßnahmen der Physiotherapie, Ergotherapie, Stimm-, Sprech-, Sprach- und Schlucktherapie und der Ernährungstherapie. Die Heilmittel-Richtlinie definiert die Voraussetzungen der Verordnung zu Lasten der Krankenkassen. Im Heilmittelkatalog, als Bestandteil der Richtlinie, erfolgt eine Zuordnung der Heilmittel zu Indikationen und Diagnosegruppen bei denen diese verordnungsfähig sind, sowie die Menge des verordnungsfähigen Heilmittels und deren empfohlene Frequenz. Bei Versicherten mit schweren und dauerhaften funktionellen oder strukturellen Schädigungen kann ein langfristiger Bedarf an Heilmitteln beispielsweise mit Krankengymnastik oder Sprachtherapie, bestehen. Die Regelungen zum langfristigen Heilmittelbedarf finden sich in § 32 Abs. 1a SGB V und in § 8 der Heilmittel-Richtlinie. Diese Versorgungsmöglichkeit kann besonders für Pflegebedürftige von Bedeutung sein. Heilmittel können auch mit rehabilitativer Zielsetzung verordnet werden, ersetzen aber nicht das komplexe, interdisziplinäre Angebot einer Leistung zur medizinischen Rehabilitation.

8.2.1 Grundlagen der medizinischen Rehabilitation

Das moderne Verständnis medizinischer Rehabilitation verfolgt einen ganzheitlichen Ansatz, der über das Erkennen, Behandeln und Heilen einer Krankheit hinausgeht und sich somit von der kurativen Versorgung abgrenzt. Kurative Versorgung im Sinne des SGB V ist primär auf das klinische Bild als Manifestation einer Krankheit/Schädigung zentriert, schwerpunktmäßig kausal orientiert und fokussiert somit auf eine Heilung bzw. Remission (kausale Therapie) oder bei Krankheiten mit Chronifizierungstendenz auf Vermeidung einer Verschlimmerung sowie Linderung von Krankheitsbeschwerden und die Vermeidung weiterer Krankheitsfolgen. Das konzeptionelle Bezugssystem der kurativen Versorgung ist vorrangig das biomedizinische Krankheitsmodell mit der ICD (*International Statistical Classification of Diseases and*

Related Health Problems- Internationale Klassifikation der Krankheiten und verwandter Gesundheitsprobleme) als entsprechender Klassifikation.

Medizinische Rehabilitation ist final ausgerichtet und verfolgt das Ziel, unabhängig von der Ursache der Behinderung, die selbstbestimmte und gleichberechtigte Teilhabe eines Menschen am Leben in der Gesellschaft zu erhalten oder wiederherzustellen. Für Leistungen der medizinischen Rehabilitation gelten die Grundsätze der Komplexität, der Interdisziplinarität und der Individualität. Unter Berücksichtigung der individuellen Erfordernisse kommen komplexe Maßnahmen aus medizinischen, pädagogischen, beruflichen und sozialem Gebiet zur Anwendung. Dabei ist auf die enge Zusammenarbeit der verschiedenen an der Rehabilitation beteiligten Berufsgruppen und der Verzahnung und Abstimmung der verschiedenen Leistungskomponenten zu achten.

Medizinischer Rehabilitation, aber auch dem neuen Pflegebedürftigkeitsbegriff im Sinne des SGB XI und somit der Pflegebegutachtung liegt das biopsychosoziale Modell der Komponenten funktionaler Gesundheit und gleichermaßen der Internationalen Klassifikation der Funktionsfähigkeit, Gesundheit und Behinderung (*International Classification of Functioning, Disability and Health* – ICF) der Weltgesundheitsorganisation (*World Heath Organization* – WHO) zu Grunde. Das biopsychosoziale Konzept der ICF verdeutlicht, dass Gesundheit und Krankheit, Krankheitsauswirkungen und Kontextfaktoren in Wechselwirkung zu einander stehen und sich somit gegenseitig beeinflussen. Auch Pflegbedürftigkeit ist als Ergebnis der Wechselbeziehungen zwischen Erkrankungen, deren Auswirkungen, insbesondere der Beeinträchtigung von Aktivitäten und der Teilhabe, und dem jeweiligen Lebenshintergrund zu sehen. Durch diese Betrachtungsweise eröffnet sich die Option, an verschiedenen Stellen Interventionsmöglichkeiten, insbesondere auch die Indikation für Leistungen zur medizinischen Rehabilitation abzuleiten, mit dem Ziel, die möglichst selbstbestimmte Teilhabe auch von Menschen mit Behinderung zu fördern.

Die systematische Erfassung der Auswirkungen eines Gesundheitsproblems und der Kontextfaktoren, die diese positiv (Förderfaktoren) oder negativ (Barrieren) beeinflussen können, erfolgt nach der Logik der ICF. Diese klassifiziert funktionelle und strukturelle Schädigungen (Körperebene), Beeinträchtigungen der Aktivitäten und der Teilhabe an Lebensbereichen sowie Kontextfaktoren, die den individuellen Lebenshintergrund eines Menschen abbilden. Mit der ICF steht eine professionsübergreifende standardisierte Systematik zur Beschreibung von Gesundheitszuständen und mit Gesundheit zusammenhängenden Aspekten einschließlich der Aktivitäten und Teilhabe zu Verfügung sowie eine vereinheitlichte Sprache für die Akteure im Gesundheitswesen.

Zu den Beeinträchtigungen der Teilhabe gehört auch die Pflegebedürftigkeit. Diese ist dabei nicht als ein unveränderlicher Zustand anzusehen, sondern als ein Prozess, der möglicherweise durch Maßnahmen der Pflege, Krankenbehandlung, therapeutischer Leistungen mit präventiver und rehabilitativer Zielsetzung oder durch Leistungen der medizinischen Rehabilitation zu beeinflussen ist.

Im Rahmen der Pflegebegutachtung nach SGB XI ist daher unter Würdigung der Ergebnisse der Begutachtung Stellung zu nehmen, ob über die derzeitige Versorgungssituation hinaus Leistungen zur medizinischen Rehabilitation, Hilfsmittel/Pflegehilfsmittel, Heilmittel und andere therapeutische Maßnahmen, wohnumfeldverbessernde Maßnahmen, edukative Maßnahmen/Beratung/Anleitung, präventive Maßnahmen, eine Beratung zu Leistungen zur verhaltensbezogenen Primärprävention nach § 20 Abs. 5 SGB V erforderlich und erfolgversprechend sind.

Die Indikation zu einer Leistung der medizinischen Rehabilitation nach § 40 SGB V ist gegeben, wenn die nachfolgend erläuterten vier Kriterien erfüllt sind. Nach der Richtlinie des Gemeinsamen Bundesausschusses (G-BA) über Leistungen zur medizinischen Rehabilitation (Rehabilitations-Richtlinie), in der aktuell gültigen Fassung, ist Voraussetzung für die Verordnung von Leistungen zur medizinischen Rehabilitation das Vorliegen der medizinischen Indikation. Hierzu sind im Sinne eines vorläufigen rehabilitationsmedizinischen Assessments abzuklären:
- die Rehabilitationsbedürftigkeit
- die Rehabilitationsfähigkeit und
- eine positive Rehabilitationsprognose auf der Grundlage realistischer, für die Versicherten alltagsrelevanter Rehabilitationsziele

Rehabilitationsbedürftigkeit besteht, wenn aufgrund einer körperlichen, geistigen oder seelischen Schädigung
- voraussichtlich nicht nur vorübergehende alltagsrelevante Beeinträchtigungen der Aktivität vorliegen, durch die in absehbarer Zeit eine Beeinträchtigung der Teilhabe droht oder
- Beeinträchtigungen der Teilhabe bereits bestehen und
- über die kurative Versorgung hinaus der mehrdimensionale und interdisziplinäre Ansatz der medizinischen Rehabilitation erforderlich ist.

Rehabilitationsfähigkeit liegt vor, wenn ein Versicherter aufgrund seiner somatischen und psychischen Verfassung die für die Durchführung und Mitwirkung bei der Leistung zur medizinischen Rehabilitation notwendige Belastbarkeit besitzt.

Rehabilitationsprognose ist eine medizinisch begründete Wahrscheinlichkeitsaussage für den Erfolg der Leistung zur medizinischen Rehabilitation
- auf der Basis der Erkrankung oder Behinderung, des bisherigen Verlaufs, des Kompensationspotentials oder der Rückbildungsfähigkeit unter Beachtung und Förderung individueller positiver Kontextfaktoren, insbesondere der Motivation der oder des Versicherten zur Rehabilitation, oder der Möglichkeit der Vermeidung negativ wirkender Kontextfaktoren
- über die Erreichbarkeit eines festgelegten Rehabilitationsziels oder festgelegter Rehabilitationsziele durch eine geeignete Leistung zur medizinischen Rehabilitation
- in einem notwendigen Zeitraum.

Rehabilitationsziele bestehen darin, möglichst frühzeitig voraussichtlich nicht nur vorübergehende alltagsrelevante Beeinträchtigungen der Aktivitäten zu beseitigen, zu vermindern oder eine Verschlimmerung zu verhüten oder drohende Beeinträchtigungen der Teilhabe abzuwenden bzw. eine bereits eingetretene Beeinträchtigung der Teilhabe zu beseitigen, zu vermindern oder deren Verschlimmerung zu verhüten. Zu den Beeinträchtigungen der Teilhabe gehört auch der Zustand der Pflegebedürftigkeit. Realistische, für den Versicherten alltagsrelevante Rehabilitationsziele leiten sich aus den Beeinträchtigungen der Aktivitäten oder der Teilhabe ab. Bei der Formulierung der Rehabilitationsziele ist der Versicherte zu beteiligen und seine Wünsche zu berücksichtigen. Allgemeine Ziele der Rehabilitation können sein:
- vollständige Wiederherstellung des ursprünglichen Niveaus der Aktivitäten/Teilhabe (Restitutio ad integrum)
- größtmögliche Wiederherstellung des Ausgangsniveaus der Aktivitäten (Restitutio ad optimum)
- Ersatzstrategien bzw. Nutzung verbliebener Funktionen und Aktivitäten (Kompensation)
- Anpassung der Umweltbedingungen an die bestehenden Beeinträchtigungen der Aktivitäten oder der Teilhabe des Versicherten (Adaption)

Aus den bei der Pflegebegutachtung festgestellten Beeinträchtigungen der Aktivitäten können im Einzelfall realistische, alltagsrelevante Rehabilitationsziele zur Verbesserung der Selbständigkeit bzw. Verminderung des personellen Unterstützungsbedarfs formuliert werden, wie beispielsweise
- Erlernen eines selbständigen Bett-Rollstuhl-Transfers,
- Verbesserung der Rollstuhlfähigkeit, z. B. durch Ausdauersteigerung der Sitzfähigkeit,
- Erreichen der Stehfähigkeit,
- Verbesserung der Gehfähigkeit innerhalb und außerhalb der Wohnung,
- Gehfähigkeit über mehrere Treppenstufen,
- Erreichen des Toilettenganges/persönliche Hygiene
- Selbständige Nahrungsaufnahme,
- Selbständiges An- und Auskleiden,
- Tagesstrukturierung.

Im Rahmen der Pflegebegutachtung kommt diesen konkreten und ggf. kleinschrittigen Zielen eine besondere Bedeutung im Hinblick darauf zu, die festgestellten Beeinträchtigungen der Selbständigkeit und der Fähigkeiten zu beeinflussen und damit eine drohende Pflegebedürftigkeit zu vermeiden, eine bestehende Pflegebedürftigkeit zu beseitigen oder zu mindern oder deren Verschlimmerung zu verhüten. Dabei kann es sowohl um die Reduktion des Unterstützungsbedarfs innerhalb des festgestellten Pflegegrades als auch um eine Verringerung des personellen Unterstützungsbedarfs von einem höheren zu einem niedrigeren Pflegegrad gehen.

Voraussetzung für eine Leistung zur medizinischen Rehabilitation ist die Einwilligung des Versicherten. Durch eine Leistung der medizinischen Rehabilitation soll der Rehabilitand zu einer größtmöglichen gleichberechtige Teilhabe, insbesondere einer möglichst selbstbestimmten und selbständigen Lebensführung befähigt werden. Dabei sind die individuellen Kontextfaktoren zu berücksichtigen. Dies geschieht vor allem durch eine Reduzierung alltagsrelevanter Beeinträchtigungen der Aktivitäten (Interventionsebene). Die Wünsche des Rehabilitanden sind dabei zu berücksichtigen und mit den professionellen Zielen des Rehabilitationsteams abzugleichen.

Leistungen zur medizinischen Rehabilitation werden nach rehabilitationswissenschaftlichen, ICF-basierten Konzepten erbracht. Dabei werden die Prinzipien Komplexität, Interdisziplinarität und Individualität zugrunde gelegt. Das Konzept hat den spezifischen Anforderungen der zu behandelnden Rehabilitanden zu entsprechen. Es umfasst

1. die Rehabilitationsdiagnostik, die die Schädigungen der Körperfunktionen und Körperstrukturen, Beeinträchtigungen der Aktivitäten und Teilhabe sowie die Kontextfaktoren mit ihrem fördernden oder hemmenden Einfluss
2. die gemeinsame Abstimmung der Rehabilitationsziele mit dem Rehabilitanden
3. den Rehabilitationsplan mit Beschreibung der Rehabilitationsziele
4. die Steuerung und Durchführung der Rehabilitation unter Einbezug des gesamten Rehabilitationsteams, insbesondere unter Berücksichtigung der Rehabilitationsziele
5. die Dokumentation des Rehabilitationsverlaufs und der -ergebnisse.

Leistungen zur medizinischen Rehabilitation nach § 40 SGB V (ambulant und stationär) werden in Rehabilitationseinrichtungen erbracht, die nach § 107 Abs. 2 Satz 2 SGB V *fachlich-medizinisch unter ständiger ärztlicher Verantwortung und unter Mitwirkung von besonders geschultem Personal darauf eingerichtet sind, den Gesundheitszustand der Patienten nach einem ärztlichen Behandlungsplan vorwiegend durch Anwendung von Heilmitteln einschließlich Krankengymnastik, Bewegungstherapie, Sprachtherapie oder Arbeits- und Beschäftigungstherapie, ferner durch andere geeignete Hilfen, auch durch geistige und seelische Einwirkungen, zu verbessern und den Patienten bei der Entwicklung eigener Abwehr- und Heilungskräfte zu helfen.* Rehabilitationseinrichtungen müssen über einen Versorgungsvertrag nach §§ 111, 111a oder 111c SGB V verfügen und stationäre Rehabilitationseinrichtungen nach § 37 Abs. 3 SGB IX zertifiziert sein.

Um dem Anspruch auf Komplexität und Interdisziplinarität in der Praxis gerecht zu werden, ist ein *Rehabilitationsteam* erforderlich. Dieses setzt sich entsprechend den indikationsspezifischen Anforderungen aus Ärzten und nicht-ärztlichen Fachkräften wie z. B. Physiotherapeuten/Krankengymnasten, Masseuren und Medizinischen Bademeistern, Ergotherapeuten, Logopäden/Sprachtherapeuten, klinischen Psychologen, Sozialarbeitern/Sozialpädagogen, Sportlehrern/Sport-Therapeuten, Diätassistenten/Ökotrophologen, Gesundheits- und Krankenpflegern zusammen. In regelmäßigen Teamsitzungen werden die individuellen Rehabilitationsziele und -prozesse überprüft und angepasst. Vor Beginn der Rehabilitation sollten die akut-medizinische Diagnostik und adäquate Diagnostik der Begleiterkrankungen abgeschlossen und die individuell erforderliche medikamentöse Therapie eingeleitet sein. Der Arzt in der Rehabilitationseinrichtung muss über die Ergebnisse der Voruntersuchungen informiert sein.

Die Rehabilitationseinrichtung muss neben einer Basisdiagnostik auch eine indikationsspezifische *Rehabilitationsdiagnostik* vorhalten. Diese dient der Erfassung der nicht nur vorübergehenden alltagsrelevanten Beeinträchtigungen von Aktivitäten und Teilhabe. Zur standardisierten Messung o. g. Beeinträchtigungen können auch Assessments zum Einsatz kommen wie beispielsweise der Barthel-Index, die Functional Independence Measure (FIM) oder der Timed Up and Go-Test.

Für jeden Rehabilitanden ist ein individueller *Rehabilitationsplan* zu erstellen, der die Zielsetzungen der verschiedenen Therapiebereiche miteinschließt und sich an einer langfristigen Strategie zur Bewältigung der (chronischen) Erkrankung/des Gesundheitsproblems orientiert. Er ist vom Arzt unter Mitwirkung der anderen Mitglieder des Rehabilitationsteams zu erstellen und im Laufe der Behandlung der aktuellen Situation anzupassen. Der Rehabilitand und ggf. seine Angehörigen/Bezugspersonen sind bei der Erstellung des Rehabilitationsplans bzw. dessen Anpassung zu beteiligen. Der Rehabilitationsplan soll auch weiterführende Maßnahmen umfassen, d. h., neben der ggf. erforderlichen Anregung von Leistungen zur Teilhabe auch die Beratung bei einer notwendigen Wohnungsumgestaltung, bei der Auswahl von Hilfsmitteln und bei der Gestaltung der weiteren häuslichen Versorgung. Darüber hinaus sollte Kontakt zu relevanten Selbsthilfegruppen vermittelt werden.

Im Bedarfsfalle und wenn die regionalen Gegebenheiten dies ermöglichen, sind Besuche im Wohnumfeld durchzufuhren. Die Pflegepersonen sind, soweit erforderlich, in die Rehabilitation einzubeziehen, ggf. ist eine regelmäßige Einbeziehung einer Bezugsperson zur Einübung/Anleitung bezüglich therapeutischer Verfahren, Verhaltensregeln oder Nutzung technischer Hilfen erforderlich. Zeigt sich während der Therapie, dass bestimmte Schädigungen von Körperfunktionen/-strukturen nicht behandelbar sind, ist eine Verminderung bzw. Verhütung einer Verschlimmerung der Beeinträchtigungen der Aktivitäten durch Kompensation, Erwerben von neuen Kenntnissen, Fertigkeiten und Verhaltensweisen anzustreben.

8.2.2 Prüfung der Indikation zur medizinischen Rehabilitation im Rahmen der Pflegebegutachtung

Im Rahmen der Begutachtung von Pflegebedürftigkeit ist in jedem Einzelfall zu prüfen, ob eine Indikation für eine Leistung zur medizinischen Rehabilitation besteht, um Pflegebedürftigkeit zu vermeiden, eine bestehende Pflegebedürftigkeit zu beseitigen oder zu mindern oder eine Verschlimmerung zu verhüten (§ 18 Abs. 1 und 6 SGB XI). Der pflegeversicherungsrechtliche Grundsatz „Rehabilitation vor und bei Pflege"

(§ 5 und § 31 SGB XI) bedarf der gesetzes- und richtlinienkonformen Bewertung im Rahmen der Begutachtung zur Feststellung von Pflegebedürftigkeit. Die Beurteilung rehabilitativer Bedarfe im Rahmen der Pflegebegutachtung erfolgt gemäß § 18 Abs. 6 SBG XI auf der Grundlage eines bundeseinheitlichen, strukturierten Verfahrens, den optimierten Begutachtungsstandards (OBS). Der gemeinsamen Verantwortung von Ärzten sowie Pflegefachkräften für die Rehabilitationsempfehlung wird durch die strukturierte und durch den OBS standardisierte Kooperation der beteiligten Gutachter Rechnung getragen.

Kommt eine begutachtende Pflegefachkraft nach Anamnese, Befunderhebung und Einschätzung der gesundheitsbedingten Beeinträchtigungen der Selbständigkeit oder der Fähigkeiten zu der Einschätzung, dass zum Erhalt oder der Verbesserung der Selbständigkeit und Teilhabe der interdisziplinäre, mehrdimensionale Behandlungsansatz einer medizinischen Rehabilitation erforderlich ist und Maßnahmen der kurativen Versorgung nicht ausreichend oder erfolgversprechend sind, ist von Rehabilitationsbedürftigkeit auszugehen. Im nächsten Schritt ist die Rehabilitationsfähigkeit zu prüfen und nachfolgend realistische alltagsrelevante Rehabilitationsziele zu benennen.

Ist die begutachtende Pflegefachkraft auf der Grundlage der erhobenen Informationen zu der Einschätzung gekommen, dass eine Rehabilitationsindikation bestehen könnte, erfolgt die Weiterleitung an einen Arzt im Gutachterdienst, der zur Notwendigkeit einer medizinischen Rehabilitation abschließend Stellung nimmt. Auf der Grundlage der von der Pflegefachkraft erfassten Informationen prüft der ärztliche Gutachter, ob eine Rehabilitationsindikation vorliegt. Dabei ist unter Würdigung des bisherigen Erkrankungsverlaufs, des Kompensationspotenzials oder der Rückbildungsfähigkeit unter Beachtung und Förderung individueller positiver Kontextfaktoren auch zu beurteilen, ob eine positive Rehabilitationsprognose anzunehmen ist. Bei Bestätigung der Rehabilitationsindikation ist eine Allokationsempfehlung abzugeben, d. h. ob eine geriatrische oder indikationsspezifische Rehabilitation, eine Rehabilitation für Kinder und Jugendliche erforderlich ist und ob diese ambulant (ggf. mobil) oder stationär durchgeführt werden kann. Sofern erkennbar ist, dass Leistungen zur Teilhabe anderer Rehabilitationsträger angezeigt sein können, ist dies zu dokumentieren.

Wird keine Leistung zur medizinischen Rehabilitation eingeleitet, sind die dafür ausschlaggebenden Gründe zu benennen und ggf. andere Empfehlungen auszusprechen, z. B.:
– Die aktuellen Leistungen der vertragsärztlichen Versorgung oder pflegerischen Maßnahmen erscheinen ausreichend, um Pflegebedürftigkeit zu vermeiden, zu vermindern oder eine Verschlimmerung zu verhüten.
– Es wird empfohlen, mit dem behandelnden Arzt abzuklären, ob die im Gutachten unter 7.1.1–7.1.3 genannten weiteren therapeutischen Maßnahmen eingeleitet werden können.
– Es wird empfohlen, die unter 7.1.1–7.1.3 genannten Empfehlungen einzuleiten.

- Es wird die Einleitung/Optimierung aktivierend pflegerischer Maßnahmen empfohlen.
- Es ergeben sich zwar Hinweise für die Empfehlung einer Leistung zur medizinischen Rehabilitation, aktuell liegt jedoch keine ausreichende Rehabilitationsfähigkeit vor.
- Die Wirkung einer abgeschlossenen Rehabilitationsmaßnahme soll abgewartet werden.
- Es wird derzeit keine realistische Möglichkeit gesehen, die Pflegebedürftigkeit zu vermindern oder eine Verschlimmerung zu verhüten.

Ist die antragstellende Person zum Zeitpunkt der Begutachtung unsicher über die Teilnahme an einer Rehabilitation, ist die Empfehlung trotzdem auszusprechen und eine Beratung zur Umsetzung der empfohlenen Rehabilitationsmaßnahme durch die Pflegekasse anzugeben. Die vorstehenden Empfehlungen sind in einer gesonderten Präventions- und Rehabilitationsempfehlung zu dokumentieren und zusammen mit dem Pflegegutachten an die Pflegekasse zu senden. Die Pflegekasse informiert die versicherte Person und mit deren Einwilligung den behandelnden Arzt und leitet mit Einwilligung der antragstellenden Person die entsprechende Mitteilung dem zuständigen Rehabilitationsträger zu (§ 31 Abs. 3 SGB XI). Sofern der Versicherte eingewilligt hat, gilt die Mitteilung an den Rehabilitationsträger als Antragstellung gemäß § 14 SGB IX.

In der Vergangenheit waren bereits verschiedene politische Initiativen und Gesetzesänderungen (z. B. Pflege-Weiterentwicklungsgesetz-2008, Pflegeneuausrichtungsgesetz 2012) vorgenommen worden, um dem Grundsatz „Rehabilitation vor und bei Pflege" zur stärkeren Durchsetzung zu verhelfen. Mit dem Zweiten Pflegestärkungsgesetz wurden nun ein neuer Pflegebedürftigkeitsbegriff und ein neues Begutachtungsinstrument eingeführt. Außerdem wurde ein einheitliches strukturiertes Verfahren, der optimierte Begutachtungsstandard, gesetzlich verankerte. Die Umsetzung des Prinzips „Prävention und Rehabilitation vor und bei Pflege" wird durch den ressourcenorientierten Ansatz, der die Selbständigkeit eines Menschen in den Vordergrund stellt, gefördert. Präventions- und Rehabilitationsbedarf lassen sich dadurch besser ableiten.

8.3 Besonderheiten der geriatrischen Rehabilitation

Norbert Lübke

8.3.1 Was bedeutet „geriatrisch"?

Das Merkmal *geriatrisch* lässt sich im Sinne der Internationalen Klassifikation der Funktionsfähigkeit, Behinderung und Gesundheit (ICF) als ein personbezogener Kontextfaktor verstehen. Dieser Faktor beschreibt den Umstand eingeschränkter Reservekapazitäten eines Menschen. Hauptursache dieser eingeschränkten Reserven sind einerseits normale, altersphysiologische Organ- und Gewebeveränderungen, andererseits durch Vorerkrankungen bereits bestehende Schädigungen und Beeinträchtigungen [1]. Hierdurch unterliegt dieser Personenkreis einem hohen Risiko, bereits durch vergleichsweise geringfügige zusätzliche Gesundheitsprobleme dauerhaft wesentliche Beeinträchtigungen bisher noch möglicher alltagsrelevanter Aktivitäten zu erleiden bzw. diese zu vergrößern.

In der Neufassung der Begutachtungsanleitung Vorsorge und Rehabilitation [2] wurde dieses risikoorientierte Verständnis des Merkmals „geriatrisch" in der jetzt für die GKV über den Bereich der Rehabilitation hinaus sektorenübergreifend einsetzbaren „Definition des geriatrischen Patienten" [ebd. Anlage 8.2] aufgegriffen. Sie markiert in Anlehnung an die Definition der geriatrischen Fachgesellschaften *Personen mit erhöhten Risiken*, durch zusätzliche Gesundheitsprobleme nachhaltige Beeinträchtigungen ihrer Selbstbestimmung und selbständigen Lebensführung bis hin zur Pflegebedürftigkeit zu erleiden. Diesen Risiken ist grundsätzlich im Rahmen jeder medizinischen Behandlung und Begutachtung in angemessener Weise Rechnung zu tragen. Nicht jeder so definierte geriatrische Patient bedarf jedoch zwangsläufig einer spezifischen geriatrischen Versorgung. Diese Risiko-orientierte Definition stellt somit eine *notwendige, jedoch keine hinreichende Bedingung für die Inanspruchnahme spezifisch geriatrischer Versorgungsleistungen* dar. Eine solche Inanspruchnahme setzt die Erfüllung weiterer für die jeweiligen Versorgungsleistungen bzw. den jeweiligen Versorgungssektor definierter Kriterien voraus.

Die Definition geht von geriatrischen Patienten aus, wenn die nachfolgend genannten Charakteristika erfüllt sind:
- *geriatrietypische Multimorbidität* und
- *höheres Lebensalter* (in der Regel 70 Jahre oder älter).

Unter *Multimorbidität* wird das Vorliegen von mindestens zwei chronischen Krankheiten mit sozialmedizinischer Relevanz verstanden. Die Krankheiten sind chronisch, wenn sie mindestens ½ Jahr bestehen oder voraussichtlich anhalten werden. Sie sind *sozialmedizinisch relevant*, wenn sie alltagsrelevante Beeinträchtigungen von Aktivitäten zur Folge haben, die für die Teilhabe bedeutsam sind.

Geriatrietypisch ist diese Multimorbidität bei Vorliegen insbesondere nachfolgender Schädigungen der Körperfunktionen und -strukturen (in variabler Kombination):
- kognitive Defizite
- starke Sehbehinderung
- ausgeprägte Schwerhörigkeit
- Depression, Angststörung
- Sturzneigung und Schwindel
- chronische Schmerzen
- Sensibilitätsstörungen
- herabgesetzte Medikamententoleranz
- Inkontinenz (Harninkontinenz, selten Stuhlinkontinenz)
- Störungen im Flüssigkeits- und Elektrolythaushalt
- Dekubitalulcera
- Fehl- und Mangelernährung
- herabgesetzte körperliche Belastbarkeit/Gebrechlichkeit

Folgen geriatrietypischer Multimorbidität betreffen häufig die Bereiche Mobilität, Selbstversorgung, Kommunikation und Haushaltsführung. Geriatrietypische Multimorbidität führt nicht selten zu Mehrfachmedikation, häufigen Krankenhausbehandlungen und der Verordnung von Hilfsmitteln. Die Relevanz dieser sogenannten geriatrietypischen Merkmalskomplexe im Hinblick auf das Mortalitäts-, das Hospitalisations- sowie das Risiko für Verschlechterung des Pflegestatus und den Eintritt stationärer Pflegebedürftigkeit im Folgejahr konnte anhand von Routinedatenauswertungen aus der GKV belegt werden [3]. Bei im Vordergrund stehender geriatrietypischer Multimorbidität kann diese das Alterskriterium auf unter 70 Jahre absenken. (Abweichungen sind bei erheblich ausgeprägter geriatrietypischer Multimorbidität nach unten gemäß BSG-Urteil B-1- KR-21–14-R bis zu einem Alter von 60 Jahren möglich).

Bei einem *Lebensalter 80 Jahre oder älter* kann auf die Verknüpfung von Alter und geriatrietypischer Multimorbidität verzichtet werden. Bei dieser Altersgruppe ist bereits aufgrund alterstypisch abnehmender körperlicher und geistiger Reserven die Anpassung an neu aufgetretene Gesundheitsprobleme oder veränderte Kontextfaktoren erschwert, treten typischerweise häufiger Komplikationen und Folgeerkrankungen auf und besteht ein erhöhtes Risiko eines Verlustes an Selbstbestimmung und einer selbständigen Lebensführung (Vulnerabilität). Die Relevanz des Alters als einem eigenständigem, von zahlreichen weiteren Einflussfaktoren unabhängigem Prädiktor der Pflegebedürftigkeit im Längsschnitt konnte in großen Kohortenstudien belegt werden [4].

Zusammenfassend kann umso eindeutiger von geriatrischen Patienten ausgegangen werden, je älter, multimorbider und vielfältiger geriatrietypisch beeinträchtigt sie sind. Betrachtet man die Altersstruktur sowie Art und Umfang der Beeinträchtigungen der Versicherten, die für die soziale Pflegeversicherung zu begutachten sind, so ist dort zum überwiegenden Teil von geriatrischen Patienten auszugehen.

8.3.2 Geriatrische Rehabilitation

In Abgrenzung zur indikationsspezifischen Rehabilitation gilt für die geriatrische Rehabilitation, dass sich geriatrische Rehabilitanden in aller Regel durch mehr als eine bei der Rehabilitation zu berücksichtigende Erkrankung auszeichnen (geriatrietypische Multimorbidität). Bei einem Lebensalter von 80 Jahren und älter und nur einer rehabilitationsbegründenden Diagnose sollte sorgfältig auf Hinweise einer alterstypisch erhöhten Vulnerabilität geachtet werden, die für eine geriatrische Rehabilitation sprechen. Solche Hinweise können z. B. sein:
- vorbestehender Pflegegrad
- Hinweise auf Komplikationen während eines Krankenhausaufenthaltes (wie Delir, Thrombose, Infektion, Stürze)
- kognitive Beeinträchtigungen
- erhöhter Unterstützungsbedarf bei alltäglichen Verrichtungen.

Bei Vorhandensein solcher Hinweise ist in der Regel davon auszugehen, dass die Rehabilitanden bessere Erfolgsaussichten in einer geriatrischen Rehabilitationseinrichtung haben werden. Ein weiteres Charakteristikum geriatrischer Rehabilitation besteht darin, dass zwar auch im hohen Alter Rückbildungen von Schädigungen (Restitution) als auch deren Ausgleich über andere Körperfunktionen (Kompensation) möglich sind. Dennoch werden diese Potenziale mit zunehmenden Alter tendenziell geringer. Für den Wiedergewinn von Aktivitäten und Teilhabe kommt daher der Ausgestaltung von Kontextfaktoren (Adaptation) eine umso größere Bedeutung zu. Für die geriatrische Rehabilitation gilt es daher, hemmende Umwelt- und personbezogene Faktoren so früh wie möglich zu erkennen und abzubauen. Andererseits sollen förderliche Faktoren genutzt werden. Dies reicht von den adäquat genutzten Hilfsmitteln, über Fragen der individuellen Wohnumfeldgestaltung bis zu sozialen Unterstützungsressourcen und dem Einbezug und der Befähigung pflegender Bezugspersonen, von Aspekten der persönlichen Krankheitsbewältigung über den Einsatz moderner Kommunikationstechnologien bis zur Nutzung im deutschen Sozialleistungsrecht verankerter finanzieller und sachlicher Unterstützungsleistungen.

Auch für die geriatrische Rehabilitation müssen grundsätzlich die Kriterien der Rehabilitationsbedürftigkeit, -fähigkeit, eines alltagsrelevanten Rehabilitationsziels sowie einer positiven Rehabilitationsprognose erfüllt sein. Die Begutachtungsanleitung Vorsorge und Rehabilitation spezifiziert diese Kriterien für die geriatrische Rehabilitation allerdings [2]. So fokussiert sie als geriatrietypische Indikatoren für Rehabilitationsbedürftigkeit bspw. auf die Alltagsrelevanz der Krankheitsauswirkungen hinsichtlich der Beeinträchtigung der Selbständigkeit, der Lebensführung und der Gestaltungsmöglichkeiten in Bereichen, die zu den menschlichen Grundbedürfnissen gehören. Diese finden sich vorzugsweise in den Bereichen Mobilität, Selbstversorgung, Häusliches Leben, Kommunikation, Lernen und Wissensanwendung. Hierzu gehört explizit auch der Zustand der Pflegebedürftigkeit.

Für die Rehabilitationsfähigkeit gelten in der Geriatrie niedrigschwelligere Einschlusskriterien als in der indikationsspezifischen Rehabilitation. Es genügt im Kern, dass die Vitalparameter stabil sind und die Schädigungen, Beeinträchtigungen und typischen Komplikationen die mehrmals tägliche aktive Teilnahme an rehabilitativen Maßnahmen erlauben und in einer geriatrischen Rehabilitationseinrichtung angemessen behandelt werden können. Begleiterkrankungen und Komplikationen einschließlich kognitiver Beeinträchtigungen gelten nur insoweit als Ausschlusskriterien als sie diese aktive Teilnahme verhindern.

Auch für alltagsrelevante Rehabilitationsziele enthält die Richtlinie Beispiele wie die Verbesserung der Sitzstabilität und -dauer, das Erreichen von Steh- oder Gehfähigkeit, Verbesserung der Kommunikationsfähigkeit oder Tagesstrukturierung oder die Reduktion von Fremdhilfebedarf. Hierbei ist zu beachten, dass bisweilen markant erscheinende Rehabilitationsziele keine Alltagsrelevanz haben können, wie z. B. das Erlernen des Treppensteigens bei einer Patientin, die im Pflegeheim mit entsprechenden Fahrstühlen lebt. Andere, relativ gering erscheinende Ziele können jedoch von größter Alltagsrelevanz sein. So kann die Möglichkeit des Bett-Stuhl-Transfers mit einer statt zwei Hilfskräften darüber entscheiden, ob die Betroffenen unter realen Versorgungsbedingungen für den Rest ihres Lebens faktisch ans Bett gebunden bleiben oder nicht. Eine positive Rehabilitationsprognose gilt auch als gegeben, wenn das alltagsrelevante Rehabilitationsziel „lediglich" durch Kompensation, also das Erlernen von Umwegstrategien bzw. den Ausbau verbliebener Teilfunktionen oder die Einleitung von Adaptationsmaßnahmen z. B. durch Hilfsmittel erreichbar scheint.

8.3.3 Sonderform: Mobile geriatrische Rehabilitation

Grundsätzlich ist auch in der Geriatrie die Vorrangigkeit ambulanter vor stationären Rehabilitationsmaßnahmen zu prüfen. Im Wesentlichen setzt eine ambulante Erbringung die notwendige Mobilität der Rehabilitanden, die Erreichbarkeit der Einrichtung in einer zumutbaren Fahrtzeit, sowie die Sicherstellung der notwendigen medizinischen und pflegerischen Versorgung zu Hause voraus. Ferner muss die Schädigung bzw. Beeinträchtigung mit den Mitteln der ambulanten Einrichtung adäquat behandelbar sein.

Eine Sonderform der ambulanten Rehabilitation stellt die mobile geriatrische Rehabilitation dar, für die spezifische Indikationskriterien gelten. Hierunter versteht man die Erbringung der Rehabilitationsmaßnahme im gewohnten Lebensumfeld der Rehabilitanden, d. h. das Rehabilitationsteam sucht die Rehabilitanden für die Therapien auf. Sie ist nach den entsprechenden Rahmenempfehlungen der Spitzenverbände der GKV vom 1.05.2007 bisher allerdings ausschließlich für Personen indiziert, die in den etablierten ambulanten oder stationären Rehabilitationsstrukturen nicht rehabilitierbar sind und somit unterversorgt wären [5]. Es handelt sich hierbei in der geriatrischen Rehabilitation insbesondere um kognitiv beeinträchtigte Patienten, die sich in einer nicht gewohnten räumlichen und sozialen Umgebung nicht zurechtfinden und daher dort rehabilitativ nicht führbar sind.

Diese Personengruppe zeichnet sich somit dadurch aus, dass für sie die notwendige Rehabilitationsfähigkeit und eine positive Rehabilitationsprognose lediglich bei Erbringung der Rehabilitationsmaßnahme im gewohnten Lebensumfeld (das auch das Pflegeheim sein kann) bestehen. Des Weiteren nennen die Rahmenempfehlungen Personen mit erheblichen Schädigungen der Sprech- und Sprach- bzw. Seh- und Hörfunktion, bei denen im häuslichen Bereich durch Anwesenheit von Angehörigen oder durch technische Hilfen etablierte Kompensations- und Adaptationsmöglichkeiten als Voraussetzung für eine positive Rehabilitationsprognose zur Verfügung stehen. Als zusätzliche Vorteile dieser Rehabilitationsform lassen sich das Training unter den konkreten alltäglichen Bedingungen des Lebensumfeldes und der unmittelbare Einbezug von Angehörigen oder Bezugspersonen in die notwendigen Unterstützungs- und Pflegemaßnahmen nennen. Darüber hinaus wird häufig von einer höheren Motivation der Rehabilitanden bei Leistungserbringung im gewohnten Lebensumfeld berichtet. Limitierend könnte das begrenzte Setting rehabilitativer Behandlungsmöglichkeiten durch fehlende Transportabilität mancher in der Rehabilitation zum Einsatz kommende Geräte oder Verfahren sowie eine faktisch im Rahmen des mobilen Zugangs doch oft geringere Therapiefrequenz als in externen Rehabilitationseinrichtungen sein.

Erfahrungen mit den bisher bestehenden Einrichtungen weisen jedoch darauf hin, dass die Ergebnisse mobiler Rehabilitation trotz der indikationsentsprechend oft schwerer betroffenen Klientel denen stationärer Maßnahmen kaum nachstehen [6,7]. Als problematisch ist die nach wie vor sehr geringe Zahl und damit nur punktuelle Verfügbarkeit mobiler geriatrischer Rehabilitationseinrichtungen anzusehen (17 Einrichtungen bundesweit 2019). Dies ist umso bedauerlicher als dieser Rehabilitationsform für die Prüfung einer Rehabilitationsempfehlung im Rahmen der Pflegebegutachtung nach SGB XI allein schon aufgrund der kognitiven Beeinträchtigungen vieler dieser Antragsteller eine besondere Bedeutung zukommt. Explizit sieht die Begutachtungsanleitung auch vor, dass die Empfehlung einer Leistung zur medizinischen Rehabilitation allein nach fachlichen Kriterien unabhängig vom regionalen Versorgungsangebot zu erfolgen hat. Eine fachlich gebotene Versorgungsform ist auch dann anzugeben, wenn diese regional nicht zur Verfügung steht, wie bspw. vielerorts mobile geriatrische Rehabilitation [8]. Ggf. ist es dann Aufgabe der Pflegekasse alternative Versorgungsmöglichkeiten vorzuschlagen.

Bei seit 2007 anhaltend unzureichenden Angeboten an mobiler Rehabilitation ist zu fragen, welchen Anteil hieran u. a. die bestehenden engen Indikationsvoraussetzungen für dieses Leistungsangebot (nur wenn eine Rehabilitation in einer ambulanten oder stationären Rehabilitationseinrichtung nicht möglich ist) haben. Praktische Umsetzungserfahrungen bestehender Einrichtungen, möglicherweise aber auch die bisher sehr geringen Umsetzungsquoten der im Rahmen von Pflegebegutachtungen erstellten Rehabilitationsempfehlungen, legen Bedarf nach zugehenden Rehabilitationsangeboten über die bisherigen Indikationsbegrenzungen hinaus nahe. Vermutlich könnten weit mehr Pflegebedürftige von den besonderen Vorteilen mobiler Rehabilitation (motivierteres und nachhaltigeres Training im gewohnten Lebensumfeld unter unmittelbarem Einbezug von Bezugs-/Pflegepersonen) für ihre Teilhabe profitieren, als dies nach den derzeitigen Rahmenempfehlungen möglich ist. Hier ist Versorgungsforschungs- und Weiterentwicklungsbedarf zu sehen [9].

8.3.4 Geriatrische Rehabilitationsindikation im Rahmen der Pflegebegutachtung

Über die formalen Besonderheiten geriatrischer Rehabilitation, wie sie in der Begutachtungsanleitung Vorsorge und Rehabilitation ausgeführt sind, hinaus gibt es einige weitere Aspekte, die typischerweise im Hinblick auf eine Rehabilitationsempfehlung bei geriatrischen Patientinnen und Patienten bedacht werden müssen. So entwickeln sich z. B. Schädigungen mit Beeinträchtigungen der Aktivitäten und Teilhabe bei dieser Patientengruppe oft schleichend und über viele Jahre. Selbst wenn ein akutes Krankheitsereignis auftritt, können nachfolgend verbliebene Beeinträchtigungen oft nicht allein diesem Ereignis zugeschrieben werden, sondern es überlagern sich häufig bereits vorbestehende und durch das Akutereignis hinzugekomme Behinderungen. Der Bezugspunkt für das im günstigsten Fall wieder erreichbare Maß an Selbständigkeit nach einer akuten Erkrankung ist in der geriatrischen Rehabilitation oft nicht ein unbeeinträchtigter funktionaler Vorstatus, sondern ein mitunter schon jahrelang eingeschränkter Aktivitäts- und Teilhabestatus. Um die Chancen rehabilitativer Maßnahmen realistisch einschätzen zu können, sind daher in der Regel Zusatzinformationen erforderlich, welche Beeinträchtigungen in welchem Umfang seit wann bestehen. Ferner ist zu klären, welche Maßnahmen mit rehabilitativer Zielsetzung etwa als (Früh-)Rehabilitationsmaßnahme oder Heilmittelerbringung wann und mit welchem Erfolg bereits durchgeführt worden sind. Oft erst in Beantwortung dieser Fragen lassen sich die im Rahmen der Pflegebegutachtung durch den MDK zu erstellenden gesonderten Rehabilitationsempfehlungen positiv wie negativ angemessen begründen.

Der Wunsch nach Erhalt von Pflegeleistungen oder andere Gründe können im Einzelfall die Motivation der Versicherten zu rehabilitativen Maßnahmen mindern. Hiervon sollten aber Depressionen, mit denen in dieser Patientengruppe ebenfalls in nicht unerheblichem Umfang zu rechnen ist [10], als Ursache einer Rehabilitationsverweigerung abgegrenzt bzw. bei entsprechendem Verdacht eine Abklärung angeregt werden. Eine gewisse Abklärung kann auch begleitend im Rahmen einer geriatrischen Rehabilitation erfolgen, wenn die depressiven Störungen nicht so schwer sind, dass sie die aktive Teilnahme an Rehabilitationsmaßnahmen verhindern. Auf die generelle Hürde für pflegebedürftige Menschen, ihr gewohntes Lebensumfeld – möglicherweise im Anschluss an einen ohnehin schon langen Akutkrankenhausaufenthalt – für eine Rehabilitationsmaßnahme nochmals zu verlassen, wurde unter Hinweis auf möglicherweise größere Bedarfe für zugehende Rehabilitationsangebote bereits hingewiesen. Dies gilt nochmal in besonders hohem Maße für Pflegeheimbewohner [11].

8.3.5 Geriatrische Rehabilitation bei Demenz

Des Weiteren ist im Rahmen einer Pflegebegutachtung gehäuft mit begleitenden kognitiven Beeinträchtigungen zu rechnen. Grundsätzlich ist auch dies in der geriatrischen Rehabilitation eher ein häufiges als ein Ausnahmephänomen. Erhebungen hierzu gehen von bis zu 40 Prozent kognitiv beeinträchtigter Rehabilitanden in geriatrischen Rehabilitationseinrichtungen aus. Hierbei stellen allerdings nahezu immer Beeinträchtigungen durch andere Gesundheitsstörungen die rehabilitationsbegründende Hauptdiagnose und die Demenz eine Nebendiagnose dar. Dennoch konnten auch für diese Gruppen deutliche Rehabilitationserfolge nachgewiesen werden, die zumindest für Menschen mit leicht- bis mittelschwerer Demenz kaum hinter denen nicht kognitiv beeinträchtigter Personen zurückstehen [12,13]. Vertiefend zu diesem Aspekt sei auf den nachfolgenden Beitrag (s. Kap. 8.4) verwiesen.

8.3.6 Erfolge geriatrischer Rehabilitation

Abschließend sei angemerkt, dass es entgegen vielfacher Zweifel durchaus Daten für Erfolge geriatrischer Rehabilitationsmaßnahmen gibt. So konnte beispielsweise Nosper bereits 2003 in einer Untersuchung in Rheinland-Pfalz nachweisen, dass die geriatrische Rehabilitation bei Schlaganfall nicht nur signifikante Verbesserungen in der Selbständigkeit erzielte, sondern hierbei trotz älterer und stärker beeinträchtigter Patientinnen und Patienten ihre Ergebnisse in kürzerer Zeit und damit effizienter erbrachte als dies in einem Vergleichskollektiv der neurologischen Rehabilitation der Fall war [14]. Die Ergebnisse einer Studie der Universität Bielefeld unter Beteiligung des MDK Westfalen-Lippe weisen darauf hin, dass der Effekt einer geriatrischen Rehabilitation weniger in der unmittelbaren Minderung bzw. Vermeidung einer Pflegestufe als vielmehr in einer deutlichen Verzögerung der Erhöhung einer Pflegestufe zu liegen scheint [15]. Die Schleswig-Holstein-Studie konnte im Rahmen einer 15-monatigen Nachbeobachtung die Nachhaltigkeit geriatrischer Behandlung gegenüber einer nicht geriatrisch behandelten Kontrollgruppe im Hinblick auf die Vermeidung von Hospitalisierung in Pflegeheimen nachweisen und hierbei auch deren erhebliche gesundheitsökonomische Kosteneffizienz trotz höherer Kosten für den initial rehabilitativen Behandlungsmehraufwand belegen [16].

Darüber hinaus konnte auch Evidenz zu Wirksamkeit und Nutzen rehabilitativer Maßnahmen bei Pflegebedürftigen unter Einbezug vieler internationaler, randomisiert kontrollierter Studien gezeigt werden. So hat Lübke bspw. anhand von 34 Systematischen Reviews bei zumeist kleinen bis mittleren Effektstärken die generelle Wirksamkeit rehabilitativer Maßnahmen auch bei hochaltrigen und pflegebedürftigen Menschen bezogen auf Mortalität, Heimaufnahmerate, Pflegeabhängigkeit und funktionales Outcome/Aktivitäten des täglichen Lebens nachgewiesen. Es gibt allerdings immer noch wenig Ergebnisse, welche konkreten Ausgestaltungsmerkmale (Therapien, Dauer, Intensitäten) hierzu bei welchen Patientengruppen (mit welchen Diagnosen und Nebenerkrankungen, in welchen Stadien ihrer Erkrankung/Behinderung) hierzu besonders beitragen. Dies schränkt den Nutzen dieser externen Studienevidenz in ihrer Übertragbarkeit auf individuelle Empfehlungen in konkreten Pflegebegutachtungsfällen (interne Evidenz) ein [17]. Eine gewisse Ausnahme hiervon stellt die frühzeitige orthogeriatrische Zusammenarbeit unter Einschluss rehabilitativer Maßnahmen in der Versorgung von hüftgelenksnahen Femurfrakturen dar. Aus sechs hierzu vorliegenden Systematischen Reviews lässt sich belastbare Evidenz für deren Wirksamkeit bezogen auf die patientenrelevanten Endpunkte Mortalität bei Krankenhausentlassung und Follow-up, Heimaufnahme/Rückkehr in die vertraute Umgebung, Delirreduktion und funktioneller Status/ADL (Activities of Daily Living – Aktivitäten des täglichen Lebens) ableiten. Aktuelle deutsche Routinedatenanalysen bestätigten diese Ergebnisse mit einer Reduktion der 30-Tages-Mortalität von über 20 Prozent [18].

8.3.7 Fazit

Der überwiegende Teil der Antragsteller auf Leistungen der sozialen Pflegeversicherung erfüllt die Kriterien des Merkmals „geriatrisch". Eine ggf. bestehende Rehabilitationsindikation ist daher auch unter den niedrigschwelligeren Kriterien für eine geriatrische Rehabilitation und – insbesondere bei kognitiv eingeschränkten Patienten – unter Erbringung der Leistung im gewohnten Lebensumfeld (mobile geriatrische Rehabilitation) zu prüfen. Entscheidend bleibt aber auch für die geriatrische Rehabilitation die Frage, ob ein alltagsrelevantes Rehabilitationsziel erkennbar ist, das nur durch die Erbringung einer solchen komplexen Rehabilitationsmaßnahme in dem in der Regel hierfür zur Verfügung stehenden Zeitraum mit hinreichender Wahrscheinlichkeit erreichbar erscheint. Ist ein solches Ziel allerdings erkennbar, sollten die Versicherten nach Ausschluss etwaiger sonstiger Hindernisse zu einer solchen Maßnahme motiviert und eine entsprechende Empfehlung abgegeben werden.

Literatur

[1] Lübke N. Der „geriatrische Patient" – Zum Diskussionsstand um die Definition der Zielgruppe geriatriespezifischer Leistungserbringung. Med Sach. 2009;105(1):11–17.

[2] Medizinischer Dienst des Spitzenverbandes Bund der Krankenkassen e. V. (MDS), Hrsg. Begutachtungsanleitung. Richtlinie des GKV-Spitzenverbandes nach § 282 SGB V. Vorsorge und Rehabilitation. 02.07.2018. Essen: 2018.

[3] Meinck M, Lübke N. Geriatrietypische Multimorbidität im Spiegel von Routinedaten – Teil 3: Prävalenz und prädiktiver Wert geriatrietypischer Merkmalskomplexe in einer systematischen Altersstichprobe. Z Gerontol Geriatr. 2013;46:645–657.

[4] Hajek A, Bretschneider C, Ernst A, et al. Einflussfaktoren auf die Pflegebedürftigkeit im Längsschnitt. Gesundheitswesen. 2017;79:73–79.

[5] Spitzenverbände der gesetzlichen Krankenkassen, Hrsg. Rahmenempfehlungen zur mobilen geriatrischen Rehabilitation. 01.05.2007 [Zugriff: 19.07.2019]. URL: https://www.vdek.com/vertragspartner/vorsorge-rehabilitation/mobile_reha/_jcr_content/par/download/file.res/rahmenempfehlung_mogere_20070501.pdf

[6] Meinck M, Pippel K, Lübke N. Mobile geriatrische Rehabilitation in der Gesetzlichen Krankenversicherung: Konzeptionelle Ausrichtung und Ergebnisse der bundesweiten Basisdokumentation (Teil 1). Z Gerontol Geriatr. 2017;50:226–232.

[7] Pippel K, Meinck M, Lübke N. Mobile geriatrische Rehabilitation in Pflegeheim, Kurzzeitpflege und Privathaushalt: Settingspezifische Auswertung der bundesweiten Basisdokumentation (Teil 2). Z Gerontol Geriatr. 2017;50:325–331.

[8] Medizinischer Dienst des Spitzenverbandes Bund der Krankenkassen e. V. (MDS), Hrsg. Richtlinien zum Verfahren der Feststellung der Pflegebedürftigkeit sowie zur pflegefachlichen Konkretisierung der Inhalte des Begutachtungsinstruments nach dem elften Buch des Sozialgesetzbuches (Begutachtungs-Richtlinien – BRi) vom 15.04.2016, geändert durch den Beschluss vom 31.03.2017 [Zugriff: 20.6.2019]. URL: https://www.mdk.de/fileadmin/MDK-zentraler-Ordner/Downloads/01_Pflegebegutachtung/2017-07_Begutachtungsrichtlinie_GKV_Pflegebegutachung.pdf

[9] Lübke N. Mehr als 10 Jahre Mobile Geriatrische Rehabilitation. Nach wie vor zu wenig Angebote und Unterschätzung des Potenzials einer wichtigen Rehabilitationsleistung. RP Reha. 2019;12:19

[10] Fischer LR, Wei F, Rolnick SJ, et al. Geriatric depression,,antidepressant treatment, and healthcare utilization in a health maintenance organization. J Am Geriatr Soc. 2002;50:307–312.

[11] Janßen H. Ermittlung des allgemeinen Rehabilitationsbedarfs und Evaluation Mobiler Geriatrischer Rehabilitation in stationären Pflegeeinrichtungen und der Kurzzeitpflege – Abschlussbericht. Hochschule Bremen: 2018.

[12] Gassmann K. Geriatrische Rehabilitation vor der Gesundheitsreform – Beispiele aus Bayern: Qualitätssicherung von größtem Interesse. In: Füsgen ICH, Hrsg. Zukunftsforum Demenz Geriatrische Rehabilitation Vom Ermessen zur Pflicht – auch für den dementen Patienten. Wiesbaden: Medical Tribune Verlagsgesellschaft mbH 2007.

[13] Deutsches Institut für Medizinische Dokumentation und Information (DIMDI), Hrsg. Effektivität der ambulanten und stationären geriatrischen Rehabilitation bei Patienten mit der Nebendiagnose Demenz. Schriftenreihe Health Technology Assessment (HTA) in der Bundesrepublik Deutschland. Köln: 2012. BMJ 2010; 340: c1718 doi:10.1136/ bmj.c1718

[14] Nosper M, Hock G, Hardt R. Verlauf und Ergebnisse stationärer Behandlung von Schlaganfallpatienten in geriatrischen und neurologischen Rehabilitationseinrichtungen. In: Weibler-Villalobos U, Zieres G, Hrsg. Geriatrie in Rheinland-Pfalz/ Studien – Standpunkte – Perspektiven. Nierstein: IATROS Verlag 2003.

[15] Wingenfeld, K. ‚Büker, C. Pflegebedürftigkeit und Rehabilitation. Abschlussbericht der wissenschaftlichen Begleitung des Modellvorhabens „Reha vor Pflege". Institut für Pflegewissenschaft der Universität Bielefeld, Hrsg. Bielefeld: 2003.

[16] GSbG – Gesellschaft für Systemberatung im Gesundheitswesen, Hrsg. Projekt Geriatrie des Landes Schleswig-Holstein – Wissenschaftliche Begleitforschung. Kiel: Ministerium für Arbeit, Soziales Jugend und Gesundheit des Landes Schleswig-Holstein; 1995.

[17] Lübke N. Explorative Analyse vorliegender Evidenz zu Wirksamkeit und Nutzen von rehabilitativen Maßnahmen bei Pflegebedürftigen im Hinblick auf eine mögliche Anwendbarkeit im Rahmen der Feststellung des Rehabilitationsbedarfs bei der Pflegebegutachtung. Grundsatzgutachten des kompetenz-Centrums Geriatrie im Auftrag des Medizinischen Dienstes des Spitzenverbandes Bund der Krankenkassen e. V. (MDS). Hamburg: Kompetenz-Centrum Geriatrie beim Medizinischen Dienst der Krankenversicherung Nord; Endfassung 05.11.2015 [Zugriff: 20.6.2019]. URL:https://kcgeriatrie.de/Info-Service_Geriatrie/Documents/2015-Gutachten%202659-2015-kcg-Endfassung_151105.pdf

[18] Lübke N, Meinck M. Aktualisierter Auszug aus der gutachterlichen Stellungnahme: „Vorprüfung zur Eignung orthopädisch-geriatrischer Kooperation als Element der Qualitätssicherung in der Versorgung hüftgelenksnaher Femurfrakturen im Krankenhaus" vom Juni 2018. Aspekte: Wirksamkeit orthogeriatrischer Kooperationen, Praxis und Umsetzbarkeit orthogeriatrischer Kooperationen in Deutschland. Hamburg: Kompetenz-Centrum Geriatrie, 2018 [Zugriff: 20.6.2019]. URL: https://kcgeriatrie.de/Geriatrisch_relevante_Leitlinien/Documents/181106-Gutachtenzusammenfassung%20für%20HP.pdf

8.4 Rehabilitation bei Demenz

Norbert Rösler, Bernhard Fleer

In der gesellschaftlichen Diskussion hat das Thema Demenzerkrankungen und Pflegebedürftigkeit angesichts der demographischen Entwicklung zunehmende Relevanz. Wenngleich in der Öffentlichkeit viel über diese Krankheitsgruppe berichtet wird, bestehen weiterhin erhebliche Informationsdefizite der betroffenen Menschen und ihrer Angehörigen hinsichtlich Krankheitsverlauf, Behandlung, adäquatem Umgang mit den Problemen der Angehörigen und Hilfe- und Unterstützungsmöglichkeiten. Viele pflegende Angehörige wenden sich häufig erst dann an Institutionen oder Beratungsstellen, wenn sich die Situation im häuslichen Umfeld krisenhaft zugespitzt hat und die Angehörigen an ihrer Belastbarkeitsgrenze angelangt sind. Darüber hinaus ist die Versorgungsrealität in den Pflegeheimen vielerorts zu wenig auf Menschen mit Demenz ausgerichtet, obwohl über die Hälfte der in Pflegeheimen lebenden Bewohner an einer Demenz leidet. Hinweise auf Defizite in der Versorgung von Menschen mit Demenz finden sich bezogen auf das medizinische, pflegerische und soziale Versorgungssystem. Einerseits liegen vielfältige Erkenntnisse über eine frühzeitige und angemessene Diagnostik, Differentialdiagnostik und Therapie vor, andererseits mangelt es häufig an der Umsetzung dieses Wissens in die Versorgungsrealität. Eine Verbesserung der Versorgungssituation wird daher gefordert, wobei auch Fragen zur Rehabilitation bei Demenz wachsende Bedeutung erlangen.

8.4.1 Neuromedizinische Grundlagen

Nach der Internationalen Klassifikation der Krankheiten (ICD-10) ist Demenz ein Syndrom als Folge einer meist chronischen oder fortschreitenden Krankheit des Gehirns mit Störungen vieler höherer kortikaler Funktionen einschließlich Gedächtnis mit Störungen u. a. bei der Aufnahme und Wiedergabe neuerer Informationen, Auffassung, Denken, Orientierung, Lernfähigkeit, Rechnen, Sprache und Urteilsvermögen. Das Bewusstsein ist nicht getrübt. Die kognitiven Beeinträchtigungen werden gewöhnlich von Veränderungen der emotionalen Kontrolle, des Sozialverhaltens oder der Motivation begleitet, gelegentlich treten diese auch eher auf. Die Störung muss seit mindestens sechs Monaten und nicht nur im Rahmen eines Delirs bestehen. Die Symptomatik ist so ausgeprägt, dass dadurch Alltagsaktivitäten deutlich beeinträchtigt sind.

Klinisch lässt sich der kortikale vom subkortikalen Demenztyp unterscheiden. Die kortikale Demenz geht typischerweise mit Störungen der kortikalen Hirnleistungen wie deklaratives Gedächtnis, Sprache, Handeln, visuospatiale Leistungen einher. Der wichtigste Vertreter dieses Subtyps ist die Alzheimer-Krankheit. Bei der subkortikalen Demenz, die z. B. bei der subkortikalen arteriosklerotischen Enzephalopathie vorkommt, stehen Verlangsamung, Aufmerksamkeits- und Antriebsstörung im Vordergrund [1]. Es werden folgende Demenzstadien unterschieden, die fließend ineinander übergehen:
- leicht: mit leichten, aber messbaren Schwierigkeiten beim Lernen, gesteigerter Vergesslichkeit, Schwierigkeiten in der Organisation komplexerer Leistungen, aber erhaltener Fähigkeit, unabhängig zu leben.
- mittelgradig: mit schweren Defiziten des Neugedächtnisses sind die betroffenen Menschen nicht mehr imstande, weitgehend unabhängig zu leben, wobei einfache, gewohnte Leistungen immer noch erbracht werden können.
- schwer: mit aufgehobenem Neugedächtnis, fragmentiertem Altgedächtnis und der Unfähigkeit, auch einfache Tätigkeiten selbstverantwortlich auszuführen [2].

Neben dieser kognitiven Symptomatik sind nicht-kognitive Hirnfunktionsbereiche wie Affektivität, Wahrnehmung und Persönlichkeitsmerkmale betroffen. Deshalb treten häufig Angst, Aggressivität, depressive Symptome, Halluzinationen, Schlafstörungen, Unruhe und Wahninhalte auf, die sowohl eine starke Belastung für die betreuenden Angehörigen als auch eine Verschlechterung der Lebensqualität der betroffenen Menschen bedeuten.

Die Alzheimer-Krankheit ist die häufigste Ursache einer Demenz im höheren Lebensalter (über 60 %). Die neurobiologischen Korrelate der Alzheimer-Krankheit mit Amyloidablagerungen, Neurofibrillenveränderungen, immunologischen Prozessen und Beeinträchtigungen mehrerer Neurotransmittersysteme sind hochkomplex und führen über einen ausgeprägten Synapsenverlust zur Unterbrechung kortikokortikaler, limbischer und kortikosubkortikaler Verbindungen [3], zudem lassen sich Bezüge zwischen psychosozialer Umwelt, Biographie und neuronaler Funktion beschreiben

[4]. Der hinsichtlich seiner primären Ursache bisher letztlich ungeklärte Prozess beginnt Jahre bis Jahrzehnte vor der klinischen Manifestation der Erkrankung, wobei das Lebensalter der wichtigste Risikofaktor ist. Nach ICD-10 ist für die wahrscheinliche Diagnose einer Alzheimer-Krankheit neben der Erfüllung der allgemeinen Demenzkriterien ein schleichender Beginn der Symptomatik mit langsamer Verschlechterung, der Ausschluss von Hinweisen auf andere Ursachen des Demenzsyndroms sowie das Fehlen eines plötzlichen Beginns oder neurologischer Herdsymptome in der Frühphase der Erkrankung erforderlich.

Andere Erkrankungen mit demenziellem Syndrom sind frontotemporale Demenzformen, Lewy-Körperchen-Krankheit sowie Demenz bei Parkinson-Syndrom, vaskuläre Demenzen (subkortikale arteriosklerotische Enzephalopathie, Multiinfarkt-Demenz, strategischer Hirninfarkt), infektiöse und nicht-infektiöse entzündliche Erkrankungen (Vaskulitiden, HIV-Demenz, Multiple Sklerose), nutritiv-toxisch, metabolisch oder traumatisch bedingte Demenzen. Die Erkennung so genannter sekundärer Demenzformen (etwa 10 %) ist bei meist behandelbarer Ursache sehr wichtig.

Neuronale Plastizität bezeichnet die Fähigkeit des Gehirns, funktionelle und morphologische Modifikationen als Reaktion auf Strukturläsionen oder veränderte Umweltbedingungen zu entwickeln. Dabei wirksame Mechanismen sind beispielsweise die Vikariation (die Funktion eines geschädigten Hirnareals wird durch eine andere Hirnregion übernommen), die Plastizität kortikaler Repräsentationsfelder (erreicht durch Stimulation, Erfahrung und Lernen) sowie die synaptische Plastizität (durch Steigerung der synaptischen Übertragungsstärke oder durch Langzeitpotenzierung als Grundlage für die Gedächtnisbildung) [5]. Auch bei Überlegungen hinsichtlich nicht-medikamentöser Therapiekonzepte für Demenzkranke ist dabei stadienabhängig die Hypothese von Bedeutung, dass sich die Reparatur- und Regenerationsmechanismen im Gehirn durch gezielte Aktivierung, positive psychosoziale Interaktion und Stimulation anregen lassen [6], wobei es Hinweise für die Überlegenheit einer multimodalen gegenüber einer unimodalen Aktivierung gibt [7]. Erste experimentelle Studien beim Menschen haben zudem gezeigt, dass sich durch Aktivität oder Ernährungsumstellung eine Ausschüttung neurotropher Faktoren, eine Zunahme des Volumens der grauen Hirnsubstanz in gedächtnisrelevanten Arealen und eine verbesserte kognitive Funktion erreichen lässt [8].

8.4.2 Sozialmedizinische Überlegungen

Derzeit ist von mehr als 1,5 Millionen demenzkranker Menschen in Deutschland und von jährlich etwa 300.000 Neuerkrankungen auszugehen. Inzidenz und Prävalenz steigen mit zunehmendem Lebensalter steil an; so leiden unter den 65- bis 69-jährigen Menschen weniger als zwei Prozent, bei den 90-jährigen und älteren Menschen über 30 Prozent an einer Demenz. Demenz ist die wichtigste Ursache für Pflegebedürftigkeit im Alter und der wichtigste Grund für eine Heimaufnahme; über 60 Prozent der Heimbewohner sind von einer Demenz betroffen. Die durchschnittliche Krankheitsdauer, gerechnet vom Beginn der klinischen Symptomatik an, wird mit 4,7 bis 8,1 Jahren für die Alzheimer-Krankheit angegeben und mit etwa einem Jahr weniger für vaskuläre Demenzen [9].

Nach § 11 Abs. 2 SGB V haben Versicherte Anspruch auf Leistungen zur medizinischen Rehabilitation, die notwendig sind, um eine Behinderung oder Pflegebedürftigkeit abzuwenden, zu beseitigen, zu mindern, auszugleichen, ihre Verschlimmerung zu verhüten oder ihre Folgen zu mildern, wobei die Leistungen unter Beachtung des SGB IX erbracht werden. In § 40 SGB V wird festgelegt, dass die Krankenkasse aus medizinischen Gründen erforderliche ambulante oder stationäre Rehabilitationsleistungen erbringt, wenn bei Versicherten eine ambulante Krankenbehandlung nicht ausreicht.

Nach § 18 SGB XI haben die Pflegekassen durch den Medizinischen Dienst der Krankenversicherung (MDK) oder andere unabhängige Gutachter prüfen zu lassen, ob die Voraussetzungen der Pflegebedürftigkeit erfüllt sind und welcher Grad der Pflegebedürftigkeit vorliegt; im Rahmen dieser Prüfungen sind auch Feststellungen darüber zu treffen, ob und in welchem Umfang Maßnahmen zur Beseitigung, Minderung oder Verhütung einer Verschlimmerung der Pflegebedürftigkeit einschließlich der Leistungen zur medizinischen Rehabilitation geeignet, notwendig und zumutbar sind; in § 31 SGB XI wird der Vorrang der Rehabilitation vor Pflege beschrieben.

Aus Sicht der Deutschen Alzheimer Gesellschaft (DAlzG) muss der Begriff der Rehabilitation demenzspezifisch definiert werden. Das rehabilitative Ziel besteht darin, den Krankheitsverlauf zu verlangsamen und noch vorhandene Fähigkeiten zu stabilisieren; letztendlich soll durch eine rehabilitative Leistung eine Verzögerung des Eintritts der Pflegebedürftigkeit erreicht werden [10].

Demenz kann nach dem biopsychosozialen Modell der Internationalen Klassifikation der Funktionsfähigkeit, Behinderung und Gesundheit (ICF) als ein funktioneller, interaktiver und prozesshafter Vorgang auf den Ebenen Gehirn, Persönlichkeit und Umwelt verstanden werden [11]. Rehabilitative Ansätze bei Demenz lassen sich dabei als Teile eines Prozesses auffassen, der sowohl Defizite als auch Ressourcen der betroffenen Menschen berücksichtigt [6]. Rehabilitation nach der Definition der Weltgesundheitsorganisation (*World Health Organization* – WHO) schließt dabei alle Maßnahmen ein, die darauf gerichtet sind, zu verhüten, dass eine Fähigkeitsstörung eine Beeinträchtigung verursacht sowie alle Maßnahmen, die darauf gerichtet sind, das Ausmaß von Fähigkeitsstörungen oder Beeinträchtigungen zu verringern.

In der Rehabilitations-Richtlinie des Gemeinsamen Bundesausschusses finden sich Definitionen zu den Begriffen der Rehabilitationsbedürftigkeit, Rehabilitationsfähigkeit und Rehabilitationsprognose, die bei der sozialmedizinischen Begutachtung rehabilitativer Leistungen für demenzkranke Menschen Anwendung finden [12]. Eine positive Rehabilitationsprognose kann beispielsweise dann vorliegen, wenn Adaptations- oder Kompensationsmöglichkeiten oder eine alltagsrelevante

Besserung der Selbsthilfefähigkeit erreichbar erscheinen. Die sozialmedizinische Indikationsstellung ergibt sich aus der zusammenfassenden individuellen Bewertung der Schädigungen sowie der resultierenden Beeinträchtigungen der Aktivitäten und Teilhabe unter Berücksichtigung der Kontextfaktoren (Umweltfaktoren und personbezogene Faktoren) nach ICF [13].

8.4.3 Gegenwärtig diskutierte nicht-medikamentöse Therapieansätze

Derzeit liegt kein nach den Maßstäben der evidenzbasierten Medizin umfassend evaluiertes Rehabilitationskonzept für Demenzkranke vor [14,15]. Das Institut für Qualität und Wirtschaftlichkeit im Gesundheitswesen (IQWiG) hat in einer Nutzenbewertung (Januar 2009) Hinweise für sowohl nützliche als auch schädliche Effekte einzelner nicht-medikamentöser Strategien (Angehörigentraining, emotions-, aktivierungsorientierte, kognitive Verfahren) beschrieben, den langfristigen Nutzen der untersuchten Behandlungsstrategien als nicht belegt eingeschätzt und zusätzliche randomisierte Studien für wünschenswert erachtet [16].

Vor diesem einschränkenden Hintergrund kann eine Reihe nicht-medikamentöser Therapieansätze benannt werden, die einerseits als Elemente der ambulanten Behandlung im Wohnumfeld und andererseits auch in einem rehabilitativen Kontext diskutiert werden [6,8,17–19]. Nach der S3-Leitlinie „Demenzen" – herausgegeben von der Deutschen Gesellschaft für Psychiatrie, Psychotherapie und Nervenheilkunde (DGPPN) und der Deutschen Gesellschaft für Neurologie (DGN) im Januar 2016 – sollen etablierte diagnostische und therapeutische Verfahren einschließlich Frührehabilitationsprogramme im Falle körperlicher Erkrankungen Demenzkranken aller Schweregrade bei entsprechender Zielformulierung nicht vorenthalten werden [20]. Spezifische Behandlungsprogramme bewirken bei leicht- bis mittelgradig betroffenen Demenzkranken ähnliche bis nur mäßig geringfügigere Therapieerfolge hinsichtlich Mobilität und Selbstversorgungsfähigkeit wie bei kognitiv Gesunden (Empfehlungsgrad B, Evidenzebene IIb). Hauptziele nichtmedikamentöser Therapie bei Menschen mit einer Demenz sind:
- bestmögliche Erhaltung alltagspraktischer Fähigkeiten,
- bestmögliche Erhaltung kognitiver Kompetenz,
- bestmögliche Erhaltung sozialer Kompetenz,
- psychisches Wohlbefinden mit bestmöglicher Reduktion neuropsychiatrischer Symptomatik,
- physisches Wohlbefinden.

Beim Konzept der *kognitiven Rehabilitation* werden neben individuellen kognitiven Zielen (z. B. Lernen alltagsrelevanter Personennamen) andere individuelle Bedürfnisse berücksichtigt. Da es keine Studie gibt, die einen anhaltenden Nutzen von Gedächtnisübungen bei Demenzkranken nachweist, werden keine vorgegebenen Trainingsprogramme verwendet, vielmehr werden kognitive und emotionale Reaktionen der betroffenen Menschen und ihres sozialen Umfeldes in holistischer Weise integrativ berücksichtigt, wobei das Üben alltagspraktischer Fähigkeiten wichtig ist, um die Selbständigkeit so lange wie möglich zu erhalten. Gedächtnistherapie bei leichter bis mittelgradiger Alzheimer-Demenz kann erfolgreich sein, wenn sie auf individuelle, alltagsrelevante Problembereiche zugeschnitten ist und sich auf vorhandene kognitive Ressourcen stützt [21].

Zu den Zielen *psychotherapeutischer Hilfen* gehört es, stressgenerierende Erfahrungen (z. B. Überforderung oder interpersonelle Konflikte) zu reduzieren. Beispiele sind Gruppenpsychotherapie und kognitive bewältigungsorientierte Verhaltenstherapie zur Modifikation dysfunktionaler Kognitionen und zur Beeinflussung spezieller Verhaltensprobleme.

Die *Realitätsorientierungstherapie* (ROT) dient der Förderung der Orientierungsfähigkeit und der sozialen Kompetenzen. Sie nutzt direkt übende Verfahren in Kombination mit allgemeiner kognitiver Stimulation und der Einführung externer Hilfen, z. B. akustischer und visueller Orientierungshilfen.

Das Konzept der *Selbsterhaltungstherapie* (SET) empfiehlt individuelle Auswahl von Erinnerungen, systematische Beschäftigung mit diesen Erinnerungen ohne Trainingscharakter und Hilfen zur subjektiven Stimmigkeit der Erinnerungen. SET beinhaltet die Erwartung, dass Erfahrungen, die im Einklang mit den jeweiligen Selbst-Strukturen des betroffenen Menschen bleiben und damit diese bestätigen und stabilisieren, zum Wohlbefinden und zur Reduktion der psychopathologischen Symptome beitragen. Das in diesem Zusammenhang vorgeschlagene multimodale Gesamtprogramm umfasst darüber hinaus Schwerpunkte zur Diagnoseüberprüfung, für medikamentöse Behandlung, Entspannung, erlebnisorientierte Freizeitgestaltung, Gymnastik, Kunsttherapie, Musiktherapie, soziale Aktivitäten, Sportspiele, stützende Gespräche sowie Hilfen zur Wissensvermittlung und Entlastung der Angehörigen [22].

Das Verfahren der *Validationstherapie*, das verbale und nonverbale Kommunikationstechniken beinhaltet, wird vorrangig bei Menschen mit schwerer Demenz eingesetzt. Im Mittelpunkt der Überlegungen steht die Gültigkeit der subjektiven Welt des dementen Menschen, wodurch die interpersonelle Kommunikation erleichtert werden kann.

Als *weitere nicht-medikamentöse Therapieelemente* werden Biographiearbeit, Ergotherapie, Ernährungsweise und körperliche Aktivität, Kunsttherapie, Logopädie, Milieutherapie, Musiktherapie, Physiotherapie, multisensorische Stimulation, Tanztherapie, therapeutischer Humor und tierunterstützte Therapie genannt.

Interventionen, bei denen *Hilfen für betreuende Angehörige* mit Informationen über die Krankheit und die Versorgungsangebote vermittelt werden, können dazu beitragen, mit dem dementen Menschen besser zu kommunizieren und die Aufnahme in ein Pflegeheim zu verzögern. Angehörigen-Interventionsprogramme können dabei Dysstress-Reaktionen von Angehörigen verringern, günstige Auswirkungen auf die

Befindlichkeit der dementen Menschen entwickeln und eine erweiterte Inanspruchnahme ambulanter und sozialer Hilfen unterstützen [23].

8.4.4 Fazit und Perspektive

Von zentraler Bedeutung bei demenziellen Erkrankungen ist neben der Nutzung präventiver Möglichkeiten die frühzeitige Diagnosestellung und Therapieeinleitung. Erforderlich ist die Koordination und Kooperation der verschiedenen Bereiche der kurativen Medizin, der medizinischen Rehabilitation und der Pflege sowie weiterer Angebote (z. B. Selbsthilfegruppen), um eine Verbesserung der Versorgungssituation von Menschen mit demenziellen Erkrankungen zu erreichen. Ein nach den Kriterien der evidenzbasierten Medizin umfassend evaluiertes Rehabilitationskonzept für Demenzkranke liegt bisher nicht vor, so dass an der ICF orientierte wissenschaftliche Studien zu diesem Thema erforderlich sind.

Literatur

[1] Wallesch C-W, Förstl H. Klinische Diagnostik bei Demenzen. In: Wallesch C-W, Hrsg. Demenzen. Stuttgart, New York: Thieme; 2005.
[2] Förstl H. Kognitive Störungen: Koma, Delir, Demenz. In: Förstl H, Hautzinger M, Roth G, Hrsg. Neurobiologie psychischer Störungen. Berlin, Heidelberg: Springer; 2006.
[3] Jellinger KA, Rösler N. Neuropathologie und biologische Marker degenerativer Demenzen. Der Internist. 2000;41:524–537.
[4] Bauer J. Psychobiologie der Alzheimer-Krankheit: Wirklichkeitskonstruktion und Beziehungsgestaltung. In: Uexküll T von, Geigges W, Plassmann R, Hrsg. Integrierte Medizin. Modell und klinische Praxis. Stuttgart: Schattauer; 2002.
[5] Nelles G. Neuronale Plastizität. In: Nelles G, Hrsg. Neurologische Rehabilitation. 1. Aufl. Stuttgart, New York: Thieme; 2004.
[6] Stief V, Schreiter-Gasser U. Behandlungsprobleme bei demenziellen Erkrankungen. In: Rössler W, Hrsg. Psychiatrische Rehabilitation. Berlin, Heidelberg: Springer; 2004.
[7] Oswald WD. Kognitive und körperliche Aktivität. Ein Weg zur Erhaltung von Selbständigkeit und zur Verzögerung demenzieller Prozesse? Zeitschrift für Gerontopsychologie & -psychiatrie. 2004;17:147–159.
[8] Steiner B, Witte V, Flöel A. Lebensstil und Kognition: Was wissen wir über das alternde und neurodegenerativ veränderte Gehirn? Der Nervenarzt. 2011;82:1566–1577.
[9] Weyerer S. Altersdemenz. 1. Aufl. Berlin: Robert-Koch-Institut; 2005.
[10] Lützau-Hohlbein H von. Was wünschen sich die Demenzpatienten und ihre Angehörigen von den Ärzten? Psychoneuro 2004;30:509–511.
[11] Hirsch RD. Im Spannungsfeld zwischen Medizin, Pflege und Politik: Menschen mit Demenz. Zeitschrift für Gerontologie und Geriatrie. 2008;41:106–116.
[12] Gemeinsamer Bundesausschuss (G-BA). Richtlinie des Gemeinsamen Bundesausschusses über Leistungen zur medizinischen Rehabilitation (Rehabilitations-Richtlinie) in der Fassung vom 16. März 2004 veröffentlicht im Bundesanzeiger Nr. 63 (S. 6 769) vom 31. März 2004 in Kraft getreten am 1. April 2004 zuletzt geändert am 17. Mai 2018 veröffentlicht im Bundesanzeiger BAnz AT 03.08.2018 B3 in Kraft getreten am 4. August 2018.

[13] Leistner K, Matthesius R-G. Von der Internationalen Klassifikation der Schädigungen, Funktionsstörungen und Beeinträchtigungen (ICIDH) zur Internationalen Klassifikation der Funktionsfähigkeit, Behinderung und Gesundheit (ICF) – Entwicklung und Zweckbestimmung dieser Klassifikationen. In: Leistner K, Hrsg. Rehabilitation in der Gesetzlichen Krankenversicherung (GKV). Antragsverfahren unter besonderer Berücksichtigung der ICF (mit Kommentierung der neuen Reha-Richtlinien). Landsberg/Lech: ecomed Medizin; 2005.
[14] Bahar-Fuchs A, Clare L, Woods B. Cognitive training and cognitive rehabilitation for mild to moderate Alzheimer's disease and vascular dementia. The Cochrane database of systematic reviews 2013: CD003260 doi: 10.1002/14651858.CD003260.pub2
[15] Vilela VC, Pacheco RL, Latorraca COC, et al. What do Cochrane systematic reviews say about non-pharmacological interventions for treating cognitive decline and dementia? Sao Paulo medical journal = Revista paulista de medicina. 2017;135:309–320.
[16] Institut für Qualität und Wirtschaftlichkeit im Gesundheitswesen (IQWiG). Nichtmedikamentöse Behandlung der Alzheimer Demenz. 1. Aufl. Köln; 2009.
[17] Romero B. Nichtmedikamentöse Therapie bei Demenzen. In: Wallesch C-W, Hrsg. Demenzen. Stuttgart, New York: Thieme; 2005.
[18] Schmitt B, Frölich L. Kreative Therapieansätze in der Behandlung von Demenzen – eine systematische Übersicht. Fortschritte der Neurologie-Psychiatrie. 2007;75:699–707.
[19] Böhme G. Förderung der kommunikativen Fähigkeiten bei Demenz. 1. Auflage. Bern: Huber; 2008.
[20] Deutsche Gesellschaft für Psychiatrie und Psychotherapie, Psychosomatik (DGPPN) und Nervenheilkunde/Deutsche Gesellschaft für Neurologie (DGN). S3-Leitlinie „Demenzen" (Langversion – Januar 2016) AWMF-Register-Nummer: 038–013.
[21] Werheid K, Thöne-Otto A. Kognitives Training bei Alzheimer-Demenz. Aktuelle Entwicklungen, Chancen und Grenzen gerontologischer Gedächtnisrehabilitation. Der Nervenarzt. 2006;77:549–557.
[22] Romero B. Selbsterhaltungstherapie: Konzept, klinische Praxis und bisherige Ergebnisse. Zeitschrift für Gerontopsychologie und -psychiatrie. 2004;17:119–134.
[23] Romero B, Seeher K, Wenz, Berner A. Erweiterung der Inanspruchnahme ambulanter und sozialer Hilfen als Wirkung eines stationären multimodalen Behandlungsprogramms für Demenzkranke und deren betreuende Angehörige. Neurogeriatrie. 2007;4:170–176.

9 Besonderheiten bei der Pflegebegutachtung

9.1 Begutachtungen im Europäischen Wirtschaftsraum (EWR) und in der Schweiz

Stephan Knoblich

Der Europäische Gerichtshof (EuGH) hat mit Urteil vom 05.03.1998 – Rechtssache C-160/96 – entschieden, dass Pflegegeld eine Geldleistung bei Krankheit darstellt. Insofern ist das Pflegegeld aus der Pflegeversicherung auch bei einem Aufenthalt in anderen Staaten der Europäischen Union (EU) und des Europäischen Wirtschaftsraums (EWR) zu leisten. Zu dem EWR zählen neben den EU-Mitgliedstaaten auch Norwegen, Liechtenstein und Island; Anspruch auf diese Leistung besteht zudem auch in der Schweiz [1]. Die Pflegekassen wurden durch die Entscheidung des Europäischen Gerichtshofs verpflichtet, die Begutachtung der im EWR/Schweiz lebenden Anspruchsberechtigten zu organisieren. Dazu gehören folgende Personengruppen, sofern sie pflegebedürftig im Sinne des Elften Buchs Sozialgesetzbuch (SGB XI) geworden sind:
- Grenzpendler, die in Deutschland in einem sozialversicherungspflichtigen Beschäftigungsverhältnis stehen,
- Rentner mit Wohnort bzw. gewöhnlichem Aufenthalt in einem anderen EWR-Staat oder der Schweiz sowie
- ehemalige Arbeitsmigranten, die wieder in ihre Heimatländer zurückgekehrt sind und in Deutschland einen Anspruch auf Leistungen der Pflegeversicherung erworben haben.

Die im Ausland lebenden Versicherten bleiben weiter Mitglied in der Geschäftsstelle ihrer Pflegekasse, die zuletzt während ihres Aufenthaltes in Deutschland für sie zuständig war. Lediglich drei Pflegekassen führen zentrale Geschäftsstellen für im Ausland lebende Versicherte: die AOK in Bonn, die DAK in Köln und die KKH in Hannover. Im Ausland lebende Versicherte stellen ihre Anträge auf Pflegeleistungen bei ihrer in Deutschland zuständigen Geschäftsstelle. Von ihr werden alle Anträge an die örtlich für diese Geschäftsstelle zuständige Dienststelle des Medizinischen Dienstes der Krankenversicherung (MDK) weitergeleitet. Dort werden die Anträge an den nach den MDS/MDK-Vereinbarungen für Auslandsbegutachtungen zuständigen MDK weitergeleitet (s. Tab. 9.1). Diese organisieren dann eine sachgerechte Begutachtung in den jeweiligen Ländern. Die Begutachtung erfolgt teilweise durch eigene MDK Gutachter (insbesondere in Staaten, die an den jeweiligen MDK angrenzen und in Staaten mit geringem Begutachtungsaufkommen), teilweise auch durch vertragliche gebundene (muttersprachliche und deutschsprachige) Gutachter des jeweiligen Staates als Kooperationspartner insbesondere in Staaten mit hohem Begutachtungsaufkommen (z. B. Spanien). In den anderen EU- und EWR-Staaten sind keine Einrichtungen, die

Tab. 9.1: Zuständigkeit der MDK für die Begutachtung im EWR.

Staaten	Zuständiger MDK
Belgien	Nordrhein/Rheinland-Pfalz
Bulgarien	Sachsen-Anhalt
Dänemark	Nord
Estland	Berlin-Brandenburg
Finnland	Niedersachsen
Frankreich	Baden-Württemberg/Saarland
Griechenland	Baden-Württemberg
Großbritannien	Nordrhein/Westfalen-Lippe
Irland	Nordrhein
Island	Westfalen-Lippe
Italien	Bayern
Kroatien	Bayern
Lettland	Berlin-Brandenburg
Liechtenstein	Bayern
Litauen	Berlin-Brandenburg
Luxemburg	Rheinland-Pfalz
Malta	Bayern
Niederlande	Niedersachsen/Nordrhein/Westfalen Lippe
Norwegen	Nord
Österreich	Bayern
Polen	Berlin-Brandenburg/Mecklenburg-Vorpommern
Portugal	Hessen
Rumänien	Sachsen-Anhalt
Schweden	Berlin-Brandenburg
Schweiz	Baden-Württemberg
Slowakei	Sachsen
Spanien	Hessen
Tschechien	Sachsen
Ungarn	Bayern
Zypern	Baden-Württemberg

mit dem MDK in Deutschland vergleichbar wären, verfügbar. Die Kooperationspartner erstellen nach einem Hausbesuch beim Antragsteller einen sogenannten Begutachtungsbericht. Auf der Basis dieses Begutachtungsberichtes wird vom zuständigen MDK ein Pflegegutachten nach § 18 SGB XI erarbeitet.

Leistungen der Pflegeversicherung im EWR und in der Schweiz

In den Ländern des EWR erhalten die Pflegebedürftigen nach entsprechender Einstufung Pflegegeld entsprechend den Vorgaben des § 37 SGB XI. Ein Anspruch auf Sachleistungen besteht bei im Ausland lebenden Pflegebedürftigen nicht. Dieser Sachverhalt wurde durch eine Entscheidung des Europäischen Gerichtshofes in Luxemburg im Juli 2012 bestätigt [Rechtssache C-562/10].

Anzahl der Begutachtungen und der Pflegegeldempfänger im EWR und der Schweiz

Im Jahr 2017 erfolgten insgesamt 4.169 Begutachtungen von Antragstellern, die in EWR-Staaten außerhalb von Deutschland lebten. Die Anzahl der jährlich durchgeführten Begutachtungen hat sich im gesamten Raum des EWR im Laufe der Zeit, insbesondere aber in den Jahren 2013 und 2017 deutlich erhöht (vgl. Tab. 9.2). Die Zunahme von Auslandsbegutachtungen ab dem Jahr 2013 ist in Teilen auch durch Aufnahme Kroatiens in die EU zum 1. Juli 2013 bedingt, wird jedoch maßgeblich geprägt durch die Änderungen im Leistungsrecht, zuletzt durch das zweite Gesetz zur Neuausrichtung der Pflegeversicherung (Zweites Pflege-Neuausrichtungs-Gesetz – PNG II), welche die Zahl der Anspruchsberechtigten erhöht hat. Im Jahr 2017 wurden in Griechenland, Kroatien, Österreich und Spanien die meisten Auslandsbegutachtungen durchgeführt. Die Anzahl der Pflegegeldempfänger im EWR wird statistisch nicht erfasst.

Durchführung der Begutachtungen

Die Durchführung der Begutachtungen in den Staaten des EWR ist gekennzeichnet durch die unterschiedlichen, teils landestypische Voraussetzungen der Gesundheitssysteme. In einigen Staaten besteht ein dichtes Netz von Gesundheitseinrichtungen mit entsprechender engmaschiger ärztlicher Versorgung, während in anderen Staaten die Gesundheitseinrichtungen noch nicht flächendeckend aufgebaut sind und die ärztliche Versorgung deshalb lückenhaft ist. Dementsprechend zeigen sich auch große Unterschiede in den pflegerischen Angebotsstrukturen und in der Versorgung mit Hilfsmitteln, was sich auch in den Gutachten widerspiegelt. Durch die weite Streuung der Wohnorte der Antragsteller, die großen zurückzulegenden Entfernungen zur Durchführung der Hausbesuche, höchst unterschiedliche Postlaufzeiten und die in Teilen anderen verwaltungstechnischen Abläufe der Pflegebegutachtungen im Europäischen Wirtschaftraum (Erläuterungen s. o.) sind die Laufzeiten bei diesen Gutachten länger als bei Begutachtungen in Deutschland. Erschwerend kommen häufig noch unzureichende ärztliche/pflegerische Informationen hinzu, oder die vorliegenden Informationen sind in der Landessprache abgefasst und müssen erst ins Deutsche übersetzt werden. Die in Deutschland gesetzlich vorgegebene Bescheidfrist von fünf Wochen ab Auftragseingang bis zur Bescheiderteilung der Pflegekasse kann bei den Begutachtungen in den EWR-Staaten nur sehr schwer erreicht werden.

Tab. 9.2: Durchgeführte Begutachtungen in Ländern des EWR in den Jahren 2001, 2005, 2009, 2013 und 2017 [2].

EWR-Länder	durchgeführte Begutachtungen				
	2017	2013	2009	2005	2001
Belgien	139	54	56	29	46
Bulgarien	13	11	2	./.	./.
Dänemark	1	4	2	0	5
Estland	0	1	0	1	./.
Finnland	1	2	0	4	1
Frankreich	177	107	106	95	81
Griechenland	416	308	229	185	143
Großbritannien	18	20	8	19	17
Irland	2	2	3	4	3
Island	0	1	0	1	1
Italien	171	138	117	101	110
Kroatien	865	74	./.	./.	./.
Lettland	2	2	1	1	./.
Lichtenstein	1	0	0	0	./.
Litauen	3	0	0	0	./.
Luxemburg	7	3	3	3	3
Malta	0	3	0	0	./.
Niederlande	90	27	31	59	47
Norwegen	5	0	2	0	1
Österreich	659	497	501	399	197
Polen	166	124	46	38	./.
Portugal	119	75	62	50	39

Tab. 9.2: (fortgesetzt).

EWR-Länder	durchgeführte Begutachtungen				
	2017	2013	2009	2005	2001
Rumänien	25	13	5	./.	./.
Schweden	23	17	9	9	12
Schweiz	33	23	30	27	./.
Slowakei	3	2	7	2	./.
Slowenien	36	31	21	11	./.
Spanien	980	640	505	521	567
Tschechien	94	32	22	14	./.
Ungarn	115	83	42	31	./.
Zypern	5	0	2	0	./.
Gesamt	4.169	2.294	1.815	1.586	1.337

Literatur

[1] GKV-Spitzenverband, Verbände der Pflegekassen auf Bundesebene. Gemeinsames Rundschreiben zu Leistungen der Pflegeversicherung bei Auslandsaufenthalt vom 13.02.2018. Berlin [Zugriff: 11.09.2019]. URL: https://www.gkv-spitzenverband.de/media/dokumente/pflegeversicherung/richtlinien__vereinbarungen__formulare/empfehlungen_zum_leistungsrecht/2018_02_16_GemR_bei_Auslandsaufenthalt.pdf

[2] Medizinischer Dienst des Spitzenverbandes Bund der Krankenkassen e. V. (MDS), Hrsg. Begutachtungen von Pflegebedürftigkeit des Medizinischen Dienstes in Staaten des europäischen Wirtschaftsraumes und der Schweiz. Essen: 2013, ergänzt durch Mitteilung des MDS 2017 [Zugriff: 11.09.2019]. URL: https://www.mds-ev.de/fileadmin/dokumente/Publikationen/GKV/Begutachtungsgrundlagen_GKV/03_Bericht-Auslandsbegutachtung_2013.pdf

9.2 Pflegebegutachtung von Menschen mit kognitiven und psychischen Beeinträchtigungen

Sandra Bischof, Bernhard Fleer, Christoph Jonas Tolzin

9.2.1 Historie

Beim Inkrafttreten des Gesetzes zur sozialen Absicherung des Risikos der Pflegebedürftigkeit (Pflege-Versicherungsgesetz – PflegeVG) im Jahr 1995 waren entsprechend des Elften Buchs Sozialgesetzbuch (SGB XI) diejenigen Versicherte als pflegebedürftig definiert worden, die „wegen einer körperlichen, geistigen oder seelischen Krankheit oder Behinderung ... der Hilfe bedürfen". Als Beispiele für geistige und seelische Erkrankungen wurden im Gesetzestext aufgeführt: „Störungen des Zentralnervensystems wie Antriebs-, Gedächtnis- oder Orientierungsstörungen sowie endogene Psychosen, Neurosen oder geistige Behinderungen."

Aufgrund dieses Gesetzestextes musste davon ausgegangen werden, dass sowohl Menschen mit somatischen Krankheitsbildern als auch mit psychiatrischen Erkrankungen und Behinderungen gleichermaßen an den Leistungen der Pflegeversicherung partizipieren würden. In der Begutachtungspraxis zeigte sich, dass bei dem stark verrichtungsbezogenen Pflegebedürftigkeitsbegriff des SGB XI trotz des Einschlusses der psychiatrischen Erkrankungen im Gesetzestext, Leistungen der Pflegeversicherung bei somatischen Erkrankungen und Behinderungen leichter zu erlangen waren als bei (geronto-)psychiatrischen Erkrankungen. Es zeigte sich weiter, dass bei bestimmten Krankheits- und Behinderungskonstellationen, wie z. B. bei Formen von leichter oder mittelschwerer Demenz Leistungen aus der Pflegeversicherung nicht zu erlangen waren, obwohl aufgrund der Zunahme dieser Erkrankungen immer deutlicher die gesellschaftliche Notwendigkeit zur Unterstützung der demenzbedingten Krankheitsfolgen gesehen wurde. Der Gesetzgeber führte deshalb mit dem Inkrafttreten des Gesetzes zur Ergänzung der Leistungen bei häuslicher Pflege von Pflegebedürftigen mit erheblichem allgemeinem Betreuungsbedarf (Pflegeleistungs-Ergänzungsgesetz – PflEG) am 01.04.2002 den Begriff der „Personen mit eingeschränkter Alltagskompetenz" (PEA) in die Pflegeversicherung ein und stellte Leistungen für einen vom Verrichtungsbegriff unabhängigen Beaufsichtigungs- und Betreuungsbedarf dieses Personenkreises bereit. Er umfasste Personen mit demenzbedingten Fähigkeitsstörungen, psychischen Erkrankungen und geistigen Behinderungen.

Mit dem Inkrafttreten des Gesetzes zur strukturellen Weiterentwicklung der Pflegeversicherung (Pflege-Weiterentwicklungsgesetz – PfWG) am 01.07.2008 wurden die Leistungen der Pflegeversicherung für Personen mit erheblich oder in erhöhtem Maße eingeschränkter Alltagskompetenz deutlich angehoben. Die gewährten Leistungen wurden geteilt in einen Grundbetrag für niedrigeren Beaufsichtigungs- und Betreuungsbedarf (erheblich eingeschränkt) und in einen erhöhten Betrag für einen höheren Beaufsichtigungs- und Betreuungsbedarf (in höherem Maße eingeschränkt).

Der weitaus größte Teil der Versicherten mit erheblich oder in erhöhtem Maße eingeschränkter Alltagskompetenz umfasste Personen mit demenzbedingten Fähigkeitsstörungen. Der sehr viel kleinere Teil dieses Personenkreises umfasste die Pflegebedürftigen mit psychiatrischen Erkrankungen und geistigen Behinderungen.

Am 01.01.2016 trat das zweite Gesetz zur Stärkung der pflegerischen Versorgung und zur Änderung weiterer Vorschriften (Zweites Pflegestärkungsgesetz – PSG II) überwiegend in Kraft und damit wurde der neue Pflegebedürftigkeitsbegriff ab dem 01.01.2017 verbindlich. Pflegebedürftig im Sinne des § 14 SGB XI sind demnach „Personen, die gesundheitlich bedingte Beeinträchtigungen der Selbständigkeit oder der Fähigkeiten aufweisen und deshalb der Hilfe durch andere bedürfen. Es muss sich um Personen handeln, die körperliche, kognitive oder psychische Beeinträchtigungen oder gesundheitlich bedingte Belastungen oder Anforderungen nicht selbständig kompensieren oder bewältigen können."

Die Einführung dieses Pflegebedürftigkeitsbegriffs bedeutete einen grundlegenden Systemwechsel für die gesamte Pflegeversicherung einschließlich der Pflegebegutachtung und es wurde damit ein neuer Maßstab für die Feststellung von Pflegebedürftigkeit verankert. Maßgeblich bei der Prüfung der Pflegebedürftigkeit anhand des neuen Begutachtungsinstruments (BI) ist seitdem die Beurteilung des Grades der Beeinträchtigung der Selbstständigkeit oder der Fähigkeiten anstelle des Zeitaufwands des Fremdhilfebedarfs. Der alte Pflegebedürftigkeitsbegriff, der sowohl wegen seines starken Verrichtungsbezuges als auch aufgrund seiner zentralen Orientierung an der Pflegezeit („Minutenpflege") erhebliche Kritik erfahren hatte, wurde damit obsolet. Konzeptionell zielte die Reform darauf, den Übergang von einer verrichtungsbezogenen Pflege auf eine umfassende Gestaltung von Pflege, Betreuung und Entlastung einzuleiten. Damit verabschiedete sich der Gesetzgeber auch vom Begriff der „Personen mit eingeschränkter Alltagskompetenz" und die im bisherigen sogenannten PEA-Verfahren abgebildeten Beeinträchtigungen wurden in das Begutachtungsinstrument integriert. Hiermit entfiel auch die Differenzierung eines „verrichtungsbezogenen" für die Pflegestufe relevanten Hilfebedarfs und eines Bedarfs an allgemeiner Beaufsichtigung und Betreuung in der Begutachtung von Pflegebedürftigkeit.

Durch die Einführung des umfassenden Pflegebedürftigkeitsbegriffs werden die Beeinträchtigungen der Selbständigkeit und der Fähigkeiten von Menschen mit kognitiven oder psychischen Beeinträchtigungen – dazu zählen vor allem Menschen mit Demenz – stärker berücksichtigt. Das Begutachtungsinstrument erfasst nicht nur die klassischen Bereiche der Körperpflege, Ernährung, Mobilität und hauswirtschaftlichen Versorgung. Darüber hinaus werden auch kognitive und kommunikative Fähigkeiten (Modul 2), Verhaltensweisen und psychische Problemlagen (Modul 3) sowie die Gestaltung des Alltagslebens und sozialer Kontakte (Modul 6) gleichgewichtig und differenziert betrachtet. Das Begutachtungsinstrument erfasst damit in umfassender Weise die Pflegebedürftigkeit von Pflegebedürftigen, unerheblich ob diese in körperlichen oder in (geronto-) psychiatrischen Beeinträchtigungen begründet ist.

Die Auswirkungen von psychisch-kognitiven und körperlichen Beeinträchtigungen der Selbständigkeit und der Fähigkeiten werden gleichermaßen berücksichtigt.

9.2.2 Demenz

Bei der Pflegebegutachtung von Personen, die „körperliche, kognitive oder psychische Beeinträchtigungen oder gesundheitlich bedingte Belastungen oder Anforderungen nicht selbständig kompensieren oder bewältigen können" (§ 14 SGB XI) nimmt die Beurteilung demenzbedingter Fähigkeitsstörungen einen Großteil der Begutachtungsaufträge ein. Dabei ist nicht das Stadium der Demenz im Sinne einer ärztlich diagnostizierten und therapierten Krankheit zu beurteilen, sondern die vorliegenden Beeinträchtigungen der Selbständigkeit bzw. der Fähigkeitsstörungen sind, gutachtlich zu erheben und zu bewerten. Unabhängig davon, sollten natürlich Patienten mit einer demenziellen Symptomatik immer möglichst frühzeitig einer fachärztlichen Diagnostik zugeführt werden, um eine Ausschöpfung vorhandener Therapieoptionen nicht zu versäumen. Zur Diagnostik der Demenz, den verschiedenen Demenzformen und Demenzstadien wird auf die einschlägigen Lehrbücher der Psychiatrie und Gerontopsychiatrie verwiesen.

Für den Gutachter von Bedeutung ist die Unterscheidung akuter organischer Psychosyndrome von chronisch organischen Psychosyndromen. Die *akut organischen Psychosyndrome* zeichnen sich durch eine rasch einsetzende und wieder abklingende Symptomatik aus, die meist reversibel ist. Von einem akuten organischen Psychosyndrom spricht man beispielsweise bei einem Delir oder bei einem affektiven Durchgangssyndrom nach einer Operation. Demgegenüber zeichnen sich *chronisch organische Psychosyndrome* durch einen schleichenden Beginn der Symptomatik aus. Sie verlaufen andauernd, fortschreitend und sind meist nicht reversibel. Die Demenzen zählen zu den chronisch organischen Psychosyndromen.

Das Demenzsyndrom ist charakterisiert durch eine erworbene Beeinträchtigung des Gedächtnisses, vor allem bezüglich der Lernfähigkeit für neue Informationen und der Reproduktion von Erinnerungen, sowie durch den zunehmenden Verlust früherer intellektueller Fähigkeiten, hierbei vor allem den Verlust des abstrakten Denkens, des Urteilsvermögens und der Konzentrationsfähigkeit. Im Verlauf der Entwicklung eines Demenzsyndroms kommt es zu Persönlichkeitsveränderungen bezüglich der Motivation, der emotionalen Kontrolle und des Sozialverhaltens. Der Demenzbegriff ist sehr weit und umfassend und zeichnet sich durch ein vielgestaltiges Symptombild aus.

Der heutige Begriff Demenz ist weitgehend deckungsgleich mit dem traditionellen Begriff „hirn-organisches Psychosyndrom". Um von einer Demenz sprechen zu können, müssen Störungen des Gedächtnisses, des Denkvermögens, der Urteilsfähigkeit und des Ideenflusses über eine Mindestdauer von sechs Monaten bestehen. Die Symptomatik muss so ausgeprägt sein, dass dadurch die Alltagsaktivitäten deutlich beeinträchtigt sind. Das Bewusstsein ist in der Regel nicht getrübt.

Eine Unterteilung der Demenzen erfolgt in primäre und sekundäre Demenzen. *Die primären Demenzen* stellen mit ca. 90 Prozent der Erkrankungen den überwiegenden Anteil dar. Die Ursachen der Störung liegen direkt im Gehirn. Die neuro-degenerativen Demenzen bilden in diesem Bereich die größte Gruppe der Erkrankungen. Die Alzheimer-Erkrankung ist mit ca. 60 Prozent die am weitesten verbreitete Form. Ihr folgt die Lewy-Körperchen Demenz mit ca. 15 Prozent der Fälle und die Frontotemporale Demenz mit ca. 5 Prozent. Mit einem Anteil von ca. 20 Prozent bilden die vaskulären Demenzen nach der Alzheimer-Erkrankung die zweitgrößte Gruppe. Die am häufigsten auftretenden Ursachen für eine solche Krankheit sind Hirnblutungen, Arterienverkalkungen und Hirninfarkte (s. Abb. 9.1).

Die *sekundären Demenzen* zeichnen sich durch eine indirekte Schädigung des Gehirns aus. Sie können durch Erkrankungen, wie z. B. Vergiftungen durch Medikamentenmissbrauch, Vitamin-Mangelzustände oder Stoffwechsel-Erkrankungen als Begleiterscheinungen auftreten. Auch Alkoholmissbrauch, Tumore oder Depressionen können ursächlich verantwortlich sein. Die sekundären Demenzen machen in Deutschland ca. 10 Prozent aller Fälle aus.

Es werden darüber hinaus verschiedene Subtypen der Demenz unterschieden: die kortikale Demenz, frontotemporale Demenz und subkortikale Demenz. Bei einer *vorrangig kortikalen Demenz* treten Symptome wie Störung von Gedächtnis und Denkvermögen, Sprachstörungen, Störung in der Ausführung von Bewegung und Handlungen sowie in der räumlichen Leistung bei geringer Veränderung der Persönlichkeit auf. Demgegenüber kommt es bei einer eher *frontal betonten Demenz* zu einem ausgeprägten Wandel der Persönlichkeit und zu Beeinträchtigungen des Sozialverhaltens sowie des planenden und organisierenden Denkens. Vergleichsweise gut sind bei diesen Betroffenen die Fähigkeit des Gedächtnisses, die Orientierungsfähigkeit und die räumliche Leistung erhalten. Wenn die Verlangsamung des psychischen Tempos

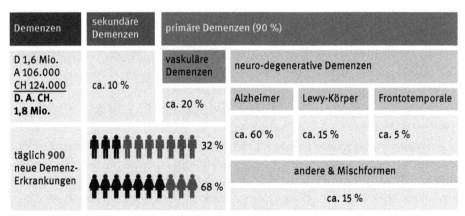

Quelle: Bundesministerium für Gesundheit u.a.

Abb. 9.1: Demenzformen und ihre Verbreitung (Quelle: denken.de Demenz-Blog [1]).

(inklusive Denktempo und geistige Flexibilität) im Vordergrund steht, handelt es sich in der Regel um eine *vorrangig subkortikale Demenz*.

Leitsymptome einer demenziellen Erkrankung sind zunächst uncharakteristische Anfangssymptome wie Konzentrationsschwäche, Vergesslichkeit, Schwindel, Kopfschmerzen, Abnahme von Initiative und Interesse sowie Vernachlässigung von Routinetätigkeiten. Unbehandelt und im Weiteren dann obligat liegen ausgeprägte Merkfähigkeitsstörungen des Kurz- und später auch des Langzeitgedächtnisses vor.

Beispielsweise werden Fragen häufig wiederholt, Antworten schnell vergessen. Ein sehr gravierendes Merkmal ist auch das Verlegen von Gegenständen. Im weiteren Verlauf kann es dazu kommen, dass eine Desorientiertheit zu Ort, Zeit und später auch zu Personen besteht. Es können neuropsychologische Symptome wie Agnosie, Apraxie, später auch Agraphie oder Alexie hinzutreten. Häufig beobachtet man Denkstörungen mit Verlangsamung, Umständlichkeit, zähflüssigen Gedankenablauf, inhaltliche Einengung, Beeinträchtigung der Urteils- und Abstraktionsfähigkeit und Konzentrationsstörungen. Bei einem Großteil der Patienten, die klinisch auffällig werden, was häufig eine akute Krankenhauseinweisung zur Folge hat, sind Symptome wie Antriebslosigkeit, Unruhe, Wahnstörungen und Halluzinationen vordergründig. Auch eine zunehmende Vernachlässigung der persönlichen Hygiene wird beobachtet und die Zuspitzung von charakterlichen Eigentümlichkeiten.

9.2.3 Psychische Erkrankungen

Unter diese Personengruppe fallen alle Pflegebedürftigen, die an Folgen von psychischen Erkrankungen leiden, z. B. endogenen Psychosen. Diese Erkrankungen sind im Gegensatz zu den demenziellen Erkrankungen in der Regel bereits vor längerer Zeit ärztlich diagnostiziert und die Versicherten wurden bereits über einen langen Zeitraum behandelt. Meist kommt es erst nach längerer Krankheits- und Behandlungsdauer zu Beeinträchtigungen der Selbständigkeit, die dann im Sinne des SGB XI Hilfe durch andere bedürfen.

9.2.4 Geistige Behinderungen

Unter diese Personengruppe fallen alle Pflegebedürftigen, die an den Folgen einer angeborenen oder früh erworbenen Minderung der intellektuellen Leistungsfähigkeit leiden, die zu einer verzögerten oder unvollständigen Entwicklung der geistigen Fähigkeiten führt. Auch diese Erkrankungen sind im Gegensatz zu den demenziellen Erkrankungen in der Regel schon zu einem früheren Zeitpunkt ärztlich diagnostiziert und die Versicherten wurden auch bereits über einen langen Zeitraum behandelt. In diesen Fällen kann es schon im Kindesalter zu einer Beeinträchtigung der Selbständigkeit im Vergleich zu einem gleichaltrigen, altersentsprechend entwickelten gesunden Kind kommen.

Literatur
[1] Dohmeyer H. Infografik „Demenz 2016". denken.de Demenz-Blog. Mrz 11, 2016 [Zugriff: 05.08.2019]. URL: https://denken.de/infografik-demenz-2016/

9.3 Pflege, Migration und diversitätssensible Versorgung

Yüce Yılmaz-Aslan, Tuğba Aksakal, Oliver Razum, Ilknur Özer-Erdoğdu, Hürrem Tezcan-Güntekin, Patrick Brzoska

In Deutschland leben derzeit knapp 19,3 Millionen Menschen mit Migrationshintergrund. Laut Definition des Statistischen Bundesamtes handelt es sich hierbei um die *„nach 1949 auf das heutige Gebiet der Bundesrepublik Deutschland Zugewanderten, sowie alle in Deutschland geborenen Ausländer und alle in Deutschland als Deutsche Geborenen mit zumindest einem zugewanderten oder als Ausländer in Deutschland geborenen Elternteil"* [1]. Menschen mit türkischem Migrationshintergrund zählen mit fast 3 Millionen Personen zu den größten Bevölkerungsgruppen mit Migrationshintergrund in Deutschland (ebd.).

Menschen mit Migrationshintergrund sind u. a. im Hinblick auf ihre Kultur und Religion sehr heterogen. Zudem weisen sie eine andere Altersstruktur als die Mehrheitsbevölkerung auf. Das mittlere Alter von Menschen ohne Migrationshintergrund liegt bei 46,7 Jahren. Im Vergleich dazu beträgt das Durchschnittsalter von Menschen mit Migrationshintergrund 35,4 Jahre. Schätzungen gehen davon aus, dass der Anteil von Menschen mit Migrationshintergrund in den kommenden Jahren bei weiterhin moderater bis starker Zuwanderung stark ansteigen und im Jahr 2030 fast 30 Prozent betragen wird [2]. Modellrechnungen zeigen außerdem, dass in Zukunft vor allem der Anteil an Älteren mit Migrationshintergrund weiter zunehmen wird. Aufgrund der demografisch bedingten Zunahme älterer Menschen sowie den gesundheitlichen Belastungen, denen sie im Laufe ihres Arbeitslebens ausgesetzt sind [3], ist davon auszugehen, dass sich der Pflegebedarf in der Gruppe der Menschen mit Migrationshintergrund innerhalb der nächsten Jahre stark erhöhen wird [4]. Bis zum Jahr 2030 wird die Anzahl pflegebedürftiger Menschen mit Migrationshintergrund Schätzungen zufolge auf 481.200 Personen anwachsen. Diese Steigerung wird größtenteils durch den Anstieg der Zahl der über 60-jährigen Menschen mit Migrationshintergrund verursacht. Der Anteil der pflegebedürftigen Menschen mit Migrationshintergrund an allen Pflegebedürftigen wird Schätzungen zufolge etwa 13,6 Prozent betragen und damit gegenüber 2013 (9,8 Prozent) weiter ansteigen [5]. Die hohe Zahl älterer Menschen mit Migrationshintergrund geht für die pflegerische Versorgung mit vielen Herausforderungen einher.

Aufgrund ihres großen Anteils in der Bevölkerung und ihrer Vulnerabilität für Zugangs- und Wirksamkeitsbarrieren in der pflegerischen Versorgung (s. u.) richten wir innerhalb dieses Beitrags ein besonderes Augenmerk auf Menschen mit türkischem Migrationshintergrund.

9.3.1 Pflegesituation und Inanspruchnahme professioneller und familiärer Pflege

Flächendeckende Daten zur Pflegebedürftigkeit von Menschen mit Migrationshintergrund liegen bisher nicht vor. Im Zeitraum von Januar 2001 bis einschließlich August 2005 wurden in der Region Westfalen-Lippe insgesamt 581.616 Begutachtungen für die Pflegeversicherungen durchgeführt, davon 1,4 Prozent bei türkeistämmigen Personen [6]. Unterschiede zwischen türkeistämmigen und nicht-türkeistämmigen Antragstellern zeigten sich u. a. im Bereich der beantragten Leistungen, in der Altersverteilung und im Anteil der Männer unter den Antragstellern. Der Männeranteil unter den Begutachtungen an türkeistämmigen Personen betrug 56 Prozent, während er bei nicht-türkeistämmigen Personen bei 34 Prozent lag. Das mittlere Alter bei Eintritt in die Pflegebedürftigkeit betrug 40,9 Jahre für türkeistämmige Personen und 76,3 Jahre für nicht-türkeistämmige Personen. Dieses lässt sich damit erklären, dass in den oberen Altersklassen kaum ältere türkeistämmige Pflegebedürftige zu finden sind und folglich der Mittelwert stark durch pflegebedürftige Kinder beeinflusst wird [ebd.].

Türkeistämmige Versicherte beantragten in 91 Prozent der Begutachtungen Pflegegeld. Ein Antrag auf Pflegesachleistungen oder Kombinationsleistungen wurde von 7 Prozent gestellt. Nur 2 Prozent der türkeistämmigen Personen stellten einen Antrag auf Leistungen zur vollstationären Unterbringung. Im Gegensatz dazu beantragten nicht-türkeistämmige Personen in 42 Prozent der Fälle Pflegegeld, zu 29 Prozent Pflegesachleistungen und Kombinationsleistungen und zu 29 Prozent Leistungen zur stationären Unterbringung [6]. Die Ergebnisse der Studie zeigten auf, dass bei 98 Prozent der türkeistämmigen Pflegebedürftigen die Pflege zu Hause durch Angehörige erfolgt, wobei nur 8 Prozent ambulante professionelle Pflege dabei unterstützend in Anspruch nehmen. Aktuellere Auswertungen zur Beantragung von Pflegeleistungen durch türkeistämmige Versicherte liegen bisher nicht vor.

Barrieren in der Inanspruchnahme
Von der formellen Altenhilfe werden Menschen mit Migrationshintergrund nur schwer erreicht und es bestehen Barrieren, die eine Inanspruchnahme von Hilfsangeboten und leistungen erschweren. Hierzu zählen Informationsdefizite vor allem hinsichtlich der Angebote für Pflegehilfsmittel, Angehörigenpflegekurse oder ambulante Pflegedienste. Auch haben Menschen mit Migrationshintergrund oft wenig Kenntnisse über ihre rechtlichen Ansprüche [7]. Doch auch wenn Informationen über Ansprüche vor-

handen sind, fehlt häufig die Kenntnis, wie diese Angebote genutzt werden können. Das liegt an Sprachproblemen sowie an der Hemmschwelle mit Institutionen in Kontakt zu treten. Sprach- und insbesondere kulturbedingte Verständigungsprobleme können zu Konflikten zwischen den Betroffenen und Behandelnden führen und so eine bedarfs- und bedürfnisgerechte Betreuung erschweren [7]. Der Begriff „bedarfsgerecht" beschreibt in diesem Zusammenhang die Berücksichtigung von objektiven, also fachlich definierten Bedarfen, z. B. im Hinblick auf eine der Krankheit entsprechende medikamentöse Behandlung [8,9]. „Bedürfnisgerecht" bezeichnet eine Versorgung, die die Wünsche, Erwartungen und Vorstellungen („subjektive" Bedarfe) von Versorgungsnutzern bestmöglich berücksichtigt.

Familiäre Pflegebereitschaft
Die Pflege von Angehörigen wird in Familien mit türkischem Migrationshintergrund bisher vornehmlich zu Hause durchgeführt. Die hohe Pflegebereitschaft von Angehörigen lässt sich hierbei unter anderem auf traditionelle, kulturelle und religiöse Gründe zurückzuführen, die die Akzeptanz externer Unterstützung erschweren [10,11]. Es ist anzunehmen, dass familiäre Pflegepotenziale sich künftig durch eine geografische Fragmentierung, die zunehmende Zahl berufstätiger Frauen und die sinkende Zahl jüngerer Familienmitglieder verändern werden. Die individuelle Ausgestaltung von Biografien gehen mit Veränderungen im Alltag einher, die mit der Pflegeübernahme schwer zu vereinbaren sein können, so dass eine adäquate Pflege nicht mehr alleine durch die Angehörigen geleistet werden kann.

Quantitative und qualitative Studien zeigen, dass die Bereitschaft von Menschen mit türkischem Migrationshintergrund professionelle Pflege zu nutzen, zunimmt. Schenk [12] ermittelte, dass 89 Prozent der älteren türkeistämmigen Befragten ohne Pflegebedürftigkeit der Meinung sind, dass ältere Menschen durch professionelle Pflegekräfte versorgt werden sollten. 22 Prozent würden stationäre Altenpflegeeinrichtungen im Falle einer Pflegebedürftigkeit für sich selbst in Anspruch nehmen. Dennoch spielen Angehörige im Rahmen der Pflege weiterhin eine bedeutende Rolle. Knapp die Hälfte der Befragten möchte von ihrem Ehepartner gepflegt werden und knapp ein Drittel präferiert die Versorgung durch ihr Kind [12]. Auch Mogar und von Kutzleben [13] deuten daraufhin hin, dass aufgrund von veränderten Lebensentwürfen der dritten Generation die Pflegeübernahme der Eltern künftig nicht mehr selbstverständlich stattfindet.

Insgesamt bedeutet das, dass die innerfamiliäre Pflege für die türkeistämmige Bevölkerung wichtig bleibt, die Bedeutung ambulanter und stationärer Angebote zukünftig aber zunehmen wird [12]. Aus diesem Grund ist es notwendig, trotz der derzeitig geringen Inanspruchnahme pflegerischer Leistungen von Menschen mit Migrationshintergrund, sich auf die absehbare Entwicklung vorzubereiten und aktuell bestehende Barrieren bei der Inanspruchnahme abzubauen.

9.3.2 Belastungen pflegender Angehöriger demenzerkrankter türkeistämmiger Menschen

Die altersassoziierte und neurodegenerative Demenzerkrankung gewinnt auch in der Gruppe der türkeistämmigen Menschen in Deutschland zunehmend an Bedeutung [14]. Da Demenzkranke aufgrund ihrer kognitiven Einschränkungen häufig einen sehr hohen Betreuungsbedarf aufweisen [15], sind pflegende Angehörige hohen Anforderungen ausgesetzt [16,17]. Sie übernehmen die häusliche Pflege häufig ohne hinreichende Vorbereitung auf die krankheitsbedingten pflegerischen Herausforderungen [13]. Bei der innerfamiliären Pflege kann die Beziehung zwischen den pflegenden Angehörigen und der pflegebedürftigen Person dabei als belastend empfunden werden [18]. Dadurch kann es zu Gefühlen wie Trauer, Wut, Hass, Scham und Schuldgefühlen bei den pflegenden Angehörigen kommen. Tüsün [19] stellt kontrastierende Ergebnisse vor, denen zufolge sich die Beziehung während der Zeit des Pflegens auf emotionaler Ebene intensiviert.

Neben der emotionalen Belastung berichten Kücük [20], Dibelius et al. [21] und Tezcan-Güntekin und Razum [22] auch von einer starken psychischen Belastung. Gründe dafür sind unter anderem fehlende Unterstützung durch andere Familienmitglieder [20–22], soziale Isolation [11,19,22,23] und innerfamiliäre Konflikte [20] sowie Stigmatisierung und Ausgrenzung durch die eigene Community, wenn professionelle Pflege genutzt wird [22]. Ein weiterer zentraler Belastungsgrund ist die Zeitintensität der Pflege. Dadurch verringern sich die Möglichkeiten der pflegenden Angehörigen soziale Beziehungen aufrecht zu erhalten, was zur sozialen Isolation, fehlender Beratung und mangelnder Inanspruchnahme von möglichen Unterstützungsleistungen führen kann [20].

Auch im Hinblick auf die Pflege türkeistämmiger Demenzerkrankter bestehen Wissens- und Versorgungsdefizite in Bezug auf institutionelle Unterstützungsformen [13,23]. Informationsdefizite im Hinblick auf das deutsche Pflegesystem sowie Zugangsbarrieren, die in den Schwellenängsten der Betroffenen begründet sind, führen zu einer geringen Inanspruchnahme pflegerischer Versorgung [23,24]. Dies kann auch darin begründet sein, dass die Demenz nicht immer als Krankheit, sondern als Alterserscheinung wahrgenommen wird und der Gang zum Arzt erst spät erfolgt [22,25]. Darüber hinaus wirken sich bürokratische, sprachliche und soziale Hindernisse [10] und mangelndes Vertrauen in ambulante Pflegedienste hemmend auf die Inanspruchnahme aus [18]. Als Folge werden diese trotz hoher Pflegebelastung nur im Notfall genutzt [ebd.]. Bei unterlassener Inanspruchnahme von außerfamiliären, ambulanten, teilstationären, stationären Angeboten sowie Selbsthilfeangeboten kann es zu einer „Überlastungsspirale" kommen [23, S. 225]. Sie kann durch die Häufung von Belastungen und der mangelnden, jedoch notwendigen zeitweiligen Distanz bei der Pflegebetreuung der Pflegeperson auftreten. Dies kann zur Folge haben, dass die pflegenden Angehörigen selbst zu „Co-Erkrankten" werden [ebd. S. 225].

Eine umfassende Untersuchung zu Lebenswelten von Menschen mit Migrationserfahrung und Demenz von Dibelius et al. [21] zeigt auf, dass der „Überlastungsspirale" durch frühzeitige Informationen über das Krankheitsbild und deren Verlauf sowie über Möglichkeiten zu Entlastungs- und Unterstützungsmaßnahmen entgegengewirkt werden sollte. Die Teilnahmebereitschaft an psychosozialen Beratungen sei grundsätzlich gegeben, jedoch mangels Sprachbarrieren und mangelnder Berücksichtigung von kulturellen/religiösen Faktoren nicht wahrnehmbar. Auch Kücük [20] stellt fest, dass eine Bereitschaft zur Inanspruchnahme für externe psychosoziale Beratung und Unterstützung vorhanden ist.

Pflegende Angehörige türkeistämmiger Demenzkranker wünschen sich, dass Demenzerkrankungen in der türkeistämmigen Gesellschaft kein Tabu mehr darstellen und nicht mehr verurteilt werden. Außerdem besteht ein Wunsch danach, dass sich weitere Familienmitglieder stärker an der Pflege beteiligen, da familiäre Konflikte eine bedeutende Belastung für die pflegenden Angehörigen darstellen [26]. Niedrigschwellige Hilfsangebote werden als zentral erachtet, bei Beratungsangeboten werden muttersprachliche Ansprechpersonen präferiert. Insbesondere in strukturschwachen Regionen werden Informationsangebote für betroffene Familien benötigt. Insgesamt müssen eine Vielzahl von Beratungsmöglichkeiten zugänglich gemacht werden, um den heterogenen Problemen und Bedürfnissen der türkeistämmigen Demenzerkrankten und ihren pflegenden Familien entsprechen zu können [21,27].

Um Belastungen pflegender Angehöriger von Demenzerkrankten zu verringern, wird aktuell das Forschungsprojekt „FörGes 5" durchgeführt, mit dem Ziel der Stärkung und Selbstmanagementförderung pflegender Angehöriger demenzerkrankter türkeistämmiger Menschen [28]. Eine aufsuchende, nutzerorientierte und niedrigschwellige Intervention setzt dabei auf muttersprachliche Informationen zur Förderung der *Health Literacy*, des *Empowerments* und der Förderung der Selbstmanagementkompetenzen. Die Intervention wird individuell an den Bedürfnissen der pflegenden Familienmitglieder ausgerichtet. Diese individuellen Bedürfnisse sowie der aktuelle Stand zum Pflegewissen werden im Zuge von qualitativen Befragungen vor dem Beginn der Intervention erhoben. Im Rahmen der sechsmonatigen Intervention werden türkeistämmige Familien, die ihre Angehörigen mit Demenz pflegen, einmal in der Woche durch eine geschulte Pflegefachperson besucht. Im Anschluss an die Intervention werden die pflegenden Angehörigen erneut zum Zweck der Evaluation befragt. Erste Eindrücke aus den Befragungen zeigen einen hohen Unterstützungsbedarf an pflegerischen Leistungen für türkeistämmige Menschen, die ihre Angehörigen mit Demenz pflegen [ebd.]. Allerdings weisen die Befragungen auch auf die oben genannten Barrieren hin, die eine Inanspruchnahme von professionellen Leistungen erschweren (s. Kap. 9.3.1).

9.3.3 Selbsthilfe

In der Bevölkerung mit Migrationshintergrund wird Selbsthilfe grundsätzlich seltener als in der Mehrheitsbevölkerung genutzt [29]. Mehrere Faktoren sind hierfür verantwortlich. Die Unkenntnis des Formats „Selbsthilfe", die Scham über gesundheitliche Probleme zu sprechen, die evtl. nicht gewährleistete Anonymität aufgrund kleinerer ethnischer Netzwerke und nicht geschlechtergetrennte Selbsthilfegruppen sind einige der Faktoren, die dazu führen, dass Selbsthilfegruppen nicht in Anspruch genommen werden. Es bedürfe einer „Hilfe zur Selbsthilfe" [30, S. 61]. Unterschiedliche Studien und Initiativen sind verfügbar, um die Selbsthilfe bei Türkeistämmigen zu stärken. Zwei sollen im Folgenden exemplarisch vorgestellt werden.

Die Studie „Saba" untersuchte die Stärkung von Selbstmanagementkompetenzen und die Situation der Pflegebedürftigen im häuslichen Umfeld [31]. Es wurde ein selbsthilfeorientierter Interventionsansatz speziell für Pflegebedürftige mit türkischem Migrationshintergrund und ihre pflegenden Angehörigen entwickelt und erprobt. Im Rahmen der Intervention sollten durch das gegenseitige Erzählen (Storytelling) der Informationsaustausch und die Selbstmanagementkompetenzen von Pflegenden gefördert werden. An der Studie nahmen 29 pflegende Angehörige mit türkischem Migrationshintergrund teil. Sie wurden von Gesundheitsmediatoren während zehn Angehörigentreffen begleitet. Die „Starter-Geschichten", die am Anfang der Treffen erzählt wurden, motivierten die pflegenden Angehörigen zu gegenseitigem Erzählen ihrer pflegebezogenen Erfahrungen [31,32]. Die Ergebnisse der Saba-Studie zeigen, dass Storytelling einen kulturell angepassten Interventionsansatz darstellt, durch den sich pflegende Angehörigen über ihre Pflegesituation und ihre persönlichen Probleme austauschen und pflegerelevante Informationen aufnehmen können. Die Motivation für den Austausch unter pflegenden Angehörigen war hoch und die Treffen wurden auch ohne Teilnahme der Gesundheitsmediatoren kontinuierlich fortgeführt. Die erzählgenerierende Vorgehensweise in der Studie hat besonders den Wissens, Erfahrungs- und Informationsaustausch zwischen den pflegenden Angehörigen gefördert [32].

Die Studie „Selbsthilfe Aktiv – (inter-)aktive Selbsthilfe für türkeistämmige pflegende Angehörige demenzerkrankter Menschen" zielt auf die Entlastung von türkeistämmigen pflegenden Angehörigen demenzerkrankter Menschen ab. Ausgehend von den Kommunikations- und Interaktionsgewohnheiten der pflegenden Angehörigen werden die Betroffenen bei der Organisation gemeinsamer Aktivitäten angeleitet und ein flexibel gestaltbares Selbsthilfe-Setting ermöglicht, in dem ein Austausch über die individuelle Versorgungssituation ermöglicht wird [33]. Teilnehmer dieser Selbsthilfegruppe bringen als Experten der eigenen Betroffenensituation Erfahrungen mit, die anderen pflegenden Angehörigen bei der Bewältigung ihrer pflegerischen Versorgungssituation behilflich sein können. Von den 10 Studienteilnehmern nutzen 5 regelmäßig das Selbsthilfeangebot. Die Studie bedient sich eines „Instant-Messaging-Dienstes" als Kommunikationsform. Darüber werden die zukünftigen Treffen generiert. Durch die Vernetzungsform erhalten die Teilnehmer die Möglichkeit, flexibel und schnell einen gemeinsamen Termin und eine Aktivität, z. B. gemütliches Zusammensein bei kalter Jahreszeit, gemeinsames Schauen themenbezogener Filme mit anschließendem Gespräch oder dem Einladen von Experten als Impulsgeber zu vereinbaren und in verbindlichem Kontakt zu bleiben. Die seit November 2018 regelmäßig stattfindenden Selbsthilfetreffen zeigen, dass die Nutzung der neuen Kommunikationsform des Instant Messaging-Dienstes von den Teilnehmern der Selbsthilfegruppe gut angenommen und genutzt wird. Dadurch wird primär die Teilnahmebereitschaft an den Selbsthilfetreffen begünstigt und im Weiteren die Möglichkeit geschaffen, über ein kulturell-tabuisiertes Thema zu sprechen und die eigene Gesundheitskompetenz zu erweitern [ebd.].

9.3.4 Notwendigkeit diversitätssensibler Pflege

Nicht nur der Migrationshintergrund, sondern auch andere Merkmale gesellschaftlicher Vielfalt wie das Geschlecht, sexuelle Orientierung und/oder Identität können mit bestimmten Bedürfnissen in der Pflege einhergehen [34–38]. Dies zeigt sich z. B. in unterschiedlichen Pflegevorstellungen [56,57]. Voraussetzung einer nutzerorientierten Gesundheitsversorgung ist dementsprechend, diese an der Lebenswelt der Betroffenen und ihren Angehörigen auszurichten. Eine diversitätssensible Versorgung kann dieses leisten. Ziel ist es dabei, Rahmenbedingungen so zu gestalten, dass Versorgungseinrichtungen auf die vielfältigen Bedürfnisse von Nutzern reagieren können. Internationale Erfahrungen zeigen, dass diversitätssensible Versorgungsstrategien wie diese zu einer Erhöhung der Qualität und Nutzerorientierung in der Versorgung beitragen können [39–41]. Zur Umsetzung einer diversitätssensiblen Versorgung können unterschiedliche Instrumente wie diversitätssensible Leitbilder und bildbasierte Informationssysteme eingesetzt werden [42]. Auch Räume, in denen Patienten ihren spirituellen Bedürfnissen nachgehen können, das Einstellen von Kulturmittlern oder physische Barrierefreiheit zählen hierzu [42]. Ferner können an das Personal gerichtete Schulungsangebote in diversitätssensibler, einschließlich interkultureller Handlungskompetenz [43] sowie Diversity-Trainings mit dem Ziel, für die Vielfalt von Patienten zu sensibilisieren, Säulen diversitätssensibler Versorgung sein. Auch die Sicherstellung sprachlicher Verständlichkeit sind wesentlicher Bestandteil einer diversitätssensiblen Versorgung. Etwa 40 Prozent der erwerbsfähigen Personen (zwischen 18 und 64 Jahren) – unabhängig von einem Migrationshintergrund – verfügen nur über eingeschränkte Lesekompetenzen [44]. Diese Personen haben vor allem Schwierigkeiten mit dem Lesen und Verstehen fachlicher Texte, darunter auch gesundheitsbezogener bzw. medizinischer Informationen [ebd.]. Während der Kommunikation zwischen Gesundheitspersonal und Versorgungsnutzern kommt es häufig zu schwierigen Gesprächssituationen [45]. Beschäftigten gelingt es nicht immer in einer „laiengerechten" Sprache zu kommunizieren [ebd.]. Hinzu kommt, dass

Gespräche über die Gesundheit oder die Pflege eines Angehörigen mit psychischen Belastungen einhergehen können. Diese Belastung kann zu einer zusätzlichen verminderten Aufnahmefähigkeit führen. Damit Versorgungsnutzer gerade in diesen ausschlaggebenden Situationen informiert werden und mündig Entscheidungen treffen können, ist es notwendig, dass sowohl die mündliche als auch die schriftliche Aufklärung in verständlicher Sprache angeboten werden. Darüber hinaus sollten diversitätsbezogene Öffnungsprozesse unter Partizipation von Menschen mit unterschiedlichen Diversitätsmerkmalen erfolgen, was auch mit einer diversitätssensiblen Personalpolitik einhergehen kann.

Welche Instrumente eingesetzt werden, hängt von den jeweiligen Strukturen in Einrichtungen ab. Diese können in einer Ist-Analyse erfasst werden, auf deren Grundlage die Implementierung diversitätssensibler Versorgung stattfinden kann [46]. Dabei stellt nicht nur die Diversität von Versorgungsnutzern für Pflegeeinrichtungen eine große Herausforderung dar, sondern auch die Vielfalt ihres Personals und damit einhergehenden Unterschieden im Pflegeverständnis [47]. Auch hier können diversitätssensible Instrumente einen Beitrag leisten, diesen Herausforderungen zu begegnen [48]. Maßnahmen umfassen in diesem Zusammenhang z. B. eine diversitätssensible Personalpolitik sowie Mentoring-Programme zur Unterstützung neuer Mitarbeiter.

Um den Zugang zur Gesundheitsversorgung für die gesamte Bevölkerung zu verbessern, müssen ferner Übergänge zwischen einzelnen Sektoren verbessert und Unterstützungsangebote implementiert werden, die für eine leichte Orientierung im Gesundheitssystem sorgen [49]. Versorgungsstrukturen müssen aufsuchend, ambulant und mobil implementiert werden, um so lange wie möglich eine Versorgung im häuslichen Kontext zu ermöglichen [50,51]. Das Ziel sollte sein, der Bedeutung von Diversität bereits in der Ausbildung von Pflege- und anderen Gesundheitsberufen Rechnung zu tragen. Auch hier müssen bestehende Ansätze einer kultursensiblen Pflegeausbildung [52–54] um die Berücksichtigung weiterer Diversitätsmerkmale erweitert werden. Im englischsprachigen Raum liegen entsprechende Curricula bereits vor [55].

9.3.5 Ausblick und Handlungsmöglichkeiten (Fazit)

Ein Faktor zur Verbesserung der Inanspruchnahme professioneller Pflege und damit einhergehender Entlastung der pflegenden Angehörigen könnte eine diversitätssensible Ausgestaltung der Pflegebegutachtung sein, da diese die Schwelle zu möglichen Pflegeleistungen darstellt. Bei geringen Deutschkenntnissen würde der Einsatz von professionellen Dolmetschern die Verständigung während einer Pflegebegutachtung vereinfachen und die Bildung einer Vertrauensbasis erleichtern. Ängste und Unsicherheiten könnten abgebaut und Fragen zur Pflegesituation unmittelbar geklärt werden. Eine spezielle Qualifizierung im Bereich der interkulturellen Kommunikation unter Berücksichtigung kultureller Besonderheiten, z. B. im Bereich der Gesundheitsvorstellungen, würde es den Pflegegutachtern ermöglichen, sensibel auf die besondere Lebenslage der Versicherten mit Migrationshintergrund zu reagieren.

Es besteht großer Handlungsbedarf bei der pflegerischen Versorgung von Menschen mit Migrationshintergrund. In erster Linie sollten individuelle Bedürfnisse bei der Ausgestaltung von pflegerischen Angeboten beachtet und Zugänge zur Unterstützung verbessert werden. Informationsdefizite u. a. in rechtlichen wie auch in pflegerelevanten Bereichen erschweren Menschen mit Migrationshintergrund häufig den Zugang zu Leistungen und Hilfsmitteln, auch wenn sie den Anspruch dazu haben. Kulturelle Pflegevorstellungen können zu Konflikten zwischen Betroffenen mit Migrationshintergrund und dem Gesundheitspersonal führen. Dementsprechend müssen Unterstützungsmaßnahmen diversitätssensibel ausgerichtet sein und der individuellen Lebenssituation der Nutzer entsprechen. Pflegebedürftige, pflegende Angehörige und Behandelnde sollten in die Entwicklung von Lösungsansätzen eingebunden werden. Außerdem müssen Versorgungsansätze neben Migration, Kultur und Religion weitere Diversitätsmerkmale einbeziehen, die ebenfalls mit unterschiedlichen Bedürfnissen einhergehen können. Diversitätssensible Strategien erlauben es, Limitationen bestehender Ansätze zu überwinden und die Offenheit gegenüber der Vielfalt aller Nutzer fördern. Dies kann zu einer Verbesserung der Qualität und Nutzerorientierung in der Gesundheitsversorgung beitragen. Auch Angehörige können hiervon unmittelbar profitieren. Ohne externe (professionelle) Unterstützung sind pflegende Angehörige hohen physischen und psychischen Belastungen ausgesetzt und laufen Gefahr langfristig selbst zu erkranken. Diversitätssensible Maßnahmen können helfen, den Zugang zum professionellen Pflegesystem für sie zu erleichtern.

Literatur

[1] Statistisches Bundesamt. Fachserie 1, Reihe 2.2, 2017. Bevölkerung und Erwerbstätigkeit. Bevölkerung mit Migrationshintergrund – Ergebnisse des Mikrozensus. 2018 [Zugriff: 10.05.2019]. URL: https://www.destatis.de/DE/Themen/Gesellschaft-Umwelt/Bevoelkerung/Migration-Integration/Publikationen/Downloads-Migration/migrationshintergrund-2010220177004.pdf?__blob=publicationFile&v=4.

[2] Statistisches Bundesamt. Bevölkerung in Privathaushalten nach Migrationshintergrund und Altersgruppen. 2017. [Zugriff: 10.05.2019]. URL: https://www.destatis.de/DE/Themen/Gesellschaft-Umwelt/Bevoelkerung/Migration-Integration/Tabellen/migrationshintergrund-alter.html

[3] Oldenburg C, Siefer A, Beermann B. Migration als Prädiktor für Belastung und Beanspruchung? In: Badura B, Schröder H, Klose J, Macco K, Hrsg. Fehlzeiten-Report 2010. Berlin: Springer; 2010, 141–151.

[4] Kohls M. Pflegebedürftigkeit und Nachfrage nach Pflegeleistungen von Migrantinnen und Migranten im demographischen Wandel. Forschungsbericht 12. Nürnberg. Bundesamt für Migration und Flüchtlinge. 2012 [Zugriff: 10.05.2019]. URL: https://www.bamf.de/SharedDocs/Anlagen/DE/Publikationen/Forschungsberichte/fb12-pflegebeduerftigkeit-pflegeleistungen.pdf?__blob=publicationFile. Zugegriffen: 10.05.2019

[5] Friedrich-Ebert-Stiftung. Auswirkungen des demografischen Wandels im Einwanderungsland Deutschland, 2017. [Zugriff: 10.05.2019]. URL: http://library.fes.de/pdf-files/wiso/11612.pdf

[6] Okken PK, Spallek J, Razum O. Pflege türkischer Migranten. In: Bauer U, Büscher A, Hrsg. Soziale Ungleichheit und Pflege. Beiträge sozialwissenschaftlich orientierter Pflegeforschung. Wiesbaden: VS Verlag für Sozialwissenschaften; 2008, 369–422.

[7] Yilmaz-Aslan Y, Brzoska P, Berens E-M, Salman R, Razum O. Gesundheitsversorgung älterer Menschen mit türkischem Migrationshintergrund. Qualitative Befragung von Gesundheitsmediatoren. Z Gerontol Geriatr. 2013;4;346–352.

[8] Schwartz FW. Bedarf und bedarfsgerechte Versorgung aus der Sicht des Sachverständigenrates. Gesundheitswesen. 2001;63(3):127–132.

[9] Sachverständigenrat zur Begutachtung der Entwicklung im Gesundheitswesen. Bedarfsgerechte Versorgung – Perspektiven für ländliche Regionen und ausgewählte Leistungsbereiche. Gutachten 2014. Bonn/Berlin. [Zugriff: 18.06.2019]. URL: http://www.svr-gesundheit.de/index.php?id=465

[10] Zielke-Nadkarni A. Krankheits-, Gesundheits- und Pflegeverständnis türkischer Migrantinnen. Pflege. 1999;12:283–288.

[11] Ar Y, Karanci AN. Turkish adult children as caregivers of parents with Alzheimer`s disease. Perceptions and caregiving experiences. Dementia. 2019;18(3):882–902.

[12] Schenk L. Pflegesituation von türkeistämmigen älteren Migranten und Migrantinnen in Berlin. Zentrum für Qualität in der Pflege. 2014 [Zugriff: 25.09.2018]. URL: http://www.zqp.de/wp-content/uploads/Abschlussbericht_Pflegesituation_Tuerkeistaemmigen_Migranten_Berlin.pdf

[13] Mogar M, Von Kutzleben M. Demenz in Familien mit türkischem Migrationshintergrund. Organisation und Merkmale häuslicher Versorgungsarrangements. Z Geront Geriatr. 2015;48(5):465–472.

[14] Olbermann E. Gesundheitliche Situation und soziale Netzwerke älterer MigrantInnen. In: Heinrich-Böll-Stiftung, Hrsg. Altern in der Migrationsgesellschaft. Berlin: Heinrich-Böll-Stiftung; 2012.

[15] Van der Roest HG, Meiland FJ, Comijs HC, et al. What do community-dwelling people with dementia need? A survey of those who care and welfare services. International Psychogeriatrics. 2009;21(5):949–965.

[16] Pinquart M, Sorensen S. Associations of stressors and uplifts of caregiving with caregiver burden and depressive mood: a meta-analysis. J Gerontol B Psychol Sci Soc Sci. 2003;58:112–128.

[17] Rothgang H, Iwansky S, Müller R, Sauer S, Ungern R. Barmer GEK Pflegereport 2010. St. Augustin: Barmer GEK; 2008.

[18] Raven U, Huismann A. Zur Situation ausländischer Demenzkranker und deren Pflege durch Familienangehörige in der Bundesrepublik Deutschland. Pflege. 2000;3;187–196.

[19] Tüsün S. Wenn türkische Frauen pflegen. In: Schnepp W, Hrsg. Angehörige pflegen. Bern: Huber; 2002, 90–111.

[20] Kücük F. Belastungserleben und Bewältigungsstrategien bei pflegenden Angehörigen von demenziell erkrankten türkischen Migranten/-innen. Zeitschrift für Gerontopsychologie & -psychiatrie. 2008;21(2):105–116.

[21] Dibelius O, Feldhaus-Plumin E, Piechotta-Henze G. Herausforderungen und Ressourcen von Angehörigen mit Migrations- und Demenzerfahrungen. Pflegewissenschaft. 2016;11/12:573–579.

[22] Tezcan-Güntekin H, Razum O. Pflegende Angehörige türkeistämmiger Menschen mit Demenz – Paradigmenwechsel von Ohnmacht zu Selbstmanagement. Pflege & Gesellschaft. 2018;32(1):69–83.

[23] Piechotta G, Matter C. Die Lebenssituation demenziell erkrankter türkischer Migranten/-innen und ihrer Angehörigen. Z Gerontopsychologie & -psychiatrie. 2008;21(4):221–230.

[24] Ulusoy N, Graessel E. Türkische Migranten in Deutschland. Wissens- und Versorgungsdefizite im Bereich häuslicher Pflege – ein Überblick. Z Geront Geriatr. 2010;43(5):330–338.

[25] Thiel A. Türkische Migranten und Migrantinnen und Demenz – Zugangsmöglichkeiten. In: Matter C, Piechotta-Henze G, Hrsg. Doppelt verlassen? Menschen mit Migrationserfahrung und Demenz. Berlin: Schribri-Verlag; 2013.
[26] Tezcan-Güntekin H, Breckenkamp J. Die Pflege älterer Menschen mit Migrationshintergrund. G + G Wissenschaft. 2017;17(2):15–23.
[27] Piechotta-Henze G. „Keiner weiß, was ich durchgemacht habe in der Zeit!" Erfahrungen von Angehörigen demenziell erkrankter Migranten*innen türkischer Herkunft. In: Reitinger E, Vedder U, Chiangong PM, Hrsg. Alter und Geschlecht – Soziale Verhältnisse und kulturelle Repräsentationen. Wiesbaden: Springer; 2018, 97–110.
[28] Aksakal T, Tezcan-Güntekin H, Razum O, et al. Stärkung der Selbstmanagementkompetenz türkeistämmiger Menschen bei der Pflege von Angehörigen mit Demenz. Dokumentation Armut und Gesundheit 2019. Berlin.
[29] Kofahl C. Zur Migrantenorientierung in der Selbsthilfeunterstützung durch Selbsthilfekontaktstellen. In: Selbsthilfegruppenjahrbuch 2007, Deutsche Arbeitsgemeinschaft Selbsthilfegruppen e. V.; 2007.
[30] Kofahl C, Hollmann J, Möller-Bock B. Gesundheitsbezogene Selbsthilfe bei Menschen mit Migrationshintergrund. Chancen, Barrieren und Potenziale. Bundesgesundheitsbl. 2009;52:55–63.
[31] Glodny S, Yilmaz-Aslan Y, Razum O. Storytelling: an intervention to improve home care of Turkish migrants. Z Gerontol Geriatr. 2011;44(1):19–26.
[32] Yilmaz-Aslan Y, Glodny S, Berens EM, Razum O. Storytelling als Umsetzungsmöglichkeit in der Prävention am Beispiel des Empowerments pflegender Angehöriger. In: Gesundheit Berlin-Brandenburg (Hg): Dokumentation 17. bundesweiter Kongress Armut und Gesundheit. Berlin: 2012.
[33] Tezcan-Güntekin H, Özer-Erdogdu I. Selbsthilfe Aktiv – (Inter-)aktive Selbsthilfe für türkeistämmige pflegende Angehörige demenzerkrankter Menschen. Dokumentation Armut und Gesundheit 2018. Berlin: 2018.
[34] Bauer U. Die Zukunft der Pflege. Qualitäts- und Strukturfragen aus Nutzersicht. In: Böcken J, Braun B, Amhof R, Hrsg. Gesundheitsmonitor 2008. Gütersloh: Verlag Bertelsmann Stiftung; 2008.
[35] Döhner H, Lamura G, Lüdecke D, Mnich E. Pflegebereitschaft in Familien: Entwicklungen in Europa. In: Igl G, Naegele G, Hamdorf S, Hrsg. Reform der Pflegeversicherung – Auswirkungen auf die Pflegebedürftigen und die Pflegepersonen. Hamburg: Lit-Verlag; 2007.
[36] Giesbrecht M, Crooks VA, Williams A, Hankivsky O. Critically examining diversity in end-of-life family caregiving: implications for equitable caregiver support and Canada's Compassionate Care Benefit. Int J Equity Health. 2012;11:65.
[37] Giesbrecht M, Wolse F, Crooks VA, Stajduhar K. Identifying socio-environmental factors that facilitate resilience among Canadian palliative family caregivers: A qualitative case study. Palliative and Supportive Care. 2015M13(3):555–565.
[38] June A, Segal DL, Klebe K, Watts LK. Views of hospice and palliative care among younger and older sexually diverse women. Am J Hosp Palliat Med. 2011;29(6):455–461.
[39] American Hospital Association. Strategies of leadership: Does your hospital reflect the community it serves? Washington: American Hospital Association; 2004.
[40] Greene A-M, Kirton G. Diversity management in the UK: organizational and stakeholder experiences. New York: Routledge; 2009.
[41] Kumra S, Manfredi S. Managing equality and diversity. Theory and practice. Oxford: Oxford University Press; 2012.
[42] Pfannstiel MA. State of the Art von Maßnahmen und Instrumenten zum Management der Patienten- und Mitarbeiterdiversität im Krankenhaus. In: Bounken RB, Pfannstiel MA, Reutschl

AJ, Hrsg. Dienstleistungsmanagement im Krankenhaus II. Prozesse, Produktivität, Diversität. Wiesbaden: Springer Gabler; 2014.

[43] Grützmann T, Peters T. Interkulturelle Kompetenz in der medizinischen Praxis. Ethik in der Medizin. 2012;24(4):323–334.

[44] Grolüschen A, Riekmann W. Leo. – Level-One-Studie. Literatlität von Erwachsenen auf den unteren Kompetenzniveaus. Presseheft 2011 [Zugriff: 18.06.2019]. URL: https://blogs.epb.uni-hamburg.de/leo/files/2011/12/leo-Presseheft_15_12_2011.pdf

[45] Mehnert A, Lehmann C, Koch U. Schwierige Gesprächssituationen in der Arzt-Patient-Interaktion. Bundesgesundheitsblatt. 2012;55(9):1134–1143.

[46] Arredondo P. Successful diversity management initiatives: A blueprint for planning and implementation. Thousand Oaks: Sage; 1996.

[47] Baric-Büdel D. Spezifika des Pflegebedarfs und der Versorgung älterer Migranten. Konzeptentwicklung zur interkulturellen Öffnung des Pflegeversorgungssystems am Beispiel der Stadt Dortmund. Köln: Kuratorium Deutsche Altershilfe; 2001.

[48] Syed J, Ozbilgin M. Managing diversity and inclusion: An international perspective. London, Thousand Oaks, New Delhi, Singapore: Sage; 2015.

[49] Schaeffer D. Bewältigung chronischer Krankheiten. Konsequenzen für die Versorgungsgestaltung und die Pflege. Z Geront Geriatr. 2006;4:192–201.

[50] Brunen MH, Immenschuh U. Ambulante Pflege. 2. Auflage. Hannover: Schlütersche; 2005.

[51] Föllmer J. Palliativversorgung in der gesetzlichen Krankenversicherung: Zur Hospizversorgung nach § 39a SGB V und zur spezialisierten ambulanten Palliativversorgung nach § 37b SGB V. Heidelberg: Springer; 2013.

[52] Bundesministerium für Familie, Senioren, Frauen und Jugend (BMFSFJ). Handbuch für eine kultursensible Altenpflegeausbildung. Berlin: Bundesministerium für Familie, Senioren, Frauen und Jugend; 2005.

[53] Pfabigan D. Kultursensible Pflege und Betreuung: Methodische Ermutigungen für die Aus- und Weiterbildung. Wien: Ausbildungszentrum des Wiener Roten Kreuzes GmbH in Kooperation mit dem Forschungsinstitut des Wiener Roten Kreuzes; 2007.

[54] Stanjek K. Die Vermittlung der transkulturellen Pflege in der Aus- und Weiterbildung. In: Domenig D, Hrsg. Transkulturelle Kompetenz. Lehrbuch für Pflege-, Gesundheits- und Sozialberufe. Bern: Huber; 2007.

[55] Muntinga ME, Krajenbrink VQE, Peerdeman SM, Croiset G, Verdonk P. Toward diversity-responsive medical education: taking an intersectionality-based approach to a curriculum evaluation. Adv Health Sci Educ Theory Pract. 2016;21(3):541–559.

[56] Bauer U. Die Zukunft der Pflege. Qualitäts- und Strukturfragen aus Nutzersicht. In: Böcken J, Braun B, Amhof R (Hrsg). Gesundheitsmonitor 2008. Gütersloh: Verlag Bertelsmann Stiftung; 2008;231–49.

[57] Döhner H, Lamura G, Lüdecke D, Mnich E. Pflegebereitschaft in Familien: Entwicklungen in Europa. In: Igl G, Naegele G, Hamdorf S (Hrsg). Reform der Pflegeversicherung – Auswirkungen auf die Pflegebedüftigen und die Pflegepersonen. Hamburg: Lit-Verlag; 2007;166–79.

9.4 Begutachtung bei vermuteten Pflegefehlern[86]

Thomas Gaertner, Martina Süß, Wolfgang Seger

In Handlungsfeldern professioneller[87] Pflege lassen sich hohe Fehlerquoten nachweisen [2]. Zu den häufigsten Ursachen von Pflegefehlern in Krankenhäusern zählen hoher Arbeitsanfall, Personalmangel und Überarbeitung [3]. Hinzu kommen der unter dem Diktat der Ökonomisierung von Pflege vollzogene Paradigmenwechsel, die dadurch induzierten Strategien der Führungsebenen, das gewandelte Selbstbild des pflegenden Personals und folglich die Konsequenzen für die pflegerische – insbesondere auch ambulante – Versorgung [4]. Die externen Qualitätsprüfungen des Medizinischen Dienstes bei ambulanten Pflegediensten und in Pflegeheimen (s. Kap. 10 „Qualität in der ambulanten und stationären Pflege") belegen die Notwendigkeit, Qualitätsmanagement und Qualitätssicherung in der Pflege weiterzuentwickeln. So waren beispielsweise die Medikamentengabe oder der Umgang mit Medikamenten in 12,3 Prozent der in die Qualitätsprüfung stationärer Einrichtungen einbezogenen Bewohner nicht sachgerecht und die Maßnahmen zur Prävention oder zur Behandlung chronischer Wunden bzw. eines Dekubitalulkus bei 24 Prozent defizitär [5]. Für Kliniken liegen derart differenzierte Ergebnisse aus bundeseinheitlichen Verfahren zur externen Qualitätssicherung nicht vor. Hier werden Fehler in Behandlung und Pflege primär durch den Verdacht im Einzelfall und die dadurch initiierte Begutachtung transparent gemacht.

Durch die Einbindung in viele unterschiedliche Prozesse und Situationen („settings") – oft im Zentrum des Geschehens („sharp end") – kommt den Pflegefachkräften zudem sowohl für die Identifikation als auch Vermeidung von Fehlern eine herausragende Bedeutung zu [6]. Fehler in der pflegerischen Versorgung können somatische und psychische Schädigungen verursachen, persönliches Leid verstärken, private finanzielle Mehrbelastungen bedingen, Folgekosten/Mehrkosten bei Sozialleistungsträgern auslösen und schwerwiegende Folgen auch für die betroffenen Pflegenden zeitigen [7].

In der Jahresstatistik 2018 zur Behandlungsfehler-Begutachtung der Medizinischen Dienste wird dargestellt, dass die die Anzahl der festgestellten Fehler (2017: n = 3.778), die Fehler mit Schaden (2017: n = 3.337) und die Fehler mit gutachterlich bestätigter Kausalität (2017: n = 2.690) angestiegen sind. Die Gesamtzahl der zur Be-

---

[86] Der hier vorgelegte aktualisierte Text fußt auf dem Abschnitt „Begutachtung von Pflegefehlern" des Kapitels „VII-2 Soziale Pflegeversicherung" im Handbuch „Angewandte Sozialmedizin" (Hrsg. Johannes G. Gostomzyk), ecomed MEDIZIN, Landsberg (ISBN 978-3-609-76900-4)

[87] Nicht näher eingegangen werden kann im vorliegenden Kontext auf den Sachverhalt der Professionalität von Pflege im Sinne von professionellem Handeln mit seinem Fokus auf dem Fallverstehen, grundgelegt in den drei Bereichen von wissenschaftlicher, hermeneutischer und situativer Kompetenz [1].

gutachtung vorgelegten Fälle ist in den letzten 10 Jahren um 40 Prozent angestiegen und lag im Jahr 2018 bei insgesamt 14.133 Fällen.

Insgesamt wurden seitens der Medizinischen Dienste bundesweit zu 442 Pflegefehlervorwürfen in stationärer Dauerpflege in Pflegeeinrichtungen Fachgutachten erstellt. In 51,8 Prozent der Fälle wurde gutachtlich das Vorliegen eines Pflegefehlers bestätigt. Zusätzlich wurden zu 60 vermuteten Pflegefehlervorwürfen in Kurzzeitpflegeeinrichtungen Fachgutachten beauftragt. Es wurde hier in 53,3 Prozent das Vorliegen eines Pflegefehlers gutachterlich bestätigt [8].

Die aufgrund eines vermuteten Pflegefehlers oder -mangels bzw. einer dadurch verursachten Gesundheitsschädigung zur Begutachtung gelangten Fälle stellen nur die „Spitze des Eisbergs" dar. Ähnlich wie bei medizinischen Behandlungsfehlern muss man neben den „aktenkundigen Schäden" von einer großen Dunkelziffer ausgehen. Dabei werden unterschieden: vermutete aber nicht verfolgte, weiterhin nur von Experten erkennbare und letztlich gar nicht erkannte körperliche, psychische oder soziale Schäden [9].

Eine allgemeingültige Definition des Begriffs Pflegefehler wurde bislang nicht etabliert. Pflegewissenschaftlichen Studien wurde folgende heuristische Definition zugrunde gelegt: *„Nursing errors are any wrongful decision, omission or action for which the nurse felt responsible and that had adverse or potentially adverse consequences for the patient and that would have been judged wrong by knowledgeable peers at the time it occurred"*[88] [10–12]. In Analogie zum Terminus Behandlungsfehler infolge ärztlicher Interventionen wird unter dem Begriff Pflegefehler ein Verstoß gegen die maßgebliche pflegerische Sorgfaltspflicht aus dem Verantwortungsbereich der professionell verrichteten sowie gewerbsmäßig erbrachten Pflege verstanden [13,14].

Nach § 71 Abs. 3 Elftes Buch Sozialgesetzbuch (SGB XI) ist für die Anerkennung als verantwortliche Pflegefachkraft neben dem Abschluss einer Ausbildung als
- Pflegefachfrau oder Pflegefachmann,
- Gesundheits- und Krankenpflegerin oder Gesundheits- und Krankenpfleger,
- Gesundheits- und Kinderkrankenpflegerin oder Gesundheits- und Kinderkrankenpfleger,
- Altenpflegerin oder Altenpfleger oder
- Heilerziehungspfleger bzw. Heilerzieher (in ambulanten Pflegeeinrichtungen, die überwiegend behinderte Menschen pflegen und betreuen)

---

88 „Pflegefehler sind falsche Entscheidungen, Unterlassungen oder Handlungen, für welche sich Pflegende (mit) verantwortlich fühlen. Diese Entscheidungen, Unterlassungen oder Handlungen hatten unerwünschte Folgen oder hätten im Falle eines ungünstigen Ausgangs unerwünschte Folgen haben können." Übertragung nach Habermann M und Cramer H. Schlussbericht. Projekt Pflegefehler, Fehlerkultur und Fehlermanagement in stationären Versorgungseinrichtungen. Förderzeitraum: 01.10.2007 bis 30.11.2009.

eine praktische Berufserfahrung in dem erlernten Ausbildungsberuf von zwei Jahren innerhalb der letzten acht Jahre sowie eine Weiterbildung für leitende Funktionen im Umfang von mindestens 460 Stunden erforderlich. Die verantwortliche Pflegefachkraft hat die erforderliche Qualität der Leistungserbringung in der Pflege sicherzustellen. Dazu gehören die bedarfsgerechte Gestaltung und Evaluation des individuellen Pflegeprozesses, die Koordination und Einsatzplanung sowie die Anleitung und Aufsicht der eingesetzten Hilfskräfte ohne formale Qualifikation.

Nach § 3 Heimgesetz (HeimG) sind Pflegeheime verpflichtet, ihre Leistungen nach dem jeweils allgemein anerkannten Stand fachlicher Erkenntnisse zu erbringen. Entsprechend den allgemeinen Vorschriften für die soziale Pflegeversicherung haben nach §§ 11 (1) und 28 (3) SGB XI die Pflegeeinrichtungen die Pflegebedürftigen entsprechend dem allgemein anerkannten Stand medizinisch-pflegerischer Erkenntnisse zu pflegen, zu versorgen und zu betreuen, wobei Inhalt und Organisation der Leistungen eine humane und aktivierende Pflege unter Achtung der Menschenwürde zu gewährleisten haben. Als Pflegefehler gelten somit alle pflegerischen Maßnahmen und Unterlassungen im Rahmen der professionellen Pflege, die nicht dem anerkannten bzw. gesicherten medizinisch-pflegerischen Kenntnisstand entsprechen bzw. vom aktuellen Erkenntnisstand der Pflegewissenschaften negativ abweichen [15]. Das Aktionsbündnis Patientensicherheit e. V. (www.aps-ev.de) versteht unter Fehler „eine Handlung oder ein Unterlassen bei dem eine Abweichung vom Plan, ein falscher Plan oder kein Plan vorliegt. Ob daraus ein Schaden entsteht, ist für die Definition des Fehlers irrelevant."

Pflegefehler werden in der statistischen Darstellung der Kategorie von Behandlungsfehlern in der Regel nicht explizit ausgewiesen. Zudem ist die Feststellung eines Pflegefehlers in verschiedenen Fallkonstellationen lediglich ein Teilaspekt eines komplexen Sachverhalts, der zum Gegenstand der fachlichen Bewertung und Begutachtung gemacht wird.

Häufig lässt sich bei einem entstandenen Schaden unter kritischer Bewertung der jeweiligen Umstände eine einzige Handlung im Pflegesetting nicht eindeutig als ursächlich fehlerhafte identifizieren. Der Schädigung geht in der Regel eine Verkettung von Struktur-, Planungs- und Informationsdefiziten, Versäumnissen, Fehlverhalten oder Abweichungen von geschuldeten Pflegestandards (s. u.) voraus, zu der auch noch mehrere Personen zu verschiedenen Zeitpunkten in unterschiedlichem Maße beigetragen haben können [16]. Der Nachweis der Kausalität kann sich entsprechend schwierig gestalten und muss die Bewertung der Gesundheitssituation und der externen Faktoren im Einzelfall einbeziehen. Folgen von Pflegefehlern können unter anderem sein: Dekubitaluzera, Stürze, Dehydratation bis hin zur Exsikkose, Kontrakturen, Infektionen sowie psychische Alteration aufgrund von Nichtachtung der Intimsphäre, Bevormundung, fehlender Zuwendung sowie Gewaltanwendung oder Zwangsmaßnahmen [17].

Für den Bereich der Behandlungspflege liegt das Augenmerk bei der Beurteilung von Pflegefehlern auf Nichtbeachtung von ärztlichen Anordnungen bzw.

deren unsachgemäßer Ausführung, wobei aus traditioneller Sicht der behandelnde Arzt bei der Krankenversorgung die Verantwortung auch für die Maßnahmen des pflegerischen Dienstes trägt [18]. Prinzipiell lässt sich sagen, dass Pflegefehler in der Grundpflege auf den Verstoß gegen Pflegestandards abheben, wobei in der juristischen und pflegefachlichen Literatur derzeit durchaus strittig ist, was eindeutig als „Pflegestandard" anzusehen ist und welche Relevanz ihm – insbesondere im Einzelfall – zukommt [13,14]. Der Krankenpflege wird insbesondere hier – losgelöst von der ärztlichen Gesamtverantwortung – ein eigenverantwortlicher Aufgabenbereich eingeräumt [18].

Sowohl bezüglich der Grund- als auch der Behandlungspflege gilt, dass sich die Rechtsprechung in Bezug auf Pflegefehler noch nicht gefestigt hat und sich weiterhin stark im Fluss befindet. Die Entwicklung scheint dahin zu gehen, dass die Nationalen Expertenstandards (NES) des „Deutschen Netzwerkes für Qualitätsentwicklung in der Pflege" (DNQP) der Fachhochschule Osnabrück auch von den Gerichten und den von ihnen bestellten Gutachtern als Grundlage für Entscheidungen angesehen werden. Dies gilt auch für die unter der Federführung des GKV-Spitzenverbandes in Entwicklung befindlichen bzw. zukünftig zu entwickelnden Expertenstandards auf der Grundlage des § 113a SGB XI. Die Expertenstandards präzisieren die Pflegesorgfaltspflichten der Einrichtungen im Sinne der „state of the art"-Pflege [19]. Für die rechtliche Beurteilung ist somit der medizinisch-pflegerische Standard maßgeblich, der fachwissenschaftlich – also primär außerrechtlich – bestimmt wird und wissenschaftsimmanent kontinuierlichem Wandel unterworfen ist [13,20]. Zunehmende Bedeutung für die Festlegung des medizinisch-pflegerischen Niveaus erlangt die Evidenzbasierung („evidence-based nursing"; s. Kap. 3.2), wenngleich auch fehlende Evidenz nicht mit mangelnder Wirksamkeit/Nützlichkeit gleichzusetzen ist [13].

Die NES sind definiert als „evidenzbasierte, monodisziplinäre Instrumente, die den spezifischen Beitrag der Pflege für die gesundheitliche Versorgung von Patienten/Patientinnen bzw. Bewohnern/Bewohnerinnen sowie ihren Angehörigen zu zentralen Qualitätsrisiken aufzeigen und Grundlage für eine kontinuierliche Verbesserung der Pflegequalität in Gesundheits- und Pflegeeinrichtungen bieten. Sie stellen ein professionell abgestimmtes Leistungsniveau dar, das dem Bedarf und den Bedürfnissen der damit angesprochenen Bevölkerung angepasst ist und Kriterien zur Erfolgskontrolle dieser Pflege miteinschließt. Expertenstandards zeigen die Zielsetzung komplexer, interaktionsreicher pflegerischer Aufgaben sowie Handlungsalternativen und Handlungsspielräume in der direkten Patienten/Patientinnen- bzw. Bewohner-/Bewohnerinnenversorgung auf" [21]. „Damit gehen Expertenstandards hinsichtlich ihrer Reichweite, ihrer wissenschaftlichen Fundierung und ihrer Möglichkeiten im Rahmen der systematischen Qualitätsentwicklung weit über diejenigen Pflegestandards hinaus, die von Pflegepraktikern in Gesundheits- und Pflegeeinrichtungen entweder auf der Einrichtungsebene oder Stations- bzw. der Wohnbereichsebene entwickelt werden. Letzteren fehlt in der Regel die pflegefachliche bzw. empirische Untermauerung, und sie haben nicht selten den Charakter einfacher Handlungsanweisungen" [22].

Nach ihrer Veröffentlichung im Bundesanzeiger sind die Expertenstandards für alle zugelassenen Pflegeeinrichtungen unmittelbar verbindlich (§ 113a (3) SGB XI). Die folgenden NES sind über die Homepage der DNQP abrufbar (www.dnqp.de):
- Dekubitusprophylaxe in der Pflege
- Entlassungsmanagement in der Pflege
- Schmerzmanagement in der Pflege bei akuten Schmerzen
- Schmerzmanagement in der Pflege bei chronischen Schmerzen
- Sturzprophylaxe in der Pflege
- Förderung der Harnkontinenz in der Pflege
- Pflege von Menschen mit chronischen Wunden
- Ernährungsmanagement zur Sicherung und Förderung der oralen Ernährung in der Pflege
- Beziehungsgestaltung in der Pflege von Menschen mit Demenz
- Förderung der physiologischen Geburt
- Hinweis zum Expertenstandard Erhaltung und Förderung der Mobilität

Diese Standards werden regelmäßig unter Einbeziehung der Anwender in der Praxis evaluiert und aktualisiert. Der Standard zur Dekubitusprophylaxe liegt beispielsweise bereits in der 2. Aktualisierung (Juni 2017) vor. Bei Nichtbeachtung bzw. mangelhafter Umsetzung der NES kommt eine zivil- und strafrechtliche Haftung der Leistungserbringer und Pflegekräfte für Pflegefehler in Betracht. Die Haftung für Pflegefehler ist an folgende Voraussetzungen gebunden [23]:
1. Vorliegen eines Pflege- (und Betreuungs-)Vertrags
2. tatsächliche Entstehung eines Schadens
3. Vorliegen eines Fehlers der Pflegefachkraft
4. Kausalzusammenhang zwischen Fehler und Schaden
5. objektives Verschulden der Pflegefachkraft (im Sinne einfacher Fahrlässigkeit)

Grundsätzlich wirkt sich die Einhaltung von Expertenstandards als haftungsentlastend aus [24]. Nach gewissenhafter Prüfung der konkreten Umstände kann im Einzelfall eine Abweichung vom Expertenstandard allerdings notwendig sein. Sie sollte dann jedoch fachgerecht begründet und nachvollziehbar dokumentiert werden [20,23]. Zudem gilt zu bedenken, dass die Leistungen der Pflegeversicherung lediglich helfenden/unterstützenden Charakter besitzen sollen, der Leistungsumfang gemäß SGB XI also begrenzt ist (Teilabsicherung). Dadurch wird der Anspruch auf Pflege nach dem medizinisch-pflegerischen Standard vom Umfang her – insbesondere unter den Rahmenbedingungen ambulanter Pflege – relativiert (s. Kap. 10.5 Abs. 10.5.1 „Einflussfaktoren in der ambulanten Pflege"). In Teilbereichen der Pflege bedeutet dies eine Limitierung der haftungsrechtlichen Verantwortlichkeit der Pflegefachkräfte. Demgegenüber sind die Pflegebedürftigen allerdings über die tatsächlich erforderlichen Pflegemaßnahmen aufzuklären [13,25].

Im Gegensatz zu den Behandlungsfehlern mit ihrer großen Variationsbreite aus sämtlichen medizinischen Fachgebieten konzentrieren sich die Pflegemängel- bzw. Pflegefehlervorwürfe gegenwärtig noch auf drei zentrale Problembereiche. Ganz im Vordergrund der Pflegefehlerbegutachtung stehen die Fragen zur sachgerechten Prophylaxe bzw. Versorgung von Dekubitaluzera. Die zweithäufigste Gruppe steht im Zusammenhang mit den pflegerischen Maßnahmen bei Sturzgefahr bzw. mit der Vermeidbarkeit eines folgenreichen Sturzes. Die kleinste Gruppe betrifft die ausreichende Flüssigkeitszufuhr zur Vermeidung von Dehydratation und Exsikkose.

Gesetzliche Grundlagen für die Begutachtung bei Pflegefehlern
Die Geltendmachung von Schadensersatzansprüchen bei vermuteten Behandlungsfehlern ist schwierig und kann mit finanziellen Risiken für den betroffenen Versicherten verbunden sein. Mit Einführung des Fünften Buchs Sozialgesetzbuch (SGB V) im Jahr 1988 wurde den Krankenkassen durch § 66 SGB V die Möglichkeit eröffnet, „die Versicherten bei der Verfolgung von Schadensersatzansprüchen, die bei der Inanspruchnahme von Versicherungsleistungen aus Behandlungsfehlern entstanden sind", zu unterstützen. Mit Inkrafttreten des Pflege-Qualitätssicherungsgesetzes (PQsG) am 01.01.2002 wird mit § 115 (3) SGB XI explizit auf § 66 SGB V verwiesen. Seither ist auch den Pflegekassen die Möglichkeit gegeben, betroffene Pflegebedürftige bei der Geltendmachung von Schadensersatzansprüchen infolge vermuteter Pflegefehler zu unterstützen.

Mit dem Ende Februar 2013 in Kraft getretenen Patientenrechtegesetz ist der Anspruch der Versicherten auf Unterstützung bei der Aufklärung von Behandlungsfehlern gestärkt worden. Seitdem ist die Krankenkasse laut § 66 SGB V dazu verpflichtet, bei der Aufklärung eines Behandlungsfehlervorwurfes und dem Durchsetzen eventuell daraus entstehender Schadensersatzansprüche zu unterstützen. Zuvor bestand zwar die Möglichkeit, nicht jedoch eine Verpflichtung dazu. Zudem können Pflegekassen nach § 116 Zehntes Buch Sozialgesetzbuch (SGB X), soweit sie auf Grund des Schadensereignisses Sozialleistungen zu erbringen haben, ihrerseits Ansprüche gegen Schadenersatzpflichtige geltend machen.

Grundlage für die Begutachtung bei vermuteten Pflegefehlern durch den Medizinischen Dienst ist der Leitfaden für die Zusammenarbeit zwischen Krankenkassen/Pflegekassen und MDK bei drittverursachten Gesundheitsschäden, insbesondere bei Behandlungsfehlern und Pflegefehlern [5]. Dem Leitfaden entsprechend werden Pflegefehler in der Grundpflege als Verstöße gegen „Pflegestandards", in der Behandlungspflege als Verstöße gegen die ärztlichen Anordnungen bzw. deren unsachgemäße Ausführung definiert. Die Pflegekassen können unter Beteiligung/Beauftragung des Medizinischen Dienstes die Versicherten beispielsweise wie folgt unterstützen:
- allgemeine Beratung
- Beistand bei Sachverhaltsdarstellungen
- Beschaffung der benötigten Kranken- und Behandlungsunterlagen
- medizinische/pflegefachliche Bewertungen

- Erstattung eines Sachverständigengutachtens
- Hilfen bei der Anwaltssuche
- Beistand bei der Inanspruchnahme von Gutachterkommissionen/Schlichtungsstellen bei den Ärztekammern
- Kontaktvermittlung zu Einrichtungen der Verbraucher- und Patientenberatung oder zu Selbsthilfegruppen.

Nach § 66 SGB V ist die Übernahme von Prozesskosten für Versicherte seitens der Pflegekassen allerdings nicht vorgesehen. Werden Schadensersatzansprüche durch die Haftpflichtversicherung außergerichtlich oder durch ein Urteil eines Zivilgerichtes anerkannt, kann die Pflegekasse ihrerseits Erstattungsansprüche gegenüber dem Verursacher des Pflegefehlers geltend machen.

Ablauf
Sowohl die Pflegekasse als auch Versicherte können den Vorwurf eines Pflegefehlers erheben. Bei der Kranken-/Pflegekasse können sich Anhaltspunkte auf das Vorliegen eines Pflegefehlers beispielsweise durch auffällige Behandlungsfolgen wie Verordnungen zur Wundversorgung, chirurgische Wundbehandlungen, Vakuumtherapie sowie Hilfsmittelverordnungen oder aber auch durch Hinweise Dritter ergeben. Der Pflegebedürftige, der einen durch einen vermuteten Pflegefehler verursachten vermeintlichen Schaden erlitten zu haben glaubt und bei der Abklärung des Sachverhaltes Unterstützung durch seine Pflegekasse wünscht, hat dort die nötigen Angaben zum Sachverhalt selbst oder vermittels eines berechtigten Dritten vorzubringen. Die Modalitäten der Kontaktaufnahme mit der Pflegekasse sind nicht verbindlich geregelt. Die Mitteilung kann mündlich, telefonisch, schriftlich, per Fax oder E-Mail erfolgen. Die Pflegekasse dokumentiert dann die ihr gegenüber geäußerten Angaben. Zur Erhärtung der Verdachtsmomente hat die Pflegekasse dann zunächst folgende, für die sachgerechte Bearbeitung erforderlichen Dokumente unter Beachtung datenschutzrechtlicher Vorgaben zu beschaffen:
- Stellungnahme des Versicherten/Bevollmächtigten zum Vorwurf und Verlauf
- Schweigepflichtentbindungserklärung und Herausgabegenehmigung des Versicherten oder seines Bevollmächtigten gegenüber Pflegekasse und Medizinischem Dienst zur Vorlage bei der/den betroffenen Einrichtung(-en)
- medizinische Unterlagen (Krankenakte ggf. einschließlich der Bildträger) bzw. fallbezogene Pflegedokumentation der betroffenen Einrichtung(en)
- Bestätigung der Einrichtung(en) über die Vollständigkeit der Unterlagen

Die erforderlichen Unterlagen mit der Formulierung der gezielten Fragestellung und der Bezeichnung der Art des Pflegefehlers werden dem Medizinischen Dienst mit dem Auftrag zur Begutachtung seitens der Pflegekasse zur Verfügung gestellt. Im Rahmen einer Vorprüfung durch einen versierten Gutachter (MedJur-Fallbesprechung) ist zu klären, ob überhaupt ein Schaden aufgrund eines Pflegefehlers entstanden sein könnte, ob dem Versicherten oder der Pflegekasse empfohlen werden kann, Schadensersatzansprüche weiter zu verfolgen, und ob zusätzliche Unterlagen angefordert werden sollten. Wird eine Weiterverfolgung von Schadensersatzansprüchen für sinnvoll erachtet, ist nach entsprechender Beauftragung durch die Pflegekasse seitens des Medizinischen Dienstes ein Pflegefehlergutachten zu erstellen.

Aufbau eines Pflegefehlergutachtens
Aufgabe des Gutachtens ist es, Dritte in den Stand zu versetzen, den Sachverhalt zu verstehen und die Zusammenhänge nachvollziehen zu können. Eine rechtliche Bewertung ist zu vermeiden. Die Pflegefehlergutachten des Medizinischen Dienstes werden nach Aktenlage erstellt.

In einem Gutachten ist grundsätzlich zu folgenden Fragen Stellung zu beziehen:
1. Ist ein Gesundheitsschaden entstanden?
2. Liegt ein Sorgfaltsmangel/Pflegefehler vor?
3. Besteht zwischen Gesundheitsschaden und Sorgfaltsmangel/Pflegefehler ein kausaler Zusammenhang?
4. Welches sind die Folgen?

Die Analyse der Pflegedokumentation erhält in aller Regel eine besondere Bedeutung. Unter Qualitätsaspekten sind folgende Kriterien, sowie sie insbesondere für „gerichtsfeste" pflegespezifische Sachverständigengutachten gelten, zu beachten [19]:
1. Transparenz der gutachterlichen Darstellung
2. Kompetenz der gutachterlichen Bewertung
3. Nachvollziehbarkeit der gutachterlichen Beurteilung

Bei der sachgerechten Auswahl eines pflegewissenschaftlichen Sachverständigen, der die wissenschaftlichen Aspekte in Theorie und Praxis beherrscht, ist folgendes zu beachten [26]:
1. Der zu gewährleistende Standard wird pflegewissenschaftlich und nicht fachärztlich determiniert.
2. Die Bewertung erfordert pflegerisches Fallverstehen aufgrund spezifischer theoretischer Fähigkeiten und pflegepraktischer Erfahrung.
3. Der Gesamtbeurteilung sind die Expertenstandards unter Beachtung des Grundsatzes der individuellen Fallprüfung zugrunde zu legen.

Folgender Aufbau eines Pflegefehlergutachtens in freier Form hat sich bewährt:
- Präzisierung/Konkretisierung und Benennung des Gutachtenauftrags auf der Grundlage der Frage(n) der Pflegekasse
- Auflistung der vorliegenden Unterlagen
- Darstellung des Sachverhalts
  - aus Sicht des Versicherten (unkommentierte Wiedergabe des vom Versicherten erhobenen Vorwurfes)

- nach Aktenlage
- Rekonstruktion der Chronologie des Geschehens (z. B. „Wann und wo ist das Dekubitalulkus erstmalig festgestellt worden?")
- auf der Basis ggf. vorliegender Fremdgutachten
- kritische Würdigung des Sachverhalts aus gutachterlicher Sicht: Es wird bewertet, wie es zu dem vermuteten Pflegefehler gekommen ist. Die vorgenommenen Bewertungen müssen durch Literaturangaben, allgemein anerkannte Lehrmeinungen oder allgemeine klinische oder pflegefachliche Erfahrungen belegbar sein und werden.
- Beurteilung mit Feststellung der Annahme oder Ablehnung des Vorliegens eines Pflegefehlers
- Auflistung der Folgen
- Zusammenfassung mit prägnanter Beantwortung der gestellten Fragen
- Literaturangaben (soweit erforderlich)

Weiterer Ablauf

Das Pflegefehler-Gutachten wird der beauftragenden Krankenkasse zugesandt. Dort werden die rechtlichen Bewertungen des Gutachtens durchgeführt und der betroffene Pflegebedürftige bzw. sein Bevollmächtigter zum weiteren Vorgehen beraten. Darüber hinaus werden gegebenenfalls von der Krankenkasse entsprechende Schritte zur Geltendmachung von Erstattungsansprüchen eingeleitet. Die Klärung zivilrechtlicher Ansprüche (z. B. Schmerzensgeld) liegt in der Verantwortung des Versicherten oder seines Bevollmächtigten.

Literatur

[1] Bartholomeyczik S. Professionelle Pflege heute. Einige Thesen. In: Kreutzer S, Hrsg. Transformationen pflegerischen Handelns. Institutionelle Kontexte und soziale Praxis vom 19. bis 21. Jahrhundert. Göttingen: V & R unipress; 2010.
[2] Institute of Medicine (IOM). Crossing the Quality Chasm: A New Health System for the 21st Century. Washington D. C.: National Academy Press; 2001.
[3] Habermann M, Foraita R, Cramer H. Categories of errors and error frequencies as identified by nurses. Results of a cross-sectional study in German nursing homes and hospitals. J Public Health. 2013;21:3–13.
[4] Slotala L. Ökonomisierung der ambulanten Pflege: Eine Analyse der wirtschaftlichen Bedingungen und deren Folgen für die Versorgungspraxis ambulanter Pflegedienste. Wiesbaden: VS Verlag für Sozialwissenschaften – Springer Fachmedien; 2011.
[5] Medizinischer Dienst des Spitzenverbandes Bund der Krankenkassen e. V. (MDS), Hrsg. Leitfaden für die Zusammenarbeit zwischen Krankenkassen/Pflegekassen und MDK bei drittverursachten Gesundheitsschäden, insbesondere bei Behandlungsfehlern und Pflegefehlern. 6. aktualisierte Ausgabe. Essen: MDS; 2009.
[6] Kocks A, Michaletz-Stolz R, Feuchtinger J, Eberl I, Tuschy S. Pflege, Patientensicherhit und die Erfassung pflegesensitiver Ergebnisse in deutschen Krankenhäusern. Z Evid Fortbild Qual Gesundheitswesen (ZEFQ). 2014;108:18–24.
[7] Cramer H, Foraita R, Habermann M. Pflegefehler und die Folgen. Ergebnisse einer Befragung von Pflegenden in stationären Versorgungseinrichtungen. Pflege. 2012;25(4):245–259.

[8] Medizinischer Dienst des Spitzenverbandes Bund der Krankenkassen e. V. (MDS), Hrsg. Behandlungsfehler-Begutachtung der MDK-Gemeinschaft. Jahresstatistik 2018. Essen: MDS; 2019 [Zugriff: 01.07.2019]. URL: https://www.mds-ev.de/fileadmin/dokumente/Pressemitteilungen/2019/2019_05_16/19_05_16_MDK-BHF-Begut_Jahresstatistik_2018_barrierearm.pdf
[9] Lauterberg J, Mertens A. Behandlungsfehler – Management in der Gesetzlichen Krankenversicherung am Beispiel der AOK. In: Madea B, Dettmeyer R, Hrsg. Medizinschadensfälle und Patientensicherheit. Häufigkeit – Begutachtung – Prophylaxe. Köln: Deutscher Ärzte-Verlag; 2007.
[10] Meurier CE, Vincent CA, Parmar DG. Learning from errors in nursing practice. J Adv Nurs. 1997;26:111–119.
[11] Habermann M, Cramer C. Befragung in Krankenhäusern – Pflegefehler, Fehlerkultur und Fehlermanagement. Pflegezeitschrift. 2010; 63(9):552–555.
[12] Cramer H, Foraita R, Habermann M. Fehlermeldung aus Sicht stationär Pflegender: Ergebnisse einer Befragung in Pflegeheimen und Krankenhäusern. Gesundheitswesen. 2014;76:486–493.
[13] Gaßner M, Strömer JM. Im Dickicht der Standards verfangen – Haftungsrechtliche Sorgfaltspflichten in der Pflege. MedR. 2012;30:487–495.
[14] Michalke C, Seger W. Die Begutachtung bei vermuteten Pflegefehlern. In: Gaertner T, Gansweid B, Gerber H, Schwegler F, Heine U, Hrsg. Die Pflegeversicherung. Handbuch zur Begutachtung, Qualitätsprüfung, Beratung und Fortbildung. 3. Auflage. Berlin/Boston: Walter de Gruyter; 2014.
[15] Brüggeman S, Niehues C, Rose A, Schwöbel B, Hrsg. Pschyrembel Sozialmedizin und Public Health. 2. aktualisierte Auflage. Berlin/Boston: Walter de Gruyter; 2015.
[16] Borgwart J. Fehler – was ist da eigentlich? In: Borgwart J, Kolpatzik K (Hrsg). Aus Fehlern lernen – Fehlermanagement in Gesundheitsberufen. Berlin, Heidelberg: Springer Verlag; 2010.
[17] Köther I. Für eine sichere und fördernde Umgebung sorgen können. In: Köther I. Altenpflege. 3. Auflage. Stuttgart: Georg Thieme Verlag; 2011.
[18] Dannecker G, Becker R. Gesamtverantwortung des Arztes auch für die Krankenpflege? Zur Abgrenzung ärztlicher und pflegerischer Verantwortung vor dem Hintergrund des gesetzlichen Berufsbildes der Krankenpflege (§ 3 KrPflG): GesR. 2010;9(9):449–455.
[19] Oberhauser A. Zivilrechtliche Pflegehaftung (Teil 2). Pflege & Krankenhausrecht. 2012;15(3):99–100.
[20] Oberhauser A. Zivilrechtliche Pflegehaftung (Teil 1). Pflege & Krankenhausrecht. 2012;15(3):67–70.
[21] Deutsches Netzwerk für Qualitätsentwicklung in der Pflege DNQP), Hrsg. Methodisches Vorgehen zur Entwicklung, Einführung und Aktualisierung von Expertenstandards in der Pflege und zur Entwicklung von Indikatoren zur Pflegequalität auf Basis von Expertenstandards – Version Juni 2015. Hochschule Osnabrück. [Zugriff: 01.07.2019]. URL: https://www.dnqp.de/fileadmin/HSOS/Homepages/DNQP/Dateien/Weitere/DNQP-Methodenpapier2015.pdf
[22] Schemann J. Expertenstandards in der Pflegeversicherung. In: Gaertner T, Knoblich S, Muck T, Rieger M, Hrsg. Die Pflegeversicherung. Handbuch zur Begutachtung, Qualitätsprüfung, Beratung und Fortbildung. 4. Auflage. Berlin/Boston: Walter de Gruyter; 2020.
[23] Möwisch A, Wasem J, Heberlein I, Behr J-B, von Schwanenflügel M. § 113a Expertenstandards zur Sicherung und Weiterentwicklung in der Pflege. In: Möwisch A, Wasem J, Heberlein I, Behr J-B, von Schwanenflügel M, Hrsg. SGB XI-Kommentar – Pflegeversicherung, 32. Update. Heidelberg: C. F. Müller; 2016.
[24] Oberhauser A. Zivilrechtliche Haftung. Vorsicht Pflegefehler. Die Schwester Der Pfleger. 2012;51(11):1151–1153.
[25] Büscher A. Ambulante Pflege. In: Schaeffer D, Wingenfeld K. Handbuch der Pflegewissenschaften. Weinheim und München: Juventa Verlag; 2011.
[26] Fritz G. Das Sachverständigengutachten im Arzthaftungsprozess aus Sicht des Patientenanwaltes. Probleme, Strategien, Lösungen. ZMGR. 2014;3:180–195.

10 Qualität in der ambulanten und stationären Pflege

10.1 Entwicklung der Qualitätsprüfungen in Pflegeeinrichtungen

Thomas Muck

10.1.1 Einführung der Qualitätsprüfungen

Bereits zum Zeitpunkt der Einführung der sozialen Pflegeversicherung im Jahr 1995 waren Maßnahmen zur Qualitätssicherung der Pflege vorgesehen. In diesem Kontext wurde dem Medizinischen Dienst der Krankenversicherung (MDK) die Aufgabe übertragen, im Auftrag der Landesverbände der Pflegekassen Qualitätsprüfungen in den ambulanten Pflegediensten und stationären Pflegeeinrichtungen durchzuführen. Um für alle Leistungserbringer eine einheitliche Grundlage für die Beurteilung der Qualität in der Pflege zu schaffen, wurde nach den Vorgaben des Elften Buchs Sozialgesetzbuch (SGB XI) zwischen den Bundesverbänden der Kostenträger und den Bundesverbänden der Leistungserbringer die so genannten „Gemeinsamen Grundsätze und Maßstäbe zur Qualität und Qualitätssicherung nach § 80 SGB XI" (MuG) erarbeitet.

Bis zum 30.06.2000 sah das SGB XI folgende Prüfungsarten vor: Stichprobenprüfungen, Anlassprüfungen und Wiederholungsprüfungen. Die Stichprobenprüfungen erfolgten nach einer Zufallsauswahl aus der Gesamtheit der im Zuständigkeitsbereich des jeweiligen MDK gelegenen, nach § 72 SGB XI zugelassenen Pflegeeinrichtungen. Eine systematische Erfassung aller Pflegeeinrichtungen war zu diesem Zeitpunkt noch nicht vorgesehen. Anlassprüfungen erfolgten hauptsächlich aufgrund von Beschwerden und anderen Hinweisen. Wiederholungsprüfungen bezogen sich jeweils auf die Erkenntnisse aus Stichproben- und Anlassprüfungen. Auftraggeber waren die jeweiligen Landesverbände der Pflegekassen. Insgesamt war somit die Anzahl der durch die Medizinischen Dienste durchgeführten Qualitätsprüfungen im Vergleich zum heutigen Verfahren gering. Die Prüfungsinhalte waren initial sehr auf Aspekte der Strukturqualität ausgerichtet.

Basierend auf den ersten Erfahrungen mit Qualitätsprüfungen wurde eine „MDK-Anleitung zur Prüfung der Qualität nach § 80 SGB XI", getrennt für ambulante und stationäre Pflege, entwickelt. Diese neue Anleitung beinhaltete eine erste Verlagerung von der Struktur- hin zur Prozess- und Ergebnisqualität und wurde ab dem Jahr 2000 verwendet. Zusätzlich bedeutete dies auch eine stringentere Ausrichtung der Qualitätsprüfungen am allgemeinen Stand des medizinisch-pflegerischen Wissens.

Am 01.01.2002 trat das Gesetz zur Qualitätssicherung und zur Stärkung des Verbraucherschutzes in der Pflege (Pflege-Qualitätssicherungsgesetz – PQsG) zur Sicherung und Weiterentwicklung der Pflegequalität in Kraft. Dieses betonte einerseits die Verantwortung der Pflegeeinrichtungen für eine eigene interne Qualitätssicherung und andererseits die Verantwortung der Medizinischen Dienste für die externe Qualitätssicherung. Die damit verbundenen neuen und umfangreicheren Prüfanforderungen machten eine weitere Anpassung und Erweiterung der bestehenden Prüfanleitung erforderlich.

Einen Meilenstein stellte die zum 01.01.2006 in Kraft getretene Qualitätsprüfungs-Richtlinie (QPR) dar. Dies erforderte umfangreichen Vorarbeiten durch die Spitzenverbände der Pflegekassen, der Sozialmedizinischen Expertengruppe „Pflege" der MDK-Gemeinschaft (SEG 2) sowie auch die Einbeziehung externer Pflegeexperten. Als durch das Bundesministerium für Gesundheit (BMG) autorisierte Richtlinie regelte diese QPR im Detail die Prüftätigkeit des MDK und hatte einen rechtsverbindlichen Charakter für alle Beteiligte. Es erfolgte eine weitere Verlagerung zur Ergebnisqualität, aber auch die Einbeziehung weiterer Aspekte, wie zum Beispiel Fragen zur hauswirtschaftlichen Versorgung, zur sozialen Betreuung und zur Hygiene. Allgemeine Anforderungen, wie zum Beispiel Prüffrequenz, Zusammensetzung und Qualifikation des Prüfteams und inhaltliche Vorgaben zu dem Prüfinstrumentarium wurden nun detailliert geregelt. Diese QPR hatte somit für die Medizinischen Dienste eine weitere Normierung und Vereinheitlichung der Prüfinhalte und -abläufe zur Folge. Die Einführung einer flächendeckenden EDV-gestützten Prüftätigkeit und Bewertungssystematik förderte die Vergleichbarkeit der Prüfergebnisse der einzelnen Einrichtungen erheblich.

10.1.2 Pflege-Weiterentwicklungsgesetz 2008

Mit Inkrafttreten des Gesetzes zur strukturellen Weiterentwicklung der Pflegeversicherung (Pflege-Weiterentwicklungsgesetzes – PfWG) zum 01.07.2008 wurden die Bestimmungen des § 80 SGB XI im Hinblick auf die Vereinbarungen zu den früheren „Gemeinsamen Grundsätzen und Maßstäben zur Qualität und Qualitätssicherung nach § 80 SGB XI" (MuG) durch den § 113 SGB XI ersetzt und damit eine neue gesetzliche Grundlage für diese Vereinbarungen geschaffen. Als Vereinbarungspartner wurden der Spitzenverband Bund der Pflegekassen, die Bundesarbeitsgemeinschaft der überörtlichen Träger der Sozialhilfe, die Bundesvereinigung der kommunalen Spitzenverbände und die Vereinigungen der Träger der Pflegeeinrichtungen auf Bundesebene festgelegt. Verabschiedet wurden in den nachfolgenden Jahren die Maßstäbe und Grundsätze für die Qualität und Qualitätssicherung sowie für die Entwicklung eines einrichtungsinternen Qualitätsmanagements nach § 113 SGB XI für die verschiedenen Einrichtungsarten. Alle drei Vereinbarungen konnten jedoch erst nach einer Entscheidung der Schiedsstelle ab 2011 bzw. 2012 in Kraft treten.

Zusätzlich wurde die Prüftätigkeit des MDK erheblich ausgeweitet und neu geregelt. Jede zugelassene Pflegeeinrichtung ist seitdem regelmäßig im Abstand von höchstens einem Jahr einer Qualitätsprüfung zu unterziehen (Regelprüfung). Sämtliche Qualitätsprüfungen im stationären Bereich waren unangemeldet durchzuführen. Prüfungen im ambulanten Bereich waren dagegen seit Inkrafttreten des Gesetzes zur Neuausrichtung der Pflegeversicherung (Pflege-Neuausrichtungs-Gesetz – PNG) im

Jahr 2012 – vorrangig aus organisatorischen Gründen – am Tag zuvor anzukündigen. Unterschieden wurde nun zwischen Regelprüfungen, Anlassprüfungen und Wiederholungsprüfungen.

Als weitere Neuerung des Pflege-Neuausrichtungs-Gesetzes wurde im § 114 SGB XI festgelegt, dass sich der Prüfdienst des Verbandes der privaten Krankenversicherung e. V. im Umfang von zehn Prozent aller in einem Jahr anfallenden Prüfaufträge an den Qualitätsprüfungen zu beteiligen hat. Darüber hinaus können die Landesverbände der Pflegekassen neben dem MDK und dem Prüfdienst des Verbandes der privaten Pflegeversicherung e. V. auch andere Sachverständige mit der Durchführung von Qualitätsprüfungen beauftragen.

10.1.3 Pflegetransparenzberichte

Die zunehmende Aufmerksamkeit, welche Pflegethemen in der öffentlichen Wahrnehmung erhalten, rückten auch die Prüfergebnisse der Medizinischen Dienste in den Fokus des öffentlichen Interesses. Beflügelt durch Pressemeldungen über Missstände in Pflegeeinrichtungen führte dies zu Bestrebungen, die Ergebnisse der Prüfungen, welche bisher nur den Pflegekassen und den Heimaufsichten zur Verfügung gestellt wurden, auch der Öffentlichkeit transparent zu machen. Das Pflege-Weiterentwicklungsgesetz schaffte durch den § 115 Abs. 1a SGB XI die dafür notwendige Grundlage. Danach müssen die Landesverbände der Pflegekassen sicherstellen, dass die Leistungen der Pflegeeinrichtungen sowie deren Qualität für Pflegebedürftige und ihre Angehörigen verständlich, übersichtlich und vergleichbar im Internet sowie in anderer geeigneter Form veröffentlicht werden (Pflege-Transparenzberichte) [1].

Den in den Pflege-Transparenzberichten veröffentlichten Informationen sind die Ergebnisse der Qualitätsprüfungen nach § 114 Abs. 1 SGB XI sowie gleichwertige Prüfergebnisse unter besonderer Berücksichtigung der Ergebnis- und Lebensqualität zugrunde zu legen. In den Pflege-Transparenzberichten sollten nicht alle Kriterien veröffentlicht werden, die bei den Qualitätsprüfungen berücksichtigt werden, sondern nur die, bei denen es sich um für Pflegebedürftige und ihren Angehörigen relevante Informationen handelt, die bei der Auswahl einer Pflegeeinrichtung als eine Entscheidungsgrundlage herangezogen werden können.

Entsprechend den gesetzlichen Vorgaben sollten die Pflege-Transparenzvereinbarungen stationär (PTVS) und ambulant (PTVA) innerhalb von 3 Monaten beschlossen werden. Unter Leitung des Spitzenverbandes Bund der Pflegekassen wurden die PTVS am 17.12.2008 und die PTVA am 29.01.2009 mit den Vertragspartnern vereinbart, unter Beteiligung des Medizinischen Dienstes des Spitzenverbandes Bund der Krankenkassen e. V. (MDS) und der maßgeblichen Organisationen für die Wahrnehmung der Interessen und der Selbsthilfe der pflegebedürftigen und der behinderten Menschen und Verbraucherorganisationen auf Bundesebene sowie des Verbandes der privaten Krankenversicherung und der Verbände der Pflegeberufe auf Bundesebene.

Mangels Vergleichsmöglichkeiten mit anderen ähnlichen Systemen und fehlenden wissenschaftlichen Erkenntnissen wurde eine Vereinbarung beschlossen, die unter den Vorbehalt der „Vorläufigkeit" gestellt wurde, bis gegebenenfalls neue Erkenntnisse zur Verfügung stehen.

Für die Veröffentlichung der Prüfergebnisse in stationären Pflegeeinrichtungen wurden 82 Transparenzkriterien, für die Veröffentlichung von Prüfergebnissen aus ambulanten Pflegediensten wurden 49 Kriterien herangezogen. Bei stationären Pflegeeinrichtungen wurden die Transparenzkriterien fünf Qualitätsbereichen zugeordnet, bei den ambulanten Pflegediensten vier. Die Grundlage der Prüfung der eigentlichen Ergebnisqualität bildete eine nach einheitlichen Kriterien ausgewählte Stichprobe von Pflegebedürftigen. Nach den Pflege-Transparenzvereinbarungen wurden die in die Prüfung einzubeziehenden Pflegebedürftigen entsprechend der Verteilung der Pflegestufen in der Pflegeeinrichtung und innerhalb der Pflegestufen zufällig ausgewählt. Es wurden 10 Prozent der Pflegebedürftigen, jedoch mindestens 5 und höchstens 15 Pflegebedürftige in die Prüfung einbezogen.

Die Veröffentlichung der Prüfergebnisse erfolgt in einer bundesweit einheitlichen Darstellungsform durch eine Datenclearingstelle in zwei Ebenen. In der ersten Darstellungsebene erschienen die Prüfergebnisse der Qualitätsbereiche und das Gesamtergebnis (s. Abb. 10.1). In der zweiten Darstellungsebene wurden die Prüfergebnisse zu den einzelnen Bewertungskriterien dargestellt. Von den Feldern der einzelnen Qualitätsbereiche konnte der Benutzer über eine Verlinkung von der Darstellungsebene 1 zu den Einzelergebnissen dieses Qualitätsbereiches auf der Darstellungsebene 2 gelangen.

Um eine Vergleichbarkeit der verschiedenen Einrichtungen zu erreichen, wurde für die Qualitätsbereiche als auch die Einzelkriterien ein fünfstufiges Notensystem von „sehr gut" bis „mangelhaft" entwickelt. Die Bewertung erfolgte für jedes einzelne Kriterium mit Hilfe einer Skala von 0 bis 10. Dabei wurde unterschieden nach Kriterien, die nur eine dichotome Bewertung zulassen und solchen, bei denen eine Bewertungsgraduierung möglich ist. Die Skalenwerte wurden anhand einer Umrechnungstabelle in Noten überführt. Auf einer dritten Darstellungsseite konnte die Pflegeeinrichtung nach einem einheitlichen Schema eigene Angaben zu Strukturdaten oder zu vertraglich vereinbarten Angeboten veröffentlichen.

Von Anfang an wurde an diesem Darstellungssystem heftige Kritik geübt [3]. Dies betraf vor allem die ungenügenden Aussagen zur Pflegesensitivität und der Ergebnisqualität, der weitgehenden Zufälligkeit der Stichprobe und der mangelnden Aussagekraft für den Verbraucher. Tatsächlich wurden die Noten der Transparenzberichte schnell mit den allgemein bekannten Schulnoten assoziiert, obwohl ihnen eine ganz

Abb. 10.1: Qualitätsprüfungen nach § 114 SGB XI bis 31.10.2019. Beispiel für die Qualitätsdarstellung einer stationären Pflegeeinrichtung im Internet ab 01.01.2014. Darstellungsebene 1 (Quelle: GKV-Spitzenverband [2]).

10.1 Entwicklung der Qualitätsprüfungen in Pflegeeinrichtungen — 405

Prüfgrundlage ab 2017

Dieser Transparenzbericht wurde auf Grundlage der ab dem 1. Januar 2017 gültigen Pflegetransparenzvereinbarung erstellt.

Qualität der stationären Pflegeeinrichtung Seniorenresidenz „Sicherer Anker"

Seestraße 9, 12345 Hafenstadt – Tel.: 0123/45678 – Fax: 0123/45679
info@sichereranker.de - www.sichereranker.de

	Pflege und medizinische Versorgung	Umgang mit demenzkranken Bewohnern	Betreuung und Alltagsgestaltung	Wohnen, Verpflegung, Hauswirtschaft und Hygiene	**Gesamtergebnis** rechnerisches Gesamtergebnis	Befragung der Bewohner
	bis zu 32 Kriterien	bis zu 9 Kriterien	bis zu 9 Kriterien	bis zu 9 Kriterien	bis zu 59 Kriterien	bis zu 18 Kriterien
Ergebnis der Qualitätsprüfung	1,0 sehr gut	4,0 ausreichend	2,0 gut	5,0 mangelhaft	3,0 befriedigend	3,5 ausreichend
Durchschnitt im Bundesland					3,0 befriedigend	

Erläuterungen zum Bewertungssystem

▲ **Kommentar der stationären Pflegeeinrichtung**

vertraglich vereinbarte Leistungsangebote

▲ **weitere Leistungsangebote und Strukturdaten**

Qualitätsprüfung nach § 114 Abs. 1 SGB XI am	17.01.2017
Prüfungsart:	Regelprüfung
Anzahl der versorgten Bewohner	131
Anzahl der in die Prüfung einbezogenen Bewohner:	9
Anzahl der Bewohner, die an der Befragung der Bewohner teilgenommen haben:	6

Bitte beachten Sie, dass ein Einrichtungsvergleich nur auf der Grundlage von Berichten mit gleicher Prüfgrundlage und Bewertungssystematik möglich ist. Bewertungen auf der Grundlage der bis zum 31. Dezember 2016 gültigen alten Transparenzvereinbarung und Bewertungen auf der Grundlage der seit dem 1. Januar 2017 geltenden neuen Transparenzvereinbarung sind nicht miteinander vergleichbar.

Notenskala: 1 sehr gut/2 gut/3 befriedigend/4 ausreichend/5 mangelhaft andere Berechnungsform zugrunde lag. Nach einer Lernphase zeigten bald fast alle Einrichtungen Gesamtergebnisse zwischen den Noten 1,0 und 1,5. Aufgrund der Bewertungssystematik bedeutete dies jedoch nicht automatische eine Pflegeleistung, die man mit der Note sehr gut beschrieben hätte. Die Note 1,0 bedeutet im Wesentlichen, dass die Mindestanforderungen an eine pflegerische Versorgung erfüllt werden. Insbesondere die Möglichkeit schlechte Ergebnisse in einzelnen Qualitätsbereichen durch gute Ergebnisse in anderen Qualitätsbereichen auszugleichen, wurde stark kritisiert. Im allgemeinen Sprachgebrauch bürgerte sich schnell der Begriff Pflege-TÜV ein. Dieser unterschied allerdings nicht mehr die eigentliche Qualitätsprüfung mit ihrem beratenden Ansatz von der damit unabhängigen Darstellungsweise der Ergebnisse. In der Folge wurden daher mit der Kritik an dem sogenannten Pflege-TÜV auch die Forderung erhoben, die Qualitätsprüfungen neu zu gestalten.

10.1.4 Zweites Pflegestärkungsgesetz

Mit dem am 01.01.2016 in Kraft getretenen zweiten Gesetz zur Stärkung der pflegerischen Versorgung und zur Änderung weiterer Vorschriften (Zweites Pflegestärkungsgesetz – PSG II) wurde nicht nur mit Einführung des neuen Pflegebedürftigkeitsbegriffes die Einzelfallbegutachtung neugestaltet, sondern auch die Weichen für die Entwicklung und Einführung einer neuen Qualitätsprüfungssystematik mit neuen Instrumenten und neuen Formen der Ergebnisdarstellung gestellt. Mit dem § 113b SGB XI wurde die bisherige Schiedsstelle in den sogenannten „Qualitätsausschuss Pflege" überführt und diesem auch die Aufgaben zur Sicherung und Weiterentwicklung der Qualität in der Pflege übertragen. Der Qualitätsausschuss ist paritätisch mit Vertretern der Leistungsträger und Leistungserbringer besetzt. Beratend werden der MDS sowie die nach § 118 SGB XI maßgeblichen Organisationen zur Wahrnehmung der Interessen und der Selbsthilfe pflegebedürftiger und behinderter Menschen beteiligt.

Der Qualitätsausschuss Pflege muss seine Entscheidungen einvernehmlich treffen. Kommt eine solche Einigung nicht zustande, wird der Qualitätsausschuss Pflege um einen unparteiischen Vorsitzenden und zwei weitere unparteiische Stellvertreter erweitert. Diese zusätzlichen Mitglieder sind stimmberechtigt. Dieser „erweiterte Qualitätsausschuss Pflege" kann dann eine Entscheidung mit einfacher Mehrheit der Mitglieder treffen. Damit wurden die Entscheidungsprozesse deutlich verschlankt, langwierige Verhandlungen vor einer Schiedsstelle entfallen.

Bereits an erster Stelle wurde in § 113 SGB XI bestimmt, dass die Vertragsparteien Maßstäbe und Grundsätze für die Qualität, Qualitätssicherung, Qualitätsdarstellung und Weiterentwicklung der Pflege sowie für die Entwicklung eines einrichtungsinternen Qualitätsmanagements vereinbaren. Dabei legt das Gesetz unter anderen fest, dass dabei die Ergebnisse der Weiterentwicklung der Pflegedokumentation und insbesondere indikatorgestützte Verfahren zur vergleichenden Messung und Darstellung von Ergebnisqualität zu berücksichtigen sind. Für die Entwicklung der neuen Prüfinstrumente setzte der Gesetzgeber dem Qualitätsausschuss enge Fristen und verpflichtete ihn zur Wahrnehmung seiner Aufgaben fachlich unabhängige wissenschaftliche Einrichtungen oder Sachverständige zu beauftragen.

10.1.5 Drittes Pflegestärkungsgesetz

Das dritte Gesetz zur Stärkung der pflegerischen Versorgung und zur Änderung weiterer Vorschriften (Drittes Pflegestärkungsgesetz – PSG III) trat ein Jahr später zum 01.01.2017 in Kraft und zielte hauptsächlich auf eine regionale Verbesserung der Versorgungsangebote für Pflegebedürftige ab. In diesem Gesetz wurden aber auch einige Änderungen und Neuregelungen mit aufgenommen, die die Qualitätsprüfungen betreffen. Insbesondere die zunehmende öffentliche Diskussion um Abrechnungsbetrug, vor allem in der ambulanten Pflege, veranlasste den Gesetzgeber eine Plausibilitätsprüfung der durch die Pflegedienste abgerechneten Leistungen als Bestandteil der Qualitätsprüfung gemäß § 114 SGB XI einzuführen. Dabei handelt es sich um ein Abrechnungsscreening zu den Leistungen, der in der Stichprobe besuchten Pflegebedürftigen. Bei Auffälligkeiten werden diese den jeweilig zuständigen Pflegekassen gemeldet.

Gleichzeitig wurden auch zunehmend Probleme bei der außerklinischen Intensivpflege thematisiert. Die bisherigen Qualitätsprüfungsinhalte erfassten die speziellen Aspekte der außerklinischen Intensivpflege bis dahin nur sehr unzureichend. Da diese Leistungen als häusliche Krankenpflege (HKP) zudem hauptsächlich im SGB V geregelt sind und die Qualitätsprüfungen nur im Geltungsbereich des SGB XI stattfinden, werden Pflegeeinrichtungen ohne Versorgungsvertrag nach SGB XI von den Qualitätsprüfungen nicht erfasst, obwohl sie Leistungen in dem sehr sensiblen Bereich der ambulanten Intensivpflege erbringen können. In Zusammenarbeit mit dem Spitzenverband Bund der Krankenkassen (GKV-Spitzenverband – GKV-SV), dem MDS und der SEG 2 konnten spezifische Prüffragen für Aspekte der außerklinischen Intensivpflege erarbeitet werden. Diese wurden nach Prüfung durch das BMG in die Richtlinie zur Qualitätsprüfung nach § 114 SGB XI aufgenommen. Gleichzeitig legte der Gesetzgeber in § 275b SGB V fest, das Pflegeeinrichtungen, die nur Verträge nach § 132a SGB V abgeschlossen haben, ebenfalls von den Prüfdiensten mittels Regelprüfungen nach § 114 SGB XI geprüft werden müssen. Mit dieser, zwei Gesetzbücher übergreifenden Regelung, wurde eine wichtige Qualitätsprüfungslücke geschlossen.

10.1.6 Qualitätsprüfungen nach § 114 SGB XI in stationären Pflegeeinrichtungen ab 1.11.2019

Nach Verabschiedung des PSG II und der Bildung einer Geschäftsstelle für den Qualitätsausschuss (Auftraggeber) wurde nach einem Ausschreibungsverfahren einer Bietergemeinschaft bestehend aus dem Institut für Pflegewissenschaft an der Universität Bielefeld (IPW) und dem Institut für angewandte Qualitätsförderung und Forschung im Gesundheitswesen in Göttingen (aQua-Institut) (Auftragnehmer) der Zuschlag zur Entwicklung einer neuen Prüfsystematik erteilt. Dieser Auftrag bezog sich nur auf den Bereich der stationären Pflegeeinrichtungen. Die Entwicklung geeigneter Prüfinstrumente für andere Versorgungsformen, wie zum Beispiel ambulante Pflegedienste, teilstationäre Pflegeeinrichtungen oder auch alternative Wohnformen wurde jeweils später separat und zeitversetzt ausgeschrieben. Grundsätzlich soll dabei das *Prüfverfahren* auf drei Komponenten beruhen (s. Abb. 10.2).

Der Auftragnehmer beteiligte die Prüfdienste, die Leistungsträger und andere relevante Institutionen beratend an der Entwicklung der neuen Prüfsystematik. Nach entsprechender Abstimmung mit dem Auftraggeber und entsprechender Abnahme durch den Auftraggeber, wurde dem Abschlussbericht der Auftragnehmer auch vom BMG zugestimmt. Daraufhin konnten auch die Maßstäbe und Grundsätze für die Prüfsystematik sowie die notwendigen Darstellungsvereinbarungen zur Veröffentlichung der Ergebnisse erarbeitet werden. Ab dem 01.11.2019 werden die Prüfdienste dann gemäß der neuen Prüfsystematik vorgehen. Da zum Redaktionsschluss dieses Buches die Verfahren für die Entwicklung der Prüfsystematik für die anderen Versorgungsformen noch nicht abgeschlossen waren, können Einzelheiten dazu nicht genannt werden. Um den Fokus auf die Ergebnisqualität zu verstärken und ein kontinuierliches Qualitätsmanagementsystem der Einrichtungen zu fördern, wurden bewusst auf viele der früheren Fragen zu Struktur- und Prozessqualität verzichtet. Dies macht sich auch in den zukünftigen *Veröffentlichungen der Ergebnisse* bemerkbar. Diese bestehen in Zukunft aus drei Komponenten (s. Abb. 10.3)

Die allgemeinen Informationen werden von den Einrichtungen selber gemeldet und betreffen bestimmte Strukturmerkmale, wie zum Beispiel den Personalschlüssel. Eine wesentliche Neuerung, die auch explizit durch den Gesetzgeber verlangt wurde,

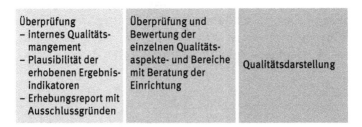

Abb. 10.2: Qualitätsprüfungen nach § 114 SGB XI ab 01.11.2019. Komponenten des Qualitätsprüfungssystems.

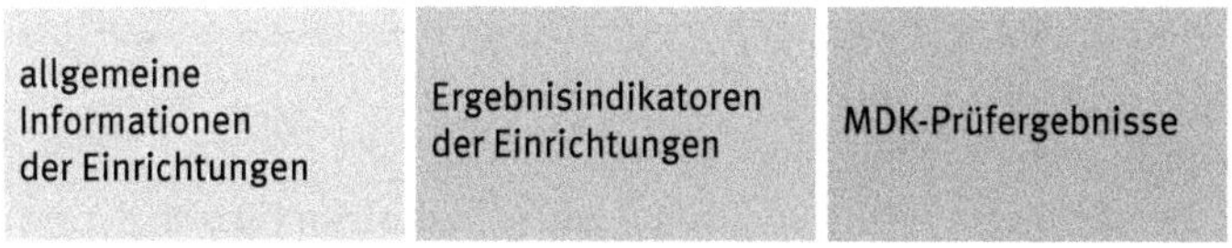

| allgemeine Informationen der Einrichtungen | Ergebnisindikatoren der Einrichtungen | MDK-Prüfergebnisse |

Abb. 10.3: Qualitätsprüfungen nach § 114 SGB XI ab 01.11.2019. Komponenten der Qualitätsdarstellung.

stellt die regelmäßige Erhebung von Qualitätsindikatoren dar. In Zukunft muss jede Einrichtung zweimal im Jahr zu einem bestimmten Zeitpunkt bei allen Bewohnern diese Qualitätsindikatoren erheben und an eine neu geschaffene Datenauswertungsstelle (DAS) melden. Folgende zehn Qualitätsindikatoren werden berücksichtigt:
1. Erhaltene Mobilität
2. Erhaltene Selbstständigkeit bei Alltagsverrichtungen
3. Erhaltene Selbständigkeit bei der Gestaltung des Lebensalltags
4. Dekubitusentstehung
5. Schwerwiegende Sturzfolgen
6. Unbeabsichtigter Gewichtsverlust
7. Durchführung eines Integrationsgesprächs
8. Anwendung von Gurten
9. Anwendung von Bettseitenteilen
10. Aktualität der Schmerzeinschätzung

Die DAS führt alle Meldungen zusammen und legt für jeden Qualitätsindikator einen Mittelwert fest. Dieser Mittelwert ist allerdings kein statischer Wert, sondern variiert je nach den gemeldeten Ergebnissen und kann gegebenenfalls bei neuen wissenschaftlichen Erkenntnissen kontinuierlich angepasst werden. Die Ergebnisse der einzelnen Einrichtungen werden in Bezug auf diesen Mittelwert dargestellt und können somit unter oder über einen bestimmten Durchschnittswert liegen. Gleichzeitig prüft die DAS die übermittelten Werte auf Plausibilität. Zusätzlich benennt dann die DAS nach einem definierten Auswahlverfahren einen Teil der Bewohnerstichprobe, die im Rahmen der Prüfung in Augenschein genommen werden sollen.

Dafür bestimmt die DAS 6 Bewohner, 3 Bewohner werden von den Prüfdiensten vor Ort ausgewählt. Damit wird im Vergleich zur früheren zufälligen Stichprobenziehung eine gezieltere Auswahl der Bewohner möglich. Die Daten der in die Stichprobe aufzunehmenden Personen übermittelt die DAS mittels eines Codes direkt an die entsprechenden Prüfdienste. Den Zuschlag für Entwicklung und Betrieb der DAS erhielt das aQua-Institut in Göttingen. Zum Redaktionsschluss dieses Buches lagen noch keine abschließenden Vereinbarungen über die Verfahren vor. Die eigentliche Veröffentlichung der Daten der DAS, der Prüfdienste und der Einrichtungen und ihre Zusammenführung soll weiterhin eine Clearingstelle vornehmen.

Die eigentlichen Qualitätsprüfungen nach § 114 SGB XI beinhalten in Zukunft 6 Qualitätsbereiche mit Fokus auf die Versorgungsqualität:
1. Unterstützung bei Mobilität und Selbstversorgung
2. Unterstützung bei Bewältigung von krankheits- und therapiebedingten Anforderungen und Belastungen
3. Unterstützung bei Gestaltung des Alltagslebens und sozialer Kontakte
4. Unterstützung in besonderen Bedarfs- und Versorgungssituationen
5. Bedarfsübergreifende fachliche Anforderungen
6. Organisationsaspekte und internes Qualitätsmanagement

Diese Bereiche beinhalten insgesamt 24 Qualitätsaspekte, wovon sich lediglich 3 Qualitätsaspekte im Bereich 6 auf die einrichtungsbezogene Strukturqualität beziehen. Alle anderen 21 Qualitätsaspekte betreffen die Versorgungsqualität.

Der erste Bereich orientiert sich stark an den Modulen 1 und 4 des Begutachtungsinstrumentes (BI) zur Pflegegradfeststellung und gliedert sich in 4 Qualitätsaspekte:
1. Unterstützung Mobilität
2. Unterstützung Ernährung und Flüssigkeitsversorgung
3. Unterstützung Kontinenzverlust, Kontinenzförderung
4. Unterstützung Körperpflege

Der zweite Bereich umfasst 5 Qualitätsaspekte:
1. Medikamentöse Therapie
2. Schmerzmanagement
3. Wundversorgung
4. Unterstützung bei besonderen medizinisch-pflegerischen Bedarfslagen
5. Unterstützung bei der Bewältigung von sonstigen therapiebedingten Anforderungen

Der dritte Bereich gliedert sich in 3 Qualitätsaspekte:
1. Unterstützung bei Beeinträchtigung der Sinneswahrnehmung
2. Unterstützung Tagesstrukturierung, Beschäftigung und Kommunikation
3. Nächtliche Versorgung

Der vierte Bereich weist 4 Qualitätsaspekte auf:
1. Unterstützung in der Eingewöhnungsphase nach dem Einzug
2. Überleitung bei Krankenhausaufenthalten
3. Unterstützung von Bewohnern mit herausforderndem Verhalten und psychischen Problemlagen
4. Freiheitsentziehende Maßnahmen

Der fünfte Bereich bezieht 5 Qualitätsaspekte ein, die unabhängig von einzelnen Bewohnern bei der Durchführung pflegerischer Maßnahmen zu beachten sind:

1. Abwehr von Risiken und Gefährdungen
2. Biografieorientierte Unterstützung
3. Einhaltung von Hygieneanforderungen
4. Hilfsmittelversorgung
5. Schutz von Persönlichkeitsrechten und Unversehrtheit

Der sechste Bereich mit 3 Qualitätsaspekten zielt auf die Sicherstellung elementarer Voraussetzungen der pflegerischen Versorgung und auf ein internes Qualitätsmanagement zur Förderung der sicheren, bedarfs- und bedürfnisgerechten Versorgung:
1. Qualifikation und Aufgabenwahrnehmung der Pflegedienstleitung
2. Begleitung sterbender Heimbewohner und ihrer Angehörigen
3. Maßnahmen zur Vermeidung und zur Behebung von Qualitätsdefiziten.

Die einzelnen Qualitätsaspekte der Bereiche 1–4 werden nach folgender Systematik bewertet:
a. Keine Auffälligkeiten
b. Auffälligkeiten, die keine Risiken oder negative Folgen für die versorgte Person erwarten lassen
c. Defizit mit Risiko negativer Folgen für die versorgte Person
d. Defizit mit eingetretenen negativen Folgen für die versorgte Person

Bei den Qualitätsbereichen 1–4 werden dann vier Stufen der Qualitätsbewertung für jeden Qualitätsaspekt mittels eines Punkteschemas unterschieden (s. Abb. 10.4):

Für den Bereich 5 wird angegeben ob ein Defizit vorliegt oder nicht, die Erfüllung der Prüffragen für den Bereich 6 werden lediglich mit ja oder nein bewertet. Wie auch bisher wird zum Schluss eine Gesamtbeurteilung für die jeweilige Einrichtung angegeben. Dies geschieht aber nicht mehr in Notenform, sondern in Abhängigkeit der Anzahl und dem Schweregrad festgestellter Defizite nach Systematik der Tabelle 10.1.

Für die Prüfdienste, aber auch für die Einrichtungen, ergeben sich gravierende Änderungen im Vergleich zum bisherigen Vorgehen. Die Prüfung der von der Einrichtung erhobenen Angaben zu den Qualitätsindikatoren müssen im Rahmen der Personenstichprobe auf Plausibilität geprüft werden. Der Hauptanteil der Prüfung konzentriert sich auf die Versorgungssituation der Betroffenen. Den Gutachtern der Prüfdienste obliegt es zu entscheiden, welche Informationsquellen genutzt werden. Die eigentliche Dokumentation hat daher nicht mehr automatisch den Stellenwert wie bisher. Zentrale Rolle ist das pflegefachliche Gespräch zwischen Prüfern und

1. keine oder geringe Qualitätsdefizite
2. moderate Qualitätsdefizite
3. erhebliche Qualitätsdefizite
4. schwerwiegende Qualitätsdefizite

Abb. 10.4: Qualitätsprüfungen nach § 114 SGB XI ab 01.11.2019. Darstellung der Qualitätsbeurteilung der einzelnen Qualitätsaspekte.

Tab. 10.1: Qualitätsprüfungen nach § 114 SGB XI ab 01.11.2019. Systematik der abgestuften Qualitätsbeurteilung.

Qualitätsbeurteilung	Anzahl der Fälle mit C- oder D-Wertung	Anzahl der Fälle mit D-Wertung
keine oder geringe Qualitätsdefizite	0–1	0
moderate Qualitätsdefizite	2–3	1
erhebliche Qualitätsdefizite	4	2–3
schwerwiegende Qualitätsdefizite	5 und mehr	4 und mehr

Pflegefachkräften der Einrichtung. Gleichzeitig haben die Prüfdienste auch die Aufgabe bei erkennbaren Defiziten die Einrichtungen in Hinblick auf mögliche Maßnahmen und Strategien zu beraten.

Zusammenfassend lässt sich sagen, das das neuen Qualitätsprüfungsverfahren, die strukturierten Informationssammlung (SIS) und das neue Begutachtungsinstrument im Sinne des Pflegebedürftigkeitsbegriffs von einem gemeinsamen Verständnis geprägt ist und ineinandergreift. Für Prüfdienste und Einrichtungen ergeben sich neue Herausforderungen. Einrichtungen mit guten Ergebnissen sollen in Zukunft von einer verminderten Prüffrequenz profitieren; unabhängig davon gibt es jedoch weiterhin Anlass- und Wiederholungsprüfungen. Grundsätzlich scheint mit den neuen Prüfverfahren die Voraussetzung gegeben zu sein, nachhaltiger als bisher das Qualitätsmanagement der Pflegeeinrichtungen zu unterstützen, die Ergebnisqualität der Pflege besser darzustellen und die öffentliche Darstellung der Ergebnisse verständlicher zu machen. Zum Redaktionsschluss dieses Buches lagen leider noch keine Erfahrungen aus der Praxis vor.

Literatur
[1] Grote C. Mehr Transparenz in der Pflege. Schulnoten für Pflegeheime. MDK-Forum. 2008;4:13–14.
[2] GKV-Spitzenverband. Kennzahlen der sozialen Pflegeversicherung [Zugriff: 29.07.2019]. URL: https://www.gkv-spitzenverband.de/gkv_spitzenverband/presse/zahlen_und_grafiken/zahlen_und_grafiken.jsp
[3] Möller J, Panhorst H, Zieres G. Qualitätsberichterstattung für ambulante Pflegedienste. Gesundheitsökonomie und Qualitätsmanagement. 2010;15(04):185–191.

10.2 Organisation der Selbstverwaltung: Aufgaben und Arbeitsweise des Qualitätsausschusses Pflege

Ulrike Bode

Bei Einführung der sozialen Pflegeversicherung im Jahr 1995 hat der Gesetzgeber eine gemeinsame Pflegeselbstverwaltung auf Bundesebene geschaffen und ihr die nähere Ausgestaltung der Qualitätssicherung übertragen [1]. Der Spitzenverband Bund der Krankenkassen (GKV-Spitzenverband), die Bundesarbeitsgemeinschaft der überörtlichen Träger der Sozialhilfe, die kommunalen Spitzenverbände auf Bundesebene und die Vereinigungen der Träger der Pflegeeinrichtungen auf Bundesebene (Vertragsparteien nach § 113 SGB XI) hatten einvernehmlich Vereinbarungen und Beschlüsse zur Sicherung und Weiterentwicklung der Qualität in der Pflege zu treffen, die für die Pflegekassen und die zugelassenen Pflegeeinrichtungen verbindlich waren. Zur Lösung von Konflikten für den Fall der Nichteinigung hatten die Vertragsparteien im Jahr 2008 eine Schiedsstelle Qualitätssicherung einzurichten, in der entsprechend dem Gesetz zur strukturellen Weiterentwicklung der Pflegeversicherung (Pflege-Weiterentwicklungsgesetz – PfWG) mit der Mehrheit der Mitglieder Entscheidungen innerhalb von drei Monaten zu treffen waren [BT-Drs. 16/7439, 84 ff.].

Mit dem zweiten Gesetz zur Stärkung der pflegerischen Versorgung und zur Änderung weiterer Vorschriften (Zweites Pflegestärkungsgesetz – PSG II) wurden zum 1. Januar 2016 die Entscheidungsstrukturen in der Qualitätssicherung neugestaltet. Ziel war es, die bisherige Zusammenarbeit der Vertragsparteien einschließlich der Schiedsstelle zu einem entscheidungsfähigen Qualitätsausschuss umzugestalten, der von einer auch wissenschaftlich qualifizierten, unabhängigen Geschäftsstelle unterstützt wird. Beschlüsse und Vereinbarungen sollten nicht mehr wie bisher durch die Vertragsparteien unmittelbar selbst, sondern durch einen Ausschuss, in den die Leistungserbringerseite und Leistungsträgerseite als Vertragspartner Mitglieder entsenden, getroffen werden.

Insbesondere durch die Möglichkeit der Erweiterung des Qualitätsausschusses um einen unparteiischen Vorsitzenden und zwei unparteiische Mitglieder (erweiterter Qualitätsausschuss) sollten die Voraussetzungen für eine strukturierte und ergebnisorientierte Handlungsweise in der Selbstverwaltung geschaffen werden [BT-Drs. 18/59256, S. 65]. Die bisher getrennt und zeitlich auseinandergezogenen Verfahren der Verhandlungen der Vertragsparteien und des Schiedsstellenverfahrens sollten auf diese Weise verknüpft und in einem zusammenhängenden und zügigen Prozess verbunden werden. Angesichts des zeitaufwendigen und oftmals schwierigen Entscheidungsfindungsverfahrens, nicht zuletzt auch aufgrund der Vielzahl von Akteuren auf der Leistungserbringerseite, verfolgte das Zweite Pflegestärkungsgesetz das Ziel, Entscheidungsstrukturen zu straffen und die Zeiträume der Entscheidungsfindung zu verkürzen [BT-Drs. 18/5926, S. 100]. Nachdem im April 2016 die Geschäftsstelle gegründet war, hat der Qualitätsausschuss seine Arbeit aufgenommen.

10.2.1 Aufgaben

Die Zuständigkeit des Qualitätsausschusses ist gesetzlich festgelegt [2]. Gemäß § 113b Abs. 1 Satz 2 SGB XI hat der Qualitätsausschuss die folgenden Aufgaben zu erfüllen:
- Beschlüsse nach § 37 Abs. 5 SGB XI (Empfehlungen zur Qualitätssicherung der Beratungsbesuche)
- Vereinbarungen über Maßstäbe und Grundsätze zur Sicherung und Weiterentwicklung der Pflegequalität (§ 113 SGB XI)
- Beauftragung einer fachlich unabhängigen Institution, die die in den vollstationären Pflegeeinrichtungen erhobenen Indikatorendaten zusammenführt sowie leistungserbringer- und fallbeziehbar auswertet (§ 113 Abs. 1b SGB XI).
- Beschlüsse über Aufträge zu Entwicklung und Aktualisierung von Expertenstandards sowie Beschlüsse zur Einführung von Expertenstandards (§ 113a Abs. 1 Satz 6 SGB XI)
- Vereinbarung der Qualitätsdarstellungsvereinbarungen (§ 115 Abs. 1a SGB XI)
- Vereinbarung von Nutzungsbedingungen zur Übermittlung von Daten, die der öffentlichen Darstellung der Qualität zugrunde liegen, an Dritte (§ 115 Abs. 1c SGB XI)
- Vereinbarung eines Verfahrens zur Kürzung der Pflegevergütung (§ 115 Abs. 3b SGB XI)
- Vereinbarungen von Übergangsregelungen für die bisherigen Pflege-Transparenzvereinbarungen (§ 115a Abs. 1 SGB XI)

Die Vertragsparteien haben zudem nach § 113b Abs. 4 SGB XI durch den Qualitätsausschuss zur Sicherstellung der Wissenschaftlichkeit bei der Wahrnehmung ihrer Aufgaben unabhängige wissenschaftliche Einrichtungen und Sachverständige zu beauftragen. Dies umfasst insbesondere Aufträge zur Weiterentwicklung der Qualitätsprüfungen und der Qualitätsberichterstattungen in der stationären und ambulanten Pflege.

10.2.2 Organisation

Der Qualitätsausschuss ist mit Vertretern des GKV-Spitzenverbands (Leistungsträger) und Vertretern der Vereinigungen der Träger der Pflegeeinrichtungen auf Bundesebene (Leistungserbringer) in gleicher Zahl paritätisch besetzt (§ 113b Abs. 2 Satz 1 SGB XI). Leistungsträger und Leistungserbringer entsenden jeweils höchstens 11 Mitglieder in den Ausschuss (s. Abb. 10.5). Dem Qualitätsausschuss gehören auch ein Vertreter der Bundesarbeitsgemeinschaft der überörtlichen Träger der Sozialhilfe und ein Vertreter der kommunalen Spitzenverbände auf Bundesebene an; sie werden auf die Zahl der Leistungsträger angerechnet. Der Verband der Privaten Krankenversicherung e. V. hat ebenfalls ein Mitglied entsendet. Dieses wird auf die Zahl der Leis-

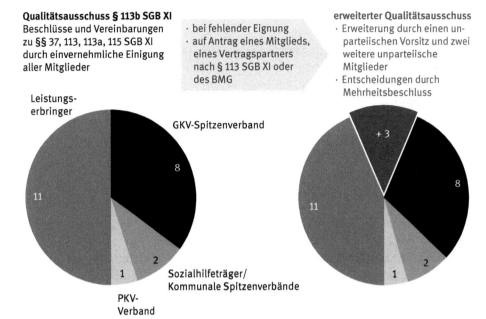

Abb. 10.5: Zusammensetzung des Qualitätsausschusses sowie des Erweiterten Qualitätsausschusses. Darstellung: GKV-Spitzenverband.

tungsträger angerechnet. Dem Qualitätsausschuss soll auch ein Vertreter der Pflegeberufe angehören; er wird auf die Zahl der Leistungserbringer angerechnet. Es ist ausgeschlossen, dass eine Organisation gleichzeitig der Leistungsträgerseite und der Leistungserbringerseite zugerechnet werden kann. Die Entscheidungen werden einvernehmlich getroffen.

Neben den Mitgliedern wirken der Medizinische Dienst des Spitzenverbandes Bund der Krankenkassen e. V. (MDS) sowie die auf Bundesebene maßgeblichen Organisationen für die Wahrnehmung der Interessen und der Selbsthilfe pflegebedürftiger und behinderter Menschen nach § 118 SGB XI in den Sitzungen und an den Beschlussfassungen beratend mit. Ihr Votum wird bei jedem Beschluss eingeholt. Die Vertreter nach § 118 SGB XI haben zudem das Recht, Anträge zu stellen. Der Qualitätsausschuss ist verpflichtet, zu Beratungen zusammenzutreten, wenn seine gesetzlichen Aufgaben dies erfordern [2]. Jedes Mitglied im Qualitätsausschuss hat eine Stimme. Im Qualitätsausschuss gilt das Einstimmigkeitsprinzip. Eine Entscheidung setzt eine „einvernehmliche Einigung" aller Mitglieder voraus (§ 113b Abs. 3 Satz 1 SGB XI).

Kommt im Qualitätsausschuss eine Vereinbarung oder ein Beschluss ganz oder teilweise nicht durch einvernehmliche Einigung zustande, wird der Qualitätsausschuss auf Verlangen von mindestens einer Vertragspartei nach § 113 SGB XI, eines Mitglieds des Qualitätsausschusses oder des Bundesministeriums für Gesundheit um den unparteiischen Vorsitzenden und zwei weitere unparteiische Mitglieder erweitert.

10.2.3 Erweiterter Qualitätsausschuss

Der erweiterte Qualitätsausschuss setzt mit der Mehrheit seiner Mitglieder den Inhalt der Vereinbarungen oder Beschlüsse fest. Der erweiterte Qualitätsausschuss besteht aus den Mitgliedern des Qualitätsausschusses sowie einem unparteiischen Vorsitzenden und zwei weiteren unparteiischen Mitgliedern, die ihr Amt als Ehrenamt führen (§ 113b Abs. 3 Satz 1 SGB XI). Er hat somit 25 Mitglieder. Nur der Stellvertreter des unparteiischen Vorsitzenden und die weiteren unparteiischen Mitglieder sowie deren Stellvertreter werden von den Vertragsparteien nach § 113 SGB XI gemeinsam benannt. Die Benennung des unparteiischen Vorsitzenden, dessen Stimme in der Regel entscheidend ist, ist ausschließlich dem Bundesministerium für Gesundheit vorbehalten (§ 113b Abs. 3 Satz 4 SGB XI). Begründet wird dies in den Gesetzesmaterialien damit, dass dies „der Bedeutung der Aufgabenstellung" entspreche und „dem unparteiischen Vorsitzenden von Beginn an die größtmögliche Unabhängigkeit von den Mitgliedern des Ausschusses" sichere (Begründung zum PSG II: BT-Drs. 18/5926, S. 101). Eine Unabhängigkeit von der Politik ist damit allerdings nicht gewährleistet. Auch in der Pflegeversicherung zeigt sich somit die Tendenz, der unmittelbaren Staatsverwaltung auf die personelle Zusammensetzung von Selbstverwaltungsgremien einen größeren Einfluss zu geben [3]. Zudem stellt sich die Frage, ob ein Vorsitzender, der – wie bei Schiedsstellen in der Regel üblich – von den Vertragsparteien gemeinsam benannt worden ist, nicht ebenso unabhängig gegenüber den Mitgliedern wäre. Sofern sich die Vertragsparteien auf einen Vorsitzenden verständigen können, dürfte es dem Wesen der gemeinsamen Selbstverwaltung entsprechen, einem solchen Besetzungswunsch auch nachzukommen [2].

10.2.4 Geschäftsstelle

Gemäß § 113b Abs. 6 SGB XI haben die Vertragsparteien nach § 113 gemeinsam im April 2016 eine unabhängige qualifizierte Geschäftsstelle des Qualitätsausschusses für die Dauer von fünf Jahren eingerichtet. Für die Begrenzung auf fünf Jahre im Gegensatz zur dauerhaften Einrichtung des Qualitätsausschusses lässt die Gesetzesbegründung keinen Grund erkennen [3]. Die Geschäftsstelle befindet sich in der Trägerschaft des eigens zu diesem Zweck gegründeten Vereins Geschäftsstelle Qualitätsausschuss Pflege e. V. Die Aufgaben der Geschäftsstelle beschränken sich dabei nicht nur auf eine organisatorische Unterstützung. Sie hat zusätzlich auch die Aufgaben einer wissenschaftlichen Beratungs- und Koordinierungsstelle wahrzunehmen: Sie soll den Qualitätsausschuss und seine Mitglieder fachwissenschaftlich beraten, Auftragsverfahren nach § 113b Abs. 4 SGB XI koordinieren und die wissenschaftlichen Arbeitsergebnisse für die Entscheidungen im Qualitätsausschuss aufbereiten. Auf diese Weise werden die Vertragsparteien im Qualitätsausschuss operativ und fachlich unterstützt [BT-Drs. 18/5926, S. 101].

Nach § 8 Abs. 4 SB XI werden die Geschäftsstelle und die Aufträge an unabhängige wissenschaftliche Einrichtungen oder Sachverständige aus Mitteln des Ausgleichsfonds finanziert. Da der Verband der Privaten Krankenversicherung e. V. im Qualitätsausschuss als Mitglied vertreten ist, hat er sich in Höhe von 10 Prozent an den Aufwendungen für die Kosten der Geschäftsstelle und der wissenschaftlichen Aufträge zu beteiligen.

10.2.5 Aufsicht

Die Vertragsparteien nach § 113 SGB XI sind verpflichtet, dem Bundesministerium für Gesundheit (BMG) einen konkreten Zeitplan für die Bearbeitung der mit gesetzlichen Fristen versehenen Aufgaben vorzulegen, aus dem einzelne Umsetzungsschritte erkennbar sind. Der Zeitplan ist durch das Bundesministerium für Gesundheit im Benehmen mit dem Bundesministerium für Familie, Senioren, Frauen und Jugend zu genehmigen (§ 113b Abs. 8 SGB XI).

Die dem Qualitätsausschuss übertragenen Entscheidungen haben die Rechtsnatur einer vertraglichen Vereinbarung bzw. eines Beschlusses der Vertragsparteien [2] und werden mit Ablauf der Beanstandungsfrist durch das BMG wirksam. Diesem sind die durch den Qualitätsausschuss getroffenen Entscheidungen vorzulegen. Es kann die Entscheidungen innerhalb von zwei Monaten beanstanden bzw. Auflagen erteilen. Durch diese in § 113b Abs. 9 SGB XI getroffenen Regelungen hat der Gesetzgeber insbesondere die Vereinbarungen und Beschlüsse des Qualitätsausschusses der unmittelbaren staatlichen Aufsicht unterstellt [2]. Sofern Entscheidungen des Qualitätsausschusses ganz oder teilweise nicht fristgerecht zustande kommen oder die Beanstandungen des Bundesministeriums für Gesundheit nicht innerhalb der von ihm gesetzten Frist behoben werden, kann das Ministerium den Inhalt der Vereinbarungen und Beschlüsse im Wege einer Ersatzvornahme selbst festlegen.

10.2.6 Fazit

Mit dem zweiten Pflegestärkungsgesetz hat der Gesetzgeber im Jahr 2016 den Qualitätsausschuss Pflege eingerichtet und damit die Entscheidungsstrukturen grundlegend verändert. Die Vertragsparteien haben seitdem zügig und engagiert die ihnen übertragenen gesetzlichen Aufgaben im Qualitätsausschuss und mit Unterstützung der unabhängigen Geschäftsstelle innerhalb des festgelegten Zeitrahmens bearbeitet. Die Zeitpläne für die mit gesetzlichen Fristen versehenen Aufgaben der Vertragsparteien wurden jeweils vom Bundesministerium für Gesundheit gemäß § 113b Abs. 8 SGB XI genehmigt. Der Konfliktlösungsmechanismus in Form des erweiterten Qualitätsausschusses funktioniert. Der erweiterte Qualitätsausschuss wurde seit seinem Bestehen fünfmal angerufen. Unter der Leitung des unparteiischen Vorsitzenden wurden dort sowohl einstimmige als auch Mehrheitsbeschlüsse gefasst.

Ein auf wissenschaftlicher Grundlage entwickeltes neues Qualitäts- und Prüfsystem in der stationären Pflege mit der Einführung einer indikatorengestützten Qualitätssicherung in den vollstationären Einrichtungen ist am 1. Oktober 2019 gestartet. Zahlreiche Voraussetzungen wurden durch die Vertragsparteien in kurzer Zeit geschaffen und dafür eine Vielzahl von Beschlüssen getroffen. In der ambulanten Pflege wird ebenfalls ein neues Qualitäts- und Prüfsystem folgen. Damit hat die Pflegeselbstverwaltung ihre Funktionsfähigkeit unter Beweis gestellt. Der gesetzliche Rahmen für die Arbeit des Qualitätsausschusses ist für die Entscheidungsfindung gut geeignet und hat sich bewährt. Die stetige Weiterentwicklung und Sicherung der Qualität in der Pflege wird auch künftig die zentrale Aufgabe der gemeinsamen Selbstverwaltung im Qualitätsausschuss Pflege sein.

Literatur

[1] Altmiks C. 20 Jahre Pflegeversicherung –20 Jahre gemeinsame Pflegeselbstverwaltung auf der Bundesebene. KrV. 2014;66:191–197.
[2] Altmiks C. Normsetzung durch besondere Vertragsorgane: Die Bewertungsausschüsse nach § 87 SGB V und der Qualitätsausschuss Pflege gemäß § 113b SGB XI. WzS. 2016;1:9–15.
[3] Krauskopf D. Soziale Krankenversicherung/Pflegeversicherung, Kommentar. Wagner R, Knittel S, Hrsg. Loseblattwerk. Stand 102. Ergänzungslieferung. München: c. H. Beck; 2019.

10.3 Pflegequalität transparent gestalten: Anforderungen an die Qualitätsprüfungen und -darstellungen in der Pflege aus Betroffenensicht[89]

Lena Dorin, Siiri Doka, Christiane Rock, Olaf Christen, Florian Schönberg, Katrin Markus, Matthias Vernaldi

10.3.1 Einleitung

Mit dem zweiten Gesetz zur Stärkung der pflegerischen Versorgung und zur Änderung weiterer Vorschriften (Zweites Pflegestärkungsgesetz – PSG II) wurden die Akteure der pflegerischen Selbstverwaltung mit der Neuregelung der Qualitätssicherung in der Pflege beauftragt. Das neu entwickelte Instrument für die Qualitätsberichterstattung, das in den Qualitätsdarstellungsvereinbarungen zu bestimmen ist, ersetzt die bislang bestehenden Pflege-Transparenzvereinbarungen (den sogenannten „Pflege-TÜV"). Die Diskussionen um die Reform haben die vielfältigen und zudem unterschiedlichen

---

[89] Der Text dieses Beitrags entspricht dem bereits anderweitig, z. B. auf Homepages, veröffentlichten „Hintergrundpapier der auf Bundesebene maßgeblichen Organisationen für die Wahrnehmung der Interessen und der Selbsthilfe pflegebedürftiger und behinderter Menschen nach § 118 SGB XI".

Interessenlagen der einzelnen Akteure verdeutlicht. Das Ergebnis dieses Diskussions- und Entscheidungsprozesses zeigt sich in der veränderten Erhebung, Bewertung und Darstellung der Pflegequalität, die zum Jahresbeginn 2020 zunächst für stationäre Pflegeeinrichtungen eingeführt wird.

Dieser Entwicklungsprozess muss fortgeführt werden. Die Neuerungen in der Qualitätserfassung, Bewertung und Darstellung können nur als erster wichtiger Schritt eines kontinuierlichen Entwicklungsprozesses verstanden werden, um die pflegerische Versorgung verständlicher, transparenter und aussagekräftiger zu gestalten. Mit diesem Papier wollen die auf Bundesebene maßgeblichen Organisationen für die Wahrnehmung der Interessen und der Selbsthilfe pflegebedürftiger und behinderter Menschen nach § 118 Elftes Buch Sozialgesetzbuch (SGB XI)[90] (Verbände nach § 118 SGB XI) weitere Impulse und Denkanstöße für einen fortzuführenden Entwicklungsprozess geben. Der Dialog muss auch außerhalb der unter Ausschluss der Öffentlichkeit stattfindenden pflegerischen Selbstverwaltung, dem Qualitätsausschuss Pflege, geführt werden. Viele der nachfolgenden Anforderungen an die Qualitätsprüfungen und -darstellungen in der stationären Pflege aus Betroffensicht sind zugleich auf die Bereiche der ambulanten Versorgung und der neuen Wohnformen übertragbar. Die Verbände nach § 118 SGB XI verstehen sich insofern als Impulsgeber für einen pflegebereichsübergreifenden, öffentlichen Diskurs.

10.3.2 Anforderungen an die konzeptionelle Ausgestaltung

Der bislang bestehende „Pflege-TÜV" mit seinen an Schulnoten angelehnten Pflegenoten hat in der Vergangenheit berechtigte Kritik erfahren. Mit Noten überwiegend zwischen 1,2 und 1,8 ist er irreführend und intransparent. Das neue Prüf- und Darstellungsverfahren ist eine deutliche Verbesserung gegenüber dem alten System. Aus Betroffensicht besteht jedoch ein Nachbesserungs- und Weiterentwicklungsbedarf.

10.3.2.1 Lebensqualität umfassend einbeziehen
Lebensqualität stellt einen komplexen Begriff dar und ist keine feststehende Größe. Sie ist – gerade bei älteren Menschen – durch eine lange Lebensbiografie und von in-

---

90 Sie besteht aus Vertretern der sechs maßgeblichen Organisationen für die Wahrnehmung der Interessen und der Selbsthilfe pflegebedürftiger und behinderter Menschen sowie ihrer Angehörigen. Dazu gehören die BAG SELBSTHILFE, die Bundesarbeitsgemeinschaft der Seniorenorganisationen e. V., die Interessensvertretung Selbstbestimmt Leben Deutschland, der Sozialverband Deutschland, der Sozialverband VdK Deutschland und der Verbraucherzentrale Bundesverband. (BAG SELBSTHILFE: Bundesarbeitsgemeinschaft Selbsthilfe von Menschen mit Behinderung, chronischer Erkrankung und ihren Angehörigen e. V., VdK: Verband der Kriegsbeschädigten, Kriegshinterbliebenen und Sozialrentner Deutschlands).

dividuell unterschiedlich ausgeprägten Werten und Lebensbedingungen beeinflusst, die nicht zuletzt auch Veränderungen in den gesellschaftlichen Wertemaßstäben unterworfen sind. Im Kontext der Lebensqualität ist die von den Pflegebedürftigen wahrgenommene Qualität der Leistungserbringung zu erheben. In der stationären Versorgung sind die Einwirkungsmöglichkeiten der Pflegeeinrichtungen auf die Lebensqualität der Bewohnerinnen und Bewohner höher als im ambulanten Bereich. Bei Letzterem kann sich die Erhebung der Lebensqualität nur an den jeweilig vertraglich vereinbarten Dienstleistungen orientieren.

Der Gesetzgeber hat in § 113b Abs. 4 Nr. 4 SGB XI festgelegt, dass ergänzende Instrumente für die Ermittlung und Bewertung von Lebensqualität zu entwickeln sind. Diese – aus Betroffensicht dringend notwendige Ergänzung – ist bisher nicht umgesetzt worden. Gute Pflegequalität allein ist noch kein Garant für individuelles Wohlbefinden und Zufriedenheit in der konkreten Versorgungssituation.

Je höher der Pflegebedarf und die Abhängigkeit von Fremdversorgung sind, desto enger sind Pflege- und Lebensqualität miteinander verbunden. Daher muss auch nach der Zufriedenheit mit der pflegerischen Unterstützung gefragt werden, und zwar in allen Dimensionen (z. B. Wohnen, Essen, Mobilität). Nur eine bedarfs- und bedürfnisgerechte Pflege schafft bestmögliche Voraussetzungen für die Förderung der Lebensqualität.

Zu diesem Zweck ist die Lebensqualität bei allen durch Pflegeeinrichtungen und -dienste versorgten Pflegebedürftigen zu erheben. Die Befragung sollte alle Pflegebedürftigen einschließen. Sie muss deshalb barrierefrei ausgestaltet werden (z. B. Verwendung verständlicher oder leichter Sprache bei Menschen mit kognitiven Einschränkungen, Verwendung elektronischer Formate für Menschen mit Sehbehinderungen). Die Erhebung sollte auch erfassen, ob bei der Befragung die Pflegebedürftigen allein, mit Unterstützung durch Dritte (beispielsweise Angehörige[91], Pflegepersonal) oder stellvertretend ausschließlich durch Dritte geantwortet wurde, um Besonderheiten transparent machen zu können.

Für die Darstellung der Lebensqualität in Einrichtungen können zudem Aussagen über die Strukturmerkmale (z. B. Vorhalten eines zimmereigenen Balkons) eine wichtige Rolle spielen, wenn sie so abgebildet werden, dass erkennbar wird, ob und inwieweit Lebensgewohnheiten beibehalten werden können. Entsprechend müssen die Strukturmerkmale um Aspekte der Lebensqualität ergänzt werden.

10.3.2.2 Unterscheidung zwischen strukturell bedingten und individuellen Fehlern
Bei der Datenerfassung wird nicht unterschieden zwischen den strukturell angelegten oder den auf persönliches Verhalten zurückzuführenden Fehlern. Diese Fehleranalyse ist als wichtige Orientierungshilfe bei der Qualitätsberichterstattung notwendig.

---

91 Mit Angehörigen sind auch Zugehörige wie Nachbarn und Freunde gemeint.

Individuelle Fehler beruhen auf menschlichem Fehlverhalten, ohne dass dies auf gesetzmäßige oder systemimmanente Ursachen zurückzuführen ist. Strukturell bedingte Fehler resultieren aus Mängeln in den Strukturen und Prozessen der Einrichtungen und sind von diesen zu verantworten. Sie lassen auf Defizite in der Organisation schließen, die Auswirkungen auf die Qualität der pflegerischen Leistungen haben. Dies transparent auszuweisen ist außerordentlich wichtig für die Nutzerinnen und Nutzer der Qualitätsberichterstattung bei der Entscheidungsfindung. Notwendig ist deshalb eine Abkehr von einem „reinen Zählen" individueller Pflegefehler hin zur Analyse von strukturell bedingten Fehlern und zu eingeleiteten Maßnahmen der Pflegeeinrichtungen zur Behebung. Dies sollte nicht nur Teil des Abschlussgespräches sein, sondern muss auch für die Nutzerinnen und Nutzer der Qualitätsberichterstattung sichtbar sein.

10.3.2.3 Stärken aufzeigen
Bei der derzeitigen und künftigen Qualitätsprüfung wird die Pflegequalität aus einer Stichprobe der Bewohnergesamtheit einer Pflegeeinrichtung anhand des Nichtvorhandenseins von Fehlern und Mängeln abgeleitet. Diese Art der Fehleranalyse suggeriert, dass diejenigen Pflegeeinrichtungen, bei denen im Rahmen der Qualitätsprüfung keine Fehler festgestellt wurden, auch tatsächlich eine fehlerfreie und damit bestmögliche Versorgung aller Bewohnerinnen und Bewohner anbieten. Dieser Fehlschluss muss vermieden werden.

In Zukunft muss es angezeigt sein, die Orientierungshilfe bei der Suche nach einer geeigneten Einrichtung mit Positiv-Kriterien zu verbinden. Das gibt Interessenten die Möglichkeit, nicht die Pflegeeinrichtung mit dem kleinsten Übel, sondern die beste Einrichtung für die jeweiligen individuellen Bedürfnisse auszuwählen.

10.3.2.4 Neue Informationsquellen erschließen
Erfreulicherweise öffnen sich zahlreiche Pflegeeinrichtungen immer mehr nach außen, sind fest im Quartier verankert und Teil eines trägerunabhängigen Versorgungskonzeptes geworden. Die positiven Aspekte dieser Öffnung und Vernetzung müssen stärker in den Qualitätsprüfungen abgebildet werden.

Neben den Pflegebedürftigen und ihren Angehörigen sowie den Mitarbeiterinnen und Mitarbeitern sind weitere Personenkreise in die Datenerhebung einzubeziehen, die infolge der Vernetzung über Erkenntnisse verfügen, die für die Qualitätserfassung wertvoll sind. Näheres hierzu ist im Kap. 10.3.3.3 aufgeführt.

10.3.2.5 Fehlermeldesysteme bundesweit einführen
Ein Fehlermeldesystem in den Pflegeeinrichtungen ist im Interesse einer Qualitätsverbesserung unerlässlich. Die standardisierte Erfassung von Pflegefehlern führt zum Aufbau einer Sicherheitskultur in den Einrichtungen. Dafür ist wichtig, dass

Fehler nicht nur gemeldet und erfasst werden, sondern sich hieraus auch konkrete Maßnahmen zur Vermeidung vergleichbarer Fehler in der Zukunft ableiten. Dazu gehört auch eine zugehende, unterstützende Begleitung und Anleitung etwa durch Gespräche und Fortbildungsmaßnahmen. Ein System, bei dem Fehler gemeldet und erfasst werden, trägt zudem dazu bei, zunächst grundsätzlich festzulegen, wie Fehler zu definieren sind und in welchen Bereichen des pflegerischen Ablaufs sich Fehler ereignen (können).

Neben einem Fehlermeldesystem bedarf es weiterer fest definierter Instrumente der internen Qualitätssicherung. Dazu gehören vor allem auch regelmäßige Befragungen der Bewohner sowie des Personals, Checklisten, fest definierte Prozess- und Ablaufbeschreibungen und das Setzen von Qualitätszielen.

10.3.3 Anforderungen an die Darstellung der Qualitätsprüfung

10.3.3.1 Wie muss zukünftig die Darstellung der Ergebnisse von Qualitätsprüfungen aussehen?

Mit einer Online-Darstellung können die Ergebnisse der Qualitätsprüfungen für die unterschiedlichen Informationsinteressen der verschiedenen Nutzergruppen aufbereitet werden. Nutzer der Qualitätsdarstellung können Ergebnisse und Informationen nach eigenen Vorstellungen gewichten mithilfe von Filter- und Sortierfunktionen, individueller Zusammenstellungen und Gruppierungen. Zur Nutzerfreundlichkeit sollten Vorauswahlen weitestgehend per Aufklapp-Menü (sogenanntes Pull-Down-Menü) ermöglicht werden.

Die Darstellung der Ergebnisse der Qualitätsprüfung muss daneben auch als Druckerzeugnis (sogenannte Print-Produkte) weiterhin zur Verfügung stehen, denn sie werden vor allem von Menschen höheren Alters genutzt. Deswegen müssen diese individualisierbar sein, um den Informationsgehalt von Print-Produkten für die Nutzer nicht zu schmälern. Dies kann beispielsweise nach einer bedarfsorientierten Beratung durch einen individuellen papiergebundenen Ausdruck der Ergebnisse realisiert werden.

Über die Bildung von klassischen Bedarfsgruppen, wie beispielsweise Beatmungspflichtige oder junge Pflegebedürftige, können spezifische Ergebnisse zusammengeführt und Informationen gebündelt werden. Nutzer können über entsprechende Bedarfsgruppen einen schnelleren und gezielten Überblick über zielgruppenspezifisch relevante Aspekte und infrage kommende Angebote erhalten.

In vielen Fällen werden die Nutzer auch Unterstützungsbedarf haben. Hierfür müssen Anlaufstellen ausgebaut und neu geschaffen werden, die eine unabhängige Vor-Ort-Beratung in der Häuslichkeit sicherstellen (aufsuchende Beratung). Dieses Beratungsrecht muss sich auch auf Angehörige erstrecken.

10.3.3.2 Welche Informationen müssen zur Verfügung gestellt werden?

Indikatoren zur Messung der Ergebnisqualität[92], beispielsweise zur erhaltenen Mobilität, zur Dekubitusentstehung oder auch zur Durchführung eines Integrationsgesprächs, werden durch die Pflegeeinrichtung selbst erfasst und einer statistischen Plausibilitätskontrolle sowie stichprobenbasierten externen Qualitätskontrolle unterzogen.

Informationen über die Pflegeeinrichtung (sogenannte Strukturinformationen[93]), wie beispielsweise Informationen zu den Mahlzeiten in der Pflegeeinrichtung, über Spezialisierung bzw. Versorgungsschwerpunkte oder religiöse Angebote, dienen dazu, den Nutzern einen genaueren Einblick in die Angebote und Strukturen der Einrichtung zu ermöglichen und werden ebenfalls von den Pflegeeinrichtungen bereitgestellt. Eine Überprüfung dieser Informationen ist hingegen auch im reformierten System nicht vorgesehen, was der Bedeutung der Informationen nicht gerecht wird. Strukturinformationen müssen wie Indikatoren zur Messung der Ergebnisqualität verpflichtend und verlässlich sein.

Um eine Vergleichbarkeit für die Nutzer herzustellen, müssen Pflegeeinrichtungen Angaben zu festgelegten Kriterien zur Verfügung stellen. Sollten Informationen nicht mehr den aktuellen Gegebenheiten entsprechen oder fehlerhaft sein, braucht es ein Verfahren, das die Aktualität sichert und die Möglichkeit zulässt, auch ihre Stärken bei der Qualität der pflegerischen Versorgung darzustellen.

Über die getroffenen Vereinbarungen zur Qualitätsdarstellung für die stationäre Pflege (QDVS) sollten weitere Strukturinformationen erfasst, abgebildet und konkretisiert werden, die das Informationsinteresse der Nutzer umfassender abbilden, wie beispielsweise die Ausweisung detaillierterer Informationen zu der Barrierefreiheit der jeweiligen Einrichtung. Die aktuelle QDVS berücksichtigt unter Punkt 2.5. der Anlage 4 als Aspekt der Barrierefreiheit allein die Zugänglichkeit der Wohn- und Gemeinschaftsflächen. Notwendig sind eine stärkere Differenzierung und Konkretisierung der Anforderungen an die Barrierefreiheit in der jeweiligen Pflegeeinrichtung, etwa anhand spezifischer Bedarfsgruppen, die unterscheiden nach
- Barrierefreiheit für Menschen mit Gehbehinderungen und für Rollstuhlfahrer (z. B. Vorhalten entsprechender Parkplätze, Zugänglichkeit mit dem Rollstuhl, hinreichende Türbreiten, rollstuhlgeeignete Toiletten),
- Barrierefreiheit für Menschen mit Sehbeeinträchtigungen und Blinde (z. B. Kennzeichnungen von Stufen, blendfreie Beleuchtung, Hell-Dunkel-Kontraste),

---

[92] Indikatoren nach Anlage 2 der Maßstäbe und Grundsätze für die Qualität, die Qualitätssicherung und -darstellung sowie für die Entwicklung eines einrichtungsinternen Qualitätsmanagements nach § 113 SGB XI in der vollstationären Pflege.

[93] Informationen über die Pflegeeinrichtung nach Anlage 4 zur Vereinbarung nach § 115 Abs. 1a SGB XI über die Darstellung und Bewertung der Qualitätsindikatoren gemäß § 113 Abs. 1a SGB XI und der Ergebnisse aus Qualitätsprüfungen nach §§ 114 f. SGB XI.

– Barrierefreiheit für Menschen mit Hörbeeinträchtigungen, Hörbehinderungen oder für Gehörlose (z. B. Möglichkeit von elektronischer Kommunikation) sowie
– Barrierefreiheit für Menschen mit kognitiven Einschränkungen (z. B. Verwendung leichter oder verständlicher Sprache, Verwendung von Piktogrammen, etc.).

Perspektivisch müssen Kriterien für die Barrierefreiheit einer Pflegeeinrichtung entwickelt und festgelegt werden, die die Kriterien nach DIN 18040 spezifisch ergänzen. Diese müssen dann durch eine unabhängige Institution überprüft werden.

10.3.3.3 Welche Informationsquellen sollen zusätzlich genutzt werden?
Die Darstellung von Ergebnissen der Qualitätsprüfungen können und sollen die Basis einer individuellen Auswahl sein. Sie können aber keinesfalls den notwendigen Besuch vor Ort und den persönlichen Eindruck ersetzen. Auf der Grundlage der Darstellung von Ergebnissen der Qualitätsprüfungen können jedoch eine Vorauswahl und eine vorgeschaltete Konkretisierung erfolgen.

Für eine umfassende Basis und Grundlage sollen neben den derzeit bereitgestellten Informationen zusätzliche Informationen in die Darstellung aufgenommen werden. Dazu zählen etwa die Feststellungen der Heimaufsichten der Bundesländer, die u. a. detailliertere Angaben zur Barrierefreiheit prüfen. Hierfür soll eine Kooperation der Heimaufsichten mit den Medizinischen Diensten der Krankenversicherung (MDK) gestärkt werden.

Zugleich sind noch nicht ausreichend genutzte Informationsquellen über die Leistungen einer Einrichtung und eines Dienstes in die Qualitätsdarstellung einzubinden. Nachfolgende Beispiele verdeutlichen dies:
– Mit der pflegerischen Arbeit der Pflegeeinrichtungen kommt eine Vielzahl von Menschen in Berührung, darunter Angehörige, Bekannte, Gäste, externe Dienstleister wie Reinigungskräfte, Hausmeister, Physiotherapeuten, Logopäden oder auch Seelsorger und Rettungsdienste. Deren Beobachtungen und Erfahrungen sollen genutzt und abgebildet werden, beispielsweise durch Kommentierungsmöglichkeiten.
– Ein verpflichtend einzurichtendes Beschwerdemanagement soll als Erkenntnisquelle genutzt werden. Beschwerden sollen als Ressourcen zur Qualitätsverbesserung verstärkt genutzt werden. Ein strukturiertes Beschwerdemanagement fördert eine solche Entwicklung.
– Die Bewohnerbeiräte sind als kollektive Interessenvertretung der Bewohnerschaft als Informationsquelle für Auskünfte über das Heimgeschehen wertvoll. Es gilt Wege zu finden, wie diese Quellen mit direktem Bezug zum Geschehen in der Einrichtung in die Qualitätsdarstellung einbezogen werden können. Mit beispielsweise eigenen Kommentarspalten in der Darstellung oder der Veröffentlichung des Tätigkeitsberichts des Bewohnerbeirats können diese Informationen Einzug in die Qualitätsdarstellung erhalten.

10.3.3.4 Welche Anforderungen der Barrierefreiheit sind an die Darstellung der Informationen zu stellen?

Gerade Menschen mit Sehbehinderungen profitieren in hohem Maße von der Digitalisierung, da sie sich die entsprechenden Texte vorlesen lassen können. Hierfür müssen die Dokumente jedoch von vornherein barrierefrei ausgestaltet sein. Nach der „Richtlinie (EU) 2016/2102 des Europäischen Parlaments und des Rates vom 26. Oktober 2016 über den barrierefreien Zugang zu den Websites und mobilen Anwendungen öffentlicher Stellen" besteht die Verpflichtung, die Angebote entsprechend den dortigen Vorgaben barrierefrei auszugestalten.[94] Ferner wird darauf hingewiesen, dass sich die Barrierefreiheit nicht auf technische Standards beschränkt. Vielmehr ist auch dafür Sorge zu tragen, dass die Informationen verständlich sind und auch in leichter Sprache zur Verfügung stehen, damit auch Menschen mit kognitiven Einschränkungen sie verstehen können.

10.3.4 Anforderungen an die Veröffentlichung

10.3.4.1 Zugangswege

Pflegebedürftige und deren Angehörige haben einen Anspruch auf verständliche, übersichtliche und vergleichbare Informationen zur Qualität und Angebotsstruktur der Pflegeeinrichtungen sowie zu den Kosten, insbesondere in Bezug auf die zu leistenden Eigenanteile. Bei der Suche und Auswahl der passenden Pflegeeinrichtung unterscheiden sich die Nutzer in ihren Bedürfnissen und Vorstellungen über Art, Umfang und Qualität der Angebote. Beispielsweise führen gesundheitliche, altersbedingte oder kulturelle Gründe sowie Lebensgewohnheiten zu unterschiedlichen Bedürfnissen und Wünschen. Hinzu kommen weitere Nutzergruppen, etwa Beratungsstellen und Forschungseinrichtungen.

Um diesen unterschiedlichen Anforderungen gerecht zu werden, müssen Rahmenbedingungen geschaffen werden, die eine unterschiedliche Aufbereitung der Informationen und deren Darstellung ermöglichen. Die Voraussetzungen für eine bedarfsgerechte und flexible Darstellung müssen geschaffen werden. Grundvoraussetzung hierfür ist eine unbürokratische und nicht selektive Bereitstellung aller Daten in anonymisierter Form. Gemeint sind damit die Daten, die entsprechend den Qualitätsdarstellungsvereinbarungen bzw. ihren Anlagen erhoben werden, also insbesondere die Daten aus den Qualitätsprüfungen, den Indikatorenerhebungen, weitere Einrichtungsinformationen sowie ergänzend Daten zu den Kosten, die neben einem Leistungs- auch einen Preisvergleich ermöglichen. Die Bereitstellung aller Daten in ano-

---

94 Hilfestellungen des Projektes „Barrierefrei informieren und kommunizieren": http://bik-fuer-alle.de/barrierefreiheit-umsetzen.html

nymisierter Form ermöglicht die Ausgestaltung verschiedener Zugangswege zu den Informationen, etwa im Rahmen der Online-Veröffentlichung.

Unter diesen Voraussetzungen – und unter bestimmten Nutzungsbedingungen – ist die Veröffentlichung der Qualitätsergebnisse durch Anbieter und Betreiber von Informationsportalen denkbar. Wünschenswert ist ein Wettbewerb unter den Anbietern und Betreibern, ausgerichtet auf eine bedarfsgerechte und flexible Darstellung der Qualitätsergebnisse aus der Nutzerperspektive. Dabei ist auch eine konzeptionelle Schwerpunktsetzung in der Darstellung einzelner Portale auf bestimmte Bedarfsgruppen wie junge Pflegebedürftige oder Beatmungspflichtige vorstellbar.

Um Anreize für eine kontinuierliche Verbesserung der Darstellung der Qualität und der Informationen zu den Einrichtungen zu geben, braucht es unabhängige Betroffenen- und Verbraucherorganisationen, für die es möglich sein muss, im Rahmen ihres Aufgabenspektrums die Daten und ihre Darstellung zu analysieren und zu bewerten.

10.3.4.2 Nutzungsbedingungen

Für die Verwendung der oben genannten Daten müssen Nutzungsbedingungen einen gesicherten, aber unbürokratischen Zugang zu den Daten sowie eine nicht missbräuchliche, nicht wettbewerbsverzerrende und nicht kommerzielle, manipulationsfreie Nutzung sichern. Bei der Festlegung dieser Nutzungsbedingungen ist besonderes Augenmerk darauf zu legen, dass über die Sicherstellung eines o. g. fairen und qualitätsorientierten Wettbewerbs hinaus keine Vorgaben zur Darstellung und Nutzung der Datenauswertung gemacht werden. Das bedeutet, dass es beispielsweise möglich sein muss, Teildaten herauszugreifen, sie mit anderen Daten und Informationen über die Einrichtung zusammenzufügen und in eigener Verantwortung hieraus Schlüsse zu ziehen. Nur eine diesbezügliche Freiheit gewährt eine Pluralität von Darstellungsformaten und einen umfassenden Informationsmarkt. Das gilt nicht für die Bewertungssystematik.

Es wird nicht ein optimales Darstellungsformat geben können. Möglich ist aber ein der jeweiligen Zielgruppe angepasstes und bedarfsgerechtes Angebot. Geltendes Recht, etwa das Gesetz gegen den unlauteren Wettbewerb, und der Rechtsweg zu den Zivilgerichten sichern den Pflegeeinrichtungen im Einzelfall Ansprüche (etwa Unterlassungs-, Schadensersatz- oder Beseitigungsansprüche) bei unlauteren Praktiken der Informationsanbieter. Dies entspricht dem Interesse der Allgemeinheit an einem unverfälschten Wettbewerb.

10.3.5 Ausblick

10.3.5.1 Evaluation und Weiterentwicklung mit Perspektiven

Mit dem Beschluss des Qualitätsausschusses Pflege vom 19. März 2019 wurden vorerst für den stationären Bereich die Weichen für eine neue Qualitätsprüfung und ihre Darstellung gelegt, die zumindest eine Verbesserung gegenüber dem bisherigen System der Pflegenoten erwarten lassen. Bislang ist im Rahmen von § 114c Abs. 3 SGB XI lediglich eine Evaluation der festgelegten Bewertungssystematik gesetzlich vorgegeben. Nicht gesetzlich vorgesehen ist eine Weiterentwicklung dieses neuen Prüfsystems. Nur eine kontinuierliche Weiterentwicklung bietet jedoch die Möglichkeit, die Qualität des neuen Prüfsystems dauerhaft sicherzustellen, indem zum Beispiel Defizite frühzeitig erkannt und Lösungsvorschläge zur Weiterentwicklung aufgezeigt werden.

Ein weiterer wesentlicher Nutzen ist die Aufrechterhaltung eines Dialogs unter den beteiligten Leistungsträgern, Leistungserbringern, Pflegebedürftigen, Pflegebetroffenenvertretern und Anbietern von Informationen. In diesen Diskurs soll zukünftig auch verstärkt die Wissenschaft einbezogen werden, die nicht als Auftragnehmer der Beteiligten, sondern vielmehr als eigenständiger Beteiligter fungieren soll. Die Notwendigkeit der Weiterentwicklung sollte gesetzlich zwingend vorgesehen werden. Hierfür braucht es verbindliche Vorgaben hinsichtlich der Zeitpunkte und der konkreten Ausgestaltung. Wichtig ist zudem, dass die Ergebnisse der Weiterentwicklung nicht nur intern verwendet, sondern nach außen einer breiten Öffentlichkeit gegenüber transparent gemacht werden.

10.3.5.2 Rolle der Verbände nach § 118 SGB XI

Pflegebedürftige und deren Angehörige sind aufgrund ihrer körperlichen, kognitiven und emotionalen Belastungen als besonders vulnerable Personengruppe im Geflecht der pflegerischen Versorgung einzustufen. Hinzu kommen enorme finanzielle Belastungen und der Versorgung geschuldete Abhängigkeiten, die die Autonomie und Wahlfreiheit dieser Personengruppe auch zukünftig herausfordern werden. Die Verbände nach § 118 SGB XI verstehen sich auch künftig als Vertreter, die sich für die Belange der oben genannten Personengruppen einsetzen und insbesondere darum bemüht sind, Defizite im Prüfsystem jenseits einer geregelten Evaluation aufzuzeigen, Impulse für eine Verbesserung zu setzen sowie verschiedene Darstellungsformate zu den Qualitätsinformationen aus der Perspektive der oben genannten Personengruppe nach Zugänglichkeit, Aussagekraft und Verständlichkeit zu überprüfen und weiterzuentwickeln.

Eine organisatorische wie finanzielle Stärkung der sechs maßgeblichen Organisationen für die Wahrnehmung der Interessen und der Selbsthilfe pflegebedürftiger und behinderter Menschen bleibt dabei eine grundlegende Notwendigkeit. Um der Stimme der pflegebedürftigen und behinderten Menschen ein angemessenes Gewicht zu geben, fordern die Verbände nach § 118 SGB XI:

- Eine Stabsstelle, um die Arbeit der Verbände nach § 118 SGB XI inhaltlich und organisatorisch zu unterstützen,
- stärkere finanzielle Unterstützung zur Wahrnehmung der gesetzlichen Beteiligungsrechte durch Verbandsvertreter,
- ein Stimmrecht in Verfahrensfragen im Qualitätsausschuss Pflege, um die Beratung und die Verfahren in der Pflege mitzugestalten,
- einen ständigen unparteiischen Vorsitzenden für den Qualitätsausschuss, den das Bundesministerium für Gesundheit benennt sowie
- mehr Transparenz im Qualitätsausschuss durch öffentliche Sitzungen und öffentlich einsehbare Protokolle.

Weitere Informationen hierzu befinden sich in einem Hintergrundpapier[95].

10.4 Qualitätsprüfungen in der stationären Pflege

Klaus Wingenfeld

Das zweite Gesetz zur Stärkung der pflegerischen Versorgung und zur Änderung weiterer Vorschriften (Zweites Pflegestärkungsgesetz – PSG II) vom 21. Dezember 2015 brachte für die Entwicklung der Qualitätsprüfungen zwei grundlegende Veränderungen. Zum einen wurden mit diesem Gesetz bestimmte Eckpunkte für das zukünftige System der Qualitätsbeurteilung festgeschrieben, ergänzt um einige Vorgaben zur Zeitplanung und zur Ausgestaltung des notwendigen Entwicklungsprozesses. Dazu zählte u. a. die Vorgabe, unabhängige wissenschaftliche Einrichtungen mit der Entwicklung neuer Prüfkonzepte zu beauftragen. Zum anderen sorgte das PSG II für die Einführung eines neuen Pflegebedürftigkeitsbegriffs, der zwar vorrangig eine Veränderung der Kriterien für den Zugang zu Leistungen der Pflegeversicherung, aber auch eine Weiterentwicklung des Leistungsspektrums der pflegerischen Versorgung mit sich brachte. Ändern sich die Leistungsinhalte, so muss auch das Verfahren der Qualitätsbeurteilung angepasst werden, das sich auf diese Inhalte bezieht. Besonders deutlich zeigt sich dies im Falle der Pflegesachleistung bei ambulanter Pflege, deren Angebotsspektrum mit § 36 Abs. 1 und 2 Elftes Buch Sozialgesetzbuch (SGB XI) grundlegend neu geregelt wurde. Aber auch in den anderen Pflegebereichen ist eine Weiterentwicklung des Pflegeverständnisses und der Pflegeinhalte gefordert. Konsequenzen ergeben sich aus diesen Veränderungen auch für den Beratungsauftrag

---

[95] Hintergrundpapier der Verbände nach § 118 SGB XI „FÜR MEHR MITBESTIMMUNG IN DER PFLEGE" unter https://www.vdk.de/deutschland/pages/presse/74455/verbaende_fordern_mehr_mitbestimmung_in_der_pflege

der Prüfdienste, sowohl im Hinblick auf Inhalte der Qualitätsberatung als auch für die Einbettung der Beratung in das Prüfgeschehen in der Praxis.

Vor diesem Hintergrund ist die Einführung der neuen Prüfverfahren als Teil eines umfassenden innovativen Prozesses aufzufassen. Die im Herbst 2019 einsetzenden Veränderungen im Bereich der vollstationären Pflege betrafen nicht nur die Kriterien und Methoden, nach denen Qualität beurteilt wird. Mit der indikatorengestützten Beurteilung der Ergebnisqualität (s. Kap. 10.7) entstand im Bereich der stationären Langzeitpflege eine zweite, von externen Prüfungen weitgehend unabhängige Säule der Qualitätsbewertung. Die neuen öffentlichen Qualitätsdarstellungen (s. Kap. 10.8), welche die sogenannten Transparenzberichte ablösen, führen zu einem deutlichen Zuwachs von qualitätsrelevanten Informationen für die interessierte Öffentlichkeit. Das interne Qualitätsmanagement in den Pflegeeinrichtungen muss sich vor dem Hintergrund dieser Veränderungen ebenfalls neu ausrichten. Insofern kann zu Recht von einem Neuanfang im System der Qualitätsbeurteilung gesprochen werden.

Die inhaltlichen, methodischen und organisatorischen Vorgaben für das Prüfverfahren werden in den „Richtlinien des GKV-Spitzenverbandes über die Durchführung der Prüfung der in Pflegeeinrichtungen erbrachten Leistungen und deren Qualität nach § 114 SGB XI für die vollstationäre Pflege (Qualitätsprüfungs-Richtlinien für die vollstationäre Pflege – QPR vollstationär)" vom 17. Dezember 2018 definiert [1]. Diese Richtlinien hat der GKV-Spitzenverband unter Beteiligung des MDS und des Prüfdienstes der privaten Krankenversicherung beschlossen. Die maßgeblichen Organisationen für die Wahrnehmung der Interessen und der Selbsthilfe pflegebedürftiger und behinderter Menschen nach § 118 SGB XI haben hierbei beratend mitgewirkt. Die Qualitätsprüfungs-Richtlinien sind am 1. November 2019 in Kraft getreten.

10.4.1 Grundsätze des Prüfverfahrens

Die Konzeption des 2019 eingeführten Prüfverfahrens, die gemeinsam vom Institut für Pflegewissenschaft an der Universität Bielefeld (IPW) und dem Göttinger aQua-Institut (Institut für angewandte Qualitätsförderung und Forschung im Gesundheitswesen GmbH) im Auftrag des Qualitätsausschusses Pflege entwickelt wurde [2], beruht auf bestimmten Grundsätzen, aus denen sich die Eckpunkte des Verfahrens ableiten:

1. *Konzentration auf die pflegebedürftige Person und die Ergebnisqualität*: Die Gesundheit der Bewohner, ihre Lebenssituation und ihre Bedürfnisse stehen im Mittelpunkt der vom Prüfdienst vorzunehmenden Beurteilungen. Der Begriff *Qualitätsdefizit* bezieht sich im neuen Prüfverfahren vorrangig auf Risiken, Gefährdungen, Schädigungen oder andere Probleme, die für einen Bewohner entstanden sind und im Verantwortungsbereich der Einrichtung liegen. Fachliche Schwächen, die keine Bedeutung für die pflegebedürftige Person haben, sollen zwar identifiziert und benannt werden, aber bei der Beurteilung der Versorgungsqualität nicht ins Gewicht fallen. Insofern kann von einer ergebnisorientierten

Qualitätsbeurteilung gesprochen werden. Prozesse und Strukturen werden zwar weiterhin betrachtet, aber nicht unter formalen Gesichtspunkten bewertet, sondern im Hinblick auf ihre Bedeutung für die Gesundheit und das Wohlergehen der Bewohner beurteilt. Die Prüfdienste sollen sich dementsprechend in erster Linie mit der individuellen Versorgung und weniger mit den Rahmenbedingungen oder fachlichen Grundlagen der Versorgung beschäftigen. Die Beurteilung von Einrichtungsmerkmalen beispielsweise nimmt nur noch wenig Raum ein.

2. *Nutzung des Pflegebedürftigkeitsbegriffs als fachlicher Bezugsrahmen*: Das Verständnis von Pflege und Pflegebedürftigkeit, das sich mit dem seit 2017 geltenden Pflegebedürftigkeitsbegriff verbindet, ist ein zentraler Bezugspunkt für die Definition von Prüfinhalten und fachlichen Anforderungen. Begrifflichkeiten, mit denen der neue Pflegebedürftigkeitsbegriff operiert, wurden teilweise direkt in das Prüfverfahren übernommen.

3. *Vermeidung einer einseitigen Ausrichtung der Prüfung auf die Pflegedokumentation und andere Dokumente*: Die Erfahrungen, die insbesondere im Zusammenhang mit den Pflegenoten gesammelt wurden, zeigten eine übergroße Abhängigkeit der Qualitätsbeurteilungen von der Art und Weise, wie der Pflegeprozess in der Pflegedokumentation abgebildet wird. Das Risiko, dass Einrichtungen aufgrund der Dokumentationsqualität zu gut oder zu schlecht bewertet werden, sollte mit dem neuen Prüfverfahren minimiert werden.

4. *Aufwertung des fachlichen Dialogs als Informationsquelle*: Die Abkehr von der einseitigen Konzentration auf die schriftliche Dokumentation geht mit einer Aufwertung des Fachgesprächs einher. Die direkte Kommunikation zwischen Prüfern und Mitarbeitern der Einrichtung wird gestärkt. Die Prüfdienste können Informationsquellen wesentlich flexibler nutzen als im alten Prüfverfahren. Der fachliche Dialog als Informationsquelle soll dabei einen besonderen Stellenwert erhalten.

5. *Differenzierte Bewertungen*: Mit der Verwendung einer vierstufigen Bewertungssystematik und anderen Mitteln wird eine Spezifizierung von fachlichen Schwachstellen und Defiziten ermöglicht.

6. *Eindeutige Bewertungen*: Die Beurteilungen, die im Prüferverfahren formuliert werden, sollen unmissverständliche Bewertungen ergeben. Es sollen Situationen vermieden werden, in denen beispielsweise nicht erkennbar ist, ob es sich bei einem festgestellten Defizit um eine Dokumentationslücke oder eine Schädigung des Bewohners handelt. Vermieden werden soll auch, dass eine formal sehr gute Bewertung inhaltlich nicht interpretiert werden kann, wie dies im Falle der Gesamtnote im früheren System der Transparenzkriterien der Fall war.

10.4.2 Gegenstand der Qualitätsbeurteilung (Prüfinhalte)

Im neuen Prüfverfahren gibt es keine Qualitätskriterien im herkömmlichen Sinn, sondern sogenannte Qualitätsaspekte, die jeweils wichtige Versorgungsaufgaben umfassen. Das ist zum Beispiel die Unterstützung bei der Ernährung und Flüssigkeitsversorgung oder die Unterstützung von Bewohnern mit herausforderndem Verhalten und psychischen Problemlagen. Insgesamt gibt es 24 Qualitätsaspekte dieser Art, wobei ein Qualitätsaspekt nur dann Gegenstand einer Qualitätsbeurteilung wird, wenn bei dem Bewohner ein entsprechendes Pflegeproblem bzw. ein Bedarf vorhanden ist. Bei Bewohnern etwa, die keinen Unterstützungsbedarf im Bereich der Ernährung und Flüssigkeitsversorgung haben, wird dieses Thema ausgeklammert. Für alle Qualitätsaspekte gibt es im Prüfinstrumentarium Definitionen, die klarstellen, was im Einzelnen Gegenstand der Prüfung sein soll. Die 24 Qualitätsaspekte für Prüfungen der Kurzzeitpflege und der stationären Langzeitpflege sind in 6 Qualitätsbereiche eingeteilt (vgl. Tab. 10.2). Für Tagespflegeeinrichtungen ist eine inhaltliche Anpassung dieses Katalogs an das Leistungsspektrum der Tagespflege vorgesehen.

Die Qualitätsbereiche 1 bis 4 werden auf der Ebene der individuellen Versorgung beurteilt, also bei jeder der mit der Stichprobe ausgewählten Person, die eine Problem- oder Bedarfskonstellation aufweist, die mit dem jeweiligen Qualitätsaspekt angesprochen wird. Auch die im Qualitätsbereich 5 enthaltenen Aspekte sind der Ebene der individuellen Versorgung zuzuordnen, für sie erfolgen jedoch keine gesonderten Feststellungen. Grundlage der Beurteilung sind in diesem Fall die Feststellungen bei anderen Qualitätsaspekten. So wird beispielsweise bei der Beurteilung der Unterstützung im Bereich der Mobilität (Qualitätsaspekt 1.1) u. a. erfasst, inwieweit Beeinträchtigungen der Mobilität als gesundheitliches Risiko (z. B. Risiko für die Dekubitusentstehung oder Sturzrisiko) bei der Versorgung berücksichtigt werden. Hinweise auf den Umgang der Einrichtung mit Risiken und Gefährdungen werden also gesammelt und am Ende für die Einrichtung als Ganzes bewertet. Analog wird bei den Qualitätsaspekten 5.2 bis 5.5 verfahren. Der Qualitätsbereich 6 hat ebenfalls einen Sonderstatus und umfasst 3 Qualitätsaspekte, die auf der Ebene der Einrichtung beurteilt werden. Dazu gehört der Qualitätsaspekt „Maßnahmen zur Vermeidung und zur Behebung von Qualitätsdefiziten", bei dem beurteilt wird, inwieweit es ein funktionierendes Qualitätsmanagement gibt und wie auf Qualitätsdefizite oder eine schlechte Ergebnisqualität reagiert wird.

Tab. 10.2: Qualitätsaspekte und Qualitätsbereiche bei Prüfungen der Kurzzeitpflege und der vollstationären Langzeitpflege (Quelle: Qualitätsprüfungs-Richtlinien für die vollstationäre Pflege vom 17. Dezember 2018 [1]).

Bereich 1: Unterstützung bei der Mobilität und Selbstversorgung
1.1 Unterstützung im Bereich der Mobilität
1.2 Unterstützung bei der Ernährung und Flüssigkeitsversorgung
1.3 Unterstützung bei Kontinenzverlust, Kontinenzförderung
1.4 Unterstützung bei der Körperpflege

Bereich 2: Unterstützung bei der Bewältigung von krankheits- und therapiebedingten Anforderungen und Belastungen
2.1 Medikamentöse Therapie
2.2 Schmerzmanagement
2.3 Wundversorgung
2.4 Unterstützung bei besonderen medizinisch-pflegerischen Bedarfslagen
2.5 Unterstützung bei der Bewältigung von sonstigen therapiebedingten Anforderungen

Bereich 3: Unterstützung bei der Gestaltung des Alltagslebens und der sozialen Kontakte
3.1 Unterstützung bei Beeinträchtigungen der Sinneswahrnehmung
3.2 Unterstützung bei der Tagesstrukturierung, Beschäftigung und Kommunikation
3.3 Nächtliche Versorgung

Bereich 4: Unterstützung in besonderen Bedarfs- und Versorgungssituationen
4.1 Unterstützung der versorgten Person in der Eingewöhnungsphase nach dem Einzug
4.2 Überleitung bei Krankenhausaufenthalten
4.3 Unterstützung von versorgten Personen mit herausfordernd erlebtem Verhalten und psychischen Problemlagen
4.4 Freiheitsentziehende Maßnahmen

Bereich 5: Bedarfsübergreifende fachliche Anforderungen
5.1 Abwehr von Risiken und Gefährdungen
5.2 Biografieorientierte Unterstützung
5.3 Einhaltung von Hygieneanforderungen
5.4 Hilfsmittelversorgung
5.5 Schutz von Persönlichkeitsrechten und Unversehrtheit

Bereich 6: Einrichtungsinterne Organisation und Qualitätsmanagement
6.1 Qualifikation der und Aufgabenwahrnehmung durch die verantwortliche Pflegefachkraft
6.2 Begleitung Sterbender und ihrer Angehörigen
6.3 Maßnahmen zur Vermeidung und zur Behebung von Qualitätsdefiziten

---

10.4.3 Bewertung der Qualitätsaspekte

Die Maßstäbe und Methoden zur Bewertung der Qualität haben sich mit der Einführung des neuen Prüfverfahrens erheblich verändert und sind ein Schlüssel zum Verständnis dieses Verfahrens. Zuvor hatten die Prüfer überwiegend zu beurteilen, ob bestimmte, abschließend definierte Kriterien bzw. Anforderungen erfüllt waren oder nicht (z. B. Nachweis einer Risikoeinschätzung in der Pflegedokumentation). Gleichzeitig war vorgegeben, unter welchen Voraussetzungen ein Kriterium als erfüllt anzusehen war (meist unter Bezugnahme auf die Pflegedokumentation).

Im neuen Prüfverfahren hingegen wird die Versorgung (also z. B. die Unterstützung bei der Ernährung und Flüssigkeitsversorgung) direkt bewertet. Der Prüfer muss beurteilen, ob für den Bewohner *negative Folgen* entstanden sind, die die Einrichtung bzw. ihre Mitarbeiter zu verantworten haben, oder ob ein *Risiko für das Eintreten einer solchen negativen Folge* besteht. Die Definition dessen, was unter einer negativen Folge zu verstehen ist, hat damit zentrale Bedeutung für Qualitätsbeurteilungen. Sie umfasst drei verschiedene Situationen:

- *Gesundheitliche Schädigungen*: Im Extremfall kommt es durch ein fachliches Defizit zu einer gesundheitlichen Schädigung des Bewohners. Angesprochen ist damit beispielsweise die Entstehung eines Dekubitus infolge fehlender Dekubitusprophylaxe, eine Dehydration aufgrund unzureichender Flüssigkeitsversorgung oder eine Wundinfektion infolge fehlender Beachtung von Hygienevorschriften.
- *Keine bedarfsgerechte Versorgung*: Eine negative Folge liegt aber auch dann vor, wenn die durchgeführten Maßnahmen nicht dem individuellen Bedarf des Bewohners entsprechen, auch wenn noch keine sichtbaren gesundheitlichen Nachteile entstanden sind. Beispiele sind fehlende Mobilisierung von bettlägerigen Bewohnern, unzureichende Körperpflege bei unselbständigen Bewohnern oder die fehlende Unterstützung bei der Nutzung von Hilfsmitteln, die das Alltagsleben des Bewohners erheblich einschränken.
- *Keine bedürfnisgerechte Versorgung*: In diesem Fall geht es um die Feststellung, dass die Versorgung *regelmäßig* nicht den Bedürfnissen des Bewohners entspricht. Beispiele hierfür sind die andauernde Verweigerung von Selbstbestimmung oder die regelmäßige Missachtung von explizit geäußerten Wünschen, deren Erfüllung durchaus möglich und erstrebenswert wäre.

Wenn negative Folgen dieser Art (noch) nicht eingetreten sind, aber die Gefahr besteht, dass dies geschieht, besteht ein Risiko des Eintretens einer negativen Folge. Beides – eine negative Folge und das Risiko des Eintretens einer negativen Folge – wird im Prüfverfahren als *Qualitätsdefizit* gewertet. Art und Häufigkeit dieser Defizite entscheiden am Ende darüber, wie ein Qualitätsaspekt unter Berücksichtigung der Feststellungen bei allen Bewohnern aus der Stichprobe beurteilt wird.

Fachliche Schwachstellen, die weder mit Risiken noch mit einer negativen Folge verbunden sind, gelten nicht als Defizit, sondern als *Auffälligkeit*. Dazu gehören beispielsweise Lücken in der Pflegedokumentation, die für die Versorgung des jeweiligen Bewohners unerheblich sind. Die Prüfdienste sollen die Einrichtung auf diese Schwachstellen hinweisen und dazu Beratung leisten, aber sie fließen nicht in die Qualitätsbeurteilung ein.

Die Bewertung in den Qualitätsbereichen 1 bis 4 erfolgt somit in abgestufter Form und mit Hilfe von Bewertungskategorien, die mit den Buchstaben A bis D bezeichnet werden [1]:

A. Keine Auffälligkeiten oder Defizite
B. Auffälligkeiten, die keine Risiken oder negativen Folgen für die versorgte Person erwarten lassen
C. Defizit mit Risiko negativer Folgen für die versorgte Person
D. Defizit mit eingetretenen negativen Folgen für die versorgte Person.

Hervorzuheben ist, dass eine D-Bewertung für fehlende Bedarfs- oder Bedürfnisgerechtigkeit nicht allein mit dem Fehlen einer Information in der Pflegedokumentation begründet werden darf. Es kann sich auch um ein systematisches Dokumentationsdefizit handeln. Vielmehr müssen in diesem Fall zum Nachweis weitere Feststellungen getroffen werden. Auch eine isolierte Aussage der versorgten Person, die nicht durch weitere Feststellungen verifiziert werden kann, reicht nicht aus, um beispielsweise den Nachweis einer regelmäßig nicht bedarfsgerechten Versorgung zu erbringen.

Die Bewertung erfolgt außerdem grundsätzlich unter Berücksichtigung der Grenzen, die durch die Einwirkungsmöglichkeiten der Einrichtung und ihrer Mitarbeiter gesteckt sind. Diese Grenzen ergeben sich vor allem durch folgende Faktoren [2]:
- fehlende Bereitschaft des Bewohners, Hilfen oder Hinweise der Mitarbeiter anzunehmen
- fehlende Fähigkeit des Bewohners, bei der pflegerischen Unterstützung zu kooperieren
- Versorgung durch externe Stellen oder Personen (z. B. Ärzte)
- fehlende Praktikabilität oder Überforderung des rechtlich und vertraglich definierten Auftrags der Einrichtung (bei unrealistischen Erwartungen des Bewohners oder der Angehörigen an die Versorgung).

Am Ende der Prüfung werden alle individuellen Bewertungen zusammengeführt, um zu einer Übersicht über die etwaigen Auffälligkeiten und Defizite bei den jeweiligen Qualitätsaspekten zu gelangen, also beispielsweise zur Beantwortung der Frage, wie häufig ein Defizit bei der Unterstützung der Bewohner bei der Ernährung und Flüssigkeitsversorgung in der Einrichtung festgestellt wurde und um welche Defizite es sich hierbei im Einzelnen handelt. Diese Zusammenführung (insbesondere die Häufigkeit der C- und D-Bewertungen bei einem Qualitätsaspekt) ist die Grundlage für die Bewertungen, die später in den Qualitätsdarstellungen veröffentlicht werden. Nach bestimmten Regeln wird die Beurteilung eines Qualitätsaspekts in den Bereichen 1 bis 4 mit folgenden Bewertungen ausgedrückt (vgl. Kap. 10.8):

1. Keine oder geringe Qualitätsdefizite
2. Moderate Qualitätsdefizite
3. Erhebliche Qualitätsdefizite
4. Schwerwiegende Qualitätsdefizite.

10.4.4 Verfahrensablauf

Prüfungen in vollstationären Pflegeeinrichtungen sollen regelmäßig einmal jährlich stattfinden. Mit der Einführung eines neuen Prüfverfahrens Ende 2019 wurde jedoch die Möglichkeit geschaffen, den Prüfrhythmus aufzulockern. Nach den Vorschriften des § 114c Abs. 1 SGB XI können Prüfungen, die nach dem 31. Dezember 2020 stattfinden, in Einrichtungen mit einem hohen Qualitätsniveau auch im Abstand von bis zu zwei Jahren erfolgen. Die Prüfungen werden nach der Erteilung des Prüfauftrags durch den zuständigen Landesverband der Pflegekasse eingeleitet. Bei den Einzelheiten des Verfahrens gibt es einige regionale Unterschiede. Zum Teil handelt es sich um einen umfassenden Auftrag, auf dessen Grundlage die Prüfdienste selbst planen können, welche Einrichtung zu welchem Zeitpunkt im Jahresverlauf geprüft werden soll. Zum Teil machen die Pflegekassen selbst jedoch eingrenzende Zeitvorgaben. Mit der Festlegung, zu welchem Zeitpunkt eine Prüfung stattfinden soll, werden weitere Prozesse ausgelöst.

Den gesetzlichen Bestimmungen gemäß werden Prüfbesuche in der stationären Pflege seit November 2019 – ähnlich wie schon seit vielen Jahren in der ambulanten Pflege – am Tag zuvor angekündigt. Die Ankündigung schafft wesentlich bessere Voraussetzungen für einen reibungslosen Prüfablauf und die Reduzierung von Störungen der Bewohnerversorgung. Der idealtypische Ablauf von Regelprüfungen wird im Folgenden in groben Zügen beschrieben. Anlass- und Wiederholungsprüfungen werden ebenfalls in dieser Form durchgeführt, wobei es bei Anlassprüfungen Regelungen zur Flexibilisierung der Bestimmung der Stichprobe gibt. Am Gesamtkonzept ändert dies aber wenig.

Stichprobe
Regelhaft soll die Stichprobe für Qualitätsprüfungen in der vollstationären Pflege neun Personen umfassen. Diese Stichprobengröße stellt keine Änderung gegenüber dem bis 2019 geltenden Verfahren dar. Neu sind allerdings die Kriterien für die Stichprobenziehung. Die Pflegegrade der Bewohner werden nicht mehr zugrunde gelegt. Die Stichprobe setzt sich vielmehr aus zwei Teilstichproben zusammen, die nach anderen Vorgaben ermitteln werden.

Die erste Teilstichprobe stellt eine geschichtete Zufallsstichprobe dar und umfasst sechs Bewohner, die bestimmte Merkmale der Pflegebedürftigkeit aufweisen. Im Regelverfahren wird diese Teilstichprobe von der sogenannten Datenauswertungsstelle (DAS) gezogen, die regelmäßig pseudonymisierte Daten über alle Bewohner einer Einrichtung erhält. Diese Daten stammen aus der Ergebniserfassung, die die Einrichtungen in halbjährlichem Abstand zum Zweck der indikatorengestützten Qualitätsbeurteilung durchführen (vgl. Kap. 10.7). Mit der Erteilung des Prüfauftrags bzw. der Festlegung eines Prüftermins wird die Datenauswertungsstelle darüber in

Kenntnis gesetzt, um die Stichprobe zu ziehen und die Zusammenstellung weiterer wichtiger Informationen vorzubereiten.

Bei der Ziehung der Teilstichprobe durch die DAS kommt eine Kombination von Merkmalen zur Anwendung, die *Beeinträchtigungen der Mobilität sowie der kognitiven Fähigkeiten* abbilden. Aus den Datenbeständen, die der DAS über die Bewohner einer Einrichtung vorliegen, werden jeweils zwei Bewohner (zuzüglich einiger weiterer Bewohner als ‚Reserve') aus folgenden Subgruppen zufällig ausgewählt:
- Bewohner, die in beiden Bereichen mindestens erhebliche Beeinträchtigungen aufweisen,
- Bewohner, die im Bereich der Mobilität mindestens erhebliche Beeinträchtigungen aufweisen, aber keine oder eine geringe Beeinträchtigung der kognitiven und kommunikativen Fähigkeiten,
- Bewohner, die im Bereich der Mobilität keine oder eine geringe Beeinträchtigung aufweisen, aber mindestens erhebliche Beeinträchtigungen der kognitiven und kommunikativen Fähigkeiten.

Durch dieses Verfahren ist sichergestellt, dass Bewohner mit unterschiedlichen Bedarfskonstellationen in die Prüfung einbezogen werden und die Prüfung somit kein einseitiges Bild der Versorgungsqualität ergibt. Die zweite Teilstichprobe wird zu Beginn des Prüfbesuchs direkt in der Einrichtung gezogen. Mit Hilfe von Zufallszahlen und einer Liste, in der die Einrichtung sämtliche Bewohner aufführt, über die keine Informationen an die DAS übermittelt wurden und die daher auch nicht in der ersten Teilstichprobe vertreten sein können, werden weitere drei Bewohner bestimmt. Dies sind im Regelfall Bewohner, die erst seit wenigen Monaten in der Einrichtung leben, oder Kurzzeitpflegegäste. Im Rahmen von Anlassprüfungen ist die Stichprobe ggf. so zu wählen, dass Beschwerdegründe überprüft werden können.

Bereitstellung der von den Prüfdiensten benötigten Informationen

Die Datenauswertungsstelle übermittelt nicht nur die erste Teilstichprobe, sondern im Regelfall auch weitere Unterlagen an den Prüfdienst. Diese weiteren Unterlagen stehen in einem Zusammenhang mit der indikatorengestützten Beurteilung der Ergebnisqualität und umfassen:
- eine tabellarische Übersicht über die Ergebnisqualität der Einrichtung, mit der ggf. ein einrichtungsindividueller Beratungsauftrag für die Prüfer definiert wird
- Hinweise auf mögliche Schwachstellen der Ergebniserfassung durch die Einrichtung, die sich aus der Überprüfung der Datenqualität durch die DAS ergeben.

Informationsgrundlagen
Zur Durchführung der Prüfung kann das Prüfteam auf folgende Informationsquellen zurückgreifen:
- das Gespräch mit dem Bewohner und die Inaugenscheinnahme des Bewohners,
- das Fachgespräch mit den Mitarbeitern der Einrichtung,
- die Pflegedokumentation und weitere Unterlagen,
- Beobachtungen während der Prüfung, die ggf. auch Zufallsbefunde umfassen,
- gesonderte Dokumentationen, die die Einrichtung zum Zweck des internen, Qualitätsmanagements oder zur Vorbereitung der Durchführung der Prüfung erstellt hat,
- einrichtungsinterne Konzepte oder Verfahrensanweisungen, die die Einrichtung verwendet, um den Erfordernissen einer fachgerechten Pflege Rechnung zu tragen,
- Informationen über den Bewohner, die aus der letzten Ergebniserfassung stammen und von der Einrichtung beim Besuch der Prüfer zur Verfügung gestellt werden.

Die Prüfer entscheiden nach eigenem Ermessen, welche Informationsquellen in welcher Reihenfolge genutzt werden. Ob beispielsweise eine Inaugenscheinnahme des Bewohners vor oder nach einem Fachgespräch mit den Mitarbeitern, der Erfassung von Informationen aus der Pflegedokumentation oder anderen Schritten erfolgt, wird im Prüfinstrumentarium nicht vorgegeben. Die Nutzung der bewohnerbezogenen Informationen und der betreffenden Informationsquellen setzt eine Einverständniserklärung des Bewohners oder, wenn dieser nicht einwilligungsfähig ist, eine Einverständniserklärung einer bevollmächtigten Person oder eines gesetzlichen Betreuers voraus.

Durchführung der Qualitätsbewertung auf der Grundlage des Prüfinstrumentariums
Für die Beurteilung der Qualität auf der Ebene der individuellen Bewohnerversorgung hat der Prüfbogen A zentrale Bedeutung. Er kommt bei den Qualitätsaspekten aus den Bereichen 1 bis 4 zur Anwendung. Die Maßgaben zur Beurteilung der einzelnen Qualitätsaspekte weist in diesem Prüfbogen immer die gleiche Struktur auf. Sie umfassen folgende Elemente:
- **Qualitätsaussage:** Die Qualitätsaussage beschreibt das Qualitätsziel, das im Regelfall ein wünschenswertes Versorgungsergebnis umfasst. Ob oder in welchem Maß dieses Versorgungsergebnis erreicht wurde, ist für das Ergebnis der Prüfung entscheidend.
- **Informationserfassung:** Der Abschnitt Informationserfassung beinhaltet Angaben, die der Prüfer erfassen soll, um sich ein eigenes Bild der Beeinträchtigungen und Ressourcen, des Bedarfs und der Pflegesituation des Bewohners zu verschaffen. Bei einigen Qualitätsaspekten findet sich im Anschluss an die Infor-

mationserfassung eine zusätzliche Frage zur Überprüfung der Richtigkeit der von der Einrichtung zu einem Thema durchgeführten Ergebniserfassung (Plausibilitätskontrolle, s. u.).

- **Allgemeine Beschreibung**: Die allgemeine Beschreibung definiert *zusammenfassend* den zu bewertenden Sachverhalt. Hier wird festgelegt, welche Aspekte in die Beurteilung einbezogen werden sollten und welche fachlichen Orientierungspunkte beim jeweiligen Qualitätsaspekt zugrunde liegen.
- **Leitfragen**: Im Abschnitt Leitfragen befinden sich Fragen zu dem betreffenden Qualitätsaspekt, die dem Prüfer eine Orientierung geben, welche Sachverhalte *im Einzelnen* relevant sind. Sie haben nicht die gleiche Funktion wie die Prüffragen im früheren Prüfverfahren, weshalb auch ein anderer Begriff gewählt wurde. Die Leitfragen verstehen sich eher als aufmerksamkeitsleitende Hinweise, die die Teilaspekte benennen, die das Prüfteam zu berücksichtigen hat.
- **Bewertungsschema und Hinweise zur Operationalisierung**: Es folgen ein einheitliches Bewertungsschema mit den vier Bewertungskategorien, die in den vorangegangenen Ausführungen bereits erläutert wurden (Bewertungen A bis D), und nähere Hinweise zur Bewertung. Diese Hinweise enthalten Erläuterungen, an denen sich die Prüfer bei der Beurteilung eines Qualitätsaspekts orientieren sollen.

Der Prüfbogen B führt die Qualitätsbeurteilungen auf der Ebene der Einrichtung zusammen und ermöglicht die Bewertung von Einrichtungsmerkmalen. Er umfasst damit die Gesamtheit der Qualitätsbewertungen, die die Prüfer im Verlauf des Einrichtungsbesuchs durchgeführt haben.

Plausibilitätskontrolle der Ergebniserfassung

Die Plausibilitätskontrolle ist fester Bestandteil des Prüfverfahrens und dient der Beantwortung der Frage, ob die Informationen und Einschätzungen, die von der Einrichtung im Rahmen der Ergebniserfassung erhobenen wurden, mit anderen Informationsquellen übereinstimmen oder nicht (z. B. Einschätzung der Mobilität). Werden Abweichungen festgestellt, so ist zu beurteilen, ob diese eventuell durch den zeitlichen Abstand zwischen Prüfung und Ergebniserfassung geklärt werden kann. So kann etwa die Mobilität eines Bewohners infolge eines Krankheitsereignisses während des Prüfbesuchs wesentlich stärker eingeschränkt erscheinen als zum Zeitpunkt der Ergebniserfassung drei Monate zuvor. Werden Abweichungen festgestellt, die sich nicht aufklären lassen, und erweist sich, dass Hinweise aus der Dokumentation oder andere Informationen, die der Ergebniserfassung widersprechen, sachlich zutreffend sind, muss von fehlender Plausibilität ausgegangen werden. Die Feststellung der Plausibilität der Ergebniserfassung ist eine wichtige Voraussetzung für die Veröffentlichung der Indikatoren für Ergebnisqualität. Die Plausibilitätskontrolle soll im Zuge der Informationserfassung durchgeführt werden, die bei jeder Beurteilung der jeweiligen Qualitätsaspekte erfolgt. Da sich der Prüfer in diesem Arbeitsschritt ohnehin ein Bild des Bewohners und seiner Versorgungssituation verschaffen muss, stellt die Plausibilitätskontrolle eine Erweiterung und Abrundung dieser Informationserfassung dar.

Teamgespräch und Abschlussgespräch
Die Zusammenführung der Feststellungen erfolgt gemeinsam im Prüfteam ohne Anwesenheit von Mitarbeitern der Einrichtung. Die Prüfer tauschen sich über ihre wichtigsten Feststellungen zu den einzelnen Qualitätsaspekten aus. Zweck dieses Teamgesprächs ist
- die gemeinsame Bewertung der bedarfsübergreifenden Qualitätsaspekte (Bereich 5),
- die Einschätzung der fachlichen Stärken der Einrichtung,
- die vorläufige Einschätzung, bei welchen Qualitätsaspekten fachliche Defizite festgestellt wurden,
- die vorläufige Einschätzung der Plausibilität der Ergebniserfassung,
- die Festlegung der Themen, die im anschließenden Abschlussgespräch mit Vertretern der Einrichtung angesprochen werden sollen, insbesondere der Themen, zu denen eine Beratung erfolgen soll.

Im Abschlussgespräch wird die Pflegeeinrichtung über zentrale Ergebnisse der Prüfung in Kenntnis gesetzt. Grundlage sind die im Teamgespräch der Prüfer gewonnenen vorläufigen Einschätzungen sowie die von ihnen festgelegten Beratungspunkte. Es sollen jedoch auch die von den Prüfern erfassten fachlichen Stärken der Einrichtung gewürdigt werden. Das Gespräch wird mit dem Ziel geführt, die Eigenverantwortlichkeit der Einrichtung zur Sicherstellung einer hochwertigen Pflege zu stärken. Vertreter der Einrichtung haben hierbei Gelegenheit zur Kommentierung und Stellungnahme. In einer weiteren Gesprächsphase erfolgt die Beratung zu den Themen, die die Prüfer im Teamgespräch als besonders wichtig identifiziert haben.

Prüfbericht
Der abschließende Prüfbericht wird vom Prüfdienst innerhalb von 3 Wochen nach Durchführung der Qualitätsprüfung erstellt. Er umfasst insbesondere das Ergebnis der Qualitätsprüfung und der Plausibilitätskontrolle, eine Beschreibung der für die Qualitätsbeurteilung relevanten Sachverhalte und Empfehlungen zur Beseitigung von Qualitätsdefiziten. Der Prüfbericht wird an die Landesverbände der Pflegekassen, die betreffende Pflegeeinrichtung und an den zuständigen Sozialhilfeträger sowie die nach den jeweiligen heimrechtlichen Vorschriften zuständige Behörde versendet.

10.4.5 Fachgespräch, Pflegedokumentation und Beratungsauftrag

Eine wichtige, im Jahr 2019 eingeführte Neuerung ist die Aufwertung des Fachgesprächs als Informationsquelle. Die fachlich schlüssige, mündliche Darstellung hat danach einen ebenso hohen Stellenwert wie die schriftliche Dokumentation. Ausnahme sind Informationen, die die *Planung* der Versorgung betreffen (vor allem die Maßnahmenplanung und die individuelle Tagesstrukturierung). Sie können zwar mündlich erläutert werden, müssen aber auch schriftlich fixiert sein. Ist in der schriftlichen Planung nicht oder nur teilweise erkennbar, welche Maßnahmen der Bewohner regelmäßig erhalten soll, so besteht das Risiko einer nicht bedarfsgerechten Versorgung, was in der Systematik des Prüfverfahrens als Qualitätsdefizit zu bewerten ist.

Durch die Aufwertung des Fachgesprächs wurde die Funktion der Pflegedokumentation als primäres Nachweisinstrument bei Qualitätsprüfungen eingeschränkt. Schlechte Qualitätsbewertungen aufgrund von Dokumentationsschwächen allein sind eher unwahrscheinlich geworden. Voraussetzung ist allerdings, dass Mitarbeiter in der Prüfsituation tatsächlich qualifiziert Auskunft über den Bewohner und dessen Versorgung geben können – also z. B. in der Lage sind, die Situation und den Bedarf des Bewohners nachvollziehbar zu beschreiben, die Maßnahmenplanung zu erläutern, den Umgang mit Risiken und Gefährdungen darzustellen oder Versorgungsentscheidungen zu begründen.

Ein weiteres Ziel, das mit der Aufwertung des Fachgesprächs angestrebt wurde, ist die Stärkung des qualifizierten fachlichen Dialogs in der Prüfsituation. Damit soll nicht nur eine für alle Beteiligten angenehmere Kommunikation gefördert werden. Die Stärkung des Dialogs bietet prinzipiell eine geeignete Basis zur Umsetzung des Beratungsauftrags der Prüfdienste während des Einrichtungsbesuchs. Im fachlichen Dialog, so der zugrunde liegende Gedanke, bestehen weit bessere Voraussetzungen, mit der Beratung einen Reflexionsprozess und in der Folge auch einen Qualitätsentwicklungsprozess in der Einrichtung anzustoßen als im Rahmen einer Kommunikation, die durch die Forderung nach der Erbringung von Nachweisen zur Erfüllung von Anforderungen gekennzeichnet ist. Die Entstehung eines fachlichen Dialogs ist allerdings kein Automatismus, sondern setzt eine Bereitschaft und Kompetenz sowohl bei den Prüfdiensten also auch bei den Einrichtungen voraus.

Der Auftrag, die Einrichtungen mit dem Ziel der Stärkung der internen Qualitätssicherung und Qualitätsentwicklung zu beraten, ist mit der Umstellung des Prüfverfahrens im Jahr 2019 erweitert worden. Die neuen Qualitätsindikatoren lassen direkt erkennen, in welchen Bereichen eine Einrichtung eine im Vergleich besonders schlechte Ergebnisqualität aufweist (Bewertung der Ergebnisqualität mit „weit unter dem Durchschnitt" – vgl. Kap. 10.7). In diesen Fällen wird automatisch ein *einrichtungsindividueller Beratungsauftrag* definiert, der vom Prüfdienst während des Einrichtungsbesuchs zu bearbeiten ist. Wie schon angesprochen, erhalten die Prüfer vor ihrem Einrichtungsbesuch u. a. eine Übersicht der Ergebnisbeurteilungen, anhand derer sie die auffallend negativen Ergebnisbeurteilungen rasch identifizieren können. Aufgabe des Prüfdienstes ist es dann, beim Besuch in der Einrichtung zu den betroffenen Qualitätsaspekten ein Beratungsangebot zu unterbreiten und ggf. in den fachlichen Dialog über diese Aspekte einzutreten. Im Beratungsgespräch mit Vertretern der Einrichtung soll dann die Frage thematisiert werden, inwieweit bereits mögliche Ursachen für die schlechten Versorgungsergebnisse identifiziert und Maßnahmen zur Verbesserung des Ergebnisses eingeleitet wurden. Der Prüfdienst bringt dabei die Eindrücke und Befunde ein, die er im Verlauf der Qualitätsprüfung gesammelt hat.

10.4.6 Prüfverfahren für die Kurzzeitpflege und die teilstationäre Pflege

Die Vorgaben für die Qualitätsprüfungen im Bereich der stationären Langzeitpflege sind in vielen Punkten auf andere stationäre Settings übertragbar. Fast alle Themen, die nach der aktuellen Prüfkonzeption in der Langzeitpflege geprüft werden, lassen sich auch in der *Kurzzeitpflege* bewerten. Deshalb wird das Prüfinstrumentarium, das in der Langzeitpflege eingesetzt wird, auch für die Prüfung bei Kurzzeitpflegegästen in vollstationären Einrichtungen (mit eingestreuten Kurzzeitpflegeplätzen) sowie in solitären Kurzzeitpflegeeinrichtungen verwendet. Es gab einige Erweiterungen, um die spezifischen Merkmale der Kurzzeitpflege zu berücksichtigen. So muss die Frage nach der Unterstützung der versorgten Person in der Eingewöhnungsphase nach dem Einzug im Falle von Kurzzeitpflegeaufenthalten etwas anders geprüft werden als in der Langzeitpflege. Ähnliches gilt für einige andere Themen. Die Unterschiede sind aber nur graduell. Aus diesem Grund erstreckt sich die Geltung der Qualitätsprüfungs-Richtlinien für die vollstationäre Pflege auch auf die Kurzzeitpflege. Bei Prüfungen in solitären Kurzzeitpflegeeinrichtungen kommt somit ebenfalls das Verfahren für die Langzeitpflege zur Anwendung, allerdings gibt es hier gesonderte Regeln für die Ziehung der Stichprobe, die auch etwas kleiner ausfällt (6 Kurzzeitpflegegäste) [1]. Auch entfällt die Plausibilitätskontrolle, da für die Kurzzeitpflege keine Qualitätsindikatoren vorgesehen sind.

Die Übertragbarkeit auf den Bereich der teilstationären Pflege ist stärker eingeschränkt. In der *Tagespflege* gibt es erhebliche Abweichungen auf der Ebene der Prüfinhalte. Verschiedene Themen, die in der stationären Langzeitpflege geprüft werden können, müssen bei Prüfungen in der Tagespflege ausgeklammert werden. Die Überleitung bei Krankenhausaufenthalten, nächtliche Versorgung oder die Begleitung in der Sterbephase beispielsweise spielen in Tagespflegeeinrichtungen keine Rolle. Außerdem gibt es eine Reihe von Qualitätsaspekten in der Kurz- und Langzeitpflege, die in Tagespflegeeinrichtungen nur ausnahmsweise relevant sind. Dies gilt zum Beispiel für die Unterstützung bei der Wundversorgung, die in Einrichtungen der Tagespflege nicht regelhaft durchgeführt wird. Anders verhält es sich mit Maßnahmen im Bereich der psychosozialen Unterstützung. Dazu gehört beispielsweise die

Unterstützung von Bewohnern mit herausforderndem Verhalten oder das Thema Beschäftigung und Tagesstruktur.

Von den Wissenschaftlern wurde für die Tagespflege ein Stichprobenverfahren empfohlen, mit dem ähnlich wie im Falle der solitären Kurzzeitpflege bis zu sechs Tagespflegegäste einbezogen werden Auch ein angepasstes Prüfinstrumentarium wurde vorgelegt [2]. Eine Qualitätsprüfungsrichtlinie für die teilstationäre Pflege liegt allerdings noch nicht vor.

Die *Nachtpflege* als Versorgungsform stellt weiterhin eine Herausforderung für das System der externen Qualitätsprüfungen dar. Die geringe Bedeutung dieser Versorgungsform, die sehr geringe Inanspruchnahme sowie die besonderen Merkmale der nächtlichen Versorgung stehen der Durchführung von Prüfungen nach herkömmlichem Muster entgegen. Nach den vorliegenden wissenschaftlichen Empfehlungen soll die Möglichkeit der Durchführung von nicht formalisierten Prüfbesuchen in Einrichtungen mit Nachtpflegeangeboten eruiert werden. Vom Versuch der Etablierung eines Prüfverfahrens analog zu den für die anderen stationären Versorgungsformen beschriebenen Verfahren wurde aufgrund des erwartbaren Fehlens von Praktikabilität abgeraten [2].

Literatur

[1] Spitzenverband Bund der Krankenkassen (GKV-Spitzenverband). Richtlinien des GKV-Spitzenverbandes über die Durchführung der Prüfung der in Pflegeeinrichtungen erbrachten Leistungen und deren Qualität nach § 114 SGB XI für die vollstationäre Pflege (Qualitätsprüfungs-Richtlinien für die vollstationäre Pflege – QPR vollstationär) vom 17. Dezember 2018 [Zugriff: 10.09.2019]. URL: https://www.mds-ev.de/fileadmin/dokumente/Publikationen/SPV/PV_Qualitaetspruefung/19-05-27_QPR_vollstationaer_2019.pdf

[2] Wingenfeld K, Stegbauer C, Willms G, Voigt C, Woitzik R. Entwicklung der Instrumente und Verfahren für Qualitätsprüfungen nach §§ 114 ff. SGB XI und die Qualitätsdarstellung nach § 115 Abs. 1a SGB XI in der stationären Pflege: Darstellung der Konzeptionen für das neue Prüfverfahren und die Qualitätsdarstellung. Abschlussbericht. Im Auftrag des Qualitätsausschusses Pflege. Bielefeld/Göttingen: 2018 [Zugriff: 10.09.2019]. URL: https://www.gs-qsa-pflege.de/wp-content/uploads/2018/10/20180903_Entwicklungsauftrag_stationa%CC%88r_Abschlussbericht.pdf

10.5 Qualitätsprüfungen in der ambulanten Pflege

Andreas Büscher, Klaus Wingenfeld

In der ambulanten Pflege hat die langjährige Kritik an den bestehenden Verfahren der Qualitätsprüfung und der Pflege-Transparenzvereinbarung ebenfalls dazu geführt, dass durch das zweite Gesetz zur Stärkung der pflegerischen Versorgung und zur Änderung weiterer Vorschriften (Zweites Pflegestärkungsgesetz – PSG II) eine Neuentwicklung initiiert wurde. Fast zeitgleich mit den entsprechenden Entwicklungsarbeiten zu den Qualitätsprüfungen für die stationäre pflegerische Versorgung entstand die Konzeption für ein neues Prüfungsverfahren und die darauf aufbauenden öffentlichen Qualitätsdarstellungen für ambulante Pflegeeinrichtungen (Pflegedienste) [1]. Anders als im stationären Bereich ist jedoch vor der Einführung eine rund einjährige Pilotierungsphase vorgesehen, bei der es vermutlich zu punktuellen Modifikationen des im Folgenden vorgestellten Prüfinstrumentariums kommen wird.

10.5.1 Rahmenbedingungen und konzeptionelle Eckpunkte

Für die Entwicklung des neuen Verfahrens in der ambulanten Pflege war insbesondere zu klären,
- wie sich die besonderen Anforderungen und Bedingungen der ambulanten Pflege im Prüfverfahren abbilden lassen,
- wie die neuen Konzeptionen für die Qualitätsbeurteilung in der ambulanten und stationären Pflege, die ja in getrennten Verfahren entwickelt wurden, harmonisieren ließen und
- inwieweit analog zur stationären Langzeitpflege eine indikatorengestützte Qualitätsbeurteilung in der ambulanten Pflege implementiert werden könnte.

Einflussfaktoren in der ambulanten Pflege
Für die ambulante Pflege gilt mehr noch als für den stationären Bereich, dass das Ergebnis der pflegerischen Versorgung durch mehrere Einflussfaktoren und Akteure bestimmt wird. Ambulante Pflegedienste tragen durch ihre Arbeit zu einem Gesamtergebnis der Pflege bei, sind jedoch selten allein dafür verantwortlich (s. a. Kap. 9.4). Eine wichtige Anforderung in der Qualitätsprüfung besteht daher darin, Beurteilungen der Pflegequalität immer in Bezug zu den Einwirkungsmöglichkeiten des Pflegedienstes vorzunehmen. Diese ergeben sich durch verschiedene Einflussfaktoren. Ein wichtiger Faktor ist das Ausmaß und der Umfang der durch den Pflegedienst erbrachten Pflege im Haushalt des pflegebedürftigen Menschen. Dieser Umfang hängt unter anderem von der Wohn- und Lebenssituation des pflegebedürftigen Menschen, familiären Wertvorstellungen sowie dem Willen und den Fähigkeiten von Angehörigen zur pflegerischen Unterstützung ab. Auch die zu bewältigenden Pflegeprobleme spielen eine wichtige Rolle. Nicht zuletzt erfolgt die Inanspruchnahme eines Pflegedienstes vor dem Hintergrund des in Rahmenverträgen festgelegten Leistungsspektrums der ambulanten Pflege.

Neben der Arbeit des Pflegedienstes hat der Beitrag der Angehörigen in der häuslichen Pflege eine wichtige Bedeutung. Sie können einen sehr positiven Einfluss auf das Gesamtergebnis ausüben. Durch Überlastung oder problematisches Handeln der Angehörigen kann es aber auch zu einer negativen Beeinflussung der Pflege oder gar einer Gefährdung des pflegebedürftigen Menschen kommen. Für den ambulanten

Pflegedienst besteht daher die Herausforderung, nicht nur die Situation des pflegebedürftigen Menschen, sondern auch die der Angehörigen in den Blick zu nehmen.

Weitere Einflüsse können sich aus der räumlichen Umgebung oder aus der Kooperation mit anderen beteiligten Berufsgruppen, insbesondere Hausärzten, ergeben. In der ambulanten Pflege können daher nur Sachverhalte beurteilt werden, die im Rahmen der Vereinbarung zwischen Pflegedienst und den pflegebedürftigen Menschen bzw. ihren Angehörigen oder durch ärztliche Verordnungen (und Genehmigung durch die jeweilige Krankenkasse) der Verantwortung des Pflegedienstes zuzuordnen sind. Bestandteil jeder personenbezogenen Qualitätsprüfung ist somit die Erfassung der mit dem Pflegehaushalt vereinbarten Leistungen und der verordneten und genehmigten Maßnahmen der häuslichen Krankenpflege. In der Praxis bedeutet diese Festlegung, dass trotz gleichen Pflegegrads sehr unterschiedliche Qualitätsaspekte zum Gegenstand der Prüfung werden können.

Harmonisierung der Prüfungen im ambulanten und stationären Bereich
Aufgrund des Umstandes, dass die Neukonzipierung des Prüfverfahrens im stationären Sektor [2] zeitlich etwas vorgelagert war, wurde überprüft, inwieweit die dabei entwickelten Grundsätze und Methoden auch für den ambulanten Bereich in Betracht gezogen werden konnten. Es erwies sich schließlich als möglich, die Prüfungen in beiden Bereichen auf eine gemeinsame Basis zu stellen. Ebenso wie im stationären Bereich folgt die Prüfung ambulanter Pflegedienste den folgenden Grundsätzen (vgl. Kap. 10.4):
- Konzentration der Qualitätsbeurteilung auf die individuelle Versorgung und die Wirkung der Leistungen auf die Situation des pflegebedürftigen Menschen,
- systematische Berücksichtigung der Frage der bedürfnisorientierten Versorgung,
- Nutzung des neuen Pflegebedürftigkeitsbegriffs als fachlicher Bezugsrahmen,
- Beurteilung von sogenannten Qualitätsaspekten, d. h. von komplexen Versorgungsfragen statt stark differenzierter Einzelkriterien,
- Verzicht auf ein Vorgehen, bei dem ausschließlich die Erfüllung abschließend definierter Anforderungen auf der Ebene des pflegerischen Handelns zu beurteilen sind,
- Abkehr von der einseitig dokumentationsorientierten Prüfung bei gleichzeitiger Aufwertung dialogischer Elemente (z. B. Fachgespräch als Informationsbasis) und
- Verwendung einer vierstufigen Bewertungssystematik, die eine Spezifizierung von fachlichen Schwachstellen und Defiziten ermöglicht.

Diese gemeinsamen Grundlagen sind ein besonders wichtiges Ergebnis der Entwicklungsarbeiten. Denn anderenfalls hätten die Prüfdienste im Alltag zeitlich parallel mit zwei unterschiedlichen Ansätzen arbeiten müssen, die womöglich in elementaren, für die Qualitätsbeurteilung relevanten Fragen abweichende Regelungen beinhaltet hätten. Auch für die Herstellung von Transparenz der Versorgungsqualität für die Leistungsnutzer und die Öffentlichkeit wäre es problematisch gewesen, unterschiedliche Systeme der Qualitätsbeurteilung zu definieren. Die Orientierung an gleichen Grundlagen hingegen lässt eine höhere Akzeptanz und Vertrautheit mit dem System erwarten.

Qualitätsindikatoren in der ambulanten Pflege?
Eine besondere Bedeutung kam im Laufe der Entwicklungsarbeiten der Frage zu, ob Indikatoren für die Beurteilung von Ergebnisqualität auch in der ambulanten Pflege eingesetzt werden können. Voraussetzung hierfür wäre insbesondere, dass ein Indikatorenansatz der Anforderung genügt, Vergleichbarkeit der Bewertungen zu gewährleisten und Sachverhalte in den Blick zu nehmen, bei denen ein *maßgeblicher* Einfluss der Pflegedienste auf das Versorgungsergebnis unterstellt werden kann.

In diesem Zusammenhang sind die bereits kurz skizzierten Grenzen der Einwirkungsmöglichkeiten ambulanter Pflegedienste zu berücksichtigen. Insbesondere die wichtige Rolle der Angehörigen im Versorgungsalltag überlagert in vielen Fällen den Einfluss der Pflegedienste, sodass unsicher ist, inwieweit ein (unerwünschtes oder auch erwünschtes) Versorgungsergebnis eher dem Handeln der Angehörigen oder eher der Unterstützung durch beruflich Pflegende zuzuordnen ist. Auch sind die konkreten Versorgungskonstellationen äußerst heterogen. Dies gilt für die Häufigkeit und den zeitlichen Umfang der Pflegeeinsätze ebenso wie die konkrete Ausprägung des pflegerischen Auftrags. Vor diesem Hintergrund bedürfte es komplexer Methoden der Risikoadjustierung und Gruppenbildung, um Vergleichbarkeit herzustellen. Diese Methoden sowie die ihnen vorausgesetzten Kenntnisse über Wirkungszusammenhänge sind in Deutschland bislang nicht verfügbar. Entwicklungsarbeiten und praktische Erfahrungen, wie sie für den stationären Bereich bereits vor mehreren Jahren initiiert wurden, gibt es für die ambulante Pflege in Deutschland nicht. Vor diesem Hintergrund wurde auf die Integration von Indikatoren in das System der Qualitätsbeurteilung ambulanter Pflegedienste verzichtet.

Ärztlich verordnete Maßnahmen der häuslichen Krankenpflege
Abweichend von den Überlegungen in der stationären Pflege war es für die Qualitätsprüfung in der ambulanten Pflege erforderlich, die ärztlich verordneten Maßnahmen der häuslichen Krankenpflege in das Prüf- und Darstellungsverfahren zu integrieren. Dabei waren die Richtlinie des Gemeinsamen Bundesausschusses über die Verordnung von häuslicher Krankenpflege (Häusliche Krankenpflege-Richtlinie), auch sogenannte HKP-Richtlinie, und die darauf bezogene und seit dem 01.01.2018 eingeführte Qualitätsprüfungs-Richtlinie Häusliche Krankenpflege (QPR-HKP) des GKV-Spitzenverbandes nach § 282 Abs. 2 Satz 3 SGB V über die Durchführung und den Umfang von Qualitäts- und Abrechnungsprüfungen gemäß § 275b SGB V von Leistungserbringern mit Verträgen nach § 132a Abs. 4 SGB V vom 27. September 2017 zu berücksichtigen.

Nicht zuletzt müssen im Rahmen der Prüfung die Inhalte der bestehenden Verträge nach § 132a Abs. 4 SGB V berücksichtigt werden, durch die viele Aspekte der HKP-Richtlinie konkretisiert werden. Da es eine Vielzahl dieser Verträge zwischen den Krankenkassen und ambulanten Pflegediensten mit sehr unterschiedlichen Inhalten, z. B. hinsichtlich der Qualifikation der Mitarbeiter des ambulanten Pflegedienstes gibt, war es an diesem Punkt nicht möglich, eigene Qualitätsmaßstäbe zu entwickeln. Die Vielzahl bestehender Richtlinien und Verträge für die häusliche Krankenpflege lässt die Entwicklung fundierter Konzepte mit einheitlichem fachlichem Anforderungsprofil für die Qualitätsprüfung nicht zu. Die sich in diesem Bereich eröffnenden, problematischen Festlegungen können nicht auf der Ebene der Prüfsystematik gelöst werden. Für die Prüfung von Maßnahmen der häuslichen Krankenpflege stehen daher die Fragen im Mittelpunkt, ob

- die Maßnahmen entsprechend der ärztlichen Verordnung erbracht werden,
- im Bedarfsfall eine Kommunikation mit dem verordnenden Arzt erkennbar ist und
- ob die Durchführung der Maßnahme dem aktuellen Stand des Wissens im Einzelfall entspricht.

Eine Besonderheit stellen die verordnungsfähigen Leistungen der „Speziellen Krankenbeobachtung" und der „Psychiatrischen Krankenpflege" dar, die ein deutlich breiteres Handlungsspektrum umfassen als die anderen Maßnahmen der häuslichen Krankenpflege. Bei der speziellen Krankenbeobachtung geht es um die Unterstützung schwerstkranker Menschen, bei denen lebensbedrohliche Situationen entstehen können und die in der Regel der künstlichen Beatmung bedürfen. Bei der psychiatrischen Krankenpflege handelt es sich ebenso um die Versorgung von Menschen mit komplexen Problemlagen, die spezifische Anforderungen an die Qualifikation der Mitarbeiter stellt. Sie müssen u. a. in der Lage sein, eigenständige Entscheidungen im Rahmen der Versorgung zu treffen. Für beide Bereiche wurde eine angepasste Prüfkonzeption entwickelt.

10.5.2 Gegenstand der Qualitätsprüfung

Für die Definition der Prüfinhalte ist, neben der neuen Prüfphilosophie, die gesetzliche Festlegung der Leistungen ambulanter Pflegedienste maßgeblich. Mit der Einführung des neuen Begriffs der Pflegebedürftigkeit zum 01.01.2017 ging eine Anpassung des § 36 Elftes Buch Sozialgesetzbuch (SGB XI) einher, die das Leistungsspektrum erheblich erweiterte. Die Sachleistungen, auf die nach § 36 SGB XI Anspruch besteht, erstrecken sich nunmehr auf pflegerische Maßnahmen in den Bereichen Mobilität, kognitive und kommunikative Fähigkeiten, Verhaltensweisen und psychische Problemlagen, Selbstversorgung, Bewältigung von und selbständiger Umgang mit krankheits- oder therapiebedingten Anforderungen und Belastungen sowie Gestaltung des Alltagslebens und sozialer Kontakte. Unabhängig davon, inwieweit die auf Landesebene bestehenden Rahmenvereinbarungen zum Leistungsgeschehen bereits an die neue Gesetzeslage angepasst sind, müssen sich Qualitätsprüfungen in der ambulanten Pflege an diesem gesetzlichen Rahmen orientieren. Bei der Entwicklung des Prüfverfahrens wurde daher u. a. eine vom Bundesministerium für Gesundheit (BMG) beauftragte Expertise zur Strukturierung und Beschreibung pflegerischer Aufgaben unter dem neuen Pflegebedürftigkeitsbegriff zugrunde gelegt. Somit basiert das neue Prüfverfahren auf einem dem veränderten §36 SGB XI entsprechenden Pflegeverständnis, mit dem sich gleichzeitig das in den bestehenden Rahmenvereinbarungen enthaltene Leistungsspektrum abbilden lässt. Folgende Qualitätsaspekte sollen im Rahmen der Prüfung berücksichtigt werden:

Bereich 1: Unabhängig von vereinbarten Leistungen zu prüfende Aspekte
1.1 Aufnahmemanagement
1.2 Erfassung von und Reaktion auf Risiken und Gefahren
1.3 Erfassung von und Reaktion auf Anzeichen einer Destabilisierung der Versorgungssituation

Bereich 2: Versorgung im Rahmen der individuell vereinbarten Leistungen
2.1 Unterstützung im Bereich der Mobilität
2.2 Unterstützung bei beeinträchtigter Kognition
2.3 Unterstützung im Bereich der Kommunikation
2.4 Unterstützung bei Verhaltensauffälligkeiten und psychischen Problemlagen
2.5 Unterstützung bei der Körperpflege
2.6 Unterstützung bei der Nahrungs- und Flüssigkeitsaufnahme
2.7 Unterstützung bei der Ausscheidung
2.8 Unterstützung bei der Gestaltung des Alltagslebens sowie bei der Aufrechterhaltung und Förderung sozialer Kontakte
2.9 Anleitung und Beratung pflegender Angehöriger zur Verbesserung der Pflegekompetenz
2.10 Anleitung und Beratung des pflegebedürftigen Menschen zur Verbesserung der Selbstpflegekompetenz
2.11 Schmerzmanagement

Bereich 3: Maßnahmen im Rahmen ärztlich verordneter Leistungen
In diesen Bereich eingeschlossen sind alle im Einzelfall gemäß der HKP-Richtlinie verordnungsfähigen Maßnahmen. Die verordnungsfähigen Maßnahmen der Grundpflege sind im Bereich 2 aufgeführt sind.

Bereich 4: Sonstige Qualitätsaspekte in der personenbezogenen Prüfung
4.1 Zusammenarbeit mit Angehörigen
4.2 Erfassung von und Reaktion auf Anzeichen von Gewalt, Vernachlässigung, Unterversorgung

Bereich 5: Einrichtungsbezogene Qualitätsaspekte
5.1 Internes Qualitätsmanagement und Behebung von Qualitätsdefiziten
5.2 Hygiene
5.3 Qualifikation der und Aufgabenwahrnehmung durch die Pflegedienstleitung

Im Bereich 1 sind drei Aspekte angesprochen, die in jedem Fall geprüft werden sollen, unabhängig von der individuellen Vereinbarung mit dem Pflegehaushalt. Sie besitzen in jeder Pflegesituation Relevanz und sind daher grundsätzlich Bestandteil des pflegerischen Aufgabenprofils.

Die Bereiche 2 und 3 ergeben sich aus den ausgeführten Überlegungen und beziehen sich auf die möglichen Vereinbarungen der Leistungserbringung zwischen Haushalt und Pflegedienst (Bereich 2) sowie auf die ärztlich verordneten und durch die Krankenkasse zu genehmigenden Maßnahmen der häuslichen Krankenpflege (Bereich 3).

Im Bereich 4 sind zwei Aspekte angesprochen, die in Untersuchungen zur ambulanten Pflege immer wieder als wichtige Themen und Inhalte genannt werden. Ihnen kommt eine Sonderrolle zu: Sie sollen nicht – wie die Themen der anderen Bereiche – im Rahmen der Prüfung bewertet, sondern vor allem zum Gegenstand der Beratung werden.

Im Bereich 5 sind die Aspekte angesprochen, die nicht personenbezogen, sondern auf der Ebene des Pflegedienstes in die Prüfung einbezogen werden.

10.5.3 Durchführung der Prüfung

Prüfungen in der ambulanten Pflege erfolgen weiterhin nach einer Auftragserteilung durch die Pflegekassen. Durchgeführt werden die Prüfungen in den Räumlichkeiten des Pflegedienstes und in der häuslichen Umgebung der vom Pflegedienst versorgten pflegebedürftigen Menschen. Hinsichtlich der Benachrichtigung des Pflegedienstes liegt die Empfehlung einer Benachrichtigung 2 Tage vor dem geplanten Prüftermin vor.

Der Pflegedienst hat sicherzustellen, dass am Tag der Prüfung eine interne Liste sämtlicher von ihm nach dem SGB XI oder dem SGB V versorgten Personen für die Stichprobenziehung vorliegt. Sie umfasst neben dem Namen des Versicherten Angaben zur Mobilität und zu den kognitiven Fähigkeiten sowie eine Angabe, ob der Pflegedienst bei dem Versicherten Leistungen nach dem SGB V, dem SGB XI oder anderen Sozialgesetzbüchern erbringt. Es ist vorgesehen, 9 Personen in die Prüfung einzubeziehen. Das Stichprobenverfahren soll sicherstellen, dass unterschiedliche Bedarfskonstellationen in die Prüfung einbezogen und die Maßnahmen der häuslichen Krankenpflege berücksichtigt werden.

6 der 9 Personen werden anhand einer Kombination der Merkmale „Mobilität" (Fortbewegung) und „Kognitive Fähigkeiten" bestimmt. Dabei werden folgende Kombinationen unterschieden:
A. Mobilität = beeinträchtigt und kognitive Fähigkeiten = beeinträchtigt
B. Mobilität = beeinträchtigt und kognitive Fähigkeiten = unbeeinträchtigt
C. Mobilität = unbeeinträchtigt und kognitive Fähigkeiten = beeinträchtigt

Die von einem Pflegedienst versorgten Personen werden anhand dieser Merkmalskombinationen in die Gruppen A, B und C aufgeteilt. Aus jeder dieser Gruppen werden zwei zufällig ausgewählte Personen bei der Prüfung berücksichtigt. Die weiteren drei Personen werden zufällig aus der Gruppe derjenigen mit Leistungen der häuslichen Krankenpflege ausgewählt.

Nachdem der Pflegehaushalt seine Zustimmung zur Prüfung erteilt hat, erfolgt als nächster Schritt die Klärung der Prüfbarkeit der einzelnen Qualitätsaspekte. Für die Bereiche 2 und 3 setzt dieser Schritt das Vorliegen einer Vereinbarung mit dem Pflegehaushalt (Bereich 2) oder eine ärztliche Verordnung und Genehmigung der Krankenkasse (Bereich 3) voraus. Anderenfalls bleiben sie bei der Prüfung außer Betracht.

Das weitere Vorgehen im Rahmen der Prüfung entspricht der Vorgehensweise im stationären Bereich und wird daher hier nur kurz skizziert. Zunächst verschaffen sich die Prüfer einen Überblick zur Bedarfs- und Versorgungssituation des pflegebedürftigen Menschen. Anhand verschiedener Informationsquellen werden die Lebenssituation, die gesundheitliche Situation, Ressourcen und Beeinträchtigungen, Gefährdungen sowie Einzelheiten der zwischen Pflegedienst und dem Versicherten bzw. den Angehörigen vereinbarten Leistungen erfasst. Danach erfolgt mit Hilfe der zu jedem Qualitätsaspekt aufgeführten Leitfragen und den Erläuterungen in der Ausfüllanleitung eine Beurteilung der in die Prüfung einbezogenen Qualitätsaspekte. In diesem Rahmen erfolgt eine Bewertung und Beschreibung festgestellter Auffälligkeiten unter Zuhilfenahme der im Prüfbogen und der Ausfüllanleitung enthaltenen Konkretisierungen und Erläuterungen.

Zum Abschluss der Prüfungen tauschen sich die Prüfer zunächst untereinander zur Feststellung der Gesamtergebnisse aus. Dabei werden die fachlichen Stärken des Pflegedienstes erfasst, eine vorläufige Einschätzung zu fachlichen Defiziten bei den geprüften Qualitätsaspekten vorgenommen sowie die Fragen und Themen festgelegt, die im Abschussgespräch mit den Vertretern des Pflegedienstes angesprochen werden sollen. In diesem Zusammenhang geht es insbesondere auch um die Frage, welche Aspekte im Rahmen der einrichtungsindividuellen Beratung anzusprechen sind. Die Prüfer sollen nicht nur Qualitätsprobleme zum Zwecke der Sanktionierung identifizieren, sondern diese auch zum Anlass konstruktiver Empfehlungen zur Qualitätsverbesserung nehmen. Die stärker dialogische Ausrichtung und die Berücksichtigung von Aspekten, die nicht Gegenstand der Qualitätsbewertung, sondern der Qualitätsberatung sind (z. B. fachliche Auffälligkeiten und Zusammenarbeit mit Angehörigen), akzentuieren den Beratungsauftrag der Prüfdienste.

Werden durch den Pflegedienst im Abschlussgespräch abweichende Einschätzungen zu festgestellten Mängeln geäußert, werden diese durch die Prüfer schriftlich festgehalten. Die abschließende Bewertung erfolgt nach dem Besuch und bezieht die Feststellungen der Prüfer wie die Ergebnisse des Abschlussgesprächs mit ein, die in einem Prüfbericht zusammengefasst werden.

Für die Prüfung werden unterschiedliche Informationsquellen genutzt, für deren Nutzung keine Reihenfolge vorgeschrieben ist. Dazu gehören:
- das Gespräch mit dem und die Inaugenscheinnahme des pflegebedürftigen Menschen,
- das Fachgespräch mit den Mitarbeitern des ambulanten Pflegedienstes,
- die Pflegedokumentation und weitere verfügbare Unterlagen,
- das Gespräch mit den Angehörigen oder anderen primären Bezugspersonen, die bei der Prüfung anwesend sind,
- Beobachtungen während der Prüfung, einschließlich zufälliger Beobachtungen,
- gesonderte Dokumentationen, die der ambulante Pflegedienst im Rahmen des internen Qualitätsmanagements oder zur Vorbereitung der Durchführung der Prüfung erstellt hat und
- ggf. vorhandene Konzepte oder Verfahrensanweisungen

10.5.4 Bewertung der Qualität

Bei der Bewertung der Qualität sind stets die Einwirkungsmöglichkeiten des Pflegedienstes in Betracht zu ziehen, insbesondere der Einfluss von Angehörigen oder anderen Berufsgruppen sowie die Vereinbarungen zwischen Pflegedienst und Pflegehaushalt über die pflegerische Versorgung. Die Bewertung der Qualitätsaspekte findet auf der Ebene des pflegebedürftigen Menschen anhand von vier Bewertungskategorien statt, die auch im stationären Bereich zur Anwendung kommen (vgl. Kap. 10.4):
A. Keine Auffälligkeiten oder Defizite
B. Auffälligkeiten, die keine Risiken oder negativen Folgen für den pflegebedürftigen Menschen erwarten lassen.
C. Defizit mit Risiko negativer Folgen für den pflegebedürftigen Menschen (negative Folgen sind noch nicht eingetreten).
D. Defizit mit eingetretenen negativen Folgen für den pflegebedürftigen Menschen (gesundheitliche Schädigung, keine bedarfsgerechte Versorgung, keine bedürfnisgerechte Versorgung.

Die Zusammenführung der Einzelergebnisse der personenbezogenen Prüfung erfolgt abschließend und findet ihren Niederschlag in der Qualitätsdarstellung (vgl. Kap. 10.8).

10.5.5 Ausblick

Das neu entwickelte Verfahren für die ambulante Pflege wird vor seiner bundesweiten Anwendung einer umfangreichen Pilotierung unterzogen. Diese soll vor allem Aspekte der Praktikabilität und Funktionalität in den Blick nehmen und wird im Jahr 2020 abgeschlossen. Es ist zu erwarten, dass im Zuge dieses Prozesses noch punktuelle Modifizierungen vorgenommen werden.

Mit dem vorliegenden Konzept ist der Grundstein dafür gelegt, die Qualitätsprüfungen in der ambulanten Pflege neu auszurichten und einige der Probleme des bestehenden Systems der Qualitätsprüfung und -darstellung zu überwinden. Das neue Verfahren hat weitreichende Auswirkungen auf das interne Qualitätsmanagement ambulanter Dienste, denn die Orientierung an der formalen Erfüllung eines Anforderungskatalogs wie im bisherigen Verfahren ist nicht mehr möglich. Stattdessen treten zentrale fachliche Ziele in den Mittelpunkt der Qualitätssicherung (gesundheitliche Unversehrtheit, Bedarfsgerechtigkeit, Bedürfnisorientierung). Ebenso stellt das neue Verfahren jedoch auch die Prüfer vor Herausforderungen, denn auch sie sehen sich mit der Notwendigkeit konfrontiert, eine gänzlich neue Herangehensweise bei den Qualitätsprüfungen umzusetzen.

Literatur

[1] Büscher A, Wingenfeld K, Wibbeke D, et al. Entwicklung der Instrumente und Verfahren für Qualitätsprüfungen nach §§ 114 ff. SGB XI und die Qualitätsdarstellung nach § 115 Abs. 1a SGB XI in der ambulanten Pflege. Abschlussbericht. Im Auftrag des Qualitätsausschusses Pflege. Osnabrück/Bielefeld: 2018 [Zugriff: 10.09.2019]. URL: https://www.gs-qsa-pflege.de/wp-content/uploads/2018/11/Verfahren-Qualita%CC%88t-ambulant-Abschlussbericht-HSOS-IPW-samt-Anha%CC%88ngen-13.-September-2018.pdf

[2] Wingenfeld K, Stegbauer C, Willms G, Voigt C, Woitzik R. Entwicklung der Instrumente und Verfahren für Qualitätsprüfungen nach §§ 114 ff. SGB XI und die Qualitätsdarstellung nach § 115 Abs. 1a SGB XI in der stationären Pflege: Darstellung der Konzeptionen für das neue Prüfverfahren und die Qualitätsdarstellung. Abschlussbericht. Im Auftrag des Qualitätsausschusses Pflege. Bielefeld/Göttingen: 2018 [Zugriff: 10.09.2019]. URL: https://www.gs-qsa-pflege.de/wp-content/uploads/2018/10/20180903_Entwicklungsauftrag_stationa%CC%88r_Abschlussbericht.pdf

10.6 Indikatorengestützte Beurteilung von Ergebnisqualität in der stationären Langzeitpflege

Klaus Wingenfeld

Die grundlegenden Neuerungen im System der Qualitätsbeurteilung, die mit dem zweiten Gesetz zur Stärkung der pflegerischen Versorgung und zur Änderung weiterer Vorschriften (Zweites Pflegestärkungsgesetz – PSG II) im Jahr 2015 eingeleitet wurden, schlossen auch die Einführung einer indikatorengestützten Beurteilung von Ergebnisqualität ein. Zwar wurden Pflegeergebnisse auch zuvor bei externen Qualitätsprüfungen bewertet, allerdings nicht mit Hilfe von Qualitätsindikatoren, sondern in Form von stichprobenhaften Einzelfallprüfungen. Dabei stand die Frage im Mittelpunkt, ob die gesundheitliche Situation und der Pflegezustand des Pflegebedürftigen dem entsprechen, was man bei einer fachgerechten Versorgung erwarten darf, und ob durch fachliche Versäumnisse eine Gefährdung oder Schädigung eingetreten ist. Eine Beurteilung von Ergebnisqualität mit Hilfe definierter Kennzahlen war jedoch nicht vorgesehen.

Mit dem Gesetz zur Neuausrichtung der Pflegeversicherung (Pflege-Neuausrichtungs-Gesetzes – PNG) aus dem Jahr 2012 hat sich die Situation grundlegend verändert. Danach waren in die zukünftigen „Maßstäbe und Grundsätze zur Sicherung und Weiterentwicklung der Pflegequalität", die zwischen den Bundesvertretungen der Kostenträger und Leistungserbringer zu vereinbaren sind (§ 113 SGB XI), Regelungen zur Einführung eines Indikatorenansatzes aufzunehmen. Der Gesetzgeber hatte dabei die Konzeption aus einem Forschungs- und Entwicklungsprojekt aufgegriffen, das im Auftrag des Bundesministeriums für Gesundheit (BMG) und des Bundesministeriums für Familie, Senioren, Frauen und Jugend (BMFSFJ) in den Jahren 2009 und 2010 durchgeführt wurde [1]. Diese Konzeption umfasste ein Indikatorenset mit den dazugehörigen Erfassungsmethoden und Instrumenten, die in knapp 50 Einrichtungen praktisch erprobt worden waren.

Trotz der gesetzlichen Verankerung blieben konkrete Schritte zur Einführung des Indikatorenansatzes zunächst aus. Erst durch das PSG II kamen die dazu notwendigen Prozesse in Gang. Im Jahr 2019 wurde mit der Implementierung des Ansatzes eine zweite Säule der Qualitätsbeurteilung in der stationären Langzeitpflege geschaffen, die im Unterschied zu den externen Qualitätsprüfungen auf Datenerhebungen beruht, die von den Pflegeeinrichtungen selbst vorgenommen und von einer unabhängigen Stelle ausgewertet werden. Ein vergleichbarer Ansatz für andere Bereiche der pflegerischen Versorgung, etwa für die ambulante Pflege (s. Kap. 10.5), liegt in Deutschland bislang nicht vor.

10.6.1 Beurteilung von Versorgungsergebnissen mit Hilfe von Indikatoren

Unter Ergebnissen der Pflege versteht man Veränderungen oder die Stabilisierung der Gesundheit sowie Veränderungen des Verhaltens oder des Erlebens der Patienten bzw. Bewohner, die maßgeblich durch die pflegerische Versorgung bewirkt werden [2]. Der Hautzustand gehört ebenso dazu wie das Gesundheitsverhalten oder die Reduzierung krankheitsbedingter emotionaler Belastungen. Auch die Beurteilung der Pflege durch den Leistungsnutzer wird in der internationalen Diskussion der Ergebnisqualität zugerechnet. Es geht also um die Frage, was Pflege bei ihren Adressaten bewirkt und wie sie von ihnen bewertet wird. In Deutschland werden, wie etwa im Falle der nationalen Expertenstandards, mitunter auch Endpunkte des Handelns von Pflegenden unter dem Begriff Ergebnis zusammengefasst, beispielsweise das dokumentierte Ergebnis einer pflegerischen Einschätzung. Im Vordergrund der internationalen Diskussion – in der Pflegewissenschaft, der Medizin und den Gesundheitswissenschaften – steht jedoch die Frage nach dem Zustand des Pflegebedürftigen und seiner Beurteilung [3].

Kennzahlen für Ergebnisqualität haben meist die Form eines Anteilswertes. Gängige Indikatoren in der vollstationären Pflege sind z. B.:
- Anteil der Bewohner mit einem in der Einrichtung entstandenen Dekubitus,
- Anteil der Bewohner, deren Selbständigkeit bei Alltagsverrichtungen sich verringert hat,
- Anteil der Bewohner, bei denen freiheitsbegrenzende Maßnahmen zum Einsatz kommen.

Über die umfangreichsten Erfahrungen mit der indikatorengestützten Beurteilung von Ergebnisqualität verfügen die USA. Indikatoren nehmen dort in der öffentlichen Qualitätsberichterstattung einen wichtigen Stellenwert ein. Mit dem „Nursing Home Compare" existiert seit 2002 ein Internetangebot, mit dem Qualitätsindikatoren und weitere Informationen zu Pflegeeinrichtungen allen interessierten Nutzern zugänglich gemacht werden [4]. Dabei besteht die Möglichkeit, Einrichtungen direkt miteinander zu vergleichen. Leistungsnutzern bzw. potenziellen Leistungsnutzern sowie Beratern soll damit, ähnlich wie in Deutschland, eine Basis für informierte Entscheidungen und sachgerechte Empfehlungen zur Verfügung gestellt werden.

Die Indikatoren, die zur Erfassung von Ergebnisqualität Verwendung finden, müssen verschiedene inhaltliche und methodische Anforderungen erfüllen. Dazu gehört zunächst einmal die Anforderung, dass der betreffende Sachverhalt durch die Pflege maßgeblich beeinflussbar ist [5]. Es gibt neben der pflegerischen Versorgung viele weitere Faktoren, die auf den Gesundheitszustand, den Grad der Pflegebedürftigkeit, das Verhalten und Erleben von Patienten und Bewohnern einwirken. Beispiele hierfür sind die ärztliche Versorgung oder gravierende Krankheitsereignisse. Indikatoren müssen so definiert werden, dass sie möglichst wenig durch solche externen Faktoren beeinflusst werden können. Völlig auszuschließen ist dieser Einfluss nicht. Entscheidend ist jedoch, dass die Pflege *maßgeblichen* Einfluss hat. So kann die Entstehung eines Dekubitus während der Versorgung in einer stationären Pflegeeinrichtung nicht in jedem Einzelfall verhindert werden [6]. Wohl aber lässt sich die Neuentstehungsrate geringhalten. Mit der Ausprägung von Schmerzen verhält es sich anders. Hier ist die ärztliche Behandlung ein entscheidender externer Faktor [7].

Es gibt erhebliche nationale Unterschiede in der Beantwortung der Frage, inwieweit bei den für die Pflege relevanten Ergebnissen ein *maßgeblicher* pflegerischer Einfluss vorliegt. In den USA wird beispielsweise wie selbstverständlich davon ausgegangen, dass eine Veränderung der Schmerzsituation von Heimbewohnern als Ergebnis pflegerischen Handelns zu verstehen ist – eine Sichtweise, die in der deutschen Diskussion nur schwer Akzeptanz findet. Im Vergleich zu Deutschland besitzen Pflegende in den USA jedoch deutlich größere Entscheidungsbefugnisse, auch in Handlungsfeldern, die in Deutschland eher in ärztlicher Verantwortung liegen.

Abgesehen von der zentralen Frage nach dem Stellenwert des pflegerischen Einflusses spielen methodische Anforderungen bei der Indikatorenentwicklung eine große Rolle. Damit angesprochen sind unter anderem die folgenden Punkte [3]:

- *Interraterreliabilität*: Wenn die Datenerhebung zur Erfassung eines Indikators durch zwei verschiedene Personen erfolgt, sollte es nicht zu großen Abweichungen kommen.
- *Sensitivität*: Die Erfassung des Indikators muss mit den Methoden, die zur Verfügung stehen, unproblematisch möglich sein. Ansonsten besteht die Gefahr, dass Schwachstellen der Versorgung übersehen oder Unterschiede in der Qualität zwischen Einrichtungen nicht sichtbar werden.
- *Messbarkeit und Verfügbarkeit der benötigten Daten*: Die Erfassung von Ergebnisqualität muss praktikabel, also mit einem vertretbaren Arbeitsaufwand möglich sein. Es darf bei der Erhebung oder Beschaffung der Daten keine grundlegenden Zugangsprobleme geben.
- *Vergleichbarkeit*: Die Vergleichbarkeit der Ergebnisse verschiedener Einrichtungen ist eine der größten Herausforderungen auf dem Feld der Beurteilung von Ergebnisqualität. Wenn die Bewohnerstruktur von Pflegeeinrichtungen stark voneinander abweicht (z. B. in den Bereichen Mobilität oder kognitive Fähigkeiten der Bewohner), ist Vergleichbarkeit nur mit Hilfe besonderer Methoden herstellbar. Zum Teil kommen statistische Verfahren der Risikoadjustierung zur Anwendung, die allerdings selten die angestrebte statistische Genauigkeit erreichen. Eine Alternative bildet die Definition bestimmter (vergleichbarer) Bewohnergruppen. So ist es beispielsweise sinnvoll, bei der Frage nach dem Einsatz von Fixierungsmaßnahmen im Heimbereich nur solche Bewohnergruppen zu berücksichtigen, die erhebliche kognitive Beeinträchtigungen aufweisen.

Eine weitere wichtige Frage betrifft die Beurteilungsmaßstäbe. Wie kann man Versorgungsergebnisse mit Hilfe von Indikatoren bewerten? Was ist ein gutes Ergebnis, wo beginnt ein schlechtes? Welche Dekubitushäufigkeit ist z. B. als Qualitätsproblem zu bewerten? Weil hierzu keine absoluten Maßstäbe existieren, erfolgt in nationalen Systemen der Qualitätssicherung (z. B. auch in den USA) eine vergleichende Bewertung. Die Indikatoren sagen etwas darüber aus, ob eine Einrichtung besser oder schlechter ist als der Durchschnitt aller Einrichtungen und wie weit ihr Versorgungsergebnis von diesem Durchschnitt entfernt ist.

10.6.2 Zentrale Merkmale der indikatorengestützten Qualitätsbeurteilung in Deutschland

In der Regelversorgung muss die indikatorengestützte Qualitätsbeurteilung stets auf die Rahmenbedingungen in den jeweiligen Gesundheitssystemen ausgerichtet sein. Deshalb finden sich im Ländervergleich stets Unterschiede in Detailfragen. Sie erstrecken sich nicht nur auf die Definitionen von Indikatoren, die Auswahl der mit ihnen abgebildeten Qualitätsaspekte und die eingesetzten Methoden, sondern auch auf den organisatorischen Rahmen und den Verfahrensablauf. Die Konzeption des deutschen Systems wurde zuerst im Jahr 2018 in einem wissenschaftlichen Gutachten beschrieben [8] und auf dieser Grundlage durch die „Maßstäbe und Grundsätzen für die Qualität, die Qualitätssicherung und -darstellung sowie für die Entwicklung eines einrichtungsinternen Qualitätsmanagements nach § 113 SGB XI in der vollstationären Pflege" vom Januar 2019 geregelt. Im Folgenden werden die wichtigsten Eckpunkte dieses Systems dargestellt.

Verfahrensablauf

Aus methodischen Gründen können Indikatoren für Ergebnisqualität nicht auf der Grundlage von Stichproben errechnet werden. Stichproben würden sehr ungenaue und vom Zufall stark beeinflusste Kennzahlen liefern. Grundsätzlich werden daher *alle* Bewohner bei der Beurteilung von Versorgungsergebnissen berücksichtigt – bis auf einzelne Ausnahmefälle (z. B. Bewohner in der Sterbephase oder kürzlich eingezogene Bewohner). Eine zuverlässige Vollerfassung kann aber nur durch die Mitarbeiter der Einrichtungen geleistet werden, die die Bewohner gut kennen. Das Ende 2019 in Deutschland eingeführte Verfahren sieht daher folgenden Ablauf vor:
1. *Ergebniserfassung*: Die Einrichtungen erfassen nach vorgegebenen Methoden regelmäßig im Abstand von 6 Monaten Informationen über ihre Versorgungsergebnisse.
2. *Datenübermittlung*: Diese Informationen werden an die sog. Datenauswertungsstelle (DAS) elektronisch übermittelt. Diese Datenauswertungsstelle ist eine neutrale Institution, die im Jahr 2019 ihre Arbeit aufgenommen hat.
3. *Überprüfung und Auswertung der Daten*: Dort erfolgt – ebenfalls nach vorgegebenen Regeln – eine Überprüfung der Datenqualität und schließlich die Auswertung. Ergebnis der Auswertung sind die Qualitätskennzahlen.

4. *Feed-Back-Berichte und Veröffentlichung der Ergebnisse*: Die Einrichtungen erhalten über das Ergebnis zunächst einen Bericht. Werden keine Probleme der Datenqualität festgestellt, werden die Qualitätskennzahlen zusammen mit einer Qualitätsbeurteilung in den neuen *Qualitätsdarstellungen* veröffentlicht.
5. *Plausibilitätskontrolle*: Um sicherzustellen, dass die Versorgungsergebnisse korrekt erfasst wurden, erfolgt nicht nur eine Überprüfung der Datenqualität mit statistischen Mitteln. Darüber hinaus wird bei der nächsten externen Qualitätsprüfung anhand einer Stichprobe von sechs Bewohnern beurteilt, ob die Angaben der Einrichtung über Versorgungsergebnisse zutreffend sind.

Qualitätsaspekte und Risikogruppen

Nicht alle qualitätsrelevanten Themen lassen sich durch Ergebnisindikatoren abbilden. Manche Versorgungsergebnisse können aus methodischen Gründen nicht zuverlässig erfasst werden (z. B. Bewegungseinschränkungen der Gelenke oder Medikamentenmanagement), zum Teil gibt es starke äußere Einflüsse, die es verbieten, Ereignisse als Ergebnis der von der Einrichtung zu verantwortenden Versorgung zu werten (z. B. Häufigkeit der Sondenernährung). Es gilt der schon angesprochene Grundsatz, dass nur diejenigen Sachverhalte einbezogen werden können, bei denen die Einrichtung einen maßgeblichen Einfluss hat. Folgende Inhalte werden durch die Indikatoren abgedeckt:

1. Erhaltene Mobilität (zwei Indikatoren),
2. Erhaltene Selbstständigkeit bei Alltagsverrichtungen (zwei Indikatoren),
3. Erhaltene Selbständigkeit bei der Gestaltung des Lebensalltags,
4. Dekubitusentstehung (zwei Indikatoren),
5. Schwerwiegende Sturzfolgen (zwei Indikatoren),
6. Unbeabsichtigter Gewichtsverlust (zwei Indikatoren),
7. Durchführung eines Integrationsgesprächs,
8. Anwendung von Gurten bei kognitiv beeinträchtigten Bewohnern,
9. Anwendung von Bettseitenteilen bei kognitiv beeinträchtigten Bewohnern,
10. Aktualität der Schmerzeinschätzung.

Bei einigen Themen sind zwei Indikatoren vorgesehen. In diesen Fällen existieren Kennzahlen für zwei sich nicht überschneidende Bewohner- bzw. Risikogruppen. Für die Unterscheidung der Gruppen gibt es feststehende Definitionen und Gruppenbildungskriterien, die zum Teil etwas komplizierter ausfallen. Das Ziel besteht darin, vergleichbare Gruppen zu definieren, was Voraussetzung für eine vergleichende Qualitätsbeurteilung ist. Ansonsten würde die Besonderheit der Bewohnerstruktur zu verzerrten Bewertungen führen. Im Falle der Dekubitusentstehung beispielsweise werden zwei Bewohnergruppen je nach Ausprägung ihrer Bewegungsfähigkeit in liegender Position unterschieden; für beide Gruppen wird ein Indikator berechnet.

Die Indikatoren „Durchführung eines Integrationsgesprächs" (in der Eingewöhnungsphase nach dem Heimeinzug) und „Aktualität der Schmerzeinschätzung" sind, was schon ihre Bezeichnung signalisiert, keine Ergebnis-, sondern Prozessindikatoren. Es ist (im deutschen System) bislang kein Weg gefunden worden, bei diesen Qualitätsaspekten eine methodisch belastbare Form der Ergebnisbewertung einzusetzen. Deshalb und weil die Schmerzsituation ebenso wie die Bewältigung der Übergangsphase nach dem Heimeinzug sehr wichtige Aspekte der Qualitätsbeurteilung darstellen, wurde – gewissermaßen ersatzweise – auf die Prozessebene zurückgegriffen.

Informationsgrundlagen
Die Informationen, die zur Berechnung der Indikatoren erforderlich sind, liegen zum Teil routinemäßig in den Einrichtungen vor. So müssen keine neuen Informationen zum Thema Dekubitus erfasst werden. Alle Informationen, die zu diesem Thema benötigt werden, sind in den Einrichtungen unabhängig vom Indikatorenansatz vorhanden. Neu für die meisten Einrichtungen war bei der Einführung des Indikatorenansatzes hingegen die Nutzung der Module 1, 2, 4 und 6 aus dem Begutachtungsverfahren. Dabei werden nicht die Ergebnisse aus der Begutachtung übernommen. Vielmehr schätzen die Mitarbeiter der Einrichtungen im Abstand von sechs Monaten selbst die aktuelle Selbständigkeit und die kognitiven Fähigkeiten ein. Dies bringt einige fachliche Herausforderungen mit sich, kann jedoch von qualifizierten Fachkräften nach vorheriger Schulung ohne größere Probleme genutzt werden.

Eine inhaltliche Erweiterung der Pflegedokumentation wurde durch die Einführung der Indikatoren nicht erforderlich. Einrichtungen beispielsweise, die mit der sog. strukturierten Informationssammlung arbeiten, mussten keine Umstellungen vornehmen. Aber auch Dokumentationssysteme, die auf einer AEDL-Systematik beruhen, mussten nicht modifiziert werden. Allerdings zeigt die Erfahrung, dass die Qualität des Informationsmanagements in den Einrichtungen für den Aufwand bei der Ergebniserfassung von großer Bedeutung ist. Eine unübersichtliche oder uneinheitlich geführte Pflegedokumentation kann zu einem erhöhten Aufwand bei der Erfassung von Routineinformationen führen.

Bewertung der Versorgungsergebnisse
Die Einrichtungen erfassen ihre Versorgungsergebnisse selbst, deren Beurteilung erfolgt jedoch nach einer feststehenden Bewertungssystematik durch die Datenauswertungsstelle. Zunächst werden die Indikatoren berechnet, also beispielsweise der Anteil der Bewohner mit einem neu entstandenen Dekubitus. Dies stellt allerdings noch keine Bewertung dar. Die Anteilswerte lassen zwar erkennen, wie weit entfernt das Ergebnis einer Einrichtung vom Durchschnitt der Versorgung entfernt liegt. Eine Bewertung im Sinne einer ‚guten' oder ‚schlechten' Qualität ist damit jedoch noch nicht gegeben. Um die Ergebnisqualität zu bewerten, werden definierte Grenzwerte (sog. Referenzwerte) verwendet, die besagen, von welchem Punkt an (in welchem Werte-

Ergebnisqualität liegt weit über dem Durchschnitt:
Ergebnisqualität liegt leicht über dem Durchschnitt:
Ergebnisqualität liegt nahe beim Durchschnitt:
Ergebnisqualität liegt leicht unter dem Durchschnitt:
Ergebnisqualität liegt weit unter dem Durchschnitt:

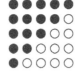

Abb. 10.6: Visualisierung der indikatorengestützten Bewertung der Ergebnisqualität.

bereich) eine bestimmte Beurteilung zugeordnet wird [8]. Angenommen, der Anteil der Bewohner mit erhaltener Mobilität liegt in einer Einrichtung bei 63 Prozent, der Bundesdurchschnitt bei der gleichen Bewohnergruppe bei 88 Prozent. Das bedeutet, dass die Ergebnisqualität weit unter dem Durchschnitt liegt. Genau so lautet dann auch die Qualitätsbeurteilung: „Die Ergebnisqualität liegt weit unter dem Durchschnitt". Insgesamt werden fünf Stufen unterschieden und mit Hilfe eines 5-Punkte-Schemas visualisiert (s. Abb. 10.6):

Bei Indikatoren, bei denen lediglich bei einem einzelnen Bewohner ein negatives Ergebnis aufgetreten ist, erfolgt nur dann eine Bewertung, wenn das Gesamtergebnis dennoch positiv ausfällt. Anderenfalls findet sich statt einer Bewertung der Hinweis „Einzelfall". Es gilt der Grundsatz, dass eine Einrichtung aufgrund eines Einzelfalls weder negativ noch als durchschnittlich bewertet werden darf. Diese Sonderregel beruht auf dem Umstand, dass nicht jedes einzelne negative Ereignis von der Einrichtung verhindert werden kann.

10.6.3 Externe Plausibilitätskontrolle

Sollen Versorgungsergebnisse, die von der Einrichtung und ihren Mitarbeitern selbst erfasst wurden, für die Veröffentlichung von Qualitätsbeurteilungen verwendet werden, so ist eine externe Prüfung der Datenqualität erforderlich. Sie erfolgt im neuen System auf zwei Wegen: 1) mit einer sog. statistischen Plausibilitätskontrolle, die in der Datenauswertungsstelle durchgeführt wird, und 2) mit einer Plausibilitätskontrolle durch die Prüfdienste, die während des Prüfbesuchs stattfindet.

Die datentechnische („statistische") Plausibilitätskontrolle wird routinemäßig nach der Übermittlung der Daten aus der Ergebniserfassung an die Datenauswertungsstelle durchgeführt. Hierbei wird geprüft, ob die Angaben der Einrichtung zu einem Bewohner vollständig und in sich stimmig sind. So ist es beispielsweise unwahrscheinlich, dass ein Bewohner, der mit nur wenig Unterstützung Treppen steigen kann, bei Bewegungen in liegender Position erheblich eingeschränkt ist. Ebenso wenig plausibel ist es, dass eine größere Zahl Bewohner keinerlei Beeinträchtigung des Erinnerungsvermögens aufweist, gleichzeitig aber räumlich desorientiert ist.

Die statistische Plausibilitätskontrolle umfasst auch die Überprüfung der Frage, ob alte Daten (aus der letzten Ergebniserfassung) unverändert übernommen worden sind. Dies betrifft den Bereich der Beurteilung von Selbstständigkeit und kognitiven Fähigkeiten, in dem die Einschätzung fachlich anspruchsvoll ist.

Darüber hinaus ist eine stichprobenartige Plausibilitätskontrolle während der externen Qualitätsprüfung durchzuführen. Sie ist fester Bestandteil des neuen Prüfverfahrens. Einbezogen werden hierbei sechs Bewohner, bei denen eine Ergebniserfassung durchgeführt wurde. Es handelt sich im Kern um die Überprüfung, ob die Informationen aus der Ergebniserfassung mit anderen Informationsquellen übereinstimmen oder nicht. Die Herausforderung liegt hier vor allem darin, dass die Ergebniserfassung einen früheren Zustand des Bewohners beschreibt. In einem ersten Schritt wird beispielsweise überprüft, ob die Beschreibung der Mobilität aus der Ergebniserfassung dem aktuellen Status der Mobilität entspricht und an welchen Stellen es Abweichungen gibt. Abweichungen sind für sich genommen noch kein hinreichender Grund, die Plausibilität in Frage zu stellen. Zunächst muss die Frage beantwortet werden, welche Entwicklungen oder Ereignisse die festgestellte Abweichung erklären könnten. Im Falle von Veränderungen der Mobilität ist beispielsweise von Interesse, ob es in den letzten Monaten zu gravierenden Krankheitsereignissen gekommen ist, ob eine Erkrankung vorliegt, die mit einem stetigen Mobilitätsverlust einhergeht, oder ob es Mobilitätsverluste infolge einer Krankenhausbehandlung gab. Wenn sich Abweichungen weder durch Aussagen der Mitarbeiter noch durch Informationen aus anderen Quellen nachvollziehbar aufklären lassen, ist von fehlender Plausibilität auszugehen.

Fehler bei der Ergebniserfassung sind nach den bisherigen Erfahrungen nicht selten. Sie sind bei umfassenden Datenerhebungen auch gar nicht zu vermeiden. Doch nicht jeder fehlerhafte Eintrag ist relevant für die Gesamtbeurteilung. Es ist bei Durchführung der Plausibilitätskontrolle besonders wichtig, neben der Fehlerhäufigkeit die Wertigkeit fehlerhafter Einträge für die Ergebniserfassung zu bewerten. Flüchtigkeitsfehler sind meist kein Grund, die Plausibilität generell in Frage zu stellen.

10.6.4 Ergebnisqualität und internes Qualitätsmanagement

Mit der Einführung des Indikatorenansatzes erhalten die Einrichtungen mehr Verantwortung bei der Schaffung von Qualitätstransparenz. Sie berichten regelmäßig über ihre Versorgungsergebnisse und ermöglichen damit eine neue Art Qualitätsbewertung, die – erstmalig in Deutschland – nicht nur eine Stichprobe, sondern die Gesamtheit der Bewohner berücksichtigt. Datentechnische Prüfungen und eine Plausibilitätskontrolle bei externen Qualitätsprüfungen stellen weitgehend sicher, dass nur inhaltlich und methodisch korrekte Informationen in die Qualitätsbeurteilung einfließen.

Ebenso wichtig dürften jedoch die Impulse sein, die aus dem neuen System für die interne Qualitätsentwicklung und -sicherung erwachsen. So ergeben sich zusätzliche Möglichkeiten, im Versorgungsalltag den individuellen Pflegeprozess zu reflektieren. Durch die Ergebniserfassung erfolgt bei allen Bewohnern einer Einrichtung im Abstand von sechs Monaten eine systematische Einschätzung wesentlicher

Aspekte ihrer Gesundheit und Pflegebedürftigkeit. Mitarbeiter haben beispielsweise die Möglichkeit, Veränderungen der Selbständigkeit und andere gesundheitliche Veränderungen systematisch zu beobachten und auf problematische Entwicklungen zu reagieren. In dieser Hinsicht bietet es sich an, das Instrumentarium der Ergebniserfassung mit Pflegevisiten zu verknüpfen.

Die Indikatoren bieten den Einrichtungen außerdem eine Möglichkeit der kontinuierlichen Beobachtung der Qualitätsentwicklung (Monitoring), die über frühere Ansätze der Qualitätsbeurteilung deutlich hinausreicht. Sie können mit Hilfe der Indikatoren unmittelbar einschätzen, wie gut oder wie schlecht ihre Ergebnisse im Vergleich zum Durchschnitt der Einrichtungen ausfallen. Mit Hilfe der Indikatoren lässt sich außerdem auch die Wirkung der internen Qualitätsentwicklung besser einschätzen. Bemüht sich eine Einrichtung beispielsweise um eine Verbesserung der Mobilitätsförderung, so wird sich dies, wenn sie damit Erfolg hat, auch in guten Qualitätskennzahlen abbilden.

Informationen über Versorgungsergebnisse und Qualitätsindikatoren bieten also vielfältige Einsatzmöglichkeiten, sowohl bei der Schaffung von Qualitätstransparenz nach außen als auch im Bereich der internen Qualitätssicherung und -entwicklung. Um diese Möglichkeiten auszuschöpfen, bedarf es allerdings eines längeren Prozesses der Auseinandersetzung mit diesem Instrumentarium. Indikatoren sind ebenso wie die konsequente Beurteilung von Versorgungsergebnissen ein neues Element im deutschen System der Langzeitpflege. Ihre Einführung ist daher, zusammen mit den zeitgleichen und weitreichenden Anpassungen der externen Prüfungen, sicherlich als Beginn einer neuen Entwicklungsphase der Qualitätssicherung einzustufen, in der sich noch viele Fragen und derzeit noch gar nicht absehbare Entwicklungsoptionen ergeben werden.

Literatur

[1] Wingenfeld K, Kleina T, Franz S, et al. Entwicklung und Erprobung von Instrumenten zur Beurteilung der Ergebnisqualität in der stationären Altenhilfe. Abschlussbericht. Bielefeld/Köln: März 2011. Berlin: Bundesministerium für Gesundheit (BMG)/Bundesministerium für Familie, Senioren, Frauen und Jugend (BMFSFJ), Hrsg; Mai 2011 [Zugriff: 27.09.2019]. URL: https://www.bagfw.de/fileadmin/user_upload/Abschlussbericht_Ergebnisqualitaet_.pdf

[2] Arling G, Kane RL, Lewis T, Mueller C. Future development of nursing home quality indicators. The Gerontologist. 2005;45:147–156.

[3] Davies H. Measuring and reporting the quality of health care: issues and evidence from the international research literature. St. Andrews: NHS Scotland; 2005.

[4] Mukamel DB, Ladd H, Weimer DL, Spector WD, Zinn JS. Is There Evidence of Cream Skimming Among Nursing Homes Following the Publication of the Nursing Home Compare Report Card? Gerontologist. 2009;49:793–802.

[5] Phillips CD, Chen M, Sherman M. To what degree does provider performance affect a quality indicator? The case of nursing homes and ADL change. The Gerontologist. 2008;48:330–337.

[6] Deutsches Netzwerk für Qualitätsentwicklung in der Pflege (DNQP). Expertenstandard Dekubitusprophylaxe in der Pflege. 2. Aktualisierung. Osnabrück: DNQP; 2017.

[7] Uchtmann M, Wingenfeld K. Schmerz und Schmerzeinschätzung in der stationären Langzeitpflege. Pflegezeitschrift. 2015;68:588–592.
[8] Wingenfeld K, Stegbauer C, Willms G, Voigt C, Woitzik R. Entwicklung der Instrumente und Verfahren für Qualitätsprüfungen nach §§ 114 ff. SGB XI und die Qualitätsdarstellung nach § 115 Abs. 1a SGB XI in der stationären Pflege: Darstellung der Konzeptionen für das neue Prüfverfahren und die Qualitätsdarstellung. Abschlussbericht. Im Auftrag des Qualitätsausschusses Pflege. Bielefeld/Göttingen: 2018 [Zugriff: 10.09.2019]. URL: https://www.gs-qsa-pflege.de/wp-content/uploads/2018/10/20180903_Entwicklungsauftrag_stationa ProzentCC Prozent88r_Abschlussbericht.pdf

10.7 Aktuelle Formen der öffentlichen Qualitätsberichterstattung

Klaus Wingenfeld, Andreas Büscher

Die öffentliche Qualitätsberichterstattung in Deutschland wurde mit dem Gesetz zur strukturellen Weiterentwicklung der Pflegeversicherung (Pflege-Weiterentwicklungsgesetz – PfWG) im Jahr 2008 ins Leben gerufen. Seitdem sind die Pflegekassen nach § 115 Abs. 1a Elftes Buch Sozialgesetzbuch (SGB XI) verpflichtet, Ergebnisse von Qualitätsbeurteilungen in nachvollziehbarer Form zu veröffentlichen. Die damit geschaffene „Qualitätstransparenz" hat mehrere Funktionen. Zum einen soll sie den durch eine Pflegeeinrichtung versorgten pflegebedürftigen Menschen sowie ihren Angehörigen eine Möglichkeit eröffnen, die Qualität der Einrichtung, die sie nutzen, einzuordnen. Eine zweite, in der Diskussion meist als zentral bezeichnete Funktion besteht darin, eine Informationsgrundlage zur Verfügung zu stellen, die die Auswahl einer Einrichtung ermöglicht. Pflegebedürftige oder ihre Angehörigen sollen, wenn sie sich auf die Suche nach einer Einrichtung begeben, eine geeignete Informationsgrundlage für eine informierte Entscheidung für eine Einrichtung erhalten. Eine dritte Funktion schließlich bezieht sich auf die Verbesserung der Information für Beratungsangebote.

Der erste Versuch der Selbstverwaltung, entsprechend der gesetzlichen Vorgaben Qualitätstransparenz in der Öffentlichkeit zu schaffen, erwies sich allerdings als wenig erfolgreich. Mit den sog. Transparenzvereinbarungen verständigten sich die Vertragspartner auf Qualitätskriterien und Bewertungsregeln, die in Fachkreisen und auch in der politischen Diskussion auf erhebliche Akzeptanzprobleme stießen. Kritisiert wurden vor allem folgende Punkte:
– Die Pflegenoten repräsentierten kein realistisches Abbild der Qualität. Der Umstand, dass fast alle Einrichtungen und Dienste gute bis sehr gute Pflegenoten erhielten, widersprach anderen Erfahrungen und auch wissenschaftlichen Forschungsergebnissen.
– Die Bewertung hing in hohem Maße von der Dokumentationsqualität ab.
– Die Gesamtnote, in der unterschiedlichste Einzelbewertungen arithmetisch verrechnet wurden, besaß kaum Aussagekraft. Aus wissenschaftlicher Perspektive gibt es keine tragfähige Begründung dafür, Bewertungen von völlig unterschied-

lichen Sachverhalten miteinander zu verrechnen und dabei auch Defizite in einem Bereich durch positive Bewertungen in anderen Bereichen auszugleichen.
- Wenngleich nach den gesetzlichen Vorgaben die Ebene der Ergebnisqualität in den Vordergrund der Berichterstattung zu stellen war, fokussierten die Transparenzkriterien bis zuletzt die Struktur- und Prozessqualität. Eine Beurteilung der Ergebnisqualität fehlte weitgehend und war auch nicht für die Gesamtbewertung ausschlaggebend.

Basis für die Pflegenoten waren allein die externen Qualitätsprüfungen. Im Zusammenhang mit der Reform der Qualitätsprüfungen, die vom zweiten Pflegestärkungsgesetz im Jahr 2015 vorgegeben wurde, war daher auch eine neue Konzeption für die öffentliche Qualitätsberichterstattung zu erarbeiten. Die neuen „Qualitätsdarstellungen" lösten die Pflegenoten bzw. die Transparenzberichte ab, die auf der Grundlage des alten, bis 2019 durchgeführten Prüfverfahrens für die stationäre Pflege erstellt wurden.

Die erste der entsprechenden Vereinbarungen in der Selbstverwaltung, die „Qualitätsdarstellungsvereinbarung für die stationäre Pflege (QDVS)" vom 19.03.2019 [1], regelte die Veröffentlichungen für die stationäre Lang- und Kurzzeitpflege. Weitere Vereinbarungen mit entsprechenden Vorgaben für die teilstationäre und die ambulante Pflege sollten folgen. Es mussten in diesen Fällen jedoch noch einige Prozesse abgewartet werden, insbesondere die Erstellung einer neuen Qualitätsprüfungsrichtlinie für die teilstationäre Pflege und die Pilotierung des neuen Prüfverfahrens für die ambulante Pflege (s. Kap. 10.5). Ähnlich wie im Falle der Inhalte und Methoden externer Qualitätsprüfungen ist allerdings zu erwarten, dass die Regelungen für diese Bereiche nicht wesentlich von den Empfehlungen der Wissenschaftler abweichen, die auch den bereits verabschiedeten Regelungen zugrunde liegen [2,3].

10.7.1 Merkmale der Qualitätsdarstellungen

Die neuen Qualitätsdarstellungen weichen in Form und Inhalt von den bisherigen Berichten erheblich ab. Darin kommt unter anderem das Bemühen zum Ausdruck, die Fehler, die im Zusammenhang mit den Pflegenoten gemacht worden sind, zu vermeiden. Die Qualitätsdarstellungen enthalten neben Informationen über die Versorgungsqualität weitere, *umfangreiche Informationen über die Einrichtung*, die aus der Nutzerperspektive bei der Auswahl oder der Beurteilung einer Einrichtung von Bedeutung sind. Die Entscheidung, einen komplexen Informationsteil aufzunehmen, erklärt sich aus der Erfahrung, dass bei der Auswahl von Einrichtungen nicht allein und oft nicht einmal hauptsächlich Fragen der fachlichen Qualität ausschlaggebend sind. Die sachliche und personelle Ausstattung und Merkmale des Versorgungsangebots sind aus der Nutzerperspektive meist ebenso wichtig. Solche Informationen sind zwar teilweise auch über andere Quellen, insbesondere im Internetauftritt der jeweiligen Einrichtungen verfügbar, allerdings ermöglicht dies derzeit nicht, einen Einrichtungsvergleich durchzuführen. Mit den neuen Qualitätsdarstellungen ist diese Möglichkeit gegeben, weil die Informationen über die Einrichtungen die gleiche Struktur aufweisen.

Ein weiterer, direkt sichtbarer Unterschied besteht in dem *Verzicht auf eine Gesamtbewertung* der Einrichtung. Es ist fachlich und methodisch nicht begründbar, aus unterschiedlichen Sachverhalten wie beispielsweise der Qualität der psychosozialen Unterstützung und der Qualität im Bereich der Wundversorgung oder anderen körperbezogenen Maßnahmen einen Durchschnitt zu bilden und aus diesem Durchschnitt eine Qualitätsaussage abzuleiten. Daraus ergibt sich allerdings das Erfordernis, eine alternative Form zu finden, die einen schnellen Überblick über die Situation der Einrichtung ermöglicht. Dies wird in den neuen Qualitätsdarstellungen mit optischen Mitteln gewährleistet. Es ist möglich, sämtliche Prüfergebnisse oder auch die Ergebnisse der indikatorengestützten Beurteilung der Ergebnisqualität von stationären Pflegeeinrichtungen jeweils auf einer (Bildschirm- oder Papier-)Seite einzusehen.

Die Bewertung erfolgt ferner nicht mehr, wie im alten System, anhand von Schulnoten. Stattdessen entschied man sich dafür, *Bewertungen mit einem neutralen Punkteschema* zu visualisieren. Verschiedene Überlegungen, andere, zum Teil bereits benutzte Symbole zu verwenden (z. B. fünf Sterne oder ein Ampelsystem), stießen im Verlauf des Entwicklungsprozesses auf Skepsis.

Einen wichtigen Grundsatz der neuen Qualitätsberichterstattung bildet auch die *differenzierte Beschreibung der Qualität* in einer Einrichtung. Die neuen Berichte bieten sehr viel mehr Informationen und auch Erläuterungen für den Nutzer als die alten Transparenzberichte. Der Nutzer der Information kann, wenn er es wünscht, sehr viele Details zur Kenntnis nehmen. Durch technische Mittel (Filterung und Reihenfolge der Information) wird gleichzeitig für Reduzierung von Komplexität gesorgt. Durch die Einführung des Indikatorenansatzes sind im Bereich der stationären Langzeitpflege auch spezifischere Informationen verfügbar. So werden beispielsweise verschiedene Aspekte der Versorgung von Menschen mit kognitiven Beeinträchtigungen getrennt von der Qualität der Versorgung anderer Bewohner ausgewiesen. Die Erfahrung mit den Qualitätsindikatoren zeigt, dass es bei der Versorgung unterschiedlicher Personengruppen innerhalb einer Einrichtung durchaus erheblich voneinander abweichende Ergebnisse geben kann.

Schließlich ist mit der Konzeption der Qualitätsdarstellungen sichergestellt, dass *Qualitätsunterschiede sichtbar* werden. Im Falle der Qualitätsindikatoren ist schon definitionsgemäß ausgeschlossen, dass alle Einrichtungen gleiche (gleich gute) Qualitätsbeurteilungen aufweisen. Auch bei den Ergebnissen der Qualitätsprüfungen sorgt die Bewertungssystematik dafür, dass relevante Qualitätsdefizite bei der Bewertung auch als solche benannt werden.

10.7.2 Aufbau und Inhalte der Qualitätsdarstellungen in der stationären Pflege

Zur Verdeutlichung der Konzeption der Qualitätsdarstellungen wird in den nachfolgenden Ausführungen vorrangig auf die Qualitätsdarstellungen in der stationären Langzeitversorgung und der Kurzzeitpflege Bezug genommen, da für diese Bereiche bereits eine verbindliche Qualitätsdarstellungsvereinbarung vorliegt [1].

Die Qualitätsdarstellungen enthalten nicht nur Ergebnisse von Qualitätsprüfungen, sondern – für den Bereich der stationären Langzeitpflege – auch eine Beurteilung der Ergebnisqualität anhand von Qualitätsindikatoren. Der dritte wichtige Bestandteil sind die schon angesprochenen Informationen über die Einrichtung, mit denen zahlreiche Merkmale des Angebots, der Ausstattung und der Kooperationsbeziehungen einer Pflegeeinrichtung in Erfahrung gebracht werden können.

Diese drei Elemente werden in unterschiedlichen Formen angeboten. Vorgesehen ist

1. ein Standarddokument mit fest definiertem Aufbau und Inhalt,
2. eine webbasierte Lösung, die eine Selektion von Informationen gestattet, sowie
3. ein Dokument, dessen Inhalt vom Nutzer definiert werden kann.

Alle diese Formen stützen sich auf die gleiche, im Folgenden dargestellte Informationsbasis, sie unterscheiden sich nur im Grad der Differenziertheit der Information und der Möglichkeit für den Nutzer, Informationen zu selektieren, zu filtern und zu vergleichen. Die nachfolgende Darstellung konzentriert sich daher auch auf das Standarddokument.

Einrichtungsbezogene Informationen

Die Qualitätsdarstellungen beinhalten einen vergleichsweise ausführlichen Informationsteil, der unabhängig von den vorliegenden Qualitätsbewertungen Auskunft über die Einrichtung und ihre Angebote gibt. Im Unterschied zu den Qualitätsbeurteilungen werden die Informationen von den Pflegeeinrichtungen eigenverantwortlich zusammengestellt. Eine Überprüfung durch andere Stellen ist nicht vorgesehen. Nach den Vorgaben der QDVS umfasst der Informationsteil zwölf verschiedene Bereiche:

1. allgemeine Informationen über die Einrichtung (zum Beispiel Kontaktdaten, Kontaktpersonen, Anzahl der Einzel- und Doppelzimmer sowie Kurzzeitpflegeplätze),
2. Ausstattung (zum Beispiel ein Telefonanschluss, TV- bzw. Kabelanschluss und Internetzugang),
3. Spezialisierung/Versorgungsschwerpunkt (zum Beispiel Versorgung von Menschen in jungem Alter, Menschen mit Verhaltensauffälligkeiten oder anderen Besonderheiten),
4. Möglichkeit des Kennenlernens der Einrichtung (zum Beispiel Möglichkeit zur Teilnahme an Mahlzeiten und Gruppenaktivitäten vor dem Einzug, Probewohnen),

5. Gruppenangebote (zum Beispiel wöchentliche Angebote wie Gedächtnistraining),
6. religiöse Angebote (zum Beispiel Räumlichkeiten zur Ausübung religiöser Aktivitäten oder regelmäßiger Besuch eines Seelsorgers),
7. Einbeziehung von Angehörigen (zum Beispiel Teilnahme an Mahlzeiten für Angehörige),
8. Kontakte der Einrichtung zum sozialen Umfeld/Quartier (zum Beispiel Kontakte zu anderen Einrichtungen im Umfeld oder Quartier),
9. personelle Ausstattung im Bereich Pflege und Betreuung,
10. Kooperationsvereinbarungen (zum Beispiel Kooperationen mit Ärzten oder Therapeuten sowie Krankenhäusern oder anderen Einrichtungen),
11. gesundheitliche Versorgungsplanung für die letzte Lebensphase,
12. zusätzliche kostenpflichte Dienstleistungsangebote.

Bewertung der Ergebnisqualität mit Hilfe von Qualitätsindikatoren
Der zweite wichtige Baustein der Qualitätsdarstellungen umfasst die Bewertung der Ergebnisqualität mit Hilfe der Qualitätsindikatoren. Hierzu erfassen die Einrichtungen im Abstand von sechs Monaten Informationen über ihre Versorgungsergebnisse („Ergebniserfassung"). Auf dieser Grundlage werden Qualitätskennzahlen (Indikatoren) ermittelt, die den Anteil von Bewohnern mit einem bestimmten Versorgungsergebnis angeben (s. Kap. 10.6). Qualitätsindikatoren dieser Art und damit auch den entsprechenden Baustein der Qualitätsdarstellungen gibt es nur für die stationäre Langzeitpflege.

Die Qualitätsdarstellungen enthalten zunächst Erläuterungen dazu, weshalb Versorgungsergebnisse wichtig sind und was diese über die Versorgung der Bewohner aussagen. Darüber hinaus wird beschrieben, nach welchen Regeln Versorgungsergebnisse bewertet werden. Zur Anwendung kommt ein fünfstufiges Bewertungsschema, das erkennen lässt, inwieweit die Ergebnisqualität der Einrichtung beim jeweiligen Thema vom Bundesdurchschnitt abweicht. Zur Visualisierung wird ein neutrales 5-Punkte-Schema genutzt (s. Abb. 10.6).

Existiert in einer Einrichtung im Vergleich zu anderen Einrichtungen beispielsweise ein besonders hoher Anteil an Bewohnern mit erhaltener Mobilität, so ergibt sich die Bewertung „Ergebnisqualität liegt weit über dem Durchschnitt". Es kann vorkommen, dass sich ein Indikator nicht berechnen lässt (z. B. wenn nur zwei oder drei Bewohner in die Betrachtung einbezogen werden können). In diesem Fall findet sich der Vermerk „Die Ergebnisqualität konnte nicht berechnet werden". Eine weitere besondere Situation liegt vor, wenn nur bei einem Bewohner ein schlechtes Versorgungsergebnis festgestellt wurde und dies aufgrund von geringen Fallzahlen zu einer negativen Bewertung oder zur Bewertung „nahe am Durchschnitt" führen würde. Unter diesen Voraussetzungen findet sich der Vermerk: „Einzelfall – Das Ereignis ist bei einem einzelnen Bewohner bzw. einer einzelnen Bewohnerin aufgetreten und wird nicht bewertet".

Insgesamt bietet die Qualitätsdarstellung zum jeweiligen Thema folgende Informationen:
- Erläuterung zum Gegenstand (z. B. Erhalt der Mobilität) und zur Relevanz des Themas für die pflegebedürftigen Menschen
- Darstellung des Indikators als Prozentwert
- Qualitätsbewertung (sprachlich und mit der Punktesymbolik)
- Benennung des Durchschnittswerts, der als Referenzwert für die Qualitätsbeurteilung verwendet wird
- Darstellung früherer Bewertungen mit Hilfe der Punktesymbolik.

Die Darstellung früherer Ergebnisse ermöglicht eine Einschätzung, ob das aktuelle Ergebnis für die Einrichtung typisch ist oder vielleicht eher eine Ausnahmesituation repräsentiert. Gerade im Falle der Indikatoren ist anhand der Qualitätsbeurteilung nicht nachvollziehbar, unter welchen Bedingungen das Versorgungsergebnis zustande gekommen ist. Insofern kann die Verlaufsbetrachtung eine wichtige Zusatzinformation eröffnen.

Sollte sich im Rahmen der sogenannten Plausibilitätskontrollen erwiesen haben, dass die Daten, auf denen die Beurteilung der Ergebnisqualität beruht, nicht vertrauenswürdig sind, so finden sich entsprechende Hinweise in den Qualitätsdarstellungen. Auf die Veröffentlichung von Kennzahlen und eine Bewertung der Ergebnisqualität wird dann verzichtet.

Ergebnisse der externen Qualitätsprüfungen
In ähnlicher Form werden die Ergebnisse der externen Qualitätsprüfungen dargestellt. Zunächst findet sich in leicht verständlicher Sprache eine allgemeine Erläuterung zur Quelle der Bewertungen und zu den Grundsätzen, nach denen die Bewertung erfolgt. Daran schließen sich differenziertere Informationen zu den einzelnen Prüfinhalten an.

Bei der Beurteilung der individuellen Versorgung der Bewohner bzw. Kurzzeitpflegegäste kommen vier Kategorien zur Anwendung (s. Kap. 10.4):
A. Keine Auffälligkeiten oder Defizite
B. Auffälligkeiten, die keine Risiken oder negativen Folgen für den Bewohner erwarten lassen
C. Defizit mit Risiko negativer Folgen für den Bewohner
D. Defizit mit eingetretenen negativen Folgen für den Bewohner.

Die *Gesamtbewertung eines Qualitätsaspekts* in der Qualitätsdarstellung hängt davon ab, wie häufig Defizite, also C- und D-Bewertungen in der Stichprobe festgestellt wurden. Nach bestimmten Regeln wird aus der Häufigkeit der beobachteten Defizite eine Bewertung abgeleitet (s. Tab. 10.3).

Tab. 10.3: Bewertung von Qualitätsaspekten bei Qualitätsprüfungen und ihre Visualisierung.

Qualitätsbeurteilung und Visualisierung		Anzahl der Fälle mit C- oder D-Wertung	Anzahl der Fälle mit D-Wertung
Keine oder geringe Qualitätsdefizite	■■■■	0–1	0
Moderate Qualitätsdefizite	■■■□	2–3	1
Erhebliche Qualitätsdefizite	■■□□	4	2–3
Schwerwiegende Qualitätsdefizite	■□□□	5 und mehr	4 und mehr

Bei einigen Themen, die im neuen Prüfverfahren als Qualitätsaspekte beurteilt werden sollen, ist zu erwarten, dass die Prüfung nur bei wenigen Bewohnern aus der Stichprobe möglich ist. Der Grund dafür liegt vor allem darin, dass je nach Thema nur ein Teil der Bewohner die Unterstützung erhält, die von den Prüfern zu beurteilen ist. Das gilt beispielsweise für die Unterstützung von Bewohnern in der Eingewöhnungsphase nach dem Heimeinzug, aber auch für andere Themen. Die Bewertungssystematik muss daher mit Sonderregeln arbeiten, mit deren Hilfe dieses Problem gelöst werden kann. Es verbietet sich jedoch, Ergebnisse hochzurechnen und mit prozentualen Angaben zu arbeiten. Würde beispielsweise bei einem Qualitätsaspekt, der bei zwei Personen beurteilt werden kann, bei einer Person ein Qualitätsdefizit identifiziert, so ließe sich daraus nicht folgern, dass bei 50 Prozent, also bei jedem zweiten Bewohner in der Einrichtung, für deren Versorgung der Qualitätsaspekt relevant ist, mit vergleichbaren Problemen zu rechnen wäre. Der Zufall kann hier eine wichtige Rolle spielen [2].

Vor diesem Hintergrund wurden für den Fall, dass ein Qualitätsaspekt nur bei wenigen Bewohnern geprüft werden kann, folgende Regeln festgelegt:
- Kann ein Qualitätsaspekt nur bei einer Person oder bei zwei Personen geprüft werden, gibt es keine Anpassung. Vielmehr kommen die in der Tabelle dargestellten Bewertungsregeln zur Anwendung.
- Bei einer Stichprobe von drei Personen wird, wenn bei mehr als einer Person ein Defizit festgestellt wird, die ermittelte Qualitätsbeurteilung um eine Stufe verschlechtert (z. B. „erhebliche" statt „moderate" Qualitätsdefizite).
- Bei einer Stichprobe von vier oder fünf Personen wird, wenn bei mehr als zwei Personen ein Defizit festgestellt wird, die ermittelte Qualitätsbeurteilung ebenfalls um eine Stufe verschlechtert.

Nicht alle, aber die meisten Qualitätsaspekte, die in Rahmen der externen Prüfung bewertet werden, finden Eingang in die Qualitätsdarstellung. Zu jedem der dargestellten Qualitätsaspekte finden sich die folgenden Informationen:
- zusammenfassende Beschreibung des Qualitätsaspekts in leicht verständlicher Sprache

- Darstellung der Anzahl der Fälle mit Auffälligkeiten und Qualitätsdefiziten
- Bewertung anhand des vierstufigen Bewertungsschemas und Visualisierung der Bewertung
- Anzahl der Personen in der Stichprobe
- Ergebnisse früherer Qualitätsprüfungen anhand der Punktesymbolik.

Übersichten statt Gesamtnote
Um trotz des Verzichts auf eine Gesamtnote eine schnelle Übersicht zu ermöglichen, gibt es in den Qualitätsdarstellungen zu Beginn eine zusammenfassende Übersicht über die Indikatoren und die Prüfergebnisse. Da in beiden Fällen eine Visualisierung über ein Punktesystem erfolgt, ist es nach einer kurzen Eingewöhnungszeit möglich, sich rasch einen Gesamteindruck von der Qualität einer Einrichtung zu verschaffen: Je mehr das Gesamtbild von ein oder zwei Punkten dominiert wird, umso schlechter fällt im Gesamtbild die Qualitätsbeurteilung aus. Zur Erläuterung der Bewertungen findet der Nutzer eine Beschreibung der Symbole, außerdem eine kurze Erläuterung dazu, woher die Beurteilungen stammen.

Die damit gegebene Vereinfachung auf visueller Ebene hat allerdings Grenzen, die weniger in der gewählten Systematik als in der Realität der Versorgung begründet liegen. Nach den bisherigen Erfahrungen gibt es nur sehr selten Einrichtungen, die nur gute/überdurchschnittliche oder nur schlechte/unterdurchschnittliche Beurteilungen aufweisen. Vielmehr werden in den Qualitätsdarstellungen sowohl Stärken als auch Schwächen der Einrichtungen abgebildet, sodass auch auf visueller Ebene häufig der Eindruck von Heterogenität entsteht. Damit zeigt sich, dass die Suche nach einer „guten" Einrichtung nicht ohne die Bereitschaft, sich etwas eingehender mit einer Einrichtung zu beschäftigen, zum angestrebten Ziel führt.

10.7.3 Qualitätsdarstellungen in der ambulanten Pflege

Wie schon angemerkt, gibt es noch keine Qualitätsdarstellungsvereinbarung für die Tagespflege und für die ambulante Pflege, weil hierzu noch die Erstellung der betreffenden Qualitätsprüfungsrichtlinien und damit die verbindliche Basis für die Zusammenstellung der Qualitätsbeurteilungen ausstehen.

Für die ambulante Pflege soll an dieser Stelle auf die Empfehlungen verwiesen werden, die von den Wissenschaftlern, die die Konzeption für den ambulanten Bereich erarbeitet haben, im Jahr 2018 vorgelegt worden sind [3]. Diese Konzeption folgt den Grundsätzen und der Darstellungsform, die auch für die stationäre Versorgung gelten. Die Inhalte, die bewertet werden, sind jedoch naturgemäß nur sehr begrenzt miteinander vergleichbar. Sie orientieren sich an den Inhalten der Prüfungen, die im Kapitel 10.4 näher dargestellt worden sind.

Auch wurde darauf verzichtet, für den Bereich der ambulanten Pflege einen Indikatorenansatz zu entwickeln. Insofern werden die Qualitätsdarstellungen in der ambulanten Pflege im Wesentlichen aus zwei Bausteinen bestehen, den Ergebnissen der Qualitätsprüfungen und einem Informationsteil, der ähnlich wie im Falle der stationären Versorgung dem Nutzer zusätzliche Informationen über die Einrichtung geben soll.

Identisch ist auch die Art und Weise, wie Qualitätsbeurteilungen dargestellt werden. Zu den Einzelheiten sei daher auf die vorangegangenen Ausführungen verwiesen. Es kommen die gleichen Qualitätskategorien zur Anwendung. Dies erscheint besonders wichtig, da man ansonsten im Rahmen der öffentlichen Qualitätsberichterstattung unterschiedliche Systeme mit unterschiedlichen Definitionen und Bewertungskategorien vorfände, die den Umgang der Öffentlichkeit mit der Qualitätstransparenz sicherlich stark erschwert hätte.

10.7.4 Fazit

Wie die vorangegangenen Ausführungen gezeigt haben, umfassen die neuen Qualitätsdarstellungen deutlich mehr Informationen als die früheren Transparenzberichte mit den Pflegenoten. Sie enthalten auch stärker differenzierte Informationen. Die Adressaten der öffentlichen Qualitätsberichterstattung haben damit die Möglichkeit, sich recht umfassend über eine Einrichtung zu informieren. Fehler der Vergangenheit, wie etwa die Definition einer aus unterschiedlichen Teilbewertungen gemittelten Gesamtbewertung, werden im neuen System vermieden.

Das bedeutet jedoch auch, dass die Adressaten ggf. darin unterstützt werden müssen, die relevanten Punkte zu finden bzw. auszuwählen. Auch dass es keine Durchschnittsnoten mehr gibt, machte es notwendig, andere Wege zu eröffnen, um einen schnellen Überblick zu ermöglichen. Dies ist mit dem heutigen Stand der technischen Entwicklung sicherlich problemlos machbar.

Dennoch bleibt am Ende festzustellen, dass die neue Qualitätsberichterstattung durch umfassendere, komplexe Information geprägt ist, die höhere Anforderungen stellt als der Blick auf eine Gesamtnote, die allerdings nichts auszusagen vermochte. Das heißt in der Konsequenz, dass die Beschäftigung mit und Diskussion von Qualitätsfragen ein ernsthaftes Interesse voraussetzt, sich mit der manchmal komplizierten Versorgungsrealität auseinanderzusetzen.

Literatur

[1] GKV-Spitzenverband, Vereinigungen der Träger der Pflegeeinrichtungen auf Bundesebene, Bundesarbeitsgemeinschaft der überörtlichen Träger der Sozialhilfe, Kommunale Spitzenverbände auf Bundesebene. Vereinbarung nach § 115 Abs. 1a SGB XI über die Darstellung und Bewertung der Qualitätsindikatoren gemäß § 113 Abs. 1a SGB XI und der Ergebnisse aus Qualitätsprüfungen nach §§ 114 f. SGB XI – Qualitätsdarstellungsvereinbarung für die stationäre

Pflege (QDVS) vom 19.03.2019 [Zugriff: 10.09.2019]. URL: https://www.gs-qsa-pflege.de/wp-content/uploads/2019/05/Qualita%CC%88tsdarstellungsvereinbarung-fu%CC%88r-die-stationa%CC%88rePflege-QDVS.pdf

[2] Wingenfeld K, Stegbauer C, Willms G, Voigt C, Woitzik R. Entwicklung der Instrumente und Verfahren für Qualitätsprüfungen nach §§ 114 ff. SGB XI und die Qualitätsdarstellung nach § 115 Abs. 1a SGB XI in der stationären Pflege: Darstellung der Konzeptionen für das neue Prüfverfahren und die Qualitätsdarstellung. Abschlussbericht. Im Auftrag des Qualitätsausschusses Pflege. Bielefeld/Göttingen: 2018 [Zugriff: 10.09.2019]. URL: https://www.gs-qsa-pflege.de/wp-content/uploads/2018/10/20180903_Entwicklungsauftrag_stationa%CC%88r_Abschlussbericht.pdf

[3] Büscher A, Wingenfeld K, Wibbeke D, et al. Entwicklung der Instrumente und Verfahren für Qualitätsprüfungen nach §§ 114 ff. SGB XI und die Qualitätsdarstellung nach § 115 Abs. 1a SGB XI in der ambulanten Pflege. Abschlussbericht. Im Auftrag des Qualitätsausschusses Pflege. Osnabrück/Bielefeld: 2018 [Zugriff: 10.09.2019]. URL: https://www.gs-qsa-pflege.de/wp-content/uploads/2018/11/Verfahren-Qualita%CC%88t-ambulant-Abschlussbericht-HSOS-IPW-samt-Anha%CC%88ngen-13.-September-2018.pdf

10.8 Die Qualitätssicherungsaktivitäten der Medizinischen Dienste im Bereich der Qualitätsprüfungen von Pflegeeinrichtungen

Andrea Kimmel, Thomas Muck

10.8.1 Das Qualitätssicherungsverfahren

Seitdem die Medizinischen Dienste die Qualität der pflegerischen Versorgung in ambulanten und stationären Pflegeeinrichtungen überprüfen, findet auch eine Qualitätssicherung dieser Tätigkeit nach § 53a Elftes Buch Sozialgesetzbuch (SGB XI) statt, bis 2012 auf organisationsinterner Ebene, beispielsweise durch gegenseitige Hospitationen, kollegiale Beratungen, Fortbildungen oder Zufriedenheitsbefragungen von Pflegeeinrichtungen. Durch das am 1. Juli 2008 in Kraft getretene Gesetz zur strukturellen Weiterentwicklung der Pflegeversicherung (Pflege-Weiterentwicklungsgesetz – PfWG) gewannen die Qualitätsprüfungen insbesondere durch Einführung eines jährlichen Prüfrhythmus und die Veröffentlichung der Prüfergebnisse im Internet (s. Kap. 10.1) nochmals an Bedeutung.

Durch die jährlich über 20.000 durchzuführenden Qualitätsprüfungen (QP) anhand der „Richtlinien des GKV-Spitzenverbandes über die Prüfung der in Pflegeeinrichtungen erbrachten Leistungen und deren Qualität nach § 114 SGB XI (Qualitätsprüfungs-Richtlinien – QPR)" und den inhaltlich gestiegenen Prüfumfang waren wesentlich mehr Mitarbeiter als bisher für dieses Tätigkeitsfeld erforderlich. Entsprechend stellten sich auch neue Anforderungen an die Qualitätssicherung (QS) der Prüftätigkeit der Medizinischen Dienste. Notwendig war daher eine Weiterentwicklung der bislang in den einzelnen Medizinischen Diensten erfolgten Qualitätssicherung, der mit der Erarbeitung eines Konzeptes für eine bundeseinheitliche Qualitätssicherung der Qualitätsprüfungen Rechnung getragen wurde. Schließlich wurden 2013 durch den GKV-Spitzenverband unter Beteiligung des Medizinischen Dienstes des Spitzenverbandes Bund der Krankenkassen e. V. (MDS) die „Richtlinien des GKV-Spitzenverbandes zur Qualitätssicherung der Qualitätsprüfungen nach §§ 114 ff SGB XI (Qualitätssicherungs-Richtlinien Qualitätsprüfung – QS-Ri QP) vom 06.05.2013" beschlossen. Diese Richtlinien, welche am 24. Juli 2013 in Kraft traten, stellen die in den Medizinischen Diensten zur Anwendung kommenden QS-Maßnahmen auf eine einheitliche Grundlage.

Ziel des Qualitätssicherungsverfahrens ist es,
- die Vergleichbarkeit der Qualitätsprüfungen nach §§ 114 ff. SGB XI hinsichtlich der Einheitlichkeit und Korrektheit in der Anwendung der Prüfgrundlagen durch die Medizinischen Dienste und den PKV-Prüfdienst sicherzustellen,
- die Verbesserungspotenziale in der Anwendung der Prüfgrundlagen und in den Prüfgrundlagen selbst aufzuzeigen sowie
- die Transparenz, Nachvollziehbarkeit und Akzeptanz der Qualitätsprüfungen und ihrer Produkte zu erhöhen.

Dabei werden sowohl die Prozesse als auch die Ergebnisse der Qualitätsprüfung in den Blick genommen. Verantwortlich für das QS-Verfahren ist die Arbeitsgruppe „Qualitätssicherung der Qualitätsprüfungen", in der der MDS, die Medizinischen Dienste, der PKV-Prüfdienst, der GKV-Spitzenverband, die Verbände der Pflegekassen auf Bundesebene sowie die Landesverbände der Pflegekassen vertreten sind.

10.8.2 Die Qualitätssicherungsinstrumente – Das Gesamtverfahren

Auf der Grundlage der QPR und QS-Ri QP haben die Medizinischen Dienste und der PKV-Prüfdienst in den vergangenen fünfeinhalb Jahren ein umfassendes QS-Programm auf eine einheitliche und vergleichbare Basis gestellt und eine Vielzahl von unterschiedlichen QS-Maßnahmen in ihre internen Arbeitsstrukturen integriert. Das Gesamtverfahren zur Qualitätssicherung fußt auf den umfangreichen Vorarbeiten und Erfahrungen der Medizinischen Dienste in der Qualitätssicherung ihrer Prozesse und Produkte und stützt sich auf die Anwendung von 3 wesentlichen Prüfinstrumenten. Diese werden kontinuierlich unter Einbeziehung externer fachlicher und wissenschaftlicher Perspektive weiterentwickelt. Dabei handelt es sich um
- Prüfinstrument 1: dienstübergreifende Audits,
- Prüfinstrument 2: Befragungen der Pflegeeinrichtungen und der Landesverbänden der Pflegekassen,
- Prüfinstrument 3: externe Audits.

Außerdem findet in den Medizinischen Diensten und dem PKV-Prüfdienst eine Qualitätssicherung der Prüfberichte auf einheitlicher Grundlage statt. Bei der methodischen Ausgestaltung der 3 Prüfinstrumente wurde wissenschaftliche und methodische Expertise aus unterschiedlichen Fachdisziplinen einbezogen. Professor Albert Brühl von der Fachhochschule Vallendar, Professorin Ulrike Höhmann von der Universität Witten/Herdecke, Peter Hissnauer von der Nationalen Akkreditierungsstelle der Bundesrepublik Deutschland (DAkkS) sowie Frank Opitz von der M + M Management und Marketing Consulting GmbH haben als Experten der Pflegewissenschaften, der Instrumentenentwicklung, der Qualitätssicherung und der Markforschung die Entwicklung der Prüfinstrumente begleitet. Die Ausgestaltung der externen Audits erfolgte durch die ZeQ AG; Projektleiter war Professor Wilfried Jäckel. Aufgabe einer Arbeitsgruppe „Qualitätssicherung der Qualitätsprüfung" ist es, das QS-Verfahren und die Prüfinstrumente zu evaluieren und gemeinsam mit den Experten stetig weiterzuentwickeln.

Anhand der übergreifenden Audits werden die fachlichen Erfordernisse an die Durchführung der Qualitätsprüfung und die Umsetzung der Qualitätsprüfungs-Richtlinien durch die Prüferinnen und Prüfer der Medizinischen Dienste und des PKV-Prüfdienstes in den Blick genommen. Hierfür werden die Prüfer bei der Qualitätsprüfung begleitet und auditiert. Hier steht auch die Qualität der Prüfberichte im Fokus. Mit Hilfe des zweiten Prüfinstruments wird in anonymisierter Weise die Zufriedenheit der Pflegeeinrichtungen und der Landesverbände der Pflegekassen mit der Durchführung der Qualitätsprüfung und mit der Qualität der Prüfberichte erfasst. Auf einer dritten Ebene findet ein externes Controlling der Qualitätssicherungsprozesse in den Medizinischen Diensten und dem PKV-Prüfdienst statt. Hierbei wird überprüft, ob die einzelnen Prüfinstrumente gemäß den Vorgaben des QS-Verfahrens zur Anwendung kommen und ob aus den Erkenntnissen, die sich hieraus ergeben, tatsächlich Verbesserungsmaßnahmen abgeleitet und umgesetzt werden. Nachfolgend werden die wesentlichen Prüfinstrumente im Detail beschrieben und von Erfahrungen aus der Praxis berichtet.

10.8.3 Die Prüfinstrumente und Erfahrungen aus der Anwendung

Prüfinstrument 1: Die dienstübergreifenden Audits
Die übergreifenden Audits sind das Herzstück des Qualitätssicherungsverfahrens: Einmal im Jahr werden zehn Prozent aller Prüfer bei einer Qualitätsprüfung nach §§ 114 ff. SGB XI durch erfahrene Prüfer eines anderen Medizinischen Dienstes bzw. des PKV-Prüfdienst begleitet und vor Ort auditiert. Die Auditoren schauen den Prüfern während ihrer Arbeit gewissermaßen über die Schulter und bewerten parallel zu den Prüfenden als „stille Beobachter" (*Witness*) die pflegerische Versorgungsqualität der Pflegeeinrichtung. Auf diese Weise können mögliche unterschiedliche Vorgehens-

weisen in der Erhebung und Bewertung der Prüffragen der Qualitätsprüfungs-Richtlinien identifiziert werden.

Im Rahmen dieser Audits werden die Prüfer bei den Qualitätsprüfungen gemäß §§ 114 ff. SGB XI begleitet und auditiert. Damit erhalten die Prüfer in ihrer Funktion als Auditoren einen Einblick in das konkrete Vorgehen eines anderen Dienstes bzw. des PKV-Prüfdienstes bei der Anwendung und Umsetzung der Qualitätsprüfungs-Richtlinien. Mögliche unterschiedliche Vorgehensweisen in der Erhebung und der Bewertung bestimmter Prüffragen können auf diese Weise identifiziert werden.

Die übergreifenden Audits dienen damit als Grundlage für die Entwicklung gezielter Schulungsmaßnahmen im Bereich der Qualitätsprüfungen, z. B. zu bestimmten pflegefachlichen Themen, sowie für die Erarbeitung konkreter Weiterentwicklungsmöglichkeiten des Prüfinstrumentariums selbst. Davon ausgehend stehen gerade solche Prüffragen der QPR im Fokus der Audits, die besonders schwierig zu operationalisierende Qualitäts- bzw. Prüfbereiche abbilden.

Der Ablauf der Audits in der Praxis ist genau geregelt? Zunächst wird durch die Arbeitsgruppe auf Bundesebene mittels Losverfahren festgelegt welche Prüfdienste sich gegenseitig auditieren. Die ausgelosten Auditbesuche werden dann als sogenannte Witness-Audits, wie sie allgemein im Rahmen von Akkreditierungs- und Zertifizierungsverfahren üblich sind, durchgeführt. Das bedeutet, während des Audits beobachtet der Auditor das Prüfteam und greift nicht in das Prüfgeschehen ein. Der Auditor begleitet die Qualitätsprüfung beim Einführungsgespräch und bei der Inaugenscheinnahme von zwei pflegebedürftigen Personen der Stichprobe der Qualitätsprüfung. Aufgabe des Auditors ist es, eine parallele Erhebung der Prüfinhalte vorzunehmen und mögliche Unterschiede zwischen seiner Bewertung eines bestimmten Prüfaspekts und der des Prüfteams zu dokumentieren. Die Auditoren unterliegen in ihrer Funktion als Gutachter den allgemeinen datenschutzrechtlichen Bestimmungen gemäß § 5 des Bundesdatenschutzgesetzes.

Anhand ihrer Erhebungen beurteilt die auditierende Person, ob eine Übereinstimmung zwischen der auditierten Person und ihrer eigenen Beurteilung besteht. Neben einer Beurteilung der konkreten Prüffragen nimmt der Auditor außerdem eine Einschätzung weiterer Aspekte des Prüfprozesses vor, beispielsweise ob das Prüfteam seiner gesetzlich verankerten Beratungsfunktion gerecht wird. Aber auch „weiche" Qualitätskriterien, wie die Professionalität und der Kommunikationsstil des Prüfteams sowie die Art und Weise der Kooperation mit der Pflegeeinrichtung werden einer Bewertung unterzogen. Außerdem schätzt der Auditor die Qualität des jeweiligen Prüfberichts ein, wie z. B. im Hinblick auf die Nachvollziehbarkeit der Empfehlungen, die der auditierte Prüfer zur Beseitigung von Qualitätsmängeln gegenüber der Pflegeeinrichtung ausgesprochen hat.

Im Zentrum der Datenauswertung steht dann die Frage nach den Übereinstimmungen zwischen der Einschätzung des Prüfers und der des Witness-Auditors bei der Bewertung der Prüffragen der QPR. Hierfür werden zunächst mittels einer quantitativen Analyse für jede der auditierten Prüffragen Übereinstimmungsquoten berechnet.

Die Erfahrungen der vergangenen Jahre zeigen auch, dass ein kontinuierlicher Qualitätssicherungsprozess erst möglich wird, wenn die Ursachen nicht-übereinstimmender Bewertungen näher betrachtet werden. Der ursprünglich quantitativ angelegte Ansatz wurde daher im Laufe der Jahre weiterentwickelt und um eine qualitative Komponente erweitert. Im Rahmen von Fallkonferenzen werden nicht-übereinstimmende Bewertungen zwischen Auditoren und Auditierten einer detaillierten Einzelfallanalyse unterzogen. Hierfür werden im Nachgang der Audits Fallkonferenzen durchgeführt und für jede einzelne der gefundenen Nicht-Übereinstimmungen eine Rekonstruktion der in der Qualitätsprüfung vorgefundenen Pflegesituation vorgenommen. Hierbei wird auf der Grundlage der QPR analysiert, ob dem Urteil der prüfenden Person oder dem der auditierenden Person zu folgen ist und welche Ursachen aus Sicht der Fallkonferenz im jeweiligen Fall zu einer unterschiedlichen Bewertung geführt haben.

Die Ursachen nicht-übereinstimmender Bewertungen werden für jede der im Fokus stehenden Prüffragen zusammenfassend aufbereitet. Auf dieser Grundlage werden in einem nächsten Schritt konkrete Vorschläge entwickelt, wie den identifizierten Ursachen der unterschiedlichen Bewertungen bestimmter Prüffragen im Rahmen einer Qualitätssicherung und Qualitätsverbesserung begegnet werden kann. Bei diesen Vorschlägen kann es sich z. B. um die Formulierung konkreter Schulungserfordernisse zu bestimmten fachlich-inhaltlichen Themen handeln. Hierfür werden gemeinsam entsprechende Schulungsinhalte erarbeitet, die auf Bundesebene in die Dienste getragen werden und damit eine einheitliche Grundlage für interne Fortbildungen und Schulungen aller Prüfer bilden. Die Ergebnisse der Fallkonferenzen werden als Fallsammlungen den Prüfern der Dienste zur Verfügung gestellt und sollen die internen Schulungsmaßnahmen unterstützen. Alle Maßnahmen dienen dabei dem Ziel einer bundesweit einheitlichen Vorgehensweise bei der Umsetzung der Prüfvorgaben. Anhand der qualitativen Datenanalyse war es in der Vergangenheit außerdem möglich, Optimierungsbedarfe der Prüfgrundlagen zu identifizieren, etwa die Operationalisierung bestimmter Prüfkonzepte betreffend: Je unpräziser bestimmte Prüffragen konstruiert sind, desto wahrscheinlicher sind auch Interpretationsspielräume. Das ist umso wahrscheinlicher, je komplexer die Konstrukte der Versorgungsqualität sind, die im Rahmen der Qualitätsprüfung zu bewerten sind. Trotz aller Bemühungen sind einer Qualitätssicherung bzw. -verbesserung damit Grenzen gesetzt. Und das führt zwangsläufig dazu, dass es bei diesen Prüffragen trotz einer engmaschigen Qualitätssicherung in bestimmten Fallkonstellationen zu unterschiedlichen Bewertungen kommen kann.

Zu berücksichtigen ist in diesem Zusammenhang allerdings auch, dass dem Prüfinstrument der dienstübergreifenden Audits Grenzen gesetzt sind. Die vertiefte Auseinandersetzung mit den Ursachen nicht-übereinstimmender Bewertungen hat in der Vergangenheit deutlich gemacht, dass strenggenommen, ein kontinuierlicher QS-Prozess auch Änderungen an den Prüfgrundlagen zulassen muss, was jedoch wegen der gegebenen Rahmenbedingungen eingeschränkt möglich ist.

Prüfinstrument 2: Befragungen von Pflegeeinrichtungen und der Landesverbände der Pflegekassen

Seit 2013 werden bundesweit jedes Jahr alle Pflegeeinrichtungen zu ihrer Wahrnehmung der Qualitätsprüfung befragt. Dabei stehen Aspekte wie Strukturiertheit und Ablauf der Prüfung, das Auftreten der Prüfer und ihre Fachkompetenz sowie der wahrgenommene Nutzen der Qualitätsprüfung für die Qualitätsentwicklung der Pflegeeinrichtung im Fokus. Die Pflegeeinrichtungen können sowohl im Anschluss an die Qualitätsprüfung als auch nach Erhalt des Prüfberichts über eine Internetplattform an den Befragungen teilnehmen. Trotz Routinebetrieb dieser QS-Maßnahme liegt der Rücklauf für die Befragungen der Pflegeeinrichtungen seit 2013 stabil bei ca. 20 Prozent. Auch die Landesverbände der Pflegekassen werden einmal im Jahr gebeten, summarisch eine Rückmeldung zu den Prüfberichten zu geben.

Die Ergebnisse der Befragungen aus den Diensten werden regelmäßig ausgewertet und gewährleisten eine kontinuierliche Information darüber, ob die Anforderungen an die Qualität der Qualitätsprüfung aus der Perspektive der Landesverbände der Pflegekassen und der Pflegeeinrichtungen erfüllt sind. Informationen aus den Befragungen kommen intern bei Gesprächen mit Auftraggebern und Leistungserbringern zum Einsatz. Sie werden auch im internen Qualitätsmanagement zur Verbesserung des Ablaufs der Qualitätsprüfungen genutzt und sind oft Bestandteil der Prüfberichte. Die Ergebnisse der Befragungen aus den Diensten werden zudem übergreifend zusammengeführt und dienen der Entwicklung von QS-Maßnahmen auf Bundesebene.

Die Resonanz der Pflegeeinrichtungen auf die Befragung ist insgesamt sehr positiv. Die Ergebnisse der vergangenen Jahre zeigen, dass die Prüfer der Medizinischen Dienste und des PKV-Prüfdienstes gute Arbeit leisten. Sie gehen sensibel und respektvoll mit den Mitarbeitern und Pflegebedürftigen um. Die Ergebnisse widerlegen manche Kritik an der Qualitätsprüfung. In Freitextkommentierungen heben die Pflegeeinrichtungen die gute Atmosphäre während der Prüfung hervor. Interessant ist, dass in den letzten Jahren die Pflegeeinrichtungen verstärkt die Möglichkeit der Rückmeldung genutzt haben, um auf übergeordnete Probleme im System der Langzeitpflege aus ihrer jeweiligen Sicht hinzuweisen, wie etwa auf den Bedarf an qualifiziertem Personal.

Prüfinstrument 3: Externe Audits

Qualitätsmanagement lebt davon, dass die Ergebnisse aus den Qualitätssicherungsmaßnahmen in die Arbeitsprozesse der Organisationen einfließen und diese verändern. Dazu gehört es auch, die dafür notwendigen Prozesse und Verfahren zu beschreiben, ihre Umsetzung zu überwachen und regelmäßig auf ihre Wirksamkeit hin zu überprüfen. Das gilt für die Prüfdienste gleichermaßen wie für die Pflegeeinrichtungen.

Seit 2015 wird einmal im Jahr durch einen externen Sachverständigen überprüft, ob die Anforderungen, denen sich die Dienste im Rahmen der Umsetzung der QS-Ri

QP stellen, auch erfüllt werden. Die externen Audits sind als sogenannte Prozessaudits konzipiert – das heißt, es wird überprüft, ob die Vorgaben der „Qualitätssicherung der Qualitätsprüfungen" den Richtlinien entsprechend umgesetzt werden.

Die Grundlage hierfür bildet eine Liste von insgesamt 74 Prüfkriterien, die von den Wissenschaftlern der ZeQ AG auf der Basis der Verfahrensbeschreibung bzw. des Konzepts der Arbeitsgruppe „Qualitätssicherung der Qualitätsprüfungen" entwickelt worden ist. Sowohl die Verfahrensbeschreibung als auch die auf dieser Grundlage entwickelte Kriterienliste sind neben dem vorliegenden Bericht auf der Homepage des MDS abrufbar.

Die Kriterienliste legt damit sämtliche Anforderungen fest, anhand derer die Medizinischen Dienste und der PKV-Prüfdienst die 3 Prüfinstrumente – übergreifende Audits, Befragung der Pflegeeinrichtungen und der Landesverbände der Pflegekassen und die Plausibilitätsprüfung der Prüfberichte – in der Praxis anwenden. Dabei geht es zum einen um ganz formale Anforderungen, wie z. B. um die Frage, ob datenschutzrechtliche Bestimmungen eingehalten werden oder ob die übergreifenden Audits termingerecht organisiert werden. Zum anderen wird anhand der Kriterienliste überprüft, ob die Ergebnisse, die aus der Anwendung der 3 Prüfinstrumente gewonnen werden und auf Verbesserungspotentiale hinweisen, auch konkrete Maßnahmen der QS nach sich ziehen und ob daraus folgend auch die Wirksamkeit dieser Maßnahmen regelmäßig überprüft wird.

Ausblick

Im Zuge der Neuausrichtung der Prüfgrundlagen für den ambulanten und stationären Bereich gemäß § 113b Abs. 4 Nr. 1 und Nr. 3 SGB XI wurde aktuell mit Blick auf die Umsetzung der neuen Qualitätsprüfung stationärer Pflegeeinrichtungen auch das Verfahren zur Qualitätssicherung der Qualitätsprüfungen auf den Prüfstand gestellt und unter Einbezug wissenschaftlichen Sachverstands weiterzuentwickeln. Das QS-Verfahren soll dabei im Kern auch weiterhin dazu beitragen, dass die Prüfvorgaben im stationären und ambulanten Bereich durch die Medizinischen Dienste und den Prüfdienst der PKV einheitlich umgesetzt werden. Der Weiterentwicklungsprozess wurde bereits Anfang 2018 angestoßen.

Die neue Qualitätsprüfung stellt zwei wesentliche Anforderungen an die Prüfer, wobei die Mitarbeiter der Pflegeeinrichtungen im Rahmen eines dialogischen Prozesses miteinbezogen werden:

- Beurteilung, ob die Einrichtung die fachlichen Anforderungen an die Versorgung der pflegebedürftigen Menschen einhält und ob sie auf diese Weise eine bedarfs- und bedürfnisgerechte Versorgung im Rahmen ihrer Einwirkungsmöglichkeiten sicherstellt,
- Beratung der Einrichtung bei der Weiterentwicklung ihrer Versorgungsqualität und Unterstützung bei der kontinuierlichen Verbesserung ihrer Versorgungsergebnisse.

Ziel einer neuen Qualitätssicherung der Qualitätsprüfung ist es, diese Anforderungen in den Blick zu nehmen und die Prüferinnen und Prüfer in der Umsetzung der neuen Prüfgrundlagen zu unterstützen

10.9 Expertenstandards in der Pflegeversicherung

Jörg Schemann

10.9.1 Was sind Expertenstandards?

Mit dem Inkrafttreten des Gesetzes zur strukturellen Weiterentwicklung der Pflegeversicherung (Pflege-Weiterentwicklungsgesetzes – PfWG) im Jahr 2008 fanden Expertenstandards in der Pflege Eingang in die soziale Pflegeversicherung. Der Gesetzgeber griff damit ein in Krankenhäusern und Pflegeeinrichtungen seit längerer Zeit etabliertes Instrument der Qualitätsentwicklung auf. Bereits seit 1998 befasst sich das Deutsche Netzwerk für Qualitätsentwicklung in der Pflege (DNQP) mit der Entwicklung von Expertenstandards. Grundlage war ein zuvor innerhalb des DNQP geführter Austausch über geeignete Instrumente und Verfahren der Qualitätssicherung und -entwicklung in Gesundheits- und Pflegeeinrichtungen. Hierbei wurden auch Erfahrungen aus dem europäischen Ausland berücksichtigt, da dort teilweise deutlich früher als in Deutschland eine Auseinandersetzung mit Fragen der systematischen Qualitätsentwicklung in der Pflege stattfand. Vom Royal College of Nursing (RCN) in Großbritannien übernahm das DNQP die Idee der von Experten auf wissenschaftlicher Grundlage entwickelter Standards mit messbaren Kriterien zur Struktur-, Prozess- und Ergebnisqualität. Das Konzept zur fachöffentlichen Konsentierung orientierte sich am damaligen Vorgehen in den Niederlanden, wo bereits 1985 durch die KwaliteitsAcademie Nederland (CBO) ein Papier zum Thema Dekubitusprophylaxe von der Berufsgruppe der Pflegenden fachlich konsentiert wurde [1].

Das DNQP definiert Expertenstandards als „evidenzbasierte, monodisziplinäre Instrumente, die den spezifischen Beitrag der Pflege für die gesundheitliche Versorgung von Patienten/Patientinnen bzw. Bewohnern/Bewohnerinnen sowie ihren Angehörigen zu zentralen Qualitätsrisiken aufzeigen und Grundlage für eine kontinuierliche Verbesserung der Pflegequalität in Gesundheits- und Pflegeeinrichtungen bieten. Sie stellen ein professionell abgestimmtes Leistungsniveau dar, das dem Bedarf und den Bedürfnissen der damit angesprochenen Bevölkerung angepasst ist und Kriterien zur Erfolgskontrolle dieser Pflege miteinschließt. Expertenstandards zeigen die Zielsetzung komplexer, interaktionsreicher pflegerischer Aufgaben sowie Handlungsalternativen und Handlungsspielräume in der direkten Patienten/Patientinnen- bzw. Bewohner-/Bewohnerinnenversorgung auf" [2]. Damit gehen Expertenstandards hinsichtlich ihrer Reichweite, ihrer wissenschaftlichen Fundierung und ihren Möglichkeiten im Rahmen der systematischen Qualitätsentwicklung von Pflegeeinrichtungen weit über diejenigen Pflegestandards hinaus, die von Pflegepraktikern in Gesundheits- und Pflegeeinrichtungen entweder auf der Einrichtungs- oder Stations- bzw. der Wohnbereichsebene entwickelt werden. Letzteren fehlt in der Regel die pflegewissenschaftliche bzw. empirische Untermauerung, und sie haben nicht selten den Charakter einfacher Handlungsanweisungen. Auch der Gesetzgeber sieht in Expertenstandards ein herausragendes Instrument zur Sicherung und Weiterentwicklung der Qualität der Pflege. Der Begründung zum § 113a SGB XI ist zu entnehmen, „dass in der Praxis wissenschaftlich fundierte und fachlich abgestimmte Expertenstandards dringend benötigt werden". Zunehmend werde deutlich, „dass das Instrument des Expertenstandards Unterstützung, Sicherheit und praktische Expertise im Pflegealltag vermittelt" [3].

Entgegen der oft vertretenen Auffassung, dass Standards im Wesentlichen zur Vereinheitlichung von Arbeitsabläufen oder ihrer Dokumentation dienen, verfolgen Expertenstandards primär den Zweck, die Qualität der Pflege themenbezogen auf Ebene der Struktur-, Prozess- und Ergebnisqualität zu definieren und Pflegefachkräften damit eine fachlich fundierte Pflegeplanung sowie Entscheidungsfindung zu ermöglichen. Im Rahmen des einrichtungsinternen Qualitätsmanagements stellen Expertenstandards und ihre standardspezifischen Auditinstrumente eine geeignete Grundlage dar.

Adressaten von Expertenstandards sind in erster Linie Pflegefachkräfte, denen anhand des in den Expertenstandards berücksichtigen Expertenwissens themenbezogen eine wissenschaftlich fundierte Hilfestellung für die eigene berufliche Praxis gegeben wird. Dabei ist zu beachten, dass die Empfehlungen auf die spezifischen Bedarfe der Patienten und Bewohner bzw. die Strukturen und Abläufe der jeweiligen Pflegeeinheit hin angepasst werden müssen.

Die Einführung von Expertenstandards in die pflegerische Praxis ist eine komplexe und anspruchsvolle Aufgabe. Dies zeigt sich auch an den zahlreichen Beiträgen in Fachzeitschriften und -büchern sowie an diversen Fort- und Weiterbildungsangeboten. Den verschiedenen Hierarchieebenen in Pflege- und Gesundheitseinrichtungen kommen bei der Einführung bzw. Umsetzung unterschiedliche Aufgaben zu. Von zentraler Bedeutung für den Erfolg bei der Einführung und Anwendung von Expertenstandards ist die Rolle des Einrichtungs- bzw. Pflegemanagements. Ihm fällt die Aufgabe zu, in zeitlicher und personeller Hinsicht geeignete Rahmenbedingungen für die Implementierung zu schaffen [4] und diese nicht von vornherein nur auf die erste Implementierungsphase zu beschränken, sondern ggf. auch über einen längeren Zeitraum aufrecht zu erhalten. Dies kann bedeuten, den Pflegekräften der Stationen oder Wohnbereiche eine fachkundige Unterstützung für inhaltliche und qualitätsmethodische Fragen bereitzustellen – z. B. Absolventen von Pflegestudiengängen bzw. entsprechend weitergebildete und im Qualitäts- bzw. Projektmanagement erfahrene Pflegekräfte.

Im Jahr 2000 wurde der erste Expertenstandard – zum Thema Dekubitusprophylaxe – konsentiert. Seither wurden vom DNQP insgesamt elf Expertenstandards entwickelt und mehrheitlich aktualisiert. Lediglich der Expertenstandard „Entlassungsmanagement in der Pflege", der Entlassungen von Patienten aus dem Akut- bzw. Rehaklinikbereich zum Gegenstand hat, und der Expertenstandard „Förderung der physiologischen Geburt", haben aufgrund ihrer inhaltlichen Ausrichtung keine unmittelbare Relevanz für zugelassene Pflegedienste und -einrichtungen.

Mit Ausnahme des Expertenstandards „Erhaltung und Förderung der Mobilität" erfolgte die Entscheidung für die Themenwahl und die Entwicklung der Standards in Eigenregie des DNQP. Die Entwicklung des Expertenstandards zur Mobilität erfolgte in den Jahren 2013 und 2014 gemäß § 113a SGB XI im Auftrag der Vertragsparteien nach § 113 SGB XI. Trotz Abweichungen vom sonst üblichen Procedere ist dem DNQP die unabhängige Entwicklung des Expertenstandards Mobilität unter den Bedingungen § 113a SGB XI gelungen [2].

10.9.2 Rechtliche Einordnung

Durch die Reform der sozialen Pflegeversicherung im Jahr 2008 (Pflege-Weiterentwicklungsgesetz) traten zahlreiche Neuerungen im Bereich der Qualität in Kraft. Ein Novum war die Einführung von Expertenstandards in der Pflege auf gesetzlicher Grundlage. Der neu geschaffene § 113a SGB XI sah vor, dass die in § 113 SGB XI genannten Vertragsparteien, bestehend aus dem GKV-Spitzenverband, dem überörtlichen Träger der Sozialhilfe, den kommunalen Spitzenverbänden und den Vereinigungen der Träger der Pflegeeinrichtungen auf Bundesebene die Entwicklung und Aktualisierung von wissenschaftlich fundierten und fachlich abgestimmten Expertenstandards sicher zu stellen haben. Ergänzend wurde festgelegt, dass in einer von den o. g. Vertragsparteien zu erstellenden Verfahrensordnung die methodische und pflegefachliche Qualität sowie die Transparenz des Verfahrens bei der Entwicklung und Aktualisierung zu regeln ist. Mit dem Zweiten Pflegestärkungsgesetz (2016) ging die Zuständigkeit für die Entwicklung und Aktualisierung von Expertenstandards auf den Qualitätsausschuss Pflege nach § 113b SGB XI über. Kann im Qualitätsausschuss Pflege kein Einvernehmen hergestellt werden, entscheidet der erweiterte Qualitätsausschuss Pflege gemäß § 113b Abs. 3 SGB XI.

Expertenstandards sind im Bundesanzeiger zu veröffentlichen. Die Vertragsparteien haben die Einführung von Expertenstandards in die Praxis zu unterstützen. Die Kosten der Entwicklung und Aktualisierung sind Verwaltungskosten und vom GKV-Spitzenverband zu tragen. Die privaten Versicherungsunternehmen übernehmen zehn Prozent der Kosten, die für die Entwicklung bzw. Aktualisierung der Expertenstandards nach § 113a SGB XI anfallen.

Die rechtliche Verbindlichkeit von Expertenstandards für Pflegeeinrichtungen ergibt sich neben § 113a Abs. 4 SGB XI aus dem § 112 SGB XI, der ergänzend festlegt, dass zugelassene Pflegeeinrichtungen verpflichtet sind, Expertenstandards nach § 113a SGB XI anzuwenden. § 72 SGB XI bestimmt, dass Versorgungsverträge nur mit

Einrichtungen geschlossen werden dürfen, die sich verpflichten, Expertenstandards nach § 113a SGB XI anzuwenden.

Bereits in den Qualitätsprüfungs-Richtlinien aus dem Jahr 2009 bzw. den damit korrespondierenden Pflege-Transparenzvereinbarungen ist der Sachverstand der vom DNQP entwickelten Expertenstandards eingeflossen. Auch die im Jahre 2018 beschlossenen Qualitätsprüfungs-Richtlinien für die vollstationäre Pflege berücksichtigen Expertenstandards als sog. „normative Bezugspunkte" für die Beurteilung der Qualität pflegerischer Leistungen [5]. Darüber hinaus wurden Expertenstandards im Rahmen der Rechtsprechung berücksichtigt, u. a. bereits 2002 vom Bundessozialgericht mit einem „Urteil zur Versorgung von Heimbewohnern mit Antidekubitusmatratzen durch Krankenkassen" (AZ: B 3 KR 9/02 R).

Nach Theuerkauf [6] entfalten sowohl die Expertenstandards nach § 113a SGB XI als auch die bisher vom DNQP entwickelten Expertenstandards eine rechtliche Verbindlichkeit. In § 11 Abs. 1 Satz 1 und § 28 Abs. 3 SGB XI ist zur Leistungspflicht festgelegt, dass Pflegekassen und Leistungserbringer sicherzustellen haben, dass die Leistungen dem allgemein anerkannten Stand medizinisch-pflegerischer Erkenntnisse genügen müssen. Sofern also Expertenstandards dem Stand der Fachwissenschaft entsprechen und sie allgemein anerkannt sind – wovon sowohl für die Expertenstandards des DNQP als auch für die Expertenstandards nach § 113a SGB XI auszugehen ist – entspricht der außerrechtlich durch die Pflegeberufe festgelegte Berufsstandard dem Sozialrechtsstandard.

10.9.3 Expertenstandards des DNQP und nach § 113a SGB XI – eine Gegenüberstellung

Die Entwicklung und Einführung von Expertenstandards erfolgt in beiden Fällen auf Basis eines systematischen Vorgehens. Grundlage ist ein vom DNQP entwickeltes Methodenpapier, welches sich auf anerkannte Regeln der Standard- und Leitlinienentwicklung stützt und ergänzend auf Basis eigener Erfahrungen fortlaufend, zuletzt im Jahr 2015, aktualisiert wurde [2]. Die im Jahr 2009 von den Vertragsparteien nach § 113 SGB XI festgelegte und vom Bundesministerium für Gesundheit (BMG) genehmigte Vereinbarung nach § 113a Abs. 2 Satz 2 SGB XI über die Verfahrensordnung zur Entwicklung von Expertenstandards zur Sicherung und Weiterentwicklung in der Pflege vom 30. März 2009 (im Folgenden Verfahrensordnung genannt) orientiert sich an dem vom DNQP herausgegebenen Methodenpapier in der Fassung von 2007. Das Vorgehen ist sowohl beim DNQP als auch bei Expertenstandards nach § 113a SGB XI mehrstufig und weist deutliche Übereinstimmungen auf (s. Tab. 10.4).

Neu ist im Rahmen der modellhaften Implementierung neben der bereits vom DNQP durchgeführten Machbarkeitsstudie die regelhaft vorgesehene Wirkungsanalyse zu den Expertenstandards (Effektivitäts- und Effizienzauswirkungen). Im Rahmen einer von Wolke und Allgeier [9] durchgeführten Analyse der Wirksamkeit des Exper-

Tab. 10.4: Gegenüberstellung der Entwicklung und Aktualisierung von Expertenstandards, in Anlehnung an das Methodenpapier des DNQP [7] und die Vereinbarung nach § 113a Abs. 2 Satz 2 SGB XI [8].

DNQP	§ 113a SGB XI
Themenfindung	Vorschlagsrecht
Bildung einer unabhängigen Experten-AG	Beauftragung (Ausschreibung und Vergabe) durch Vertragsparteien nach § 113 SGB XI
Erarbeitung des Expertenstandard-Entwurfs (monodisziplinär, multisektoral)	Erarbeitung des Expertenstandard-Entwurfs durch AG (mono- oder multidisziplinär, monosektoral)
Konsensus-Konferenz	Fachkonferenz
Modellhafte Implementierung	modellhafte Implementierung (inkl. Wirkungsanalyse)
	Beschluss der Vertragsparteien im Qualitätsausschuss nach § 113b SGB XI: Verabschiedung des Expertenstandards
Regelmäßige Aktualisierung	Aktualisierung

tenstandards „Ernährungsmanagement" konnten statistisch signifikante Effekte z. B. für das Risiko von Mangelernährung oder bei der Stabilisierung des Körpergewichts nachgewiesen werden. Erhoben werden sollen ebenfalls die Einführungs- und dauerhaften Umsetzungskosten der Standards (anfallende Personal- und Sachkosten). Weiterhin hat im Rahmen der modellhaften Implementierung die Erfassung und Evaluation des Zeit- und Ressourcenaufwands für die Implementierung insbesondere in Bezug auf notwendige Qualifizierungen der Mitarbeiter, Anforderungen an die Pflegedokumentation und den Hilfsmitteleinsatz zu erfolgen [8].

10.9.4 Gegenwärtiger Stand und Ausblick

Expertenstandards waren ursprünglich ein von der Berufsgruppe der Pflegenden getragenes Instrument der Qualitätsentwicklung. Mit dem Pflege-Weiterentwicklungsgesetz ging die Zuständigkeit für ihre Entwicklung und Aktualisierung für den Bereich der sozialen Pflegeversicherung auch auf die Vertragsparteien nach § 113 SGB XI über. Der Entscheidung für einen ersten Expertenstandard nach § 113a SGB XI waren intensive Beratungen der Pflegeselbstverwaltung vorausgegangen. Zur Identifikation eines geeigneten Themas wurden von den Vertragsparteien nach § 113 SGB XI die im Gesetz genannten und zu beteiligenden Institutionen angeschrieben und um Themenvorschläge gebeten. Aus den vielen Vorschlägen wurden diejenigen Themen identifiziert, die sich prinzipiell für die Entwicklung eines Expertenstandards in der Pflege eignen. Ergänzend zu den Regelungen der Verfahrensordnung wurde eine pflegewissenschaftliche Expertise vergeben, mit der geklärt werden sollte, welches der in die engere Wahl genommenen Themen eine herausragende Relevanz hat – bei dem also die pflegebedürftigen Menschen und die Pflegepraxis von der Existenz eines Expertenstandards profitieren und bei dem aufgrund hinreichend vorhandener wissenschaftlicher Erkenntnisse eine gute theoretische Fundierung des Expertenstandards möglich ist. Die beauftragen Gutachter sprachen sich unter Berücksichtigung der zuvor genannten Kriterien für die Entwicklung eines Expertenstandards „Erhaltung und Förderung der Mobilität" aus, einem im ambulanten und stationären Bereich gleichermaßen relevanten Thema.

Den Zuschlag für die Entwicklung des Standards erhielt im Jahr 2013 das DNQP, das im Jahr 2014 seinen Abschlussbericht mit dem Expertenstandard-Entwurf [10] vorgelegt hat. Die 17 Struktur-, Prozess- und Ergebniskriterien des Standards folgen der Logik des Pflegeprozesses sowie der Zielsetzung, dass jeder pflegebedürftige Mensch die pflegerische Unterstützung erhält, die zur Erhaltung oder Förderung seiner Mobilität beiträgt. Der Expertenstandard *„definiert Mobilität als die Eigenbewegung des Menschen mit dem Ziel, sich fortzubewegen oder eine Lageveränderung des Körpers vorzunehmen. Lageveränderung und Fortbewegung umfassen den Lagewechsel im Liegen und Sitzen, das Aufstehen und das Umsetzen sowie das Gehen mit oder ohne Hilfen"* [10]. Die Definition von Mobilität orientiert sich damit eng an dem Verständnis von Mobilität des seit 2017 geltenden Pflegebedürftigkeitsbegriffs [11,12]. An zentraler Stelle wird im Expertenstandard auf die Bedeutung der Mobilität sowie die Risiken einer eingeschränkten Mobilität hingewiesen. Sie *„kann zu einer erheblichen Beeinträchtigung der Lebensqualität bis hin zu einer Ortsfixierung und Bettlägerigkeit führen und mit dem Risiko weiterer gesundheitlicher Beeinträchtigungen (wie z. B. Dekubitus, Sturz) einhergehen (...) Eine so verstandene pflegerische Unterstützung hat gesundheitsfördernden Charakter. Die damit erreichte Mobilität hat eine große Bedeutung für die gesellschaftliche Teilhabe"* [10].

Für die anschließende modellhafte Implementierung konnten das Institut für Public Health und das Zentrum für Sozialpolitik an der Universität Bremen gewonnen werden. In der Zeit von Februar 2015 bis August 2016 wurde der Expertenstandard in 33 Pflegeheimen, sechs Pflegediensten und sechs teilstationären Pflegeeinrichtungen im gesamten Bundesgebiet modellhaft implementiert. Die im Rahmen des Implementierungsprojekts durchgeführten Cluster-RCT (Pflegeheime) und Beobachtungsstudie (Pflegedienste, teilstationäre Pflegeeinrichtungen) ergaben die Praxistauglichkeit des Expertenstandards für alle Settings. Die Kosten für die Einführung wurden als moderat bis gering beziffert. Trotz des vergleichsweise aufwändigen Studiendesigns konnte nach Auffassung der Auftragnehmer jedoch kein Nachweis für die Wirksamkeit des Expertenstandards auf der Ebene der Pflegebedürftigen erbracht werden [13]. Verbände der Leistungserbringer sowie die Sozialhilfeträger hatten die verbindliche Einführung des Expertenstandards daher abgelehnt [14].

Anfang des Jahres 2018 hat der erweiterte Qualitätsausschuss Pflege die freiwillige Einführung des Expertenstandards Mobilität, seine Aktualisierung sowie die Durchführung einer Begleitforschung empfohlen [15]. Gegenwärtig wird vom DNQP im Auftrag der Vertragsparteien nach § 113 SGB XI die Aktualisierung durchgeführt. Im Anschluss daran soll die Begleitforschung mit dem Ziel der verbindlichen Einführung des Expertenstandards erfolgen.

Literatur

[1] Schiemann D, Schemann J. Die Entwicklung und Konsentierung des Expertenstandards Dekubitusprophylaxe in der Pflege. In: DNQP, Hrsg. Expertenstandard Dekubitusprophylaxe in der Pflege, Entwicklung – Konsentierung – Implementierung. 2. Auflage mit aktualisierter Literaturstudie (1999–2002): Osnabrück: Fachhochschule Osnabrück; 2004.

[2] Deutsches Netzwerk für Qualitätsentwicklung in der Pflege (DNQP). Methodisches Vorgehen zur Entwicklung, Einführung und Aktualisierung von Expertenstandards in der Pflege und zur Entwicklung von Indikatoren zur Pflegequalität auf Basis von Expertenstandards, Version Juni 2015. Hochschule Osnabrück [Zugriff: 25.05.2019]. URL: https://www.dnqp.de/fileadmin/HSOS/Homepages/DNQP/Dateien/Weitere/DNQP-Methodenpapier2015.pdf

[3] Deutscher Bundestag. Gesetzentwurf der Bundesregierung, Entwurf eines Gesetzes zur strukturellen Weiterentwicklung der Pflegeversicherung (Pflege-Weiterentwicklungsgesetz). Drucksache 16/7439; 2007.

[4] Moers M, Schiemann D, Stehling H. Expertenstandards implementieren – Spezifika gelingender Einführungsprozesse. In: Schiemann D, Moers M, Büscher A, Hrsg. Qualitätsentwicklung in der Pflege – Konzepte, Methoden und Instrumente. Stuttgart: Kohlhammer; 2014.

[5] GKV-Spitzenverband. Qualitätsprüfungs-Richtlinien für die vollstationäre Pflege (QPR vollstationär) vom 17. Dezember 2018. [Zugriff: 25.05.2019]. URL: https://www.gkv-spitzenverband.de/media/dokumente/pflegeversicherung/richtlinien__vereinbarungen__formulare/richtlinien_und_grundsaetze_zur_qualitaetssicherung/qpr_2019/2018_12_17_QPR_vollstationaer.pdf

[6] Theuerkauf K. Rechtliche Verbindlichkeit von Expertenstandards. In: Schiemann D, Moers M, Büscher A, Hrsg. Qualitätsentwicklung in der Pflege – Konzepte, Methoden und Instrumente. Stuttgart: Kohlhammer; 2014.

[7] Deutsches Netzwerk für Qualitätsentwicklung in der Pflege (DNQP). Methodisches Vorgehen zur Entwicklung, Einführung und Aktualisierung von Expertenstandards in der Pflege und zur Entwicklung von Indikatoren zur Pflegequalität auf Basis von Expertenstandards, Version März 2011. Hochschule Osnabrück [Zugriff: 17.11.2012]. URL: http://www.wiso.hs-osnabrueck.de/fileadmin/groups/607/DNQP_Methodenpapier.pdf

[8] Vereinbarung nach § 113a Abs. 2 Satz 2 SGB XI über die Verfahrensordnung zur Entwicklung von Expertenstandards zur Sicherung und Weiterentwicklung in der Pflege vom 30. März 2009. [Zugriff: 17.12.2112]. URL: http://www.gkv-spitzenverband.de/media/dokumente/pflegeversicherung/qualitaet_in_der_pflege/Vereinbarung_Verfahrensordnung_fuers_Internet.pdf

[9] Wolke R, Allgeier C. Expertenstandard Ernährungsmanagement – Nur Kosten oder auch Nutzen? Gesundheitsökonomische Analysen zum Nationalen Expertenstandard „Ernährungsmanagement zur Sicherstellung und Förderung der oralen Ernährung in der Pflege". Lage: Jacobs Verlag; 2012.

[10] Deutsches Netzwerk für Qualitätsentwicklung in der Pflege (DNQP). Expertenstandard nach § 113a SGB XI Erhaltung und Förderung der Mobilität in der Pflege – Abschlussbericht. Hochschule Osnabrück. 2014 [Zugriff: 25.05.2019]. URL: https://www.gkv-spitzenverband.de/

media/dokumente/pflegeversicherung/qualitaet_in_der_pflege/expertenstandard/Pflege_Expertenstandard_Mobilitaet_Abschlussbericht_14-07-14_finaleVersion.pdf
[11] Wingenfeld K. Bewegung systematisch fördern. Expertenstandard „Erhaltung und Förderung der Mobilität in der Pflege". Die Schwester/Der Pfleger. 2019;7:18–19.
[12] Medizinischer Dienst des Spitzenverbandes Bund der Krankenkassen (MDS) und GKV-Spitzenverband, Hrsg. Richtlinien des GKV-Spitzenverbandes zur Feststellung der Pflegebedürftigkeit nach dem XI. Buch des Sozialgesetzbuches. Essen: 2016.
[13] Görres S, Rothgang H. Modellhafte Implementierung des Expertenstandard-Entwurfs „Erhaltung und Förderung der Mobilität in der Pflege (ExMo)". Abschlussbericht. Institut für Public Health und Pflegeforschung (IPP)/SOCUIM – Forschungszentrum Ungleichheit und Sozialpolitik, Universität Bremen: 2016 [Zugriff: 25.05.2019]. URL: https://www.gkv-spitzenverband.de/media/dokumente/pflegeversicherung/qualitaet_in_der_pflege/expertenstandard/2016-08-31_Pflege_Abschlussbericht_ExMo.pdf
[14] Bundesverband privater Anbieter sozialer Dienste e. V. (bpa). Geschäftsbericht 2017/2018. Berlin: 2019.
[15] Geschäftsstelle Qualitätsausschuss Pflege. 2019 [Zugriff: 18.06.2019]. URL: https://www.gs-qsa-pflege.de/unsere-aktuellen-projekte/

10.10 Erfahrungen aus der stationären Qualitätssicherung nach § 136 SGB V in der Pflege

Klaus Döbler

Für die Pflege nach SGB XI ist eine externe Qualitätssicherung mittels Qualitätsprüfungen in den Pflegeeinrichtungen seit langer Zeit etabliert, wird aber im Rahmen einer recht grundlegenden Weiterentwicklung eine Neuausrichtung erfahren [1–3]. Langjährige Erfahrungen mit dem Konzept der Messung von Indikatoren der Ergebnisqualität in der Pflege gibt es in der externen stationären Qualitätssicherung nach § 136 SGB V (ESQS) [4–6]. Seit 2001 ist dieses Verfahren für alle deutschen Krankenhäuser verpflichtend. Im Folgenden sollen die Rahmenbedingungen, ausgewählte Ergebnisse und praktische Erfahrungen aus diesem Verfahren vorgestellt werden. Es wird diskutiert, inwieweit diese Erfahrungen ggf. für die neuen Konzepte der Prüfung der Pflegequalität nach SGB XI hilfreich sein können.

10.10.1 Rahmenbedingungen der externen stationären Qualitätssicherung (ESQS)

Historie

Die externe stationäre Qualitätssicherung in Deutschland hat ihren Ursprung in Initiativen wissenschaftlicher Fachgesellschaften, die bereits in den 1970er und 1980er Jahren indikatorengestützte Verfahren entwickelt haben. Als Pionierleistungen sind insbesondere die Perinatalerhebung sowie die Verfahren in der Chirurgie und Herzchirurgie zu nennen [7–9]. Aufbauend auf die Mitte der 1990er Jahre eingeführte „Qualitätssicherung bei Fallpauschalen und Sonderentgelten" wurde mit dem GKV-Gesundheitsreformgesetz 2000 ab 1.1.2001 eine gesetzliche Verpflichtung für alle Krankenhäuser zur Teilnahme an der bundeseinheitlichen Qualitätssicherung nach § 137 SGB V eingeführt. Verantwortliches Gremium der Selbstverwaltung war zunächst das Bundeskuratorium Qualitätssicherung, mit der Umsetzung wurde die eigens dazu gegründete Bundesgeschäftsstelle Qualitätssicherung (BQS) beauftragt [10]. Mit dem GKV-Modernisierungsgesetz 2004 ging die Verantwortlichkeit vom Bundeskuratorium Qualitätssicherung auf den Gemeinsamen Bundesausschuss (G-BA) über. Mit der Umsetzung beauftragt war bis 2010 die Bundesgeschäftsstelle Qualitätssicherung (BQS), von 2010–2015 das AQUA-Institut für angewandte Qualitätsförderung und Forschung im Gesundheitswesen. Seit 2016 ist das Institut für Qualitätssicherung und Transparenz im Gesundheitswesen (IQTIG) beauftragt [10,11].

Durchführung

Die Durchführung der ESQS ist in der „Richtlinie über Maßnahmen der Qualitätssicherung in Krankenhäusern" des G-BA geregelt [12]. Es handelt sich um ein datengestütztes Verfahren, in dem auf der Grundlage bundeseinheitlicher Spezifikationen leistungsbereichsspezifische Datensätze erhoben werden. Die Daten werden nach bundeseinheitlichen Regeln ausgewertet. Ein Qualitätsvergleich findet auf der Grundlage der Ergebnisse von Qualitätsindikatoren statt. Qualitätsindikatoren und Datensätze werden bundeseinheitlich durch das IQTIG entwickelt [13].

Für das Jahr 2019 besteht eine Dokumentationspflicht für 21 Leistungsbereiche. Unterschieden werden 11 „indirekte" und 10 „direkte" Verfahren (s. Tab. 10.5) [12]. Bei indirekten Verfahren handelt es sich um Leistungsbereiche mit einer größeren Zahl teilnehmender Krankenhäuser. Bei diesen Verfahren ist die Landesebene in die Datenannahme und Analyse der Ergebnisse mit einbezogen („landesbezogene Verfahren"). Direkte Verfahren beziehen sich auf Leistungsbereiche mit einer niedrigen Anzahl teilnehmender Krankenhäuser (Herzchirurgie, Transplantationsmedizin). Hier erfolgen Datenannahme und Ergebnisanalyse durch das IQTIG auf der Bundesebene („bundesbezogene Verfahren"). Bei den indirekten Verfahren leitet die Landesebene die Daten der Krankenhäuser anonymisiert an das IQTIG zur Erstellung einer Bundesauswertung weiter.

Für das Jahr 2017 wurden insgesamt 271 Qualitätsindikatoren verwendet [14]. Jedes Krankenhaus erhält eine Auswertung, in der seine eigenen Ergebnisse im Vergleich zu den anonymisierten Ergebnissen aller anderen Krankenhäuser seines Bundeslandes (bei den direkten Verfahren im Vergleich zu allen Krankenhäusern in Deutschland) sowie zum Bundesdurchschnitt dargestellt werden.

Interventionen bei Auffälligkeiten

Für Qualitätsindikatoren sind Referenzbereiche definiert. Erreicht ein Krankenhaus bei einem Indikator mit seinem Ergebnis den Referenzbereich nicht, gilt es als rechnerisch auffällig. Rechnerisch auffällige Ergebnisse werden von Expertengremien im Dialog mit den Krankenhäusern („Strukturierter Dialog") analysiert. Werden dabei Qualitätsprobleme festgestellt, werden diese als „qualitativ auffällig" gekennzeichnet und es werden erforderliche Verbesserungsmaßnahmen vereinbart [15].

Überprüfung der Datenqualität

Die Datenqualität wird mittels eines strukturierten Verfahrens überprüft. Bei der Dateneingabe und bei der Datenentgegennahme erfolgt eine Plausibilitätskontrolle, nur plausible Datensätze werden angenommen und gehen in die Auswertungen ein. Weiterhin findet eine sogenannte „statistische Basisprüfung" statt, bei der nach definierten Kriterien Auffälligkeiten erkannt und ggf. an die Krankenhäuser mit der Bitte um Überprüfung zurückgespiegelt werden (Beispiel: extrem häufig Angabe von Notfalleingriffen in der Herzchirurgie). Darüber hinaus findet in jeweils zwei bis drei Leistungsbereichen pro Jahr bei einer Zufallsstichprobe von 5 Prozent der Krankenhäuser ein Datenabgleich vor Ort statt. Pro Krankenhaus-Standort werden jeweils bis zu 20 Behandlungsfälle wiederum zufällig ausgewählt. [16]. Die Vollzähligkeit der ge-

Tab. 10.5: Leistungsbereiche der ESQS für das Erfassungsjahr 2019 [12].

Nr.	Leistungsbereich	Verfahren	
		Direkt	Indirekt
1	Ambulant erworbene Pneumonie		x
2	Gynäkologische Operationen (ohne Hysterektomien)		x
3	Herzschrittmacherversorgung (Herzschrittmacher-Implantation, Herzschrittmacher-Aggregatwechsel, Herzschrittmacher-Revision/-Systemwechsel/-Explantation)		x
4	Hüftendoprothesenversorgung (Hüftendoprothesen-Erstimplantation einschließlich endoprothetische Versorgung Femurfraktur, Hüftendoprothesen-Wechsel und -Komponentenwechsel)		x
5	Hüftgelenknahe Femurfraktur mit osteosynthetischer Versorgung		x
6	Implantierbare Defibrillatoren (Implantierbare Defibrillatoren – Implantation, Implantierbare Defibrillatoren – Aggregatwechsel, Implantierbare Defibrillatoren – Revision/Systemwechsel/Explantation)		x
7	Karotis-Revaskularisation		x
8	Knieendoprothesenversorgung (Knieendoprothesen-Erstimplantation einschließlich unikondylärer Schlittenprothesen, Knieendoprothesen-Wechsel und -Komponentenwechsel)		x
9	Mammachirurgie		x
10	Perinatalmedizin (Perinatalmedizin – Geburtshilfe, Perinatalmedizin – Neonatologie)		x
11	Pflege: Dekubitusprophylaxe		x
12	Aortenklappenchirurgie, isoliert	x	
13	Herztransplantation und Herzunterstützungssysteme	x	
14	Kombinierte Koronar- und Aortenklappenchirurgie	x	
15	Koronarchirurgie, isoliert	x	
16	Leberlebendspende	x	
17	Lebertransplantation	x	
18	Lungen- und Herz-Lungen-Transplantation	x	
19	Nierenlebendspende	x	
20	Nierentransplantation	x	
21	Pankreas- und Pankreas-Nieren-Transplantation	x	

lieferten Datensätze wird mit Hilfe einer sogenannten Sollstatistik geprüft. Grundlage der Sollstatistik ist die Prüfung aller abgerechneten vollstationären Fälle eines Krankenhauses mit Hilfe eines einheitlich spezifizierten Softwaretools, des sogenannten QS-Filters [17].

10.10.2 Qualitätssicherung Pflege in der ESQS

Die Qualitätssicherung der Pflege ist seit 2001 im bundeseinheitlichen Verfahren der ESQS verankert. Die inhaltliche Ausrichtung der Erfassung der Pflegequalität hat sich allerdings zwischen 2001 und 2019 mehrfach verändert.

2001 bis 2003: Prozessqualität, leistungsbereichsspezifisch
Von 2001 bis 2003 wurde ein pflegespezifischer Datensatz in den Leistungsbereichen der Herzchirurgie (Koronarchirurgie, Aortenklappenchirurgie, Kombinierte Aortenklappen- und Koronarchirurgie, Mitralklappenchirurgie), der Endoprothetik von Hüfte und Knie (Erstimplantation und Wechseloperation), der hüftgelenknahen Femurfrakturen sowie bei der Prostataresektion erhoben [18]. Der inhaltliche Fokus lag in diesem Zeitraum auf der Erfassung der Prozessqualität durch Qualitätsindikatoren wie beispielsweise „Erhebung der Pflegeanamnese", „Einschätzung Dekubitusrisiko" oder „Durchführung druckentlastender Maßnahmen bei Dekubitusrisiko" [19].

2004 bis 2006: Ergebnisqualität Dekubitusprophylaxe, leistungsbereichsspezifisch
In den Jahren 2004 bis 2006 wurde weiterhin ein pflegespezifischer Datensatz, angekoppelt an medizinische Leistungsbereiche in der Herzchirurgie, Endoprothetik und Unfallchirurgie, erfasst [20]. Inhaltlich wurde ein Strategiewechsel vorgenommen. Die Erfassung der Prozessindikatoren wurde eingestellt. Stattdessen wurde als Ergebnisindikator für die Qualität der Dekubitusprophylaxe die Rate der während des stationären Aufenthalts neu entstandenen Dekubitalulzera gemessen. Eine Risikoadjustierung fand lediglich durch die Stratifizierung anhand der genannten medizinischen Leistungsbereiche statt.

Ab 2007: Ergebnisqualität Dekubitusprophylaxe (Patienten > 75 Jahre)
Ab 1.1.2007 wurde die Bindung der Dokumentationspflicht an bestimmte Leistungsbereiche aufgegeben und stattdessen eine Dokumentationspflicht für alle Patienten mit einem Lebensalter > 75 Jahre im Sinne eines Generalindikators eingeführt. Das Ziel war eine fachabteilungsübergreifende Querschnittbetrachtung des Versorgungsproblems Dekubitus [21]. Die Eingrenzung auf Patienten > 75 Jahre erfolgte primär aufgrund der praktischen Erwägung, den Dokumentationsaufwand für die Krankenhäuser zu begrenzen. Handlungsleitend war, dass mit den älteren Patienten ein

besonders dekubitusgefährdetes Kollektiv erfasst werden konnte. Die Dokumentationspflicht war darüber hinaus auf das jeweils erste Quartal eines Jahres begrenzt, um einerseits den Dokumentationsaufwand zu minimieren und dennoch eine ausreichend große Stichprobe zu erfassen.

Die inhaltliche Schwerpunktsetzung blieb unverändert bei der Erfassung der Inzidenz von Dekubitalulzera während des stationären Aufenthalts. Auf der Grundlage einer wissenschaftlichen Recherche potentieller Einflussfaktoren, eines Pilottests mit über 100 Krankenhäusern und einer statistischen Überprüfung potentieller Einflussfaktoren wurde ein logistisches Regressionsmodell für die Risikoadjustierung entwickelt und neu eingeführt [22]. Ausgewertet wurden zwei Qualitätsindikatoren:
1. Veränderung des Dekubitusstatus während des stationären Aufenthalts bei Patienten ohne Dekubitus bei Aufnahme
2. Neu aufgetretene Dekubitalulzera Grad 4

Ab 2013: Ergebnisqualität Dekubitusprophylaxe (Patienten > 20 Jahre) unter Verwendung von Abrechnungsdaten

Beginnend mit dem Erfassungsjahr 2013 wurde die Datenerfassung grundlegend neu modelliert. Ziel war es weiterhin, während des stationären Aufenthalts neu aufgetretene Dekubitalulzera zu erfassen. Während aber zuvor für alle Patienten mit einem Lebensalter > 75 Jahre (des ersten Quartals jeden Jahres) ein Datensatz auszufüllen war, wurde die Datenerfassung ab 2013 durch die Kodierung eines Dekubitus im Abrechnungsdatensatz ausgelöst [23].

Mit diesem Modell wurde somit die Häufigkeit neu entstandener Dekubitalulzera nicht mehr nur bei Patienten über 75 Jahren in einem Quartal erfasst, sondern für alle erwachsenen Patienten (ab 20 Jahren), die stationär behandelt wurden, ganzjährig. Die Erfassung wurde somit erheblich ausgeweitet, dennoch hat sich der Dokumentationsaufwand deutlich reduziert, da ein Datensatz nicht mehr für alle Patienten über 75 Jahre in einem Quartal (2012: 1.227.501 Fälle), sondern nur noch für erwachsene Patienten mit dokumentiertem Dekubitus (2013: 262.305 Fälle) angelegt werden musste [23].

Darüber hinaus konnte auch der Erfassungsaufwand für jeden einzelnen Datensatz reduziert werden, indem die Erfassung der für die Risikoadjustierung erforderlichen Daten (z. B. Alter, Diabetes mellitus, Beatmungsstunden) ebenfalls mit Hilfe von Abrechnungsdaten über die einmal jährlich zu übermittelnde sogenannte „Risikostatistik" eingeführt wurde. Mit dieser „Risikostatistik" wird auch die Grundgesamtheit, d. h. alle stationär behandelten erwachsenen Patienten eines Krankenhauses, angezeigt [24]. Im Datensatz „manuell" zu dokumentieren war somit im Wesentlichen nur noch die Information, ob der Dekubitus bereits bei Krankenhausaufnahme bestand („Present on admission"), da die ICD-Kodierung eines Dekubitus keine solche Differenzierung zulässt.

Durch die Umstellung auf die Nutzung von Abrechnungsdaten für die Erfassung wurden somit sehr viel mehr Fälle in die Beobachtung einbezogen (2014: ca. 17 Millionen stationär behandelte Fälle bei Patienten > 20 Jahre, 2012: ca. 1,2 Millionen stationär behandelte Fälle bei Patienten > 75 Jahre), dennoch hat sich der Dokumentationsaufwand gravierend reduziert (2014: ca. 260.000 Datensätze, 2012: ca. 1,2 Millionen Datensätze) [25].

10.10.3 Ergebnisqualität Dekubitusprophylaxe in der ESQS

Ergebnisse 2009–2012

Tabelle 10.6 zeigt die Ergebnisse für die Qualitätsindikatoren „Neu aufgetretener Dekubitus Grad 2–4" und „Neu aufgetretener Dekubitus Grad 4 bei Patienten > 75 Jahre (Erfassung jeweils erstes Quartal jeden Jahres mittels manueller Dokumentation) [25].

Die Raten der während des stationären Aufenthalts neu aufgetretenen Dekubitalulzera Grad 2–4 lagen in den Jahren 2009–2012 konstant zwischen 0,6 und 0,7 Prozent mit einem geringfügigen, aber kontinuierlichen Rückgang. Es traten jährlich zwischen 72 und 114 Dekubitalulzera Grad 4 neu auf, die Grundgesamtheit der betrachteten Fälle lag in diesem Zeitraum jeweils bei ca. 1 Million/Jahr. Es erscheint bemerkenswert, dass die BQS-Fachgruppe Pflege bereits für die Ergebnisse des Jahres 2007 eine erhebliche Unterdokumentation vermutet hat (*„Die risikoadjustierten Gesamtraten sind mit 0,7 % der schwerwiegenden ... Dekubitalulzera weiterhin niedrig. Die Fachgruppe Pflege vermutet, dass Schnittstellenprobleme zwischen ärztlicher und pflegerischer Dokumentation sowie unterschiedliche EDV- beziehungsweise Dokumentationsstrukturen in den Krankenhäusern nach wie vor zu einer Unterdokumentation führen."*) [21].

Tab. 10.6: Ergebnisse 2009–2012 der Qualitätsindikatoren „Neu aufgetretener Dekubitus Grad 2–4" und „Neu aufgetretener Dekubitus Grad 4" [25].

Jahr	Dekubitus Grad 2–4 bei Entlassung bei Patienten, die ohne Dekubitus aufgenommen wurden	Dekubitus Grad 4 bei Entlassung bei Patienten, die ohne Dekubitus aufgenommen wurden
2009[1]	0,7 % (6.961 / 1.009.989)	72 Fälle (Grundgesamtheit: 1.009.989 Fälle)
2010[1]	0,7 % (6.949 / 1.028.701)	114 Fälle (Grundgesamtheit: 1.028.704 Fälle)
2011[1]	0,6 % (6.531 / 1.089.436)	78 Fälle (Grundgesamtheit: 1.089.436 Fälle)
2012[1]	0,6 % (6.708 / 1.180396)	99 Fälle (Grundgesamtheit: 1.180396 Fälle)

[1] Grundgesamtheit: stationär behandelte Patienten > 75 Jahre, erstes Quartal

Eine praktisch identische Bewertung der Gesamtrate hat die Fachgruppe Pflege des AQUA-Instituts für die Ergebnisse des Jahres 2010 abgegeben (*„Die Gesamtrate aller neu aufgetretenen Dekubiti ist gegenüber dem Jahr 2009 etwas niedriger ausgefallen. Wie auch schon in den Jahren zuvor, geht die Bundesfachgruppe Pflege von einer erheblichen Unterdokumentation der Dekubiti aus. In der nationalen sowie internationalen Literatur wird von einem vier- bis fünffachen Vorkommen von Dekubiti im Krankenhaus berichtet."*) [26].

Somit wurden die berichteten Raten von den verantwortlichen Expertengruppen dauerhaft als eingeschränkt valide angesehen. In der Konsequenz erscheint eine belastbare Aussage zur Qualität der Gesamtversorgung und der einzelnen Krankenhäuser nur bedingt möglich.

Die Analysen auffälliger Krankenhäuser (d. h. der Krankenhäuser, deren Ergebnisse den Referenzbereich nicht erreicht haben) im Rahmen des Strukturierten Dialogs wiesen darauf hin, dass auch die Spezifität der Indikatoren eingeschränkt war. Von 292 im Jahr 2011 als rechnerisch auffällig gemeldeten Krankenhausergebnissen wurden nur 40 nach Analyse als „qualitativ auffällig" (d. h., dass in diesen Fällen ein Qualitätsproblem festgestellt wurde) eingestuft, davon 14 Fälle wegen fehlerhafter Dokumentation und 7 Fälle wegen mangelhafter Mitwirkung [27].

Ergebnisse 2013–2017
Tabelle 10.7 zeigt die Ergebnisse der Jahre 2013–2017 für die Qualitätsindikatoren „Neu aufgetretener Dekubitus Grad 2–4" und „Neu aufgetretener Dekubitus Grad 4" bei Patienten > 20 Jahre (Erfassung primär mit Hilfe von Abrechnungsdaten) [25,28]. Im ersten Erfassungsjahr bestanden technische Probleme, so dass die Auswertung für einen Indikator im Jahr 2013 nur für Patienten > 33 Jahre erfolgt ist [25]. Die Raten der während des stationären Aufenthalts neu aufgetretenen Dekubitalulzera Grad 2–4 lagen zwischen 0,38 und 0,5 Prozent und wiesen eine Tendenz zu einem geringfügigen Rückgang auf. In den Jahren 2013 bis 2017 wurden bei diesen Patienten jährlich zwischen 2.442 (2013) und 1.137 (2017) neu aufgetretene Dekubitalulzera Grad 4 berichtet, wobei hier in jedem Jahr ein erheblicher Rückgang zu beobachten war. Die Grundgesamtheit der betrachteten Fälle lag jeweils bei ca. 17 Millionen/Jahr.

Die Bewertungen dieser Ergebnisse durch die Fachexperten beim AQUA-Institut und dem IQTIG erscheinen nicht ganz konsistent. Nach der Stabilisierung der Datenerfassung im zweiten Jahr bewerten die Experten beim AQUA-Institut die Ergebnisse, insbesondere in Bezug auf Dekubitus Grad 4, als *„zu hoch"*. Sie sehen daher relevante Verbesserungspotentiale in Bezug auf die Dekubitusprophylaxe [29]. Handlungsbedarf in Bezug auf Verbesserungen wird auch in den folgenden Jahren von den Experten beim IQTIG geäußert, allerdings werden die Raten vom IQTIG im Qualitätsreport 2015 als *„insgesamt niedrig"* bezeichnet [30]. Im Qualitätsreport 2017 werden die (niedrigeren) Raten dann allerdings als *„sehr hoch"* bewertet [14].

Tab. 10.7: Ergebnisse 2013–2017 der Qualitätsindikatoren „Neu aufgetretener Dekubitus Grad 2–4" und „Neu aufgetretener Dekubitus Grad 4" [25,28].

Jahr	Dekubitus Grad 2–4 bei Entlassung bei Patienten, die ohne Dekubitus aufgenommen wurden	Dekubitus Grad 4 bei Entlassung bei Patienten, die ohne Dekubitus aufgenommen wurden
2013	0,5 % (71.898 / 14.532.477)[1]	2.442 (Grundgesamtheit: 16.506.988 Fälle)[2]
2014[2]	0,4 % (68.400 / 17.162.471)	1.713 Fälle (Grundgesamtheit: 17.162.471 Fälle)
2015[2]	0,4 % (70.660 / 17.774.849)	1.605 Fälle (Grundgesamtheit: 17.774.849 Fälle)
2016[2]	0,38 % (67.489 / 17.657.530)	1.232 Fälle (Grundgesamtheit: 17.657.530 Fälle)
2017[2]	0,39 % (67.825 / 17.511.482)	1.137 Fälle (Grundgesamtheit: 17.511.482 Fälle)

[1] Grundgesamtheit: stationär behandelte Patienten > 33 Jahre, ganzjährig.
[2] Grundgesamtheit: stationär behandelte Patienten > 20 Jahre, ganzjährig.

Relevanter Verbesserungsbedarf wird wiederholt in Bezug auf die Dokumentationsqualität beschrieben. Dies wurde regelmäßig auch in der Analyse auffälliger Ergebnisse im Strukturierten Dialog berichtet [29–31]. Insbesondere zeigte sich dies jedoch bei einer gezielten Dokumentationsprüfung) im Jahr 2015 [32]. Bei dieser Prüfung wurde in 89 Krankenhausstandorten bei 1.691 Fällen ein Abgleich zwischen der Dokumentation in der Patientenakte mit der Dokumentation für die Qualitätssicherung vorgenommen. Als wesentliche Probleme werden beschrieben [29–32]:
- häufige Dokumentation des Grades mit „nicht näher bezeichnet"
- Fehler bei der Gradeinteilung (Aktenprüfung 2015: 11,4 % der Angaben fehlerhaft)
- Angabe, ob der Dekubitus bereits bei Aufnahme bestand, häufig mit „unbekannt"
- Falsche Angaben zur Frage, ob der Dekubitus bereits bei Aufnahme bestand (Aktenprüfung 2015: 9,6 % der Angaben fehlerhaft)

Als eine relevante Ursache wurde hierzu beschrieben, dass die Gradeinteilung eines Dekubitalulkus nach ICD-10 von der in der Pflege gebräuchlichen Einteilung nach den *European und US National Pressure Ulcer Advisory panels* (EPUAP/NPUAP) abweicht und damit Unterschiede in der Pflegedokumentation und der für die Abrechnung verwendeten Dokumentation nach ICD-10 entstehen können. Vor diesem Hintergrund wird als relevante Problematik beschrieben, dass die Kodierung vielfach nicht durch die Pflege erfolgt [14]. Bemerkenswert erscheint, dass bis 2013 von den Fachexperten regelmäßig eine Unterdokumentation vermutet wurde, seit 2014 hierzu jedoch keine dezidierten Aussagen mehr gemacht werden [14,18–21,23,26,29–31]. Im

Qualitätsreport 2013 weist das AQUA-Institut darauf hin, dass eine Bewertung der Ergebnisse nur eingeschränkt möglich sei (*"keine abschließende Interpretation"*), da weder national noch international Datenerhebungen auf vergleichbarer Basis durchgeführt würden (primär bezogen auf die Erfassung mittels ICD-10) [23]. Insgesamt kann daher keine verlässliche Aussage zur Belastbarkeit der ermittelten Ergebnisse gemacht werden. Dennoch sind die Ergebnisse zweifellos in hohem Maße hilfreich, um Verbesserungspotentiale zu erkennen und in einzelnen Einrichtungen gezielte Verbesserungsmaßnahmen einzuleiten.

10.10.4 Diskussion

Erfahrungen aus der Qualitätssicherung Pflege nach SGB V
Die Erfassung des Ergebnisindikators „Neu aufgetretene Dekubitalulzera während des stationären Aufenthalts" mittels händischer Dokumentation war als recht unpräzises und nur wenig effizientes Verfahren anzusehen. Mit der Umstellung der Erfassung auf eine Nutzung von Abrechnungsdaten konnte der Dokumentationsaufwand gravierend reduziert werden. Das Aufwand-Nutzen-Verhältnis hat sich allein dadurch zweifellos erheblich verbessert.

Die verwendeten Indikatoren weisen darüber hinaus im Verhältnis zu Indikatoren aus anderen Leistungsbereichen eine relativ hohe Spezifität auf. Während im Jahr 2017 für die Indikatoren über alle Leistungsbereiche nur bei 12,7 Prozent aller rechnerisch auffälligen Ergebnisse letztlich Qualitätsprobleme identifiziert wurden, war dies bei den Indikatoren zur Dekubitusprophylaxe in 22,8 Prozent der Fall [15].

Unklar bleibt, ob und ggf. in welchem Ausmaß die Erfassung in den Krankenhäusern zu einer gesteigerten Sensibilität im Umgang mit Dekubitalulzera oder bei der Dekubitusprophylaxe führt. Ebenso bleibt unklar, inwieweit die Erfassung ggf. die Implementierung des Expertenstandards „Dekubitusprophylaxe" unterstützt hat [31]. Die Berichte aus dem Strukturierten Dialog weisen darauf hin, dass das Verfahren der externen stationären Qualitätssicherung hier zu einer Sensibilisierung und zu gezielten Verbesserungsmaßnahmen beigetragen hat.

Konzeption der Qualitätssicherung nach SGB XI
Für die Qualitätssicherung im Bereich des SGVB XI wurde bereits vor Jahren diskutiert, eine stärkere Ausrichtung an der Ergebnisqualität vorzunehmen [2]. Auf der Grundlage der wissenschaftlichen Weiterentwicklung dieser Konzepte und einer iterativen praktischen Prüfung im Rahmen sogenannter *„Umsetzungsprojekte"* wurde ein entsprechendes Instrumentarium erstellt, das mehrere Indikatoren zur Erfassung der Ergebnisqualität umfasst. Zwei dieser Indikatoren erfassen (risikostratifiziert) das Auftreten von Dekubitalulzera [3]. Die Datenerfassung erfolgt EDV-basiert durch die Einrichtungen durch eine *„Zusammenstellung von Informationen, die Bestandteil der*

routinemäßigen Pflegedokumentation oder anderer Dokumentationen sind, die die Einrichtung vorhält (beispielsweise Informationen über Krankenhausaufenthalte, Sturzprotokolle, Angaben zur Entstehung einer Wunde, Gewichtsverlauf usw.)" sowie durch Informationen aus der "Beurteilung ausgewählter Fähigkeiten oder ausgewählter Merkmale der Pflegebedürftigkeit (beispielsweise eine Beurteilung der Mobilität oder der kognitiven Fähigkeiten)" [3].

Ein Vorteil dieses Konzepts gegenüber der Erfassung in der ESQS ist sicherlich darin zu sehen, dass die Dokumentationsanleitungen und die Erfassung durch die Pflege selbst erfolgen sollen. Hierdurch erscheinen die aus der ESQS beschriebenen Dokumentationsprobleme ggf. weniger relevant. Durchaus herausfordernd erscheint jedoch die durch die Einrichtungen zu leistende Dokumentation. Im Regelbetrieb mit Einbeziehung aller Einrichtungen werden Erhebungsaufwand und vor allem die Validität der dokumentierten Daten kontinuierlich zu prüfen sein. Das geplante Plausibilisierungskonzept bietet hierfür sicher wichtige Unterstützung.

Für die Risikoadjustierung – also die Berücksichtigung patientenbedingter Faktoren, die nicht von der behandelnden Einrichtung beeinflusst werden können – ist die valide Erfassung von Krankheitsverläufen und interkurrenter akuter Erkrankungen zweifellos als sehr anspruchsvoll anzusehen, da mit der Länge des Beobachtungsintervalls die Anforderungen an die Risikoadjustierung steigen. Die Anforderungen an eine Risikoadjustierung in Pflegeeinrichtungen sind daher noch herausfordernder als die für den umschriebenen und relativ kurzen Zeitraum eines stationären Aufenthalts.

Gerade vor dem Hintergrund der Erfahrungen der Erfassung neu aufgetretener Dekubitalulzera in Krankenhäusern ist das Konzept der Erfassung der Ergebnisqualität in der stationären Pflege ohne Zweifel als herausfordernd anzusehen. Das nun geplante Modell bietet jedoch unter den Aspekten Wissenschaftlichkeit und Praktikabilität aufgrund seiner sehr ausgefeilten Entwicklung gute Voraussetzungen. Wenn sich dieses Konzept in der Praxis bewährt, könnte es eine gute Grundlage für eine sektorenübergreifende Erfassung der Pflegequalität liefern, die von den Pflegeexperten der ESQS über Jahre hinweg regelmäßig angemahnt worden ist [29–31].

Literatur

[1] Medizinischer Dienst des Spitzenverbandes Bund der Krankenkassen e. V. (MDS). Qualität in der ambulanten und stationären Pflege. 5. Pflege-Qualitätsbericht des MDS nach § 114a Abs. 6 SGB XI; Essen, Dezember 2017 [Zugriff: 25.06.2019]. URL: https://www.mds-ev.de/fileadmin/dokumente/Publikationen/SPV/MDS-Qualitaetsberichte/_5._PflegeQualita__tsbericht_des_MDS_Lesezeichen.pdf.

[2] Wingenfeld K, Kleina T, Franz S, et al. Entwicklung und Erprobung von Instrumenten zur Beurteilung der Ergebnisqualität in der stationären Altenhilfe. Im Auftrag des Bundesministeriums für Gesundheit und des Bundesministeriums für Familie, Senioren, Frauen und Jugend. Bielefeld/Köln, März 2011. [Stand: 25.06.2019]. URL: https://www.bagfw.de/fileadmin/user_upload/Abschlussbericht_Ergebnisqualitaet_.pdf

[3] Wingenfeld K, Stegbauer C, Willms G, Voigt C, Woitzik R. Entwicklung der Instrumente und Verfahren für Qualitätsprüfungen nach §§ 114 ff. SGB XI und die Qualitätsdarstellung nach § 115 Abs. 1a SGB XI in der stationären Pflege. Abschlussbericht: Darstellung der Konzeptionen für das neue Prüfverfahren und die Qualitätsdarstellung. Überarbeitete Fassung. Bielefeld/Göttingen, September 2018. [Stand: 25.06.2019]. URL: https://www.gs-qsa-pflege.de/wp-content/uploads/2018/10/20180903_Entwicklungsauftrag_stationa%CC%88r_Abschlussbericht.pdf

[4] Bundesgeschäftsstelle Qualitätssicherung gGmbH (BQS). Bundesauswertung Dekubitusprophylaxe 2008 [Zugriff: 25.06.2019]. URL: https://sqg.de/upload/CONTENT/Qualitaetsberichte/2008/BQS-Qualitaetsberichte-2008_Verfahren/bu_Gesamt_DEK_2008.pdf

[5] AQUA-Institut für angewandte Qualitätsförderung und Forschung im Gesundheitswesen GmbH. Bundesauswertung Dekubitusprophylaxe 2011 [Zugriff: 25.06.2019]. URL: http://www.sqg.de/downloads/Bundesauswertungen/2011/bu_Gesamt_DEK_2011.pdf

[6] Institut für Qualitätssicherung und Transparenz im Gesundheitswesen (IQTIG). Bundesauswertung zum Erfassungsjahr 2017. Pflege: Dekubitusprophylaxe. Qualitätsindikatoren Stand: 01.08.2018 [Zugriff: 25.06.2019]. URL: https://iqtig.org/downloads/auswertung/2017/dek/QSKH_DEK_2017_BUAW_V02_2018-08-01.pdf

[7] Selbmann HK. Qualitätskontrolle in der Perinatologie Betrachtungen am Beispiel der Münchner Perinatal-Studie. MMW Munch Med Wochenschr. 1978;720(17):595–598.

[8] Schega W. Qualitätssicherung in der Chirurgie. Chirurg. 1979;50(2):28–29.

[9] Kalmár P. Quality assurance in cardiac surgery--history, preliminaries, practical experience. Thorac Cardiovasc Surg. 1990;38(2):108–114.

[10] Beck T. 10 Jahre Qualitätssicherung in der stationären Versorgung – ein institutioneller Rückblick. In: Rebscher H, Hrsg. Gesundheitsökonomie und Gesundheitspolitik im Spannungsfeld zwischen Wissenschaft und Politikberatung: [Festschrift für Günter Neubauer]. Heidelberg: Economica-Verl.; MedizinRecht.de-Verl.; 2006 (Gesundheitsmarkt in der Praxis).

[11] Institut für Qualitätssicherung und Transparenz im Gesundheitswesen (IQTIG). Das IQTIG. Grundlagen. [Zugriff: 25.06.2019]. URL: https://iqtig.org/das-iqtig/grundlagen/

[12] Gemeinsamer Bundesausschuss (G-BA). Richtlinie über Maßnahmen der Qualitätssicherung in Krankenhäusern (QSKH-RL) [Zugriff: 25.06.2019]. URL: https://www.g-ba.de/downloads/62-492-1771/QSKH-RL_2018-12-20_iK-2019-02-26.pdf

[13] Institut für Qualitätssicherung und Transparenz im Gesundheitswesen (IQTIG). Methodische Grundlagen V1.1. Stand: 15. April 2019. [Zugriff: 25.06.2019]. URL: https://iqtig.org/dateien/dasiqtig/grundlagen/IQTIG_Methodische-Grundlagen-V1.1_2019-04-15.pdf

[14] Institut für Qualitätssicherung und Transparenz im Gesundheitswesen (IQTIG). Qualitätsreport 2017 [Zugriff: 25.06.2019]. URL: https://iqtig.org/downloads/berichte/2017/IQTIG_Qualitaetsreport-2017_2018_09_21.pdf

[15] Institut für Qualitätssicherung und Transparenz im Gesundheitswesen (IQTIG). Bericht zum Strukturierten Dialog 2017 (Erfassungsjahr 2016). Stand: 24. August 2018. [Zugriff: 25.06.2019]. URL: https://iqtig.org/downloads/berichte/2016/IQTIG_Bericht-zum-Strukturierten-Dialog-2017_2018-08-24_barrierefrei.pdf

[16] Institut für Qualitätssicherung und Transparenz im Gesundheitswesen (IQTIG). Bericht zur Datenvalidierung 2017 nach QSKH-RL (Erfassungsjahr 2016). Stand: 12. Juli 2018. [Zugriff: 25.06.2019]. URL: https://iqtig.org/downloads/berichte/2016/IQTIG_Bericht-zur-Datenvalidierung-2017_2018-07_12.pdf

[17] Institut für Qualitätssicherung und Transparenz im Gesundheitswesen (IQTIG). Anwenderinformation QS-Filter Dekubitusprophylaxe 2019. [Zugriff: 25.06.2019]. URL: file:///C:/Users/doeble0719/AppData/Local/Temp/Temp1_2019_Anwenderinformationen_V01.zip/2019_Anwenderinformationen_V01/Anwenderinformation_DEK.html

[18] Bundesgeschäftsstelle Qualitätssicherung gGmbH (BQS). Qualität sichtbar machen – Qualitätsreport 2003 [Zugriff: 25.06.2019]. URL: https://www.bqs.de/images/PDF-Download/Qualitt-sichtbar-machen.---BQS-Qualittsreport_2003.pdf
[19] Bundesgeschäftsstelle Qualitätssicherung gGmbH (BQS). Qualität sichtbar machen – Qualitätsreport 2002. [Zugriff: 25.06.2019]. URL: https://www.bqs.de/images/PDF-Download/Qualitt-sichtbar-machen.---BQS-Qualittsreport_2002.pdf
[20] Bundesgeschäftsstelle Qualitätssicherung gGmbH (BQS). BQS-Qualitätsreport 2006: Pflege – Dekubitusprophylaxe. [Zugriff: 25.06.2019]. URL: https://www.bqs.de/images/PDF-Download/Qualitt-sichtbar-machen.---BQS-Qualittsreport_2006.pdf
[21] Bundesgeschäftsstelle Qualitätssicherung gGmbH (BQS). BQS-Qualitätsreport 2007: Pflege – Dekubitusprophylaxe. [Zugriff: 25.06.2019]. URL: https://www.bqs.de/images/PDF-Download/Qualitt-sichtbar-machen.---BQS-Qualittsreport_2007.pdf
[22] Renner D. Entwicklung eines risikoadjustierten Qualitätsindikators zur Dekubitusprophylaxe im Rahmen der externen stationären Qualitätssicherung. [Zugriff: 25.06.2019]. URL: https://www.researchgate.net/publication/306102862_Entwicklung_eines_risikoadjustierten_Qualitatsindikators_zur_Dekubitusprophylaxe_im_Rahmen_der_externen_stationaren_Qualitatssicherung
[23] AQUA-Institut für angewandte Qualitätsförderung und Forschung im Gesundheitswesen GmbH. Qualitätsreport 2013. Pflege: Dekubitusprophylaxe. [Zugriff: 25.06.2019]. URL: https://sqg.de/upload/CONTENT/Qualitaetsberichte/2013/AQUA-Qualitaetsreport-2013.pdf
[24] AQUA-Institut für angewandte Qualitätsförderung und Forschung im Gesundheitswesen GmbH. Informationen zur Risikostatistik. [Zugriff: 25.06.2019]. URL: https://sqg.de/downloads/2014/Informationen_Risikostatistik_20141127.pdf
[25] AQUA-Institut für angewandte Qualitätsförderung und Forschung im Gesundheitswesen GmbH. Bundesauswertungen Pflege: Dekubitusprophylaxe 2009–2014. [Zugriff: 25.06.2019]. URL: https://sqg.de/front_content.php?idart=124
[26] AQUA-Institut für angewandte Qualitätsförderung und Forschung im Gesundheitswesen GmbH. Qualitätsreport 2010. Pflege: Dekubitusprophylaxe. Indikator „Patienten mit Dekubitus Grad 1 bis 4 bei Entlassung". Seite 149. [Zugriff: 25.06.2019]. URL: http://www.sqg.de/sqg/upload/CONTENT/Qualitaetsberichte/2010/AQUA-Qualitaetsreport-2010.pdf
[27] AQUA-Institut für angewandte Qualitätsförderung und Forschung im Gesundheitswesen GmbH. Bericht zum Strukturierten Dialog 2011 (Erfassungsjahr 2010). Abschlussbericht gemäß § 15 Abs. 2 QSKH-RL Stand: 12. Juni 2012. [Zugriff: 25.06.2019]. URL: http://www.sqg.de/downloads/Themen/Strukturierter_Dialog/Strukturierter_Dialog_Abschlussbericht_2011.pdf
[28] Institut für Qualitätssicherung und Transparenz im Gesundheitswesen (IQTIG). Bundesauswertungen Pflege: Dekubitusprophylaxe 2015–2017. [Zugriff: 25.06.2019]. URL: https://iqtig.org/qs-verfahren/dek/
[29] AQUA-Institut für angewandte Qualitätsförderung und Forschung im Gesundheitswesen GmbH. Qualitätsreport 2014. [Zugriff: 25.06.2019]. URL: https://sqg.de/upload/CONTENT/Qualitaetsberichte/2014/AQUA-Qualitaetsreport-2014.pdf
[30] Institut für Qualitätssicherung und Transparenz im Gesundheitswesen (IQTIG). Qualitätsreport 2015. [Zugriff: 25.06.2019]. URL: https://iqtig.org/downloads/berichte/2015/IQTIG-Qualitaetsreport-2015.pdf
[31] Institut für Qualitätssicherung und Transparenz im Gesundheitswesen (IQTIG). Qualitätsreport 2016. [Zugriff: 25.06.2019]. URL: https://iqtig.org/downloads/berichte/2016/IQTIG_Qualitaetsreport-2016.pdf
[32] Institut für Qualitätssicherung und Transparenz im Gesundheitswesen (IQTIG). Bericht zur Datenvalidierung 2016 (Erfassungsjahr 2015). Anhang. [Zugriff: 25.06.2019]. URL: https://iqtig.org/downloads/berichte/2015/IQTIG_Bericht-zur-Datenvalidierung-2016_Anhang.pdf

10.11 Stellen zur Bekämpfung von Fehlverhalten im Gesundheitswesen gem. § 47 a SGB XI

Stephan Meseke

10.11.1 Einführung

Das Inkrafttreten des Gesetzes zur Modernisierung der gesetzlichen Krankenversicherung (GKV-Modernisierungsgesetzes – GMG) zum 01.01.2004 war die Geburtsstunde der Stellen zur Bekämpfung von Fehlverhalten im Gesundheitswesen. Die Schaffung von § 197a Fünftes Buch Sozialgesetzbuch (SGB V) und § 47a Elftes Buch Sozialgesetzbuch (SGB XI) setzte den vorläufigen Schlussstrich unter eine jahrelange öffentliche Diskussion über das zunehmend wahrgenommene Ausmaß von Abrechnungsmanipulationen und Korruption im Gesundheitswesen. Nach den Feststellungen im Zweiten Periodischen Sicherheitsbericht der Bundesregierung hatten illegale Bereicherungen zum Nachteil der gesetzlichen Kranken- und Pflegeversicherung durch Akteure aus fast allen Tätigkeitsbereichen „nahezu den Charakter eines Systems" [BT-Drs. 16/3930, S. 191, 211 f.] Erklärtes Ziel des Gesetzgebers war es folglich, systematischem Fehlverhalten im Gesundheitswesen nicht länger auf freiwilliger Basis, sondern durch eine gesetzlich institutionalisierte Selbstkontrolle entgegenzutreten. Nach der Gesetzesbegründung stärken die Stellen damit zugleich den effizienten Einsatz der Finanzmittel in der gesetzlichen Krankenversicherung (GKV) und sozialen Pflegeversicherung (SPV) [BT-Drs. 15/1525, S. 99, 138, 155].

Während die gesetzliche Regelung anfänglich mit deutlichen Geburtsfehlern behaftet war, hat der Gesetzgeber diese schrittweise, zuletzt mit dem Inkrafttreten von Art. 3 des Gesetzes zur Bekämpfung von Korruption im Gesundheitswesen im Jahre 2016 weitgehend behoben [1,2]. Mit der Neuregelung des § 197a Abs. 6 SGB V wurde der Spitzenverband Bund der Krankenkassen (GKV-Spitzenverband, nachfolgend: GKV-SV) verpflichtet, erstmals „nähere Bestimmungen" über Organisation, Arbeit und Ergebnisse der Stellen zur Bekämpfung von Fehlverhalten im Gesundheitswesen zu regeln. Der Gesetzgeber hat diese Ausrichtung gewählt, um eine Tätigkeit dieser Stellen nach vergleichbaren Maßstäben zu gewährleisten und der hohen Bedeutung der Fehlverhaltensbekämpfung im Gesundheitswesen noch intensiver Rechnung zu tragen. Die näheren Bestimmungen des GKV-SV sind zum 01.01.2018 in Kraft getreten und bilden seitdem den verbindlichen Rahmen für eine einheitliche Auslegung und Anwendung der Rechtsnorm.

10.11.2 Organisationsverpflichtung und Zuständigkeit

Die §§ 197a Abs. 1 Satz 1 SGB V, 47a SGB XI verpflichten die gesetzlichen Kranken- und Pflegekassen, wenn angezeigt ihre Landesverbände, und den GKV-SV „innerhalb ihrer Organisation verselbständigte Ermittlungs- und Prüfstellen zur Bekämpfung von Fehlverhalten im Gesundheitswesen einzurichten" (vgl. BT-Drs. 15/1525, S. 99, 138, 155). Der gesetzlichen Vorgabe in § 47a Abs. 1 Satz 2 SGB XI entsprechend, bildet jede gesetzliche Kranken- und Pflegekasse stets eine gemeinsame Ermittlungs- und Prüfungsstelle. Die organisatorische Verselbständigung bedeutet nicht, dass die Stellen an Weisungen nicht gebunden sind. Anderenfalls hätte der Gesetzgeber die inhaltliche Weisungsfreiheit explizit geregelt. Die organisatorischen Einheiten sind jedoch so auszugestalten, dass deren Unabhängigkeit von anderen Organisationseinheiten gewährleistet ist und ein direkter Zugang zum Vorstand besteht. Dazu gehört ferner, dass alle Kranken- und Pflegekassen einen ihrer Größe und Finanzkraft entsprechenden Anteil an der Fehlverhaltensbekämpfung tragen und in dem erforderlichen Umfang persönliche und sächliche Verwaltungsmittel für diese Aufgabe einsetzen [BT-Drs. 18/6446, S. 25]. Das Nähere kann der Vorstand jeder Kasse im Rahmen seiner Organisationshoheit regeln.

Der Rechtsbegriff *„Fehlverhalten im Gesundheitswesen"* umfasst nach §§ 197a Abs. 1 SGB V, 47a SGB XI grundsätzlich alle Fälle und Sachverhalte, „die auf Unregelmäßigkeiten oder auf rechts- oder zweckwidrige Nutzung von Finanzmitteln im Zusammenhang mit den Aufgaben der jeweiligen Krankenkasse oder des jeweiligen Verbandes hindeuten". Ob das Fehlverhalten durch Leistungserbringer, Versicherte oder Mitarbeiter der Kranken- und Pflegekassen begangen wurde, ist dabei unerheblich.

Die erste *Tatbestandsalternative der „Unregelmäßigkeiten"* bei der Verwendung von Finanzmitteln ist nicht legaldefiniert. Sie wird teilweise sehr weit ausgelegt, so dass darüber alle Auffälligkeiten erfasst werden sollen, die von der Regel, also dem üblichen oder zulässigen Handeln abweichen. Dagegen sprechen aber sowohl die eingangs beschriebene Entstehungsgeschichte, als auch der Wortlaut des § 197a Abs. 4 SGB V. Nach den näheren Bestimmungen des GKV-SV erfasst der Begriff der „Unregelmäßigkeiten" in erster Linie Vermögensstraftaten und Korruption im Gesundheitswesen, namentlich:

- Betrug (§ 263 StGB),
- Untreue (§ 266 StGB),
- Bestechlichkeit und Bestechung im geschäftlichen Verkehr (§ 299 StGB),
- Bestechlichkeit im Gesundheitswesen (§ 299a StGB),
- Bestechung im Gesundheitswesen (§ 299b StGB),
- Vorteilsannahme (§ 331 StGB),
- Bestechlichkeit (§ 332 StGB),
- Vorteilsgewährung (§ 333 StGB),
- Bestechung (§ 334 StGB).

Eingeschlossen werden auch typische Begleitdelikte, wie z. B. Urkundenfälschung (§ 267 StGB) oder das Fälschen bzw. Ausstellen unrichtiger Gesundheitszeugnisse (§§ 277, 278 StGB) sowie Ordnungswidrigkeiten. Die sachliche Zuständigkeit der Stellen ist aber keinesfalls auf derart straf- und bußgeldbewehrtes Verhalten beschränkt.

Pflichtverletzungen oder Leistungsmissbrauch, die nicht als „Unregelmäßigkeiten" erfasst werden, fallen stets unter die zweite *Tatbestandsalternative der „rechtswidrigen Nutzung von Finanzmitteln"*. Auf ein Verschulden kommt es hier nicht an. Folglich werden alle (nach dem geltenden Strafrecht straflosen) regelwidrigen Vermögensverfügungen zu Lasten der Finanzmittel der gesetzlichen Kranken- oder Pflegeversicherung erfasst. Dazu zählen nicht nur Verstöße gegen sozialgesetzliche Verbote, z. B. § 128 SGB V, sondern insbesondere Vertragsverstöße, die nicht nur die Rückforderung der in diesen Fällen zu Unrecht gezahlten Vergütung zur Folge haben, sondern im Einzelfall auch Vertragsstrafen nach sich ziehen können.

Dagegen läuft die eigenständige Prüfung der „zweckwidrigen Nutzung von Finanzmitteln" in der Praxis von Anfang leer. Eine unzweckmäßige Nutzung von Finanzmitteln begründet regelmäßig eine Verletzung des Wirtschaftlichkeitsgebotes (§§ 4 Abs. 4, 70 Abs. 1 SGB V) und ist deshalb immer auch rechtswidrig. Das Tatbestandsmerkmal „zweckwidrig" ist folglich redundant.

10.11.3 Ausübung der Kontrollen und Prüfung der Hinweise

Gemäß §§ 197a Abs. 1 Satz 2 SGB V, 47a SGB XI nehmen die Stellen zur Bekämpfung von Fehlverhalten im Gesundheitswesen Kontrollbefugnisse nach § 67c Abs. 3 SGB X wahr, so dass sie sämtliche innerhalb ihrer Organisation bereits vorhandenen personenbezogenen Daten für diese Zwecke verwenden dürfen. Darüber hinaus kann sich „jede Person" mit Hinweisen an die Ermittlungs- und Prüfungsstellen wenden, also z. B. Pflegebedürftige oder deren Angehörige; Mitarbeiter von ambulanten Pflegediensten oder Pflegeheimen (§ 197a Abs. 2 SGB V). Sehr häufig entstammen die Hinweise inzwischen aus einer vorausgegangenen Abrechnungsprüfung durch den Medizinischen Dienst der Krankenversicherung (MDK) (vgl. § 275b Abs. 1 SGB V und § 114 Abs. 2 SGB XI).

Die Fehlverhaltensbekämpfungsstellen erlangen auf diesen Wegen regelmäßig personenbezogene Daten, die sowohl für ihre eigene Arbeit, als auch für andere Stellen innerhalb und außerhalb ihrer Organisation von Bedeutung sind. Die Fehlverhaltensbekämpfungsstellen dürfen die personenbezogenen Daten deshalb nicht nur an andere Fehlverhaltensbekämpfungsstellen (§§ 81a Abs. 3a, 197a Abs. 3a SGB V) sowie die nach Landesrecht bestimmten Träger der Sozialhilfe, die für die Hilfe zur Pflege im Sinne des 7. Kapitels des Zwölften Buchs Sozialgesetzbuch (SGB XII) zuständig sind (§ 47a Abs. 2 SGB XI) übermitteln, sondern auch an folgende Empfänger (vgl. nunmehr §§ 197a Abs. 3b SGB V, 47a Abs. 3 SGB XI):

- Stellen, die für die Entscheidung über die Teilnahme von Leistungserbringern an der Versorgung in der gesetzlichen Kranken- und Pflegeversicherung zuständig sind;
- Stellen, die für die Leistungsgewährung in der gesetzlichen Kranken- und Pflegeversicherung zuständig sind;
- Stellen, die für die Abrechnung von Leistungen in der gesetzlichen Kranken- und Pflegeversicherung zuständig sind;
- der Medizinische Dienst der Krankenversicherung sowie für Prüfaufträge nach § 114 SGB XI bestellte Sachverständige;
- die Behörden und berufsständischen Kammern, die für Entscheidungen über die Erteilung, die Rücknahme, den Widerruf oder die Anordnung des Ruhens einer Approbation, einer Erlaubnis zur vorübergehenden oder der partiellen Berufsausübung oder einer Erlaubnis zum Führen der Berufsbezeichnung oder für berufsrechtliche Verfahren zuständig sind;
- Stellen, die nach Landesrecht für eine Förderung nach § 9 SGB XI zuständig sind.

Die Umschreibung der Empfänger hat der Gesetzgeber bewusst weit gefasst, um sicherzustellen, dass alle sinnvollen Übermittlungswege zum Informationsaustausch über Fehlverhalten von Leistungserbringern sämtlicher Versorgungsbereiche genutzt werden können. Die Datenübermittlung an die genannten Stellen ist aber nur zulässig, wenn diese für die Feststellung bzw. Aufdeckung oder Verhinderung von Fehlverhalten „erforderlich" ist, d. h. ohne die entsprechenden Daten nicht oder jedenfalls erheblich weniger effizient erfüllt werden könnte. Durch die ausdrückliche Benennung der „Verhinderung oder Aufdeckung" von Fehlverhalten im Gesundheitswesen als mögliche Übermittlungszwecke wird unmissverständlich klargestellt, dass die Datenübermittlung nicht lediglich auf die (reaktive) Aufarbeitung vergangener Sachverhalte gerichtet sein muss, sondern auch auf die (präventive) Unterbindung künftiger Unregelmäßigkeiten abzielen kann, die in der Zuständigkeit der jeweiligen Empfänger liegen [BT-Drs. 19/6337, S. 103, 135].

Die gesetzlichen Kranken- und Pflegekassen begreifen Ihre gesetzliche Aufgabe deshalb ausdrücklich proaktiv. Im Zeitalter der Digitalisierung können Ermittlungen und Prüfungen auch unabhängig von konkreten Hinweisen Dritter von Amts wegen eingeleitet werden, z. B. durch stichprobenartige oder routinemäßige Prüfungen auf Fehlverhaltensmuster der in der jeweiligen Organisation vorhandenen Abrechnungsdaten [3]. Die Regelung verpflichtet die Kranken- und Pflegekassen einerseits, geeignete organisatorische und technische Vorkehrungen zu treffen, damit externe und anonyme Hinweise jederzeit entgegengenommen und innerhalb der Körperschaft an die Ermittlungs- und Prüfungsstellen weitergeleitet werden können. Die Kranken- und Pflegekassen haben andererseits nur solchen Hinweisen nachzugehen, „die auf Grund der einzelnen Angaben oder der Gesamtumstände glaubhaft erscheinen." Glaubhaft sind Tatsachen, deren Vorliegen überwiegend wahrscheinlich ist (§ 23 Abs. 1 Satz 2 SGB X). Das ist der Fall, „wenn die Hinweise hinreichend substantiert sind" [BT-Drs. 15/1525, S. 99, 138, 155] und auch eine bestimmte natürliche oder juristische Person benennen.

10.11.4 Kassen- und Organisationsübergreifende Zusammenarbeit

Gemäß §§ 197a Abs. 3 SGB V, 47a SGB XI haben die Kranken- und Pflegekassen zur Erfüllung der Aufgaben nach Abs. 1 untereinander und mit den Kassenärztlichen Vereinigungen und Kassenärztlichen Bundesvereinigungen zusammenzuarbeiten. Um auszuschließen, dass sich einzelne Kranken- und Pflegekassen der Fehlverhaltensbekämpfung in sehr unterschiedlicher Intensität widmen, sollen die Kranken- und Pflegekassen, deren Verbände oder Arbeitsgemeinschaften nach den näheren Bestimmungen des GKV-SV deshalb unter Beachtung der jeweiligen regionalen Besonderheiten für jedes Bundesland kassenübergreifende Verträge über die Intensivierung der Zusammenarbeit schließen.

Zur Erhöhung der Intensität und Qualität der Zusammenarbeit können diese Verträge u. a. verbindliche Regelungen zur Durchführung regelmäßiger Arbeitstreffen enthalten. Ziel dieser Arbeitstreffen ist es, Erfahrungen auszutauschen und sich wechselseitig Hinweise zu geben. In die Verträge kann aufgenommen werden, dass die aus den Hinweisen resultierenden Fehlverhaltensfälle nach Möglichkeit gemeinsam und einheitlich aufgearbeitet bzw. auch Schadenersatzansprüche kassenübergreifend durchgesetzt werden.

Die kassenübergreifende Zusammenarbeit gelingt erfahrungsgemäß am besten, wenn die Verdachtsmomente institutionalisiert zusammengeführt werden und eine federführende Kranken- und Pflegekasse danach als koordinierender Ansprechpartner für Ermittlungsbehörden und Gerichte zur Verfügung steht. Ergänzend zu den regelmäßigen institutionalisierten Arbeitstreffen auf regionaler Ebene organisiert der GKV-SV einen regelmäßigen Erfahrungsaustausch der Ermittlungs- und Prüfstellen auf der Bundesebene, an dem u. a. auch Vertreter der berufsständischen Kammern und der Staatsanwaltschaft in geeigneter Form beteiligt werden. Neben dem direkten fachlichen Austausch der verantwortlichen Personen steht im Vordergrund dieser Fachtagungen vor allem die gemeinsame Abstimmung über das Vorgehen bei neuen, streitigen oder unklaren Fragestellungen. Dies ermöglicht es, solche Strukturen aufzudecken, die Fehlverhalten im Gesundheitswesen begünstigen können, um organisatorische Maßnahmen zu dessen Vermeidung zu entwickeln.

10.11.5 Unterrichtung der Staatsanwaltschaft

Gemäß §§ 197a Abs. 4 SGB V, 47a SGB XI sollen die Kranken- und Pflegekassen „die Staatsanwaltschaft unverzüglich unterrichten, wenn die Prüfung ergibt, dass ein Anfangsverdacht auf strafbare Handlungen mit nicht nur geringfügiger Bedeutung für die gesetzliche Krankenversicherung bestehen könnte." Dies soll nach der Gesetzesbegründung die Selbstreinigung innerhalb des Systems der gesetzlichen Kranken- und Pflegeversicherung fördern. Fälle von geringfügiger Bedeutung (Bagatellfälle) seien nicht mitteilungspflichtig, auch damit nicht ein allgemeines Klima des Misstrauens insbesondere in dem komplexen Verhandlungssystem der gesetzlichen Kranken- und Pflegeversicherung erzeugt wird [BT-Drs. 15/1525, S. 99; S. 138 und S. 155].

§ 197a Abs. 4 SGB V als „Soll-Vorschrift" besagt, dass zwar nicht in jedem Fall eine Unterrichtung der Staatsanwaltschaft zu erfolgen hat. Die Regelung begründet aber eine strikte Bindung für den Regelfall und gestattet Abweichungen nur in atypischen Fällen. Hat eine strafbare Handlung nur geringfügige Bedeutung für die gesetzliche Krankenversicherung, dann steht die Unterrichtung der Staatsanwaltschaft im Ermessen der Kranken- und Pflegekassen. Liegt kein Fall von geringfügiger Bedeutung vor, besteht eine Unterrichtungspflicht [4].

Die Stellen haben deshalb zu prüfen, ob ein *„Bagatellfall"* vorliegt. Ein Teil des Schrifttums legt den Begriff der „geringfügigen Bedeutung" dabei in Anlehnung an § 153 Abs. 1 StPO aus. Diese Auslegung kann nicht überzeugen, weil die dazu herangezogenen Begriffe die Folgen einer bereits begangenen Tat bewerten. Von den Kranken- und Pflegekassen ist aber nicht schuldhaftes, sondern nur tatbestandliches Verhalten zu prüfen. Deshalb kann die Grenze zur Geringfügigkeit nur analog der zu § 248a StGB entwickelten Rechtsprechungsgrundsätze gezogen werden [5].

Die nach den näheren Bestimmungen des GKV-SV anzunehmende Geringfügigkeitswertgrenze von 100 EUR wird aus der Ermittlungsperspektive einer großen Krankenkasse schnell überschritten sein. Aus der isolierten Ermittlungsperspektive einer sehr kleinen Krankenkasse stellt sich derselbe Sachverhalt möglicherweise stets als Bagatellfall dar. Bei der Ermessensausübung ist daher im Rahmen der kassenübergreifenden Intensivierung der Zusammenarbeit auf die „Bedeutung für die gesetzliche Krankenversicherung" abzustellen. Dem lag folgende Erwägung zugrunde: Da Leistungserbringer im Gesundheitswesen typischerweise nicht nur mit einer Kasse, sondern mit mehreren Kassenarten abrechnen, kann sich derselbe Sachverhalt ganz anders darstellen, wenn mehrere Kassenarten ihre betreffenden Abrechnungsdaten im Wege der kassenübergreifenden Zusammenarbeit zusammenführen. Deshalb können bereits kleine Schadenssummen Indizien für sehr viel größere Vermögensschäden sein, die dann häufig erst durch weitere Ermittlungen der Strafverfolgungsbehörden vollständig aufgedeckt werden können.

Liegt kein Bagatellfall vor, prüfen die Stellen weiter, ob ein *Anfangsverdacht auf strafbare Handlungen* „bestehen könnte". Diese Verdachtsvariante orientiert sich an § 152 Abs. 2 StPO, d. h. es müssen „zureichende tatsächliche Anhaltspunkte vorliegen", die nach kriminalistischer Erfahrung die Begehung einer verfolgbaren Straftat möglich erscheinen lassen. Zureichende tatsächliche Anhaltspunkte dafür sind die besondere Begehungsweise der Tat, z. B. systematische Manipulationen, die Dauer des aufgedeckten Fehlverhaltens mit eventueller Steigerung des Schadens, die kriminelle Energie bei der Tatbegehung sowie das Zusammenwirken mit anderen Leistungserbringern oder Versicherten.

Hat die Vorprüfung ergeben, dass kein „Bagatellfall" vorliegt und ein Anfangsverdacht auf strafbare Handlungen bestehen könnte, muss die Staatsanwaltschaft unverzüglich, d. h. ohne schuldhaftes Zögern, unterrichtet werden [5]. Eine andere Auslegung lässt auch die Gesetzesbegründung nicht zu: „unterbleibt eine solche Unterrichtung, kann eine Strafbarkeit wegen Strafvereitelung gem. § 258 StGB in Betracht kommen", genau genommen: Strafvereitelung durch Unterlassen (vgl. im Einzelnen [6]).

10.11.6 Berichte über Arbeit und Ergebnisse der Stellen

Nach §§ 197a Abs. 5 SGB V, 47a SGB XI hat der Vorstand der Kranken- und Pflegekassen und des GKV-SV, sofern angezeigt auch der Vorstand der Landesverbände der Krankenkassen, dem jeweiligen Verwaltungsrat im Abstand von zwei Jahren über die Arbeit und Ergebnisse der Stellen zur Bekämpfung von Fehlverhalten im Gesundheitswesen zu berichten. Der Bericht ist auch der zuständigen Aufsichtsbehörde zuzuleiten. In dem Bericht sind gem. § 197a Abs. 5 Satz 3 SGB V zusammengefasst auch die Anzahl der Leistungserbringer und Versicherten, bei denen es im Berichtszeitraum Hinweise auf Pflichtverletzungen oder Leistungsmissbrauch gegeben hat, die Anzahl der nachgewiesenen Fälle, die Art und Schwere des Pflichtverstoßes und die dagegen getroffenen Maßnahmen sowie der verhinderte und der entstandene Schaden zu nennen. Mit der Berichtspflicht der Vorstände sollen sich die Vertreter der Selbstverwaltung zukünftig eine konkrete Vorstellung über das tatsächliche Ausmaß des Fehlverhaltens machen können, das bislang noch weitgehend unklar ist [BT-Drs. 18/6446, S. 24 f.].

Der GKV-SV führt die Ergebnisse der einzelnen Berichte gem. § 197a Abs. 6 SGB V zentral zusammen, erstellt daraus flächendeckende, kassenartenübergreifende Kennzahlen über das tatsächliche Ausmaß von Fehlverhalten im Gesundheitswesen (GKV-Gesamtsicht) und veröffentlicht seinen Bericht im Internet [7]. Die Anzahl der bei den Fehlverhaltensbekämpfungsstellen der gesetzlichen Kranken- und Pflegekassen eingegangenen externen Hinweise und daraufhin verfolgten Fälle bewegt sich seit Jahren auf einem vergleichsweise hohen Niveau. Eine differenzierte Analyse der Kennzahlen nach den betroffenen Leistungsbereichen belegt, dass Fehlverhalten in der Pflege im letzten abgeschlossenen Berichtszeitraum sowohl nach der Anzahl der abgeschlossenen Fälle, als auch nach der Höhe der gesicherten Rückforderungen bis an die erste Stelle vorgerückt ist. Denn die Fälle betreffen typischerweise sowohl den Bereich der gesetzlichen Krankenversicherung (Häusliche Krankenpflege, § 37 SGB V), als auch den Bereich der sozialen Pflegeversicherung (SGB XI) und stellen die Kranken- und Pflegekassen und deren Landesverbände damit vor besondere Herausforderungen [8].

Ein Brennpunkt ist dabei der Abrechnungsbetrug ambulanter Pflegedienste (grundlegend [9]). Zu den klassischen Fallgruppen des (nicht selten sogar organisiert-kriminellen) Abrechnungsbetruges gehört zwar die „Abrechnung nicht erbrachter Leistungen". Diese Fallgruppe bereitet den Ermittlungsbehörden aber gerade im Bereich der Pflege tatsächliche Schwierigkeiten: Ob eine Leistung nicht erbracht wurde, lässt sich vielfach nicht mehr feststellen (vertiefend bereits [10] und nunmehr [11]). Deshalb verlagert sich in der Praxis der Schwerpunkt auf die Fallgruppe der „Abrechnung nicht mit vertragsgemäßer Qualifikation erbrachter Leistungen". Nach der inzwischen gefestigten Rechtsprechung des Bundesgerichtshofes in Strafsachen kommt bei der Frage, ob dabei ein Vermögensschaden entstanden ist, die „streng formale Betrachtungsweise" des Sozialversicherungsrechts zur Anwendung. Eine Leistung, selbst wenn sie tatsächlich erbracht wurde, ist sozialrechtlich nicht erstattungsfähig und damit zugleich als strafrechtlicher Vermögensschaden zu qualifizieren, wenn die Leistung nicht in allen Bereichen den gesetzlichen oder vertraglichen Bestimmungen genügt (vgl. BGH, Beschl. v. 16.6.2014 – 4 StR 21/14, a. A. [12]).

10.11.7 Ausblick

Fehlverhalten im Gesundheitswesen kann sehr häufig erst durch interne Informationen couragierter Hinweisgeber aufgedeckt werden. Doch für Hinweisgeber, die sich zur Beseitigung von gesetzes- oder vertragswidrigen innerbetrieblichen Zuständen durch Hinweise oder sonstige unterstützende Handlungen an die Stellen zur Bekämpfung von Fehlverhalten im Gesundheitswesen oder sogar direkt an die Strafverfolgungsbehörden wenden, gibt es in der Bundesrepublik Deutschland gegenwärtig noch keinen ausreichenden gesetzlichen Schutz. Ob eine Weitergabe von Hinweisen z. B. zugleich eine arbeitsrechtliche Pflichtverletzung darstellt, ist für Hinweisgeber oft nicht erkennbar. Viele Hinweise erfolgen daher nur anonym und können mangels konkreter Nachfragemöglichkeiten sehr häufig nicht gezielt weiterverfolgt werden. Anonyme Hinweisgeber stehen für ein mögliches Ermittlungsverfahren vor allem nicht als wichtige Zeugen zur Verfügung.

Für die in einer Pflegereinrichtung tätigen Arbeitnehmer muss zukünftig erkennbar werden, dass diese auch das Recht haben, sich repressionslos bei ihrem Arbeitgeber über gesetzes- oder vertragswidrige Zustände zu beschweren und bei Nichtabhilfe durch den Arbeitgeber eine außerbetriebliche Stelle zu informieren. Darüber hinaus bedarf es eines klaren gesetzlichen Handlungsrahmens für die Fälle, in denen eine vorherige innerbetriebliche Abhilfebeschwerde nicht mehr zumutbar erscheint. Unzumutbar ist eine innerbetriebliche Abhilfebeschwerde jedenfalls dann, wenn im Zusammenhang mit der betrieblichen Tätigkeit eine Straftat begangen wurde und zu befürchten ist, dass die innerbetriebliche Beschwerde deren Aufdeckung und Ahndung vereiteln kann oder aber wenn eine Straftat geplant ist, durch deren Nichtanzeige sich der Arbeitnehmer selbst der Strafverfolgung aussetzen würde. Zur Herstellung dieses fehlenden Regelungsrahmens ist ein Hinweisgeberschutzgesetz erforderlich.

Durch die ausdrückliche Benennung der „Verhinderung" von Fehlverhalten im Gesundheitswesen hat der Gesetzgeber gem. § 197a Abs. 3b SGB V zuletzt klargestellt, dass die Übermittlung personenbezogener Daten nicht lediglich auf die (reaktive) Aufarbeitung vergangener Sachverhalte abzielen soll, sondern gerade auch auf die (präventive) Unterbindung künftiger Unregelmäßigkeiten. So muss z. B. für Sachverhalte effektiv Vorsorge getroffen werden, in denen sich bereits auffällig gewordene Anbieter einer gegebenenfalls drohenden Kündigung des Versorgungsvertrages entziehen, um stattdessen eine neue Zulassung – unter eigenem Namen oder durch einen „Strohmann" – zu erlangen. Selbst wenn z. B. der Inhaber eines ambulanten Pflegedienstes aufgrund von Abrechnungsmanipulationen in Baden-Württemberg rechtskräftig verurteilt und der Versorgungsvertrag daraufhin gekündigt wurde, fehlt ausgerechnet den Stellen, die für die Entscheidung über die Teilnahme von Leistungserbringern an der Versorgung in der gesetzlichen Kranken- und Pflegeversicherung zuständig sind, bislang jegliche Möglichkeit des länderübergreifenden personenbezogenen Datenaustausches, wenn derselbe Inhaber daraufhin in Bayern oder Hessen eine neue Zulassung beantragen sollte. Zur effektiven Verhinderung von Fehlverhalten im Gesundheitswesen ist deshalb der Aufbau einer organisationsübergreifenden GKV-Betrugspräventions-Datenbank erforderlich. Dazu muss gesetzlich klargestellt werden, dass der Austausch von personenbezogenen Daten zur Verhinderung von Fehlverhalten im Gesundheitswesen auch unter Verwendung von Datenbanken zulässig ist, die von Dritten betrieben werden (sogenannter „Fraud Prevention Pool").

Bei den Ermittlungsverfahren im Bereich des Gesundheitswesens handelt es sich im Allgemeinen um Wirtschaftsstrafverfahren, aber im Besonderen um eine absolute Spezialmaterie. Das zugrundeliegende Sozialversicherungsrecht ist komplex, da nicht nur die gesetzlichen, sondern auch die vertraglichen Vorgaben zu den Leistungs- und Abrechnungsbeziehungen im Gesundheitswesen zu beachten sind. Das Gesundheitswesen ist in seiner Entwicklung außerdem extrem dynamisch, da sich die gesetzlichen Rahmenbedingungen gerade in letzter Zeit besonders häufig ändern. Darauf müssen die Strafverfolgungsbehörden aber auch reagieren können. Grundvoraussetzung ist eine zeitliche und personale Kontinuität in der Beschäftigung mit der sozialversicherungsrechtlichen Materie. Eine effektive und effiziente Sachbearbeitung wird dort erfolgen, wo sich Staatsanwälte über einen längeren Zeitraum mit dieser Spezialmaterie beschäftigen und durch die Bündelung von Fachkompetenzen entsprechende Expertise aufbauen können. Vermögensstraftaten und Korruption im Gesundheitswesen muss deshalb durch die Einrichtung besonders spezialisierter (Schwerpunkt-)Staatsanwaltschaften und Ermittlungsgruppen der Kriminalpolizei wirksam begegnet werden, nicht nur in einigen wenigen Bundesländern, sondern bundesweit.

Literatur

[1] Meseke S. Die Bekämpfung von Fehlverhalten im Gesundheitswesen aus der Perspektive der gesetzlichen Kranken- und Pflegeversicherung. In: Arbeitsgemeinschaft Medizinrecht im Deutschen Anwaltverein, Institut für Rechtsfragen der Medizin, Hrsg. Aktuelle Entwicklungen im Medizinstrafrecht. 7. Düsseldorfer Medizinstrafrechtstag. Baden-Baden: Nomos; 2017.

[2] Steinhilper G. Stellen zur Bekämpfung von Fehlverhalten im Gesundheitswesen – Reformen nach dem Antikorruptionsgesetz. In: Katzenmeier C, Ratzel R, Hrsg. Festschrift für Franz-Joseph. Glück auf! Medizinrecht gestalten Dahm. Berlin: Springer; 2017.

[3] Könsgen R. Fraud Detection. Data-Mining-Verfahren zur Aufdeckung von Abrechnungsbetrug im Gesundheitswesen. München: GRIN Publishing; 2016.

[4] Kerber D. Stellen zur Bekämpfung von Fehlverhalten im Gesundheitswesen nach § 81a SGB V. In: Lindemann M, Ratzel R, Hrsg. Brennpunkte des Wirtschaftsstrafrechts im Gesundheitswesen. Baden-Baden: Nomos; 2010.

[5] Mühlhausen H. Stellen zur Bekämpfung von Fehlverhalten im Gesundheitswesen nach § 81a SGB V aus staatsanwaltlicher Sicht In: Lindemann M, Ratzel R, Hrsg. Brennpunkte des Wirtschaftsstrafrechts im Gesundheitswesen. Baden-Baden: Nomos; 2010.

[6] Richter RR. Strafvereitelung wegen Nichtanzeige von Straftaten nach Prüfungen durch die Stellen zur Bekämpfung von Fehlverhalten im Gesundheitswesen. Baden-Baden: Nomos; 2017.

[7] GKV-Spitzenverband, Hrsg. Bericht des Vorstandes an den Verwaltungsrat. Arbeit und Ergebnisse der Stelle zur Bekämpfung von Fehlverhalten im Gesundheitswesen. 1. Januar 2016 bis 31. Dezember 2017. Berlin; Stand: 28. November 2018. [Zugriff: 04.10.2019]. URL: https://www.gkv-spitzenverband.de/media/dokumente/presse/presse_themen/fehlverhalten/Bericht_Fehlverhalten_2016-17_barrierefrei.pdf

[8] Grinblat R, Schirmer D, Ledermann F. Korruption in der ambulanten Pflege – Hintergründe und mögliche Präventionsmaßnahmen aus Kostenträgerperspektive. GuP. 2019:58–64.

[9] Badorff K. Abrechnungsbetrug von ambulanten Pflegediensten und Vertragsärzten. Eine Untersuchung unter Berücksichtigung der streng formalen Betrachtungsweise des Sozialversicherungsrechts. Frankfurt am Main: Peter Lang GmbH; 2016.

[10] Welke WA. Zur Betrugsstrafbarkeit von Verantwortlichen ambulanter Pflegeeinrichtungen. GuP. 2011:139–149.

[11] Rettke A. Probleme des Abrechnungsbetrugs in der Pflege. Medstra. 2019:262–266.

[12] Wischnewski A, Jahn S. Pönalisierung sozialversicherungsrechtlicher Vertragsbeziehungen in der ambulanten Krankenpflege. Zur Begründung von Betrugsstrafbarkeiten unter Anwendung der streng formalen Betrachtungsweise des Sozialversicherungsrechts. GuP. 2011:212–217.

10.12 Entwicklung der Pflegequalität

Jürgen Brüggemann

10.12.1 Einleitung

Die Entwicklung der Pflegequalität kann anhand der zeitlichen Vergleiche der Prüfergebnisse der Medizinischen Dienste der Krankenversicherung und des Prüfdienstes der privaten Krankenversicherungen nachvollzogen werden. Die Qualitätsprüfungen erfolgen jährlich in allen ambulanten Pflegediensten und stationären Pflegeeinrichtungen. Seit dem 15.10.2016 finden in der ambulanten Pflege bei den Qualitätsprüfungen auch Abrechnungsprüfungen statt.

Aufgabe des Medizinischen Dienstes des Spitzenverbandes Bund der Krankenkassen e. V. (MDS) ist es, alle drei Jahren einen Bericht über die Qualität in der Pflege zu erstellen. In diesen Bericht fließen die Ergebnisse der Qualitätsprüfungen aller Medizinischen Dienste der Krankenversicherung sowie des PKV-Prüfdienstes ein. Er bietet einen systematischen Überblick über den Stand der Qualitätsentwicklung in den Pflegeeinrichtungen. Am 01. Februar 2018 wurde der 5. Bericht des MDS nach § 114a Abs. 6 SGB XI „Qualität in der ambulanten und stationären Pflege" (5. Pflege-Qualitätsbericht) im Rahmen einer Pressekonferenz in Berlin öffentlich vorgestellt. In diesem Beitrag werden wesentliche Ergebnisse des Berichts dargestellt, eine vollständige Ergebnisdarstellung findet sich im 5. Pflege-Qualitätsbericht [1].

Bei der Einordnung der im 5. Pflege-Qualitätsbericht dargestellten Prüfergebnisse ist zu berücksichtigen, dass die meisten Prüfkriterien inzwischen seit Jahren jährlich erhoben werden und sich die allermeisten Pflegeeinrichtungen auf die Prüfkriterien einstellen konnten. Ebenso ist zu berücksichtigen, dass die Prüfkriterien, die einer Veröffentlichung zugeführt werden, durch Leistungserbringer maßgeblich mit verhandelt worden sind. Somit handelt es sich bei den Prüfkriterien um Mindestanforderungen an die pflegerische Versorgungsqualität die von allen Pflegeeinrichtungen erfüllt werden sollten.

Im Zentrum der Qualitätsprüfungen steht die Versorgungsqualität, von der die Bewohner stationärer Pflegeeinrichtungen bzw. die von ambulanten Pflegediensten zu Hause versorgten Personen profitieren sollen. Hierzu wird bei einer Zufallsstichprobe der Pflegebedürftigen, die von einer Einrichtung oder einem ambulanten Dienst versorgt werden, der Pflegezustand mittels Inaugenscheinnahme erhoben, es werden Gespräche mit den Pflegebedürftigen und Mitarbeitern geführt und der Pflegeprozess analysiert.

10.12.2 Datengrundlage

Grundlage des 5. Pflege-Qualitätsberichtes sind Daten aus über 26.000 Qualitätsprüfungen (13.304 Pflegeheime, 12.810 Pflegedienste), die im Jahr 2016 in stationären Pflegeeinrichtungen (Pflegeheime) und bei ambulanten Pflegeeinrichtungen (Pflegedienste) stattgefunden haben. Die weit überwiegende Mehrzahl der Qualitätsprüfungen waren Regelprüfungen (95,3 Prozent in Pflegeheimen, 97,6 Prozent in ambulanten Pflegediensten). Die Qualitätsentwicklung wird im 5. Pflege-Qualitätsbericht auf der Basis der Prüfergebnisse aus dem Jahr 2016 im Vergleich zu den Ergebnissen des 4. Pflege-Qualitätsberichts (Datengrundlage 2013) für die ambulante und die stationäre Pflege dargestellt [1,2].

Die Prüfer untersuchten dabei die Versorgungsqualität bei 175.000 pflegebedürftigen Menschen (104.344 Heimbewohner, 70.538 Nutzer ambulanter Pflegedienste). Die Ergebnisse sind repräsentativ für die Pflege in Deutschland. Der Schwerpunkt der Prüfung liegt auf der Bewertung der Versorgungsqualität bei den pflegebedürftigen Menschen. Dazu werden pflegebedürftige Menschen in einer Stichprobe in Augenschein genommen.

10.12.3 Qualität in der stationären Pflege

10.12.3.1 Epidemiologische Merkmale der in die Prüfung einbezogenen Personen
Von den in die Prüfungen einbezogenen Bewohnern hatten 34,9 Prozent die Pflegestufe 1, 35,2 Prozent die Pflegestufe 2 und 29,2 Prozent die Pflegestufe 3 (einschließlich Härtefälle). Bei 70,7 Prozent der in die Prüfungen einbezogenen Pflegebedürftigen lag eine eingeschränkte Alltagskompetenz vor. Im Vergleich zum letzten Berichtszeitraum (63,8 Prozent) ist dieser Anteil gestiegen. Auch der Anteil der Personen mit einem relevanten Gewichtsverlust ist gestiegen, 2016 lag er bei 8,7 Prozent, im Jahr 2013 lag dieser Anteil noch bei 7,6 Prozent. Im Vergleich zum letzten Bericht ist der Anteil der Personen, bei denen der Gewichtsverlauf aufgrund fehlender Gewichtskontrollen nicht ermittelt werden konnte von 10,6 Prozent (2013) auf 24,9 Prozent gestiegen. Der Anteil der Personen mit einer Ernährungssonde ist von 5,2 Prozent (2013) auf 1,8 Prozent zurückgegangen. Einen Katheter hatten unverändert 10,6 Prozent der in die Prüfungen einbezogen Bewohner und 77,5 Prozent der einbezogenen Bewohner wurde mit Inkontinenzprodukten versorgt (76,8 Prozent letzter Berichtszeitraum). Einen Dekubitus hatten 3,9 Prozent der Bewohner (3,7 Prozent letzter Berichtszeitraum).

10.12.3.2 Personenbezogene Ergebnis- und Prozessqualität (Versorgungsqualität) in der stationären Pflege
Das Kriterium zum sachgerechten Umgang mit Medikamenten war für 90,1 Prozent der in die Prüfung einbezogenen Bewohner relevant. Der Umgang mit Medikamenten

war bei 88,7 Prozent (86,2 Prozent letzter Berichtszeitraum) der betroffenen Bewohner sachgerecht, das heißt beispielsweise, die richtigen Medikamente waren gestellt und die Medikamente wurden bewohnerbezogen beschriftet aufbewahrt. Bei 12,3 Prozent dieser Bewohner war der Umgang mit Medikamenten jedoch nicht sachgerecht, das bedeutet, es waren z. B. falsche Medikamente gerichtet oder die Medikamente wurden nicht bewohnerbezogen aufbewahrt.

Während die Schmerztherapie in den Verantwortungsbereich der behandelnden Ärzte fällt, gehört die Schmerzerfassung in den Kompetenzbereich der professionellen Pflege. Sie ist die Basis für eine adäquate Schmerztherapie. Bei 37,8 Prozent der in die Prüfung einbezogenen Bewohner war eine Schmerzerfassung erforderlich. Bei 82,1 Prozent (80,3 Prozent letzter Berichtszeitraum) dieser Bewohner lag eine systematische Schmerzeinschätzung vor.

Bei 33,3 Prozent der in die Prüfung einbezogenen Bewohner waren Schmerzmedikamente ärztlich verordnet. 96,0 Prozent (96,5 Prozent letzter Berichtszeitraum) dieser Bewohner erhielten die verordneten Schmerzmedikamente, 4,0 Prozent dieser Bewohner erhielten die verordneten Medikamente nicht wie vorgesehen.

Bei 6,0 Prozent der in die Prüfung einbezogenen Bewohner konnte beurteilt werden, ob die Maßnahmen zur Behandlung der chronischen Wunde oder des Dekubitus auf dem aktuellen Stand des Wissens erfolgten. Dies war bei 75,6 Prozent (79,0 Prozent letzter Berichtszeitraum) der betroffenen Bewohner der Fall, hingegen wurden bei 24,4 Prozent dieser Bewohner beispielsweise erforderliche Maßnahmen zur Druckentlastung nicht durchgeführt oder hygienische Standards wurden bei der Wundversorgung nicht beachtet. Im Vergleich zum letzten Berichtszeitraum ist hier eine Verschlechterung zu verzeichnen.

Von den in die Prüfung einbezogenen Bewohnern war es bei 43,7 Prozent aufgrund eines vorliegenden Risikos erforderlich, Maßnahmen zur Vermeidung eines Dekubitus (Druckgeschwüres) durchzuführen. Bei 80,7 Prozent (75,6 Prozent letzter Berichtszeitraum) dieser Bewohner wurden die erforderlichen Prophylaxen durchgeführt, bei 19,3 Prozent wurden die Maßnahmen nicht in erforderlichem Maße durchgeführt, so dass z. B. erforderliche Hilfsmittel zur Druckentlastung nicht eingesetzt wurden, Bewegungsmaßnahmen nicht durchgeführt wurden oder regelmäßige Hautinspektionen unterblieben sind.

Von den in die Prüfung einbezogenen Bewohnern waren bei 88,4 Prozent Hilfen zur Körperpflege erforderlich. Bei den Qualitätsprüfungen wurde festgestellt, dass bei 94,8 Prozent der Bewohner die Körperpflege angemessen war, während bei 5,2 Prozent der auf Hilfe angewiesenen Bewohner diese Hilfen nicht im erforderlichen Umfang erbracht worden sind. Bei diesen Bewohnern wurde im Rahmen der Inaugenscheinnahme z. B. festgestellt, dass die Zehen- und Fingernägel des Bewohners stark verschmutzt und seit längerer Zeit nicht geschnitten worden waren. In einigen Fällen wurden schmieriger Beläge in den Zehen- oder Fingerzwischenräumen gefunden, z. B. bei Kontrakturen. Die betreffenden Bewohner gaben zum Teil an, dass sie trotz anderslautender Pflegeplanung nur einmal monatlich Unterstützung beim Duschen erhielten.

Der Anteil der in die Prüfung einbezogenen Bewohner, bei denen freiheitseinschränkende Maßnahmen festgestellt wurden, lag im aktuellen Berichtszeitraum bei 8,9 Prozent (9.252) und ist im Vergleich zum letzten Bericht (2013: 12,5 %) abermals zurückgegangen. Die gesetzlich vorgeschriebenen Genehmigungen oder Einwilligungen lagen bei 92,5 Prozent der einbezogenen Bewohner vor. Damit liegt der Wert nahe bei dem Ergebnis für den letzten Bericht (91,9 Prozent). Bei 8,4 Prozent der in die Prüfungen einbezogenen Bewohner konnte bewertet werden, ob die Erforderlichkeit der freiheitseinschränkenden Maßnahmen regelmäßig überprüft worden ist. Die Notwendigkeit dieser Maßnahmen wurde bei 88,3 Prozent der betroffenen Bewohner regelmäßig überprüft, bei 11,7 Prozent dieser Bewohner wurde hingegen nicht geprüft, ob die freiheitseinschränkenden Maßnahmen weiterhin erforderlich sind oder ob Maßnahmen mit geringeren Einschränkungen ausgereicht hätten. Im Vergleich zum letzten Bericht ist eine leichte Verbesserung erkennbar (84,9 Prozent letzter Berichtszeitraum).

10.12.3.3 Einrichtungsbezogene Struktur und Prozessqualität in der stationären Pflege

Insgesamt zeigt sich bei der einrichtungsbezogenen Struktur- und Prozessqualität ein Trend in Richtung vollständiger Erfüllung der Prüfkriterien. Wie die folgenden Beispiele zeigen, gilt dies jedoch nicht für alle einrichtungsbezogenen Prüfkriterien.

Im Rahmen der Bewertung des Qualitätsmanagements wird überprüft, ob die stationären Pflegeeinrichtungen Expertenstandards umsetzen (Dekubitusprophylaxe, pflegerisches Schmermanagement bei Akutschmerz, Pflegerisches Schmerzmanagement bei chronischem Schmerz, Sturzprophylaxe, Kontinenzförderung, chronische Wunden, Ernährungsmanagement). Hierzu wird bei jeder Pflegeeinrichtung per Zufallsauswahl die Umsetzung von zwei Expertenstandards bewertet. Die Prüfanforderungen zu diesem Kriterium sind verändert worden. Heute wird bei der Umsetzung des jeweiligen Expertenstandards bewertet, ob aus der Dokumentation des internen Qualitätsmanagements zweifelsfrei erkennbar ist, dass die Implementierung des Expertenstandards entsprechend den Empfehlungen des Deutschen Netzwerks für Qualitätsentwicklung in der Pflege (DNQP) erfolgt ist. Diese Umsetzung war in den stationären Pflegeeinrichtungen von 84,6 Prozent (Schmerzmanagement bei chronischen Schmerzen) bis 90,3 Prozent (Dekubitusprophylaxe) erkennbar. Aufgrund der veränderten Ausrichtung der Prüfkriterien ist ein Vergleich mit den Ergebnissen des letzten Berichtes nicht sinnvoll.

Bei der einrichtungsbezogenen Prüfung wird überprüft, ob die Mitarbeiter in der Pflege und Betreuung regelmäßig in Erster Hilfe und Notfallmaßnahmen geschult werden. Entsprechende Schulungen sind für die Mitarbeiter im Abstand von nicht mehr als zwei Jahren durchzuführen. Hier hat sich im Vergleich zum letzten Berichtszeitraum eine deutliche Verschlechterung ergeben. Während das Kriterium beim letzten Bericht noch bei 95,1 Prozent der Pflegeheime erfüllt war, ist das Kriterium im Jahre 2016 lediglich bei 74,0 Prozent der Pflegeeinrichtungen als erfüllt bewertet worden.

Die zusätzliche Betreuung wird bei den Qualitätsprüfungen seit 2014 bewertet. Pflegeeinrichtungen können, wenn sie eine entsprechende Vereinbarung mit den Pflegekassen abgeschlossen haben, für je 20 Bewohner eine Vollzeitstelle für die zusätzliche Betreuung einrichten. Diese wird von den Pflegekassen gesondert vergütet. Die zusätzlichen Betreuungskräfte sollen das reguläre Betreuungsangebot der Pflegeeinrichtung ergänzen. Bei 87,4 Prozent der geprüften Pflegeeinrichtungen sind die Stellen der zusätzlichen Betreuungskräfte besetzt gewesen, bei 12,6 Prozent der Eirichtungen war dies jedoch nicht der Fall.

10.12.4 Qualität in der ambulanten Pflege

Bei der ambulanten Pflege kann nur die Qualität der Leistungen bewertet werden, für die der Pflegebedürftige einen Vertrag mit dem ambulanten Pflegedienst abgeschlossen hat. Eine sorgfältige pflegerische Bestandsaufnahme und die Beratung des Betroffenen zum Umgang mit Risiken und über erforderliche Maßnahmen sind deshalb entscheidend.

10.12.4.1 Epidemiologische Merkmale der in die Prüfung einbezogenen Personen

Am häufigsten wurden mit 53,4 Prozent Pflegebedürftige mit der Pflegestufe 1 in die Prüfung einbezogen, gefolgt von Pflegebedürftigen mit der Pflegestufe 2 (32,0 Prozent). Die Pflegestufe 3 (einschließlich Härtefall) hatten 14,7 Prozent der einbezogenen Pflegebedürftigen. Bei 31,2 Prozent der in die Prüfungen einbezogenen Pflegebedürftigen lag eine eingeschränkte Alltagskompetenz vor. Im Vergleich zum letzten Berichtszeitraum (29,9 Prozent) ist dieser Anteil leicht gestiegen. Der Anteil der Personen mit einer Ernährungssonde ist mit 3,8 Prozent nahezu gleich geblieben (3,9 Prozent letzter Berichtszeitraum). Einen Dekubitus hatten 2,9 Prozent der Bewohner (3,2 Prozent letzter Berichtszeitraum).

10.12.4.2 Personenbezogene Ergebnis- und Prozessqualität (Versorgungsqualität) in der ambulanten Pflege

Bei 43,0 Prozent der in die Prüfungen einbezogenen Pflegebedürftigen lag eine ärztliche Verordnung zur Medikamentengabe vor. Bei diesen war somit das Kriterium, ob die Medikamentengabe der ärztlichen Verordnung entspricht, relevant. Bei 88,3 Prozent der Pflegebedürftigen mit einer Medikamentenverordnung war das Kriterium erfüllt (85,9 Prozent letzter Berichtszeitraum). Bei 11,7 Prozent dieser Pflegebedürftigen war das Kriterium jedoch nicht erfüllt, das bedeutet, es wurden z. B. Medikamente verabreicht, für die keine ärztliche Verordnung vorlag oder es wurden Medikamente mit falscher Wirkstoffkonzentration verabreicht.

Bei 16,4 Prozent der Pflegebedürftigen, bei denen die Versorgungsqualität überprüft worden ist, war aufgrund einer ärztlichen Anordnung die Gabe von Schmerzmedikamenten durch den Pflegedienst erforderlich. In diesem Zusammenhang ist es notwendig, dass vom Pflegedienst eine systematische Schmerzeinschätzung durchgeführt wird, auf deren Basis dem Arzt ggf. faktenbasiert Hinweise zur Anpassung der Schmerztherapie gegeben werden können. Bei 75,3 Prozent der betroffenen Pflegebedürftigen war dieses Kriterium erfüllt (67,9 Prozent letzter Berichtszeitraum), bei 24,7 Prozent dieser Pflegebedürftigen war das Kriterium nicht erfüllt. Eine systematische Schmerzeinschätzung ist aber notwendig, damit eine ggf. erforderliche Anpassung der Schmerzmedikation durch den Arzt erfolgen kann. Im Vergleich zum letzten Bericht ist hier eine Verbesserung zu verzeichnen.

Bei 5,2 Prozent der Personen mit einer chronischen Wunde oder einem Dekubitus lag eine ärztliche Verordnung für eine Wundversorgung vor. Bei diesen Pflegebedürftigen wurde überprüft, ob die Wundversorgung unter Berücksichtigung des aktuellen Stands des Wissens erfolgte. Bei 86,9 Prozent der betroffenen Pflegebedürftigen war das Kriterium erfüllt (85,7 Prozent letzter Berichtszeitraum), bei 13,1 Prozent dieser Personen war das Kriterium nicht erfüllt, das heißt z. B., dass die Prinzipien der Druckentlastung (bei Dekubitus) oder der Kompression (bei Ulcus cruris venosum) nicht berücksichtigt, hygienische Grundsätze missachtet wurden (z. B. keine sterile Wundabdeckung) oder trotz Erfordernis keine feuchte Wundabdeckung erfolgte.

Inzwischen wird bei Qualitätsprüfungen die Versorgung von Menschen mit einem Intensivpflegebedarf stärker in den Blick genommen. Dies war im Jahr 2016 (Datenbasis für den 5. Pflege-Qualitätsbericht) noch nicht der Fall. Hierfür ist einerseits durch den Gesetzgeber mit dem § 275b SGB V die Möglichkeit geschaffen worden, bei Leistungserbringern, die Leistungen der häuslichen Krankenpflege erbringen aber nicht unter die Qualitätssicherung nach dem SGB XI fallen, gesonderte Qualitätsprüfungen durchzuführen. Diese Leistungserbringer haben sich häufig auf die Versorgung von Menschen spezialisiert, bei denen aufgrund lebensbedrohlicher Situationen Rund um die Uhr eine Pflegefachkraft anwesend sein muss. Dies betrifft insbesondere Menschen, die erhebliche Einschränkungen in der selbständigen Atmung haben und daher auf Beatmung und engmaschige Überwachung angewiesen sind. Zwar gab es auch bisher einige spezifische Prüffragen zu Qualitätskriterien in diesen Bereich, aufgrund der geringen Fallzahlen, bei denen diese Kriterien geprüft werden konnten, wurden sie in früheren Qualitätsberichten nicht dargestellt. Vor dem Hintergrund der aktuellen Entwicklung werden diese Kriterien im 5. Pflegequalitätsbericht erstmals dargestellt. Bei einem Vergleich der Daten mit denen aus früheren Erhebungszeiträumen zeigte sich bei diesen Kriterien eine Verschlechterung der Ergebnisse.

Bei 1,1 Prozent (770) der in die Prüfungen einbezogenen Pflegebedürftigen waren die Bedienung und die Überwachung eines Beatmungsgerätes verordnet. Mit der zu dieser Leistung zugehörigen Frage wird überprüft, ob mit der Beatmung bei beatmungspflichtigen Erkrankungen sachgerecht umgegangen wird. Bei der Bewertung dieses Kriteriums geht es unter anderem darum, ob die Vitalparameter und Schwellenwerte dokumentiert sind, bei denen weitere Interventionen erfolgen müssen, die Mitarbeiter in das Beatmungsgerät eingewiesen sind, Wechsel- und Reinigungsintervalle der erforderlichen Hilfsmittel dokumentiert sind und eingehalten werden und ein Informationsaustausch mit dem behandelnden Arzt nachvollziehbar ist. Das Kriterium war bei 75,3 Prozent der betreffenden Pflegebedürftigen erfüllt (83,1 Prozent letzter Berichtszeitraum). Bei 24,7 Prozent der betroffenen Personen war das Kriterium nicht erfüllt. Dies bedeutet, dass z. B. nicht geklärt war, in welchen Situationen wie gehandelt werden soll. Die betrifft z. B. die Anpassung der Sauerstoffkonzentration nach Anweisung des Arztes oder andere individuelle Maßnahmen bei Komplikationen.

Eine weitere Leistung, die bei Menschen mit einer Einschränkung der Atmungsfunktion verordnet werden kann, ist der Wechsel und die Pflege einer Trachealkanüle. Diese Leistung war bei 2,1 Prozent (1.500) der in die Prüfung einbezogenen Pflegebedürftigen verordnet. Der Umgang mit Trachealkanülen war bei 83,3 Prozent dieser Pflegebedürftigen sachgerecht (84,1 Prozent letzter Berichtszeitraum). Bewertet wird bei diesem Kriterium unter anderem, ob Angaben zu Typ und Größe der Kanüle dokumentiert sind, eine Ersatzkanüle i. d. R. eine Nummer kleiner vorliegt, im Notfall (z. B. plötzliche Verstopfung der Kanüle, Atemnot) das Offenhalten des Stomas z. B. mit Hilfe eines speziellen Spekulums gewährleistet werden kann. Bei 16,7 Prozent der Pflegebedürftigen, bei denen die Leistung verordnet war, waren diese Anforderungen nicht vollständig erfüllt.

Während Leistungen der Behandlungspflege nach dem SGB V ärztlich verordnet werden, können in der ambulanten Pflege nach dem SGB XI nur die körperbezogenen Pflegeleistungen von den Pflegediensten erbracht werden, für die sie vom Pflegebedürftigen beauftragt werden. Vor diesem Hintergrund ist es besonders wichtig, dass zu Beginn der Versorgung eine umfassende Informationssammlung durch den Pflegedienst erfolgt, auf deren Basis der Pflegedienst den Pflegebedürftigen und seine Angehörigen aus professioneller Perspektive über erforderliche Maßnahmen und Risiken berät. Damit sollen der Pflegebedürftige und das soziale Umfeld in die Lage versetzt werden, informiert eine Entscheidung darüber zu treffen, welche Leistungen erforderlich sind und mit welchen Leistungen er den Pflegedienst beauftragen möchte. Auch im Verlauf der Versorgung durch den Pflegedienst ist es erforderlich, dass bei Veränderungen ggf. eine Beratung durch den Pflegedienst über eine Anpassung der Leistungen oder über neu eingetretene Risiken erfolgt.

Bei 29,4 Prozent der Pflegebedürftigen, die im Rahmen der Prüfung in ihrer Wohnung von den Prüfern aufgesucht wurden, war eine Beratung bezüglich eines Dekubitusrisikos erforderlich. Die erforderliche Beratung war bei 82,4 Prozent der betreffenden Pflegebedürftigen nachvollziehbar (73,5 Prozent letzter Berichtszeitraum), bei 17,6 Prozent dieser Pflegebedürftigen war eine entsprechende Beratung über Risiken und erforderliche Maßnahmen nicht nachvollziehbar. Im Rahmen der Leistungserbringung waren bei 13,0 Prozent der in die Prüfung einbezogenen Pflegebedürftigen gewebeschonende Lagerungsmaßnahmen zur Vermeidung eines Dekubitus vereinbart. Bei 85,7 Prozent der betroffenen Pflegebedürftigen erfolgten diese Lagerungsmaßnahmen (82,1 Prozent letzter Berichtszeitraum), bei 14,3 Prozent dieser Pflegebedürftigen war dies nicht der Fall, so dass der Pflegedienst hier die ihm zur Verfügung stehenden Mittel zur Vermeidung eines Druckgeschwüres nicht genutzt hat.

Bei 25,0 Prozent der in die Prüfungen einbezogenen Pflegebedürftigen war eine Beratung über Risiken und erforderliche Maßnahmen zur Flüssigkeitsversorgung erforderlich. Bei 84,8 Prozent dieser Pflegebedürftigen erfolgte die erforderliche Beratung (79,5 Prozent letzter Berichtszeitraum), bei 15,2 Prozent war dies nicht der Fall. Bei 24,9 Prozent der in die Prüfungen einbezogenen Pflegebedürftigen war eine Beratung über Risiken und erforderliche Maßnahmen zur Ernährung erforderlich. Bei 82,5 Prozent dieser Pflegebedürftigen erfolgte die erforderliche Beratung (76,0 Prozent letzter Berichtszeitraum), bei 17,5 Prozent war dies nicht der Fall.

Ein Beratungsbedarf bei Personen mit Einschränkungen bei der Kontinenz wurde von den Prüfern bei einem Anteil von 43,7 Prozent der in die Prüfung einbezogenen Pflegebedürftigen gesehen. Eine Beratung über erforderliche Maßnahmen bei Ausscheidungen wie z. B. personeller Hilfebedarf beim Aufsuchen der Toilette oder den Einsatz von Hilfsmitteln erfolgte bei 80,9 Prozent dieser Pflegebedürftigen (72,5 Prozent letzter Berichtszeitraum), bei 19,5 Prozent der betroffenen Pflegebedürftigen erfolgte diese nicht.

Bei 17,9 Prozent der in die Prüfungen ambulanter Pflegedienste einbezogenen Pflegebedürftigen war nach Auffassung der Prüfer eine Beratung über Risiken und erforderliche Maßnahmen bei Demenz erforderlich. Bei 77,4 Prozent dieser Pflegebedürftigen erfolgte eine entsprechende Beratung der Betroffenen oder ihrer Angehörigen z. B. zum Umgang mit Selbstgefährdung, Beschäftigungsmöglichkeiten, Tagesstrukturierung (66,3 Prozent letzter Berichtszeitraum), bei 22,6 Prozent der betroffenen Pflegebedürftigen war eine solche Beratung nicht nachvollziehbar.

10.12.4.3 Abrechnungsprüfung

Abrechnungsprüfungen finden erst seit dem 15.10.2016 in der ambulanten Pflege statt. Für den Zeitraum vom 15.10.2016 bis zum 31.12.2016 lagen Daten aus 1.138 Qualitätsprüfungen in ambulanten Pflegediensten vor, bei denen Abrechnungsprüfungen durchgeführt worden sind. In der Zwischenzeit liegen aber auch Daten aus dem Jahr 2017 vor und damit konnte auf eine größere Datenbasis zurückgegriffen werden. An dieser Stelle werden daher nicht die Daten aus dem 5. Pflege-Qualitätsbericht dargestellt, sondern die Ergebnisse aus dem Jahr 2017.

Insgesamt sind bei 9.521 Pflegediensten Abrechnungsprüfungen durchgeführt worden. Dabei wurden die in Rechnung gestellten Leistungen bei 62.861 Pflegebedürftigen geprüft. Im Durchschnitt wurden pro Pflegedienst bei 6,6 Pflegebedürftigen die Abrechnungen geprüft. Dabei überprüften die MDK-Mitarbeiter bei insgesamt

6.079 Pflegebedürftigen die in Rechnung gestellten Leistungen. Dabei stehen zwei Fragen im Fokus:
1. Sind die in Rechnung gestellten Leistungen erbracht worden?
2. Sind diese Leistungen vertragskonform erbracht worden?

Bei 62,7 Prozent der Pflegedienste (5.969) wurde bei der Prüfung der Abrechnungen keine Auffälligkeiten festgestellt. Dementsprechend wurde bei 37,3 Prozent der geprüften ambulanten Pflegedienste (3.552) mindestens eine Auffälligkeit festgestellt: Bei 28,9 Prozent (2.753) der Pflegedienste haben die Prüfer ein bis fünf Auffälligkeiten festgestellt, 5,6 Prozent (536) der geprüften Pflegedienste wiesen zwischen 6–10 Auffälligkeiten auf und bei einem Anteil von 2,8 Prozent (263) der ambulanten Pflegedienste haben die Prüfer mehr als 10 Auffälligkeiten festgestellt.

Dabei ist zu beachten, dass nicht jede Abrechnungsauffälligkeit so relevant ist, dass sie eine Reaktion der Pflegekassen nach sich zieht. Andererseits kann auch eine einzelne Auffälligkeit bereits von hervorgehobener Bedeutung sein (z. B. Handzeichen durch nicht beschäftigten Mitarbeiter) und einen Anfangsverdacht auf einen finanziellen Schaden der Pflege- und Krankenkassen begründen. Werden Auffälligkeiten festgestellt, werden zur Nachweissicherung Kopien der vorhandenen Unterlagen erstellt. Die Pflegekasse erhält den Prüfbericht mit personenbezogenen Informationen und den Unterlagen, so dass sie den Auffälligkeiten nachgehen kann. Über das weitere Vorgehen entscheidet dann die Pflegekasse.

10.12.4.4 Einrichtungsbezogene Struktur und Prozessqualität in der ambulanten Pflege

Insgesamt zeigt sich bei der einrichtungsbezogenen Struktur- und Prozessqualität ein Trend in Richtung vollständiger Erfüllung der Prüfkriterien. Wie das folgende Beispiel zeigt, gilt dies jedoch nicht für alle einrichtungsbezogenen Prüfkriterien.

Zwar haben sich auch beim Hygienemanagement nochmals leichte Verbesserungen ergeben. Bei der Überprüfung, ob die innerbetrieblichen Verfahrensanweisungen zum Hygienemanagement (beispielsweise zur Händehygiene) von den Mitarbeitern eingehalten werden, ist jedoch weiterhin noch Optimierungsbedarf erkennbar. Bei 87,0 Prozent der ambulanten Pflegedienste war dieses Kriterium erfüllt (82,8 Prozent letzter Berichtszeitraum), bei 13,0 Prozent war das Kriterium nicht erfüllt.

10.12.5 Ausblick

Der 5. Pflege-Qualitätsbericht des MDS zeigt, dass sich die Pflegequalität insgesamt in die richtige Richtung entwickelt, gleichwohl gibt es weiterhin in einigen Bereichen sowohl in der ambulanten als auch der stationären Pflege Qualitätsbefunde, die nicht zufriedenstellend sind.

Ab 1.11.2019 wird ein im Auftrag des Qualitätsausschusses Pflege entwickeltes neues Prüfinstrument sowie ein neues Qualitätsdarstellungsverfahren für die vollstationäre Pflege umgesetzt. Mit dem neuen Prüfverfahren wird weitgehend auf die Prüfung von Strukturkriterien verzichtet, der Blick wird noch stärker als bisher auf die Versorgungsqualität der Pflegebedürftigen gelenkt und es werden neue versorgungsrelevante Qualitätsaspekte in die Prüfungen integriert. Der MDS hegt große Hoffnung, dass damit ein neuer Impuls für die Qualitätsentwicklung in der Pflege ausgelöst wird und vor allem, dass das seit Jahren zu Recht kritisierte Transparenzverfahren durch ein Qualitätsdarstellungssystem abgelöst wird, das den Verbrauchern eine geeignete Informationsgrundlage für die Auswahl einer Pflegeeinrichtung bieten wird. Auch ein neues Prüfverfahren für die ambulante Pflege ist in Vorbereitung.

Literatur

[1] Medizinischer Dienst des Spitzenverbandes Bund der Krankenkassen e. V. (MDS), Hrsg. 5. PflegeQualitätsbericht des MDS nach § 114a Abs. 6 SGB XI. Qualität in der ambulanten und stationären Pflege. Essen: 2017 [Zugriff: 11.07.2019]. URL: https://www.mds-ev.de/richtlinien-publikationen/pflegeversicherung/mds-pflege-qualitaetsberichte.html
[2] Medizinischer Dienst des Spitzenverbandes Bund der Krankenkassen e. V. (MDS), Hrsg. 4. PflegeQualitätsbericht des MDS nach § 114a Abs. 6 SGB XI. Qualität in der ambulanten und stationären Pflege. Essen: 2014 [Zugriff: 11.07.2019]. URL: https://www.mds-ev.de/richtlinien-publikationen/pflegeversicherung/mds-pflege-qualitaetsberichte.html

11 Beratung im Rahmen der sozialen Pflegeversicherung[96]

Anna Leib-Gerstner

11.1 Beratung der Pflegebedürftigen

Beratung der Pflegebedürftigen ist seit Einführung der sozialen Pflegeversicherung eine Aufgabe der Pflege- und Krankenkassen. Mit zunehmendem Alter steigt das Risiko, pflegebedürftig zu werden und damit der Beratungsbedarf von Betroffenen und deren Angehörigen. Bereits 2005 wurde vom „Runden Tisch Pflege" erkannt, dass umfassende Beratung und Begleitung notwendig sein wird, um Pflegesituationen so zu stabilisieren, dass „ambulant vor stationär" weiter realisierbar ist. Diese komplexen Situationen erforderten eine umfangreiche Beratung, die über die übliche Auskunft und Information hinausgehen muss. Ende 2017 waren in Deutschland 3,4 Mio. Menschen pflegebedürftig. 76 Prozent (2,59 Mio.) aller Pflegebedürftigen wurden zu Hause versorgt. Davon werden 68 Prozent (1,76 Mio.) der Pflegebedürftigen ausschließlich von Angehörigen versorgt und 32 Prozent (830.000) der Pflegebedürftigen werden von Angehörigen zusammen mit Pflegebedürftigen versorgt [1].

Die größte Herausforderung in der Pflege und für die Gesellschaft insgesamt wird die prognostizierte demographische Entwicklung der Bevölkerung mit einer hohen Zunahme hochaltriger und vielfach multimorbider Menschen sein. Der steigende Bedarf an Pflege hat in Deutschland eine Vielzahl an Versorgungs- und Hilfsmöglichkeiten entstehen lassen. Vor allem wenn unvorhergesehen Pflegebedürftigkeit eintritt und die Pflege organisiert werden muss, macht sich Hilflosigkeit und Überforderung breit.

Die Bundesministerien für Familie, Senioren, Frauen und Jugend (BFSFJ) sowie für Gesundheit und Soziale Sicherung (BMGS) hatten sich 2003 der Problematik angenommen und einen „Runden Tisch Pflege" mit professionellen Akteuren etabliert, deren Aufgabe es ist, bedeutsame Problemfelder im Bereich der Pflege zu bearbeiten. Die Arbeitsgruppe zur Ambulanten Pflege und Betreuung präsentierte 2005 ihre Ergebnisse hinsichtlich handlungsorientierter Empfehlungen zur Verbesserung der Situation hilfe- und pflegebedürftiger Menschen in der häuslichen Versorgung. In diesen Empfehlungen wird sowohl bei den Pflegebedürftigen als auch bei den pflegenden Angehörigen ein erheblicher Beratungsbedarf gesehen. Die Etablierung eines personen- und situationsorientiertem Case Management wird für nötig erachtet [2].

---

[96] Bezüglich des einrichtungsindividuellen Beratungsauftrags der Medizinischen Dienste im Rahmen der Qualitätsprüfungen in der vollstationären und ambulanten Pflege s. insbesondere Kap. 10.4 sowie Kap. 10.5.

https://doi.org/10.1515/9783110579611-011

Ein Grundstein für die gesetzliche Verortung der Pflegeberatung war damit gelegt. Vier Jahre später wurde mit dem Gesetz zur strukturellen Weiterentwicklung der Pflegeversicherung (Pflege-Weiterentwicklungsgesetz – PfWG) der Anspruch auf Pflegeberatung gesetzlich verankert. Ab dem 01. Januar 2009 hat jede Person, die Leistungen nach dem SGB XI bezieht oder einen Antrag stellt das Recht, Pflegeberatung nach § 7a SGB XI in Anspruch zu nehmen. Auf Wunsch der hilfebedürftigen Person können andere Personen/Angehörige einbezogen werden. Proaktive Beratung soll dann stattfinden, wenn aus MDK Gutachten, Entlassungsmanagement und Beratungsbesuch nach § 37 (3) SGB XI der Beratungsbedarf hervorgeht. Diese Bestimmungen erfuhren Erweiterung durch das Gesetz zur Neuausrichtung der Pflegeversicherung (Pflege-Neuausrichtungs-Gesetz – PNG), durch das zweite Gesetz zur Stärkung der pflegerischen Versorgung und zur Änderung weiterer Vorschriften (Zweites Pflegestärkungsgesetz – PSG II) und zuletzt durch die Richtlinien des GKV-Spitzenverbandes zur einheitlichen Durchführung der Pflegeberatung nach § 7a SGB XI vom 7. Mai 2018 (Pflegeberatungs-Richtlinien).

11.1.1 Aufklärung und Auskunft nach § 7 SGB XI

Das SGB XI unterscheidet zwischen Aufklärung und Auskunft nach § 7 SGB XI und Pflegeberatung nach § 7a SGB XI (s. Tab. 11.1). Nach § 7 SGB XI sind alle Versicherten diesbezüglich anspruchsberechtigt, auch ohne Antrag auf Pflegeleistungen. Über § 7 SGB XI werden die allgemeinen Auskunftspflichten nach § 15 SGB I für die Pflegekassen konkretisiert. Bis 2016 waren im § 7 SGB XI die Bezeichnungen Aufklärung und Beratung verankert, mit dem PSG II wurde Beratung gestrichen und in „Auskunft" umgewandelt. § 7 Abs. 1 SGB XI begründet die allgemeine Pflicht der Pflegekassen, die Eigenverantwortung der Versicherten durch Aufklärung und Auskunft über eine gesunde, der Pflegebedürftigkeit vorbeugende Lebensführung zu unterstützen und auf die Teilnahme von präventiven Maßnahmen hinzuwirken [3]. Die Aufklärung und Auskunft muss nicht wie bei § 7a SGB XI durch besonders qualifizierte Pflegeberater erfolgen. Die Auskunftspflicht besteht gegenüber den Versicherten und ihren Angehörigen. Die Pflegekassen sind über den § 7 SGB XI verpflichtet zu Leistungen der Pflegekassen, zu Leistungen und Hilfen anderer Träger (Krankenkassen, Rentenversicherungsträger, Sozialhilfeträger), zu Verwaltungsverfahren einschließlich MDK Begutachtungen zu informieren. Zudem ist nach Eingang eines Antrags auf Leistungen nach SGB XI über die Möglichkeit der unentgeltlichen Pflegeberatung (§ 7a SGB XI) und dem nächstgelegenen Pflegestützpunkt (§ 7c SGB XI) zu informieren und wenn gewünscht eine Vergleichsliste über die Leistungen und Vergütungen der zugelassenen Pflegeeinrichtungen zu übermitteln.

Die Aufklärung und Auskunft hat so zu erfolgen, dass sie für alle Betroffenen verständlich ist, auch wenn Deutsch nicht die Muttersprache ist [4]. Im Gegensatz zur Pflegeberatung handelt es sich hier ggf. um einen einmaligen Vorgang ohne kontinuierliches Fallmanagement, ohne Versorgungsplanung. Eine Zuordnung zu einem „festen" Pflegeberater findet nicht statt [5].

Tab. 11.1: Gegenüberstellung von Aufklärung und Auskunft nach § 7 SGB XI und Pflegeberatung nach § 7a SGB XI.

	Aufklärung und Auskunft	Pflegeberatung
Anspruchsberechtigter Personenkreis	– alle versicherten Personen – auch ohne Antragstellung	– wenn bereits Leistungen nach SGB XI empfangen werden – wenn bei Antragstellung Hilfe- und Beratungsbedarf erkennbar ist
Anspruchsvoraussetzung zur Durchführung	– ohne Weiterbildung – zugeordnete Pflegeberatung nicht nötig	– mit Weiterbildung nach Rahmenrichtlinien – „feste" Pflegeberaterin – kontinuierliche Begleitung für die gesamte Pflegezeit – Beratungstermin innerhalb 2 Wochen
Inhalt	– allgemeine Information zum SGB XI, zur Begutachtung, zu Hilfen durch andere Träger, zur Rehabilitation	– Umfassende Beratung zu allen Belangen mit Fallmanagement – Versorgungsplan mit Umsetzungsbegleitung
Dauer	– ggf. einmaliger Vorgang	– Über längerem Zeitraum, bis Maßnahmen umgesetzt sind

11.1.2 Pflegeberatung nach §§ 7a und 7b SGB XI

Seit 01.01.2009 haben Personen, die bereits Leistungen nach dem SGB XI erhalten oder die bei Antragstellung Hilfe- und Beratungsbedarf erkennen lassen, laut dem *Pflege-Weiterentwicklungsgesetz* Anspruch auf eine individuelle, umfassende Pflegeberatung durch die Pflegekassen. Der Anspruch (Individualanspruch) kann vor Gericht geltend gemacht werden. Auf Wunsch der Anspruchsberechtigten können andere Personen/Angehörige einbezogen werden. Proaktive Beratung ist dann angebracht, wenn aus MDK Gutachten, Entlassungsmanagement und Beratungsbesuch nach § 37 Abs. 3 SGB XI der Bedarf hervorgeht. Die Pflegeberatung kann im häuslichen Umfeld, in Pflegestützpunkten, bei Pflegekassen, in stationären Einrichtungen, bei telefonischen Beratungsstellen und bei Beratungsstellen nach § 7b SGB XI und § 123 SGB XI (Modellkommunen) erfolgen. Die Lebenswelt der anspruchsberechtigten Personen ist in den Beratungsprozess mit einzubeziehen.

Seit der Einführung der Pflegeberatung 2009 wurde über das Pflege-Neuausrichtungs-Gesetz, das zweite Pflegestärkungsgesetz und die Pflegeberatungs-Richtlinien die Pflegeberatung nach § 7a SGB XI weiter gestärkt und aufgewertet (s. Abb. 11.1).

Mit dem *Pflege-Neuausrichtungs-Gesetz* wurde die Pflegeberatung nach § 7a SGB XI im Oktober 2012 durch die Hinzufügung des § 7b SGB XI erweitert. Hier werden

PfWG (2009)	PNG (2013)	PSG II (2016)
gesetzliche Verankerung der Pflegeberatung nach § 7a SGB XI	Erweiterung um § 7b SGB XI · konkreter Beratungstermin innerhalb 14 Tagen unter Angabe einer Kontaktperson · Beratungsgutschein	· Informationspflicht zu § 7a SGB XI bei Antrag auf Leistungen nach SGB XI · Nennung des zuständigen Pflegeberaters · Beratung gegenüber Angehörigen auf Wunsch des Versicherten

Pflegeberatung nach § 7a SGB XI

Abb. 11.1: Entwicklung der Pflegeberatung nach § 7a SGB XI von 2009 bis 2019; Pflege-Weiterentwicklungsgesetz – PfWG, Pflege-Neuausrichtungs-Gesetz – PNG, zweites Pflegestärkungsgesetz – PSG II.

die Pflegekassen aufgefordert, dem Antragsteller unmittelbar nach Eingang eines erstmaligen Antrags auf Leistungen nach SGB XI unter Angabe einer Kontaktperson einen konkreten Beratungstermin anzubieten, der spätestens innerhalb von zwei Wochen nach Antragseingang durchzuführen ist. Sollte dies für die Pflegekassen nicht möglich sein, besteht die Möglichkeit über einen Beratungsgutschein andere Beratungsstellen zu beauftragen, die den Qualifikationsanforderungen nach § 7a SGB XI entsprechen. Die Beratung richtet sich nach den §§ 7 und 7a SGB XI. Auf Wunsch des Versicherten hat die Beratung in der häuslichen Umgebung stattzufinden und kann auch nach Ablauf der in § 7b Abs. 1 Satz 1 SGB XI genannten Frist durchgeführt werden; über diese Möglichkeiten hat ihn die Pflegekasse aufzuklären. Die Pflegekasse hat sicherzustellen, dass die Beratungsstellen die Anforderungen an die Beratung nach den §§ 7 und 7a SGB XI einhalten. Die Pflegekasse schließt hierzu allein oder gemeinsam mit anderen Pflegekassen vertragliche Vereinbarungen mit unabhängigen und neutralen Beratungsstellen, die insbesondere Regelungen treffen zu Anforderungen an die Beratungsleistung und die Beratungspersonen, zu Haftung für Schäden, die der Pflegekasse durch fehlerhafte Beratung entstehen, und zu Vergütung.

Mit dem *zweiten Pflegestärkungsgesetz* erfuhr die Pflegeberatung weitere gesetzliche Stärkung. Die Nennung eines zuständigen (festen) Pflegeberaters bei Terminvergabe soll in Zukunft der personellen Kontinuität Rechnung tragen. Zudem wurde der Kreis der anspruchsberechtigten Personen erhöht – zukünftig sollte jeder, der einen Antrag zu SGB XI stellt, über die Möglichkeit der Inanspruchnahme der Pflegeberatung nach § 7a SGB XI informiert werden. Die Pflegeberatung soll zukünftig auch Angehörigen/Bezugspersonen zuteilwerden, falls die anspruchsberechtigte Person zustimmt. Zudem wird auf die Pflegeberatungs-Richtlinien hingewiesen, die nach Erscheinen 2018 verbindlich sind.

Die *Pflegeberatungs-Richtlinien* traten am 01. Juni 2018 in Kraft. Inhalte und Ablauf der Pflegeberatung zu den bestehenden Regelungen des §7a SGB XI wurden damit konkretisiert. Die Vorgabe zu einheitlichen Maßstäben und Grundsätzen sichert die qualitätsgeleitete Durchführung der Pflegeberatung und ermöglicht für die Zukunft aussagekräftige Evaluationsergebnisse.

Entsprechend den Pflegeberatungs-Richtlinien soll die ratsuchende Person aufgrund der Beratung befähigt werden, eigene Entscheidungen zur individuellen Pflegesituation zu treffen. Die gemeinsame Klärung und Erörterung des jeweiligen Unterstützungsbedarfs und die Festlegung der resultierenden Empfehlungen hat die Stabilisierung und Sicherung der häuslichen Pflegesituation zum Ziel. Das Beratungsverständnis beinhaltet u. a. die Unabhängigkeit und Neutralität, die den bedarfs- und ressourcenorientierten Beratungsansatz im gegenseitigen Einvernehmen in den Mittelpunkt stellt. Die Selbstbestimmung und Selbstständigkeit, die im Rahmen des Beratungsprozesses gefördert und erhalten werden soll nimmt einen hohen Stellenwert ein. Kulturelle und biographische Gegebenheiten sind dabei ebenso zu berücksichtigen wie die barrierefreie Kommunikation, sei es bei Menschen mit Migrationshintergrund oder z. B. bei taubstummen Menschen. Pflegeberatung wird angeboten, die Annahme ist freiwillig. Der zuständige Pflegeberater soll über den gesamten Beratungsprozess für den Pflegebedürftigen und dessen Bezugspersonen zuständig sein [6]. Diese Zuständigkeit wird von den ratsuchenden Personen als sehr hilfreich empfunden.

Auf Wunsch des Anspruchsberechtigten kann der Pflegeberater die Pflegeberatung in der häuslichen Umgebung oder in der Einrichtung in der er lebt durchführen. Die Pflegeberatung erfolgt nach einem systematischen Prozess, der sich aus mehreren Einzelschritten ergibt. Das Erfassen des Hilfe- und Unterstützungsbedarfs, die Zielfestlegung, Empfehlungen und die Überwachung zur Umsetzung der vorgesehenen Maßnahmen bedürfen besonderer Kompetenzen, um den individuellen Pflegesituationen gerecht zu werden. Der Versorgungsplan ist laut Rahmenrichtlinien das Kernelement jedes Beratungsprozesses. Der Bedarf soll mit Zielen und Maßnahmen übersichtlich, nachvollziehbar und verständlich dargestellt werden. Der Versorgungsplan soll den anspruchsberechtigten Personen ausgehändigt werden. Die Ziele und Maßnahmen weisen immer einen Zusammenhang mit dem Hilfe- und Unterstützungsbedarf auf. Die Maßnahmen werden ja nach Priorität in Bezug zum Hilfebedarf festgelegt und in die Wege geleitet (s. Abb. 11.2 und Tab. 11.2).

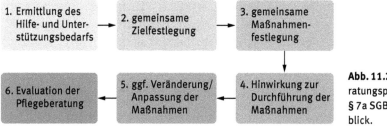

Abb. 11.2: Pflegeberatungsprozess nach §7a SGB XI im Überblick.

Tab. 11.2: Aufgaben der Pflegeberatung im Überblick (in Anlehnung an § 7a SGB XI und die Pflegeberatungs-Richtlinien).

Vorgaben nach § 7a SGB XI	Konkretisierung durch die Pflegeberatungs-Richtlinien
1. den Hilfebedarf unter Berücksichtigung der Ergebnisse der Begutachtung durch den Medizinischen Dienst der Krankenversicherung sowie, wenn die nach § 7a Abs. 1 Satz 1 SGB XI anspruchsberechtigte Person zustimmt, die Ergebnisse der Beratung in der eigenen Häuslichkeit nach § 37 Abs. 3 SGB XI systematisch zu erfassen und zu analysieren 2. einen individuellen Versorgungsplan mit den im Einzelfall erforderlichen Sozialleistungen und gesundheitsfördernden, präventiven, kurativen, rehabilitativen oder sonstigen medizinischen sowie pflegerischen und sozialen Hilfen zu erstellen 3. auf die für die Durchführung des Versorgungsplans erforderlichen Maßnahmen einschließlich deren Genehmigung durch den jeweiligen Leistungsträger hinzuwirken 4. die Durchführung des Versorgungsplans zu überwachen und erforderlichenfalls einer veränderten Bedarfslage anzupassen 5. bei besonders komplexen Fallgestaltungen den Hilfeprozess auszuwerten und zu dokumentieren 6. über Leistung zur Entlastung der Pflegepersonen zu informieren	– Informationssammlung durch gezielte Fragen und aktives Zuhören – Festlegung der Prioritäten gemeinsam mit den beteiligten Personen – Beachtung folgender Bereiche: – gesundheitliche Situation des Anspruchsberechtigten – Hilfe- und Unterstützungsbedarf bei der alltäglichen Lebensführung – Wohn- und Lebenssituation des Anspruchsberechtigten – Hilfe- und Unterstützungsbedarf im Bereich der Mobilität – Situation der Angehörigen oder weiterer Personen unter Berücksichtigung von Überlastungen, von Gesundheitsproblemen, psychosozialen Belastungen – Maßnahmen können sein: – pflegerische Hilfen – Rehabilitation – Pflegehilfsmittel – Prävention und Gesundheitsförderung – Anpassung des Wohnumfeldes – Erstellen eines Versorgungsplans mit folgenden Inhalten: – Stammdaten, – Hilfe und Unterstützungsplan – Zielformulierung – gemeinsam vereinbarte Maßnahmen mit Festlegung der Verantwortlichkeit – ggf. Vereinbarung von Folgekontakten

Für die persönliche Beratung und Betreuung durch Pflegeberater setzen die Pflegekassen entsprechend qualifiziertes Personal ein, insbesondere Pflegefachkräfte, Sozialversicherungsfachangestellte oder Sozialarbeiter mit der jeweils erforderlichen Zusatzqualifikation (§ 7a Abs. 3 SGB XI). Um die Pflegeberatung nach § 7a SGB XI durchführen zu können, bedarf es einer Weiterbildung mit mindestens 400 Stunden. Die Weiterbildung beinhaltet 100 Stunden Pflegefachwissen, 170 Stunden Case Management und 130 Stunden Recht. Zusätzlich ist ein Praktikum von 9 Tagen, z. B. bei einem Pflegedienst, bei teil- oder vollstationäre Pflegeeinrichtungen, bei SAPV

Teams, Hospizdiensten oder Hospizen, vorgesehen. Die Weiterbildung wird mit einem Qualifikationsnachweis eines anerkannten Bildungsinstitutes bescheinigt.

Die Anzahl der einzusetzenden Pflegeberater bemisst sich laut Rahmenrichtlinien nach mehreren Faktoren. Dazu gehören die Anzahl und Dauer der Pflegeberatungen, das Ausmaß des individuellen Beratungsbedarfes, aufsuchende Beratungen mit erhöhtem Aufwand durch Fahrzeiten, Mangel an Versorgungsangeboten in strukturschwachen Regionen, Aufwand für Netzwerk- und Öffentlichkeitsarbeit [6]. Bisherig absolvierte Weiterbildungen nach den Empfehlungen des GKV-Spitzenverbandes aus dem Jahre 2008 werden anerkannt. Die neuen Rahmenrichtlinien empfehlen durch regelmäßige Fortbildung den aktuellen Wissensstand für die Pflegeberatung sicherzustellen. Die regelmäßige Fortbildung und Reflexion aus der beruflichen Praxis von Pflegeberatern wird als Voraussetzung für die kontinuierliche Weiterentwicklung und für den Erhalt der beruflichen Kompetenz gesehen.

Ergänzend werden themenspezifische Fortbildungen empfohlen, die für die Beratungstätigkeit von Bedeutung sind. Der Stundenumfang der regelmäßigen/themenspezifischen Fortbildung soll sich an den Inhalten und am Vorwissen der Fortbildungsteilnehmer bemessen [6].

11.1.3 Pflegestützpunkte nach § 7c SGB XI

Ziel des Pflege-Weiterentwicklungsgesetz war es u. a. wohnortnahe Versorgungsstrukturen aufzubauen, die es hilfebedürftigen Menschen ermöglicht, in ihrer Nähe bedarfsgerechte Versorgungs- und Betreuungsangebote zu erhalten. Den Pflegestützpunkten sollte insbesondere die Aufgabe einer besseren Abstimmung und Vernetzung der wohnortnahen Angebote für Pflegebedürftige zufallen [BT-Drs. 16/7439]. Um Ratsuchende über das Angebot von Leistungen bei Hilfe- und Unterstützungsbedarf besser zu informieren und bei der Inanspruchnahme zu unterstützen, wurde neben der Einführung individueller Pflegeberatung nach § 7a SGB XI die Einrichtung von Pflegestützpunkten nach § 7c SGB XI (bis 01.01.2016 § 92c SGB XI) initiiert.

Pflegestützpunkte werden von den Kranken- und Pflegekassen auf Initiative eines Bundeslandes eingerichtet und bieten Hilfesuchenden Beratung und Unterstützung. Wenn Hilfesuchende selbst pflegebedürftig sind oder pflegebedürftige Angehörige haben, erhalten sie im Pflegestützpunkt alle wichtigen Informationen, Antragsformulare und konkrete Hilfestellungen. „Beratung aus einer Hand" ist eine der Besonderheiten eines Pflegestützpunktes. Den Betroffenen bleiben damit weitere zeitaufwändige Wege erspart und sie erhalten an einer Stelle die nötige Information und Beratung zu allen Sozialgesetzbüchern und regionalen Hilfeangeboten. Das Gesetz fordert die kontinuierliche und bedarfsgerechte Pflegeberatung im Pflegestützpunkt. Über die Pflegeberatung im Pflegestützpunkt lösen die Kranken- und Pflegekassen ihre Sicherstellungsverpflichtung zur Pflegeberatung nach § 7a SGB XI und zur Versorgungssteuerung nach § 12 SGB XI ein [7].

Wichtig zur Erläuterung und zum Verständnis ist, dass die Pflegeberatung nach § 7a in den Pflegestützpunkten angesiedelt ist, die Aufgaben der Stützpunkte aber auch weit darüber hinausgehen (s. Tab. 11.3). Während die Pflegeberatung einen Begleitungsprozess mit einer individuellen Versorgungssteuerung lenkt, steht der Pflegestützpunkt zur persönlichen Beratung und zur Koordination der Leistungen der vor Ort vorhandenen Hilfsangebote auf den verschiedensten Versorgungsebenen

Tab. 11.3: Aufgaben der Pflegestützpunkte im Überblick.

Aufgabenbereiche	Aufgabeninhalte
einzelfallbezogene Aufgaben	– Situationsanalyse – Prozessberatung mit/ohne Fallmanagement zu Hilfen und Leistungen aus allen relevanten Gesetzbüchern – Erstellen und ggf. Aktualisierung eines Versorgungsplanes – gemeinsame Ziel- und Maßnahmenfestlegung – Überwachung und Hinwirkung auf Durchführung der Maßnahmen – Begleitung der Pflegesituation – Evaluation
Care Management/ Netzwerkarbeit	– Angebots- und Bedarfsanalysen erstellen – Übersicht zu bestehenden Angeboten – Bündelung und Koordinierung bestehender Angebote – Schnittstellenmanagement zur Vermeidung von Brüchen beim Übergang in verschiedene Versorgungsformen – Weiterentwicklung des regionalen Hilfesystems – Öffentlichkeitsarbeit – Teilnahme an regionalen Arbeitsgruppen – Aufbau verbindlicher Kooperationsstrukturen mit Einrichtungen, Diensten, Professionen – Einbeziehung vorhandener Beratungsstrukturen – Einbeziehung verschiedener Professionen, von Ehrenamt und Selbsthilfegruppen – Einbeziehung SGB XII – Einbeziehung von Einrichtungen und Diensten
organisatorische Aufgaben	– Dokumentation – Datenpflege – Erstellen von Statistiken und Jahresberichten
Qualitätssicherung	– Zufriedenheitsabfrage bei Ratsuchenden – Entwickeln, organisieren und Auswerten des Beschwerdemanagements – Zufriedenheitsabfragen bei Netzwerkpartnern – Beurteilung der Zusammenarbeit – Feststellen hindernder Faktoren zur erfolgreichen Netzwerkarbeit – Lösungsvorschläge erarbeiten zur effektiven Zusammenarbeit – Überprüfung der Nachhaltigkeit und Wirksamkeit der Beratungsleistung – Qualitätszirkel – Themenbezogene Fort- und Weiterbildung

zur Verfügung (Care Management). Außerdem soll durch den Pflegestützpunkt das Ehrenamt, bürgerschaftliches Engagement und Selbsthilfepotential nachhaltig eingebunden werden. Laut Gesetz müssen sich die Krankenkassen an den Pflegestützpunkten beteiligen. Die Träger der Pflegestützpunkte sind die beteiligten Kosten- und Leistungsträger. Zur Erfüllung ihrer Aufgaben können sich die Träger dritter Stellen bedienen, sofern die vorgeschriebene Qualifikation vorhanden ist.

Infolge des PSG II wurde der § 92 SGB XI in § 7c SGB XI umbenannt, womit die enge Anbindung an § 7a SGB XI zum Ausdruck gebracht wurde [BT-Drs. 18/6688]. Inhaltlich blieben die Regelungen zu den Pflegestützpunkten durch das PSG II unverändert.

Durch das dritte Gesetz zur Stärkung der pflegerischen Versorgung und zur Änderung weiterer Vorschriften (Drittes Pflegestärkungsgesetz – PSG III) sollte die Rolle der Kommunen gestärkt werden. Das Gesetz trat am 01.01.2017 in Kraft. Das PSG III hat hier in erster Linie die Empfehlungen der Bund-Länder-AG in der Pflege umgesetzt, dass die Kommunen stärker in die Pflege eingebunden werden sollen und ihre Gestaltungsmöglichkeiten bei der Planung und Steuerung von Pflegeangeboten sowie bei der Beratung gestärkt wird.

Erprobt werden sollten Modellvorhaben zur kommunalen Beratung Pflegebedürftiger und ihrer Angehörigen. Die für die Hilfe zur Pflege zuständigen Träger der Sozialhilfe nach dem Zwölften Buch Sozialgesetzbuch (SGB XII) können Modellvorhaben zur Beratung von Pflegebedürftigen und deren Angehörigen für ihren Zuständigkeitsbereich bei der zuständigen obersten Landesbehörde beantragen. Die Modellvorhaben beinhalten vor allem folgende Aufgabenbereiche:
- Pflegeberatung nach §§ 7a bis 7c SGB XI,
- Beratung in der eigenen Häuslichkeit nach § 37 Abs. 3 SGB XI und
- Pflegekurse für Angehörigen und ehrenamtliche Pflegepersonen nach § 45 SGB XI.

Die Landesverbände der Pflegekassen werden verpflichtet, mit den jeweiligen Sozialhilfeträgern entsprechende Rahmenvereinbarungen zu treffen. Empfehlungen zur Durchführung von Modellvorhaben gibt der GKV-Spitzenverband. Kommunen erhalten zeitlich befristet die Möglichkeit, weitere Pflegestützpunkte zu initiieren, sofern sie sich finanziell daran beteiligen. Die Pflegekassen werden zu Mitwirkung an Pflegestützpunkten durch den Abschluss entsprechender Rahmenverträgen verpflichtet.

Bei Unstimmigkeiten der Beteiligten kann das Bundesland in eigener Initiative Schiedsstellen errichten. Eine Schlüsselrolle spielt das von den Spitzenverbänden der Kommunen entwickelte Konzept *„Modellkommune Pflege"* mit zwei zentralen Zielen:
- Verbesserung der Steuerung, Kooperation und Koordination von Beratung und Pflege in den Kommunen,
- Anpassung der Regelungen zur im Kapitel sieben des Zwölften Sozialgesetzbuches (SGB XII) verankerten Hilfe zur Pflege an die bereits im PSG II erfolgte Neudefinition des Pflegebedürftigkeitsbegriffs und an das Bundesversorgungsgesetz.

Es ist vorgesehen, dass bundesweit 60 unterschiedliche Modellprojekte zur besseren Koordination und Kooperation von Beratungsangeboten zur Pflege, Altenhilfe und zur Eingliederungshilfe für Menschen mit Behinderung erprobt werden (Bundesgesetzblatt 3191, 2016).

11.2 Beratungseinsatz und Beratungsbesuch nach § 37 (3–8) SGB XI

Zum 01.01.2009 wurde mit dem Pflegeweiterentwicklungsgesetz neben dem gesetzlichen Anspruch auf individuelle Pflegeberatung (§ 7a SGB XI) die Pflicht einen Beratungsbesuch bei Bezug von Pflegegeld (§ 37 Abs. 3 SGB XI) eingeführt. Menschen, die pflegebedürftig im Sinne des SGB XI sind und zu Hause versorgt werden, können wählen, ob sie einen Geldbetrag aus der Pflegeversicherung erhalten oder die Dienstleistungen eines ambulanten Pflegedienstes in Anspruch nehmen möchten. Entscheiden sie sich für die Geldleistung, so sind sie verpflichtet, regelmäßig einen Beratungsbesuch durch zugelassene Dienste abzurufen, durch die eine individuelle Beratung zur Sicherstellung der häuslichen Versorgung erfolgt.

Beratungsbesuche nach § 37 Abs. 3 SGB XI haben zum Ziel mögliche Problembereiche zu identifizieren, den Hilfebedarf festzuhalten und Unterstützungsmöglichkeiten aufzuzeigen. Hierbei handelt es sich um eine Beratung in der eigenen Häuslichkeit, die im Regelfall eine zugelassene Pflegeeinrichtung durchführt. Den Beratungseinsatz kann allerdings auch eine von den Landesverbänden der Pflegekassen anerkannte Beratungsstelle mit nachgewiesener pflegefachlicher Kompetenz oder eine von der Pflegekasse beauftragte Pflegefachkraft, die von der Pflegekasse nicht beschäftigt werden darf, erbringen. Die Beratungsbesuche können auch von Pflegeberatern nach § 7a SGB XI, die die erforderliche pflegefachliche Kompetenz aufweisen, durchgeführt werden. Die Inanspruchnahme der verpflichtenden Beratungseinsätze ist gegenüber der Pflegekasse nachzuweisen.

Weist der Pflegebedürftige den Beratungseinsatz nicht nach, ist das Pflegegeld angemessen zu kürzen und im Wiederholungsfall zu entziehen. Als angemessen ist eine Kürzung des Pflegegeldes von 50 Prozent anzusehen. Hierbei ist die Situation im Einzelfall zu berücksichtigen. Kommt es während der veranlassten Pflegegeldkürzung zur Nachweisführung, wird die volle Pflegegeldzahlung ab dem Tag, an dem der Beratungseinsatz durchgeführt wurde, wiederaufgenommen. Im Rahmen des zweiten Pflegestärkungsgesetzes wurde § 37 Abs. 5 SGB XI neugefasst. Die Höhe der Vergütung wird ab 2019 nicht mehr im Gesetz festgeschrieben. Seit dem 01.01.2019 vereinbaren die Pflegekassen mit den Trägern der Pflegedienste unter Anwendung des § 89 SGB XI die jeweiligen Vergütungssätze für diese Beratungseinsätze. Eine Staffelung der Vergütung nach Pflegegraden ist dabei möglich.

Die Beratung nach § 37 Abs. 3 SGB XI dient der Sicherung der Qualität der häuslichen Pflege und der regelmäßigen Hilfestellung und praktischen pflegefachlichen

Unterstützung der pflegenden Bezugspersonen. Die Inanspruchnahme ist bei ausgewählten Leistungen des SGB XI verbindlich und der Turnus bestimmt sich nach den Pflegegraden. Pflegebedürftige mit Pflegegeldbezug nach § 37 SGB XI, haben gemäß § 37 Abs. 3 Satz 1 SGB XI bei Pflegegrad 2 und 3 halbjährlich einmal, bei Pflegegrad 4 und 5 vierteljährlich einmal eine Beratung in der eigenen Häuslichkeit abzurufen.

Darüber hinaus haben Pflegebedürftige des Pflegegrades 1 sowie Pflegebedürftige, die Pflegesachleistungen von einem ambulanten Pflegedienst beziehen, Anspruch halbjährlich einmal einen Beratungsbesuch zu bekommen. Ein Anspruch auf Beratung besteht ebenfalls für Pflegebedürftige der Pflegerade 2 bis 5, die nach § 45a Abs. 4 SGB XI regelmäßig bis zu 40 Prozent des Pflegesachleistungsbetrages für die Inanspruchnahme von Angeboten zur Unterstützung im Alltag umwidmen (Umwidmungsbetrag). Sofern ein ambulanter Pflegedienst Sachleistungen bei dem bzw. der Pflegebedürftigen erbringt, besteht für diesen Personenkreis keine Verpflichtung zum Abruf des Beratungsbesuchs (§ 37 Abs. 2 SGB XI).

Die beim Beratungseinsatz gewonnen Erkenntnisse müssen von der durchführenden Stelle an die zuständige Pflegekasse weitergeleitet werden. Auch an die Beihilfefestsetzungsstelle sind die Erkenntnisse bei Beihilfeberechtigten weiterzuleiten. Allerdings muss der Pflegebedürftige mit der Mitteilung an die Pflegekasse einverstanden sein. Erteilt die pflegebedürftige Person die Einwilligung nicht, ist jedoch nach Überzeugung der Beratungsperson eine weitergehende Beratung nötig, übermittelt die jeweilige Beratungsstelle diese Einschätzung über die Erforderlichkeit einer weitergehenden Beratung der zuständigen Pflegekasse oder dem zuständigen privaten Versicherungsunternehmen. Diese haben eine weitergehende Beratung nach § 7a SGB XI anzubieten. Der GKV-Spitzenverband stellt ein einheitliches Formular zur Verfügung, mit dem die Informationen über den Beratungseinsatz an die zuständige Pflegekasse gemeldet werden. Aufgrund dieser Meldung kann die Pflegekasse Rückschlüsse ziehen und ggf. weitere Schritte einleiten. Hier kommen insbesondere folgende Maßnahmen in Betracht:
- Einschaltung des Medizinischen Dienstes der Krankenversicherung (MDK) oder eines (von der Pflegekasse beauftragten) Gutachters zur Beurteilung eines evtl. höheren Pflegegrades oder einer evtl. nicht sichergestellten Pflege,
- Umstellung auf die Kombinationsleistung zur Vorbeugung einer Überforderungstendenz oder zur Minimierung der Belastung der Pflegeperson.

Seit 29.05.2018 gelten Empfehlungen zur Qualitätssicherung der Beratungsbesuche, die von den Vertragsparteien nach § 113 SGB XI beschlossen wurden. Mit den Empfehlungen werden die Anforderungen an eine qualitätsgesicherte Durchführung der nach § 37 Abs. 3 SGB XI durch den Pflegebedürftigen abzurufenden Beratungsbesuche festgelegt. Eine bundesweit einheitliche Qualitätssicherung des § 37 Abs. 3 SGB XI soll damit gesichert sein. Dabei soll der Beratungsbesuch bei Bedarf mit den weiteren Beratungsstrukturen, beispielsweise der Pflegeberatung nach § 7a SGB XI oder die

Pflegestützpunkte, kooperieren. Die Empfehlungen des Qualitätsausschusses Pflege geben Auskunft zu Struktur-, Prozess- und Ergebnisqualität [8].

Die *Strukturqualität* beschreibt die Anforderungen zu Grundsätzen, Zielsetzung, Ort der Beratung, Geltungsbereich und zu Beratungsverständnis. Letzteres beinhaltet die Selbstbestimmung, die Berücksichtigung der Sichtweise des Pflegebedürftigen und seiner Pflegepersonen, bezieht bei Bedarf die Biographie und Lebenswelt der Pflegebedürftigen mit ein, empfiehlt das Beratungsergebnis offen zu halten und die Beratung strukturiert zu gestalten. Die Inhalte und Ergebnisse des Beratungsprozesses sind für den Pflegebedürftigen und Pflegepersonen transparent darzustellen.

Für die Durchführung des § 37 Abs. 3–4 SGB XI obliegt es den beauftragten Pflegediensten und anerkannten Beratungsstellen dafür zu sorgen, dass Pflegekräfte mit den für Beratungsbesuche im häuslichen Bereich spezifischem Wissen zu dem Krankheits- und Behinderungsbild sowie des sich daraus ergebenden Hilfebedarfs des Pflegebedürftigen ausgestattet sind und über besondere Beratungskompetenz verfügen. Zudem soll bei der Planung für die Beratungsbesuche weitestgehend sichergestellt werden, dass der Beratungsbesuch bei einem Pflegebedürftigen möglichst immer von derselben Pflegekraft durchgeführt wird. Die Beratungsbesuche nach § 37 Abs. 3 SGB XI können auch von Pflegeberatern im Sinne des § 7a SGB XI oder von Beratungspersonen der kommunalen Gebietskörperschaften, die die erforderliche pflegefachliche Kompetenz aufweisen, durchgeführt werden. § 37 Abs. 4 SGB XI findet entsprechende Anwendung. Die Inhalte der Empfehlungen zur Qualitätssicherung der Beratungsbesuche nach § 37 Abs. 5 SGB XI sind zu beachten. Laut dem Terminservice- und Versorgungsgesetz in der Fassung vom 10.05.2019 dürfen Beratungsbesuche nach § 37 Abs. 3 SGB XI nicht von Betreuungsdiensten im Sinne des § 71 Abs. 1a SGB XI durchgeführt werden.

Die *Prozessqualität* beschreibt u. a. den Inhalt der Beratungsbesuche mit Einschätzung der Pflegesituation und resultierenden Maßnahmen, gibt Hinweis zu Empfehlungen und zur Dokumentation, sowie Vorgehensweisen bei z. B. nicht sichergestellter Pflege.

Die *Ergebnisqualität* beschreibt die Wirkung der durchgeführten Beratung z. B., dass die gemeinsam gefundenen Ansätze zur Stabilisierung und Verbesserung der Pflegesituation umgesetzt wurden und gibt Auskunft zu den Ergebnissen der Beratung sowie zu den Empfehlungen und Maßnahmen.

Der Spitzenverband Bund der Pflegekassen beschließt mit dem Verband der privaten Krankenversicherung e. V. bis zum 1. Januar 2020 Richtlinien zur Aufbereitung, Bewertung und standardisierten Dokumentation der Erkenntnisse aus dem jeweiligen Beratungsbesuch durch die Pflegekasse oder das private Versicherungsunternehmen (§ 37 Abs. 5a SGB XI. Eine Gegenüberstellung der gesetzlichen Beratungsanfordernissen nach §§ 7 a–c und § 37 Abs. 3 SGB XI zeigt die Gemeinsamkeiten und Unterschiede der Anforderungen und Anlässe (s. Tab. 11.4).

Tab. 11.4: Gegenüberstellung von Beratungsanlässen und Ausgestaltungsmöglichkeiten (Ausschnitt). Quelle: Zentrum für Qualität in der Pflege [9].

	§ 7a, b, c SGB XI	§ 37 Abs. 3 SGB XI
Information	Weitergabe von Informationen, Wissensvermittlung	Weitergabe von Informationen, Wissensvermittlung
Beratung	Prozessberatung – Problemanalyse – gemeinsam Erarbeitung einer Zielsetzung und einer Versorgungsplanung – Interventionsdurchführung, -steuerung und -überwachung – Reflexion, Evaluation und Abschluss der Beratung	Experten- und/oder Prozessberatung in der Häuslichkeit – Erfassung der Ist-Situation – Problemanalyse – Durchführung einer Kurzintervention (Lösungsorientierung) – Evaluation
Schulung/Anleitung	Vermittlung von pflegebezogenen Fertigkeiten und Fähigkeiten durch Initiierung eines zielgerichteten Lernprozesses (im Rahmen eines Beratungs- bzw. Case Managementprozesses)	Vermittlung von pflegebezogenen Fertigkeiten und Fähigkeiten durch Initiierung eines zielgerichteten Lernprozesses
CM	Beratung + Versorgung + Fallsteuerung	–
Beraterrollen	– Informationsquelle – Experte, Wissensvermittler – Zuhörer – Prozessbegleiter – Helfer zur Problemlösung – Impulsgeber – Lotse, Anwalt, Manager	Informationsquelle Experte Wissensvermittler

Während der Beratungsbesuch nach § 37 Abs. 3 SGB XI eher für kurzfristige Information, Beratung und Lösungen angelegt ist, handelt es sich bei den Beratungen nach § 7a SGB XI um eine längere Begleitung mit Maßnahmensteuerung und -überwachung. Die umfassende Situationsanalyse ist für beide Bereiche festgeschrieben. Während der Versorgungsplan das Kernelement der § 7a SGB XI Beratung darstellt ist für die § 37 Abs. 3 SGB XI Beratung ein Formular vorgesehen, das in Kürze und einmalig die wesentlichen Erkenntnisse und Lösungsansätze festhält.

Aufgrund der prognostizierten Zunahme von Pflegebedürftigkeit und damit verbunden der steigende Bedarf an (nicht ausreichend vorhandener) professioneller Pflege wird es in Zukunft noch mehr als bisher darauf ankommen, denjenigen, die informelle Pflege und Unterstützung leisten wollen, geeignete Bedingungen zu schaffen. Die Schaffung gesetzlich definierter Beratungsansprüche für pflegebedürftige

Menschen und ihre Angehörigen ist dabei ein wesentlicher Unterstützungsfaktor. Beratung soll Pflegebedürftige und deren Angehörige in die Lage versetzen, die häusliche Pflege zu bewältigen und sie bei Entscheidungsprozessen zu unterstützen. Dazu gehören u. a. die Ermutigung bestehende Entlastungsangebote wahrzunehmen und aufzuzeigen welche Möglichkeiten zur Vereinbarkeit von Familie, Beruf und Pflege zur Verfügung stehen. Es wird nötig sein, die Beratungsangebote für Pflegebedürftige und deren Angehörige vor Ort auszubauen und zu vernetzen, um das Angebot für alle Betroffenen zugänglich und nutzbar zu machen.

Literatur

[1] Statistisches Bundesamt. Pflegestatistik – Pflege im Rahmen der Pflegeversicherung – Ländervergleich – Pflegebedürftige – 2017 [Zugriff: 02.07.2019]. URL: https://www.destatis.de/DE/Themen/Gesellschaft-Umwelt/Gesundheit/Pflege/Publikationen/Downloads-Pflege/laender-pflegebeduerftige-5224002179004.pdf

[2] Deutsches Zentrum für Altersfragen (DZA), Hrsg. Runder Tisch Pflege. Verbesserung der Situation hilfe- und pflegebedürftiger Menschen. Ergebnisse der Arbeitsgruppen I bis IV. Berlin: 2005.

[3] Bundesversicherungsamt (BVA). Verwaltungshandeln der bundesunmittelbaren Pflegekassen. Rundschreiben. Berlin: 20. März 2017 [Zugriff: 02.07.2019]. URL: https://www.bundesversicherungsamt.de/fileadmin/redaktion/Pflegeversicherung/Rundschreiben/20170320_Rundschreiben_PV_Pausch_Zuzahlung.pdf

[4] GKV-Spitzenverband, Verbände der Pflegekassen auf Bundesebene. Gemeinsames Rundschreiben zu den leistungsrechtlichen Vorschriften des SGB XI vom 22.12.2016 [Zugriff: 02.07.2019]. URL: https://www.deutsche-alzheimer.de/fileadmin/alz/pdf/2016_12_20_Gemeinsames_Rundschreiben_Pflege_ab_01012017.pdf

[5] Bundesversicherungsamt (BVA). Verwaltungshandeln der bundesunmittelbaren Pflegekassen. Rundschreiben. Berlin: 30. April 2019 [Zugriff: 02.07.2019]. URL: https://www.bundesversicherungsamt.de/fileadmin/redaktion/Pflegeversicherung/Rundschreiben/20190506VerwaltungshandelnPflegekassen.pdf

[6] GKV-Spitzenverband. Richtlinien des GKV Spitzenverbandes zur einheitlichen Durchführung der Pflegeberatung nach § 7a SGB XI vom 7. Mai 2018 (Pflegeberatungs-Richtlinien). Berlin: GKV Spitzenverband [Zugriff: 02.07.2019]. URL: https://www.gkv-spitzenverband.de/media/dokumente/pflegeversicherung/richtlinien__vereinbarungen__formulare/richtlinien_zur_pflegeberatung_und_pflegebeduerftigkeit/180531_Pflegeberatungs-Richtlinien_7a_SGB_XI.pdf

[7] Kirchen-Peters S, Nock L, Baumeister P, Mickley B. Pflegestützpunkte in Deutschland. Die Sicht der Mitarbeitenden – Rechtlicher Rahmen – Die politische Intention. Bonn: Friedrich-Ebert-Stiftung; 2016 [Zugriff: 02.07.2019]. URL: https://library.fes.de/pdf-files/wiso/12538.pdf

[8] Qualitätsausschuss Pflege. Empfehlungen nach § 37 Abs. 5 SGB XI zur Qualitätssicherung der Beratungsbesuche nach § 37 Abs. 3 SGB XI vom 29.05.2018. Berlin: Vertragsparteien nach § 113 SGB XI [Zugriff: 02.07.2019]. URL: http://qa.gs-qsa-pflege.de/wp-content/uploads/2018/08/Empfehlungen-%C2%A737-gem.-Beschluss-eQAP-vom-29.05.2018.pdf

[9] Zentrum für Qualität in der Pflege (ZQP). Qualitätsrahmen für Beratung in der Pflege. 1. Auflage. Berlin: 2016 [Zugriff: 02.07.2019]. URL: https://www.zqp.de/wp-content/uploads/Qualitaetsrahmen_Beratung_Pflege.pdf

12 Besondere Aspekte der Versorgung Pflegebedürftiger

12.1 Arzneimittelversorgung von Pflegebedürftigen[97]

Thomas Gaertner, Stephan Knoblich

In der Bevölkerungsentwicklung in Deutschland ist es in den letzten hundert Jahren zu ausgeprägten demographischen Veränderungen gekommen. Besonders auffällig ist eine deutliche Zunahme der durchschnittlichen Lebenserwartung der Menschen und damit eine Zunahme chronischer Erkrankungen und Komorbiditäten bei alten Menschen. Alter ist jedoch nicht gleichzusetzen mit Krankheit, es muss vielmehr unterschieden werden zwischen physiologischen Prozessen des Alterns und pathologischen Prozessen oder einfacher ausgedrückt zwischen Altern und Krankheit [1]. Trotz der Tatsache, dass Alter nicht gleichzusetzen ist mit Krankheit, treten chronische körperliche und psychische Erkrankungen mit zunehmendem Alter immer häufiger auf [2,3]. Durch diese Entwicklung kommt der Versorgung der multimorbiden und häufig auch gebrechlichen Menschen im Alter eine besondere Bedeutung zu [4]. Die medikamentöse Behandlung von Pflegebedürftigen, insbesondere unter dem Aspekt der tendenziell steigenden Polypharmazie, spielt deshalb sowohl in den stationären als auch in den ambulanten Pflegeeinrichtungen eine große Rolle [5,6]. Sie wird an Bedeutung in den kommenden Jahren weiter zunehmen (s. Kap. 17.1). Sollten allgemein definierte oder leitlinienorienteierte Therapieziele nur durch Polypharmazie zu erreichen sein, muss eine medikamentöse Therapie grundsätzlich unter Berücksichtigung der individuellen Konstellation und Beachtung von unter anderem Alter, Komorbiditäten, Gebrechlichkeit und möglicher pharmakologischer Wechsel- und Nebenwirkungen sowie Risiken sorgfältig abgewogen werden.

Eine einheitliche Definition der häufig synonym verwendeten Begriffen der Polypharmazie, Polypharmakotherapie, Polymedikation und Multimedikation ist nicht etabliert [7]. In der Regel wird allerdings unter Polypharmazie die dauerhafte bzw. über einen längeren Zeitraum bestehende gleichzeitige Anwendung von mehr als 5 Arzneimitteln verstanden, auch unter Einbeziehung von nicht-verschreibungspflichtigen, frei verkäuflichen Medikamenten, sogenannten Over-The-Counter-Präparaten (OTC), sowie potentiell inadäquaten Medikamenten (PIM) [8–10]. Dabei ist die Anzahl der verabreichten Medikamente näherungsweise positiv korreliert mit der Ausprägung Arzneimittel induzierter Komplikationen [11,12]. Das Polypharmazierisi-

---

[97] Aktualisierte Fassung des Beitrags von Friedrich Schwegler und Sabine Gey-Unger aus der dritten Auflage des Handbuchs.

ko steigt signifikant mit der Anzahl der Erkrankungen und davon unabhängig zudem mit der Anzahl der behandelnden Ärzte [13].

12.1.1 Informationsübermittlung in stationären Pflegeeinrichtungen

Zu den wichtigsten Bereichen der Versorgungsqualität in einer stationären Pflegeeinrichtung zählt neben der Grundpflege (Ernährung und Flüssigkeitsversorgung, Körperpflege, Förderung und Erhaltung der Mobilität) und der sozialen Betreuung vor allem auch die zum Bereich der Behandlungspflege gehörende medikamentöse Versorgung der Pflegebedürftigen. Die Problematik dieses Versorgungsbereiches besteht darin, dass er nicht in der Eigenverantwortung der Pflegeeinrichtung liegt, sondern die behandelnden Ärzte der Versicherten im Hinblick auf die Indikationsstellung zur medikamentösen Therapie die Verantwortung tragen. Die Pflegefachkräfte spielen aber eine gewichtige Mittlerrolle zwischen dem verordnenden Arzt und den behandelten Bewohnern.

1. Zum einen gehört hierher die Sicherstellung der korrekten Gabe der von den behandelnden Ärzten verordneten Medikamente. Ein Fehler in diesem Versorgungsbereich kann sich unmittelbar schädlich auf die Gesundheit der Versicherten auswirken, wenn z. B. falsche Medikamente gegeben werden, die Gabe von Medikamenten nicht oder in falscher Dosierung erfolgt oder eine angeordnete Medikamentenumstellung nicht rechtzeitig umgesetzt wird.
2. Zum andern spielen die Pflegefachkräfte in stationären Pflegeeinrichtungen eine sehr wichtige Rolle bei der Krankenbeobachtung und der Übermittlung der Informationen über die Auswirkungen der Medikation an den Arzt. Dies insbesondere deshalb, weil es sich bei den stationären Pflegeeinrichtungen im Gegensatz zu den Krankenhäusern um arztferne Organisationsformen [14] handelt. So sieht beispielsweise der Arzt nicht wie im Krankenhaus seinen Patienten jeden Tag. Der Pflegebedürftige wird in der Regel von seinem behandelnden Arzt in weit größeren Abständen in der Pflegeeinrichtung besucht. Der Arzt ist deshalb neben der direkten Information durch seine Patienten auf die Informationen der Pflegefachkräfte angewiesen, insbesondere zu folgenden Fragen:
   – Wie wirken die Medikamente bei dem Pflegebedürftigen?
   – Zeigen sich Nebenwirkungen?
   – Bestehen weiterhin Beschwerden, die daraufhin deuten, dass die Verordnung nicht ausreichend ist?

Dies dient insbesondere gerade auch der Sicherstellung einer ausreichenden Schmerzmedikation bei chronischen Erkrankungen, aber neben der Schmerztherapie auch der Sicherstellung einer ausreichenden Medikation zur Symptomlinderung bei palliativer Pflege oder in der Sterbephase. Eine ganz entscheidende Bedeutung bekommt diese Informationsübermittlung bei Bewohnern, die sich selber nicht mehr ausreichend äußern können, so dass Rückschlüsse aus der kontinuierlichen Beobachtung des Versicherten gezogen werden müssen, wie z. B. bei Bewohnern mit dementiellen Erkrankungen bzw. kognitiven Einschränkungen oder Bewohnern in der Palliativ- oder Sterbephase.

Ein besonderes Augenmerk ist zu richten auf Personen, denen Psychopharmaka verordnet wurden und bei denen es möglicherweise dosierungsbedingt zu Mobilitätseinschränkungen, Gangunsicherheiten und Stürzen kommt und infolge dessen zu möglichen gesundheitlichen Folgeschäden wie beispielsweise Kontrakturen, Druckgeschwüren oder Frakturen. Eine gewichtige Rolle spielt diese Informationsübermittlung durch Pflegende auch, wenn im Rahmen eines interdisziplinären Dialogs zwischen Ärzten, Apothekern und Pflegefachkräften ein Weg gesucht werden soll, um bei der sehr häufigen Polypharmazie der Pflegebedürftigen zu einer Therapieoptimierung zu kommen.

12.1.2 Sicherstellung der korrekten Versorgung der Bewohner in stationären Pflegeeinrichtungen mit den verordneten Medikamenten

Bei der Durchführung der Qualitätsprüfungen nach § 114 Elftes Buch Sozialgesetzbuch (SGB XI) sind entsprechend der aktuellen Fassung der Richtlinien des GKV-Spitzenverbandes über die Durchführung der Prüfung der in Pflegeeinrichtungen erbrachten Leistungen und deren Qualität nach § 114 SGB XI für die vollstationäre Pflege vom 17. Dezember 2018 (Qualitätsprüfungs-Richtlinien für die vollstationäre Pflege – QPR vollstationär) vom 01.11.2019 an im Qualitätsbereich 2 „Unterstützung bei der Bewältigung von krankheits- und therapiebedingten Anforderungen und Belastungen" unter anderem folgende Qualitätsaspekte zu prüfen:
- Maßnahmen zur Unterstützung der versorgten Person im Zusammenhang mit der individuellen Medikation, die Beachtung ärztlicher An- bzw. Verordnungen, die Kommunikation mit anderen Berufsgruppen und die Reaktion auf etwaige Nebenwirkungen im Zusammenhang mit der Medikation sowie
- die Gesamtheit des pflegerischen Schmerzmanagements einschließlich der Zusammenarbeit mit dem Arzt und anderen Berufsgruppen, sofern sie mit dem Ziel der Unterstützung der versorgten Person bei der Schmerzbewältigung tätig werden.

Nach den zuvor gültigen Qualitätsprüfungs-Richtlinien wurde bis zum 31.10.2019 in stationären Pflegeeinrichtungen bewertet,
- ob die Medikamentenversorgung der ärztlichen Anordnung entspricht (Transparenzkriterium 24),
- ob die Bedarfsmedikation der ärztlichen Anordnung entspricht (Transparenzkriterium 25) und
- ob der Umgang mit Medikamenten sachgerecht ist (Transparenzkriterium 26).

Für den verpflichtenden 5. Pflege-Qualitätsbericht des MDS nach § 114a Abs. 6 SGB XI zur Qualität in der ambulanten und stationären Pflege vom Dezember 2017 [15] wurden die Ergebnisse der von den Medizinischen Diensten der Krankenversicherung (MDK) durchgeführten Qualitätsprüfungen für den dreijährigen Berichtszeitraum bis zu Jahr 2016 ausgewertet. Demnach entsprach bundesweit die Medikamentenversorgung bei 9,2 Prozent der Bewohner, für die dieses Kriterium relevant war, nicht den ärztlichen Anordnungen. Dies bedeutet, anhand der Pflegedokumentation war nicht klar erkennbar, welches Medikament in welcher Form, in welcher Dosierung und zu welcher Tageszeit zu verabreichen ist. Bei einer Bedarfsmedikation ist festzuhalten, bei welchem Symptom welches Medikament in welcher Einzel- und bis zu welcher Tageshöchstdosierung zu verabreichen ist, sofern die Tageshöchstdosierung vom Arzt jeweils festgelegt wurde. Bei 5,6 Prozent der Bewohner waren Fehler im Umgang mit der Bedarfsmedikation festgestellt worden. So war beispielsweise der Pflegeeinrichtung die Indikation für die Bedarfsmedikation oder die Tageshöchstdosis nicht bekannt. Bei 4,0 Prozent der Bewohnerinnen und Bewohner mit ärztlich verordneter Schmerztherapie erfolgte diese nicht wie festgesetzt.

Auf der Fachtagung für Sozialpharmazie der Akademie für öffentliches Gesundheitswesen am 24.05. und 25.05.2011 in Düsseldorf berichtete Stapel über eine Fehleranalyse beim Stellen von Arzneimitteln in stationären Pflegeeinrichtungen [16]. Demnach wurde bei 330 Medikationen 57-mal fehlerhaft gestellt, das entspricht einer Quote von 19 Prozent falscher Stellungen. Die Fehler setzten sich folgendermaßen zusammen: 16-mal fehlendes Arzneimittel, 11-mal fehlerhafter Zeitpunkt der Einnahme, 11-mal inkorrekte Tablettenteilung, 7-mal falsches Arzneimittel, 6-mal falsche Dosierung, 4-mal überzähliges Arzneimittel und 2-mal beschädigtes Arzneimittel.

Die Schwierigkeiten bei der Sicherstellung der Medikamentenversorgung entsprechend den ärztlichen Anordnungen sind vielschichtig. Ein Punkt ist die Organisationsform der stationären Pflegeeinrichtung als arztferne Institution. Nach der Maxime, dass die Pflegeeinrichtung die Wohnung des Pflegebedürftigen ist und keine Krankenhaus-ähnlichen Strukturen (z. B. durch die Beschäftigung von festangestellten Heimärzten) geschaffen werden sollen, hat jeder Bewohner seinen eigenen Hausarzt, der seine ärztliche Tätigkeit entsprechend seiner Individualität als niedergelassener Arzt durchführt und keine Einschränkungen durch Vorgaben der Pflegeeinrichtung akzeptiert, d. h., er führt eine eigene Dokumentation, hat seine eigenen Behandlungs- und Verordnungsgewohnheiten etc. Dies bedeutet, dass sich die Pflegefachkräfte einer stationären Pflegeeinrichtung auf die „Stile, Gewohnheiten und Verordnungsweisen" vieler Ärzte einstellen und sich daran anpassen müssen.

Ein weiterer „Nachteil" dieser arztfernen Organisationsform ist darin zu sehen, dass bei Verschlechterungen des Allgemeinzustandes eines Bewohners eine direkte Kommunikation der Pflegeeinrichtung mit dem behandelnden Arzt erschwert sein kann. Von Mitarbeitern der stationären Pflegeeinrichtungen ist somit eine hohe Flexibilität gefordert, um im Rahmen eines effektiven Medikamentenmanagements und in Kooperation mit allen an der Versorgung beteiligten Ärzten alle Anordnungen sowohl im normalen Tagesbetrieb als auch in Notfallsituationen mit möglicherweise kurzfristig erforderlich werdender Änderung der Medikation korrekt und sachgerecht umzusetzen.

Der sachgerechte Umgang mit Medikamenten in stationären Pflegeeinrichtungen erfordert seitens der Pflegefachkräfte große Anstrengungen. Traditionell werden die am folgenden Tag zu verteilenden Medikamente häufig nachts gestellt. Die Konzentration ist nachts eingeschränkt, sie wird zudem noch gestört, wenn die Pflegefachkraft zu anderen Tätigkeiten während des Stellens der Medikamente gerufen wird. Es besteht Einigkeit darüber, dass ein Stellen der Medikamente im Tagdienst zu weniger Fehlern führt [16], aber auch hier muss für adäquate Umgebungsbedingungen (Stellen der Medikamente in einem abgeschlossenen Raum) gesorgt werden. Auch ein Abrufen der Pflegekraft zu anderen Tätigkeiten sollte unterbleiben. Grundsätzlich sollte eine Kontrolle der gestellten Medikamente durch eine zweite Pflegefachkraft vor der Verteilung der Medikamente erfolgen (Vier-Augen-Prinzip).

Als ein möglicher Ausweg aus der Problematik des nicht sachgerechten Umgangs mit Medikamenten wird die Verblisterung angesehen. Hierbei erfolgt die Verpackung, Sortierung und Aufbewahrung von Arzneimitteln in sogenannten Blisterkarten (engl. *blister* „Blase"), einer aus Kunststofffolie gefertigten Sichtverpackung, in die Tabletten, Dragees und Kapseln eingeschweißt sind. Bei der patientenindividuellen Verblisterung werden Arzneimittel von einem externen Unternehmen für jeden Bewohner in der verordneten Dosierung gerichtet, einzeln verpackt sowie zur Verteilung fertig an die Einrichtung geliefert und zwar in der Regel in Form von patientenbezogenen Wochenpackungen. Die Nachteile dieser Versorgung: vom Arzt verordnete halbe Tabletten sowie Tropfen können nicht verblistert werden, sodass zu dem eigentlich fertigen Medikamentensatz immer noch Zuarbeiten erforderlich sind, die wieder ein Fehlerpotential in sich bergen. Auch ist durch die verblisternden Fremdfirmen nicht immer eine reibungslose und kurzfristige Nachlieferung von Medikamenten bei Umstellung der Medikation sichergestellt.

Ein „psychologischer" Nachteil der Verblisterung sollte nicht unterschätzt werden: die Medikamentenversorgung wird damit fremdvergeben („outsourcing"). Sie wird damit zwar nicht dem direkten Verantwortungsbereich der Pflegefachkräfte entzogen, erhält aber doch eine andere Qualität. Dies ist einer verantwortlichen und sachgerechten Handhabung der Medikation und der Kenntnis über deren Wirkungen und Nebenwirkungen nicht unbedingt dienlich. Eine abschließende Beurteilung der Vorteile oder Nachteile der Verblisterung bliebe noch zu erforschen.

12.1.3 Einzelne Schwerpunktbereiche bei der medikamentösen Versorgung von Bewohnern in stationären Pflegeeinrichtungen

12.1.3.1 Schmerzmittelversorgung bei Bewohnern von stationären Pflegeeinrichtungen

In einer Literaturübersicht über das Auftreten und die Häufigkeit von Schmerzen bei Bewohnern von stationären Pflegeeinrichtungen [17] wird das Auftreten von Schmerzen als „common symptom" angesehen infolge der zunehmenden Prävalenz von altersbedingten Erkrankungen (z. B. Wirbelsäulenbeschwerden, Gelenkschmerzen, rheumatische Beschwerden, Schmerzen bei Osteoporose, periphere Durchblutungsstörungen). Eine adäquate Schmerzbehandlung wird als schwierig angesehen, da „Schmerz" häufig noch als altersbedingt „normal" angesehen wird, von Seiten sowohl der Bewohner als auch der Pflegefachkräfte. Es hat sich bei den Untersuchungen gezeigt, dass sich die Bewohner oftmals scheuen, Schmerzen zu äußern auf Grund ihrer anerzogenen Duldsamkeit oder einer befürchteten Stigmatisierung als Schmerzpatient.

Die Häufigkeit des Auftretens von chronischen Schmerzen wird in der Literatur mit 50 bis 80 Prozent der Bewohner von stationären Pflegeeinrichtungen angegeben [17,18]. Von Kopf wird geschätzt, dass nur etwa 20 Prozent der Bewohner von stationären Pflegeeinrichtungen adäquat mit Schmerzmedikamenten behandelt werden [19]. Drager et al. kommen in ihren Untersuchungen zu dem Ergebnis, dass die Daten auf eine Unterversorgung hinsichtlich der Schmerztherapie in deutschen Pflegeheimen schließen lassen [20].

Um die Versorgung zu verbessern, sollten Pflegefachkräfte die Pflegebedürftigen gezielt nach Schmerzen befragen oder auf eine mögliche Begleitsymptomatik (z. B. Schlaflosigkeit, Lustlosigkeit oder Beeinträchtigung der Alltagsfunktionen) achten. Wenn die Beurteilung der Schmerzen durch Befragung nicht ausreichend sichergestellt ist, sollte eine Einschätzung der Schmerzen anhand einer der gängigen Schmerzskalen (Visuelle Analog Skala, Smiley Analogue Skala, Numerische Rating Skala, Verbale Rating Skala, Wong Baker Skala etc.) erfolgen. Der Gebrauch solcher Skalen hat sich in der Praxis noch nicht durchgesetzt. Im 5. Pflege-Qualitätsbericht des MDS zur Qualität in der ambulanten und stationären Pflege findet sich die Angabe, dass eine systematische Schmerzeinschätzung bei 82,1 Prozent der in die Prüfung einbezogenen Bewohner erfolgte, bei denen eine solche Einschätzung aufgrund bekannter chronischer Schmerzen erforderlich gewesen wäre [15].

Das oben Gesagte gilt in besonderer Weise auch für Bewohner, die an Demenz leiden und deshalb ihre Schmerzen nur unzureichend oder gar nicht mehr verbal äußern können. Die lange Zeit vertretene Auffassung, Patienten mit dementiellen Erkrankungen würden keine Schmerzen haben oder sie weniger stark empfinden, ist durch neuere Forschungsergebnisse widerlegt [21]. Es gibt im Gegenteil Hinweise, dass Menschen mit dementiellen Erkrankungen Schmerzen stärker empfinden als die ohne und außerdem darunter leiden, dass sie ihren Schmerz nicht angemessen zur Sprache bringen können. Ihre Schmerzäußerungen erfolgen deshalb inadäquat nonverbal, z. B. durch unartikuliertes Schreien, ausgeprägtes Grimassieren, übermäßiges Schwitzen, Tachykardie, Blutdruckentgleisung oder herausforderndes Verhalten. Die Erfassung der Schmerzen von Pflegebedürftigen mit dementiellen Erkrankungen und die Wirkung einer Schmerzmedikation erfordert eine ständige aufmerksame Beobachtung durch die Pflegefachkräfte. Ist die Beobachtung nicht ausreichend schlüssig, sollten Schmerzskalen eingesetzt werden, z. B. die „**BE**urteilung von **S**chmerz bei **D**emenz" (BESD) oder das „Beobachtungsinstrument für das Schmerzassessment bei alten Menschen mit Demenz (BISAD)" [22]. Trotz sorgfältiger Beobachtung und Einsatz von Schmerzskalen dürfen die Risiken einer Schmerztherapie bei einem dementen Bewohner nicht außer Acht gelassen werden: Fehlbehandlung, Eintritt von Nebenwirkungen oder Interaktionen, veränderte oder ausbleibende Therapieantwort. Diese Risiken sollten dennoch nicht dazu führen, dass gar keine oder eine unzureichende Schmerztherapie bei diesen Bewohnern erfolgt.

12.1.3.2 Medikation bei Pflegebedürftigen im Palliativstadium und in der Sterbephase in stationären Pflegeeinrichtungen

In allen stationären Pflegeeinrichtungen werden Bewohner im Palliativstadium und in der Sterbephase betreut. Palliativpflege beginnt dann, wenn eine chronische Erkrankung der inneren Organe oder eine Karzinomerkrankung in das Stadium einer in absehbarer Zeit zum Tode führenden unheilbaren Krankheit übergeht (s. auch Kap. 12.2). Die Bewohner brauchen in diesem Stadium eine umfassende körperliche, seelische, soziale und spirituelle Begleitung, Pflege und Behandlung [23]. In den Fokus zu nehmen sind im Rahmen der in diesem Kapitel zu bearbeiteten Problematik der medikamentösen Versorgung eine umfassende Schmerzerfassung und die medikamentöse Linderung von Symptomen [24]. Hierzu ist wiederum die pflegefachliche Kompetenz der betreuenden Pflegefachkräfte gefragt, um durch Beobachtung und gegebenenfalls Zuhilfenahme von Assessmentinstrumenten vermittelnd zwischen Arzt und Patient für den Bewohner eine adäquate Schmerzmedikation unter Einschluss einer Symptomlinderung zu erreichen.

Bei der Begleitung der Bewohner in der Sterbephase sind durch die Pflegeeinrichtung vielfaltige weitere Aufgaben zu bewältigen (ethische Konsile, Fallbesprechungen zur Krisenintervention etc. [25]). Daneben besteht aber auch weiterhin die Aufgabe der Pflegefachkräfte, im Zusammenwirken mit den behandelnden Ärzten dafür Sorge zu tragen, dass eine medikamentöse Linderung der Schmerzen der Sterbenden verbunden mit einer Reduzierung der Begleitsymptomatik erfolgt.

12.1.3.3 Psychopharmaka

In den Bereichen der Medikation von Schmerzpatienten, von Palliativpatienten und den Patienten in der Sterbephase ist den Fachpublikationen zufolge und nach den praktischen Erfahrungen eher eine Unterversorgung in den stationären Pflegeeinrichtungen festzustellen. Bei der Versorgung von dementiell Erkrankten mit Psychopharmaka ist in stationären Pflegeeinrichtungen eher eine Überversorgung zu sehen [26]. Bei den dementiellen Erkrankungen zeigen sich neben den kognitiven Einschränkungen in den Bereichen Gedächtnis, Orientierung, Sprechen und Urteilsvermögen psychopathologische Veränderungen, die in der angelsächsischen Literatur zusammengefasst werden als „Behavioural and Psychological Symptoms of Dementia (BPSD)". Zu dieser heterogenen Gruppe von psychopathologischen Veränderungen gehören Aggressivität und Unruhe, Wahnvorstellungen, Halluzinationen, Weglauftendenzen, Schlafstörungen und Angst. Die Prävalenz dieser Veränderungen schwankt in der Literatur sehr stark mit Angaben zum Auftreten zwischen 50 und 90 Prozent bei den an Demenz erkrankten Bewohnern in einer stationären Pflegeeinrichtung [26].

Die Auswirkungen der unter dem Begriff BDSP zusammengefassten psychopathologischen Veränderungen sind für die Pflegefachkräfte in stationären Pflegeeinrichtungen außerordentlich belastend. Die Verordnung von Psychopharmaka zur Linderung der belastenden Symptomatik ist nachvollziehbar, sollte jedoch nicht das Mittel der ersten Wahl sein. Es stehen mittlerweile umfassende innovative Pflegekonzepte für den Umgang mit psychisch beeinträchtigten dementiell erkrankten Bewohnern zur Verfügung. Dazu zählen unter anderem geschützte Bereiche, in denen die Bewohner ohne Verletzungsgefahr ihrem Bewegungsdrang nachkommen können; niedrige Pflegebetten, um die Sturzgefahr aus dem Bett zu verringern und ein allzeitiges Verlassen des Bettes zu ermöglichen; nächtliche Betreuungsangebote für Bewohner, die unter einer Tag-Nacht-Umkehr leiden. Bei Durchführung einer fachlich auf dem neuesten Stand der Pflegeforschung stehenden pflegerischen Versorgung dieser Bewohner kann der Einsatz von Psychopharmaka deutlich reduziert werden. Fossey et al. konnten nachweisen, dass unter dem Einfluss einer gesteigerten psychosozialen Betreuung eine Reduktion der Verordnung von Psychopharmaka um 20 Prozent erreicht werden konnte [27].

12.1.3.4 Von der Polypharmazie zur Therapieoptimierung bei Bewohnern in stationären Pflegeeinrichtungen

In der geriatrischen Fachliteratur besteht weitgehend Einigkeit darüber, dass eine Polypharmazie mit mehr als 5 Medikamenten bei alten Bewohnern nicht nur nicht sinnvoll ist, sondern mit einem Risiko für arzneimittelbezogene Probleme einhergeht [28–33]. An einer in der Zeit von Januar 2012 bis Juli 2013 vom Diözesancaritasverband Köln (wissenschaftliche Begleitung Institut für Pflegewissenschaft der Universität Bielefeld) durchgeführten Studie zur Ergebnisqualität in der stationären Altenhilfe (EQisA) beteiligten sich 37 stationäre Pflegeeinrichtungen vorwiegend im Landesteil Nordrhein des Landes Nordrhein-Westfalen. In die Erhebungen aus diesen 37 stationären Pflegeeinrichtungen konnten 3.456 Bewohner einbezogen werden. Hierbei zeigte sich zum Stichtag September 2012, dass je Bewohner eine durchschnittliche Anzahl von 7,4 Medikamenten verordnet war. Bei 68,5 Prozent der in die Erhebung einbezogenen Bewohner, d. h. mehr als zwei Drittel der Bewohner, waren mehr als 5 Medikamente pro Patient verordnet [Persönliche Mitteilung K. Wingenfeld].

Idealerweise bestünde eine Lösung dieser Problematik in der Bildung von interdisziplinären Arbeitsgruppen, in denen die in die medikamentöse Versorgung der Bewohner eingebundenen Ärzte, Apotheker und Pflegefachkräfte zusammenarbeiten [32]. In solchen Arbeitsgruppen können die Verordnungen für die einzelnen Bewohner besprochen und anhand der Beers-Liste [28,34] oder der PRISCUS-Liste [10] potentiell inadäquate Medikamente für die betroffenen Bewohner abgesetzt werden. Des Weiteren konnte in solchen interdisziplinären Arbeitsgruppen unter Einbeziehung der Bewohner und/oder ihrer Angehörigen festgelegt werden, welche Medikamente im Einzelfall essentiell notwendig sind und auf welche im Sinne einer Therapieoptimierung verzichtet werden kann. Die Bildung solcher interdisziplinaren Arbeitsgruppen ist in der Praxis mit vielen Schwierigkeiten verbunden. Verbessert werden sollte jedoch auf jeden Fall – unabhängig von der Organisationsform – der fachliche Austausch zwischen den beteiligten Berufsgruppen.

12.1.4 Zur medikamentösen Versorgung von Pflegebedürftigen im ambulanten Bereich

Auch in der ambulanten pflegerischen Versorgung gibt es die Unterscheidung zwischen der eigenverantwortlichen grundpflegerischen Versorgung der Pflegebedürftigen (Leistungen nach dem SGB XI) und der Behandlungspflege, die Pflegefachkräfte nach Delegation und Verordnung durch einen Arzt durchführen (Leistungen nach dem SGB V). Die Behandlungspflege gehört auch im ambulanten Bereich zu den arztfernen Versorgungsformen, unterscheidet sich jedoch wesentlich von der pflegerischen Tätigkeit in stationären Einrichtungen. Der Pflegebedürftige wird von der Pflegefachkraft des ambulanten Pflegedienstes nicht über 24 Stunden begleitet und beobachtet, sondern sie sieht ihn auch nur bei ein oder zwei, höchstens drei Pflegeeinsätzen pro Tag, damit aber in der Regel immer noch häufiger als der Hausarzt. Auch in dieser Konstellation hat die Pflegefachkraft deshalb eine wichtige Mittlerrolle zwischen Arzt und Patient.

Auch bei ambulanten Pflegeeinrichtungen (Pflegedienste) werden Qualitätsprüfungen nach § 114 SGB XI durchgeführt. Im Qualitätsbericht des MDS werden die Ergebnisse der von den MDK durchgeführten Qualitätsprüfungen bei den Pflegediensten dargestellt. Für den Drei-Jahres-Zeitraum bis 2016 konnte folgende Häufigkeit ärztlich verordnete behandlungspflegerischer Leistungen festgestellt werden [15]:
- Medikamentengabe (43,0 Prozent)
- Anlegen/Wechseln von Kompressionsverbanden/-strümpfen (27,6 Prozent)
- Schmerzmanagement (16,4 Prozent)
- Injektionen (s. c./i. m.) (12,6 Prozent)
- Blutzuckermessungen (5,8 Prozent)
- Versorgung einer chronischen Wunde bzw. eines Dekubitus (5,3 Prozent)

Sonstige Leistungen der Behandlungspflege wurden jeweils bei weniger als 5 Prozent der in die Prüfung einbezogenen Pflegebedürftigen durchgeführt.

Daraus ergibt sich auch für den ambulanten Bereich, welche enorme Wichtigkeit der medikamentösen Versorgung der Versicherten zukommt. Auch hier bestehen zwei Aufgabenbereiche für die Pflegefachkräfte:
1. Sicherstellung der korrekten Versorgung mit den vom behandelnden Arzt verordneten Medikamenten sowie
2. Informationsübermittlung seitens der Pflegefachkräfte an den Arzt.

Diese Informationsübermittlung ist bei allen Medikamentengaben wichtig (Liegt der Blutzuckerspiegel im vorgegeben Bereich? Ist die Blutdrucksenkung ausreichend?), erhält aber analog zur stationären Versorgung auch im ambulanten Bereich seine besondere Wertigkeit für eine ausreichende Schmerzmedikation bzw. eine sachgerechte Medikation bei palliativer Pflege oder in der Sterbephase. Eine gewichtige Rolle spielt diese Informationsübermittlung der Pflegefachkräfte auch, wenn im Rahmen eines interdisziplinären Dialogs zwischen Ärzten, Apothekern und Pflegefachkräften ein Weg gesucht werden soll, um bei der sehr häufigen Polypharmazie der Pflegebedürftigen zu einer Therapieoptimierung zu kommen.

Bei den Qualitätsprüfungen nach § 114 SGB XI bei ambulanten Pflegediensten wurde allgemein betrachtet, ob bei der Durchführung von Behandlungspflege eine aktive Kommunikation der Pflegefachkraft mit dem verordnenden Arzt stattgefunden hat (Transparenzkriterium 27). Neben den routinemäßig erforderlichen Informationen ist eine aktive Kommunikation mit dem Arzt insbesondere bei Notfällen oder relevanten Gesundheitsveränderungen im Zusammenhang mit verordneten behandlungspflegerischen Maßnahmen notwendig. Nach den Angaben im 5. Pflege-Qualitätsbericht des MDS zur Qualität in der ambulanten und stationären Pflege war eine aktive Kommunikation bei 90,2 Prozent dieser ambulant versorgten Pflegebedürftigen nachvollziehbar [15].

Bei der Medikamentengabe durch ambulante Pflegedienste wird geprüft, ob sie der ärztlichen Verordnung entspricht (Transparenzkriterium 19). Bei 88,3 Prozent der Pflegebedürftigen mit einer Medikamentenverordnung war das Kriterium erfüllt, was bedeutet, dass die Medikamentengabe nach der ärztlichen Verordnung erfolgte, die Medikamentengabe korrekt dokumentiert war und es nur die Medikamente verabreicht wurden, für die eine ärztliche Verordnung vorlag. Bei der Verwendung von Generika war sichergestellt, dass das verwendete Präparat der ärztlichen Verordnung entsprach.

Wissenschaftliche Untersuchungen zur Frage, warum es bei der Medikamentengabe durch Mitarbeiter von ambulanten Pflegediensten zu einer unkorrekten Versorgung kam, liegen nicht vor. Von den in der Praxis Tätigen werden ein hoher Zeitdruck bei der Durchführung der Tätigkeit und Störungen durch die Umgebung genannt. Bei Fortbildungsmaßnahmen für die Mitarbeiter von ambulanten Pflegediensten sollte immer wieder auf das hohe Gefährdungspotential durch die unkorrekte Gabe von Medikamenten hingewiesen werden.

Bei den Tourenplanungen für die Pflegefachkräfte sollte ausreichend Zeit für das Stellen der Medikamente vorgesehen werden. Die Pflegefachkräfte selber sollten vor Ort für eine störungsfreie Durchführung der Tätigkeit sorgen. Analog der Situation von Bewohnern in stationären Pflegeeinrichtungen ist auch bei ambulant betreuten Pflegebedürftigen davon auszugehen, dass sie als Folge von altersbedingten Erkrankungen (z. B. Wirbelsäulenbeschwerden, Gelenkschmerzen, rheumatische Beschwerden, Schmerzen bei Osteoporose, periphere Durchblutungsstörungen) unter Schmerzen leiden. Die Datenlage lässt keine fundierte Aussage zu, ob bei den ambulant betreuten Pflegebedürftigen eine ausreichende Versorgung mit Schmerzmedikamenten erfolgt oder nicht.

Bei Pflegebedürftigen, die an chronischen Schmerzen leiden und bei denen eine ärztliche Verordnung für die Gabe von Schmerzmedikamenten vorliegt, wurde in Rahmen der Qualitätsprüfungen nach § 114 SGB XI überprüft, ob ein angemessenes pflegerisches Schmerzmanagement durchgeführt wurde (Prüffrage 10.21). Hierbei wird das Augenmerk darauf gerichtet, ob eine systematische Schmerzeinschätzung durch den Pflegedienst durchgeführt wird, auf deren Basis dem Arzt ggf. faktenbasiert Hinweise zur Anpassung der Schmerztherapie gegeben werden können. Bei 75,3 Prozent der betroffenen Pflegebedürftigen war dieses Kriterium erfüllt [15]. Bei etwa einem Viertel dieser Pflegebedürftigen war das Kriterium also nicht erfüllt.

Wünschenswert wäre hier eine Intensivierung des pflegerischen Schmerzmanagements durch die Mitarbeiter der betreuenden ambulanten Pflegedienste. Dies gilt insbesondere für die unter Schmerzen leidenden ambulant betreuten Pflegebedürftigen mit dementiellen Erkrankungen. Das Problem der Polypharmazie besteht auch bei Pflegebedürftigen, die durch ambulante Pflegedienste betreut werden. Durch den fehlenden institutionellen Rahmen ist die Bildung von interdisziplinaren Arbeitsgruppen im ambulanten Bereich noch sehr viel schwieriger zu bewerkstelligen als in der stationären Pflege. Es gibt jedoch durchaus auch im ambulanten Bereich Beispiele für die Bildung von Arbeitsgruppen [32] unter Einbeziehung der Pflegebedürftigen und/oder ihrer Angehörigen. Aber auch wenn keine Möglichkeit zur Bildung von Arbeitsgruppen besteht, sollte der fachliche Austausch zwischen den beteiligten Berufsgruppen intensiviert werden.

Literatur
[1] Böhm K, Tesch-Römer C, Ziese T. Beiträge zur Gesundheitsberichterstattung des Bundes, Gesundheit und Krankheit im Alter. Berlin: Robert Koch Institut; 2009.
[2] Weyerer S, Bickel H. Epidemiologie psychischer Erkrankungen im höheren Lebensalter. Stuttgart: Kohlhammer; 2006.
[3] Weyerer S, Ding-Greiner C, Marwedel U, Kaufeler T. Epidemiologie körperlicher Erkrankungen und Einschränkungen im Alter. Stuttgart: Kohlhammer; 2008.
[4] Kuhlmey A, Schaeffer D. Alter, Gesundheit und Krankheit. Bern: Verlag Hans Huber; 2008.

[5] Beske F. Häufigkeit ausgewählter überwiegend chronischer Erkrankungen als Beispiel für Probleme der Gesundheitsversorgung von morgen. Public Health Forum. 2010;18(1):21.e1-21.e4.
[6] Moßhammer D, Haumann H, Mörike K, Joos S. Polypharmazie – Tendenz steigend, Folgen schwer kalkulierbar. Dtsch Arztebl. 2016;113(38):627–633.
[7] Marengoni A, Onder G. Guidelines, polypharmacy, and drug-drug interactions in patients with multimorbidity. BMJ. 2015;350:h1059.
[8] Haefeli W, Seidling H. Polypharmazie. In: Klimm H, Peters-Klimm F, Hrsg. Allgemeinmedizin. 5., vollständig überarbeitete und erweiterte Auflage. Stuttgart: Thieme; 2016. doi:10.1055/b-004-129719.
[9] Sieber C. Polypharmazie. In: Blum H, Müller-Wieland D, Hrsg. Klinische Pathophysiologie. 10., vollständig überarbeitete und erweiterte Auflage. Thieme; 2018. doi:10.1055/b-004-132250.
[10] Holt S, Schmiedl S, Thurmann PA. Potenzially inappropriate medications in the elderly: the PRISCUS list. Dtsch Arztebl. 2010;107:543–551.
[11] Viktil KK, Blix HS, Moger TA, Reikvam A. Polypharmacy as commonly defined is an indicator of limited value in the assessment of drug-related problems. Br J Clin Pharmacol. 2007;63:187–195.
[12] Nobili A, Pasina L, Tettamanti M, et al. Potenzially severe drug interactions in elderly outpatients: results of an observational study of an administrative prescription database. J Clin Pharm Ther. 2009;34:377–386.
[13] Tetzlaff F, Singer A, Swart E, Robra B-P, Herrmann M. Polypharmazie in der nachstationären Versorgung: Eine Analyse mit Daten der AOK Sachsen-Anhalt. Gesundheitswesen. 2018;80(6):55–63.
[14] Igl G. Literaturanalyse zum rechtswissenschaftlichen Wissensbestand hinsichtlich der Rahmenbedingungen von Interdisziplinarität und Interprofessionalität in der Zusammenarbeit der Gesundheitsfachberufe. Kiel: Mai 2010.
[15] Medizinischer Dienst des Spitzenverbandes Bund der Krankenkassen e. V. (MDS). 5. Pflege-Qualitätsbericht des Medizinischen Dienstes des Spitzenverbandes Bund der Krankenkassen e. V. (MDS) nach § 114a Abs. 6 SGB XI. Essen: Dezember 2017 [Zugriff: 23.10.2019]. URL: https://www.mds-ev.de/fileadmin/dokumente/Pressemitteilungen/2018/2018_02_01/_5._PflegeQualitaetsbericht_des_MDS.pdf
[16] Stapel U. Analyse der Qualität beim Stellen von Arzneimitteln in Alten- und Pflegeheimen. In: Arzneimittelversorgung von Heimbewohnern. Fachtagung Sozialpharmazie der Akademie für Öffentliches Gesundheitswesen in Zusammenarbeit mit dem Landesinstitut für Gesundheit und Arbeit des Landes Nordrhein-Westfalen am 24. und 25.05.2011 in Düsseldorf. Düsseldorf, Münster: August 2011 [Zugriff: 24.10.2019]. URL: https://www.lzg.nrw.de/_php/login/dl.php?u=/_media/pdf/service/Pub/pub-arz/liga_nrw_bericht_fachtagung_sozialpharmazie_24_25-05-2011_duesseldorf.pdf
[17] Takai Y, Yamamoto-Mitani N, Okamoto Y, Koyama K, Honda A. Literature Review of Pain Prevalence Among Older Residents of Nursing Homes. Pain Managing Nursing. 2010;11(4):209–223.
[18] Smalbrugge M, Jongenelis L, Pot A, Beekman A, Eefsting J. Pain among nursing home patients in the Netherlands: prevalence, course, clinical correlates, recognition and analgesic treatment – an observational cohort study. BMC Geriatrics. 2007;7:3.
[19] Kopf A. zit. nach „Schmerzbehandlung – Bei Senioren unzureichend". Berlin: 2009 [Zugriff: 24.10.2019]. URL: https://www.n-tv.de/wissen/Bei-Senioren-unzureichend-article43932.html
[20] Dräger D, Ellert S, Kalinowski S, et al. Schmerzvermeidung und Autonomieförderung – neue Studienergebnisse aus der stationären Pflege. Vortrag auf dem Symposium „Schmerz in der Pflege – eine Herausforderung" am 13.10.2010 in München.

[21] Winkler A. Schmerz bei Demenz. Vortrag auf dem Symposium „Schmerz in der Pflege – eine Herausforderung" am 13.10.2010 in München.
[22] Lukas A. Schmerzmessung im Alter. Schmerztherapie. 2008;4:5–8.
[23] Heimerl K. Palliative und Dementia Care im Pflegeheim. Die Hospiz-Zeitschrift. 2011:47/1.
[24] Heimerl K, Heller A, Pleschberger S. Implementierung von Palliative Care im Überblick. In: Knipping C, Hrsg. Lehrbuch Palliative Care. Bern: Verlag Hans Huber; 2006.
[25] Bödiker ML, Graf G, Schmidbauer H, Hrsg. Hospiz ist Haltung – Kursbuch Ehrenamt. Ludwigsburg: Der Hospizverlag; 2011.
[26] Glaeske G, Schicktanz C. Barmer GEK Arzneimittelreport 2011. Schriftenreihe zur Gesundheitsanalyse: Band 8: Juni 2011.
[27] Fossey J, Ballard C, Juszcak E, et al. Effect of enhanced psychosocial care on antipsychotic use in nursing home residents with severe dementia. BMJ. 2006;332:756–761.
[28] AGS – The American Geriatrics Society 2012 Beers Criteria Update Expert Panel. American GeriatricsSociety Updated Beers Criteria for Potenzially Inappropriate Medication Use in Older Adults. J Am Geriatr Soc. 2012;60(4):616–631.
[29] Garfinkel D, Mangin D. Feasibility Study of a Systematic Approach for Discontinuation of Multiple medications in Older Adults. Arch Intern Med. 2010;170(18):1648–1654.
[30] Marx G, Püsche K, Ahrens D. Polypharmazie: ein hausärztliches Dilemma? Gesundheitswesen 2009;71:339–348.
[31] Siegmund-Schultze N. Weniger Medikamente sind oft mehr. Dtsch Arztebl. 2012;109:418–420.
[32] Wilm S. Erwartungen an die Apotheken aus Sicht der Ärzteschaft. Fachtagung Sozialpharmazie der Akademie für Öffentliches Gesundheitswesen in Zusammenarbeit mit dem Landesinstitut für Gesundheit und Arbeit des Landes Nordrhein-Westfalen am 24. und 25.05.2011 in Düsseldorf. Düsseldorf, Münster: August 2011 [Zugriff: 24.10.2019]. URL: https://www.lzg.nrw.de/_php/login/dl.php?u=/_media/pdf/service/Pub/pub-arz/liga_nrw_bericht_fachtagung_sozialpharmazie_24_25-05-2011_duesseldorf.pdf
[33] Glaeske G, Schicktanz C: Barmer GEK Arzneimittelreport 2013. Schriftenreihe zur Gesundheitsanalyse: Band 10, Juni 2013.
[34] Beers MH, Ouslander JG, Rollingher I, et al. Explicit criteria for determining inappropriate medication use in older adults. Arch Intern Med. 1991;151(9):1825–1832.

12.2 Palliativmedizin: Medizinische Grundlagen und pflegerelevante Aspekte

Lukas Radbruch, Roman Rolke, Helmut Hoffmann-Menzel, Martina Kern

12.2.1 Definition, Werte, Ziele

Nach einer Definition der Weltgesundheitsorganisation dient Palliativmedizin „der Verbesserung der Lebensqualität von Patienten und ihren Angehörigen, die mit einer lebensbedrohlichen Erkrankung konfrontiert sind. Dies geschieht durch Vorbeugung und Linderung von Leiden mittels frühzeitiger Erkennung, hochqualifizierter Beurteilung und Behandlung von Schmerzen und anderen Problemen physischer, psychosozialer und spiritueller Natur" [1]. Palliativmedizin bejaht das Leben und sieht das Sterben als einen normalen Prozess an. Sie will den Tod weder beschleunigen noch hinauszögern.

Nach dieser Definition ist Palliativmedizin nicht auf das letzte Lebensstadium und auf sterbende Patienten beschränkt, sondern kann auch schon zu einem früheren Zeitpunkt eingesetzt werden, wenn noch palliative antineoplastische Therapien geplant werden. Palliativmedizin ist auch nicht auf Patienten mit einer Tumorerkrankung beschränkt, sondern kann auch bei Patienten mit anderen unheilbaren Erkrankungen angewandt werden: Patienten mit weit fortgeschrittenen Herz-, Lungen- oder Nierenerkrankungen, mit neurologischen Erkrankungen, multimorbide geriatrische Patienten oder Patienten mit Demenz [2]. Bei diesen Patienten stehen häufig andere Probleme im Vordergrund, wie z. B. die Diskussion um Einleitung und Fortsetzung einer maschinellen Beatmung wegen fortschreitender Lähmung der Atemmuskulatur bei Patienten mit amyotropher Lateralsklerose.

Nach einer neuen konsensbasierten Definition der *International Association for Hospice and Palliative Care* (IAHPC) ist Palliativversorgung noch weiter gefasst als „die aktive und umfassende Versorgung von Menschen jeden Alters mit schwerem gesundheitsbezogenem Leiden infolge schwerer Erkrankung und insbesondere von Menschen nahe am Lebensende. Sie zielt auf eine Verbesserung der Lebensqualität von Patient*innen, deren Familien und pflegenden Zugehörigen" [3].

Im angelsächsischen Sprachgebrauch wird Palliativmedizin oft auf die ärztlichen palliativmedizinischen Maßnahmen bezogen, während die Bemühungen des gesamten Teams von Ärzten, Pflegepersonal, Sozialarbeitern, Seelsorgern, Physiotherapeuten und ehrenamtlichen Helfern als „Palliative Care" zusammengefasst werden. Im deutschen Sprachraum haben sich die Begriffe Palliativmedizin für die ärztlichen Leistungen, Palliativpflege für die pflegerischen Leistungen und Palliativversorgung für „Palliative Care" durchgesetzt.

Der Begriff der Hospizarbeit ist nicht eindeutig von der Palliativversorgung abgegrenzt. In Deutschland steht Hospizarbeit vor allem für Begleitungsleistungen, die ihre Wurzeln in einer Bürgerbewegung haben und stark auf ehrenamtlichem Engagement basieren, wohingegen Palliativversorgung – und noch spezifischer Palliativmedizin – als medizinischer Fachbereich angesehen wird.

Palliativmedizin ist deutlich von der Palliativtherapie abzugrenzen, wenn Therapiemaßnahmen bei onkologischen Tumorbehandlungen (z. B. durch Bestrahlung, Chemotherapie) nicht mehr mit dem Ziel der Heilung (kurativ), sondern mit dem Ziel der Lebensverlängerung (palliativ) eingesetzt werden. Bei der Palliativversorgung können zwar vereinzelt auch solche Tumorbehandlungen eingesetzt werden, dies geschieht aber nicht mit dem Ziel der Lebensverlängerung, sondern der Verbesserung der Lebensqualität, wenn z. B. eine Strahlenbehandlung bei Knochenmetastasen die Knochenschmerzen lindern kann.

In der Palliativversorgung gelten eine Reihe von Grundwerten und -haltungen, die untrennbar mit dem Selbstverständnis der in ihnen tätigen Menschen verbunden sind [2,4]. Dazu gehört die Anerkennung der Würde sowie der Autonomie der Patienten, ihrer Familien und Angehörigen. Unerlässlich sind des Weiteren eine individuelle Planung und Entscheidungsfindung für Therapie und Begleitung, ein im Rahmen der Möglichkeiten multi- und interprofessioneller Behandlungs- und Begleitungsansatz sowie ein ganzheitlicher Blick auf den Patienten, seine Bedürfnisse und die seines Umfeldes mit seinen Angehörigen. Palliativmedizin wahrt in besonderer Weise die Würde der ihnen in Therapie und Begleitung anvertrauten Menschen und soll in respektvoller, offener und sensibler Weise durchgeführt werden. Individuellen Eigenheiten und Bedürfnissen der Patienten soll mit größtmöglicher Akzeptanz begegnet werden. Dies gilt auch für kulturelle, religiöse, soziale und persönliche Gewohnheiten der Patienten.

Palliativmedizin erkennt jeden Menschen als autonomes und einzigartiges Wesen an. In allen Phasen von Therapie und Begleitung gilt es, den Willen des Patienten oder seiner rechtlichen Vertreter zu respektieren und soweit als möglich zu realisieren. Der Patient oder seine rechtlichen Vertreter erhalten zu jedem Zeitpunkt die Möglichkeit zur selbstbestimmten Zustimmung oder Ablehnung von Therapie- und Begleitungsangeboten.

Palliativmedizin verlangt in besonderem Maße kommunikative Fähigkeiten, da sie Menschen in existenziellen Situationen unterstützt. Einfühlungsvermögen und präsente Aufmerksamkeit sind deshalb in diesem Kontext von noch größerer Bedeutung als in anderen Medizin-, Pflege- oder Versorgungsbereichen. Dies gilt sowohl für die Kommunikation mit den Patienten, mit Angehörigen, als auch innerhalb von Teams sowie zwischen den unterschiedlichen an Therapie und Begleitung beteiligten Berufsgruppen.

Palliativmedizin und Palliativversorgung berücksichtigen in besonderer Weise Trauerreaktionen, die Patienten und Angehörige angesichts lebendbedrohlicher Erkrankungen erleben. Vom Zeitpunkt einer Diagnosestellung über den Krankheitsverlauf hinweg bis zum Tod und darüber hinaus werden angemessene Wege und Formen der Trauerbegleitung gesucht und eröffnet. Auch nach dem Versterben des Patienten werden für die Angehörigen Beratungs- und Unterstützungsangebote aufrecht gehalten oder angeboten.

12.2.2 Palliativversorgung in Deutschland

Palliativmedizin ist keine Erfindung der Neuzeit. Die Betreuung von sterbenden Patienten gehörte schon früher zu den wichtigsten ärztlichen Aufgaben. Mit der Zunahme der medizinischen Erfolge und der Änderung der Einstellungen zu Tod und Sterben im letzten Jahrhundert wurden Patienten mit weit fortgeschrittenen und unheilbaren Krankheiten aber zunehmend isoliert und von der medizinischen Versorgung vernachlässigt. Erst in den letzten Jahren hat sich mit der von England ausgehenden Entwicklung der Palliativmedizin und der Hospizidee diese Entwicklung wieder umgekehrt.

In Deutschland wurde die erste Palliativstation 1983 in Köln eröffnet, das erste stationäre Hospiz 1986 in Aachen und zeitgleich begann 1984 die ambulante Versorgung mit den ersten Sitzwachengruppen in Stuttgart.

Nicht zuletzt die Förderungen der Deutschen Krebshilfe und verschiedene Initiativen der Landesregierung in Nordrhein-Westfalen, aber auch eine langsam zunehmende Akzeptanz der Aufgaben und Ziele der Palliativmedizin in der Öffentlichkeit und unter den onkologisch tätigen Ärzten führten dazu, dass nach der anfänglich langsamen Entwicklung in den letzten Jahren eine zunehmende Zahl von stationären und ambulanten Einrichtungen entstanden ist.

Mittlerweile stehen in Deutschland 336 Palliativstationen, 63 Palliativdienste im Krankenhaus, 283 Teams für die spezialisierte ambulante Palliativversorgung (SAPV), 232 stationäre Hospize und mehr als 1500 ambulante Dienste und Initiativen für Menschen in der letzten Lebensphase zur Verfügung (Stand Januar 2019) [5]. Damit liegt Deutschland mit einem Verhältnis von 1,1 spezialisierten Diensten pro 100.000 Einwohner allerdings nur an Platz 15 unter den europäischen Ländern.

In den Palliativstationen, die als eigene Bereiche im Krankenhaus integriert sind, erfolgt in der Regel eine Krisenintervention bei akuten Problemen, anschließend werden die Patienten zuhause, in einer Pflegeeinrichtung oder in einem Hospiz weiterversorgt. Die Finanzierung im Krankenhaus erfolgt über DRG mit einem Zusatzentgelt (ZE 145: palliativmedizinische Komplexbehandlung) oder als Besondere Einrichtung nach einem Tagessatz) [6]. Die Palliativdienste im Krankenhaus bieten eine multiprofessionelle konsiliarische Mitbehandlung von Patienten in anderen Krankenhausabteilungen an (Finanzierung über ZE 133).

In den stationären Hospizen werden Palliativpatienten betreut, bei denen eine Versorgung in der häuslichen Umgebung nicht möglich und eine Krankenhausindikation nicht geboten ist, sei es wegen der Komplexität der Symptome oder wegen fehlender Ressourcen im häuslichen Bereich. Die Finanzierung erfolgt nach §39a

Fünftes Buch Sozialgesetzbuch (SGB V) zu 95 Prozent über die Kranken- und Pflegeversicherung, der Rest wird vom Hospiz z. B. über Spenden aufgebracht.

Ambulante Hospizdienste ermöglichen eine psychosoziale Begleitung von Palliativpatienten in der häuslichen Umgebung, in der Pflegeeinrichtung und auch im Krankenhaus durch ehrenamtliche Begleiter. Die Finanzierung erfolgt über einen Zuschuss der Krankenkassen (§ 39a SGB V).

Mit Neufassung des § 37b SGB V haben Schwerstkranke und Sterbende seit 2007 unabhängig von ihrem Aufenthaltsort zu Hause oder in einer stationären Pflegeeinrichtung einen gesetzlichen Anspruch auf eine „spezialisierte ambulante Palliativversorgung", sofern sich die allgemeine palliativmedizinische Versorgung nicht mehr als ausreichend erweist. Die SAPV Leistung umfasst neben dem pflegerischen und ärztlichen auch einen koordinativen Bereich. Sie muss beantragt und verordnet werden. Die SAPV wird in der Regel durch „Palliative-Care-Teams" (PCTs) erbracht, in denen Ärzte, Pflegekräfte und weitere Berufsgruppen mit Ehrenamtlichen zusammenarbeiten.

Die Palliativversorgung wird jedoch nicht nur von den spezialisierten Einrichtungen und Diensten erbracht. Die spezialisierte Palliativversorgung ist die zweite Stufe zur Versorgung von komplexen Symptomkonstellationen und Problemen. Einen palliativen Ansatz, zu dem das Erkennen von belastenden Symptomen und Problemen gehört, eine offene und ehrliche Kommunikation mit dem Patienten und den Angehörigen sowie Grundkenntnisse in der Symptomkontrolle sollten von allen Mitarbeitern im Gesundheitswesen angewendet werden, die in Kontakt mit schwerkranken und sterbenden Menschen kommen können. In Fachgebieten, in denen solche Kontakte häufiger zu erwarten sind, wie z. B. in der Onkologie oder Geriatrie sollten darüber hinaus Kenntnisse und Fähigkeiten der allgemeinen Palliativversorgung vorliegen, wie sie z. B. für Ärzte und Pflegende in einer 40-stündigen Kursweiterbildung vermittelt werden. Während die allgemeine Palliativversorgung auch von einem einzelnen Arzt (z. B. als Hausarzt) oder einer Pflegekraft (z. B. im Pflegeheim oder im ambulanten Bereich) erbracht werden kann, ist die spezialisierte Palliativversorgung nur im multiprofessionellen Team möglich, mit Ärzten, Pflegekräften, Sozialarbeitern, Seelsorgern, Krankengymnasten erweitert durch Angehörige weiterer Berufsgruppen (Logopäden, Apotheker usw.).

Die allgemeine und spezialisierte Palliativversorgung ist aber in Deutschland bei weitem noch nicht flächendeckend umgesetzt. Vor allem in ländlichen Bereichen fehlen die spezialisierten Dienste und sind die Entfernungen bis zum nächsten Spezialisten zu weit. In Pflegeeinrichtungen werden die spezialisierten Dienste oft zu spät oder gar nicht hinzugezogen, obwohl dies in den gesetzlichen Regelungen ausdrücklich vorsehen ist. Die überwiegende Mehrzahl der Patienten in der Palliativversorgung leidet an einer Tumorerkrankung, während Patienten mit anderen lebensbedrohlichen Erkrankungen wie Herz-, Lungen- oder Nierenversagen oder neurologischen Erkrankungen bislang nur selten den Zugang zur Palliativversorgung finden, selbst wenn sie dies dringend benötigen. Auch bei vielen geriatrischen Patienten und Patienten mit

Demenz ist in den letzten Phasen des Lebens eine Palliativversorgung erforderlich, wird aber viel zu selten veranlasst [7,8].

Die Regelungen zur ambulanten und stationären Palliativversorgung unterscheiden sich zwischen den einzelnen Bundesländern und Kassenärztlichen Vereinigungen. Eine bundesweite Rahmenvereinbarung zur SAPV, mit der bundesweit gleiche Standards in der Palliativversorgung umgesetzt werden sollen, wird derzeit zwischen Kostenträgern und Leistungserbringern verhandelt.

Für Kinder und Jugendliche gibt es spezialisierte pädiatrische Leistungserbringer, die sich in ihren Versorgungskonzepten von denen für Erwachsene unterscheiden. Der Atlas der Palliativversorgung in Europa zählt in Deutschland 3 Palliativstationen, 33 SAPV-Teams und 16 stationäre Hospize für Kinder und Jugendliche auf [5].

12.2.3 Symptomkontrolle beim Patienten

Eine Symptomkontrolle umfasst Maßnahmen zur Reduktion oder Vermeidung von Beeinträchtigungen, die die Lebensqualität des Patienten einschränken oder gefährden. Die Maßnahmen der Symptomkontrolle gelten vor allem folgenden Beeinträchtigungen:
– Schmerzen
– Symptome der Atmungsorgane, z. B. Luftnot
– Symptome des Magen-Darm-Traktes, z. B. Übelkeit, Erbrechen, Obstipation und Diarrhoe
– Symptome von Kachexie, z. B. Müdigkeit und Schwäche
– Psychische Symptome, z. B. Angst und Depression
– Neurologische Symptome, z. B. Verwirrtheit und Gedächtnisstörungen
– schlecht oder nicht heilende Wunden

Für Patienten mit einer nicht heilbaren Krebserkrankung wurde im Leitlinienprogramm der Arbeitsgemeinschaft der Wissenschaftlichen Medizinischen Fachgesellschaften e. V. (AWMF) eine S3-Leitlinie erstellt, die gerade überarbeitet und erweitert worden ist [4]. In dieser Leitlinie werden evidenz- oder konsensbasierte Empfehlungen für zehn Symptome (Tumorschmerzen, Atemnot, Fatigue, Schlafstörungen, Übelkeit und Erbrechen, Obstipation, maligne intestinale Obstruktion, maligne Wunden, Angst, Depression) sowie zu Versorgungsstrukturen, Kommunikation, Behandlung in der Finalphase, Therapiezielfindung und Umgang mit Todeswünschen gegeben.

12.2.4 Schmerztherapie

Körperliche Schmerzen und die Angst vor diesen Schmerzen sind sehr belastend, und Schmerzfreiheit ist die am häufigsten genannte Bedingung für ein würdiges Sterben [9]. Zur Behandlung von Tumorschmerzen liegen anerkannte Empfehlungen der Weltgesundheitsorganisation [10] vor, auf denen auch die Therapieempfehlungen der S3-Leitlinie Palliativmedizin fußen [4]. Diese Empfehlungen beruhen auf den folgenden Grundsätzen:
- Patienten mit Tumorschmerzen sollen eine symptomatische Schmerztherapie erhalten.
- Die Tumorschmerztherapie soll in erster Linie mit Schmerzmedikamenten erfolgen.
- Die Schmerzmittel sollen vor allem durch den Mund appliziert werden.
- Die Schmerzmedikation soll als Dauermedikation mit festen Einnahmezeiten und nicht nur nach Bedarf verabreicht werden.
- Die Schmerzmittel soll entsprechend der Schmerzstärke und der Vorbehandlung nach einem analgetischen Stufenplan ausgewählt werden.
- Zusätzlich zu den Analgetika können auch Koanalgetika oder adjuvante Medikamente bei entsprechender Indikation verabreicht werden.
- Der Therapieerfolg soll kontrolliert und bei nicht ausreichender Wirkung der Therapieplan angepasst werden.
- Die Schmerztherapie muss an die individuellen Bedürfnisse des Patienten angepasst werden.

Die Zufuhr durch den Mund ist einfach und unkompliziert und belastet den Patienten nur wenig. Die Zufuhr über subkutane oder intravenöse Injektionen führt zu einem schnelleren Wirkeintritt, dies bietet bei einer Dauertherapie jedoch keinen Vorteil. Dieser Anwendungsweg sollte für Patienten vorbehalten bleiben, die keine Medikamente durch den Mund zu sich nehmen können. Eine Alternative zur oralen Applikation stellen die transdermalen Therapiesysteme dar, bei denen ein Opioid (Fentanyl oder Buprenorphin) aus dem Pflaster durch die Haut in den Blutkreislauf aufgenommen wird. Die Systeme sind in mehreren Wirkstärken verfügbar, so dass die Dosis gut an den Bedarf angepasst werden kann. Die transdermale Opioidtherapie ist vor allem für Patienten mit gleichbleibenden Schmerzen geeignet, da die Pflastersysteme sehr träge sind. Die langsame Resorption führt zu gleichmäßigen Wirkstoffspiegeln über die Applikationszeit von 2–3 Tagen, bedingt aber auch eine eingeschränkte Steuerbarkeit des Systems, da sich Dosisänderungen erst nach 12–24 Stunden auswirken.

Erst nach einem Tag ist eine ausreichende Wirkstoffmenge im Körper, und auch bei Dosisänderungen kann erst nach einem oder mehreren Tagen die Wirkung bewertet werden. Vorteile des Systems sind die lange Wirkdauer von 3 bis 7 Tagen, und dass mit den Pflastern auch für Patienten, die nicht schlucken können, eine nichtinvasive Behandlung möglich ist.

Tumorschmerzen sind in der Regel Dauerschmerzen und erfordern eine Dauermedikation. Die Applikationszeiten sollten der Wirkdauer der Analgetika angepasst werden. Mehr als die Hälfte der Tumorschmerzpatienten gibt zusätzlich zu den Dauerschmerzen noch Schmerzattacken an. Zur Behandlung dieser Schmerzattacken („Breakthrough Pain") sollte den Patienten eine Zusatzmedikation zur Verfügung stehen. Diese Zusatzmedikation kann ein schnell wirkendes Opioidpräparat sein, zum Beispiel als Morphintablette oder Lösung. In den letzten Jahren wurden auch neue Anwendungsformen, zum Beispiel als Opioidnasenspray, eingeführt, die in wenigen Minuten eine ausreichende Schmerzlinderung herbeiführen können. Solche schnellwirkenden Opioidpräparate können auch zur Dosisfindung bei der Einstellung der Therapie genutzt werden, bevor die Behandlung auf ein langwirkendes Medikament umgestellt wird.

Die Empfehlungen der Weltgesundheitsorganisation (WHO) sind mehr ein didaktisches Modell als durch eine evidenzbasierte Zusammenstellung von Studienergebnissen entstanden. In einer aktuellen Leitlinie der WHO zur pharmakologischen und strahlentherapeutischen Behandlung von Tumorschmerzen wird deshalb zusammenfassend empfohlen, dass Nichtopioidanalgetika und Opioide einzeln oder in Kombination je nach klinischer Einschätzung und Schmerzstärke für die initiale Dosisfindung genutzt werden sollen, und dass jedes Opioid für die Dauertherapie eingesetzt werden kann [11].

Die Schmerztherapie sollte bei Bedarf an die Bedürfnisse und Prioritäten des Patienten angepasst werden. Vorlieben oder Abneigungen des Patienten gegenüber Medikamenten oder Anwendungsformen können sonst dazu führen, dass eine angeordnete Therapie gar nicht erst eingenommen oder nicht vertragen wird. Auch der im Folgenden dargestellte analgetische Stufenplan ist nicht unbedingt von Stufe zu Stufe zu befolgen. Bei starken Schmerzen können durchaus als erster Therapieansatz Opioide der Stufe 3 erforderlich sein, da nur so eine schnelle und ausreichende Schmerzlinderung möglich ist.

Die Empfehlungen zur Tumorschmerztherapie können auf die Behandlung von Palliativpatienten mit anderen Erkrankungen übertragen werden. Auch bei Patienten mit fortgeschrittener HIV/AIDS Infektion, mit Herz- oder Lungenerkrankungen im Endstadium oder mit neurologischen Erkrankungen, die unter Schmerzen leiden, ist eine orale Schmerzmedikation nach den Empfehlungen der WHO und der S3-Leitlinie sinnvoll und effektiv. Auch bei diesen Patienten ist bei starken Schmerzen eine Opioidbehandlung als Dauertherapie notwendig. Für die Opioidtherapie bei chronischen Schmerzen außerhalb der Palliativversorgung sind allerdings strengere Kriterien anzulegen, da nur ein kleiner Teil dieser Patienten von einer Opioidtherapie langfristig profitiert [12].

12.2.4.1 Der analgetische Stufenplan

Der Stufenplan zur Tumorschmerztherapie beschreibt die Steigerung der Schmerzmedikamente nach dem Bedarf der Patienten.

Bei leichten Schmerzen können Nichtopioide eingesetzt werden. Während bei Knochen- oder Weichteilschmerzen die nichtsteroidalen Antiphlogistika (Ibuprofen, Diclofenac) wirksamer sind, kann bei viszeralen Schmerzen Metamizol vorteilhaft sein, da es gleichzeitig krampflösend auf die glatte Muskulatur der Eingeweide wirkt.

Bei leichten bis mittleren Schmerzen oder unzureichender Wirksamkeit der Analgetika der Stufe 1, sollten die Nichtopioide mit einem Opioid der Stufe 2 kombiniert werden. In Deutschland werden in erster Linie Tramadol (bis 600 mg Tagesdosis) oder Tilidin/Naloxon (bis 600 mg Tagesdosis) eingesetzt. Alternativ können auf dieser Stufe auch Morphin oder andere Opioide der Stufe 3 in niedriger Dosierung eingesetzt werden.

Bei mittleren bis starken Tumorschmerzen sind Opioide der Stufe 3 allein oder in Kombination mit Nichtopioiden (Stufe 1) indiziert. Morphin ist in vielen verschiedenen Applikationsformen und für viele Applikationswege verfügbar und wird in den Therapieempfehlungen als Goldstandard der Tumorschmerztherapie angesehen. Neben Morphin können auf dieser Stufe jedoch auch Oxycodon, Hydromorphon, Tapentadol, Levomethadon oder die Pflastersysteme mit Buprenorphin oder Fentanyl eingesetzt werden (s. Tab. 12.1) [13]. Oxycodon und Hydromorphon haben sich in der Praxis als gleichwertige, wenn auch teurere Alternativen zu Morphin durchgesetzt.

Die Pflastersysteme mit Fentanyl und Buprenorphin sind besonders geeignet für Patienten, die eine orale Medikation zum Beispiel wegen Tumorwachstum im Magen-Darmtrakt nicht einnehmen können. Seit einigen Jahren werden in Deutschland deutlich mehr Opioidpflaster als oral einzunehmende Tabletten oder Lösungen verordnet. Ein großer Teil dieser Verordnungen für chronische Schmerzsyndrome wird allerdings außerhalb der Palliativversorgung verordnet, zum Beispiel für chronische Rückenschmerzen.

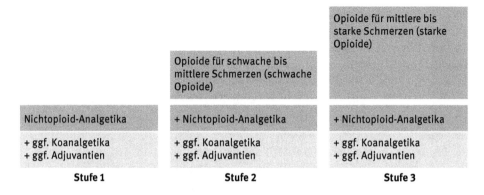

Abb. 12.1: Stufenschema zur Schmerztherapie nach den Empfehlungen der Weltgesundheitsorganisation (WHO).

Tab. 12.1: Übersicht über Opioide für mittlere bis starke Schmerzen.

Opioid	Initialdosierung/Tag	Besonderheiten
Morphin	20–60 mg retardiert	Viele Applikationsformen, Zusatzmedikation bei Durchbruchschmerzen mit schnell freisetzendem oral oder subkutan appliziertem Morphin
Oxycodon	10 mg	Auch in Kombination mit Naloxon verfügbar, Zusatzmedikation mit Oxycodon (gleiche Applikationsform, biphasische Freisetzung mit schneller initialer Phase)
Hydromorphon	8 mg retardiert	Zusatzmedikation mit schnell freisetzendem Hydromorphon, entweder oral oder subkutan
Tapentadol	200 mg retardiert	Nicht für Tumorschmerzen empfohlen
Buprenorphin	35 µg/h Pflastersystem	Wirkdauer 72–96 Stunden (auch als System mit 7 Tage Wirkdauer), langsame An- und Abflutung, Zusatzmedikation mit Buprenorphin sublingual oder subkutan
Fentanyl	12,5–25 µg/h	Wirkdauer 72 Stunden, Zusatzmedikation mit Applikationsformen zur sublingualen, buccalen, intranasalen Anwendung
L-Methadon	5–10 mg (Lösung)	Titration mit 2,5 mg alle 4 Stunden bis Schmerzlinderung ausreichend (nur von Spezialisten). Zusatzmedikation mit 2,5 mg oral.

12.2.4.2 Koanalgetika

Bei bestimmten Indikationen können zusätzlich zu den Schmerzmedikamenten des WHO-Stufenplans andere Medikamente erforderlich sein. Diese Medikamente, die oft mit anderen Indikationen zugelassen sind, und wo die Schmerzlinderung sozusagen nur eine erwünschte Nebenwirkung ist, werden als Koanalgetika bezeichnet. Zu diesen Koanalgetika gehören Antidepressiva, Antikonvulsiva, Bisphosphonate, Muskelrelaxantien und Steroide. Antidepressiva aktivieren deszendierende Nervenbahnen, die die Schmerzleitung auf Rückenmarksebene hemmen, Antikonvulsiva stabilisieren die Zellmembran der Nervenzellen. Beide Medikamentengruppen können deshalb bei neuropathischen Schmerzen sinnvoll sein. Antidepressiva werden bei brennenden Dauerschmerzen und schmerzhaften Parästhesien bevorzugt, während Antikonvulsiva vor allem bei einschießenden, elektrisierenden Schmerzen eingesetzt werden.

Bisphosphonate hemmen die Aktivität der Osteoklasten. Bei Patienten mit osteolytischen Metastasen wird das Wachstum dieser Metastasen gehemmt und dadurch eine Schmerzreduktion erreicht. Muskelrelaxantien können schmerzhafte Muskelverspannungen lindern, die zum Beispiel aufgrund einer tumorbedingten Fehlhaltung entstehen können.

Steroide wirken entzündungshemmend, sie werden als Koanalgetika eingesetzt, wenn ein Zusammenhang der Schmerzsymptomatik mit einem tumorbegleitenden Ödem vermutet wird, z. B. bei Infiltration des von Nervengeflechten im Schulter- oder Beckenbereich, bei Tumorwachstum in den Spinalkanal, bei Leberkapselspannungsschmerz oder bei Hirndruck. Andere Wirkungen der Steroide wie Appetitsteigerung, Gewichtszunahme oder Euphorie werden von den Tumorpatienten oftmals als positiv empfunden.

12.2.4.3 Invasive Schmerztherapie und Nervenblockaden
Wenn die Schmerztherapie auf oralem Weg oder mit Pflastersystemen nicht ausreichend wirksam ist, mit intolerablen Nebenwirkungen verbunden ist oder aus anderen Gründen nicht möglich ist, sind invasive Methoden erforderlich. Dazu können Medikamente über Katheter in den Rückenmarkskanal eingebracht werden, so dass sie in unmittelbarer Nähe der Schmerzleitungsbahnen wirken können. Opioide und andere Medikamente können auf diesem Weg eingesetzt werden. Allerdings wird diese Methode auch in spezialisierten Zentren zunehmend seltener eingesetzt.

Ebenfalls kaum noch eingesetzt werden Blockaden an Nerven oder Nervenbahnen, die bei speziellen Schmerzsyndromen indiziert sein können. So wurden früher Oberbauchschmerzen bei Bauchspeicheldrüsenkrebs mit einer Zerstörung des Nervengeflechts um die Bauchschlagader (Plexus coeliacus) behandelt. Bei anhaltendem Tumorwachstum waren diese Nervenblockaden und Neurolysen allerdings in ihrer Wirkung oft beschränkt, und die Fortschritte der oralen Anwendungen in der Schmerzbehandlung lassen sie in aller Regel überflüssig werden.

12.2.4.4 Nichtmedikamentöse Therapie
Entsprechend dem Konzept des totalen Schmerzes sollte die medikamentöse Behandlung eigentlich immer durch nichtmedikamentöse Behandlungsverfahren ergänzt werden. Maßnahmen wie Waschungen, Aromatherapie, Entspannungsübungen oder Musiktherapie können die Wirksamkeit der Schmerzmedikation deutlich erhöhen. Die Zuwendung und auch die körperlichen Stimulationen bei diesen Verfahren tragen zur Schmerzlinderung bei, viele Patienten genießen die Berührungen.

Für die körperlichen Schmerzen können Therapieverfahren wie Krankengymnastik, Physiotherapie oder Lymphdrainage sinnvoll sein. Bei spastischen Muskelschmerzen, die durch lange Bettlägerigkeit oder durch neurologische Erkrankungen verursacht werden, ist Krankengymnastik indiziert. Die Spannungsschmerzen, die durch ein Lymphödem ausgelöst werden, können durch eine medikamentöse Behandlung alleine nicht gelindert werden, nur die regelmäßige Lymphdrainage vermag hier eine Linderung zu bewirken. Bei Bauchschmerzen als Folge einer massiven Verstopfung mit aufgeschwollenem Bauch kann eine Kolonmassage, oft aber auch schon die Wärme eines Kirschkernkissens zur Schmerzlinderung beitragen.

12.2.5 Symptomkontrolle

Ziel der Palliativmedizin ist neben der Schmerztherapie die Symptomkontrolle bei zahlreichen körperlichen oder psychischen Beschwerden im Rahmen weit fortgeschrittener und nicht mehr heilbarer Erkrankungen. Neben der klinischen Diagnostik und Kommunikation mit Patienten und ihren Angehörigen spielt dabei eine medikamentöse Behandlung zur Linderung von Beschwerden eine wichtige Rolle (s. Tab. 12.2).

Tab. 12.2: Beispielliste essentieller Medikamente in der Symptomkontrolle (angepasst nach WHO [14]).

Schmerz	Dosierung	Besonderheiten und Nebenwirkungen
Morphin (MST)	30–60 mg retardiert initial bis 2000 mg retardiert oral	Sedierung, Übelkeit, Obstipation, seltener Halluzinationen
Morphin (Sevredol, MSI)	(5-) 10–80 mg Sevredol oral, (2,5-) 10–40 mg MSI s. c.	Als unretardierte, rasch wirksame Zusatzmedikation, keine Maximaldosis,
Metamizol	3000–6000 mg/24 h oral, s. c., i. v.	Blutdruckabfall, vermehrtes Schwitzen
Ibuprofen	1200–2400 mg oral pro Tag	Übelkeit, Nierenfunktion, Blutungsneigung
Luftnot	**Dosierung**	**Besonderheiten und Nebenwirkungen**
Morphin (oder alternative Opioide)	2,5–5 mg oral/s. c. alle 4 h, ev. auch retardiert oral	Sedierung, Übelkeit, Obstipation, seltener Halluzinationen
Lorazepam	0,5–2,5 mg s. l.	Kumulation
Midazolam	2,5–5 mg s. c.	kurze Wirkdauer
Atemwegssekretion	**Dosierung**	**Besonderheiten und Nebenwirkungen**
Butylscopolamin (Buscopan)	20–40 mg s. c. alle 4 Stunden	Sedierung
Übelkeit, Erbrechen	**Dosierung**	**Besonderheiten und Nebenwirkungen**
Metoclopramid (MCP, Paspertin)	3 × 10 mg po, s. c., i. v., maximal 60 mg/24 h	extrapyramidalmotorische Störungen, Cave: gastrointestinale Stenosen!
Haloperidol (Haldol)	2–3 × 0,5 mg bis 3 × 1–5 mg	extrapyramidalmotorische Störungen, Sedierung
Obstipation	**Dosierung**	**Besonderheiten und Nebenwirkungen**
Macrogol (Movicol)	1 Beutel gelöst in ca. 200 ml Wasser oral	nicht bei Ileus einsetzen
Picosulfat (Laxoberal)	10–40 Tropfen abends	nicht bei Ileus einsetzen

Zur Behandlung von Übelkeit werden Antiemetika wie Metoclopramid und niedrig dosierte Neuroleptika (z. B. Haloperidol) eingesetzt. Ergänzend können Steroide oder Cannabisderivate indiziert sein. Akupunktur oder Akupressur am Punkt Perikard 6 ist bei vielen Patienten wirksam und hat den Vorteil fehlender Nebenwirkungen. Wie bei anderen körperlichen Symptomen ist eine differenzierte Anamnese und Diagnostik sinnvoll. Überlauferbrechen im Rahmen einer gastrointestinalen Obstruktion ist gekennzeichnet durch wenig Übelkeit, aber (teilweise schwallartigem) Erbrechen nach der Nahrungsaufnahme. Hier sind motilitätsfördernde Antiemetika wie Metoclopramid kontraindiziert, da sie nur die Darmperistaltik gegen das Hindernis verstärken würden. Bei toxisch oder metabolisch induzierter Übelkeit ist Erbrechen die Ausnahme, aber anhaltende Übelkeit belastet den Patienten. Antiemetika, die an den Rezeptoren in der Chemotherapietriggerzone ansetzen (z. B. Haloperidol) können sehr effektiv sein.

Eine prophylaktische Behandlung mit Laxanzien sollte bei allen Patienten mit einer Opioiddauertherapie verordnet werden, um eine Obstipation zu vermeiden. Natriumpicosulfat oder Macrogol sind meist ausreichend wirksam. Bei einer opioidbedingten Obstipation können peripher wirksame Opioidantagonisten (PAMORA) wie z. B. Methylnaltrexon sinnvoll sein, wenn herkömmliche Laxantien nicht ausreichend wirken. Ebenso wichtig ist aber eine ausreichende Prophylaxe der Obstipation durch nichtmedikamentöse Maßnahmen, in erster Linie körperliche Aktivität und ausreichende Flüssigkeitszufuhr, soweit dies nach dem körperlichen Zustand der Patienten in der Palliativversorgung noch möglich ist.

Bei Patienten mit Luftnot bewirken Morphin oder andere Opioide in niedriger Dosierung eine schnelle Linderung. Die opioidbedingte Atemdepression senkt den Atemantrieb und vermindert die Atemarbeit. Die häufig gleichzeitig bestehende und die Atemnot verstärkende Angst sollte mit Benzodiazepinen, wie z. B. Lorazepam, behandelt werden. Bei einer Behinderung der Atmung durch einen Pleuraerguss kann die mechanische Entlastung durch Pleurapunktion oder Pleurodese sinnvoll sein. Die Gabe von Sauerstoff führt bei der Mehrzahl der Patienten nicht zu einer Linderung der Luftnot, da Luftnot eher durch eine Erhöhung des Kohlendioxids (Hyperkapnie) als durch einen Sauerstoffmangel (Hypoxie) verursacht wird. Eine Hypoxie infolge unzureichender Transportkapazität des Blutes bei ausgeprägter Anämie kann durch Transfusionen gelindert werden.

Müdigkeit und Schwäche können durch die Reduktion des Allgemeinzustandes oder durch die Medikation ausgelöst werden. Eine Überprüfung des Medikamentenplans und Dosisreduktion oder Absetzen von nicht länger benötigten Medikamenten können die Müdigkeit deutlich verbessern. Bluttransfusionen können bei Patienten mit ausgeprägter Tumoranämie ebenfalls eine Linderung von Müdigkeit und Schwäche bewirken, dem gegenüber sind die Nachteile der Transfusion abzuwägen. Bei einzelnen Patienten können Therapieversuche mit Kortikosteroiden oder Stimulantien (Amphetaminderivaten) sinnvoll sein. Auch hier sind nichtmedikamentöse Maßnahmen sinnvoll und wichtig. So ist ein leichtes körperliches Trainingsprogramm effektiv, bei Palliativpatienten mit sehr reduziertem Allgemeinzustand kann sich dieses Training allerdings auf kurze Gehstrecken oder sogar nur auf die Mobilisation an die Bettkante beschränken. Energiekonservierende Maßnahmen, z. B. als Aktivitätstagebuch oder -planung mit ausreichendem Wechsel von Aktivitäts- und Ruhephasen kann helfen, die verbleibenden Energiereserven sinnvoll einzusetzen. In der Finalphase sollte allerdings sorgfältig abgewogen werden, ob eine Behandlung von Müdigkeit und Schwäche sinnvoll ist, oder doch eher den Patienten belasten würde, und ob hier nicht Müdigkeit und Schwäche den Patienten beim Sterben schützen können [15].

Angstzustände können vor allem nachts bei manchen Palliativpatienten unerträglich werden. Benzodiazepine und andere Sedativa sorgen für einen ruhigen Schlaf und verhindern quälerisches Grübeln. Viele Benzodiazepine haben jedoch lange Eliminationshalbwertzeiten und führen deshalb bei abendlicher Gabe zu einem Überhang bis in den nächsten Tag. Lorazepam wird wegen seiner guten anxiolytischen Eigenschaften und seiner relativ kurzen Wirkdauer bevorzugt.

Nicht nur Angst, auch depressive Zustände treten bei Palliativpatienten häufig auf und können eine Behandlung mit trizyklischen Antidepressiva oder den neueren (Serotonin-selektiven Reuptake Inhibitoren) SSRI-Antidepressiva erfordern. Allerdings ist die Einstellung langwierig, da die antidepressiven Effekte erst nach ein bis zwei Wochen verspürt werden, während Nebenwirkungen wie Müdigkeit oder Mundtrockenheit schon in den ersten Tagen die Patienten belasten können. In der antidepressiven Therapie sind deutlich höhere Dosierungen erforderlich als wenn Antidepressiva z. B. als Koanalgetika eingesetzt werden, und mit der Titration bis in den effektiven Dosisbereich kann die Einstellungsphase noch länger dauern.

12.2.6 Psychische Belastungen, soziale und spirituelle Bedürfnisse

Die einschneidenden Veränderungen, die im Verlauf einer lebenslimitierenden Erkrankung ausgelöst werden, führen zu psychischen, sozialen und spirituellen Belastungen. Die Patienten verlieren ihre Rollenfunktion im Beruf und innerhalb ihrer Familie. Viele haben Angst vor dem weiteren Verlauf, dem Sterben und dem Tod. Sie fürchten sich davor, ihre Angehörigen zurückzulassen. Dazu kommt oft eine materielle Unsicherheit, wenn zusätzliche krankheitsbedingte finanzielle Belastungen die Finanzreserven aufzehren.

Eine Auseinandersetzung mit diesen psychosozialen und spirituellen Problemen ist oft erst dann möglich, wenn existentiell bedrohliche Symptome wie Schmerzen, Luftnot oder Angstzustände ausreichend gelindert worden sind. Andererseits können psychosoziale oder spirituelle Probleme die körperlichen Symptome verstärken, und eine ausreichende Symptomkontrolle ist nur möglich, wenn diese Probleme identifiziert und bearbeitet werden.

Die spirituellen Bedürfnisse der Patienten können sehr unterschiedlich sein. Spirituelle und religiöse Bedürfnisse sind nicht immer gleich zu setzen. Viele Menschen fühlen sich keiner Religionsgemeinschaft zugehörig, fühlen sich aber doch als spirituelle Menschen. Fragen nach dem Sinn des eigenen Lebens, dem Warum des Sterbens oder eines Lebens nach dem Tod tauchen gerade in dieser besonderen Lebenssituation immer wieder auf. Immer mehr Menschen kommen aus anderen Kulturkreisen und nicht christlichen Religionen. Die Umgangsweise mit Sterben und Tod unterscheidet sich oft deutlich von der uns bekannten christlichen Kultur. Diese sollten dem Palliativteam bekannt sein und in die tägliche Arbeit integriert werden.

12.2.7 Ethische Probleme

12.2.7.1 Änderung und Begrenzung eines Therapieziels

Die geplanten Maßnahmen zur Palliativversorgung müssen mit dem Patienten und seinen Angehörigen abgesprochen werden. Dabei ist zunächst wichtig, die Ziele, die der Patient selbst hat, zu erfragen. Für Patienten muss nicht unbedingt die möglichst vollständige Symptomlinderung im Vordergrund stehen. Andere Ziele, wie zum Beispiel möglichst schnell nach Hause zurückkehren zu können oder möglichst den klaren Verstand und volle Konzentrationskraft zu erhalten, können aus Sicht des Patienten wichtiger sein, so dass eine medikamentöse Symptomkontrolle nur soweit gewünscht wird, wie sie diese Ziele nicht gefährdet. Ängste und Barrieren gegen Morphin und andere Medikamente sind weit verbreitet. Für Patienten und Angehörige kann mit der Ankündigung einer Opioidtherapie Angst vor dem baldigen Tod aufkommen, wenn sie vorher von anderer Seite gehört haben, dass Morphin nur für Sterbende sei. Solche Ängste sollten vor Therapiebeginn angesprochen und möglichst ausgeräumt werden.

Die Prioritäten des Patienten können auch den üblichen Erwartungen des Behandlungsteams widersprechen. Nach der üblichen Hypothese des Palliativteams sind Patienten über soziale Interaktionen wie Besuche, Unterhaltungen und auch körperlichen Berührungen erfreut. Bei einigen Patienten besteht aber demgegenüber ein klarer Wunsch nach Rückzug und Ruhe, und auch die körperlichen Berührungen werden als störend empfunden. Dies rechtzeitig zu erkennen und auch solche Bedürfnisse zu akzeptieren, die den eigenen Vorstellungen und Werturteilen widersprechen, ist gerade für Palliativteams, die sich einem mitfühlenden und ganzheitlichen Behandlungsauftrag verpflichtet sehen, eine Herausforderung.

Ungeklärte Themen können die palliativmedizinische Behandlung nicht nur in der Terminalphase erschweren. Ist der Patient über die Diagnose und Prognose seiner Erkrankung nicht aufgeklärt, lässt sich ein realistisches Therapieziel kaum formulieren.

Grundsätzlich hat der Patient nicht das Recht, eine (nicht indizierte) Behandlung einzufordern. Liegt keine medizinische Indikation für eine Behandlung vor, kann diese Behandlung auch nicht angeboten werden. Die medizinische Indikation ist jedoch nicht eindeutig definiert, und kann subjektiv gefärbt sein: je nach behandelndem Arzt (Fachrichtung, Berufserfahrung, persönliche Werte) wird eher für oder gegen eine Behandlung entschieden. Die Gefahr einer zu subjektiven Bewertung der Indikation kann durch Teambesprechungen oder Fallkonferenzen verringert werden.

Wird die Indikation gestellt und die Behandlung dem Patienten angeboten, kann er diese Therapie jederzeit ablehnen, auch wenn er dadurch sein eigenes Leben gefährdet. Die Einstellungen von Patienten können sich im Verlauf einer Erkrankung dramatisch ändern. So können Patienten massive Einschränkungen der körperlichen oder kognitiven Funktionsfähigkeit akzeptieren, die sie früher nicht für lebenswert empfunden hätten. Sie können aber auch ihre Prioritäten so verändern, dass sie die verbleibende Lebenszeit in der Familie und zuhause verbringen wollen.

Bei Tumorpatienten kommt es häufig zum Konflikt zwischen der Einschätzung, dass weitere antineoplastische Behandlungen (Chemotherapie, Bestrahlung, ...) keine Aussicht auf Erfolg mehr haben, und dem verzweifelten Wunsch des Patienten und der Angehörigen nach einer Fortsetzung dieser Therapien. Chemo- und Strahlentherapie können allerdings auch bei Palliativpatienten sinnvoll sein, zum Beispiel um durch Verringerung der Tumormasse die Symptomlast zu lindern. Dabei müssen allerdings die möglichen Vor- und Nachteile dieser Therapien kritisch gegenübergestellt werden.

In Ergänzung hierzu ist eine möglichst frühe Integration der Palliativversorgung in die onkologische Behandlung von Tumorpatienten wünschenswert. In einer wegweisenden amerikanischen Studie wurde nachgewiesen, dass ein frühzeitiger Zugang zur Palliativversorgung nicht nur die Lebensqualität steigern, sondern auch die Kosten senken kann. [16]. Die Vorteile der frühen Integration sind mittlerweile in einer Reihe von Studien belegt worden [17–19].

12.2.7.2 Ernährung

Flüssigkeits- und Nahrungszufuhr haben für Patienten und Angehörige einen hohen Stellenwert. Essen und Nahrungszufuhr werden mit Gesundheit in Verbindung gebracht: wer nicht genug isst, kommt nicht zu Kräften und kann dann auch nicht gesund werden. Diese Vorstellung kann auch bei einer lebenslimitierenden Erkrankung nicht abgelegt werden.

Bei vielen Patienten ist jedoch mit fortschreitendem Krankheitsverlauf die Nahrungs- und Flüssigkeitsaufnahme nur eingeschränkt oder ganz unmöglich. Flüssigkeits- und Nahrungszufuhr können dann zur Belastung werden. Patienten verschlucken sich, sie sind enttäuscht, weil sie nicht genug essen können und haben Angst vor Verhungern oder Verdursten. Gerade in der letzten Lebensphase können Appetitlosigkeit und mangelndes Interesse an Flüssigkeitsaufnahme aber auch ein erstes, natürliches und zu respektierendes Zeichen eines beginnenden Sterbeprozesses sein.

Eine Infusionstherapie führt meist nicht dazu, dass Patienten weniger Durst haben, denn oftmals ist Mundtrockenheit Ursache des Durstgefühls. Die Infusionstherapie kann aber bei Patienten in der Finalphase zu Ödemen und vermehrter Atemwegssekretion führen. Bei sterbenden Patienten sollte deshalb nicht in erster Linie eine Infusionstherapie erfolgen. Durst und Mundtrockenheit können durch gute Mundpflege gelindert werden, zum Beispiel mit Eiswürfeln aus Fruchtsaft oder Tee oder gefrorenen Fruchtstückchen.

12.2.7.3 Finalphase

In der Finalphase erhält die Symptomkontrolle ein besonderes Gewicht. Mit nachlassenden Organfunktionen müssen die Dosierungen der symptomatischen Medikation ggf. verringert werden, bei anderen Patienten führen Exazerbationen von Schmerzen oder anderen Symptomen dazu, dass die Dosierungen erhöht werden müssen. Wiederholte kurzfristige Überprüfungen der Medikation und die schnelle Anpassung der Dosierungen sind in dieser Phase bei der Mehrzahl der Patienten notwendig. Nicht mehr benötigte Medikamente, zum Beispiel zur Thromboseprophylaxe sollten beendet werden, unnötige diagnostische (zum Beispiel Blutabnahmen) und therapeutische Maßnahmen (zum Beispiel Transfusionen) vermieden werden.

Zur Behandlung häufiger und quälender Symptome in der Finalphase hat sich die Verordnung einer Bedarfsmedikation mit Morphin gegen Schmerzen, Butylscopolamin subkutan gegen Rasselatmung, sowie Lorazepam sublingual gegen Luftnot und Angst bewährt.

Neben der Symptomkontrolle dürfen auch in der Finalphase die spirituellen und psychosozialen Bedürfnisse des Patienten und seiner Angehörigen nicht vernachlässigt werden.

12.2.7.4 Wunsch nach Sterbehilfe

Auch bei optimaler Ausnutzung aller palliativmedizinischen Möglichkeiten kann nicht verhindert werden, dass Patienten den Wunsch nach Sterbehilfe äußern. In den meisten Fällen, in denen Patienten oder Angehörige Sterbehilfe wegen intolerabler Schmerzen oder anderer Symptome einfordern, sind aber die Möglichkeiten der Symptomkontrolle noch nicht ausgeschöpft, und eine adäquate palliativmedizinische Versorgung lässt oft auch die Frage nach Sterbehilfe verstummen [4].

In den Niederlanden, in Belgien, Luxemburg und Kanada ist die Tötung auf Verlangen (aktive Sterbehilfe) zulässig, wenn bestimmte Voraussetzungen erfüllt sind. In der Schweiz und in mehreren US Bundesstaaten ist die Beihilfe zum Suizid möglich. Die Warnungen vor einem Missbrauch dieser Regelung nehmen zu [20]. Die Erfahrungen aus diesen Ländern weisen darauf hin, dass eine gesetzliche Regelung der Sterbehilfe dazu führen kann, dass palliativmedizinische Alternativen nicht mehr ausreichend verfolgt werden. Tötung auf Verlangen (aktive Sterbehilfe) ist in Deutschland im Strafrecht eindeutig untersagt und auch aus ethischer Sicht abzulehnen. Sterben zulassen (passive Sterbehilfe), also die Unterlassung oder Beenden von Maßnahmen wie z. B. der Intubation und Beatmung mit dem Ziel, eine Verlängerung des Leidens zu verhindern, ist dagegen möglich, wenn eine sorgfältige Abwägung der Vor- und Nachteile erfolgt und der (mutmaßliche) Wille des Patienten berücksichtigt wird. Wenn der Patient sich freiverantwortlich gegen den Beginn oder für den Abbruch einer lebenserhaltenden Behandlung entscheidet, darf diese Behandlung nicht gegen seinen Willen durchgeführt werden. Bei den Therapien am Lebensende kann eine mögliche Lebensverkürzung als Folge einer angemessenen medikamentösen Symptomkontrolle unter Umständen in Kauf genommen werden (indirekte Sterbehilfe). So darf die Angst vor einer opioidbedingten Atemdepression nicht dazu führen, dass die benötigte Opioiddosis nicht gegeben wird [21]. Ziel der Therapie ist dabei aber immer die Symptomlinderung, nicht aber der Tod des Patienten.

Die Beihilfe zum Suizid wurde 2015 durch die Einführung von § 217 im Strafrecht neu geregelt. Danach ist es strafbar, wenn man in der Absicht, den Suizid eines anderen zu fördern, diesem hierzu geschäftsmäßig die Gelegenheit gewährt, verschafft oder vermittelt. Ausgenommen ist ein Angehöriger oder Nahestehender des Betroffenen, der nicht geschäftsmäßig handelt. Bei den Mitarbeitern im Gesundheitswesen wird viel Unsicherheit deutlich, wo genau die Grenzen der geschäftsmäßigen Förderung liegen, zum Beispiel in der Verordnung von Opioiden zur Schmerztherapie bei Patienten, die schon einmal einen Sterbewunsch geäußert haben [22]. Die Deutsche Gesellschaft für Palliativmedizin hat ebenso wie die *European Association for Palliative Care* (EAPC) eindeutig Position bezogen, dass die Beihilfe zum Suizid nicht Teil der Palliativversorgung sein kann [20,23].

Bei einigen wenigen Patienten kann keine ausreichende Linderung der Beschwerden erreicht werden. Einen Ausweg für diese Patienten stellt die Reduktion des Bewusstseinsniveaus durch eine palliative Sedierung dar. Mit Benzodiazepinen oder anderen sedierenden Medikamenten können die Patienten so weit sediert werden, dass sie zwischen den Applikationen nur kurz oder gar nicht wach werden. Die Entscheidung zur Einleitung einer solchen palliativen Sedierung ist aber eine ethische, und nicht nur eine rein medizinische Entscheidung, die entsprechende Kompetenzen in einem erfahrenen Palliativteam voraussetzt [24]. Die palliative Sedierung ist keine Sterbehilfe und führt bei fachgerechter Anwendung nicht zu einer Lebenszeitverkürzung.

Eine kontinuierliche tiefe Sedierung sollte nur bei Patienten in der letzten Lebensphase mit einer erwarteten Prognose von wenigen Stunden oder Tagen durchgeführt werden. Eine vorübergehende palliative Sedierung zum Beispiel zur Erholung von belastenden Zuständen ist ebenfalls möglich.

Die palliative Sedierung sollte nicht mit Opioiden durchgeführt werden, sondern mit gut steuerbaren Benzodiazepinen, zum Beispiel mit einer Medikamentenpumpe mit Midazolam. Die Begründung für die palliative Sedierung, der Entscheidungsprozess, sowie Ziele der Sedierung, geplante Sedierungstiefe, Medikamente und vorgesehene Sedierungsdauer sollten dokumentiert werden.

12.2.7.5 Dokumentation

Die Dokumentation der Palliativversorgung ist aus medizinischer, pflegerischer, juristischer und ethischer Sicht und in besondere Weise aufgrund der Arbeit im multidisziplinären Team erforderlich. Aus medizinischer und pflegerischer Sicht unterstützt die Dokumentation die Therapieentscheidungen und beschreibt den Begleitungsprozess. Sie ist gemeinsame Aufgabe aller betreuenden Berufsgruppen und stellt eine Grundlage für Informationsaustausch und Kommunikation aller mitbetreuenden Personen jedes Patienten sowie an den Schnittstellen zwischen den Versorgungsbereichen dar.

Aus ethischer Sicht schafft die Dokumentation die notwendige Transparenz der Indikation von Leistungen und deren Ergebnis. Darüber hinaus ist eine Dokumentation auch Bestandteil der gesetzlichen Vorgaben, zum Beispiel in der Kodierung der palliativmedizinischen Komplexbehandlung als Operational Procedure Code OPS 8-982, 8-98e oder 8-98 h und der SAPV.

Für die Erhebung und Erfassung der Symptome und Belastungen ist eine Bewertung aus der Erlebenswelt des Patienten erforderlich. Die Beurteilung der Symptome und der damit einhergehenden Beeinträchtigung sollte deshalb primär durch den Patienten selbst erfolgen und durch die Behandler dokumentiert werden, zum Beispiel mit dem Minimalen Dokumentationssystem für Palliativpatienten (MIDOS) [25] oder dem integrierten Palliative Outcome Score (iPOS) [26]. Aufgrund der oft fortgeschrittenen Krankheitssituation und kognitiven Störungen ist bei einem Teil der Patienten die Einschätzung der Symptome und psychosozialen Belastungen aber nicht möglich. Andere Patienten möchten nicht lange über ihre Beschwerden sprechen oder empfinden die Erhebung als zusätzliche Belastung. Für diese Patienten muss auf eine Fremdbeurteilung zurückgegriffen werden und in der Dokumentation als solche kenntlich gemacht werden. Sowohl MIDOS wie iPOS bieten eine solche Möglichkeit der Fremdbeurteilung durch Angehörige oder Mitarbeiter an.

Für die Dokumentation wurde ein Kerndatensatz von der Deutschen Gesellschaft für Palliativmedizin vorgegeben. Mit der Hospiz- und Palliativerhebung (HOPE) steht ein validiertes System zur Verfügung, das diese Vorgaben erfüllt [27]. Mit dem Nationalen Hospiz- und Palliativregister (http://www.hospiz-palliativ-register.de/) steht ein Instrument zur Qualitätssicherung und zum Benchmarking zur Verfügung, mit dem die Qualität in den teilnehmenden Einrichtungen kontinuierlich weiter verbessert werden kann.

Literatur

[1] Sepulveda C, Marlin A, Yoshida T, Ullrich A. Palliative Care: the World Health Organization's global perspective. Journal of Pain and Symptom Management. 2002;24:91–96.

[2] Radbruch L, Payne S, Bercovitch M, et al. Standards und Richtlinien für Hospiz- und Palliativversorgung in Europa: Teil 1, Weißbuch zu Empfehlungen der Europäischen Gesellschaft für Palliative Care (EAPC). Zeitschrift für Palliativmedizin. 2011;12:216–227.

[3] International Association for Hospice and Palliative Care. Palliative Care Definition. 2019 [Zugriff: 08.07.2019]. URL: https://hospicecare.com/what-we-do/projects/consensus-based-definition-of-palliative-care/definition/
[4] Deutsche Gesellschaft für Palliativmedizin. Erweiterte S3-Leitlinie Palliativmedizin für Patienten mit einer nicht heilbaren Krebserkrankung – Konsultationsfassung. Leitlinienprogramm Onkologie der Arbeitsgemeinschaft der Wissenschaftlichen Medizinischen Fachgesellschaften e. V. (AWMF), Deutschen Krebsgesellschaft e. V. (DKG) und Deutschen Krebshilfe (DKH); 2019 [Zugriff: 08.07.2019]. URL: https://www.leitlinienprogramm-onkologie.de/fileadmin/user_upload/Downloads/Leitlinien/Palliativmedizin/Version_2/LL_Palliativmedizin_2.01_Langversion.pdf
[5] Arias Casais N, Garralda E, Rhee J, et al. EAPC Atlas of Palliative Care in Europe 2019. Vilvoorde: EAPC Press; 2019 [Zugriff: 02.07.2019]. URL: http://dadun.unav.edu/handle/10171/56787
[6] Cremer-Schaeffer P, Radbruch L. Palliativversorgung im Blickwinkel gesetzlicher und regulatorischer Vorgaben in Deutschland. Bundesgesundheitsblatt Gesundheitsforschung Gesundheitsschutz. 2012;55:231–237.
[7] Melching H. Palliativversorgung Modul 2: Strukturen und regionale Unterschiede in der Hospiz- und Palliativversorgung. Gütersloh: Bertelsmann Stiftung; 2015.
[8] Radbruch L, Andersohn F, Walker J. Palliativversorgung Modul 3: Überversorgung kurativ – Unterversorgung palliativ? Analyse ausgewählter Behandlungen am Lebensende. Gütersloh: Bertelsmann Stiftung; 2015.
[9] Klindtworth K, Schneider N, Radbruch L, Jünger S. Versorgung am Lebensende: Vorstellungen, Wissen und Haltungen. In: Böcken J, Braun B, Repschläger U, Hrsg. Gesundheitsmonitor 2011 – Gesundheitsversorgung und Gestaltungsoptionen aus der Perspektive der Bevölkerung Gütersloh: Bertelsmann Verlag; 2012. p. 173–92.
[10] World Health Organisation. Cancer pain relief: with a guide to opioid availability. 2. ed. Genf: World Health Organisation; 1996.
[11] World Health Organization. WHO Guidelines for the Pharmacological and Radiotherapeutic Management of Cancer Pain in Adults and Adolescents. Geneva: World Health Organization; 2019 [Zugriff: 08.07.2019]. URL: https://www.who.int/ncds/management/palliative-care/cancer-pain-guidelines/en/
[12] Häuser W, Bock F, Engeser P, et al. Empfehlungen der aktualisierten Leitlinie LONTS: Langzeitanwendung von Opioiden bei chronischen nicht-tumorbedingten Schmerzen. Schmerz. 2015;29:109–130.
[13] Caraceni A, Hanks G, Kaasa S, et al. Use of opioid analgesics in the treatment of cancer pain: evidence-based recommendations from the EAPC. Lancet Oncol. 2012;13:e58-e68.
[14] World Health Organisation. WHO Model List of Essential Medicines – 20th edition, 2017 [Zugriff: 08.07.2019]. URL: http://www.who.int/medicines/publications/essentialmedicines/en/
[15] Radbruch L, Strasser F, Elsner F, et al. Fatigue in palliative care patients -- an EAPC approach. Palliat Med. 2008;22:13–32.
[16] Temel JS, Greer JA, Muzikansky A, et al. Early palliative care for patients with metastatic non-small-cell lung cancer. N Engl J Med. 2010;363:733–742.
[17] Hui D, Kim YJ, Park JC, et al. Integration of oncology and palliative care: a systematic review. Oncologist. 2015;20:77–83.
[18] Dalgaard KM, Bergenholtz H, Nielsen ME, Timm H. Early integration of palliative care in hospitals: A systematic review on methods, barriers, and outcome. Palliat Support Care. 2014;12:495–513.
[19] Haun MW, Estel S, Rucker G, et al. Early palliative care for adults with advanced cancer. Cochrane Database Syst Rev 2017; 6: CD011129.

[20] Radbruch L, Leget C, Bahr P, et al. Euthanasia and physician-assisted suicide: A white paper from the European Association for Palliative Care. Palliative Med. 2016;30:104–116.
[21] Bundesärztekammer (BÄK). Grundsätze der Bundesärztekammer zur ärztlichen Sterbebegleitung. Deutsches Ärzteblatt. 2011;108:A346-348.
[22] Tolmein O, Radbruch L. Verbot der geschäftsmäßigen Förderung der Selbsttötung: Balanceakt in der Palliativmedizin. Deutsches Ärzteblatt. 2017;114:A302-307.
[23] Nauck F, Ostgathe C, Radbruch L. Ärztlich assistierter Suizid: Hilfe beim Sterben – keine Hilfe zum Sterben. Deutsches Ärzteblatt. 2014;111:A67-71.
[24] Alt-Epping B, Sitte T, Nauck F, Radbruch L. Sedierung in der Palliativmedizin*: Leitlinie für den Einsatz sedierender Maßnahmen in der Palliativversorgung: European Association for Palliative Care (EAPC). Schmerz. 2010;24:342–354.
[25] Stiel S, Matthes ME, Bertram L, et al. Validierung der neuen Fassung des Minimalen Dokumentationssystems (MIDOS2) für Patienten in der Palliativmedizin: Deutsche Version der Edmonton Symptom Assessment Scale (ESAS). Schmerz. 2010;24:596–604.
[26] Murtagh FE, Ramsenthaler C, Firth A, et al. A brief, patient- and proxy-reported outcome measure in advanced illness: Validity, reliability and responsiveness of the Integrated Palliative care Outcome Scale (IPOS). Palliat Med. 2019;33(8):1045–1057.
[27] Stiel S, Pollok A, Elsner F, et al. Validation of the Symptom and Problem Checklist of the German Hospice and Palliative Care Evaluation (HOPE). J Pain Symptom Manage. 2012;43(3):593–605.

12.3 Hospizkultur und institutionelle Praxis – Zur Umsetzung hospizlicher Sterbebegleitung am Beispiel von Pflegeheimen

Werner Schneider, Stephanie Stadelbacher

12.3.1 Einleitung

Spätestens seit den 1980ern lässt sich für Deutschland eine umfassende gesellschaftliche Neu-Ordnung des Lebensendes beobachten, die als eine „Neu-Institutionalisierung" des Sterbens bezeichnet werden kann [1]. Entlang von abstrakten Werten wie z. B. Würde und Selbstbestimmung steht in verschiedenen gesellschaftlichen Debatten – von der Sterbehilfe bis zu Organtransplantation – der Umgang mit Schwerkranken und Sterbenden im Zentrum, flankiert von entsprechenden rechtlichen Regelungen und institutionellen Handlungsfeldern. Ein wichtiger Meilenstein für die konkrete Ausgestaltung von Sterbensprozessen ist hier das Gesetz zur Verbesserung der Hospiz- und Palliativversorgung (Hospiz- und Palliativgesetz – HPG), das eine umfassende Förderung der Sterbendenversorgung sowohl im ambulanten als auch im stationären Sektor zum Ziel hat. Die Hospizidee und Palliativkompetenzen sollen strukturell nachhaltig implementiert und bei allen an der Versorgung Sterbender beteiligten (professionellen) Akteuren in Haltung und Handeln verfestigt werden. Die Adressierung und Unterstützung der Pflege(-praxis) ist dabei ein wichtiger Baustein.

Gemäß der zentralen Zielstellung des medizinisch-pflegerisch ausgerichteten modernen Gesundheitssystems, welche sich auf die Behandlung von Krankheit und die Wiederherstellung von Gesundheit richtet, besteht die zentrale Aufgabe der professionellen Pflege darin, den kranken Menschen bei seiner Heilung zu unterstützen. Sollte die Gesundung des Patienten nicht (mehr) das vorrangige Ziel sein, geht es der Pflege um Symptomlinderung, um Erleichterung der Krankheitslast und bestmögliche Versorgung des pflegebedürftigen Menschen. Gerade Letzteres ist primäres Ziel der Pflege am Lebensende, wenn keine Heilung mehr möglich ist. Dass es bei der *Sorge um und für Sterbende* aber nicht nur um deren physische Versorgung gehen kann, sondern – wie in der Pflege generell, besonders aber am Lebensende – auch psychosoziale Aspekte bis hin zu ggf. spirituellen Fragen zu berücksichtigen sind, betont vor allem die Hospizidee.

Deren Entwicklung und praktische Umsetzung als ehrenamtliche Hospizarbeit und Palliative Care sollen im Folgenden – nach einer Klärung des diesem Beitrag unterliegenden (soziologischen) Verständnisses von Sterben (Kap. 12.3.2) – kurz skizziert (Kap. 12.3.3) und anhand eines Beispiels erläutert werden: der Institution Pflegeheim mit den derzeit dort gegebenen Un-/Möglichkeiten einer hospizlichen Gestaltung des Lebensendes (Kap. 12.3.4). Den Abschluss bilden Überlegungen zu Perspektiven des Heims von morgen, die auf eine Integration von Heim und Sozialraum und damit von Leben und Sterben abzielen (Kap. 12.3.5).

12.3.2 Sterben soziologisch gesehen

Während es beim Sterben aus medizinischer Sicht um das Versagen von Organfunktionen und damit primär um einen physischen Prozess geht, wird aus soziologischer Perspektive Sterben (und Tod) in verschiedene Formen unterteilt [2]: das *physische* Sterben (Körpertod), das *psychische* Sterben (Tod des Bewusstseins oder der ‚Seele') und das *soziale* Sterben (sozialer Tod). Damit rücken das Individuum, das stirbt, sowie dessen soziale Bezugspersonen z. B. als Angehörige und/oder Zugehörige sowie weitere Akteure, die am Sterben beteiligt sind, in den Fokus. Denn soziologisch gesehen bezeichnet Sterben „jenen Prozess, bei dem gemäß des jeweils *geltenden Sterbe-/Todeswissens* (…) sowie entlang der jeweiligen institutionellen Kontexte und damit einhergehenden Praktiken ein als sterbend *definiertes* Individuum als sterbend *behandelt* wird" [3]. Kurzum: Der Sterbende wird ‚sterben gemacht' und ist dabei immer eingebettet in ein sozio-kulturelles Setting, das die konkrete Ausgestaltung seines Sterbens bestimmt [4]. Dieses ‚Sterben-Machen' als das *praktische ‚Wie'* des Sterbens ist dabei nicht in erster Linie von organisch-physiologischen Prozessen bestimmt, sondern von der *sozialen Organisation des Sterbens* [5], d. h. konkret von den je vorherrschenden Leitvorstellungen, geltenden Werten und Normen, die das Handeln der beteiligten Akteure orientieren; der Verörtlichung des Sterbens [6] im Sinne seiner jeweiligen raum-zeitlichen Situierung und institutionell-organisatorischen Rahmung

(z. B. in der Klinik, im Pflegeheim, auf einer Palliativstation, im stationären Hospiz, in den ‚eigenen vier Wänden' etc.) sowie der konkreten Ausgestaltung der jeweiligen Rollendefinitionen und Beziehungsmuster zwischen dem Sterbenden, An-/Zugehörigen, haupt- oder ehrenamtlichen ‚Sterbearbeitern' (z. B. Ärzte, Pflegekräfte, weitere Professionelle, ehrenamtliche Hospizhelfern etc.) und weiteren Beteiligten.

Insoweit Sterben aus soziologischer Sicht immer auch gesellschaftlich bestimmt ist, unterliegt es über den historischen Verlauf hinweg unabdingbar jener Dynamik sozio-kultureller Veränderungen, welche die jeweilige Gesellschaft charakterisieren, in der gestorben wird. Anders formuliert: Menschen sterben in jeder Gesellschaft, gleich welcher Kultur und historischen Epoche – sie werden aber unterschiedlich ‚sterben gemacht', da sich die soziale Organisation ihres Sterbens je nach Gesellschaft, Kultur und historischer Epoche anders ausgestaltet [7].

12.3.3 Hospizkultur und die Sorge um das ‚gute' Sterben

Während für das Leben in vormodernen Gesellschaften eine von Geburt an permanente, alle Lebensalter und Lebensphasen übergreifende Lebensunsicherheit kennzeichnend war, die von den Menschen mit der religiös besetzten Maßgabe bewältigt wurde, bereit zu sein, jederzeit und überall vom Tod ereilt werden zu können [8,9], veränderte sich der gesellschaftliche Umgang mit Sterben und Tod in der Moderne radikal. Die vormoderne existenzielle Lebensunsicherheit verwandelte sich in eine umfassende Lebenssicherheit für jeden mit der Verheißung eines langen, gesunden, erfüllten Lebens, das erst durch den ‚natürlichen' Tod [10], dessen Eintritt möglichst lange hinauszuschieben war, beendet wurde. Entsprechend galt bis in die 1980er Jahre Sterben in westlichen Gesellschaften mit hochentwickeltem Gesundheitssystem gemeinhin als medizinischer Störfall [11], da die moderne Vorstellung der aufs Leben ausgerichteten Selbstverständlichkeit des Hier und Jetzt und Morgen im Sinne eines ‚immer weiter' gebrochen wurde. Weil Krankheit, Leid und Schmerz in der Moderne ihren Sinn und damit an Legitimation verloren haben und Sterben als unvermeidlicher Ausdruck des begrenzten Lebens den gesellschaftlichen Fortschritts- und Machbarkeitsphantasien widersprach, wurde es gleichsam als medizinischer ‚Betriebsunfall' stigmatisiert – mit der Folge, dass nicht zuletzt die Sterbenden selbst an den Rand des Lebens gedrängt wurden. Im modernen Krankenhaus als dem zentralen Ort der medizinisch-pflegerischen Heilung der Menschen und an dem (gerade deshalb) auch am häufigsten gestorben wurde (und immer noch wird), sahen Pflegende und vor allem Ärzte im Sterbenden die gleichsam verkörperte Grenze ihrer Handlungsmacht im Sinne des eigenen Scheiterns. Wo nichts mehr getan werden konnte, was Heilung versprach, endete seit jeher der Handlungsbereich der Medizin. Mit der Moderne wurde der Sterbende im wahrsten Sinne des Wortes ‚hinter die Kulissen geschoben' [12–14], so dass der unheilbar Kranke im Krankenhaus schon den sozialen Tod starb, noch bevor der physische eintrat.

12.3.3.1 Die Entstehung der Hospizbewegung und das moderne Leitbild des ‚guten' Sterbens

Spätestens mit den 1980ern wird die Kritik an dem hinter die Kulissen geschobenen Sterben vor allem in Gestalt der sich seit den 1960er Jahren insbesondere in Großbritannien formierenden Hospizbewegung immer lauter [15]. Genährt durch die wachsende Unzufriedenheit mit jenem verdrängenden institutionellen ‚Sterben-Machen' im modernen Gesundheitssystem sowie durch gesellschaftliche Entwicklungen wie das damalige stigmatisierende ‚Sterben-Lassen' von HIV-Infizierten, die zur Anfangszeit von AIDS zu sozial Randständigen deklariert wurden, kam eine gesellschaftliche Debatte um den ‚richtigen' Umgang mit Sterben bzw. Sterbenden in Gang, an der die Hospizbewegung maßgeblich Anteil hatte. Als Bürgerbewegung propagierte sie dabei – nicht zuletzt auch aufgrund ihrer christlichen Wurzeln – das Leitbild eines ‚guten' im Sinne von würdevollen, weil selbstbestimmten, möglichst schmerzfreien und begleiteten Sterbens, welches eingebettet sein soll in eine finale, d. h. auf das je eigene Lebensende der Betreffenden hin ausgerichtete Sorgekultur.

Die handlungsleitenden Prinzipien dieser hospizlich getragenen, in ihrer praktischen Umsetzung mittlerweile auch mit dem Begriff ‚palliativ' bzw. Palliative Care gekennzeichneten Sorgekultur lauten programmatisch zusammengefasst (z. B. [16,17]):

1. Das ‚gute' Sterben steht unter dem Primat der *Ganzheitlichkeit* als Wechselwirkung der körperlichen, psychischen, sozialen und spirituellen Dimensionen des Sterbens.
2. Im Zentrum steht die Orientierung an den *Bedarfen und Bedürfnissen* der Patienten und deren An- bzw. Zugehörigen.
3. Die Praxis von Hospizarbeit ist charakterisiert durch *institutionell-organisationale Offenheit, Vernetzung* und verbindet *haupt- und ehrenamtliche* Arbeit.
4. Hospizarbeit basiert in der Breite auf freiwilligem *bürgerschaftlichem Engagement*.

In diesen normativen Prinzipien drückt sich zum einen die konsequente Subjektorientierung hospizlichen Handelns aus, und zwar sowohl mit Blick auf die jeweilige Individualität des Sterbenden als auch die Einzigartigkeit der Situation seiner sozialen Bezugspersonen, die in der existenziellen Krise des Lebensendes nicht allein bleiben sollen, wenn sie dies nicht wünschen. Zum anderen und um der Idee der umfassenden ‚Für-Sorge' und Begleitung der Betroffenen gerecht zu werden, adressiert die Hospizidee gleichsam ‚grenzenlos' die Gesellschaft als solche. Damit ist gemeint: Hospiz als Idee und Hospizarbeit als ihre praktische Umsetzung ist dem Selbstverständnis nach in einem mehrfachen Sinne offen. Denn sie wenden sich als Angebot mit der Maßgabe lebensstilbezogener Offenheit gleichermaßen an alle, die sich in jener existenziellen Krisensituation des Lebensendes befinden, ohne mit diesem Angebot einschränkende Kriterien wie Kulturzugehörigkeit, Weltanschauung, Religion o. a. zu verbinden. Ebenso sprechen sie mit dem Angebot zum freiwilligen Engagement prinzipiell alle für die Hospizidee an. Dementsprechend basiert die Hospizarbeit nicht nur auf medizinisch-pflegerischen und psychologisch-seelsorgerischen Kompetenzen von entsprechenden Fachkräften, sondern im Sinne einer Bürgerbewegung vor allem auf ehrenamtlichem Engagement [18], durch das – dem hospizlichen Selbstverständnis folgend – dem Sterben seine ‚Menschlichkeit' zurückgeben werden soll, nachdem es in der Moderne durch Apparatemedizin und therapeutische Zugriffe den Menschen ‚entfremdet' wurde. Mehr noch ist für diese Programmatik der Offenheit auch zentral, dass Hospiz keinen speziellen Sterbeort im engeren Sinn bezeichnet, sondern eine eigene hospizlich ausgerichtete „Sterbewelt" [7] begründen soll, möglichst unabhängig von der institutionell-organisationalen Verortung des Sterbenden und seiner An-/Zugehörigen. Es geht um eine hospizliche Haltung und Praxis der umfassenden Versorgung und Begleitung Sterbender, die vorbehaltlos und damit prinzipiell überall Platz greifen können und sollen, wo gestorben wird bzw. wo man mit Todkranken, Sterbenden und ihren An- bzw. Zugehörigen betraut ist – nicht nur im stationären Hospiz, sondern ebenso im Krankenhaus, im Pflegeheim oder zuhause.

Deutlich wird in diesen programmatischen Kennzeichnungen, dass es der Hospizbewegung keineswegs nur um Versorgung am Lebensende im Sinne einer personenbezogenen Dienstleistung geht, die neben medizinisch-pflegerischen Aufgaben auch psychosoziale, ethische und spirituelle Aspekte umfasst. Vielmehr zielt sie mit ihrer *hospizlich-palliativen Sorgekultur* [18,19] des ‚guten' Sterbens, die in den verschiedensten institutionell-organisatorischen Handlungsfeldern des Gesundheitssystems praktisch gelebt werden soll, auf einen grundlegend veränderten Umgang mit schwerstkranken und sterbenden Menschen und somit auf nicht weniger als den Wandel der Gesellschaft als solcher.

Mit diesem Konzept, welches auf einem umfassenden Verständnis von Sorgen bzw. Umsorgen beruht, soll auch der semantischen (und praktisch relevanten) Verkürzung von Palliative Care durch eine engführende deutsche Übersetzung als Palliativ*versorgung* entgegengetreten werden. So wird aus einer Perspektive, die den hospizlichen Ansatz im Sinne *zivilgesellschaftlichen Engagements* (und damit dessen gesellschaftspolitische Relevanz) deutlicher akzentuiert, eine solche Begriffspolitik der ‚Integration' bzw. ‚Vereinnahmung' kritisiert. Bemängelt wird, dass der „Versorgungsbegriff (...) eine Arbeitsteilung insinuiert, in der die einen als Subjekt der Versorgung handeln und andere als Objekte der Versorgung behandelt werden" [19]. Mit der Dominanz professioneller Versorgungsstrukturen, in der ehrenamtliche Unterstützung nur noch gleichsam ergänzend in Erscheinung treten kann, rückt der in gesellschaftspolitischer Hinsicht für eine Sorgekultur im Zentrum stehende partizipative Aspekt eines sozialen Beziehungsgeflechts des sich wechselseitig umeinander Sorgens in einer ‚Sorge-Gemeinschaft' in den Hintergrund.

12.3.3.2 Zur aktuellen Umsetzung von Hospizkultur

Das Ziel der Hospizbewegung war und ist die Verbesserung der Versorgung Sterbender durch den Umbau der ‚Sterbe-Institutionen' und damit letztlich auch ein Wandel der Gesellschaft insgesamt im Umgang mit Sterben und Tod. Heute existieren verschiedene Sterbewelten, in die Hospizarbeit und Palliative Care in unterschiedlichem Maße Einzug gehalten haben [3].

Der hospizlich gesehen paradigmatische Ort des ‚guten' Sterbens ist das eigene Zuhause. Hier ist der Sterbende in seiner vertrauten Lebenswelt, umgeben von seinen sozialen Bezugspersonen und damit an dem Ort, an dem er sich geborgen und wohl fühlt. Die private Sterbewelt als idealer Ort des selbstbestimmten und individuellen Sterbens wird dabei von ambulanten Hospizdiensten und Teams der spezialisierten ambulanten Palliativversorgung (SAPV) institutionell unterstützt. Während Hospizdienste vor allem durch den Beitrag Ehrenamtlicher eine soziale Begleitung Sterbender und ihrer An-/Zugehörigen leisten [20], ermöglicht die SAPV durch drei Wirkfaktoren – *Symptomlinderung* (erfolgreiche Kontrolle von Schmerzen und anderen Symptomen), *Sicherheitsversprechen* (Erreichbarkeit, Vermittlung der Bewältigbarkeit der Situation) und *Alltagsrahmung* (so viel an häuslicher Normalität, meint: Tagesabläufe, Gewohnheiten, Rollenverteilungen, wie gewünscht und möglich aufrechtzuerhalten) – ein Versterben in den eigenen vier Wänden [21]. Auch das Gesamtversorgungsfeld rund um die Sterbewelt zuhause wird durch die Neu-Institutionalisierung von Hospizkultur und Palliativkompetenz im ambulanten Bereich verändert, z. B. in Form von Beratung, Qualifizierung und Vernetzung mit Hausärzten und Pflegediensten [22].

Die genuine stationäre Sterbewelt der Hospizbewegung ist das Hospiz. Hier liegt der Schwerpunkt auf der Begleitung Sterbender auf ihrem letzten Weg, der im Wesentlichen durch umfassende, organisatorisch zu leistende ‚Individualisierungs- bzw. Identitäts(bewahrungs)arbeit' im Sterben und über den Tod hinaus (z. B. durch entsprechende Abschieds- und Trauerrituale) gestaltet ist [23,24]. Das ‚Sterben-Machen' im Hospiz zentriert sich um den *Sterbenden als Subjekt* und dessen Wünsche, Bedürfnisse, Vorstellungen von seinem Lebensende. Stationäre Hospize sind in der Selbstwahrnehmung deshalb auch heute noch Orte, an denen aus Sicht der Sterbearbeiter „immer noch besser gestorben wird als anderswo" [23]. Neben der Zentrierung des Sterbens bzw. des Sterbenden sind auch strukturelle Merkmale wie ein großzügiger Personalschlüssel wesentliche Unterschiede zu den beiden anderen großen stationären Sterbewelten, dem Krankenhaus und dem Pflegeheim.

Am Krankenhaus als Institution, an deren Umgang mit Sterben und Sterbenden sich die Kritik wesentlich entzündet hat (s. o.), ist die Hospizbewegung nicht spurlos vorbeigegangen. So zeigen sich in der praktischen Organisation des Sterbens durchaus Wirkungen des Leitbildes des ‚guten' Sterbens, festgemacht am veränderten *Selbstverständnis* und der *Haltung* gegenüber Sterben und Sterbenden, vor allem auf Seite der Pflegekräfte. Diese können eine Versorgung und Begleitung nicht mehr Heilbarer eher in ihre Berufsidentität integrieren als Ärzte, die ihren Handlungsauftrag nach wie vor in der auf Heilung ausgerichteten Therapie sehen [11]. Auf der Ebene der *Behandlungspraxis* entfalten sich die hospizlich inspirierten Haltungen aber nur begrenzt [25–27]. Als Gründe werden die kulturell und strukturell fest verankerten

Zielsetzungen des Krankenhauses genannt: Diagnose, Therapie, Gesundung. Das (neue) Bemühen um ein ‚gutes' Sterben findet sich daher vor allem als personenabhängiges, situatives, ‚besonderes' Handeln und nicht als institutionalisiertes oder gar standardisiertes ‚Be-Handlungsrepertoire'. Angesichts der zunehmenden Durchsetzung des Leitbildes des ‚guten' Sterbens auf der Deutungsebene und der noch fehlenden Übersetzung auf die Organisations- und Handlungsebene des Krankenhausalltags, erzeugt das Sterben im Krankenhaus für die Beteiligten auch weiterhin ein „Organisationsschlamassel" [25], welches jedoch nicht mehr mit dem früheren ‚hinter die Kulissen Schieben' gleichzusetzen ist. Ob und wie sich das Leitbild des neuen Umgangs mit Sterben und Sterbenden auf das Pflegeheim bisher ausgewirkt hat, wird im folgenden Abschnitt genauer beleuchtet.

12.3.4 ‚Gutes' Sterben im Heim: Möglichkeiten, Anforderungen und Herausforderungen

12.3.4.1 Das Pflegeheim als ‚Sterbeort wider Willen': Zum Stand der Umsetzung von Hospizkultur und Palliativkompetenz

Das Pflegeheim (im Folgenden kurz: Heim) in der bis heute geläufigen institutionellorganisatorischen Form als Wohn- und Versorgungsort für die letzte Lebensphase ist ein ‚Produkt' des 20. Jahrhunderts und gründet dabei insbesondere auf der Durchsetzung des modernen Sozialstaats sowie dem modernen Altersbild. Im Heim sollte – so die mit dem bürgerlichen Kleinfamilien-Ideal und seiner geschlechtsspezifischen Rollenverteilung korrespondierende normative Vorstellung – der alte Mensch, sofern er nicht mehr im Rahmen der unbezahlten, zumeist weiblichen ‚Sorge-Arbeit' seiner nächsten Angehörigen (Ehepartner/in, Töchter, Schwiegertöchter) versorgt werden kann, einen gesicherten Lebensabend verbringen können. Heute, im 21. Jahrhundert, ist das Heim immer weniger ein Ort des Lebens am Lebensabend, sondern immer mehr ein Ort des Lebensendes im Alter, ein Ort des Sterbens geworden.

In Folge der demographischen Alterung sowie des Wandels der privaten Lebensformen und Familienbeziehungen – im Alter leben immer mehr Menschen, vor allem Frauen, allein im Haushalt – sowie der Maxime ‚ambulant vor stationär' (§ 3 SGB XI), die ein möglichst langes Verbleiben im privaten Bereich propagiert, wechseln die Menschen immer später, im höheren Alter und kränker ins Pflegeheim. So entwickelt sich neben dem Krankenhaus auch das Heim zunehmend zu einer relevanten ‚Sterbeinstitution'. Auch wenn die meisten Menschen sich wünschen, möglichst lange selbstständig und selbstbestimmt zuhause, in den eigenen vier Wänden zu leben und schließlich dort auch zu sterben (76 Prozent), versterben nach wie vor die meisten Menschen im Krankenhaus bzw. im Heim (46 Prozent bzw. 31 Prozent aller Sterbefälle, gegenüber 20 Prozent zuhause) [28].

Diesem empirischen Befund steht jedoch ein stabiles Selbstverständnis vieler Heime gegenüber, das die klare Ausrichtung am (möglichst langen, aktiven) Leben im Alter betont, bei dem Sterben und Tod noch keinen berechtigten Platz haben (sollen). Bereits die ethnographische Untersuchung von Corina Salis Gross aus dem Jahr 2001 hat gezeigt, dass Sterben und Tod zwar zunehmend physisch und psychisch zu gegenwärtigen Themen in Alten- und Pflegeheimen werden, die institutionell-organisatorische Ausrichtung aber nicht auf das Lebensende hin orientiert ist, sondern gleichsam ‚gegen die Verhältnisse' am möglichst aktiven Leben der Bewohner festhält. Aus der Perspektive der Pflegekräfte wird das Dilemma rekonstruiert, dass sich sowohl in der Ausbildung der Fachkräfte als auch im Selbstverständnis und in der alltäglichen Organisation die Versorgung der älteren Menschen an der „Bewahrung und Wiederherstellung von Gesundheit", daran, „den Tod hinauszuschieben", orientiert, de facto aber immer öfter das Sterben als solches zu bearbeiten ist [29]. Eine Folge ist, dass sich sterbende Bewohner eher als Belastung für die Organisation verstehen und am liebsten so ‚geräuschlos' wie möglich aus dem Leben scheiden wollen [30], was keineswegs dem Bild eines individuellen, sozial begleiteten bedarfs- und bedürfnisorientierten Sterbens entspricht.

Dieses Dilemma, dass Heime für immer mehr Menschen zum Sterbeort werden, dort aber nur bedingt Raum für ein hospizlich-palliativ gestaltetes Lebensende finden, hat jüngst auch eine bundesweite Studie zum Thema ‚Sterben zuhause im Heim (SiH) – Hospizkultur und Palliativkompetenz in der stationären Langzeitpflege'[98] bestätigt [31]. Zwar lässt sich mittlerweile eine kulturelle und organisationale Öffnung für das Thema Sterben erkennen, es sind hier jedoch längst nicht alle Potenziale ausgeschöpft und Entwicklungsziele erreicht. So berichten Heimleitungen im Bereich der Palliativkompetenz von Fortschritten in den Weiterbildungen, und das Pflegepersonal betrachtet palliativmedizinische und -pflegerische Kompetenzen als hilfreiche Erweiterung der eigenen Pflegepraxis, z. B. in der Schmerzversorgung. Dennoch beendete im Jahr 2015/2016[99] durchschnittlich jeder vierte sterbende Heimbewohner sein Leben im Krankenhaus und konnte demnach nicht in seinem ‚letzten Zuhause' versterben. Eine letzte Einweisung in ein Krankenhaus kann verschiedene Gründe haben, jedoch ist die Überforderung des Pflegepersonals mit der z. T. komplexen Symptomlast palliativer Bewohner, die das aus Unsicherheit und fehlendem Handlungswissen den Notarzt ruft, einer der wesentlichen Faktoren. So könnten nach ei-

---

[98] Die multimethodische Studie wurde zwischen November 2015 und Oktober 2017, gefördert vom Bundesministerium für Gesundheit (BMG), durchgeführt und verfolgte das Ziel, den aktuellen Stand der hospizlich-palliativen Begleitung und Versorgung von Heimbewohnern am Lebensende zu eruieren. Um dafür relevante kulturelle und organisationale Aspekte sowohl in der Breite als auch in der Tiefe zu erfassen, wurden eine standardisierte Befragung aller Heimleitungen in Deutschland sowie Fallstudien in zehn ausgewählten Heimen durchgeführt. Zu Zielstellung, Vorgehen, Befunden und Schlussfolgerungen im Einzelnen vgl. [31].

[99] Es gibt zwei Bezugsjahre, da sich die Feldphase der Heimleiterbefragung über den Jahreswechsel erstreckte. Während der Befragung in 2016 wurde im Fragebogen als Bezugsjahr 2015 gewählt, im Folgejahr war 2016 das Bezugsjahr.

genen Angaben der Heimleitungen manche Einweisungen, die z. T. sogar noch kurz vor dem Tod stattfinden, mit besserer palliativmedizinischer Versorgungsmöglichkeit vermieden werden.

Während Palliativkompetenz also als ausbaufähig bzw. dringend ausbaubedürftig erscheint, ist die Einschätzung des Entwicklungsstands im Bereich Hospizkultur deutlich ambivalent. In der Selbsteinschätzung der Heime fügt sich Hospizkultur im oben verstandenen Sinn nahezu nahtlos in das Selbstverständnis bzw. in die nach innen wie insbesondere nach außen propagierten Leitideen moderner Heime als durchgehend am Bewohnerwillen orientierte Versorgungs- und Betreuungseinrichtung ein. Kurz gesagt: Aus Sicht der Heime habe man immer schon ‚quasi-hospizlich' gehandelt, wenn und weil man sich an den Bedarfen und Bedürfnissen der Bewohner ausgerichtet habe. Auch verfügen viele Heime mittlerweile über entsprechende Konzepte der Umsetzung eines ‚guten' Sterbens im Heim. Sofern man diese Hinweise als belastbare Indizien dafür werten will, dass die hospizlich-palliative *Idee* des würdigen, selbstbestimmten Sterbens in den Heimen mittlerweile angekommen sein mag, so zeigt sich mit Blick auf die konkrete Praxis aber auch, dass deren Umsetzung im Sinne einer *Begleitung am Lebensende im hospizlich-palliativen Sinn* bislang kaum geleistet wird. Sich Zeit nehmen für den Bewohner, sich ohne konkrete Pflegeaufgabe zu ihm zu setzen, sich mit ihm zu unterhalten, ihm ein Gefühl des nicht-allein-Seins, der Ruhe und des Aufgehobenseins zu vermitteln und ihn bei seinem Sterben zu begleiten, ist schlichtweg nicht Teil der aktuellen Pflegepraxis bzw. des Pflegealltags in den Einrichtungen. Dafür lassen sich die folgenden kulturellen und strukturellen Gründe anführen:

Aktivierung und Mobilisierung als Standard guter Pflege
Die aktivierende Pflege ist als Pflegestil mittlerweile Standard in der Altenpflege und u. a. auch im SGB XI festgeschrieben. Als ‚Hilfe zur Selbsthilfe' gilt es, die (verbliebenen) Fähigkeiten der Bewohner zu erhalten und zu stärken. Orientiert an den individuellen Fähigkeiten und Unterstützungsbedarfen der Bewohner ist das Ziel die Herstellung von größtmöglichem Wohlbefinden und Lebensqualität [32]. Dieses Pflegemodell ist zwar im Kern bewohnerorientiert, d. h. die Wünsche, Bedarfe und Bedürfnisse der Bewohner stehen im Zentrum des Handelns. Aber es orientiert sich essentiell am Leben, genauer am ‚Leben-Machen' durch das aktivierende Adressieren der mit dem Leben verbundenen Grundbedürfnisse wie Essen, Trinken und Bewegung, die gleichsam unhinterfragt als Basis eines herzustellenden Wohlbefindens festgelegt sind. Dass mit dem Sterben ein sukzessiver Rückgang bzw. Verzicht auf diese Grundbedürfnisse einhergeht und statt dem aktivierenden der hospizlich-palliative Pflegestil die Bedürfnisse der Bewohner in der Sterbephase angemessen berücksichtigt, ist insbesondere für das Pflegepersonal eine Herausforderung hinsichtlich der eigenen Berufsidentität, will man doch nicht hinter die verinnerlichten Vorstellungen und Praktiken von guter Pflege zurück. Beide Pflegestile – der aktivierende

und der hospizlich-palliative – erfordern eine konsequente Bewohnerorientierung, setzen jedoch an unterschiedlichen Haltungen, Orientierungen und Handlungsstrategien an. In der Praxis des Einrichtungsalltags zeigen sich in der Folge gerade dann spürbare Spannungen im Nebeneinander von aktivierender und palliativer Pflege, wenn die Deutung des Zustands und entsprechende Zuordnung des Bewohners (als ‚palliativ' oder nicht) aus Sicht der Pflegekräftig nicht eindeutig erscheint bzw. misslingt. Gerade diese Deutungsungewissheiten und die damit verbundenen Handlungsunsicherheiten sowie daraus resultierende Überforderungen kommen typischerweise immer wieder vor, da eine solche ‚Entweder-Oder-Definition' in der Regel den mehr oder weniger langen ‚Sterbeprozessen' nicht gerecht werden kann.

Personal- und damit Zeitmangel als Hürden hospizlicher Begleitung
Ein wesentlicher Grund für mangelnde hospizliche Begleitung im Heim ist die fehlende Zeit, bedingt durch knapp bemessene Betreuungsschlüssel bei gleichzeitig wachsenden Anforderungen in der Versorgung und durch den chronischen Personalmangel. Entsprechend der neuen Klientel in den Heimen sind vermehrt völlig unterschiedliche Versorgungsbedarfe und Bedürfnisse zu erfüllen: hier noch der klassische Bewohner, der seine letzten, mehr oder weniger gesunden Lebensjahre im Heim verbringt – dort jene, die gleichsam ‚auf den letzten Drücker' zum Sterben ins Heim kommen. Beide treffen auf einen zunehmend hektischer werdenden Pflegealltag, bei dem sich durch die immer kürzer werdende Verweildauer die Orientierung immer mehr in Richtung Kurzzeitpflege verschiebt und es für die Pflegekräfte zunehmend schwieriger wird, den Bewohnerwillen zu ermitteln – Stichwort: Anteil der Bewohner mit Demenz – oder gar eine stabile Beziehung zu den Bewohnern aufzubauen.

Nicht zuletzt müsste auch vor diesem Hintergrund, der die Situation in den Heimen deutlich verschärft, nun auch noch der Anspruch auf hospizliche Begleitung am Lebensende durch einen entsprechenden Personalumfang abgedeckt sein. Im Sinne einer ‚Mangelverwaltung' zeigt sich in der Praxis oftmals eine gewisse Arbeitsteilung zwischen Palliativversorgung und Hospizbegleitung: Die medizinisch-pflegerische Versorgung übernimmt professionsgemäß das Pflegepersonal, im Idealfall, aber nicht in der Regel durch eine entsprechend qualifizierte Fachkraft. Eine hospizliche Begleitung im eigentlichen Sinn wird bestenfalls durch Fachkräfte aus dem Bereich der psychosozialen Versorgung (Sozialer Dienst, Seelsorge), Hilfskräfte (u. a. Betreuungskräfte nach § 43b SGB XI), Ehrenamtliche aus den ambulanten Hospizdiensten und/oder Angehörige geleistet. Gerade die letzten beiden Punkte – der Einsatz von externen Ehrenamtlichen und Angehörigen bei der Sterbebegleitung – gilt aus Sicht der Heime aber als heikel. Getrud Schwenk beleuchtet die schwierige Zusammenarbeit von Heimen und ambulanten Hospizdiensten und identifiziert u. a. die Skepsis sowie Angst vor Einmischung und Kritik seitens der Heime, die die Kooperation mit Ehrenamtlichen aus ambulanten Hospizen erschweren [33]. Auch die Rolle von Angehörigen wird ambivalent wahrgenommen: Sie können einerseits eine Unterstützung im Pflegealltag sein, indem sie sich bei der Begleitung ‚ihrer' Bewohner einbringen, zugleich brauchen Angehörige aber gerade in der Sterbephase der Bewohner oftmals selbst Betreuung, was für die Heime wiederum mit einem zusätzlichen Arbeitsaufwand einhergeht. Zusammengefasst ist die Umsetzung von hospizlich-palliativen Leitlinien eines ‚guten' Sterbens im Heim auch, aber weniger eine kulturelle bzw. Haltungsfrage, vielmehr stehen die aktuellen strukturellen Rahmenbedingungen einer Umsetzung des ‚guten Sterben-Machens' im Weg [34].

12.3.4.2 An- und Herausforderungen für die Gestaltung der Pflegepraxis in den Einrichtungen

Die verschiedenen institutionellen und privaten Sterbewelten im Blick, zielt das am 8. Dezember 2015 in Kraft getretene ‚Gesetz zur Verbesserung der Hospiz- und Palliativversorgung' auf die Förderung des „flächendeckenden Ausbaus der Hospiz- und Palliativversorgung (...) insbesondere auch in strukturschwachen und ländlichen Regionen" ab [35]. Sowohl im ambulanten als auch im stationären Sektor werden Maßnahmen ergriffen, um die Verfügbarkeit hospizlich-palliativer Unterstützungsangebote zu erhöhen sowie über die vorhandenen zu informieren. Finanziell findet eine Besserstellung statt, indem Sterbebegleitung ausdrücklicher Bestandteil der Regelversorgung in der gesetzlichen Krankenversicherung und des Versorgungsauftrages der sozialen Pflegeversicherung wird. Mit Blick auf stationäre Einrichtungen sind hier als weitere Punkte zu nennen: Pflegeheime sollen zur Zusammenarbeit mit Ärzten, Hospizdiensten bzw. Hospiz- und Palliativnetzen verpflichtet werden. Sie sollen mit Haus- und Fachärzten zur medizinischen Versorgung der Bewohner Kooperationsverträge abschließen, sollen mit vor Ort verfügbaren Hospiz- und Palliativnetzen kooperieren und müssen mit ambulanten Hospizdiensten zusammenarbeiten. In den Einrichtungen selbst soll den Bewohnern eine gesundheitliche Versorgungsplanung zur individuellen und umfassenden medizinischen, pflegerischen, psychosozialen und seelsorgerischen Betreuung in der letzten Lebensphase angeboten werden (finanziell unterstützt durch die Krankenkassen).

Damit trägt das Hospiz- und Palliativgesetz dem vermehrten Sterben im Heim Rechnung. Mit Blick auf die Implementation eines ‚guten Sterbens' gehen damit aber auch ganz konkrete An- und Herausforderungen für die Heime einher. Exemplarisch zu nennen sind mindestens folgende sechs Punkte:

1. Die Integration einer Sterbendenversorgung und -begleitung nach dem normativen Muster des ‚guten' Sterbens muss Teil des Selbstverständnisses der Heime und der Pflegekräfte werden.
2. Dies erfordert einen grundlegenden Wandel in der Organisationskultur von Heimen dort, wo bislang noch nach dem Muster verfahren wird: ‚Das mit dem Sterben haben wir schon immer so gemacht' bzw. ‚Das können wir alles selbst'.
3. Zum Wandel der Organisationskultur kommt als Erfordernis ein komplexer Organisationsentwicklungsprozess hinzu, dessen Gestaltung vor allem auch die Kom-

petenzen der Einrichtungsleitungen benötigt und auch die Träger in die Pflicht nimmt. Er umfasst eine umfängliche Personalentwicklung mit entsprechend angemessener Qualifizierung aller Mitarbeiter auf den unterschiedlichen Ebenen (von der Leitungsebene bis zur Hauswirtschaft) und verlangt darüber hinaus die Vernetzung mit entsprechend qualifizierten – und soweit wie vor Ort vorhandenen – externen Akteuren der allgemeinen und spezialisierten ambulanten Palliativversorgung (vom Hausarzt über ehrenamtlich getragene Hospizdienste bis hin zur SAPV).
4. Ebenso zu nennen ist die Integration von An- und Zugehörigenarbeit, da erst deren Einbezug – soweit vorhanden und erreichbar – das Heim für Bewohner zum Zuhause werden lässt bzw. auch nach dem Tod des Bewohners das Heim für die An- und Zugehörigen noch das Zuhause des Bewohners symbolisiert, sofern er dort gut gelebt hat und gut gestorben ist.
5. Die soweit benannten Punkte bedeuten nicht nur eine Erweiterung des Selbstverständnisses von Heimen als ‚Ort des Lebens' hin zu einem ‚Ort des guten Sterbens', sondern auch einen Wandel der Ausbildung in der Altenpflege bis hin zur Frage nach der Berufsidentität der Pflegekräfte. So ist z. B. zu fragen, inwieweit die kategoriale Unterscheidung von Altenpflege und Sterbebegleitung sinnvoll erscheint – ebenso wie eine Unterscheidung von kurativer und finaler Pflege, wo doch zunehmend das Zusammenspiel bzw. der dynamische Wechsel zwischen aktivierendem und palliativem Pflegestil praxisbezogen, bedürfnisorientiert und bestmöglich ausgerichtet am Bewohnerwillen erforderlich ist. So wäre dem Fokus auf intensive Beziehungs- und Biographiearbeit mit dem Bewohner zunehmend ein anderer Fokus zur Seite zu stellen: mehr Aufmerksamkeit auf Sorgekultur und balancierte Haltung zwischen Leben und Sterben, auf Selbstbestimmung und kollektiv hergestellte Erfahrung des Umsorgtseins seitens der Bewohner. Kurzum: Es geht um die umfassende Integration des Sterbens ins Leben in den Heimen, auf kultureller, struktureller und praktischer Ebene. Und vielleicht ermöglicht zukünftig sogar der verstärkte Einsatz von Technik im Pflegealltag, vor allem dort, wo Mitarbeiter von zeitaufwendigen, organisatorischen und dokumentarischen Aufgaben entlastet werden können, mehr Zeit für die Arbeit mit und an Menschen.
6. Schließlich ist dabei immer zu beachten, dass die Bearbeitung und Bewältigung all dieser An- und Herausforderungen sich auf der Ressourcenebene widerspiegeln muss. Sterben braucht Zeit und Zuwendung, getragen durch das Personal, und das kostet Geld.

12.3.5 Perspektiven auf das Pflegeheim von morgen

Wenn man sich die soweit skizzierten Entwicklungen sowie die genannten An- und Herausforderungen vor Augen hält, ergeben sich insgesamt zwei Möglichkeiten des Umgangs damit: Die eine Möglichkeit besteht darin, in der aktuellen Situation an den akuten Krisensymptomen zu laborieren und die allseits bekannten Basisprobleme – demographischer Wandel, Ressourcendefizite, Fachkräftemangel usw. – als gegeben hinzunehmen. Die andere Möglichkeit wäre, die aktuelle Situation als Ausdruck der sich zukünftig weiter verschärfenden Herausforderungen der kommenden Jahrzehnte (bis 2030 oder gar 2050) zu nehmen und zu erkennen, dass ein grundlegender Umbau, ja eine ‚Neu-Erfindung' der modernen Institution Heim erforderlich ist.

Eine solche ‚Neu-Erfindung' des Heims für die alternden Generationen von heute, aber vor allem von morgen und übermorgen, muss dabei weniger als medizinische oder pflegerische, sondern vielmehr als *soziale Innovation* gedacht werden, insbesondere mit Blick auf die Implikationen der sozialen, kulturellen und demographischen Wandlungsprozesse in den letzten Jahrzehnten. Ein Beispiel hierfür stellt der Vorschlag der *Quartiershäuser* des Kuratoriums Deutsche Altershilfe (KDA) dar [36]. In dieser sog. fünften Generation des Pflegeheims stellen das Leben in Gemeinschaft, in Privatheit und in der Öffentlichkeit die Grundpfeiler dar: Die Bewohner sollen dann in Gemeinschaft anderer sein können, wenn sie dies wollen, aber auch alleine sein dürfen, wenn ihnen danach ist. Sie sollen selbst bestimmen, wann sie wo mit wem interagieren wollen – oder eben nicht. Auch sollen sie eine jeweils für sich gestaltete ‚Häuslichkeit' leben können, die den Bruch von privater hin zu institutioneller Lebenswelt weniger hart macht. Die Wahrung von Autonomie und Privatheit soll sich dabei sowohl in der Architektur der Heime (größere, wohnliche Einzelzimmer) als auch in der Haltung der Pflegenden niederschlagen. Während sich das Leben in Gemeinschaft und in Privatheit vor allem auf die Organisation und Kultur im Heiminneren bezieht, adressiert das Leben in der Öffentlichkeit eine Integration des Heims in den sozialen Nahraum. Heime sollen aktiver Bestandteil des Gemeinwesens werden (daher auch der Begriff der ‚Quartiershäuser'). Ziel dieser Integration ist im Prinzip die Loslösung von einer strengen ‚Versäulungslogik' im Versorgungssystem und eine flexible Verschränkung von ambulanten und stationären Versorgungsformen.

In eine ähnliche Richtung geht das Konzept der *Caring Communities*, das ebenfalls auf das Leben im Alter, aber dabei mehr noch auf die künftige Organisation des ‚Sterben-Machens' abzielt [37–39]. In direkter Verlängerung der Hospizidee im Sinne einer umfassenden Sorgekultur, geleistet von sorgenden Gemeinschaften, wendet sich dieses Konzept insbesondere gegen die als Vereinzelung verstandene Individualisierung in der existenziellen Grenz- und Krisensituation des Lebensendes – mithin also gegen die lebensweltliche Entbettung des Sterbens. Mit der Entwicklung regionaler Sorge-Gemeinschaften soll in einem umfassenden Sinne die Re- und Neuorganisation von gemeinschaftlich organisierter Sorge unter den Gesellschaftsmitgliedern im dritten Sozialraum (also zwischen dem privaten und dem öffentlichen Raum) im Rahmen eines ‚Bürger-Profi-Mix' [37] befördert werden. Durch Vernetzung und Inklusion vor Ort soll insgesamt ein ‚gutes Leben' im Alter bis zum Lebensende ermöglicht werden. Caring Communities als ‚sorgende Gemeinschaften' sind „mehr als [nur] ein neues Wort für soziales Miteinander. In der Umsetzung erfassen sie auch Orte, an denen Menschen einander begegnen, Beteiligungsverfahren, eine Zusammenarbeit von Kommune, privatwirtschaftlichen und gemeinnützigen Trägern, kurz: die Form, wie gemeinsames Tun und gegenseitige Hilfe in überschaubaren Räumen organisiert wird und funktioniert" [40].

In solchen Modellen zeigt sich, dass das Ziel zur Bewältigung der aktuellen und zukünftigen Herausforderungen sein muss, Heime nicht nur hinsichtlich der von ihnen zu tragenden Folgen gesellschaftlichen Wandels ‚nachzurüsten', also gleichsam ihre Fassade mehr schlecht als recht zu renovieren, sondern sie für die Zukunft zu *Mitgestaltern gesellschaftlicher Veränderungen* zu machen. So gesehen geht es um nicht weniger als um die Neugestaltung der ‚Lebens- und Sterbewelt Heim' im Zusammenspiel von Versorgungsstrukturen und Versorgungsakteuren des Gesundheitssystems, des Dienstleistungsmarktes und der Zivilgesellschaft. Vielleicht kann gerade die ehemals ‚totale Institution Heim' als ein möglicher Nährboden und Kristallisationspunkt fungieren zur Entwicklung und Erprobung neuer Formen von professioneller Versorgung in Verbindung mit umfassenden zivilgesellschaftlichen Sorge-Angeboten im Rahmen von neuen regionalen Sorge-Gemeinschaften. Das bedeutet aber auch, dass auf Seiten der Heime mehr Fachkräfte mit anderen Aufgaben- und Verantwortungsprofilen und einer anderen Haltung als bisher benötigt werden. Heime werden sich umfassend vernetzen und eine aktive Rolle vor Ort im Stadtteil, im Quartier einnehmen müssen. Und sie werden – mit ihren Trägern – auch (kommunal-)politisch eine zentrale Position einnehmen müssen. Dafür braucht es insgesamt ein Bündnis von gesellschaftlichen Akteuren in Politik, Gesundheitssystem und Zivilgesellschaft, die mit Trägern und Praktikern aus den Heimen die Einrichtungen der stationären Langzeitpflege für 2030 und darüber hinaus gleichsam neu erfinden. Um den genannten Organisationsumbau und Entwicklungsprozess bis hin zu einer neuen Generation von Heimen voranzutreiben, müssten bereits jetzt Weichenstellungen vorgenommen werden.

Aber der Aufwand lohnt sich, denn mit der Idee regionaler Sorge-Gemeinschaften und der zentralen Rolle der Heime darin könnte die Fortführung und Verbreiterung jenes bislang erfolgreichen Experiments ermöglicht werden, mit dem die Hospizbewegung ihrem Selbstverständnis nach angetreten ist: individualisierten Menschen das freiwillige Angebot zu machen, in existenziellen Lebenskrisen vorbehaltlos Hilfe und Unterstützung durch andere Menschen zu erhalten. Anders formuliert: Es ist das Angebot von temporär gelebter und erfahrbarer Vergemeinschaftung in einer radikal individualisierten Gesellschaft dann, wenn man sie am dringendsten braucht.

Literatur

[1] Knoblauch H, Zingerle A. Thanatosoziologie: Tod, Hospiz und die Institutionalisierung des Sterbens. Berlin: Duncker & Humblot; 2005.
[2] Feldmann K. Tod und Gesellschaft. Sozialwissenschaftliche Thanatologie im Überblick. Wiesbaden: Springer VS; 2010.
[3] Schneider W, Stadelbacher S. Palliative Care und Hospiz: Versorgung und Begleitung am Lebensende. In: Kriwy P, Jungbauer-Gans M, Hrsg. Handbuch Gesundheits-

soziologie. Wiesbaden: Springer VS; 2018; 1–29 [Zugriff: 09.07.2019]. URL: https://doi.org/10.1007/978-3-658-06477-8_28-1

[4] Glase B, Strauss AL. Interaktion mit Sterbenden. Beobachtungen für Ärzte, Schwestern, Seelsorger und Angehörige. Göttingen: Vandenhoeck & Ruprecht; 1974.
[5] Sudnow D. Organisiertes Sterben. Eine soziologische Untersuchung. Frankfurt am Main: Fischer: 1973.
[6] Maddrell A, Sidaway J. Deathscapes. Spaces for death, dying, mourning and remembrance. Farnham: Ashgate; 2010.
[7] Schneider W. Sterbewelten. Ethnographische (und dispositivanalytische) Forschung zum Lebensende. In: Schnell MW, Schneider W, Kolbe H, Hrsg. Sterbewelten. Eine Ethnographie. Wiesbaden: Springer VS; 2014, 51–138.
[8] Bauman Z. Tod, Unsterblichkeit und andere Lebensstrategien. Frankfurt am Main: Fischer; 1994.
[9] Imhof AE. Ars moriendi. Die Kunst des Sterbens einst und heute. Wien: Böhlau; 1991.
[10] Fuchs W. Todesbilder in der modernen Gesellschaft. Frankfurt am Main: Suhrkamp; 1973.
[11] Streckeisen U. Die Medizin und der Tod. Über berufliche Strategien zwischen Klinik und Pathologie. Opladen: Leske + Budrich; 2001.
[12] Ariès P. Geschichte des Todes. München: Hanser; 1980.
[13] Elias N. Über die Einsamkeit der Sterbenden in unseren Tagen. Frankfurt am Main: Suhrkamp; 1982.
[14] Lau EE. Tod im Krankenhaus. Soziologische Aspekte des Sterbens in Institutionen. Köln: Bachem; 1975.
[15] Heller A, Pleschberger S, Fink M, Gronemeyer R, Hrsg. Die Geschichte der Hospizbewegung in Deutschland. Ludwigsburg: Der Hospiz Verlag; 2012.
[16] Gronemeyer R, Heller A. In Ruhe sterben. Was wir uns wünschen und was die moderne Medizin nicht leisten kann. München: Pattloch; 2014.
[17] Schneider W. Bürgerbewegte Ehrenamtlichkeit in der Hospizarbeit von morgen. In: Radbruch L, Hesse M, Pelttari L, Ros S Hrsg. Ehrenamt in allen Facetten. Einblicke in Einsatz Ehrenamtlicher in Palliative Care aus sieben Ländern. Bonn: Pallia Med Verlag; 2015, 21–28.
[18] Fleckinger S. Ehrenamtlichkeit in Palliative Care. Zwischen hospizlich-palliativer Sorgekultur und institutionalisierter Dienstleistung. Wiesbaden: Springer VS; 2013.
[19] Heimerl K, Heller A, Wegleitner K, Wenzel C. Organisationsethik und Palliative Care – partizipative Konzepte. In: Rosenbrock R, Hartung S Hrsg. Handbuch Partizipation und Gesundheit. Bern: Verlag Hans Huber; 2012, 408–417.
[20] Hayek J von, Pfeffer C, Schneider W. „Sterben dort, wo man zuhause ist ..." – Zur Organisation und Praxis von Sterbebegleitungen in der ambulanten Hospizarbeit. In: Wegleitner K, Heimerl K, Heller A Hrsg. Zu Hause sterben. Der Tod hält sich nicht an Dienstpläne. Ludwigsburg: Der Hospiz Verlag, 2012; 338–354.
[21] Schneider W, Eschenbruch N, Thoms U, Eichner E, Stadelbacher S. Wirksamkeit und Qualitätssicherung in der SAPV – eine explorative Begleitstudie. 2012 [Zugriff: 09.07.2019]. URL: https://www.philso.uni-augsburg.de/lehrstuehle/soziologie/sozio3/forschung/pdfs/SAPV-I_Endbericht.pdf
[22] Schneider W, Eichner E, Thoms U, Kopitzsch F, Stadelbacher S. Struktur- und Prozesseffekte der SAPV in Bayern – Evaluation/Qualitätssicherung und (Aus-)Wirkungen der SAPV auf die AAPV (unter besonderer Berücksichtigung des ländlichen Raums). 2015 [Zugriff: 09.07.2019]. URL: https://www.philso.uni-augsburg.de/lehrstuehle/soziologie/sozio3/interne_medien/schneider/SAPV-II_Endbericht.pdf
[23] Pfeffer C. „Hier wird immer noch besser gestorben als woanders". Eine Ethnographie stationärer Hospizarbeit. Bern: Huber; 2005.

[24] Dreßke S. Sterben im Hospiz. Der Alltag in einer alternativen Pflegeeinrichtung. Frankfurt am Main: Campus; 2005.
[25] Göckenjan G, Dreßke S. Wandlungen des Sterbens im Krankenhaus und die Konflikte zwischen Krankenrolle und Sterberolle. Österreichische Zeitschrift für Soziologie. 2002;27(4):80–96.
[26] Hanses A, Heuer K, Janotta L, Paul K. Konstruktionen des Sterbens – Analysen zu den Herstellungsweisen des Sterbens in organisationalen Kontexten. neue praxis. 2015;2015/2:160–177.
[27] George W. Ergebnisse der Gießener Studie zu den Sterbebedingungen in deutschen Krankenhäusern. In: George W Dommer, E Szymczak VR, Hrsg. Sterben im Krankenhaus. Situationsbeschreibung Zusammenhänge, Empfehlungen. Gießen: Psychosozial-Verlag; 2013, 67–102.
[28] Grote-Westrick M, Volbracht E. Palliativversorgung. Leistungsangebot entspricht (noch) nicht dem Bedarf – Ausbau erfordert klare ordnungspolitische Strategie. Gütersloh: Bertelsmann Stiftung, Spotlight Gesundheit 10/2015 [Zugriff: 09.07.2019]. URL: https://www.bertelsmann-stiftung.de/fileadmin/files/BSt/Publikationen/GrauePublikationen/SPOTGes_VV_Palliativversorgung_2015.pdf
[29] Salis Gross C. Der ansteckende Tod. Eine ethnologische Studie zum Sterben im Altersheim. Frankfurt am Main: Campus; 2001.
[30] Pleschberger S. Nur nicht zur Last fallen: Sterben in Würde aus der Sicht alter Menschen in Pflegeheimen. Freiburg im Breisgau: Lambertus; 2005.
[31] Schneider W, Dill H, Gmür W, Marek S, Stadelbacher S. Sterben zuhause im Heim – Hospizkultur und Palliativkompetenz in der stationären Langzeitpflege. Vorgehen, empirische Befunde und abgeleitete Handlungsempfehlungen (Projektbericht), 2018 [Zugriff: 09.07.2019]. URL: https://www.zig.uni-augsburg.de/Uploads_pdfs/2018-5-28_SiH-Sachbericht-FINAL_2018-05-22-_mit_Jahreszahl_.pdf
[32] Krohwinkel M. Fördernde Prozesspflege mit integrierten ABEDLs. Forschung, Theorie und Praxis. Bern: Huber Verlag; 2013.
[33] Schwenk G. Pflegeheim und Hospizdienst: Kooperation in Spannungsfeldern. Esslingen: Der Hospiz Verlag; 2017.
[34] George W. Ergebnisse der Gießener Studie zu den Sterbebedingungen in der stationären Pflege. In: George W, Hrsg. Sterben in stationären Pflegeeinrichtungen. Situationsbeschreibung Zusammenhänge Empfehlungen. Gießen: Psychosozial-Verlag; 2014, 153–202.
[35] Bundesministerium für Gesundheit – BMG, Hrsg. Hospiz- und Palliativgesetz. Bessere Versorgung schwerstkranker Menschen, 2016 (Kurzfassung) [Zugriff: 09.07.2019]. URL: https://www.bundesgesundheitsministerium.de/fileadmin/Dateien/5_Publikationen/Gesundheit/Flyer_Poster_etc/Hospiz-_und_Palliativgesetz.pdf
[36] Michell-Auli P, Sowinski C. Die fünfte Generation: KDA-Quartiershäuser. Ansätze zur Neuausrichtung von Alten- und Pflegeheimen. Köln: Kuratorium Deutsche Altershilfe; 2013.
[37] Dörner K. Leben und sterben, wo ich hingehöre. Dritter Sozialraum und neues Hilfesystem. Neumünster: Paranus-Verlag; 2007.
[38] Klie T. Caring Community. Leitbild für Kirchengemeinden in einer Gesellschaft des langen Lebens? Kirche im ländlichen Raum. 2013;3:16–21.
[39] Wegleitner K. Compassionate Communities. Von der institutionellen Versorgung zur Sorgekultur, vom ‚professionalisierten' Ehrenamt zum zivilgesellschaftlichen Engagement. Leidfaden. 2015;4:23–29.
[40] Behörden Spiegel. Demografischen Wandel gestalten. Sorgende Gemeinschaft in der Kommune. Eine Informationsbroschüre des Behörden Spiegel gefördert vom Bundesministerium für Familie, Senioren, Frauen und Jugend, 2013 [Zugriff: 09.07.2019]. URL: https://www.mehrgenerationenhaeuser.de/fileadmin/Daten/Docs/Fachinformationen/Materialien/bmfsfj-informationsbroschuere-demografischen-wandel-gestalten-sorgende-gemeinschaft-in-der-kommune.pdf

12.4 Spezialisierte ambulante Palliativversorgung und stationäre Hospizversorgung

Jutta Vogel-Kirklies, Thomas Gaertner

Den stationären, teilstationären und ambulanten Hospizleistungen sowie der ambulanten Palliativversorgung im Rahmen der vertragsärztlichen Regelversorgung kommt mittlerweile eine immer größer werdende Bedeutung als integraler Bestandteil der Gesundheitsversorgung zu. In ihrem Mittelpunkt steht, Schwerstkranken und Sterbenden, die in besonderem Maße auf Begleitung und Fürsorge angewiesen sind, ein Leben und Sterben in Würde zu ermöglichen, so wie es in der Charta zur Betreuung schwerstkranker und sterbender Menschen dargelegt wird [1–4]. Ihr zufolge sind die familialen Unterstützungsnetze für die Umsorgung schwerstkranker und sterbender Menschen nach wie vor insbesondere dann von außerordentlicher Bedeutung, wenn diese bis zum Tod in ihrer vertrauten Umgebung verbleiben möchten. Dieser Situation wurde seitens des Gesetzgebers bereits im Gesetz zur Stärkung des Wettbewerbs in der gesetzlichen Krankenversicherung (GKV-Wettbewerbsstärkungsgesetz – GKV-WSG) vom 26.03.2007 Rechnung getragen mit dem Ziel, zusätzlich zu den oben genannten Versorgungsformen durch die neue Leistung der spezialisierten ambulanten Palliativversorgung (SAPV) in Form des § 37b Fünftes Buch Sozialgesetzbuch (SGB V) die Möglichkeiten der ambulanten Betreuung von Palliativpatienten auszubauen.

Das Leistungsgeschehen der gesetzlichen Krankenversicherung (GKV) für den Leistungsbereich SAPV hat seit deren Einführung im Jahr 2007 eine bemerkenswerte Dynamik gezeigt. Die kontinuierliche Zunahme der Leistungsfälle und konsekutiv der Leistungsanbieter findet inhaltlich in den Berichten des Spitzenverbands Bund der Krankenkassen (GKV-Spitzenverband) zur Palliativversorgung ein Korrelat [5]. Auch die Medizinischen Dienste verzeichnen im Auftrag der Krankenkassen nach § 275 SGB V eine steigende Zahl entsprechender Begutachtungsaufträge zur Sachverhaltsermittlung. Zur Vereinheitlichung des Begutachtungsverfahrens wurde auf Bundesebene zunächst 2010 eine Arbeitsgruppe „SAPV und stationäre Hospizversorgung" der Sozialmedizinischen Expertengruppe „Pflege" (SEG 2) der MDK-Gemeinschaft etabliert. Unter deren Mitarbeit wurde erstmals 2014 eine Begutachtungsanleitung „Spezialisierte ambulante Palliativversorgung (SAPV) und stationäre Hospizversorgung" als Richtlinie des GKV-Spitzenverbandes nach § 282 SGB V konsentiert. Eine weiterführende Verbesserung in Bezug auf die Leistungsansprüche hinsichtlich der Palliativversorgung im Bereich der gesetzlichen Krankenversicherung wurde durch die Einführung des Hospiz- und Palliativgesetzes (HPG) 2015 angestrebt. Auf dessen Grundlage erfolgte eine Überarbeitung der Richtlinie zur Verordnung von häuslicher Krankenpflege sowie der Rahmenvereinbarung zur stationären Hospizversorgung [6–7]. Zudem wurde ergänzend eine Rahmenvereinbarung zur stationären Kinderhospizversorgung etabliert [8]. Eine Aktualisierung der Begutachtungsanleitung schloss sich 2019 an [9].

12.4.1 Spezialisierte ambulante Palliativversorgung

Bei der SAPV handelt es sich um eine interdisziplinäre spezialisierte Leistung durch diesbezüglich besonders qualifizierte Palliativteams, die ärztliche und pflegerische Inhalte umfasst. Sie bezieht neben dem Palliativpatienten auch sein soziales Umfeld mit ein und wird bei Bedarf auch rund um die Uhr zur Verfügung gestellt. Voraussetzung sind bestimmte Problemkonstellationen, die aus der Intensität oder Komplexität des Krankheitsverlaufs resultieren und die Betreuung und Begleitung durch ein spezialisiertes Palliativteam notwendig werden lassen. Die SAPV-Leistungen umfassen Linderung von Symptomen, Beratung zu Therapieentscheidungen, Sterbebegleitung, Koordinierung einzelner Teilleistungen sowie zusätzlicher professioneller Hilfen wie beispielsweise psychosoziale und spirituelle Begleitung [10]. Darüber hinaus gehende Begleitleistungen, wie etwa die Sterbebegleitung oder die Begleitung der Angehörigen, sind vom Leistungsanspruch nicht umfasst, können aber ergänzend, beispielsweise von ambulanten Hospizdiensten [11], erbracht werden.

Die gegenüber anderweitigen ambulanten palliativen Versorgungsangeboten besonderen Anspruchsvoraussetzungen der SAPV sind im § 37b SGB V geregelt. Konkretisiert werden die Vorgaben durch die Richtlinie zur Verordnung von spezialisierter ambulanter Palliativversorgung vom 20.12.2007 (Spezialisierte Ambulante Palliativversorgungs-Richtlinie – SAPV-RL) des Gemeinsamen Bundesausschusses (G-BA), in Kraft getreten am 12.03.2008, zuletzt geändert am 15.04.2010 [12–13]. Nach § 1 der SAPV-RL gilt als *Ziel der SAPV*:

„... die Lebensqualität und die Selbstbestimmung schwerstkranker Menschen zu erhalten, zu fördern und zu verbessern und ihnen ein menschenwürdiges Leben bis zum Tod in ihrer vertrauten häuslichen oder familiären Umgebung zu ermöglichen. Im Vordergrund steht anstelle eines kurativen Ansatzes die medizinisch-pflegerische Zielsetzung, Symptome und Leiden einzelfallgerecht zu lindern ... Die individuellen Bedürfnisse und Wünsche der Patientin oder des Patienten sowie die Belange ihrer oder seiner vertrauten Personen stehen im Mittelpunkt der Versorgung ... Die SAPV ergänzt das bestehende Versorgungsangebot und kann als alleinige Beratungsleistung, additiv unterstützende Teilversorgung oder vollständige Patientenbetreuung erbracht werden".

Nach § 37b Abs. 1 SGB V gilt: „Versicherte mit einer nicht heilbaren, fortschreitenden und weit fortgeschrittenen Erkrankung bei einer zugleich begrenzten Lebenserwartung, die eine besonders aufwändige Versorgung benötigen, haben Anspruch auf spezialisierte ambulante Palliativversorgung. Die Leistung ist von einem Vertragsarzt oder Krankenhausarzt zu verordnen."

Die SAPV-RL konkretisiert in § 3 als *Anforderungen an die Erkrankung*:

„(1) Eine Erkrankung ist nicht heilbar, wenn nach dem allgemein anerkannten Stand der medizinischen Erkenntnisse Behandlungsmaßnahmen nicht zur Beseitigung dieser Erkrankung führen können.

(2) Sie ist fortschreitend, wenn ihr Verlauf trotz medizinischer Maßnahmen nach dem allgemein anerkannten Stand der medizinischen Erkenntnisse nicht nachhaltig aufgehalten werden kann.

(3) Eine Erkrankung ist weit fortgeschritten, wenn die Verbesserung von Symptomatik und Lebensqualität sowie die psychosoziale Betreuung im Vordergrund der Versorgung stehen und nach begründeter ärztlicher Einschätzung die Lebenserwartung auf Tage, Wochen oder Monate gesunken ist. Insbesondere bei Kindern sind die Voraussetzungen für die SAPV als Krisenintervention auch bei einer länger prognostizierten Lebenserwartung erfüllt."

In der Regel erhalten *Kinder* mit lebenslimitierenden oder lebensbedrohlichen Erkrankungen größtenteils bereits umfassende therapeutische und/oder psychosoziale Unterstützung. SAPV kann unter anderem im Rahmen einer im Einzelfall notwendigen Krisenintervention als zusätzlich phasenweise erforderliche Leistung indiziert sein, ohne eine entsprechende Alternative zu ersetzen [14]. Die Notwendigkeit einer Krisenintervention ist dabei in solchen Krankheitsphasen zu erwarten, welche einer besonders aufwändigen Versorgung, d. h. insbesondere eines multiprofessionellen, interdisziplinären und palliativen Ansatzes bedürfen und zusätzlich ein komplexes Symptomgeschehen im Sinne der SAPV-RL (s. u.) aufweisen. Die Betreuung und Führung dieser Kinder in Bezug auf das zugrunde liegende Krankheitsbild ist grundsätzlich eine Domäne fachpädiatrischer Spezialisten. Die Involvierung palliativmedizinischer bzw. palliativpflegerischer Kompetenz in Form einer SAPV setzt eine besondere Gesamtkonstellation voraus und definiert sich prioritär über die besonders aufwändige Versorgung und die interdisziplinär erforderlichen palliativen Interventionen.

Am 12.06.2013 wurden vom GKV-Spitzenverband, den Verbänden der Krankenkassen auf Bundesebene, der Deutschen Gesellschaft für Palliativmedizin, dem Deutschen Hospiz- und PalliativVerband e. V. die *„Empfehlungen* zur Ausgestaltung der Versorgungskonzeption der Spezialisierten ambulanten Palliativversorgung (SAPV) von Kindern und Jugendlichen" herausgegeben. Voraussetzung ist eine ordnungsgemäße ärztliche Verordnung (Muster 63), die der Genehmigung durch die Krankenkasse bedarf. Elemente des strukturierten Versorgungsprozesses durch das zielgruppenspezifische SAPV-Team sind: Kontaktaufnahme mit dem Patienten bzw. seinen Angehörigen und dem verordnenden Arzt, Beratung der an der Versorgung Beteiligten (Primärversorger, Angehörige und Patienten), Erstvisite beim Patienten in seinem häuslichen Umfeld, ressourcenorientierte Versorgungsplanung inklusive Notfallplanung und Krisenantizipation, Koordination zur Sicherstellung der individuellen, bedarfsgerechten und abgestimmten Versorgung sowie Teil- und Vollversorgung inklusive Hausbesuche im Verlauf. Die Dokumentation der SAPV hat mittels eines auf die Besonderheiten der Zielgruppe abgestimmtes (vorzugsweise elektronisches) Dokumentationssystem kontinuierlich zu erfolgen. Zudem hat das SAPV-Team ein internes Qualitätsmanagement durchzuführen.

Die unter § 4 der SAPV-RL thematisierte besonders *aufwändige Versorgung* orientiert sich an dem „Vorliegen eines komplexen Symptomgeschehens, dessen Behandlung spezifische, palliativmedizinische und/oder palliativpflegerische Kenntnisse und Erfahrungen sowie ein interdisziplinär, insbesondere zwischen Ärzten und Pflegekräften im besonderen Maße abgestimmtes Konzept voraussetzt". Bedarf an einer besonders aufwändigen Versorgung besteht, soweit die anderweitigen ambulanten Versorgungsformen sowie ggf. die Leistungen des ambulanten Hospizdienstes nicht oder nur unter besonderer Koordination ausreichen würden, um die Ziele nach § 1 SAPV-RL (menschenwürdiges Leben bis zum Tod in der vertrauten Umgebung, optimierte Symptomkontrolle etc.) zu erreichen.

Als anderweitige ambulante Versorgungsformen im Bereich der Palliativversorgung können insbesondere folgende Angebote angesehen werden [9]:
- vertragsärztliche Versorgung,
- Versorgung mit Arznei- und Verbandsmitteln (§ 31 SGB V),
- Versorgung mit Heil- und Hilfsmitteln (§§ 32/33 SGB V),
- häusliche Krankenpflege (§ 37 SGB V),
- Haushaltshilfe (§ 38 SGB V),
- ambulante spezialfachärztliche Versorgung (§ 116b SGB V) sowie
- Leistungen der Pflegeversicherung (SGB XI) und
- besonders qualifizierte und koordinierte palliativmedizinische Versorgung nach § 87 Abs. 1b SGB V [15].

Daneben gibt es weitere Unterstützungsangebote [9]:
- ambulante Hospizdienste (§ 39a Abs. 2 SGB V)
- Seelsorge
- Selbsthilfegruppen

Das bestehende Gesundheitssystem bietet für Kinder und Jugendliche mit lebensbedrohlichen bzw. lebenslimitierenden sowie chronischen und zum Teil lebensphasenübergreifenden, aber lebenslimitierenden bzw. lebensbedrohlichen Erkrankungen zusätzlich folgende alternative Versorgungsmöglichkeiten [9]:
- Sozialpädiatrische Zentren (§ 119 SGB V)
- Sozialmedizinische Nachsorgemaßnahmen (§ 43 SGB V) [16,17]
- Krankenhausbehandlung (§ 39 SGB V)
- stationäre Rehabilitationsleistungen (§ 40 SGB V)

In diesem Zusammenhang ist altersgruppenunabhängig darauf hinzuweisen, dass die durch das SAPV-Team zu gewährleistende Ruf-, Notfall- und Kriseninterventionsbereitschaft der Sicherstellung der im Rahmen der SAPV erforderlichen Maßnahmen dient (vgl. § 5 Abs. 3 Spiegelstrich 7 SAPV-RL) und nicht als Ersatz von anderweitigen Versorgungskonzepten der Notfallversorgung dienen kann. Gemäß HPG müssen im Rahmen der Alternativen besonders die neu eingeführten Leistungsformen der überarbeiteten Richtlinie des Gemeinsamen Bundesausschusses über die Verordnung von häuslicher Krankenpflege (Häusliche Krankenpflege-Richtlinie, „HKP-Richtlinie"),

(Leistungsbeschreibung Nr. 24a „Symptomkontrolle bei Palliativpatientinnen oder Palliativpatienten", sowie die „Besonders qualifizierte und koordinierte palliativmedizinische Versorgung nach § 87 Abs. 1b SGB V" Berücksichtigung finden.

Ein *komplexes* Symptomgeschehen liegt nach den SAPV-RL in der Regel – wobei die Auflistung als nicht abschließend zu betrachten ist – dann vor, wenn mindestens eines der nachstehenden Kriterien erfüllt ist:
- ausgeprägte Schmerzsymptomatik,
- ausgeprägte neurologische/psychiatrische/psychische Symptomatik,
- ausgeprägte respiratorische/kardiale Symptomatik,
- ausgeprägte gastrointestinale Symptomatik,
- ausgeprägte ulzerierende/exulzerierende Wunden oder Tumore,
- ausgeprägte urogenitale Symptomatik.

Zusammengefasst besteht im Einzelfall Versorgungsbedürftigkeit für SAPV-Leistungen, wenn
- eine nicht heilbare, fortschreitende Erkrankung vorliegt, die so weit fortgeschritten ist, dass die Lebenserwartung nach begründeter Einschätzung des verordnenden Arztes auf Tage, Wochen oder Monate gesunken ist (insbesondere bei Kindern sind die Voraussetzungen für die SAPV als Krisenintervention auch bei einer länger prognostizierten Lebenserwartung erfüllt) und
- die Ziele nach § 1 Abs. 1 der SAPV-RL im Rahmen der anderweitigen ambulanten Versorgungsformen nicht oder nur durch besondere Koordination erreicht werden können (besonders aufwändige Versorgung) und
- ein komplexes Symptomgeschehen vorliegt, dessen Behandlung spezifische palliativmedizinische und/oder palliativpflegerische Kenntnisse sowie ein interdisziplinär, insbesondere zwischen Ärzten und Pflegekräften in besonderem Maße abgestimmtes Konzept voraussetzt.

Weiterhin gilt nach § 37b Abs. 1 SGB V: „Die spezialisierte ambulante Palliativversorgung umfasst ärztliche und pflegerische Leistungen einschließlich ihrer Koordination insbesondere zur Schmerztherapie und Symptomkontrolle und zielt darauf ab, die Betreuung der Versicherten ... in der vertrauten Umgebung des häuslichen oder familiären Bereichs zu ermöglichen; hierzu zählen beispielsweise Einrichtungen der Eingliederungshilfe für behinderte Menschen und der Kinder- und Jugendhilfe. Versicherte in stationären Hospizen haben einen Anspruch auf die Teilleistung der erforderlichen ärztlichen Versorgung im Rahmen der spezialisierten ambulanten Palliativversorgung. Dies gilt nur, wenn und soweit nicht andere Leistungsträger zur Leistung verpflichtet sind. Dabei sind die besonderen Belange von Kindern zu berücksichtigen."

Die international gebräuchlichen Definitionen der pädiatrischen Palliativversorgung verfolgen, im Gegensatz zur Erwachsenen-Palliativmedizin, weiterreichende Zielstellungen und eine umfassende Betrachtungsweise des gesamten Familiengefüges [18]. Daran knüpft sich auch die Forderung nach einer möglicherweise phasenhaften, sich zum Teil über Jahre erstreckenden Versorgung an, da viele Erkrankungen im Kindesalter mit der Möglichkeit zu Todesnähe und Sterben potentiell progredient verlaufen und ein unheilbares oder fortgeschrittenes Stadium erreichen können [19,20].

Des Weiteren haben nach § 37b Abs. 2 SGB V auch Versicherte in stationären Pflegeeinrichtungen einen Anspruch auf spezialisierte Palliativversorgung [21]. Dabei ist vertraglich zu regeln, ob die Leistung durch Vertragspartner der Krankenkassen in der Pflegeeinrichtung oder durch Personal der Pflegeeinrichtung erbracht wird. Neben der Konkretisierung der leistungsrechtlichen Voraussetzungen (s. u.) bestimmt die SAPV-RL die Zusammenarbeit der SAPV-Leistungserbringer mit den bestehenden ambulanten Hospizdiensten und stationären Hospizen (integrativer Ansatz).

Die Inhalte und der Umfang der *SAPV-Leistungen* werden in § 5 der SAPV-RL geregelt. Wesentlich erscheint, dass SAPV-Leistungen nur von Leistungsanbietern erbracht werden können, die den Empfehlungen des GKV-Spitzenverbandes nach § 132 d Abs. 2 SGB V in der Fassung vom 05.11.2012 erfüllen [22]. Diese betreffen
1. die sächlichen und personellen Anforderungen an die Leistungserbringung,
2. Maßnahmen zur Qualitätssicherung und Fortbildung,
3. Maßstäbe für eine bedarfsgerechte Versorgung mit spezialisierter ambulanter Palliativversorgung.

Die SAPV kann als zusätzliche Leistung neben den Leistungen der anderweitigen ambulanten Versorgungsformen verordnet werden. Ziel ist eine flexible Leistungsübernahme durch die spezialisierten Leistungserbringer, bei der die Intensität der Leistungen nach Bedarf erweitert oder reduziert werden kann. Im Einzelfall kann eine Weiterversorgung im Rahmen der anderweitigen ambulanten Versorgungsformen möglich sein. Inhaltlich kann die SAPV grundsätzlich alle Leistungen umfassen, die auch im Rahmen der anderweitigen ambulanten Versorgungsformen mit palliativer Zielsetzung erbracht werden könnten. Die SAPV geht allerdings basierend auf der inhaltlichen, fachlichen und interdisziplinären Konzeption über das Angebot der anderweitigen ambulanten Versorgungsformen hinaus. Um dem individuellen und aktuellen Versorgungsbedarf Rechnung zu tragen, wird SAPV durchgeführt als:
- Beratungsleistung,
- Koordination der Versorgung,
- additiv unterstützende Teilversorgung oder
- vollständige Versorgung.

Sie wird nach Bedarf intermittierend oder durchgängig erbracht. Im Rahmen von *Beratungsleistungen* kommen beispielsweise zum Tragen:
- Beratung, Anleitung und Begleitung der Patienten und ihrer Angehörigen zur palliativen Versorgung einschließlich Unterstützung beim Umgang mit Sterben und Tod,

– spezialisierte Beratung der betreuenden Leistungserbringer der Primärversorgung.

Die *Koordination* der spezialisierten palliativmedizinischen und palliativpflegerischen Versorgung erfolgt unter Einbeziehung aller für die Versorgung eines Patienten notwendigen spezialisierten und nicht spezialisierten Leistungserbringer und Berufsgruppen im Rahmen einer im multiprofessionellen Zusammenarbeit. Zu einem interdisziplinären Netzwerk aus spezialisierten und nicht-spezialisierten Leistungserbringern können neben dem Palliativmediziner und der Pflegefachkraft mit Palliative Care-Weiterbildung von den Leistungserbringern bzw. Anbietern der anderweitigen ambulanten Versorgungsformen, z. B. Hausärzten, Psychologen, Pflegediensten, Apotheken, Therapeuten (z. B. Physiotherapeuten), Sozialarbeitern, Seelsorgern oder ambulanten Hospizdiensten erbracht. Koordinationsleistungen können demnach nur vorliegen, wenn weitere Berufsgruppen in die Versorgung einbezogen sind.

Im Rahmen der *additiv unterstützenden Teilversorgung* können einzelne oder mehrere Maßnahmen aus dem Leistungsumfang der SAPV (vgl. § 5 Abs. 3 SAPV-RL) durch den spezialisierten Leistungserbringer durchgeführt werden. Die palliativmedizinischen und/oder -pflegerischen Maßnahmen werden im Rahmen von Hausbesuchen direkt am Patienten erbracht. Außer dem spezialisierten Leistungserbringer sind noch weitere ärztliche oder pflegerische Leistungserbringer regelmäßig in die palliative Versorgung des Patienten einbezogen. Ein Teil der notwendigen palliativen Maßnahmen wird weiterhin im Rahmen der anderweitigen ambulanten Versorgungsformen erbracht.

Bei der *vollständigen Versorgung* werden alle individuell notwendigen Maßnahmen aus dem Leistungsumfang der SAPV durch den spezialisierten Leistungserbringer durchgeführt. Additiv unterstützende Teilversorgung sowie vollständige Versorgung durch das SAPV-Team beinhalten somit die notwendigen spezialisierten palliativmedizinischen und palliativpflegerischen Maßnahmen, die nach ihrer Art, Schwere und Komplexität eine Kompetenz erfordern, die der eines Arztes mit der Zusatzweiterbildung Palliativmedizin bzw. einer Pflegefachkraft mit einer curricularen Weiterbildung zu Palliative Care entspricht. Beispielhaft können inhaltlich angeführt werden:
– die Festlegung eines speziellen palliativen Behandlungsplans zur Kontrolle des komplexen Symptomgeschehens (das Abstimmen des Behandlungsplans erfolgt in Zusammenarbeit mit dem Hausarzt)
– die Erstellung eines speziellen palliativen medikamentösen Behandlungsplans nach festem Zeitintervall mit individueller Dosis und Dosisanpassung
– die spezielle Aufklärung der Patienten und deren Angehörigen über Zustand, Prognose, mögliche Krisen und Verläufe (Antizipation)
– die Unterstützung und Beratung bei Entscheidungen über kausale und symptomatische Therapien sowie über Therapieänderung einschließlich eventueller Therapiebegrenzung (Reanimation, Krankenhauseinweisung)

- die palliative ärztliche Behandlung von ausgeprägten exulzerierenden Tumoren und Wunden
- die Behandlung in der Finalphase und ggf. terminale Sedierung unter Berücksichtigung der ethischen Grundsätze und des Patientenwillens einschl. Begleitung der Sterbenden und der Angehörigen
- die Sicherstellung der Umsetzung und Kontrolle der ärztlichen palliativmedizinischen Anweisungen
- die Durchführung einer spezialisierten Schmerzbehandlung durch Medikamentengabe nach vorgegebenem ärztlichen Behandlungs- und Bedarfsplan
- die Anleitung und Unterstützung von Angehörigen und involvierten Pflegefachkräften bei der Durchführung spezieller therapeutischer und palliativpflegerischer Maßnahmen

Alternative Versorgungsmöglichkeiten
An dieser Stelle bleibt auf die bereits angeführte anderweitige ambulante Versorgung zu verweisen. Bei individueller Notwendigkeit und Indikation können ebenfalls zum Tragen kommen:
- vollstationäre Pflege (§ 43 SGB XI)
- stationäre Hospizpflege (§ 39a Abs. 1 SGB V)
- akutstationäre Krankenhausbehandlung auf einer Palliativstation (§ 39 SGB V)

12.4.2 Stationäre Hospizversorgung

Der Hospizbewegung in Deutschland liegen intersektorale sowie interdisziplinäre Begleitungs-, Behandlungs- und Betreuungsansätze zugrunde mit dem Ziel, Leid zu lindern und ein aktives Leben bzw. bestmögliche Lebensqualität in der letzten Lebensphase bis zum Tod zu realisieren. Dabei gehören Hospizvereine – basierend meist auf ehrenamtlichem Engagement – zu den tragenden Säulen der Palliativ- und Hospizversorgung. Im Vordergrund standen und stehen zwar weiterhin ambulante Versorgungs- und Betreuungsformen, in Einzelfällen kann jedoch aufgrund fehlender sozialer Netzwerkstrukturen oder deren Überforderung eine stationäre Versorgung in einem Hospiz indiziert sein. Nach § 39a SGB V werden ambulante und stationäre Hospizleistungen in Form der
- ambulanten Hospizdienste,
- Versorgung von Kindern durch ambulante Hospizdienste,
- stationären und teilstationären Versorgung in Hospizen,
- Versorgung in Kinderhospizen

unterschieden. Stationäre Hospize stellen kleine eigenständige Einrichtungen (baulich, organisatorisch, wirtschaftlich mit separatem Personal und Konzept) mit familiärem Charakter, aber eigenständigem Versorgungsauftrag dar, wobei der sterbende

Mensch (mit seinen Angehörigen) im Mittelpunkt steht. Die Betreuung erfolgt durch ein multiprofessionelles Team mit palliativmedizinischer und palliativpflegerischer Ausrichtung.

Es ist ausgeschlossen, dass ein stationäres Hospiz Bestandteil einer vollstationären Pflegeeinrichtung ist. Während in stationären Pflegeheimen die auf Dauer angelegte pflegerische Versorgung im Vordergrund der Unterstützung steht, dominiert in einem stationären Hospiz die phasenhafte palliativmedizinische und palliativpflegerische Betreuung, Begleitung und Versorgung des Patienten. Stationäre Hospizversorgung beinhaltet somit unter bestimmten Voraussetzungen ein Betreuungsangebot für Menschen, bei denen die Symptomlinderung im Mittelpunkt steht, wobei aufgrund individueller Kontextfaktoren das Verbleiben in der Häuslichkeit – möglicherweise auch nur passager – nicht verwirklicht werden kann. Im Einzelfall kann durchaus auch eine Rückkehr in die häusliche Umgebung oder andere etablierte Versorgungsstrukturen angestrebt und realisiert werden.

Die Anspruchsvoraussetzungen für stationäre Hospizleistungen sind im § 39a SGB V geregelt. Konkretisiert werden die Vorgaben durch Rahmenvereinbarung nach § 39a Abs. 1 Satz 4 SGB V über Art und Umfang sowie Sicherung der Qualität der stationären Hospizversorgung vom 13.03.1998 i. d. F. vom 31.03.2017 zwischen dem GKV-Spitzenverband mit den für die Wahrnehmung der Interessen der stationären Hospize maßgeblichen Spitzenorganisationen.

Nach § 39a SGB V ist eine Finanzierung der stationären Hospizleistungen im vollen Umfang nicht vorgesehen. Gesetzlich festgesetzt ist eine Eigenbeteiligung des Hospizes in Höhe von 5 Prozent aller Kosten, die beispielsweise über Spenden oder ehrenamtliche Mitarbeiter finanziert werden können bzw. müssen. Nach § 10 Abs. 8 Satz 3 der Rahmenvereinbarung dürfen von den Versicherten weder Eigenanteile gefordert noch Ihnen in Rechnung gestellt werden. Nach § 39a Abs. 1 SGB V gilt: „Versicherte, die keiner Krankenhausbehandlung bedürfen, haben im Rahmen der Verträge nach Satz 4 Anspruch auf einen Zuschuss zu stationärer oder teilstationärer Versorgung in Hospizen, in denen palliativmedizinische Behandlung erbracht wird, wenn eine ambulante Versorgung im Haushalt oder der Familie des Versicherten nicht erbracht werden kann. Die Krankenkasse trägt die zuschussfähigen Kosten nach Satz 1 unter Anrechnung der Leistungen nach dem Elften Buch zu 95 Prozent ...".

Entsprechend der aktuellen Rahmenvereinbarung stellen stationäre Hospize ergänzend zur ambulanten Hospizbetreuung sowie zur Versorgung Sterbender in vollstationären Pflegeheimen und in Krankenhäusern (insbesondere Palliativstationen) ein auf spezielle Erfordernisse zugeschnittenes Leistungsangebot dar, das wie die genannten Versorgungsformen auch „die Lebensqualität des sterbenden Menschen verbessert, seine Würde nicht antastet und aktive Sterbehilfe ausschließt". In diesem Zusammenhang nimmt die enge Kooperation mit regionalen Netzwerkstrukturen (Krankenhäuser, Vertragsärzte etc.) einen hohen Stellenwert ein.

Die palliativmedizinische und palliativpflegerische Versorgung sowie soziale und geistig-seelische Betreuung kann mit dem Ziel der Entlastung und Unterstützung der

Betroffenen auch – als besondere Form der vollstationären Versorgung – teilstationär realisiert werden. Als Grundvoraussetzung zur Versorgung in einem stationären Hospiz wird im Gegensatz zu der aktuellen SAPV-Richtlinie ein „weit fortgeschrittenes Krankheitsstadium" oder ein „besonders aufwändiger Versorgungsbedarf", ausgelöst durch ein komplexes Symptomgeschehen, ebenso wenig ausdrücklich gefordert wie das Vorliegen von Pflegebedürftigkeit gemäß SGB XI. Gemäß § 2 Abs. 1 der Rahmenvereinbarung gilt als *Grundvoraussetzung für die Aufnahme* in eine stationäre Hospizeinrichtung, dass „....

a. die Versicherte bzw. der Versicherte an einer Erkrankung leidet,
   - die progredient verläuft und
   - bei der eine Heilung ausgeschlossen und eine palliativmedizinische und palliativpflegerische Versorgung notwendig oder von der Versicherten bzw. dem Versicherten erwünscht ist und
   - die lediglich eine begrenzte Lebenserwartung von Tagen, Wochen oder wenigen Monaten erwarten lässt,
b. eine Krankenhausbehandlung im Sinne des § 39 SGB V nicht erforderlich ist und
c. eine ambulante Versorgung im Haushalt, in der Familie, bei Bewohnern einer vollstationären Pflegeeinrichtung oder einer vollstationären Einrichtung der Eingliederungshilfe eine Versorgung in der jeweiligen Einrichtung nicht ausreicht, weil der palliativmedizinische und palliativpflegerische und/oder psychosoziale Versorgungsbedarf, der aus der Krankheit resultiert, die Möglichkeiten der bisher Betreuenden regelmäßig übersteigt. Damit sind neben den Zugehörigen insbesondere die vertragsärztliche Versorgung, die Leistungen der häuslichen Krankenpflege, die Leistungen der spezialisierten ambulanten Palliativversorgung, die Begleitung durch einen ambulanten Hospizdienst sowie Angebote durch weitere Berufsgruppen und ergänzende auf die Familie bezogene ambulante Versorgungsformen gemeint. Bei erkrankten Kindern kommt der Entlastung des Familiensystems bereits ab Diagnosestellung besondere Bedeutung zu ..."

Der Begriff „Kinder" umfasst entsprechend einer Erläuterung der Präambel der Rahmenvereinbarung Kinder, Jugendliche und junge Erwachsene, wenn die Erkrankung im Kindes- oder Jugendalter aufgetreten ist und die Versorgung im Kinderhospiz gewünscht wird, im Einzelfall auch bei Auftreten der Erkrankung im jungen Erwachsenenalter. Auch wird im Unterschied zu Erwachsenen bei Kindern die Voraussetzung „begrenzte Lebenserwartung" nicht in einem Zeitrahmen von „Tagen, Wochen oder wenigen Monaten" definiert, sondern auf ein Intervall von „Jahren" ausgedehnt. Wesentlich erscheint die Integration der Gesamtfamilie in das Versorgungskonzept, beginnend mit der Diagnosestellung beim Kind.

Entsprechend § 2 Abs. 2 der Rahmenvereinbarung gilt bezüglich der *typischen Krankheitsbilder*: „Ein Hospizaufenthalt nach dieser Rahmenvereinbarung kommt – sofern die Grundvoraussetzungen nach Abs. 1 im Einzelfall erfüllt sind – insbesondere bei einer der folgenden Erkrankungen in Betracht:

- onkologische Erkrankung,
- Vollbild der Infektionskrankheit AIDS,
- neurologische Erkrankung,
- chronische Nieren-, Herz-, Verdauungstrakt- oder Lungenerkrankung."

Gemäß § 2 Abs. 3 der Rahmenvereinbarung ergibt sich, dass die Versorgung und Begleitung von Versicherten und ihren Zugehörigen ein integraler Bestandteil der vollstationären Pflege ist. Daher können auch Palliativpatienten in einer stationären Pflegeeinrichtung – ggf. ergänzt um die Versorgungsangebote der SAPV oder die Begleitung durch einen ambulanten Hospizdienst – versorgt werden. Eine stationäre Hospizversorgung ist für die Versicherten, die in einer stationären Pflegeeinrichtung untergebracht sind, nicht grundsätzlich ausgeschlossen und im Einzelfall möglich. Voraussetzung für eine Verlegung von einer stationären Pflegeeinrichtung in ein stationäres Hospiz ist, dass bei diesen Versicherten ein so hoher palliativer Versorgungsbedarf besteht, der selbst unter Einbeziehung von ambulanten Versorgungsangeboten, wie z. B. SAPV-Leistungserbringern ggf. ergänzt um ambulante Hospizdienste, die palliative Versorgung in der vollstationären Pflegeeinrichtung nicht sichergestellt werden kann.

Hinsichtlich der Dauer der beantragten stationären Hospizversorgung definiert § 2 Abs. 4 der Rahmenvereinbarung konkret zunächst einen Zeitraum von vier Wochen. Längere Aufenthalte bedürfen individueller Verlängerungsanträge mit entsprechenden transparenten und nachvollziehbaren Begründungen. In der Regel treten im weiteren Verlauf eines festgestellten Finalstadiums einer Erkrankung mit palliativer Versorgungsnotwendigkeit eines Versicherten keine wesentlichen Veränderungen auf. Dennoch kann in Einzelfällen zu prüfen sein, ob der Zustand des Patienten und der Familie trotz des schweren Krankheitsbildes eine solche Stabilität erreicht hat, dass eine Entlassung nach Hause möglich ist. In diesem Zusammenhang können nach § 2 Abs. 5 der Rahmenvereinbarung auch *Wiederaufnahmen* innerhalb eines Jahres anberaumt werden. Ein Hospiz muss den dargestellten Versorgungsansprüchen in Bezug auf Struktur- und Prozessqualität Rechnung tragen können. Entsprechende Vorgaben finden sich in den §§ 3 und 4 der Rahmenvereinbarung.

Als Hintergrundinformation ergibt sich im Überblick das folgende *Leistungsspektrum in einem stationären Hospiz:*
- Unterkunft, Verpflegung und Leistungen entsprechend der stationären Pflegeeinrichtungen
- allgemeine und spezielle palliativmedizinische/-pflegerische Leistungen mit dem Ziel der Symptomlinderung
- Miteinbeziehung der Zugehörigen
- Möglichkeiten der Krisenintervention (physisch und psychisch)
- psychosoziale und seelsorgerische Begleitung
- ärztliche Behandlung durch Vertragsärztin oder Vertragsarzt, ggf. palliativärztliche Teilleistung im Rahmen der SAPV nach § 37b SGB V (s. SAPV-RL § 1 Abs. 33)

Die stationäre Hospizversorgung stellt grundsätzlich ein ergänzendes Leistungsangebot dar. Liegen im Einzelfall die Anspruchsvoraussetzungen für eine stationäre Hospizaufnahme nicht vor, sind folgende alternative Versorgungsmöglichkeiten zu erwägen (Auflistung nicht abschließend):
- vertragsärztliche Versorgung
- Versorgung mit Arznei- und Verbandmitteln (§ 31 SGB V)
- Versorgung mit Heil- und Hilfsmitteln (§§ 32/33 SGB V)
- häusliche Krankenpflege (§ 37 SGB V)
- ambulante spezialfachärztliche Versorgung (§ 116b SGB V)
- Leistungen der Pflegeversicherung (SGB XI)

Daneben gibt es weitere Unterstützungsangebote:
- ambulanter Hospizdienst
- Seelsorge
- Selbsthilfegruppen

Bei individueller Notwendigkeit und Indikation können zum Tragen kommen:
- spezialisierte ambulante Palliativversorgung (SAPV nach § 37b SGB V)
- Palliativstation eines Krankenhauses (§ 39 SGB V), wobei hier kein flächendeckendes Angebot fur Kinder und Jugendliche in Deutschland besteht.

Gemäß den Anforderungen des HPG stellt die Grundlagen der sozialmedizinischen Beratung von Leistungsanträgen auf *stationäre Kinderhospizversorgung* neben dem § 39a Abs. 1 SGB V die neu erstellte Rahmenvereinbarung nach § 39a Abs. 1 Satz 4 SGB V über Art und Umfang sowie Sicherung der Qualität der stationären Kinderhospizversorgung vom 31.03.2017 dar. Im Allgemeinen gelten die bereits dargestellten Vorgaben für Erwachsene auch für Kinder (zur Definition „Kinder" s. o.). Entsprechende zielgruppenspezifische Besonderheiten sollen im Folgenden eine inhaltliche Ausgestaltung finden.

Die Betreuung schwerstkranker Kinder mit einer lebensverkürzenden Erkrankung erfordert spezifische Kenntnisse und Strukturen in der medizinischen, pflegerischen und psychosozialen Betreuung. Im Vordergrund der Kinder- und Jugendhospizarbeit steht die ambulante und stationäre Begleitung der Familie mit dem Ziel, Kindern mit einer lebensverkürzenden Erkrankung ein möglichst würdevolles und selbstbestimmtes Leben bis zum Ende zu ermöglichen.

Bereits in der Präambel der neuen Rahmenvereinbarung wird klargestellt: „Soweit hier von ‚Kindern' die Rede ist, sind jeweils Kinder, Jugendliche und junge Volljährige in Anlehnung an die Definition im Kinder- und Jugendhilfegesetz (§ 7 Abs. 1 Nr. 1–3 SGB VIII) gemeint. Bei über 18-Jährigen sind Fallgestaltungen erfasst, in denen ein typisches Krankheitsbild des Kinder- und Jugendalters weiterbesteht oder neu auftritt oder ein dem Kindesalter entsprechender psychomotorischer Entwicklungsstand vorliegt und die Versorgung im Kinderhospiz von dem Betroffenen gewünscht wird". Die

Zielgruppe des Versorgungsangebotes sind somit Patienten mit einer Altersspanne vom Säugling bis zum jungen Erwachsenenalter. Somit bestehen alters- und zielgruppenspezifische Anforderungen an die Art und Qualität der personellen, räumlichen und technischen Ausstattung.

Kinderhospize verfügen über zielgruppenspezifische charakteristische Strukturen, die auf die besonderen Bedürfnisse von Kindern mit lebensverkürzenden Erkrankungen und ihren Familien bereits ab Diagnosestellung ausgerichtet sind. Es bestehen alters- und zielgruppenspezifische Anforderungen an die Art und Qualität der personellen, räumlichen und technischen Ausstattung. Neben den spezifisch pädiatrisch palliativmedizinisch und -pflegerischen Anforderungen, die sich auch in der ausgeprägten Heterogenität der Krankheitsbilder im Vergleich zum Diagnosespektrum im Erwachsenenalter begründen, ist eine altersgerechte psychologische, psychosoziale sowie pädagogische Betreuung (ggf. auch der Geschwisterkinder) notwendig. Nach § 2 Abs. 1 der Rahmenvereinbarung gilt als Grundvoraussetzung für die Aufnahme in ein stationäres Kinderhospiz:

a. das Kind ist unheilbar erkrankt,
b. das Kind eine verkürzte Lebenserwartung von Tagen, Wochen, Monaten oder auch Jahren hat,
c. das Kind hat das 27. Lebensjahr noch nicht vollendet,
d. eine Krankenhausbehandlung im Sinne des § 39 SGB V ist nicht erforderlich oder wird von den Eltern/Sorgeberechtigten/dem Betroffenen nicht gewünscht und
e. eine ambulante Versorgung im Haushalt oder in der Familie reicht nicht aus, weil der palliativpflegerische und palliativmedizinische und/oder psychosoziale Versorgungsbedarf, der aus der Krankheit resultiert, die Möglichkeiten der bisher Betreuenden (Zugehörige sowie weiterer ambulanter Versorgungsangebote) übersteigt; dies kann auch intermittierende Aufenthalte in stationären Kinderhospizen erforderlich machen. Bei erkrankten Kindern kommt der Entlastung des Familiensystems bereits ab Diagnosestellung besondere Bedeutung zu.

Neben der Betreuung der Familien am Lebensende des Kindes ist somit auch eine Entlastung des Familiensystems mit intermittierenden Aufenthalten im Kinderhospiz ebenfalls in Krankheitsphasen mit erhöhtem palliativmedizinischen und palliativpflegerischen Aufwand und/oder psychosozialem Versorgungsbedarf möglich, wenn die Möglichkeiten der bisherigen ambulanten Betreuung überschritten werden.

Im Kindesalter treten seltene Krankheitsentitäten gehäuft auf. Daher ist eine prognostische Einschätzung schwierig. Des Weiteren ist zu beachten, dass Kinder häufig längere Zeit in einer so genannten Präfinalphase verharren bzw. wiederholt krisenhafte Verschlechterungen des Krankheitsbildes zu einer lebensbedrohlichen oder in der Betreuung anspruchsvollen Situation führen können. Letztgenanntem Umstand trägt die Möglichkeit von intermittierenden Aufenthalten in einem Kinderhospiz Rechnung (s. § 2 Abs. 1 Buchstabe e der Rahmenvereinbarung). Eine Versorgung und Begleitung in einem stationären Kinderhospiz kommt gemäß § 2 Abs. 2 – sofern die

vorgenannten Grundvoraussetzungen im Einzelfall erfüllt sind – insbesondere bei einer der folgenden Erkrankungen in Betracht:
a. progrediente Erkrankungen ohne die Möglichkeit einer kurativen Therapie, z. B. Muskeldystrophie Duchenne, neurometabolische Erkrankungen,
b. irreversible, aber nicht progrediente Erkrankungen mit typischen Komplikationen, die einen progredienten Verlauf bedingen z. B. schwerste Zerebralparese, einzelne (seltene) genetisch bedingte Fehlbildungssyndrome,
c. Erkrankungen, bei denen ein früher Tod unvermeidlich ist, z. B. Mukopolysaccharidose (MPS), Leukodystrophie, einzelne (seltene) genetisch bedingte Fehlbildungssyndrome,
d. lebensbedrohliche Erkrankungen, für die eine kurative Therapie prinzipiell verfügbar ist, jedoch auch zu einem frühen Tod führen kann, z. B. onkologische Erkrankungen, transplantationspflichtiges progredientes Organversagen.

Die obige Auflistung von vier Erkrankungskonstellationen mit beispielhaften Diagnosen für das Kindes- und Jugendalter berücksichtigt, dass im Gegensatz zum Erwachsenenalter ein großes Spektrum an heterogenen und zum Teil sehr seltenen Erkrankungen eine deutliche Verkürzung der Lebenserwartung mit sich bringen kann. In den Fällen, in denen die Anspruchsvoraussetzungen für eine Kinderhospizaufnahme nicht erfüllt sind, stehen andere geeignete Versorgungsmöglichkeiten zur Verfügung:
- vertragsärztliche Versorgung
- Versorgung mit Arznei- und Verbandmitteln (§ 31 SGB V)
- Versorgung mit Heil- und Hilfsmitteln (§§ 32/33 SGB V)
- häusliche Krankenpflege für Kinder (§ 37 SGB V)
- sozialmedizinische Nachsorgemaßnahmen (§ 43 Abs. 2 SGB V)
- ambulante spezialfachärztliche Versorgung (§ 116b SGB V)
- Leistungen der Pflegeversicherung (SGB XI)

Daneben gibt es weitere Unterstützungsangebote:
- ambulanter Kinderhospizdienst
- Seelsorge
- Selbsthilfegruppen

Bei individueller Notwendigkeit und Indikation können zum Tragen kommen:
- spezialisierte ambulante Palliativversorgung (SAPV nach § 37b SGB V)
- Palliativstation eines Krankenhauses (§ 39 SGB V), wobei hier kein flächendeckendes Angebot für Kinder und Jugendliche in Deutschland besteht.

Häufig wird ein Antrag auf stationäre Hospizversorgung am Ende eines Krankenhausaufenthaltes gleichzeitig mit einem Pflegeantrag zur Überleitung in eine vollstationäre Pflegeeinrichtung durch den Sozialdienst der Klinik initiiert (z. B. Anträge mit verkürzter Begutachtungsfrist nach § 18 Abs. 3 Satz 3 SGB XI). Der Gewährung von stationären Hospizleistungen liegt neben einem Kostenübernahmeantrag des Versicherten oder des gesetzlichen Vertreters bei der Krankenkasse eine ärztliche Notwendigkeitsbescheinigung zugrunde. Daneben kommen zwischen regionalen Krankenkassen und einzelnen Hospizen vereinbarte ergänzende Fragebögen oder kombinierte Antragsformulare zur Anwendung.

Weiterführende Internetadressen
http://www.bundesverband-kinderhospiz.de
http://www.deutscher-kinderhospizverein.de
http://www.dgpalliativmedizin.de
http://www.dhpv.de
http://www.hospiz.net
http://www.kbv.de
http://www.kinderkrebsstiftung.de
http://www.patientenschützer.de
http://www.wegweiser-hospiz-palliativmedizin.de
https://www.kbv.de
https://www.stiftung-patientenschutz.de
https://www.charta-zur-betreuung-sterbender.de

Literatur
[1] Deutsche Gesellschaft für Palliativmedizin e. V. (DGP), Deutscher Hospiz- und PalliativVerband e. V. (DHPV), Bundesärztekammer (BÄK), Hrsg. Charta zur Betreuung schwerstkranker und sterbender Menschen. 8. Auflage. Berlin: Charta-Geschäftsstelle; November 2015 [Zugriff: 17.07.2019]. URL: https://www.charta-zur-betreuung-sterbender.de/files/dokumente/RZ_151124_charta_Einzelseiten_online.pdf
[2] Nauck F, Dlubis-Mertens K. Germany has adopted a charter for the care of the critically ill and the dying. European Journal of Palliative Care. 2011;18(4):176–178.
[3] Jansky M, Lindena G, Nauck F. Stand der spezialisierten ambulanten Palliativversorgung (SAPV) in Deutschland – Verträge und Erfahrungen. Palliativmed. 2011;12:164–174.
[4] Husebø S, Mathis G, Hrsg. Palliativmedizin. 6. Auflage. Berlin, Heidelberg: Springer Verlag; 2017.
[5] GKV-Spitzenverband. Bericht des GKV-Spitzenverbandes zur Palliativversorgung. Bericht des GKV-Spitzenverbandes zum Stand der Entwicklung sowie der vertraglichen Umsetzung der Spezialisierten ambulanten Palliativversorgung (SAPV), der allgemeinen ambulanten Palliativversorgung im Rahmen der häuslichen Krankenpflege sowie der gesundheitlichen Versorgungsplanung für die letzte Lebensphase. Berlin, 8. Dezember 2017 an das Bundesministerium für Gesundheit [Zugriff: 17.07.2019]. URL: https://www.gkv-spitzenverband.de/media/dokumente/krankenversicherung_1/hospiz_palliativversorgung/20171208_Bericht_GKV-SV_Palliativversorgung.pdf
[6] Gemeinsamer Bundesausschuss (G-BA). Richtlinie des Gemeinsamen Bundesausschusses über die Verordnung von häuslicher Krankenpflege (Häusliche Krankenpflege-Richtlinie), in der Fassung vom 17. September 2009, zuletzt geändert am 17. Januar 2019, in Kraft getreten am 22. Februar 2019 [Zugriff: 18.07.2019]. URL: https://www.g-ba.de/downloads/62-492-1770/HKP-RL_2019-01-17_iK-2019-02-22.pdf

[7] GKV-Spitzenverband et al. Rahmenvereinbarung nach § 39a Abs. 1 Satz 4 SGB V über Art und Umfang sowie Sicherung der Qualität der stationären Hospizversorgung vom 13.03.1998, i. d. F. vom 31.03.2017 [Zugriff: 18.07.2019]. URL: https://www.gkv-spitzenverband.de/media/dokumente/krankenversicherung_1/hospiz_palliativversorgung/20170331_Rahmenvereinbarung_nach__39a_Abs_1_Satz_4_stationaere_Hospize.pdf

[8] GKV-Spitzenverband et al. Rahmenvereinbarung nach § 39a Abs. 1 Satz 4 SGB V über Art und Umfang sowie Sicherung der Qualität der stationären Kinderhospizversorgung vom 31.03.2017 [Zugriff: 18.07.2019]. URL: https://www.dhpv.de/tl_files/public/Service/Gesetze%20und%20Verordnungen/2017_Rahmenvereinbarung_nach_%C2%A739a_Abs_1_Satz_4_stationaere_Kinderhospize.pdf

[9] Medizinischer Dienst des Spitzenverbandes Bund der Krankenkassen e. V. (MDS), Hrsg. Spezialisierte ambulante Palliativversorgung (SAPV) und stationäre Hospizversorgung. Begutachtungsanleitung/Richtlinie des GKV-Spitzenverbandes nach § 282 SGB V. Stand: 04.02.2019. [Zugriff: 18.07.2019]. URL: https://www.gkv-spitzenverband.de/media/dokumente/krankenversicherung_1/hospiz_palliativversorgung/20190213_BGA_SAPV_und_stationare_Hospizversorgung_final.pdf

[10] Deutsche Gesellschaft für Palliativmedizin e. V., Deutscher Hospiz- und PalliativVerband e. V. SAPV-Glossar, Stand 15.01.2009 [Zugriff: 18.07.2019]. URL: https://www.dgpalliativmedizin.de/images/stories/SAPV_Glossar_DGP_DHPV_15_01_2009.pdf

[11] GKV-Spitzenverband et al. Rahmenvereinbarung nach § 39a Abs. 2 Satz 8 SGB V zu den Voraussetzungen der Förderung sowie zu Inhalten, Qualität und Umfang der ambulanten Hospizarbeit vom 03.09.2002, i. d. F. vom 14.03.2016 [Zugriff: 18.07.2019]. URL: https://www.dhpv.de/tl_files/public/Service/Gesetze%20und%20Verordnungen/Rahmenvereinbarung_%C2%A7_39a_Abs%20_2_Satz_8_SGB%20V_2016_03_14_.pdf

[12] Gemeinsamer Bundesausschuss (G-BA): Richtlinie des Gemeinsamen Bundesausschusses zur Verordnung von spezialisierter ambulanter Palliativversorgung (SAPV-RL), vom 20. Dezember 2007, zuletzt geändert am 15. April 2010, in Kraft getreten am 25. Juni 2010 [Zugriff: 18.07.2019]. URL: https://www.g-ba.de/downloads/62-492-437/SAPV-RL_2010-04-15.pdf

[13] Gemeinsamer Bundesausschuss (G-BA): Tragende Gründe zu dem Beschluss des Gemeinsamen Bundesausschusses über die Erstfassung der Richtlinie zur Verordnung von spezialisierter ambulanter Palliativversorgung vom 20.12.2007, letzte Änderung 15. April 2010, in Kraft getreten 25. Juni 2010.

[14] Deutsche Gesellschaft für Palliativmedizin e. V., Deutscher Hospiz- und PalliativVerband e. V. Mustervertrag zur Spezialisierten Ambulanten Pädiatrischen Palliativversorgung (SAPPV), Stand 15.01.2009 [Zugriff: 18.07.2019]. URL: https://www.deutscher-kinderhospizverein.de/fileadmin/pdf/Politische_Interessensvertretung/SAPV_Mustervertrag_Kinder.pdf

[15] Kassenärztliche Bundesvereinigung und GKV-Spitzenverband, Berlin, Anlage 30 zum Bundesmantelvertrag Ärzte (BMV-Ä): Vereinbarung nach § 87 Abs. 1b SGB V zur besonders qualifizierten und koordinierten palliativmedizinischen Versorgung, Stand: 29.11.2016 [Zugriff: 18.07.2019]. URL: https://www.kbv.de/media/sp/Anlage_30_Palliativversorgung.pdf

[16] GKV-Spitzenverband: Bestimmung zu Voraussetzungen, Inhalt und Qualität der sozialmedizinischen Nachsorgemaßnahmen nach § 43 Abs. 2 SGB V vom 01. April 2009 in der Fassung vom 12.06.2017 [Zugriff: 18.07.2019]. URL: https://www.gkv-spitzenverband.de/media/dokumente/krankenversicherung_1/rehabilitation/sozialmediz_nachsorge/20170612_Reha_Bestimmung_SozialmNachsorge.pdf

[17] GKV-Spitzenverband: Empfehlungen der Spitzenverbände der Krankenkassen zu den Anforderungen an die Leistungserbringer sozialmedizinischer Nachsorgemaßnahmen nach § 132c Abs. 2 SGB V vom 1. Juli 2005 in der Fassung vom 30.06.2008 [Zugriff: 02.07.2019]. URL:

https://www.gkv-spitzenverband.de/media/dokumente/krankenversicherung_1/rehabilitation/sozialmediz_nachsorge/Reha_Sozialmed_Nachsorge_Empfehlungen_30062008.pdf
[18] World Health Organization (WHO). WHO Definition of Palliative Care. 2009 [Zugriff: 17.07.2019]. URL: https://www.who.int/cancer/palliative/definition/en/
[19] Zernikow B. Palliativversorgung von Kindern, Jugendlichen und jungen Erwachsenen. 2. Auflage. Heidelberg: Springer Verlag; 2013.
[20] Zernikow B, Hechler T. IMPaCCT: Standards pädiatrischer Palliativversorgung in Europa. Zeitschrift für Palliativmedizin. 2008;9:61–66.
[21] Deutsche Gesellschaft für Palliativmedizin e. V., Deutscher Hospiz- und PalliativVerband e. V. Betreuung schwerstkranker und sterbender Menschen im hohen Lebensalter in Pflegeeinrichtungen. Grundsatzpapier zur Entwicklung von „Hospizkultur und Palliativversorgung in stationären Einrichtungen der Altenhilfe"2012 [Zugriff: 18.07.2019]. URL: https://www.dhpv.de/tl_files/public/Themen/Stationaere%20Altenpflege/PositionspapierErgWorkshop_060612.pdf
[22] GKV-Spitzenverband et al. Empfehlungen nach § 132 Abs. 2 SGB V für die spezialisierte ambulante Palliativversorgung vom 23.06.2008 in der Fassung vom 05.11.2012 [Zugriff: 18.07.2019]. URL: https://www.gkv-spitzenverband.de/media/dokumente/krankenversicherung_1/hospiz_palliativversorgung/Palliativ_Empfehlungen_nach__132d_Abs_2_SGB_V_05-11-20102.pdf

12.5 Die Außerklinische Intensivversorgung

Peter Demmel

12.5.1 Historie – Definition

Der Begriff „Intensivversorgung" kommt aus dem klinischen Bereich. In Krankenhäusern wurden in den 1930er Jahren Wachstationen für frisch operierte Patienten, in den 1940er Jahren Beatmungsstationen mit Negativdruck-Beatmungssystemen (Eiserne Lunge) für Patienten mit Kinderlähmung, die vom Erstickungstod bedroht waren, eingerichtet. Während der Polioepidemie in den 1950er Jahren entstand die außerklinische Intensivversorgung, als es vermehrt zum Einsatz der Eisernen Lunge im ambulanten Bereich kam. In den folgenden Jahrzehnten wurde die moderne Positivdruck-Beatmung entwickelt und kontinuierlich verbessert. Neben der invasiven Beatmung (über ein Tracheostoma) wurde Ende der 1980er Jahre die nicht-invasive Beatmung über Mund-Nasen-Masken etabliert, die eine außerklinische Beatmung für Patienten mit verschiedenen Krankheitsbildern möglich machte. In der Folgezeit entwickelten sich ambulante Versorgungsstrukturen (z. B. spezialisierte Pflegedienste), durch die die Pflege und Überwachung nicht nur von Beatmeten, sondern auch von Personen mit anderen krankheitsbedingt lebensbedrohlichen Störungen der Vitalfunktionen realisiert wurde.

Seit Ende der 1990er Jahre haben sich die Begriffe Außerklinische Intensivpflege bzw. Außerklinische Intensivversorgung etabliert. Im außerklinischen Bereich (in Abgrenzung zum klinischen bzw. Krankenhausbereich) kommt sowohl eine Versorgung in ambulanten Wohnformen als auch in stationären Einrichtungen in Betracht. Eine außerklinische Intensivversorgung ist dann möglich, wenn eine ausreichende medizinische Stabilität ohne Notwendigkeit einer intensivmedizinischen Behandlung gewährleistet ist. Vorrangige Aufgabe und wesentliches Merkmal der außerklinischen Intensivpflege ist die Gewährleistung der pflegerischen Interventionsbereitschaft bei lebensbedrohlichen Zuständen, die mit pflegerischen Maßnahmen adäquat zu versorgen sind. Die außerklinische Intensivversorgung beinhaltet – neben der außerklinischen Intensivpflege – auch die außerklinische medizinisch-ärztliche und therapeutische Versorgung.

In den folgenden Ausführungen wird der Begriff „Außerklinische Intensivversorgung", der sich weder im SGB V noch im SGB XI findet, benutzt, um die besonderen Ansprüche und Aufwände dieser speziellen Versorgungsform zu verdeutlichen.

12.5.2 Rechtliche Grundlagen – Rechtsprechung

Personen, die eine Außerklinische Intensivversorgung benötigen, erhalten in der Regel Leistungen der Pflegeversicherung (SGB XI) und der häuslichen Krankenpflege (§ 37 SGB V). Ein Urteil des Bundessozialgerichts aus dem Jahr 1999 [AZ: B 3 KR 04/98 R], das sogenannte „Drachenfliegerurteil", hat dazu geführt, dass die (ggf. 24-stündige) Beatmungspflege als behandlungspflegerische Leistung der häuslichen Krankenpflege gemäß § 37 SGB V von der gesetzlichen Krankenversicherung übernommen werden muss.

Für Personen, die rund um die Uhr eine Außerklinische Intensivversorgung benötigen, hat das Bundessozialgericht mit Urteil vom 17.06.2010 [B 3 KR 7/09 R] entschieden, dass bei gleichzeitigem Erbringen von medizinischer Behandlungspflege nach § 37 SGB V und Pflege nach § 36 SGB XI durch dieselbe Pflegekraft die beiden Leistungsansprüche grundsätzlich gleichrangig nebeneinanderstehen. Seit dem 01.01.2017 wird der durch die Pflegeversicherung zu tragende Anteil pauschal festgelegt (Kostenabgrenzung-Richtlinie nach § 17 Abs. 1b SGB XI). Dabei wird jedem Pflegegrad ein bestimmter Minutenwert (pauschal) zugeordnet, der in den Bereich der Pflegeversicherung fällt.

Die Außerklinische Intensivversorgung ist seit 2010 in der Richtlinie des Gemeinsamen Bundesausschusses über die Verordnung von häuslicher Krankenpflege (HKP-Richtlinie) im Wesentlichen unter „Spezielle Krankenbeobachtung" (Leistung Nr. 24) subsummiert und als Leistung der Häuslichen Krankenpflege gemäß § 37 SGB V verordnungsfähig. Das zentrale Definitions- bzw. Verordnungskriterium ist die Vorgabe, dass „mit hoher Wahrscheinlichkeit sofortige pflegerische/ärztliche Intervention bei lebensbedrohlichen Situationen TÄGLICH erforderlich ist und nur die genauen Zeitpunkte und das genaue Ausmaß nicht im Voraus bestimmt werden können".

Seit Mitte der 1990er Jahre werden Qualitätsprüfungen – regelmäßig bzw. bei besonderen Anlässen – in stationären und ambulanten Pflegeeinrichtungen als Maßnahme der externen Qualitätssicherung durchgeführt (§§ 114 ff. SGB XI). Frühere Prüfkonzepte (Qualitätsprüfungs-Richtlinien) bildeten zwar ein umfassendes Spektrum mit Elementen der Struktur-, Prozess- und Ergebnisqualität ab; sie waren ein geeignetes Prüfinstrument zur Erkennung und Bewertung wesentlicher Qualitätsmerkmale, sofern es sich um „allgemeine" Pflegeeinrichtungen ohne fachlichen Schwerpunkt handelte.

„Intensivspezifische" Qualitätskriterien und entsprechende ergänzende Prüffragen wurden seit Mitte der 2000er Jahre in regionalen Arbeitskreisen und Fachgremien diskutiert und konsentiert. Zum 01.01.2018 sind auf der Grundlage des Dritten Pflegestärkungsgesetzes (PSG III) geänderte Qualitätsprüfungs-Richtlinien in Kraft getreten. Es wurden Prüfkriterien für die intensivpflegerische Versorgung (= Spezielle Krankenbeobachtung) im Rahmen der häuslichen Krankenpflege entwickelt und in den Erhebungsbogen für die ambulante Pflege integriert. In die Regelprüfung werden Personen einbezogen, die Leistungen der häuslichen Krankenpflege nach § 37 SGB V in Anspruch nehmen, unabhängig davon, ob ein Leistungsbezug nach § 36 SGB XI besteht. Analog zu den Qualitätsprüfungen nach SGB XI finden nun auch jährliche Regel- bzw. Anlassprüfungen (nach § 275b SGB V) in ambulanten Pflegeeinrichtungen (nach § 132a SGB V) statt, die ausschließlich Leistungen der häuslichen Krankenpflege (nach SGB V) und keine Leistungen der Pflegeversicherung (nach SGB XI) erbringen.

12.5.3 Versorgungsformen

„Versicherte erhalten in ihrem Haushalt, ihrer Familie oder sonst an einem geeigneten Ort, insbesondere in betreuten Wohnformen, Schulen und Kindergärten, bei besonders hohem Pflegebedarf auch in Werkstätten für Behinderte Menschen als häusliche Krankenpflege Behandlungspflege, wenn diese zur Sicherung des Ziels der ärztlichen Behandlung erforderlich ist" (§ 37, Abs. 2, Satz 1 SGB V).

Die Spezielle Krankenbeobachtung (als HKP-Leistung und wesentliche Grundlage für die Außerklinische Intensivversorgung) kann im vorbestehenden, gewohnten Wohnumfeld der betroffenen Person durch einen ambulanten (Intensiv-)Pflegedienst erbracht werden; dabei handelt es sich in der Regel um eine 1:1-Versorgung. Die Häuslichkeit muss für diese Versorgungsform geeignet sein. Die außerklinische Intensivversorgung kann auch von privaten Pflegepersonen, z. B. Angehörigen der betroffenen Person, übernommen werden, sofern diese dazu bereit und geeignet sind. Grundsätzlich sind die hohen fachlichen Anforderungen an die durchführenden Pflegepersonen zu berücksichtigen; diese sind aufgrund der Art der Versorgung zudem überdurchschnittlichen psychosozialen Belastungen ausgesetzt.

Seit den 2000er Jahren ist eine kontinuierliche Zunahme von ambulant betreuten Wohngemeinschaften für intensivpflegebedürftige Personen (sogenannte „Intensiv-WGs") zu verzeichnen. Für diese Wohnform gelten die jeweiligen (unterschiedlichen) Heimgesetze der Bundesländer. Jedem Bewohner stehen ein eigenes Zimmer sowie gemeinschaftlich genutzte Räume (Gemeinschaftsbereich, Küche, Bad, Vorratsräume) zur Verfügung. Je nach Heimgesetz können bis zu 12 Bewohner in einer Intensiv-

WG zusammenleben. Die Bewohner werden durch die vor Ort präsenten Mitarbeiter eines (Intensiv-)Pflegedienstes rund um die Uhr versorgt. In der Regel findet keine 1:1 Versorgung statt. Der Personalschlüssel und die Personalqualifikation werden vertraglich mit den Krankenkassen geregelt. Das Hausrecht liegt bei den Bewohnern, der Pflegedienst hat einen Gaststatus. Aufgrund der Häufigkeit von Problemkeimbesiedelungen bei intensivpflegebedürftigen Personen bestehen in Intensiv-WGs besondere hygienische Anforderungen.

Ein Anspruch auf Häusliche Krankenpflege besteht auch in stationären Pflegeeinrichtungen (§ 43 SGB XI) bei „besonders hohem Bedarf an medizinischer Behandlungspflege" (§ 37 Abs. 2 Satz 3 SGB V) sowie in vollstationären Einrichtungen der Behindertenhilfe (§ 43a SGB XI), „wenn der Bedarf an Behandlungspflege eine ständige Überwachung und Versorgung durch eine qualifizierte Pflegefachkraft erfordert" (§ 37 Abs. 2 Satz 8 SGB V). Die formulierten Voraussetzungen entsprechen inhaltlich der Notwendigkeit einer Außerklinische Intensivversorgung, d. h. einer Speziellen Krankenbeobachtung.

In stationären Pflegeeinrichtungen (§ 43 SGB XI) ist eine Außerklinische Intensivversorgung möglich, sofern die erforderlichen strukturellen Rahmenbedingungen, v. a. ein adäquater Personalschlüssel und die fachlich notwendigen Personalqualifikationen, gewährleistet sind. Da diese Voraussetzungen in „allgemeinen" stationären Pflegeeinrichtungen in der Regel nicht erfüllt sind, müssen Verträge zwischen den Krankenkassen und der stationären Pflegeeinrichtung hinsichtlich des „besonders hohen Bedarfs an medizinischer Behandlungspflege" (§ 37 Abs. 2 Satz 3 SGB V) geschlossen werden (z. B. Tagessatz). Eine (bundes-)einheitliche Regelung liegt bislang nicht vor.

Eine Sonderform der stationären Pflege stellen Phase F-Einrichtungen dar, die sich auf die Langzeit-Rehabilitation von Patienten mit erworbenen akuten neurologischen Schädigungen spezialisiert haben. Zur Sicherstellung der bedarfsgerechten Versorgung wurden „Empfehlungen zur stationären Langzeitpflege und Behandlung von Menschen mit schweren und schwersten Schädigungen des Nervensystems in der Phase F" formuliert [1]. Wenn eine Person zur Aufnahme kommt, die sowohl die Kriterien für eine Phase F-Versorgung erfüllt als auch eine Außerklinische Intensivversorgung benötigt, müssen neben den Rahmenbedingungen für Phase F-Einrichtungen auch die erforderlichen intensivspezifischen Qualitätskriterien, vor allem hinsichtlich der Beatmungspflege, gewährleistet sein.

Der Versorgungsschwerpunkt von stationären Einrichtungen der Behindertenhilfe (§ 43a SGB XI) liegt nicht in der Pflege, sondern in der Betreuung und Integration von Bewohnern mit Behinderungen; diese werden unterstützt, gefördert und in den Schul-, Arbeits- und Alltagsprozess integriert (Teilhabe-Orientierung). Fachkenntnisse der Außerklinischen Intensivversorgung können beim üblichen Personal dieser Einrichtungen nicht vorausgesetzt werden. Eine Außerklinische Intensivversorgung ist in diesen Einrichtungen nur möglich, wenn die erforderlichen intensivspezifischen Rahmenbedingungen, v. a. adäquate(r) Personalschlüssel und -qualifikationen, gewährleistet sind.

In den 1970er Jahren entstand das „Arbeitgebermodell" mit der Idee der „Persönlichen Assistenz". Personen mit Assistenzbedarf stellen ihre Helfer bzw. Assistenten selbst ein, übernehmen Einarbeitungen und Verwaltungsarbeiten. Das Arbeitgebermodell wird durch das „Persönliche Budget" (§ 29 SGB IX) ermöglicht. Es soll Menschen mit Behinderungen dabei unterstützen, ein möglichst selbstständiges und selbstbestimmtes Leben zu führen. Grundsätzlich können alle Menschen mit einer körperlichen, geistigen oder psychischen Behinderung unabhängig vom Schweregrad ihrer Behinderung, ihrem Alter oder ihrer Wohnsituation ein persönliches Budget beantragen. Statt der Gewährung einer Sachleistung wird ein Geldbetrag gezahlt, mit dem der Budgetnehmer die persönliche Assistenz finanziert. Diese Versorgungsform kommt auch für intensivpflegebedürftige Personen in Betracht; nicht jeder Betroffene ist jedoch bereit und in der Lage, die erforderlichen Organisations- und Steuerungsaufgaben selbstständig zu übernehmen. Es bestehen regional erhebliche Unterschiede hinsichtlich Versorgungsbedarf, -strukturen und -wegen [2].

12.5.4 Entwicklung – Zahlen

Aufgrund der Zunahme komplexer chronischer Erkrankungen, differenzierter medizinischer Behandlungsmöglichkeiten und der demographischen Entwicklung nimmt die Zahl der Personen, die eine Außerklinische Intensivversorgung benötigen, kontinuierlich – jährlich um ca. 10 Prozent – zu. Es liegen keine aussagefähigen epidemiologischen Daten zu dieser heterogenen Patientengruppe vor; es fehlen aufbereitete Routinedaten der Krankenversorgung und einschlägige Register. Auf der Basis von (mündlichen) Angaben der Krankenkassen ist derzeit (2019) von ca. 17.000 Personen auszugehen, die eine Spezielle Krankenbeobachtung als Leistung der häuslichen Krankenpflege (§ 37 SGB V) erhalten. Die jährlichen Kosten für die pflegerische Versorgung sind im Einzelfall auf durchschnittlich 250.000 EUR zu veranschlagen, für alle Betroffenen werden sie auf ca. 4 Milliarden EUR geschätzt. Hinzu kommen Leistungen für die medizinische, therapeutische und Hilfsmittel-Versorgung. Die Leistungen der Speziellen Krankenbeobachtung umfassen bis zu 50 Prozent der Kassenausgaben für häusliche Krankenpflege. Parallel dazu ist es zu einer rasanten Entwicklung unterschiedlicher Versorgungsformen in einem stark nach ökonomischen Gesichtspunkten orientierten Markt gekommen. Deutschlandweit wird von ca. 1.000 Intensivpflegediensten und ca. 740 Intensiv-WGs mit ca. 5.000 Plätzen ausgegangen.

12.5.5 Indikationsstellung – Krankheitsbilder

Meist handelt es sich um beatmete bzw. tracheotomierte, mit einer Trachealkanüle versorgte Personen aller Altersstufen, die nicht in der Lage sind, die erforderlichen behandlungspflegerischen Maßnahmen in potentiell lebensbedrohlichen Situationen selbstständig durchzuführen, typischerweise mit folgenden zugrundeliegenden Diagnosen:

- zentrale Hypoventilationssyndrome, z. B. Undine-Syndrom, zerebrale Ischämien/Infarkte,
- neuromuskuläre Erkrankungen, z. B. Muskeldystrophien (Morbus Duchenne), myotone Dystrophie (Morbus Curschmann-Steinert), spinale Muskelatrophie, Post-Polio-Syndrom, hohe Querschnittlähmung, Critical-Illness-Polyneuro- bzw. -Myopathie (CIP/CIM), amyotrophe Lateralsklerose (ALS),
- thorakal-restriktive Erkrankungen, z. B. schwere Kyphose, Kyphoskoliose, angeborene Thoraxdysplasie,
- Chronisch obstruktive Lungenerkrankung (COPD),
- Obesitas-Hypoventilationssyndrom (OHS).

In den letzten Jahren ist eine erhebliche Zunahme von (älteren) außerklinisch intensivpflegebedürftigen Personen mit COPD, CIP/CIM, OHS und ALS festzustellen. Hinzu kommen Kinder/Jugendliche mit therapierefraktären Anfallsleiden.

12.5.6 Aspekte Patientensicherheit

Für die betroffenen Personen ist die Außerklinische Intensivversorgung von besonderer Bedeutung, da diese einerseits vital bedrohliche Zustände verhindern bzw. beheben soll, andererseits bei inadäquater Anwendung gerade solche Zustände hervorrufen kann. Von Betroffenen, Angehörigen, professionell Pflegenden und Prüfinstanzen werden Aspekte der Patientensicherheit (medizinisch – technisch – psychologisch), wie die Studie SHAPE (*Safety in Homecare for ventilated Patients*) zeigt – unterschiedlich wahrgenommen und bewertet [3,4].

Eine adäquate Patientensicherheit ist durch Defizite bei der medizinischen Indikationsstellung (Beatmung, Tracheostoma-Anlage), inadäquate ärztliche Therapieführung, unzureichend ausgebildete Pflegekräfte und lückenhafte Vorschriften und Verträge nicht immer gewährleistet [5]. Empfehlungen der S2k-Leitlinie „Nichtinvasive und invasive Beatmung als Therapie der chronischen respiratorischen Insuffizienz" [6] werden nicht regelmäßig beachtet und umgesetzt, z. B. bzgl. fachärztlicher Kontrolluntersuchungen und Personalqualifikationen. Das Aktionsbündnis Patientensicherheit (APS) erarbeitet derzeit eine Handlungsempfehlung mit Lösungsansätzen zum adäquaten ärztlichen Handeln und Empfehlungen für Pflegedienste, Krankenkassen und Behörden (https://www.aps-ev.de).

12.5.7 Aufgaben des MDK

Der MDK erstellt im Bereich der Außerklinischen Intensivversorgung Gutachten in mehreren Themenfeldern, u. a. zur Feststellung von Pflegebedürftigkeit gemäß SGB XI, zur Heil- und Hilfsmittel-Versorgung gemäß SGB V und übernimmt fachliche Beratungen von Kassen und Versicherten. Im Folgenden werden die Einzelfallbegutachtung im Bereich der häuslichen Krankenpflege (Spezielle Krankenbeobachtung) gemäß § 37 SGB V sowie die Qualitätsprüfung nach §§ 114 ff SGB XI dargestellt. Begutachtung und Beratung in diesen Bereichen setzen fundierte, medizinische und pflegerische Fachkenntnisse voraus. Eingesetzt werden speziell geschulte MDK-Gutachter (Ärzte, Pflegefachkräfte) mit entsprechenden formalen (Fachärzte, Fachkrankenpfleger) bzw. materiellen (interne und externe intensivspezifische Weiterbildungen) Qualifikationen. Die Begutachtung der Speziellen Krankenbeobachtung und die Durchführung von Qualitätsprüfungen stellen wichtige Maßnahmen der externen Qualitätssicherung in der Außerklinischen Intensivversorgung dar.

12.5.7.1 Einzelfallbegutachtung Spezielle Krankenbeobachtung nach § 37 SGB V

Nach Auftragserteilung durch die Krankenkasse prüft der MDK, ob die medizinischen Voraussetzungen für eine Spezielle Krankenbeobachtung im Sinne der HKP-Richtlinie (Nr. 24) erfüllt sind. Im Rahmen der Begutachtung sind folgende Fragen zu beantworten:
- Ist eine permanente pflegerische Interventionsbereitschaft notwendig, da es mit hoher Wahrscheinlichkeit und zu unvorhersehbaren Zeitpunkten *täglich* zu *lebensbedrohlichen* Situationen kommt, die einer sofortigen pflegerischen Intervention bedürfen?
- Erfolgt die notwendige Interventionsbereitschaft primär aus *vitaler* Indikation? Bestünde für die betroffene Person unmittelbare Lebensgefahr, falls die gegebenenfalls erforderliche, spezifische pflegerische Handlung nicht sofort erbracht würde? Ist die Sicherstellung der Vitalfunktionen oberstes Ziel? Sind kurativ-medizinische bzw. lebensverlängernde Therapieansätze prinzipiell geboten?
- Ist die betroffene Person in der Lage, die erforderlichen Maßnahmen selbstständig durchzuführen?
- Besteht eine ausreichende medizinische Stabilität? (v. a. in der Überleitung vom klinischen in den außerklinischen Bereich)
- Ist das Weaning- bzw. Dekanülierungspotential (bei maschineller Beatmung bzw. bei Tracheostoma/Trachealkanülenversorgung) aktuell ausgeschöpft?

Die Spezielle Krankenbeobachtung ist im Einzelfall abzugrenzen von anderen, besonders aufwändigen Versorgungen, z. B. in weit fortgeschrittenen Palliativsituationen, bei umfassender psychosozialer Betreuung oder krankheitsbedingter Technologieabhängigkeit.

Aufgabe des Gutachters ist es, die individuelle Konstellation des Versicherten zu erfassen und in kausaler Abfolge zusammenfassend darzustellen:
- wesentliche zugrunde liegende Diagnosen,
- aktuelle, (potentiell) lebensbedrohliche Funktionsstörungen,
- Notwendigkeit/Durchführung lebenserhaltender Maßnahmen (Beatmung, Tracheostoma-/Kanülenversorgung, Maßnahmen zur Sekretelimination ...),
- Häufigkeit (potentiell) lebensbedrohlicher Situationen und pflegerischer Interventionen

und daraus resultierend die Fragestellung der Kasse nachvollziehbar zu beantworten:

„Aus den genannten Gründen sind die Voraussetzungen der Speziellen Krankenbeobachtung im Sinne der HKP-Richtlinie (Leistung Nr. 24) erfüllt – befristet erfüllt – nur teilweise erfüllt – nicht erfüllt."

Sofern die Voraussetzungen der Speziellen Krankenbeobachtung erfüllt sind, folgt die prognostische Einschätzung der weiteren Notwendigkeit und Dauer und ggf. die Empfehlung eines Termins für eine Folgebegutachtung.

Die Kassen erteilen Begutachtungsaufträge an den MDK im Rahmen der Überleitung eines Versicherten vom klinischen in den außerklinischen Bereich. Nach § 39 Abs. 1a SGB V beinhaltet die Krankenhausbehandlung auch ein Entlassmanagement zur Unterstützung einer sektorenübergreifenden Versorgung des Versicherten beim Übergang in die Versorgung nach Krankenhausbehandlung. In der S2k-Leitlinie „Prolongiertes Weaning" [7] wird empfohlen: „Der die außerklinische Versorgung initiierende Klinikarzt ist für den gesamten Überleitungsprozess und die ordnungsgemäße Organisation der außerklinischen medizinischen und pflegerischen Versorgung verantwortlich". Beim Überleitungsverfahren (entspricht meist der Erstbegutachtung) befindet sich der Versicherte noch in stationärer Krankenhaus-/Rehabilitationsbehandlung (Intensivstation, Intermediate-Care-Station, Neurologische Frührehabilitation). In einem definierten Prozess muss die Überleitung des Versicherten von der Klinik in eine außerklinische Versorgung geplant werden; dabei kommt der Feststellung, ob die Voraussetzungen der Speziellen Krankenbeobachtung erfüllt bzw. nicht erfüllt sind, eine wegweisende Bedeutung zu.

Bei der Folgebegutachtung durch den MDK befindet sich der Versicherte in der Regel in häuslicher Umgebung, in einer Intensiv-WG oder in einer stationären Schwerpunkteinrichtung. Je nach Diagnosen und Krankheitsverlauf ergeben sich im Verlauf oft Hinweise auf relevante Veränderungen mit Besserungen des Gesundheitszustandes und der Vitalfunktionen. Da im außerklinischen Bereich die (fach-)ärztliche Versorgung nicht immer im erforderlichen Umfang und mit der notwendigen Expertise gewährleistet ist, werden medizinische (Kontroll-)Untersuchungen in vielen Fällen nicht veranlasst. Die Indikation einer maschinellen Beatmung bzw. einer Tracheostoma-Anlage/Trachealkanülen-Versorgung wird häufig nicht regelmäßig evaluiert. Experten gehen von einem signifikanten Weaning- bzw. Dekanülierungspotential bei zahlreichen Patienten in der außerklinischen Intensivversorgung aus [5]. Heilmittel (Logopädie, Physio-, Ergotherapie) werden zwar verordnet, die erreichten Fortschritte jedoch häufig nicht interdisziplinär (Arzt, Therapeut, Pflege) kommuniziert und weiterverfolgt. Die Therapie- und Steuerungsverantwortung des behandelnden Arztes wird in vielen Fällen nur unzureichend erfüllt. Die Qualität der außerklinischen pflegerischen Versorgung weist erhebliche Unterschiede und immer wieder deutliche Defizite auf. Pflegerische Hinweise auf Verbesserungen werden nicht immer systematisch erkannt und kommuniziert.

Aufgrund dieser Versorgungdefizite wird die (weitere) Notwendigkeit der Speziellen Krankenbeobachtung (Folgeverordnung) vom verordnenden Arzt und der beteiligten Pflegeeinrichtung oft unzureichend reflektiert. Schließlich kann die Option einer (weiteren) häuslichen 1:1-Versorgung im Rahmen der Speziellen Krankenbeobachtung zu persönlichen bzw. wirtschaftlichen Fehlanreizen führen – mit der Folge, dass seitens der versorgten Person, der Angehörigen, des Betreuers bzw. der Pflegeeinrichtung Veränderungen des bestehenden Zustandes vermieden werden.

Der MDK-Gutachter soll Hinweise auf ein Weaning- bzw. Dekanülierungspotential erkennen und Empfehlungen zum weiteren Vorgehen, z. B. die Durchführung von Kontrolluntersuchungen, mit dem behandelnden Arzt abstimmen. Verbesserungen bei manifesten Qualitätsdefiziten und geeignete bzw. alternative Versorgungsformen sollen empfohlen werden.

12.5.7.2 Qualitätsprüfungen nach §§ 114 ff SGB XI

Seit dem 01.01.2018 (geänderte Qualitätsprüfungs-Richtlinie – QPR) werden bei Qualitätsprüfungen in ambulanten Einrichtungen, die Spezielle Krankenbeobachtung leisten, intensivspezifische Kriterien der Struktur-, Prozess- und Ergebnisqualität geprüft. Von zentraler Bedeutung sind personelle Qualifikationsanforderungen. Die verantwortliche Pflegefachkraft bzw. Fachbereichsleitung muss über folgende Qualifikationen verfügen:
- Gesundheits- und Krankenpfleger oder
- Gesundheits- und Kinderkrankenpfleger oder
- Altenpfleger (bei zu versorgenden Personen über 18 Jahren)
mit Zusatzqualifikation:
- Atmungstherapeut mit pflegerischer Ausbildung oder
- Fachgesundheits- und Krankenpfleger für Anästhesie- und Intensivpflege oder
- mindestens 3 Jahre Berufserfahrung im Beatmungsbereich in den letzten fünf Jahren und Fortbildung (mindestens 200 Stunden-Kurs eines strukturierten, berufsbegleitenden, von Fachgesellschaften bzw. pflegerischen Berufsverbänden anerkannten und durch Akkreditierung oder Zertifizierung qualitätsgesicherten Kursprogramms, welches mindestens den Anforderungen der Zertifizierung der Deutschen Interdisziplinären Gesellschaft für außerklinische Beatmung e. V. (DIGAB) entspricht)

Die Pflegekräfte, die selbstständig und eigenverantwortlich intensivspezifische Aufgaben übernehmen, müssen über folgende Qualifikationen verfügen:
- Gesundheits- und Krankenpfleger oder
- Gesundheits- und Kinderkrankenpfleger oder
- Altenpfleger

mit Zusatzqualifikation:
- Atmungstherapeut mit pflegerischer Ausbildung oder
- Fachgesundheits- und Krankenpfleger für Anästhesie- und Intensivpflege oder
- mindestens 1 Jahr Berufserfahrung im Beatmungsbereich in den letzten fünf Jahren oder
- Fortbildung (mindestens 120 Stunden-Kurs eines strukturierten, berufsbegleitenden, von Fachgesellschaften bzw. pflegerischen Berufsverbänden anerkannten und durch Akkreditierung oder Zertifizierung qualitätsgesicherten Kursprogramms, welches mindestens den Anforderungen der DIGAB-Zertifizierung entspricht)

Weitere intensivspezifische Qualitätskriterien werden geprüft, u. a. zu folgenden Themen:
- Einarbeitung neuer Mitarbeiter
- Übernahmemanagement
- Notfallmanagement
- Einweisung in spezifische Medizinprodukte
- Umgang mit Absaugen, Beatmung, Sauerstoffversorgung, Trachealkanüle
- Reaktionen der Pflegeeinrichtung bei Hinweisen auf klinische Verbesserung, Weaning- bzw. Dekanülierungspotential
- Kooperationen der Pflegeeinrichtung mit Kliniken, Beatmungszentren und Fachärzten
- Regelungen für Wohngemeinschaften: vertragliche Vereinbarungen, Personaleinsatz, Wahrnehmung von Alarm

Der bundesweit einheitliche Qualitätsprüfungs-Richtline (QPR) ermöglicht – trotz regional unterschiedlicher Versorgungsverträge – eine Bestandsaufnahme und einen Deutschland-weiten Vergleich der Versorgungssituationen.

12.5.8 Herausforderungen

Die Außerklinische Intensivversorgung hat sich in den zurückliegenden 20 Jahren zu einer eigenständigen Versorgungsform entwickelt. Sie ist gekennzeichnet durch Multidisziplinarität (Ärzte, Therapeuten, Pflegekräfte, Hilfsmittelprovider) und Diversität (Betroffene Personen, Krankheitsbilder, Versorgungsformen). Es handelt sich um einen „boomenden Markt" mit einer kontinuierlich zunehmenden „Klienten"-Zahl und steigenden Ausgaben der Kassen. In den kommenden Jahren ist ein weiterer Zuwachs der Personengruppe (v. a. ältere, multimorbide, völlig hilflose Patienten) zu erwarten. Im Bereich der Pflege sind einerseits Fortschritte zu verzeichnen (Etablierung verschiedener Weiterbildungen, intensivspezifische Professionalisierung); andererseits spitzt sich seit Jahren ein Fachkräftemangel immer weiter zu. Die (fach-)ärztliche Versorgung der betroffenen Personen ist oftmals unzureichend. Nach wie vor fehlen einheitliche und verbindliche Regelungen, z. B. für Intensiv-WGs.

Die Außerklinische Intensivversorgung vollzieht sich zum Teil „hinter verschlossenen Türen" in weitgehend unkontrollierten Settings. Die Qualität der Leistungen beruht in vielen Bereichen auf Freiwilligkeit. Die Außerklinische Intensivversorgung steht vor großen Herausforderungen. Es gilt, die aufwändige und anspruchsvolle Versorgung der betroffenen Personen, die sich in extrem schwierigen und belastenden Lebenssituationen befinden, transparent und verbindlich zu regeln. Verbesserungen sind vorrangig in folgenden Bereichen geboten:

- Gewährleistung der Experten-gesicherten Indikationsstellung von maschineller Beatmung bzw. Tracheostomaanlage/Trachealkanülenversorgung unter Ausschöpfung vorhandener Weaning- und Dekanülierungspotentiale im *klinischen* Bereich *vor* Entlassung in die Außerklinische Intensivversorgung
- Ausbau und Stärkung der *ärztlichen* Funktionen im *außer*klinischen Bereich durch
  - intensivspezifische Weiterbildungsangebote für Hausärzte
  - Hausbesuche – „Beatmungsvisiten" – durch beatmungsmedizinisch qualifizierte Fachärzte
  - telemedizinische Projekte
  - regelmäßige Evaluation der Indikation von maschineller Beatmung bzw. Tracheostomaanlage/Trachealkanülenversorgung
  - Veranlassung bzw. Durchführung von ambulanten bzw. stationären Kontrolluntersuchungen durch Experten, z. B. in Beatmungs- bzw. Weaningzentren
- Sicherstellung der intensivspezifischen *pflegerischen* Qualifikationen
- Konsequente Anwendung adäquater Hygienemaßnahmen zur Prävention und Sanierung von Besiedlungen mit multiresistenten Keimen
- Vernetzung ambulanter und stationärer Versorgungsstrukturen
- Stärkung der interdisziplinären und intersektoralen Kooperation
- Ausbau unterschiedlicher spezialisierter Versorgungsformen für eine bedarfsgerechte Versorgung
- Beratung und Unterstützung von Angehörigen
- Standardisierung und vertragliche Regelung von Intensiv-WGs
- Vereinheitlichung der Vertragsgestaltung
- inhaltliche Übereinstimmung von konsentierten Qualitätsstandards, Verträgen und Maßnahmen der externen Qualitätssicherung (Qualitätsprüfungen)

Verbesserungen in der Außerklinischen Intensivversorgung sind dringend erforderlich – vorrangig zur Gewährleistung der notwendigen Patientensicherheit. Die Abbildung der komplexen Versorgungsform „Außerklinische Intensivversorgung" in der Häusliche-Krankenpflege-Leistung „Spezielle Krankenbeobachtung" wird den bestehenden Anforderungen nicht mehr gerecht; adäquat wäre eine explizite und differenzierte Darstellung im SGB V. Mit einem Gesetz zur Stärkung der intensivpflegerischen Versorgung und Rehabilitation in der gesetzlichen Krankenversicherung (Intensivpflege- und Rehabilitationsstärkungsgesetz – GKV-IPReG) – ehemals: Gesetz zur Stärkung von Rehabilitation und intensiv-pflegerischer Versorgung (Reha- und Intensivpflege-Stärkungsgesetz – RISG) – soll dies zukünftig gewährleistet werden. Das Bundeskabinett hat den Gesetzentwurf am 12.02.2020 beschlossen. Das IPReG tritt voraussichtlich im Jahr 2020 in Kraft.

Literatur

[1] Bundesarbeitsgemeinschaft für Rehabilitation (BAR): Empfehlungen zur stationären Langzeitpflege und Behandlung von Menschen mit schweren und schwersten Schädigungen des Nervensystems in der Phase F". Ausgabe 2003 [Zugriff: 25.06.2019]. URL: https://www.bar-frankfurt.de/fileadmin/dateiliste/publikationen/empfehlungen/downloads/Rahmenempfehlung_station%C3%A4re_Langzeitpflege.pdf

[2] Stark S, Lehmann Y, Ewers M. Versorgung invasiv langzeitbeatmeter Patienten unter regionalen Gesichtspunkten – VELA-Regio. Teil 2: Bedarf und Strukturen. Working Paper No. 16–02. Berlin: Charité Universitätsmedizin Berlin – Institut für Gesundheits- und Pflegewissenschaft; Juni 2016 [Zugriff: 25.06.2019]. URL: http://www.ewers-ecc.de/PDFs_Texte/WP_16-02.pdf

[3] Bundesministerium für Bildung und Forschung (BMBF). Häusliche Intensivpflege benötigt auch emotionale Sicherheitsarbeit. Newsletter 76, Dezember 2015 [Zugriff: 25.06.2019]. URL: https://www.gesundheitsforschung-bmbf.de/de/hausliche-intensivpflege-benotigt-auch-emotionale-sicherheitsarbeit-2124.php

[4] Lehmann Y, Ewers M. Sicherheit in der häuslichen Versorgung beatmeter Patienten aus Sicht professioneller Akteure. SHAPE. Expertenhearing 12. Jahrestagung des Aktionsbündnisses Patientensicherheit e. V. Berlin; 04.-05. Mai 2017 [Zugriff: 25.06.2019]. URL: https://www.aps-ev.de/wp-content/uploads/2017/05/22-Lehmann.pdf

[5] Deutsche Interdisziplinäre Gesellschaft für Außerklinische Beatmung (DIGAB) et al: Ambulante Intensivpflege nach Tracheotomie, Positionspapier, Dtsch Med Wochenschr. 2017;142:909–911.

[6] Windisch W, et al. S2k-Leitlinie: Nichtinvasive und invasive Beatmung als Therapie der chronischen respiratorischen Insuffizienz – Revision 2017. Pneumologie. 2017;71:722–795. [Zugriff: 25.06.2019]. URL: https://www.pneumologie.de/fileadmin/user_upload/2017_Windisch_et_al.pdf

[7] Deutschen Gesellschaft für Pneumologie und Beatmungsmedizin e. V. (DGP): S2k-Leitlinie „Prolongiertes Weaning", Pneumologie. 2014;68:19–75.

13 Verletzungen von Rechten Pflegebedürftiger

13.1 Gewalt gegen Senioren im öffentlichen Raum, in häuslicher Pflege und in Heimen – Strafrechtliche und organisatorische Rahmenbedingungen sowie Präventionsansätze

Arthur Kreuzer

13.1.1 Bedeutung der Thematik

Schon einige Daten zur Bevölkerungsentwicklung deuten die quantitative Seite der Problematik an. Unsere Gesellschaft hat immer mehr ältere Menschen. Der Anteil im Rentenalter über 65 Jahren Stehender hat sich innerhalb von vier Jahrzehnten verdoppelt. Er beträgt nunmehr etwa 22 Prozent. Hauptgründe sind die durch verbesserte medizinische Versorgung und Ernährungslage gestiegene Lebenserwartung und die rückläufige Geburtenzahl. Unter den Senioren zählt man zudem immer mehr Hochaltrige und Pflegebedürftige. Von den über 85-Jährigen sind fast vier Fünftel pflegebedürftig, überwiegend Frauen. Bei steigender Tendenz gibt es gegenwärtig fast 3 Millionen pflegebedürftiger Menschen i. S. des Pflegeversicherungsgesetzes. Ein Viertel der zu Pflegenden dürfte einen Migrationshintergrund haben. Etwa drei Viertel werden zuhause gepflegt, davon zwei Drittel ausschließlich durch Angehörige, ein Drittel in Zusammenarbeit mit ambulanten Pflegediensten. Fast eine Million Pflegeplätze stehen zur Verfügung. Etwa 1,1 Millionen Pflegekräfte sind in je etwa 14.000 Einrichtungen der ambulanten und stationären Pflege beschäftigt. Nach einer Bertelsmann-Studie werden bis 2030 zwischen einer viertel und einer halben Million Vollzeitkräfte in der Pflege fehlen [1].

Qualitativ kann man zu der Thematik feststellen, dass Ältere insgesamt seltener Gewaltopfer werden als junge Menschen und dass Gewalt oder Angst davor ihnen nicht als vorrangige Probleme erscheinen [2–5]. Dennoch müssen wir uns ernsthaft mit dem Thema auseinandersetzen aus folgenden Gründen:
- Ältere sind verletzlicher, opferanfälliger, und sie leiden schwerer unter Folgen von Gewalt in physischer, psychischer und sozialer Sicht.
- Ältere werden zunehmend schutz- und hilflos, von anderen abhängig.
- Gewalt gegen Ältere – bis hin zu Tötungen – bleibt ganz überwiegend im Dunkelfeld des Nicht-Erkannten, Nicht-Verfolgten, Nicht-Geahndeten.
- Daraus folgt eine wachsende Fürsorgepflicht von Staat, Gesellschaft und sozialem Nahraum zur Prävention von Kriminalität, Gewalt, Misshandlung und Vernachlässigung gegenüber Älteren.

Gerontologie, Kriminologie mit Viktimologie, Politik, Strafjustiz und Hilfsorganisationen nehmen sich seit einiger Zeit vermehrt dieser Thematik an. Gleichwohl mahnte vor wenigen Jahren der Europäische Wirtschafts- und Sozialausschuss, dies sei „ein stark vernachlässigtes Thema, das immer noch verharmlost und verdrängt wird." Die Politik nimmt sich gegenwärtig verstärkt des Themas der Finanzierung und sinnvollen Strukturierung von Altenpflege an; es liegt auf der Hand, dass ausreichende Finanzierung Voraussetzung einer menschenwürdigen Altenpflege und zugleich ein Beitrag zur Prävention von spezifisch aus defizitärer Ausstattung der Pflege resultierender Gewalt ist. Seit Langem wird gefordert und auch ansatzweise umgesetzt, die entsprechenden Pflegeeinrichtungen und Krankenhäuser besser auszustatten mit spezifisch qualifizierten und vergüteten, zugleich in ihrem anspruchsvollen Arbeitsfeld gesellschaftlich anerkannten Pflegekräften. Es sind also weiterhin Problembewusstsein und die Suche nach geeigneten Präventionsstrategien auf allen Ebenen – vom Staat über Kommune, soziale Hilfestellen bis in das private Umfeld – zu fördern.

Der Beitrag konzentriert sich auf kriminalwissenschaftliche und andere kontrollorientierte Aspekte der Prävention, wissend, dass Strafrecht nur sekundär helfen kann. Zentral müssen in der Rechtsordnung das Zivil-, insbesondere Familien-, daneben das Sozialrecht präventiv überdacht werden (s. Kap. 13.2) [6]. Gleiches gilt für Bemühungen amtlicher und ehrenamtlicher sowie privater Hilfe. Ergänzend kann die eher symbolische präventive Kraft des Strafrechts und seiner punktuellen Anwendung in Fällen gravierender Anlässe von Gewalt, Misshandlung und Vernachlässigung Älterer wirken, um Problem- und Wertbewusstsein zu stärken.

13.1.2 Wichtige Felder und Muster von Gewalt, Vernachlässigung, Misshandlung

Zunächst ist als soziales Feld des Geschehens von *Gewalt gegen Ältere der öffentliche Raum* hervorzuheben. Beruhigend ist einerseits der Befund, dass Ältere hier insgesamt weit weniger betroffen sind als alle anderen, besonders junge Menschen. Das bestätigt sich in Studien zum polizeilich Verfolgten, also Hellfeld, ebenso wie solchen zum Dunkelfeld. Ältere bewegen sich nicht wie junge Menschen in delinquenzanfälligen Milieus und Gruppen und teilen nicht deren entsprechende Gestimmtheiten. Sie sind genügsamer und vorsichtiger. Sie meiden gefährliche Orte. Andererseits sind sie in zwei konkreten Deliktsbereichen opferanfälliger, nämlich bei Handtaschenraub und Trickdiebstahl. Und die Folgen solcher Taten treffen sie empfindlicher. Dazu gehört es auch, dass sie sich oftmals aus Kriminalitätsfurcht ganz dem öffentlichen Raum entziehen. Damit verlieren sie einen wichtigen Ort sozialer Teilhabe.

Prävention gegenüber solcher Gewalt im öffentlichen Raum sollte – um wenige Stichworte und Beispiele zu nennen – darum bemüht sein, die Hilfs- und Anzeigebereitschaft bei Bürgern, die Augenzeugen entsprechender Gewalt werden, zu fördern. Nötig ist allgemeine präventive Aufklärung. Alten Gewaltopfern muss sich der Opferschutz privater und justizieller Stellen verstärkt und den Bedürfnissen der Senioren entsprechend zuwenden. Kommunen und karitative Einrichtungen können durch die Organisation besonderer Freizeit- und Kulturveranstaltungen sowie Fahrdienste dazu beitragen, dass Älteren der öffentliche Raum in einem Mindestmaß erhalten bleibt. Freilich gibt es auch dann viktimogene Situationen, etwa wenn für Senioren kommerziell „Kaffeefahrten" organisiert und zu betrügerischen Geschäften ausgenutzt werden; insoweit bewähren sich präventiv Anmeldepflichten für derartige Veranstaltungen, ferner stichprobenhafte verdeckte polizeiliche Ermittlungen ebenso wie journalistische investigative Erkundungen, die ausgeweitet werden sollten [3,4].

Nächstens ist das *häuslich-familiäre Umfeld der Älteren als Ort möglicher Gewalt und anderer Übergriffe* zu nennen. Alleinstehende Ältere werden gelegentlich Opfer aggressiver Haustürgeschäfte und Trickdiebstähle oder -einbrüche [7,8]. Ebenso erliegen sie mitunter plumper „Internet-Abzocke". Auch kommt es in Partnerbeziehungen von Senioren nicht selten zu gewaltsamen Übergriffen, zumeist jedoch erst in pflegerischen Beziehungen. Überhaupt ist das Feld der häuslichen oder Nahraum-Gewalt gegen Ältere vor allem zu orten in Pflegebeziehungen (s. Kap. 13.2) [9].

Eine Befragung bei häuslichen Pflegekräften ergab, dass 40 % von ihnen gewalttätiges Verhalten gegenüber Gepflegten in den vergangenen sechs Monaten einräumten, darunter 32 % psychische, 12 % körperliche Gewalt, 11 % Vernachlässigungen und 6 % freiheitsentziehende Maßnahmen. Umgekehrt gaben 45 % an, psychische Gewalt und 11 % körperliche Gewalt seitens Gepflegter erlebt zu haben [10].

Erscheinungsformen von Übergriffen Pflegender in der häuslichen Pflege sind *überwiegend ähnlich denen in stationärer (Heim-)Pflege*. Gemeinsamkeiten finden sich bei Misshandlung und Vernachlässigung. Pflegedefizite bestehen namentlich in folgenden Bereichen: bei der Ernährungs- und Flüssigkeitsversorgung; beim Umgang mit Medikamenten; bei der Inkontinenz-Versorgung; in der Dekubitus-Prophylaxe und -therapie; bei freiheitsbeschränkenden oder freiheitsentziehenden Maßnahmen. Neben diesen vor allem physisch belastenden Defiziten sind namentlich aber auch psychische Beeinträchtigungen hervorzuheben, die mit respektlosem Umgang gegenüber Pflegebedürftigen zu tun haben. Zu nennen sind verbale Aggressionen, Demütigungen – nicht vereinbartes „Duzen" etwa –, die Verletzung des Schamgefühls, zudem gegenüber Demenzkranken paternalistische und infantilisierende Verhaltensweisen. Mitunter wird von „verachtender Geringschätzung" gesprochen. Gründe für Vernachlässigung und Misshandlung in häuslicher Pflege bestehen vor allem in der oft beobachtbaren Überforderung der meist ebenfalls älteren und weiblichen Pflegekräfte (Lebenspartnerinnen, Töchter und Schwiegertöchter), zumal, wenn zugehende ambulante Hilfen fehlen oder nicht ausreichen. Häufig mangelt es an körperlicher Kraft, Wissen und Erfahrung zu entsprechender Pflege, regelmäßigem Erfahrungsaustausch mit anderen Pflegenden und ambulanten Fachdiensten, außerdem an Rekreationsmöglichkeiten. Hinzu kommen gelegentlich aus der Persönlichkeit und Biografie von Pflegenden und Gepflegten entspringende Konflikte oder Abhängigkeiten, die wechselseitig sein oder sich umkehren können. Konflikte etwa in Partner-, Eltern-Kind-, Geschwister-Beziehungen spitzen sich gelegentlich in der Pflege zu; sie lösen öfter psychische, seltener physische Gewalt aus und zwar sowohl gegen die Gepflegten als auch gegen die Pflegenden (Kontrolle und Prävention s. Kap. 13.2).

Weiter ist die stationäre Altenpflege in Pflegeeinrichtungen als Ort möglicher Gewalt, Misshandlung und Vernachlässigung in das Blickfeld der Öffentlichkeit geraten. Über das Ausmaß solcher Phänomene gibt es keine exakten Erhebungen, doch verlässliche Erfahrungsberichte. Sie zeigen, dass es sich nicht nur um Einzelfälle, sondern teilweise um verbreitetes Verhalten handelt, das auch systemimmanente Entstehungsgründe hat [11,12]. Die Diskussion darf jedoch nicht übersehen, dass sich die meisten Älteren in Heimen wohl fühlen oder nur über periphere Defizite klagen oder solche der Vereinsamung, die mit der Heimpflege an sich nichts zu tun haben. Die bereits stichwortartig genannten Anlässe für Vernachlässigung und Misshandlung haben hier vor allem mit mangelnder Kompetenz oder auch Überforderung von Pflegekräften und pflegerischer Unterversorgung zu tun, außerdem mit strukturellen Mängeln in einzelnen Heimen sowie mangelnder Kontrolle durch Heimleitung und Heimaufsicht. Insoweit sind insbesondere strukturelle Verbesserungen der Pflegesituation als Präventionsmaßnahmen zu nennen. Für einen internen Ausgleich bestimmter Defizite, die durch strukturelle Mängel bedingt sind, für innere Reformen aus eigener Kraft, ist vorrangig an eigenständige präventive Maßnahmen der Heime zu denken; sie können anknüpfen an die Erkenntnis, dass nicht nur Bewohner sondern oft auch ebenso sehr Pflegekräfte unter Missständen leiden. Darüber hinaus sind außer der noch gesondert zu erörternden Ärzteschaft und Heimaufsicht folgende Maßnahmen vorzusehen, zu fördern oder wenigstens überlegenswert: Eine gestärkte Einrichtung gewählter Sprecher; eine Förderung individueller Kontakte und Kommunikation der Angehörigen und sonst Nahestehenden zu den Heimbewohnern unter Einschluss ehrenamtlicher Betreuer; die stete Betreuung durch Seelsorger aller Glaubensrichtungen; ein von unabhängigen Stellen zu berufendes kompetentes und hoch motiviertes Kontrollorgan im Sinne von Ombudsleuten für Seniorenpflegeeinrichtungen, denen jederzeitiger unangemeldeter Besuch von Pflegeeinrichtungen und einzelnen Heimbewohnern erlaubt ist.

Noch weniger öffentlich bestellt ist das Feld der *Vernachlässigung und Misshandlung von alten, namentlich demenzkranken Patienten in Krankenhäusern*. Ältere werden oft nicht in spezifisch geriatrischen Abteilungen behandelt, sondern in für Ältere nicht entsprechend eingerichteten üblichen Fachabteilungen wie etwa der Unfallchirurgie. Die alten Patienten werden dort meist nur vorübergehend aufgenommen und fühlen sich besonders hilflos, muss doch heute ein Patient immer mitdenken, um Mängel zu vermeiden, die sonst wegen Unterversorgung von Pflegediensten fast unvermeidbar sind; sehr alten oder schon demenzkranken Patienten ist dies aber nicht mehr möglich. Oftmals lässt man sie beispielsweise ohne nötigen persönlichen Beistand in Gängen auf Untersuchungen warten. Man ist nicht vertraut mit ihren besonderen Bedürfnissen und Eigenheiten. Auch hier fehlt nötiges spezifisch ausgebildetes Fachpersonal [13]. Aufklärungsbroschüren wie die der Deutschen Alzheimer Gesellschaft [14,15] sind ein erster wichtiger Schritt für sinnvolle Prävention.

Nicht übergangen werden darf ein zwar seltener, aber doch gravierender, ganz überwiegend im Dunkelfeld verbleibender Bereich schwerster Gewalt, nämlich die oft *serienmäßigen Tötungen von alten Menschen* sowohl in der stationären Heimpflege durch dort Bedienstete als auch – insoweit selten – in der häuslichen Pflege durch pflegende Angehörige oder ambulante Pflegekräfte, ebenso wie in Kliniken [16,17]. Spektakuläre Fälle vielfacher und mitunter jahrelanger Tötungen aus Habgier, Mitleid, Überforderung, falsch verstandener Sterbehilfe oder angemaßter medizinischer Kompetenz geraten immer wieder erst durch die Häufung entsprechender Fälle in den Verdachtsbereich und anschließend in die Strafverfolgung. Markantester und erschütterndster Fall war sicher der des Krankenpflegers Niels H.; er soll in mehreren Kliniken über hundert Morde begangen haben an alten Patienten zumeist durch Verabreichen von Medikamenten wie Gilurytmal, die lebensbedrohliche Herzrhythmusstörungen bewirkten, „um seine Fähigkeiten im Bereich der Reanimation gegenüber Kollegen und Vorgesetzten präsentieren zu können und seine Langeweile zu bekämpfen"; im Laufe der Zeit waren immer wieder Verdachtsmomente aufgetreten, denen Verantwortliche – teilweise gezielt – nicht nachgegangen sind, weshalb sich jetzt auch Ärzte und andere Mitarbeiter strafrechtlich verantworten müssen; die teils abgeschlossenen, teils noch laufenden Prozesse bilden den wohl größten Fall eines Massenmörders der Nachkriegszeit in der deutschen Justiz [17]. Das Dunkelfeld bei vorsätzlichen und fahrlässigen Tötungen dürfte hier noch wesentlich größer sein als sonst bei Tötungsdelikten. Gründe dafür sind vielfältig: Die Versuchungssituationen und Tatgelegenheiten für entsprechend Tatgeneigte sind besonders groß, weil Täter, Tat und Opferwerden außerhalb üblicher Verdachtslagen liegen. Pflegende haben Dauerkontakt zu möglichen Opfern. Opfer sind arg- und wehrlos. Sie sind oftmals leicht manipulierbar, letztwillige Verfügungen zugunsten von Pflegenden vorzunehmen. Pflegende sind vielfach überfordert und fühlen sich durch einzelne Gepflegte oder Anlässe besonders herausgefordert. Sterben ist üblich in diesen Einrichtungen und löst an sich noch nicht Verdacht aus. Gelegentlich könnte es zu stillschweigender Übereinstimmung zwischen Heimbewohner und Pflegekraft oder zwischen diesen und Angehörigen im Sinne vorzeitiger Lebensbeendigung kommen. Tötungsmittel sind einfach und ähneln alltäglichen Handreichungen und Medikationen. Sie sind schwerlich nachweisbar. Oft mangelt es an hinreichender Kompetenz, Supervision, Aufsicht und Kontrolle. Eine subkulturelle Kumpanei von Bediensteten und Einrichtungen schottet gegen Bekanntwerden möglicher Verdachtsfälle ab. Todesfälle bei Senioren in der Pflege sind überdies bei gleicher Symptomatik ganz unterschiedlich deutbar; Definitionen reichen von natürlichem Tod über Unfall und Suizid bis zu Tötung auf Verlangen, fahrlässiger oder vorsätzlicher Tötung. Schließlich sind Obduktionen und entsprechende Erkenntnisse über Anlässe zur Obduktion selten, zumal nicht unabhängige und rechtsmedizinisch kompetente Ärzte mit der Todesfeststellung betraut sind. Zu präventiven Möglichkeiten und Verbesserungen des Erkennens und Verfolgens solcher Tötungen sind der frühe Austausch von Informationen zwischen beteiligten Stellen bei Verdachtsanzeichen und die Todesursachenfeststellung bei Älteren zu verbessern.

13.1.3 Zur Problematik der Begrifflichkeit

Wenn man die Thematik erörtert, ist der allgemein gebrauchte *Begriff der Gewalt* in Frage zu stellen. Er ist „zur Skandalisierung gesellschaftlicher Sachverhalte wie kaum ein anderer geeignet" [18]. Er weckt medial gut vermittelbar Betroffenheit und Problembewusstsein. Aber Wirkungen sind ambivalent. Präventiv erscheint er ungeeignet. Das haben wir in der Evaluation eines Modellprojekts zur Prävention von Gewalt gegen Ältere im persönlichen Nahraum und dabei namentlich bei der Einführung eines Krisen- und Beratungstelefons für Gewalt im Alter festgestellt [3]. Er ist geeignet, einerseits bei engem Begriffsverständnis das weite Feld von Vernachlässigung und Misshandlung zu verkürzen auf strafrechtlich Relevantes, andererseits bei weitem Verständnis Pflegende ins Zwielicht zu bringen und zu entmutigen sowie das Ausmaß tatsächlicher und strafrechtlich als solche begreifbarer Gewalt weit zu überzeichnen und zu dramatisieren. Damit trägt er bei, unnötig Ängste vor der Pflege im Alter zu wecken und Hilfestellen nicht in Anspruch zu nehmen, weil Hilfsanlässe mit Gewalt konnotiert werden, obwohl es ganz überwiegend um sozialarbeiterische Beratung und Unterstützung geht.

Deswegen sollte die Begrifflichkeit bereichsspezifisch möglichst treffsicher gewählt werden. Das bedeutet, den Gewaltbegriff zu verwenden in einer engen Definition, wenn es um Strafgesetzes- und Rechtsprechungskontexte geht. In sozialarbeiterischen und pflegeberuflichen, auch in kriminologischen Kontexten ist die weite Begrifflichkeit von *Misshandlung und Vernachlässigung* („abuse and neglect of the elderly") vorzuziehen. Bedingt durch die Weite zu erfassender Verhaltensweisen und durch bereichsspezifisch und professionsbezogen unterschiedliche Sichtweisen und Bedürfnisse wird es aber nicht zu einer schärferen und dennoch allgemeingültigen Begriffsbestimmung kommen können.

13.1.4 Präventionsansätze in Recht und Institutionen

13.1.4.1 Anspruch auf gewaltfreie menschenwürdige Pflege

Pflegebedürftige Menschen haben im Sinne der Art. 1 Abs. 1 und Art. 2 Abs. 2 des Grundgesetzes Anspruch auf menschenwürdige Pflege. Menschenwürde umfasst selbstverständlich Freiheit von Gewalt, geht darüber aber hinaus und bedeutet eine Pflege, die den zu Pflegenden achtet, ihm Respekt entgegen bringt, ihn nicht zum Objekt der Pflege macht.

Gelegentlich wird gefordert, diesen grundrechtlich ableitbaren Grundsatz ausdrücklich gesetzlich zu formulieren, sei es im Grundgesetz, sei es im Familienrecht oder in Pflegegesetzen. Es wird auf die Parallele zum Kinderschutz hingewiesen; in § 1631 Abs. 2 BGB ist ein Anspruch auf gewaltfreie Erziehung festgelegt, und man fordert, dies sogar im Grundgesetz festzuhalten. Die Analogie ist indes nicht zwingend: Bei Kindern geht es nicht nur um die augenblickliche Lage, sondern zugleich um die

Zukunftsperspektive; sie sollen sich zu selbstbestimmten, nicht durch Gewalterfahrung in ihrer Entwicklung beeinträchtigten Mitgliedern der Gesellschaft entwickeln. Zudem hatte bei Kindern und Jugendlichen die Rechtsprechung noch festgehalten an einem gewohnheitsrechtlichen maßvollen Züchtigungsrecht; dem konnte nur durch ausdrückliche gesetzliche Korrektur begegnet werden. Für Ältere, insbesondere Pflegebedürftige, entfällt solche Perspektive und selbstverständlich auch die Korrektur eines Gewohnheitsrechts auf Züchtigung.

Ein Blick in die Vergangenheit erscheint hilfreich. In der Zivilisationsentwicklung war es keineswegs selbstverständlich, bereits das Lebensrecht Älterer zu gewährleisten; in manchen Naturvölkern wurden sie als Kostgänger, für die vorhandene Ressourcen nicht reichten, der Selbsttötung oder Tötung durch andere überantwortet; in nicht allzu ferner Vergangenheit schob man sie auch bei uns noch in den Alkoven oder Altenteil ab bei oft karger Versorgung. Unser Zivilisationsstand erlaubt es, das heute anders zu sehen im Sinne des genannten grundrechtlichen Schutzes und Anspruchs. Insofern kann es sinnvoll erscheinen, nunmehr gesetzlich den Anspruch dezidiert festzulegen, dies zumal angesichts der geschilderten Hilflosigkeit Älterer und zu Pflegender gegenüber Gewalt, Vernachlässigung, Misshandlung. Der Hessische Landespräventionsrat hat deshalb gefordert, diesen *Anspruch nicht nur auf gewaltfreie, sondern zusätzlich auf menschenwürdige Pflege zu erstrecken*; denn nach heutigem Verständnis von Menschenwürde verlangt Pflege auch Zuwendung, Empathie, Zeit für Gespräche. Ein solcher gesetzlich ausdrücklich vorgesehener Anspruch könnte präventive Kräfte entfalten und insbesondere bei der Umsetzung von Pflegeprogrammen und der Gestaltung von Pflegeeinrichtungen zur Richtschnur werden.

Freilich zeigt sich hier zugleich die Relativität des Schutzes Älterer und zu Pflegender. Alter und Pflegebedürftigkeit können die Reichweite des Anspruchs begrenzen. Älteren muss beispielsweise nicht mehr unbedingt die gleiche kostspielige, aufwändige medizinische Versorgung zukommen wie Jüngeren. Man denke nur an Organtransplantationen. Oft kann es sogar menschenunwürdig sein, tatsächlich mögliche, mitunter ökonomisch für eine Klinik rentable medizinische Leistungen Pflegepatienten zu gewähren oder aufzudrängen, durch die das Leben bloß verlängert wird, ohne Lebensqualität zu bieten. So ist bei der Problematik angemessener Begrenzung zu fragen, ob sonst allen Patienten zustehende aufwändige *psychosoziale und psychotherapeutische Behandlung durch Fachkräfte* ebenso in Alten- und Pflegeheimen zu gewähren ist. Man wäre schon froh, wenn wenigstens genügend Zeit für normale Gesprächszuwendung durch Pflegekräfte zur Verfügung stände. Das ändert nichts daran, dass die Frage weitergehender Behandlung politisch und rechtlich geklärt werden muss. Jedenfalls ist derzeit ein erhebliches Defizit schon an psychologisch/psychiatrischer Grundversorgung in der Heimpflege festzustellen.

Flankiert werden sollte dieses Recht auf gewaltfreie, menschenwürdige Pflege durch einen gesetzlichen *Anspruch auf umfassende Beratung* über Möglichkeiten der Finanzierung und Durchführung oder ambulante Unterstützung der Pflege im häuslichen und stationären Bereich. Die Beratung sollte von den teilweise bereits eingerichteten Pflegestützpunkten oder -zentren regional angeboten und auch zugehend geleistet werden. Der Beratungsanspruch sollte für Pflegende und zu Pflegende gelten.

13.1.4.2 Verbesserungen des strafrechtlichen Seniorenschutzes

Zentral muss die gesetzliche Grundlage für Vorsorge gegen Misshandlung und Vernachlässigung alter Menschen, insbesondere solcher in der häuslichen oder Heim-Pflege, im Familien- und Sozialrecht verankert sein. Ihre praktische Verwirklichung ist zuvörderst Aufgabe der staatlichen und kommunalen Behörden und Aufsichtsstellen, der öffentlichen, privaten und karitativen Beratungs- und Hilfsdienste, der Angehörigen und des sozialen Nahraums, also nicht zuletzt der Zivilgesellschaft. Am Rande kann das Strafrecht präventiv wirken zum Schutz von Senioren vor Vernachlässigung und Misshandlung. Es hat eine zwar begrenzte, schwer einschätzbare, dennoch unverzichtbare generalpräventive, normstärkende, wertverdeutlichende Kraft. Dies mag manchmal im bloß Symbolischen liegen. Nicht die Masse von Vernachlässigungen und Misshandlungen werden als Straftaten erfassbar und in Einzelfällen verfolgbar sein, sondern nur schwere Verstöße. Selbst davon wird das meiste nicht zu Verfolgung oder Bestrafung zwingen, weil es mit Überlastung von Pflegenden oder strukturellen Mängeln und Säumnissen der Pflegeeinrichtung oder Behörden zu tun hat. Es soll keineswegs um eine Stigmatisierung oder Kriminalisierung von Pflegepersonen gehen. Aber in Extremfällen dürfen und müssen Strafrecht und Strafverfolgung warnende Zeichen setzen. Das gilt vor allem für gravierende, nicht entschuldbare Vorfälle von Gewalt im engeren Sinn. Hier ist zu fragen, ob solche Vorfälle hinreichend strafgesetzlich erfasst sind.

Für erhebliche Vernachlässigungen und Misshandlungen kommen vor allem folgende Straftatbestände in Frage: Bei körperlicher Gewalt gegen zu Pflegende kann es sich um vorsätzliche oder fahrlässige Körperverletzung, nämlich körperliche Misshandlung oder Gesundheitsschädigung, nach §§ 223, 229 StGB handeln, auch um Nötigung nach § 240, bei vorsätzlichen oder fahrlässigen Tötungen um Mord, Totschlag oder fahrlässige Tötung nach den §§ 211 ff, 222. Seelische Misshandlungen können als Misshandlung von Schutzbefohlenen nach § 225 geahndet werden. Falsche Medikationen sind wiederum eventuell als vorsätzliche oder fahrlässige Körperverletzung zu beurteilen, welche in Gestalt der „körperlichen Misshandlung" definiert wird als übles, unangemessenes Behandeln, welches das körperliche Wohlbefinden nicht nur unerheblich beeinträchtigt. Auch Unterlassungen wichtiger Pflegemaßnahmen, etwa angezeigter Hilfen bei der Inkontinenz- oder Dekubitusbehandlung, lassen sich als Körperverletzungen, begangen durch pflichtwidriges Unterlassen von Pflegepersonen, ahnden. Unnötige mechanische oder medikamentöse Fixierungen lassen sich der Freiheitsberaubung nach § 239, in Einzelfällen auch den Körperverletzungsdelikten zuordnen. Verbale Misshandlungen sind als Beleidigung nach § 185 deutbar. Finanzielle Ausbeutung kann Diebstahl nach § 242, Betrug nach § 263 oder Untreue nach § 266 StGB darstellen.

Die entsprechenden Strafbestimmungen umfassen strafrechtlich schon in weitem Umfang Verhaltensweisen von Vernachlässigung und Misshandlung älterer Pflegebedürftiger. Im Detail könnten aber Erweiterungen oder Klärungen von Gesetzesbestimmungen überlegenswert sein. So ist zu erwägen, den doch sehr auf körperliche Beeinträchtigungen abstellenden Begriff der körperlichen Misshandlung auf seelische Misshandlungen ausdrücklich auszudehnen. Denn auch bei weiter Auslegung werden bislang seelische Beeinträchtigungen als solche grundsätzlich nicht erfasst, etwa bei bloßem Auslösen von Schmerz, Schrecken, Ruhestörung, Angst oder Panik; die psychische Beeinträchtigung müsse vielmehr das Opfer „in einen pathologischen, somatisch objektivierbaren Zustand versetzt haben". Eine weitere Korrektur ist bei der gesetzlichen Fassung des Straftatbestandes der Misshandlung von Schutzbefohlenen in der Tatbestandsvariante der Gesundheitsschädigung durch böswillige Vernachlässigung der Sorgepflicht in § 225 Abs. 1 zu prüfen. Böswilligkeit setzt nämlich besonders verwerfliche Motive voraus, damit eine schwierige Persönlichkeitsuntersuchung; Gleichgültigkeit beispielsweise würde nicht genügen; Böswilligkeit wird deswegen selten nachweisbar sein. Man könnte dieses Merkmal durch ein schwächeres – etwa „grobe" Vernachlässigung der Pflicht – ersetzen oder darauf ganz verzichten, stattdessen die Tathandlung einengend beschreiben im Sinne etwa „erheblicher" Gesundheitsschädigung.

Von praktisch größerer Bedeutung dürfte indes die Handhabung dieser Straftatbestände im justiziellen Alltag sein. Dort gilt es, verfolgungs- und bestrafungswürdige Verhaltensweisen zu scheiden von bagatellhaftem Unrecht, welches nicht eines nach außen wirksamen förmlichen Unwerturteils bedarf. Die Staatsanwaltschaft entscheidet, ob Anzeigeerstatter auf den Privatklageweg verwiesen werden, ob der nötige Strafantrag vorliegt, ob das Verfahren wegen Geringfügigkeit einzustellen ist, ob das öffentliche Interesse an der Strafverfolgung ein Einschreiten von Amts wegen gebietet. Abgesehen von Fragen der Spezialisierung in der Behörde, der Eignung und Fortbildung im Blick auf besondere Probleme und Bedürfnisse in der Fürsorge für Ältere und Pflegebedürftige ist zu klären, wieweit formale gesetzliche oder administrative Regelungen dem Schutzbedürfnis besser gerecht werden könnten. Zu überlegen sind zwei Ansätze zur Intensivierung des Seniorenschutzes:

Zum einen ist an eine vorsichtige *Ausweitung von sogenannten bedingten Antragsdelikten* zu denken. So kann bei leichter vorsätzlicher oder bei fahrlässiger Körperverletzung nach den §§ 223 und 229 StGB trotz Fehlens des an sich nach § 230 vorausgesetzten Strafantrags verletzter Personen die Staatsanwaltschaft anklagen, wenn sie ein besonderes öffentliches Interesse an der Strafverfolgung bejaht. In der Pflege befindliche Senioren werden beispielsweise aus Angst vor negativen Folgen in der Pflege oder aus Unkenntnis oder Unbeholfenheit zumeist keinen Strafantrag stellen, zumal oft die Täter jene Pflegepersonen sind, auf die Betroffene angewiesen sind. Dann kann es geboten sein gleichwohl einzuschreiten. Anders ist es bei absoluten Antragsdelikten. Bei ihnen darf trotz öffentlichen Verfolgungsinteresses nicht eingeschritten werden ohne Strafantrag. Dazu gehören Beleidigung nach § 185 i. V. m.

§ 194, ferner Haus- und Familiendiebstahl bzw. Unterschlagung nach §§ 242, 246 i. V. m. § 247. Es kann in manchen Fällen des Missbrauchs in einer Pflegebeziehung oder ihrer Ausnutzung zur Tat geboten sein, die Tat aus besonderem öffentlichem Interesse zu verfolgen. Deswegen ist zu prüfen, ob diese Delikte zu bedingten Antragsdelikten gemacht werden sollten.

Zum anderen kann die Handhabung dieser Straftatbestände in Fällen der Misshandlung vor allem Älterer in der Pflege überprüft und modifiziert werden durch eine *Ergänzung der Richtlinien für das Strafverfahren und das Bußgeldverfahren* (RiStBV). Bislang wird nämlich das besondere öffentliche Verfolgungsinteresse als seltene Ausnahme verstanden. Die Richtlinien könnten für bedingte Antragsdelikte darüber hinaus für alle Straftaten in Pflegebeziehungen vorschreiben, besonders sorgfältig zu prüfen, ob nicht die besondere Lage Pflegebedürftiger aus generalpräventiven Gründen eine Verfolgung gebietet.

13.1.4.3 Exkurs: Verbesserungen des Rechtsschutzes bei Fixierungen

Der häufige praktische Einsatz freiheitsentziehender oder -beschränkender Maßnahmen gegenüber Gepflegten durch Fixierung an das Bett, Abschließung des Raumes von außen oder „medikamentöse Fixierung" erfährt derzeit eine gesetzliche und praktische Umstellung aufgrund des Urteils des Bundesverfassungsgerichts vom 24. Juli 2018 [2 BvR 309/15, 2 BvR 502/16, aktualisiert und modifiziert in: BVerfG Beschluss v. 15. Januar 2020 – 2 BvR 1763/16]. Damit wird im Grenzbereich von Straf- und Betreuungsrecht eine neue Rechtslage geschaffen. Die Landesgesetze zum Unterbringungsrecht müssen deshalb überarbeitet werden; Gleiches wird man für Pflegegesetze fordern müssen.

Stichwortartig sind folgende konkrete Vorgaben bzw. Konsequenzen des Verfassungsgerichts zu beachten, die zunächst allerdings nur *Voll-Fixierungen* betreffen, wie sie bei Unterbringungen in psychiatrischen Einrichtungen vorkommen:

Jede physische Voll-Fixierung an das Bett („5- bzw. 7-Punkt-Fixierung", Fesselung sämtlicher Gliedmaßen), die über eine halbe Stunde hinausgeht, ist Freiheitsentzug, der außer einer ärztlichen Anordnung richterlicher Zustimmung bedarf. Sie muss letztes Mittel sein, unerlässlich, „um eine gegenwärtige erhebliche Selbstgefährdung oder eine gegenwärtige erhebliche Gefährdung bedeutender Rechtsgüter anderer abzuwenden". Die Zustimmung liegt nicht schon in der Unterbringungsanordnung. Nötig ist eine zusätzliche Fixierungs-Anordnung in jedem Einzelfall, zumindest eine unverzüglich nachgeholte richterliche Zustimmung. Dafür ist die Erreichbarkeit zuständiger Richter – ggf. eines richterlichen Bereitschaftsdienstes – während der Tageszeit zu gewährleisten. Die Fixierung muss ärztlich angeordnet und überwacht werden, außerdem „grundsätzlich begleitet von einer Eins-zu-eins-Betreuung durch therapeutisches oder pflegerisches Personal". Nach Abschluss sind Patienten aufzuklären über ihr Recht, die Maßnahme gerichtlich überprüfen zu lassen. Die entsprechenden Landesgesetze müssen mit verfahrensrechtlichen Klärungen bis zum

30. Juni 2019 überarbeitet werden; bis dahin gilt ein Übergangsrecht, das den genannten Standards entspricht.

Offen gelassen sind in dieser Entscheidung *Voraussetzungen alternativer Maßnahmen*, etwa der weniger eingriffsintensiven Fesselung über den Bauch an das Bett oder des Bettgitters, um ein Herausfallen zu verhindern, der „medikamentösen Fixierung" oder der Abschließung des Aufenthaltsraums von außen. Die Voll-Fixierung dürfte in Pflegeheimen selten sein, während die genannten anderen Formen der Freiheitsbeschränkung häufiger vorkommen. Auch insoweit gilt jedenfalls, dass es sich um Freiheitsbeschränkungen handelt, die nur infrage kommen, wenn minder belastende Maßnahmen ausscheiden. Beispielsweise wäre eine Teil-Fixierung an das Bett unzulässig, wenn die Absenkung der Matratze fast auf das Bodenniveau Fallverletzungen gleichfalls vermeiden würde. Jedenfalls dürften die verfassungsgerichtlichen Vorgaben zum Rechtsschutz, namentlich zur Notwendigkeit richterlicher Anordnung, auch für solche Fixierungen in Pflegeheimen gelten, die von längerer Dauer sind oder regelmäßig wiederholt werden (z. B. nächtliche Teil-Fixierungen). Selbstverständlich sind alle Freiheitsbeschränkungen unzulässig, wenn sie lediglich wegen Personalmangels vorgenommen werden.

13.1.4.4 Verbesserungen bei Polizei und Justiz

In der Strafverfolgung von Vorfällen der Vernachlässigung und Misshandlung Älterer bedarf es besonderer Kenntnisse und Sensibilität gegenüber Eigenheiten des Alters und Alterns sowie der Pflege von Senioren. Ganz allgemein sind im Sinne altersgerechter Strafverfolgung drei Ansätze verbesserter Handlungskompetenzen in diesem Bereich zu verfolgen:
- eine Spezialisierung von Verfolgungsinstitutionen
- eine entsprechende Fortbildung
- schriftliche Handreichungen namentlich für Anfänger in entsprechenden Dezernaten.

Bei der Polizei ließen sich zumindest in großstädtischen Strukturen bereits bestehende *Spezialkommissariate* für familiäre Gewalt auch mit dieser Problematik verbinden. Gleichfalls bestehen bei Staatsanwaltschaften oftmals schon Spezialdezernate für Aufgaben der Strafverfolgung bei innerfamiliärer Gewalt, meist verbunden mit Aufgaben bei der Verfolgung von Kindesmisshandlung. Zu prüfen ist, ob diese oder anders zugeschnittene Dezernate sich spezifisch auch um Phänomene der Gewalt, Vernachlässigung und Misshandlung Älterer im häuslichen und stationären Bereich kümmern sollten. In größeren Verfolgungsbehörden könnten sogar Spezialdezernate für Straftaten im Pflegebereich angezeigt sein.

Da in der allgemeinen juristischen Ausbildung Besonderheiten des Umgangs mit alten Menschen und entsprechender Kriminalität und Prävention nahezu keine Bedeutung haben und der Ausbildungskanon ohnehin überfrachtet ist, kann es nur um das Bemühen gehen, beruflich in diesem Aufgabenfeld Tätige besonders in der *Einführungsphase* und anhaltend durch *Fortbildungsveranstaltungen* kompetent zu machen. Möglichst regionale kurze Wochenend- oder Tagesveranstaltungen sollten dafür konzipiert werden. Gerontologen, Geronto-Psychiater, Experten der Pflegewissenschaft und -praxis sowie erfahrene Juristen und Kriminologen sollten für diese Aufgaben gewonnen werden. Fortbildungsveranstaltungen könnten überdies gemeinsam für Straf-, Familien- und Vormundschaftsrichter ausgerichtet werden.

Ergänzt werden sollten diese Möglichkeiten der Spezialisierung und Fortbildung durch der Problematik spezifisch gewidmete *Handreichungen* für die unterschiedlichen Berufsgruppen. Hierbei könnte man diverse bereits entwickelte Ausarbeitungen sichten, überarbeiten, ergänzen und auf die jeweilige Berufsgruppe beziehen und dann über Landesbehörden gezielt an alle in Frage Kommenden verteilen. Die Materialien sollten vertraut machen u. a. mit kritischen Situationen Älterer und zu Pflegender, mit Besonderheiten häuslich-familiärer und zugehender Pflege und der Pflege in Pflegeheimen, mit Rechtsfragen und typischen Situationen medikamentöser und mechanischer Fixierung, einschließlich der Fragen nach notwendiger Beteiligung von Betreuern und Gerichten, ferner mit Fragen der Diagnostik, der wichtigsten Symptome altersspezifischer Leiden, aber auch Misshandlungen und nicht zuletzt möglicher Prävention. Sie könnten zudem regional bedeutsame Hotlines, Dienste der Beratung, Hilfe, ambulante und stationäre Einrichtungen sowie Dienststellen bei Polizei und Justiz mit Ansprechpartnern namhaft machen. Solch schriftliches Informationsmaterial wäre zu konzipieren je eigens vor allem für entsprechende Sachbearbeitungsstellen in Polizei, Staatsanwaltschaft, Straf-, Familien- und Vormundschaftsgerichten, Bewährungs- und Opferhilfe, Einrichtungen der Altenpflege, darüber hinaus für betroffene Angehörige, Betreuer, ehrenamtlich in der Altenhilfe Tätige und die Senioren selbst.

13.1.4.5 Ärzteschaft als Schaltstelle für Prävention und Intervention

Einer der wichtigsten Ansatzpunkte, Vernachlässigung und Misshandlung Älterer vor allem in der Pflege zu erkennen, darauf angemessen zu reagieren und dem vorzubeugen, liegt in der Ärzteschaft. Ärzte haben besondere Kompetenz, Symptome der Vernachlässigung und Misshandlung zu erkennen, in der Regel einen von Vertrauen und Schweigepflicht getragenen persönlichen, ja intimen Zugang zu den Patienten, die nötige Unabhängigkeit von Angehörigen und Pflegeeinrichtung sowie Möglichkeiten, erforderliche Hilfs- und Vorbeugemaßnahmen in die Wege zu leiten. Vier wesentliche Bereiche möglicher Schwierigkeiten, Konflikte und Hindernisse erscheinen dabei bedeutsam und klärungsbedürftig.

Der erste aktuelle, dringend klärungsbedürftige Bereich ist die allzeit zu gewährleistende Erreichbarkeit ärztlicher, besonders auch fachärztlicher Beratung und Betreuung älterer Patienten in familiär-häuslicher Umgebung und vor allem in Pflegeeinrichtungen. Berichte, ärztliche Hausbesuche in Pflegeheimen unterblieben aus Kostengründen, sind alarmierend. Ein ärztlicher Verbandsvorsitzender mahnt: „Die berechtigten Proteste der niedergelassenen Fachärzte gegen eine untaugliche Honorarreform dürfen nicht zu Lasten der Gesundheit der Patienten gehen." Pflegeheimbewohner dürfen nicht darauf angewiesen sein, dass Heime den Transport zur Untersuchung bei dem Facharzt organisieren oder auf längere Sicht Fachärzte selbst in Heimen einstellen samt nötiger technischer und personeller Ausstattung. In großen Pflegeeinrichtungen mag das mitunter möglich und sinnvoll sein. Gerade so große Einrichtungen sind jedoch selten und nicht unbedingt wünschenswert. Außerdem würde dadurch die Pflege noch kostenträchtiger. Zudem liefe es auf eine Einschränkung der freien Arztwahl hinaus. Die kassenärztlichen Dienste sollten Sorge tragen dafür, dass fachärztliche Haus- und Heimbesuche hinreichend honoriert und regional strukturell abgesichert werden.

Ein zweiter kritischer Bereich ist die *Art und Weise des ärztlichen Handelns gegenüber alten Patienten*. Zunächst sollte sich jeder Allgemein- oder Facharzt, der noch keine hinreichende Erfahrung mit alten, insbesondere pflegebedürftigen, womöglich schon von Demenz gezeichneten Patienten hat, anhand einschlägigen Informationsmaterials kundig machen über besondere Verhaltensregeln, die beispielhaft in Broschüren der Deutschen Alzheimer Gesellschaft beschrieben sind. Sodann ist der Arzt gehalten, sich nicht auf Informationen über Patienten durch Pflegedienste oder Pflegeakten allein zu stützen. Immer ist eine zusätzliche persönliche Untersuchung und Überprüfung solcher Informationen Voraussetzung ärztlicher Entscheidungen über Diagnose und Therapie, auch wenn dies zeitaufwendig und wegen kognitiver Einschränkungen mancher Patienten erschwert ist.

Ein dritter Problembereich betrifft die nötige Kooperation des Arztes mit Angehörigen der Patienten, Betreuern, Pflegepersonal und Betreuungsrichtern in rechtlich relevanten Fragen. Ärzte müssen insbesondere vertraut sein mit typischen Situationen, in denen Zustimmungen durch Betreuungsrichter vorausgesetzt werden. Oft fehlt hinreichende Kenntnis. Dafür sind rechtliche und technische Entwicklung mit verantwortlich, aber auch Gleichgültigkeit und tradierte Praktiken bei Beteiligten. Beispielhaft seien nur die bereits erwähnten Fixierungen angeführt. Gerechtfertigt als Freiheitsbeschränkung sind sie, wenn der Patient einsichtsfähig ist und zustimmt. Ist er dazu außerstande, bedarf es in der Regel richterlicher Entscheidung. Auch der Betreuungsrichter muss sich für seine Entscheidung ein eigenes Bild verschaffen, sieht man von vorübergehenden und eiligen Situationen ab. Unter den teils als solche rechtlich umstrittenen Situationen mechanischer oder technischer Fixierungen spielt angesichts technischen Fortschritts neuerdings beispielsweise der Einsatz von elektronischen Sicherungen wie „Hand- und Fußfesseln" eine Rolle. Da diese Technik hier – anders als etwa bei Strafgefangenen und Bewährungshilfeprobanden – regelmäßig nicht der Sicherung vor Entweichen, sondern dem Eigenschutz älterer Heimbewohner bei fehlender Orientierung dient dadurch, dass man ihren Standort nach Verlassen der Einrichtung erkennt und sie findet, dürften regionale Justizpraktiken überzogen sein, zustimmungsbedürftige Fixierungen anzunehmen. Fixierung ist außerdem die gezielt medikamentös bewirkte Freiheitseinschränkung. Gerade diese Form wird jedoch gelegentlich als ärztliche Therapiemaßnahme von Ärzten oder Pflegepersonal verstanden, die deshalb nicht richterlicher Zustimmung bedürfe. Der Arzt kann aber nicht den Richter ersetzen. Schon gar nicht darf solche ärztliche Verordnung ruhigstellender, die Bewegungsfreiheit einschränkender Psychopharmaka bloßer Ersatz für Personalmangel im Pflegedienst oder für den Verzicht hinreichender technischer Ersatzmittel sein.

Heikel erscheint der vierte Problembereich einer möglichen *Begrenzung ärztlicher Schweigepflichten in Fällen des Verdachts einer Misshandlung von Pflegepatienten*. Ärzte haben nach § 203 StGB eine umfassende Pflicht zu schweigen über das ihnen in der Berufsausübung Anvertraute oder bekannt Gewordene. Diese strafrechtlich geschützte Pflicht ist prozessual in § 53 StPO abgestützt durch ein Zeugnisverweigerungsrecht. Grund ist in erster Linie der Gesundheitsschutz. Könnte man sich nicht auf ärztliches Schweigen verlassen, würde manch ein Patient oder Angehöriger Ärzte meiden aus Sorge, mögliche Symptome einer Straftat würden an Verfolgungsbehörden gemeldet. Zu wenig werden in der ärztlichen Handhabung dieser Rechte deren Grenzen beachtet. Ärzte dürfen solche Verdachtsmomente melden, wenn sie von der Schweigepflicht entbunden werden. Darauf ist ärztlicherseits durch aufklärende Gespräche hinzuwirken. Kann ein alter Patient wegen Demenz darüber selbst nicht mehr entscheiden, ist sein Betreuer ausschlaggebend. Darüber hinaus dürfen und sollten Ärzte Hilfestellen informieren, wenn eine Notstandslage i. S. d. § 34 StGB besteht, etwa vermutete Gewalt gegen Patienten fortgeführt zu werden droht und anderweit keine Abhilfe möglich ist. Hier darf nach Abwägung der sich widerstreitenden Interessen die Hilfepflicht über die Schweigepflicht gestellt werden. Außerdem darf der Arzt in dringlichen Notlagen angesichts eines nicht entscheidungsfähigen Patienten von dessen mutmaßlicher Einwilligung ausgehen, wenn nicht entgegenstehende Erkenntnisse vorliegen und sich nur so Leben und Gesundheit des Patienten schützen lassen. Insoweit ist die Rechtslage einigermaßen geklärt. Umstritten sind hingegen bundesgesetzlich mögliche Ausweitungen der Melderechte. Es kann lediglich um Rechte des Arztes gehen, Hilfestellen einzuschalten in dringlichen Fällen, nicht um Anzeigerechte oder gar Anzeigepflichten. In der parallelen Situation des Schutzes von Kindern vor Misshandlung und Gewalt hat das seit 2012 geltende Kinderschutzgesetz eine solche Regelung nicht vorgesehen; jedoch wurden die Fachressorts aufgefordert, einen Regelungsentwurf zu unterbreiten, der Rechtssicherheit schafft bei der Abwägung der Schweigepflicht von Berufsgeheimnisträgern mit dem Kinderschutz. Ähnliches sollte für gefährdete alte Pflegepatienten gelten. Dabei wird zu prüfen sein, ob eine solche die Schweigepflicht einschränkende gesetzliche Regelung tatsächlich von Ärzten beachtet werden würde und ob sie nicht kontraproduktiv wirken könnte; denkbar wäre es immerhin, dass beispielsweise Heimleitungen davon absehen, rechtzeitig ärztliche Hilfe anzufordern, wenn sie bei Verdacht von Misshandlung oder Versorgungsmängeln eine Information der Aufsichtsstellen und deren Intervention befürchten müssten.

13.1.4.6 Präventive Kontrolle durch Heimaufsichtsstellen, den Medizinischen Dienst der Krankenversicherung und den Prüfdienst des Verbandes der privaten Krankenversicherung e. V.

Altersheime, namentlich Altenpflegeheime, weisen im Grundsatz subkulturelle Strukturen auf. Sie sind tendenziell im Sinne von Irvin Goffman „totale Institutionen". Sie können im Extremfall zu rechtsfreien, unkontrollierten Räumen werden, in denen unser Grundgesetz nur noch peripher beachtet wird. Das finden wir sonst ähnlich in Kasernen, Haftanstalten, geschlossenen psychiatrischen Einrichtungen und Jugendheimen, überhaupt in staatlichen und gesellschaftlichen Subsystemen, die sich nach außen abschotten, nach innen von Zwang, Machtunterworfenheit, Abhängigkeit, informellen Verhaltensnormen und Corpsgeist bei den Trägern der Macht gekennzeichnet sind [19]. Viel hat sich von der Problematik entschärft seit der Psychiatriereform in den 1970er Jahren und der Entscheidung des Bundesverfassungsgerichts zur Grundrechtsstellung Inhaftierter; Grundrechtsschmälerungen können sich nicht mehr auf die Scheinlegitimation der angeblichen Erfordernisse eines „besonderen Gewaltverhältnisses" stützen.

Gleichwohl bleiben subkulturelle Strukturen auch in Altenpflegeeinrichtungen bestehen. Sie verdichten sich allerdings nur gelegentlich zu Formen, welche Vernachlässigung von Menschenwürde und Misshandlung der Heimbewohner nach sich ziehen. Alte Bewohner sind eben oft von der Außenwelt abgeschnitten; mit der Aufnahmeprozedur verlieren sie viel an Privatheit, Persönlichkeit, Intimität; sie gelangen in eine institutionelle Routine und haben nur noch begrenzte Freiheiten, sind perspektivlos; sie sind angewiesen auf Pflegekräfte und Heimleitung, ja von diesen abhängig; sie leben in einer zweigeteilten Gesellschaft der machtunterworfenen Bewohner und des ihnen gegenüber allmächtig erscheinenden Personals; ihr Alltag ist weitgehend fremdbestimmt rund um die Uhr; ihre Rolle ist festgelegt und von Passivität gekennzeichnet; sie sind bei Entwürdigung oder Misshandlung hilflos; beide Seiten können angesichts sehr schwieriger Bewohner und mitunter defizitärer Personalausstattung besonderem Stress ausgesetzt sein, der leicht in Resignation oder Aggression mündet.

Diesen möglichen Missständen muss frühzeitig präventiv entgegen gewirkt werden. Dazu beizutragen ist vielen Gruppen und Rollenträgern aufgegeben: Selbsthilfeeinrichtungen von Heimbewohnern, Angehörigen und Angehörigensprechern, ehrenamtlichen Helfern, Seelsorgern, Ärzten, Auszubildenden, die eine vernünftige Sicht von außen nach innen und gelegentlich Eindrücke von innen nach außen tragen können, ferner der hier geforderten Einrichtung von Ombudsleuten.

Heimaufsicht ist besondere Aufgabe landesrechtlicher oder kommunaler Aufsichtsbehörden. Bewährt hat sich beispielgebend die hessische Heimaufsichtsstruktur (vgl. insb. § 14 Hessisches Gesetz über Betreuungs- und Pflegeleistungen – HGBP vom 7. März 2012). Im Gegensatz zu anderen Bundesländern ist sie nicht kommunalisiert. Sie obliegt dem Hessischen Ministerium für Soziales und Integration.

Das Regierungspräsidium Mittelhessen übt die fachliche Aufsicht aller regionalen Heimaufsichtsstellen aus. Diese richtet sich nach dem Ordnungsrecht. Sie ist multiprofessionell ausgestattet. Jedes Heim wird regelmäßig – mindestens einmal jährlich – zumeist unangekündigt besucht, außerdem jeweils anlassbezogen. Davon kann abgesehen werden, wenn bereits als hinreichend erscheinende Prüfberichte anderer Prüfdienste wie des MDK vorliegen, zum Beispiel in im Rahmen der bundeseinheitlich geregelten Qualitätsprüfungen nach §§ 114 ff. SGB XI. Sie obliegen zum einen dem Medizinischen Dienst der Krankenversicherung (MDK) und zum anderen den Prüfdiensten der privaten Krankenversicherungen bzw. von den Pflegekassen bestellten Sachverständigen. Die regelmäßigen Prüfungen erfolgen nach bundeseinheitlich verbindlichen Qualitätsprüfungs-Richtlinien (Im Einzelnen dazu Kap. 10 „Qualität in der ambulanten und stationären Pflege" in diesem Handbuch).

13.1.4.7 Vernetzung und Anpassung von Hilfsdiensten

Es gibt eine Vielzahl unterschiedlicher staatlicher, kommunaler, karitativer und privater haupt- oder ehrenamtlicher Ansätze und Einrichtungen mit ebenso unterschiedlichen Zielsetzungen und Methoden der Beratung und Hilfe für Ältere und Pflegende sowie der Selbstorganisation von Senioren. Sie sind mitunter eingebettet in allgemeinere soziale Dienste, manchmal auch speziell auf Beratung und Hilfe für Senioren ausgerichtet. Weniger dürfte es an Einrichtungen solcher Art überhaupt fehlen, mehr an wechselseitiger Kenntnis, sinnvoller Koordination und Kooperation und hinreichender Erreichbarkeit für Betroffene. Verknüpfungen und Bündelungen der Angebote sind angezeigt. Ansatzweise geschieht dies schon dadurch, dass sich eine Bundesarbeitsgemeinschaft für Seniorenorganisationen (BAGSO) gegründet hat, auch durch die in Bundesländern vorgesehene, möglichst flächendeckende Einrichtung von Pflegestützpunkten. Wahrscheinlich werden sich seniorenspezifische Sozialdienste nur stellenweise einrichten lassen. Zumeist wird es bei umfassender Zuständigkeit für Beratung und Hilfe im sozialen Bereich bleiben müssen. Gerade dann ist es wichtig, dass die jeweiligen Einrichtungen im Bedarfsfall Spezialisten aus anderen Einrichtungen einbeziehen oder auf sie hinweisen können, die besondere Erfahrung mit dem Recht, der Finanzierung und praktischen Verwirklichung von Hilfe für Senioren haben.

Von den vielen noch unzureichend bewältigten Detailaufgaben solcher Dienste der Beratung und Hilfe seien beispielhaft nur zwei benannt. Zum einen erscheint es wünschenswert, dass diese Einrichtungen vermehrt auch *Hilfe zur Selbsthilfe* anbieten, indem etwa erfahrene haupt- oder ehrenamtlich tätige Helfer in der Pflege Älterer neue Pflegekräfte in die Tätigkeit einführen; eine solche Vermittlung von erfahrenen Helfern in der Einarbeitungsphase ist namentlich für häusliche Altenpflege durch Angehörige wünschenswert. Darüber hinaus sind Ansätze auszuweiten, dauerhaft tätigen Pflegekräften wiederum vor allem im häuslich-familiären Bereich Mentoren zu vermitteln, die im Einzelfall Rat und Hilfe geben können, wenn die privaten Pflegenden dessen bedürfen. Zum anderen ist ein noch unbestelltes Feld zu orten in Beratung und *Hilfe für Senioren in Familien mit Migrationshintergrund*. Das dürfte insbesondere gelten für solche aus uns nicht vertrauten Kulturen wie der islamischen Welt. Diese Familien scheuen oftmals deutsche Behörden und karitative Einrichtungen oder sind nicht damit vertraut, dass man Hilfsdienste auch kostenlos und vorbehaltlos aufsuchen kann. Es bedarf enger Kontakte mit entsprechenden Einrichtungen der Minderheiten, etwa Ausländerbeiräten, um sinnvolle Vermittlung von Rat und Hilfe möglich zu machen. Das gehört zu den allgemeinen Bestrebungen, Migranten zu integrieren.

13.1.4.8 Einrichtung von Landes-Pflegebeauftragten
Entscheidender Grund, eine unabhängige, vertraulich tätig werdende vermittelnde Institution wie „*Landes-Pflegebeauftragte*" zu schaffen, sind die erheblichen Hemmschwellen, die rechtzeitige Meldungen an offizielle Stellen verhindern [20]. Zu nennen sind vor allem Corps-Geist und interne Abschirmung öffentlicher und privater Einrichtungen, die um den Ruf ihrer Einrichtung oder des übergeordneten Trägerverbandes fürchten müssten bei Verdacht von Missständen. Ebenso steht kollegiale Rücksichtnahme einer Beschwerde entgegen. Nicht zuletzt geht es um die Befürchtung, selbst Nachteile bei Meldungen befürchten zu müssen. Bediensteten drohen dienst- und disziplinarrechtliche Maßnahmen, arbeitsrechtliche Abmahnungen, Entlassung, Schadensersatzforderungen oder Mobbing in der Einrichtung. Auch setzen sie sich strafrechtlichen Vorwürfen wegen Verleumdung oder Verletzung der Verschwiegenheitspflicht aus. Wahrgenommene eventuelle Missbräuche lassen sich schwer beweisen. Vorgesetzte wollen den Ruf ihrer Einrichtung nicht geschädigt sehen. Angehörige und Gepflegte selbst sorgen sich um weitere Rückschläge in der konkreten Pflegesituation als Folge einer Meldung. Sie können sich nicht auf Vertraulichkeit im Umgang mit ihren Informationen verlassen.

Deswegen sieht man in aller Regel davon ab, informelle oder formelle Kontrollstellen einzuschalten. Der Weg dienstinterner oder Beschwerden an die Heimaufsicht, an die Aufsicht für den zugehenden Pflegedienst, an Polizei und Staatsanwaltschaft ist also weitgehend aus tatsächlichen Gründen versperrt. Deswegen sollte über einen außerordentlichen, informellen Weg von Anregung, Prüfung, Schlichtung und Kontrolle versucht werden, solche Hemmschwellen zu überwinden, um frühzeitig von Missständen zu erfahren und entsprechend reagieren zu können.

Die aus Skandinavien herrührende Einrichtung von *Ombudsleuten* hat sich in vielen sozialen Bereichen bewährt. Wir kennen sie sowohl im privaten wie im öffentlichen Bereich. Bestehende Einrichtungen – z. B. Wehrbeauftragter des Bundestags, Datenschutzbeauftragte von Bund und Ländern, Justizvollzugsbeauftragter von NRW, aber auch einzelne Ombudsstellen bei Pflegeeinrichtungen selbst – zeigen, dass es nicht zu einer unproduktiven Doppelung des Beschwerde- und Kontrollsystems kommen muss. Das Nebeneinander rechtsförmlicher und informeller Kontrolle ist geeignet, sich wechselseitig ergänzend konstruktiv und präventiv im jeweiligen sozialen

Bereich auszuwirken. Freilich ist es schon aus Kapazitätsgründen nur in wenigen gesellschaftlichen Bereichen quantitativ und qualitativ großer Bedeutung möglich, zusätzliche informelle amtliche Vertrauensstellen zu schaffen. Solche Bedeutung kommt ganz bestimmt der Pflegesituation, namentlich derjenigen älterer Menschen, zu.

Das Saarland hat 2013 bundesweit erstmalig gesetzlich das öffentliche Ehrenamt eines vom Parlament gewählten und diesem verantwortlichen Landes-Pflegebeauftragten geschaffen. Gesetzesziel ist es, „allen pflegebedürftigen Menschen in Pflegeheimen, in Krankenhäusern, in Heimen für behinderte Menschen, in häuslicher und ambulanter Pflege sowie deren Angehörigen und ihren Pflegekräften eine zentrale, unabhängige und beratende Stelle für alle Belange der Pflege zur Verfügung zu stellen." Die „Wahrung der Vertraulichkeit und der Achtung personenbezogener Daten" wird gesetzlich gewährleistet. Dem Pflegebeauftragten haben öffentliche Stellen Auskunft und Akteneinsicht zu geben. Nicht unwichtiger Schönheitsfehler: Es fehlen ein bundesgesetzlich verankertes Zeugnisverweigerungsrecht für den Pflegebeauftragten – entsprechend etwa dem den Beratern für Fragen der Betäubungsmittelabhängigkeit in § 53 Abs. 1 Nr. 3b StPO eingeräumten Recht – und eine gesetzlich strafbewehrte Verschwiegenheitspflicht. Nur sie erlauben es, völlige Vertraulichkeit eventuellen Informanten, „Whistle-Blower", zusagen zu können.

Dass auf ein solches vertrauliches Kontrollorgan nicht verzichtet werden kann, beweist der vom Europäischen Gerichtshof für Menschenrechte entschiedene Fall der Berliner Altenpflegerin Brigitte Heinisch [EGMR Entsch. v. 21.07.2011]. Sie hatte angesichts erheblicher Pflegemissstände 2003 vergeblich die Heimleitung damit befasst, dann Strafanzeige erstattet. Ein Jahrzehnt hatte sie durch alle Instanzen der Arbeits- und Verfassungsgerichtsbarkeit streiten müssen, ehe ihr Recht anerkannt wurde. Volle Rehabilitation hat sie jedoch nie erhalten. Solcher Weg ist niemand zuzumuten. Hätte es die geforderte Ombudsstelle gegeben, wäre ihr die Leidensstrecke erspart geblieben; dieser und so manch anderer Skandalfall wären frühzeitig erkannt worden.

Das neue Amt des Pflegebeauftragten kann durch Jahresberichte an das Parlament und Öffentlichkeitsarbeit zugleich Verständnis für die wachsenden Aufgaben der Pflege und Einzelbereiche des „Pflegenotstands" in Politik und Gesellschaft wecken. Ergänzt, aber keinesfalls ersetzt werden kann diese neue Institution durch die in manchen Ländern bereits eingerichteten Ämter von Patienten- und Pflegebeauftragten der Landesregierungen oder durch das Amt des Bevollmächtigten der Bundesregierung für Pflege (Pflegebevollmächtigter); denn diesen Ämtern stehen weder der Zugriff zu konkreten Akten noch Auskunftsrechte gegenüber Behörden noch vor allem ein Zeugnisverweigerungsrecht zu; sie haben eher koordinierende und beratende Aufgaben; sie sind insbesondere keine rechtlich abgesichert vertraulich arbeitenden Ansprechpartner für „Whistle Blower".

Literatur

[1] Rothgang H, Müller R, Unger R. Themenreport „Pflege 2030": Was ist zu erwarten – was ist zu tun? Bertelsmann-Stiftung; 2012 [Zugriff: 25.06.2019]. URL: https://www.bertelsmann-stiftung.de/fileadmin/files/BSt/Publikationen/GrauePublikationen/GP_Themenreport_Pflege_2030.pdf

[2] Görgen T. Gewalt gegen Ältere im persönlichen Nahraum: Wissenschaftliche Begleitung und Evaluation eines Modellprojekts. Stuttgart: Kohlhammer; 2002 (Schriftenreihe des Bundesministeriums für Familie, Senioren, Frauen und Jugend; Band 217).

[3] Görgen T, Hrsg. Kriminalitäts- und Gewalterfahrungen im Leben älterer Menschen: Zusammenfassung wesentlicher Ergebnisse einer Studie zu Gefährdungen älterer und pflegebedürftiger Menschen. Stand: Februar 2009. Berlin: Bundesministerium für Familie, Senioren, Frauen und Jugend (BMFSFJ); 2009.

[4] Görgen T. Sicher leben im Alter – Prävention von Misshandlung und Vernachlässigung älterer Pflegebedürftiger im familiären Umfeld. Polizei & Wissenschaft. 2012;4:50–59.

[5] Görgen T. Viktimisierung von älteren Menschen. In: Guzy N, Birkel C, Mischkowitz R, Hrsg. Viktimisierungsbefragungen in Deutschland: Band 1. Ziele, Nutzen und Forschungsstand. Wiesbaden: Bundeskriminalamt; 2015 (Polizei + Forschung; Band 47.1).

[6] Zenz G. Autonomie und Abhängigkeit – familienrechtliche Schutzbelange im Alter? In: Igl G, Klie T, Hrsg. Das Recht der älteren Menschen. 1. Auflage. Baden-Baden: Nomos Verlagsgesellschaft mbH & Co. KG; 2007.

[7] Görgen T. „Rate mal, wer dran ist?": So schützen Sie sich vor Betrügern und Trickdieben. Stand: Oktober 2014. 7. Auflage. Berlin, Rostock: Bundesministerium für Familie, Senioren, Frauen und Jugend; Publikations-Versand der Bundesregierung (BMFSFJ); 2014.

[8] Görgen T, Kotlenga S, Kraus B, Nägele B, Nowak S, Wagner D. Sicherheitspotenziale im höheren Lebensalter: Ein Projekt zur Förderung sicherheitsbezogenen Handelns im Alter und zur Prävention betrügerischer Vermögensdelikte an älteren Menschen. Zusammenfassende Darstellung der Studie und ihrer Ergebnisse; 2016 [Zugriff: 25.06.2019]. URL: https://www.bmfsfj.de/blob/95312/9187605d794966062686bc00f0374b6f/sicherheitspotenziale-im-hoeheren-lebensalter-data.pdf

[9] Kreuzer A. Einführung in die Thematik/Nachwort zu der Fachtagung. In: Bundesministerium für Familie, Senioren, Frauen und Jugend (BMFSFJ), Hrsg. Gewalt gegen Ältere zu Hause: Fachtagung, 11. und 12. März 1996 in Bonn. 1. Auflage. Bonn: Bundesministerium für Familie, Senioren, Frauen und Jugend; 1997.

[10] Zentrum für Qualität in der Pflege (ZQP). Häusliche Pflege: Unterstützung bei der Vorbeugung gefährlicher Krisen ist dringend nötig: Zentrum für Qualität in der Pflege; 2018 [Zugriff: 25.06.2019]. URL: https://www.presseportal.de/pm/80067/3973338

[11] Hirsch RD, Fussek C. Gewalt gegen pflegebedürftige alte Menschen in Institutionen: Gegen das Schweigen. Berichte von Betroffenen. 2. Auflage. Bonn: Bonner Initiative gegen Gewalt im Alter; 1999.

[12] Hirsch RD. Prävention und Intervention gegen Gewalt bei alten Menschen in Einrichtungen. Bonn: Bonner Initiative gegen Gewalt im Alter e. V.; 2001.

[13] Bretschneider W. Fixierungsmaßnahmen in Krankenhäusern – Ein wunder Punkt. Gesundheitswesen. 2012;74(12):812–817.

[14] Deutsche Alzheimer Gesellschaft e. V. (DAlzG). Allein leben mit Demenz: Herausforderung für Kommunen. 2. Auflage. Berlin: Deutsche Alzheimer Gesellschaft e. V.; 2011.

[15] Deutsche Alzheimer Gesellschaft e. V (DAlzG). Selbsthilfe Demenz: Informationsbogen: Patient ... mit einer Demenz bei Aufnahme ins Krankenhaus. Berlin: Deutsche Alzheimer Gesellschaft e. V.; 2016.

[16] Kreuzer A, Hürlimann M. Alte Menschen als Täter und Opfer. Alterskriminologie und humane Kriminalpolitik gegenüber alten Menschen. Freiburg im Breisgau: Lambertus; 1992.
[17] Kreuzer A. Gewalt gegen ältere Menschen in der häuslichen und stationären Pflege. In: Landesseniorenrat Thüringen, Hrsg. Seniorenreport 2019;24 (1+2):48–56.
[18] Görgen T, Greve W. Gewalt gegen alte Menschen – Stand der Forschung. In: Landespräventionsrat Nordrhein-Westfalen, Hrsg. Alter – ein Risiko? Ältere Menschen als Opfer von häuslicher und institutioneller Gewalt. Münster: LIT-Verlag; 2005 (Kölner Schriften zur Kriminologie und Kriminalpolitik. Band 9).
[19] Kreuzer A. Misshandlungen in staatlichen und gesellschaftlichen Einrichtungen. Analyse subkultureller Gemeinsamkeiten und Vorschläge zur Prävention. Bewährungshilfe. 2011;58(4):351–370.
[20] Kreuzer A. Pflegebeauftragte auf Landesebene. In: Rotsch T, Brüning J, Schady J, Hrsg. Strafrecht, Jugendstrafrecht, Kriminalprävention in Wissenschaft und Praxis: Festschrift für Heribert Ostendorf zum 70. Geburtstag am 7. Dezember 2015. 1. Auflage. Baden-Baden: Nomos; 2015.

13.2 Misshandlung und Vernachlässigung alter Menschen in häuslicher Pflege. Zum Gesetzgebungsbedarf im Familien- und Sozialrecht

Anna Schwedler, Gisela Zenz, Marina Wellenhofer

13.2.1 Daten, Fakten, Forschung

13.2.1.1 Pflegebedürftigkeit und Pflegeleistungen

Eine immer größere Zahl von Menschen erreicht ein immer höheres Alter in guter Gesundheit und Selbständigkeit. Zugleich steigt jedoch die Zahl insbesondere hochaltriger Menschen, die infolge von Kräfteverfall und Multimorbidität versorgungsabhängig oder pflegebedürftig werden. Zum Ende des Jahres 2017 waren nach Angaben des Statistischen Bundesamtes rund 3,4 Millionen Menschen pflegebedürftig i. S. des Gesetzes zur sozialen Absicherung des Risikos der Pflegebedürftigkeit (Pflege-Versicherungsgesetz – PflegeVG) [1]. Bis zum Jahr 2060 wird mit einem Anstieg auf rund 4,8 Millionen gerechnet. Hinzukommen geschätzte 3 Millionen Menschen, die in der Familie versorgt werden, ohne Leistungen aus der Pflegeversicherung zu beziehen.[100]

Rund 24 Prozent der Pflegebedürftigen werden heute in vollstationären Pflegeeinrichtungen versorgt. Fast 76 Prozent von ihnen (2,59 Millionen) werden in der Familie gepflegt und von diesen wiederum zwei Drittel (also über 1,74 Million) allein durch Angehörige – überwiegend durch Ehefrauen, Töchter und Schwiegertöchter. Auch der Anteil der pflegenden Männer ist gestiegen – von 17 Prozent in den 90er Jahren auf

---

[100] Allerdings ist anzumerken, dass sich die Anzahl der 3 Millionen pflegebedürftigen Menschen, die keine Leistungen aus der Pflegeversicherung beziehen, durch die Einführung des neuen Pflegebedürftigkeitsbegriffs verringern könnte.

29 Prozent im Jahr 2010. Die häusliche Pflege entspricht den Wünschen der meisten Betroffenen und ist auch sozialpolitisch erwünscht – weil sie wesentlich kostengünstiger ist als institutionelle Pflege.

Ohne spezifische rechtliche Verpflichtung leisten also Angehörige die Pflege, und zwar oft über viele Jahre mit hohem persönlichem Einsatz. Darin zeigt sich eine Form von Familiensolidarität, die weit mehr gesellschaftliche Anerkennung verdient und weit mehr familienpolitischer Unterstützung bedarf als sie bis heute bekommt.

13.2.1.2 Misshandlung, Vernachlässigung – Häufigkeit?

Wie für Kinder so besteht auch für pflegebedürftige alte Menschen als „systematisch Schwächere" in Familie und Institutionen ein spezifisches Risiko, Opfer von Gewalt in Form von Misshandlung, Vernachlässigung oder finanzieller Ausbeutung zu werden. Da präzise Daten zu Häufigkeit, Formen und Folgen noch weitgehend fehlen, wird das Opfer-Risiko in Öffentlichkeit und Politik noch immer unterschätzt. Experten aus einschlägigen Berufsfeldern, Verbänden und privaten Notruf-Initiativen weisen jedoch seit langem übereinstimmend darauf hin, dass Gewalt in diesem Zusammenhang keine seltene Ausnahme ist [2]. Es wird übereinstimmend angenommen und in ersten Studien bestätigt, dass zu den bekanntwerdenden Fällen eine erhebliche Anzahl im Dunkelfeld hinzuzurechnen ist [3,4], weil die Erhebung zuverlässiger Daten auf extreme Schwierigkeiten stößt. Die Kriminologen Rabold und Görgen erläutern dies folgendermaßen:

> „Misshandlung und Vernachlässigung älterer Pflegebedürftiger können weder über behördliche Statistiken (Polizeistatistiken[101]) noch über Viktimisierungsbefragungen adäquat abgebildet werden ... insbesondere die große Gruppe der demenziell Erkrankten wird hierdurch nicht erreicht. Pflegebedürftige müssen aber als eine im Hinblick auf Misshandlung und Vernachlässigung in hohem Maße vulnerable Gruppe betrachtet werden. Die Tatbegehungsmöglichkeiten gegenüber Personen, die sich allenfalls eingeschränkt ...zur Wehr setzen können, sind besonders groß, das Entdeckungs- und Verfolgungsrisiko für einen Täter gering und ebenso die Optionen des Opfers, Hilfe zu suchen und in Anspruch zu nehmen. Die skizzierte Problematik ist besonders ausgeprägt im Hinblick auf Demenzkranke und dort, wo Pflege im privaten Raum stattfindet und formelle wie informelle Sozialkontrolle entsprechend gering sind" [6].

Erste konkrete Studien zum Bereich der häuslichen Pflege basieren auf der Befragung von Pflegenden (Angehörigen und professionellen Kräften ambulanter Pflegedienste) nach eigenem „problematischem Verhalten" in den letzten zwölf Monaten. Danach wird über körperliche Misshandlungen von 8,5 Prozent der befragten Pflegekräfte

---

[101] Zwar erfasst die polizeiliche Kriminalstatistik des Bundeskriminalamtes (PKS) neben Delikten wie Körperverletzung und Betrug auch den Tatbestand der „Misshandlung Schutzbefohlener" (§ 225 StGB), doch findet die Bestimmung auf ältere Opfer nur selten Anwendung; ... zudem erlauben die Daten der PKS keine Differenzierung nach dem Alter der Betroffenen [5].

und von 19,4 Prozent der pflegenden Angehörigen berichtet, über problematische mechanische oder medikamentöse Freiheitseinschränkungen von 13,4 bzw. 6 Prozent, über verbale Aggression oder psychische Misshandlung von 21,4 bzw. 47,6 Prozent. Insgesamt wurden problematische Verhaltensweisen in den letzten zwölf Monaten von 53,2 Prozent der befragten Angehörigen berichtet [7]. Eine weitere Studie des ZQP aus dem Jahre 2018 kam zu ähnlichen Ergebnissen [8].

13.2.1.3 „Gewalt" – Formen, Folgen, Risikofaktoren

Was bei solchen Erhebungen unter „Gewalt" verstanden wird, ist unterschiedlich. Erfasst werden meist neben körperlicher Misshandlung auch die Vernachlässigung elementarer Bedürfnisse in Bezug auf Ernährung, medizinische Versorgung und Pflege sowie emotionale Zuwendung. Massive oder andauernde verbale Aggression und Missachtung gehört ebenso dazu wie verschiedene Formen der mechanischen oder medikamentösen Einschränkung der Bewegungsfreiheit (Einschließung, Fixierung, Bettgitter, Sedativa), soweit sie nicht medizinisch indiziert und rechtlich legitimiert sind. Die Folgen für die Opfer reichen von schwerwiegenden körperlichen Verletzungen über psychosomatische Beschwerden und posttraumatische Belastungsstörungen bis hin zu Depressionen und Suizidrisiken [4,9].

Als Risikofaktor, der Gewalt in der Pflege begünstigt, wird zum einen die „Überforderung" der Pflegenden infolge von übermäßigen körperlichen und psychischen Belastungen genannt, die man ggf. mit Alkohol oder Drogen zu bewältigen versucht. Zum anderen bilden soziale Isolation und hohes Aggressionspotential Risikofaktoren. Eine erhebliche Rolle spielen aber auch verbale oder auch kraftvoll aggressive Abwehr- oder Verweigerungshaltungen auf Seiten der Pflegebedürftigen. Bei der Befragung von pflegenden Angehörigen berichteten 32,9 Prozent über verbal aggressives Verhalten und 17,1 Prozent über – teils häufige – kraftvolle körperliche Übergriffe seitens der Gepflegten [7,10]. Hier sind oft biographisch bedingte Familienkonflikte von Bedeutung sowie generell die Qualität der Beziehung vor der Pflege [7]. Aus Pflegeeinrichtungen wird ebenfalls darüber berichtet [11] und darauf hingewiesen, dass schon der ständige Wechsel der Pflegepersonen im alltäglichen intimen Umgang gerade bei verwirrten Menschen häufig Widerstand erzeugt. Dies gilt erst recht, wenn Traumata aus der früheren Lebensgeschichte nicht bekannt sind und/oder nicht berücksichtigt werden, z. B. durch den Einsatz ausschließlich weiblicher Pflegekräfte bei (den nicht wenigen) im Kriegszusammenhang vergewaltigten Frauen.

13.2.2 Rechtsschutz gegen Gewalt – Gesetze und Gesetzeslücken

Grundrechte gelten für alle Menschen, alte wie junge. Das umfasst die Unantastbarkeit der Menschenwürde und das Recht auf körperliche Unversehrtheit und persönliche Freiheit. Der Staat ist in der Pflicht, das Erforderliche und Mögliche zu tun, um der Verletzung dieser Grundrechte in typischen Gefahrenlagen, wie sie hier erkennbar sind, vorzubeugen. Rechtliche Regelungen, die pflegebedürftigen alten Menschen Schutz vor Gewalt leisten können, gibt es auch durchaus, nämlich in Gestalt von Hilfen, Kontrollen und Sanktionen im Bereich des Pflegeversicherungs- und Sozialhilferechts, des Betreuungsrechts, des Polizei- und Gewaltschutzrechts und des Strafrechts. Aber reichen sie aus? Wie effizient sind sie?

13.2.2.1 Unterstützung und Beratung

Nach dem Elften Buch Sozialgesetzbuch (SGB XI) leistet die Pflegeversicherung – im Bedarfsfall mit Ergänzung durch die Sozialhilfe – einen Beitrag zur Finanzierung der Pflege in entsprechenden Einrichtungen und auch zur häuslichen Pflege durch Angehörige und/oder ambulante Pflegedienste. Minimale Ergänzungen der Altersrente sind für pflegende Angehörige vorgesehen. Länger schon gibt es arbeitsrechtliche Regelungen zu „Auszeiten" für die Pflege von Angehörigen (allerdings ohne Lohnausgleich – im Unterschied zu Elternzeiten). Neuerdings gibt es die Möglichkeit einer zur bis zu zweijährigen Reduzierung der Arbeitszeit für die Pflege von Angehörigen; allerdings ist diese Freistellung zwangsläufig mit einer entsprechenden finanziellen Einbuße verbunden. Ansprüche auf Beratung wurden im Zusammenhang mit der Weiterentwicklung der Pflegeversicherung erweitert und gesetzlich verankert. Insbesondere kann man sich vielerorts an „Pflegestützpunkte" (vgl. §§ 7, 7a SGB XI) wenden. Weiterhin finden sich auch im Sozialhilferecht nach dem Zwölften Buch Sozialgesetzbuch (SGB XII) verschiedene Angebote der Beratung und Unterstützung zur Pflege.

All diese gesetzlichen Leistungen sollen der Überforderung von Pflegenden vorbeugen, sie entlasten und unterstützen und auf diese Weise auch zur Vermeidung von Gewalt und Vernachlässigung beitragen. Allerdings sind die Leistungen bislang nicht in ausreichender Weise verfügbar und beanspruchbar – anders als die vielfältigen Hilfen zur Erziehung von Kindern, die im jeweils erforderlichen Umfang zur Verfügung zu stellen sind, wenn das Kindeswohl es erfordert. Eltern haben darauf einen Rechtsanspruch nach den §§ 27 ff. Achtes Buch Sozialgesetzbuch (SGB VIII) [12–15]. Zwar können Hilfen nur dort wirksam werden, wo sie – freiwillig – in Anspruch genommen werden. Und auch gute Hilfsangebote schließen (weitere) Gewaltanwendung – wie man aus der Jugendhilfe weiß – nicht aus. Gleichwohl kann auf eine Verbesserung und einen Ausbau der Hilfeangebote nicht verzichtet werden.

13.2.2.2 Kontrolle

Das Pflegeversicherungsrecht sieht eine Kontrolle der häuslichen Pflege(-Qualität) vor. Mitglieder ambulanter Pflegedienste besuchen zwei- bis vier Mal im Jahr Pflegebedürftige, die in häuslicher Pflege Geldleistungen der Pflegeversicherung beziehen, und berichten der Pflegekasse. Die Berichte fallen bekanntlich aber durchweg positiv aus, weil die – marktabhängigen – ambulanten Dienste keine Kunden verlieren wollen. Im Einzelfall wird es vorgezogen, Pflegenden und Gepflegten Hilfe anzubieten. Auch bei stichprobenartigen Besuchen der Gepflegten durch den Medizinischen Dienst der Krankenversicherung (MDK) kommt es selten zur Anzeige von Missständen. Das gilt auch deshalb, weil Anzeigen zu einer Reduzierung der Versicherungsleistungen führen könnten, womit eben auch keine Verbesserung der Pflegesituation erreicht würde. In sehr vielen Fällen kommt es indes zu gar keiner Reaktion bzw. keinen weiteren Maßnahmen. Auch besteht mangels spezifischer datenschutzrechtlicher Regelungen große Unsicherheit, ob Fälle an andere Beratungsstellen weitergegeben werden dürfen [3].

Das Betreuungsrecht dient dem Schutz der Rechte handlungsunfähiger oder psychisch beeinträchtigter, etwa demenzkranker alter Menschen. Betreuer haben für das „Wohl des Betreuten" Sorge zu tragen und unterliegen in ihrer Betreuungstätigkeit der Kontrolle durch das Betreuungsgericht. Meist werden aber – aus guten Gründen – Angehörige zum Betreuer bestellt, nämlich in rund 51 Prozent der Fälle [15]. Zum Schutz vor Misshandlung oder Vernachlässigung durch pflegende Angehörige kann die Betreuung in diesen Fällen meist nicht beitragen. Die Kontrolle der Betreuer durch das Betreuungsgericht wiederum ist wenig effizient; es fehlt an Zeit und spezifischer Qualifikation bei den Betreuungsrichtern und Rechtspflegern. Im Übrigen haben (und brauchen) bei weitem nicht alle körperlich Pflegebedürftigen auch eine rechtliche Betreuung, so dass der damit verbundene Rechtsschutz nur einen Teil der Pflegefälle erfasst.

13.2.2.3 Intervention und Sanktion

Polizeirechtliche Eingriffsmöglichkeiten zur „Gefahrenabwehr" gibt es nur in konkreten Verdachtsfällen. Häufig können oder wollen die „Opfer" das von Nachbarn angezeigte Verhalten dann aber nicht bestätigen. Abgesehen davon sehen sich Polizeibeamte der Situation oft hilflos gegenüber und wissen über geeignete Hilfeleistungseinrichtungen zu wenig Bescheid.

Maßnahmen aufgrund des seit 2001 geltenden zivilrechtlichen Gewaltschutzgesetzes, das in erster Linie Frauen in Partnerschaften vor männlicher Gewalt schützen soll, können theoretisch auch zum Schutz von alten Menschen angeordnet werden. Die möglichen Schutzmaßnahmen setzen allerdings einen Antrag der verletzten oder bedrohten Person voraus und beschränken sich im Wesentlichen auf die Fernhaltung des Täters. Im Fall von Gewalt hilft das regelmäßig nicht weiter.

Zur Strafverfolgung, etwa im Rahmen der Straftatbestände der Körperverletzung nach § 223 ff. Strafgesetzbuch (StGB), der Freiheitsberaubung oder speziell der Misshandlung von Schutzbefohlenen (§ 225 StGB), kommt es in der Praxis kaum. Die „Opfer" sind meist nicht zur Anzeigeerstattung in der Lage. Außenstehende erfahren nicht von der Gewaltanwendung oder scheuen sich vor der „Denunziation". Das gilt insbesondere für Ärzte, die sich – wie auch lange im Bereich des Kinderschutzes) – zu Unrecht auf eine im Notfall nicht geltende Schweigepflicht berufen. Und selbst wenn Anzeige erstattet wird, stellt das Strafverfahren eine erhebliche zusätzliche Belastung für die Betroffenen dar. Auch bei erwiesener Gewaltanwendung werden die Gepflegten eine Bestrafung des pflegenden Angehörigen, von dem sie meist weiterhin abhängig sind, kaum als hilfreich empfinden. Die „Wegweisung" der Täter mit der Folge der Übersiedlung ins Pflegeheim ist meist nicht gewünscht. Nur im Fall einer sehr schwerwiegenden Misshandlung erscheinen Maßnahmen dieser Art sinnvoll und gerechtfertigt. Abgesehen davon bleibt das Strafrecht aber wichtig zur Verdeutlichung der Wertorientierung von Recht und Gesellschaft (vgl. zur strafrechtlichen Problematik ausführlich Kap. 13.1).

Rechtsgrundlagen für eine nicht straf- sondern eine hilfeorientierte Intervention gegen den Willen pflegender Angehöriger mit entsprechenden Ermittlungs- und Eingriffskompetenzen, wie wir sie aus dem familienrechtlichen Kinderschutz kennen, fehlen im deutschen Recht bislang. Es wird daher immer wieder beklagt, dass alle Beratungs- und Hilfebemühungen scheitern, wenn die Pflegenden sie ablehnen und den Zugang zu dem oder der Pflegebedürftigen verweigern.

13.2.2.4 Reformbedarf und politische Initiativen

Festzuhalten bleibt, dass die vorhandenen Gewaltschutzregelungen nicht ausreichen, um pflegebedürftige alte Menschen vor familiarer Gewalt im Sinne von Misshandlung und Vernachlässigung hinreichend zu schützen [12,16]. Sie müssen ergänzt werden durch Rechtsgrundlagen für frühe Prävention und helfende Intervention in der familialen Pflege.

Wenn es insoweit um das „Wohl des alten Menschen"[102] geht, kann das Kinderschutzrecht, in dem das „Kindeswohl" seit langem im Zentrum aller Reformbemühungen steht, als Vorbild dienen. Dabei muss allerdings im Auge behalten werden, dass Anregungen aus dem Kinderschutzrecht nicht ohne Differenzierungen übernommen werden können. Erwachsene Menschen haben im Unterschied zu Kindern das Recht auf Selbstbestimmung, das auch die Hinnahme von Gefährdungen einschließen kann.

Politischer Druck scheint sich seit Ende der 90er Jahre infolge der Arbeit von regionalen Gremien[103], Landespräventionsräten (insbesondere in Nordrhein-Westfalen und Hessen)[104] sowie Berufs- und Seniorenverbänden [20,21] aufzubauen. Inzwischen

---

[102] Riedel und Stolz sprechen von der „Altenwohlgefährdung" in direkter Analogie zur Kindeswohlgefährdung [17].

[103] Z. B. der vom Bayerischen Landespflegeausschuss herausgegebene Leitfaden „Verantwortungsvoller Umgang mit freiheitsentziehenden Maßnahmen in der Pflege" [18], der primär für Pflegeeinrichtungen gedacht ist, aber durchaus auch richtungsweisend für Krankenhäuser sein könnte.

[104] Z. B. der vom Landespräventionsrat Nordrhein-Westfalen (LPR NRW) herausgegebene Leitfaden „Gefahren für alte Menschen in der Pflege – Basisinformationen und Verhaltenshinweise für Professionelle im Hilfesystem, Angehörige und Betroffene" [19], die Pflegeschäden aus Unkenntnis und Hilflosigkeit verhindern sollen.

mehren sich auch Forderungen internationaler Gremien und Verbände. Das betrifft insbesondere die Empfehlungen und dringlichen Appelle der Weltgesundheitsorganisation (World Health Organization) [22] und der Europäischen Union [23] an die Gesetzgebung der Mitgliedstaaten. Eine Arbeitsgruppe der Vereinten Nationen ist dabei, eine spezielle Menschenrechtskonvention zum Schutz älterer Menschen vor Gewalt auszuarbeiten. Dieses Projekt knüpft an das „Übereinkommen zum Schutz von Menschen mit Behinderungen" 2008 [BGBl. 2008 II S. 1420] an das bereits für eine Diskussion über Zwangsmaßnahmen gegenüber demenzkranken Menschen – auch im Rahmen des Betreuungsrechts – gesorgt hat. Es bleibt daher zu hoffen, dass in naher Zukunft gesetzliche Regelungen auf den Weg gebracht werden, die einen wesentlichen Beitrag zum Schutz vor Misshandlung und Vernachlässigung in der häuslichen Pflege leisten können. Im Folgenden wird ein Überblick über erste konkrete Vorschläge gegeben.

13.2.3 Rechtspolitische Empfehlungen zum Schutz vor Gewalt in der häuslichen Pflege

Empfehlungen an Gesetzgebung und Verwaltung speziell zur Bekämpfung von Gewalt gegenüber alten Menschen in häuslicher Pflege sind erstmals 2005 vom Deutschen Familiengerichtstag erarbeitet und veröffentlicht worden [24]. Der Landespräventionsrat Hessen hat diese Empfehlungen aufgegriffen, weiterentwickelt und an die hessischen Ministerien für Justiz und für Soziales sowie in das Bundesministerium der Justiz (BMJ) übermittelt. Die Empfehlungen zielen auf Möglichkeiten der Gewaltprävention sowie Gewaltintervention. Daran anknüpfend formulierte das interdisziplinäre Projekt VERA der Goethe Universität Frankfurt im Jahre 2018 insgesamt 16 Handlungsempfehlungen [12,25]. Die wesentlichen Punkte werden im Folgenden zusammengefasst.

Der Grundsatz der gewaltfreien bzw. menschenwürdigen Pflege sollte in einem Bundesgesetz verankert werden. Zudem sollte dieses Leitbild der gewaltfreien Pflege bundesweit bekannt gemacht werden, um das angestrebte Ziel der Bewusstseinsänderung auch tatsächlich zu erreichen. *Öffentlichkeitsarbeit* darf allerdings nicht darauf angelegt sein, Gewalt anzuprangern oder zu verurteilen; denn solange Schuldzuweisungen stattfinden, wird es nicht gelingen, das bestehende Tabu zu brechen. Vielmehr muss es darum gehen, Überforderung entgegenzuwirken und die Angehörigen umfassend zu unterstützen. Wichtig wäre dafür zunächst, Verständnis mit der Situation der Betroffenen zu signalisieren und vor allem Wertschätzung zum Ausdruck zu bringen. Die Menschen sollten stolz darauf sein, was sie leisten. Der Fokus könnte demgemäß auf die *„Hilfe für die Helfenden"* gerichtet werden. Ergänzend sollte die Gesellschaft aber auch dafür sensibilisiert werden, Missstände in der Pflege wahrzunehmen (statt sie zu ignorieren).

Die Aufgaben der Betreuungsbehörden und Betreuungsgerichte beziehen sich zwar nicht auf die allgemeine Fürsorge für Pflegebedürftige. Gleichwohl könnten auch *Änderungen im Betreuungsrecht* dazu genutzt werden, das Bewusstsein für die Bedeutung gewaltfreier Pflege zu schärfen, sowie dazu beitragen, Gewalt in der häuslichen Pflege aufzudecken und zu bekämpfen. So könnte z. B. das Sachverständigengutachten, das vor der Bestellung eines Betreuers grundsätzlich einzuholen ist, erweitert werden, indem auch zum Pflegesetting und zur Pflegeperson Angaben zu machen sind.

Des Weiteren sollten die *pflegebezogenen Beratungsangebote vor Ort ausgebaut* werden. Die Durchsicht einschlägiger Studien, Berichte und Statistiken führte zu dem Ergebnis, dass die bestehenden Beratungsangebote noch Defizite aufweisen. Die Beratungsansprüche sollten um *eigene* pflegeversicherungsrechtliche *Beratungsansprüche des pflegenden Angehörigen* erweitert werden, da Pflegender und Pflegebedürftiger zwei Klienten mit unterschiedlichem Beratungsbedarf sind. Alle Beratungsangebote sollten sich inhaltlich auch konkret mit der Thematik der „Gewaltfreiheit der häuslichen Pflege" beschäftigen, wofür die Beratenden selbst wiederum hinreichend geschult sein müssen. Die *Inanspruchnahme* entlastender Hilfen – Kurzzeitpflege und Verhinderungspflege – sollte verstärkt gefördert werden.

Um Gewalt in der häuslichen Pflege umfassender vorzubeugen und in konkreten Fällen effektiv intervenieren zu können, wäre es notwendig, eine fachnahe Behörde als zuständige Anlaufstelle zu bestimmen.[105] Eine Möglichkeit wäre, die (bestehenden) *Betreuungsbehörden* ergänzend mit den diesbezüglichen Aufgaben zu betrauen. Auch im siebten Altenbericht des BMFSFJ wird die Option einer Aufgabenausdehnung bei den Betreuungsbehörden angedacht [BT-Drs. 18/10210, S. 280.]. Eine noch weitergehende Lösung bestände darin, nach dem Vorbild der Jugendämter (vgl. § 69 Abs. 3 SGB VIII) bundesweit neue, eigenständige Erwachsenenschutzbehörden zu schaffen. Der betreffenden Behörde müsste dann kraft Gesetzes die Befugnis verliehen werden, in Fällen von Pflegemissständen sowie allgemein in Fällen von *elder abuse* zu ermitteln, Daten zu erheben, Hilfen anzubieten und ggf. zu intervenieren. Zu den Aufgaben einer solchen Behörde könnte zudem die gesamte Altenhilfe (vgl. bereits § 71 SGB XII) und insbesondere die Bekämpfung der Diskriminierung von alten Menschen („*ageism*") gehören. Der demografische Wandel legt es durchaus nahe, über ein größeres „Gesamtpaket" zur „Stärkung der Politik für ältere und mit älteren Menschen" nachzudenken [BT-Drs. 18/10210, S. 279.] und insoweit neue Altenhilfestrukturen zu schaffen.

Die neu zu schaffende Stelle müsste dann kraft Gesetzes einen *Schutzauftrag* für den Bereich der Altenwohlgefährdung haben, ähnlich wie das Jugendamt für den Bereich des Kinder- und Jugendschutzes. Es bedürfte einer bundeseinheitlichen Aufgaben- und Befugnisnorm für dieses Amt. Auch insoweit können Anleihen im

---

105 vgl. z. B. Kreuzer [26]; Brucker, Kimmel [27]; Brucker [16]; Schwedler, Wellenhofer [28].

Jugendschutzrecht genommen werden, nämlich im Achten Buch Sozialgesetzbuch (SGB VIII). Dort haben wir konkrete gesetzliche Vorgaben für die Vorgehensweise des Jugendamtes in Fällen der Kindeswohlgefährdung – von der Ermittlung bis zur Anrufung des Gerichts. Wenn aber Hilfsangebote erfolglos bleiben, muss auch die Möglichkeit von Intervention bestehen, um in Notlagen zu helfen. Die Anrufung des Gerichts muss im Ernstfall möglich sein, sei es nur um den Zugang zur Wohnung durchzusetzen oder eine persönliche Anhörung des Betroffenen. Und im Notfall muss es auch möglich sein, den Betroffenen vorübergehend oder endgültig aus dem Haushalt herauszunehmen, wenn es sein Schutz verlangt.

Es sind *rechtlich verbindliche Netzwerkstrukturen zwischen allen an der Pflege und Betreuung beteiligten Akteuren und der für den Schutz vor häuslicher Gewalt zuständigen Stelle zu schaffen*. Auch das ist aus dem Bereich der Jugendämter bekannt, vgl. § 3 Gesetz zur Kooperation und Information im Kinderschutz (KKG). Und schließlich wird empfohlen, eine gesetzliche Grundlage dafür zu schaffen, dass einschlägige Berufsgruppen in Verdachtsfällen Daten an die zuständige Stelle weitergeben dürfen. Das Problem ist insoweit, dass Gewalt in der häuslichen Pflege meist hinter verschlossenen Türen geschieht. Die Aufdeckung von Notlagen ist daher sehr schwierig. Daher wäre es von großer Hilfe, wenn alle Personen, die kraft Berufs mit dem Pflegebedürftigen in Berührung kommen, v. a. Ärzte und ambulante Pflegekräfte, das Recht hätten, ihre Beobachtungen oder ihren Verdacht an die zuständige Stelle weiterzugeben, damit dann ggf. Ermittlungen aufgenommen werden können.

13.2.4 Fazit

Diese Vorschläge lehnen sich an die Strukturen im Kinder- und Jugendschutz an. Im Blick zu behalten ist indes, dass ältere Pflegebedürftige erwachsene Menschen sind, die das Recht haben, ihr Leben selbstautonom zu gestalten einschließlich des Rechts, Gewalt oder Vernachlässigung zu tolerieren. Darin zeigt sich der wesentliche Unterschied zum Kinderschutzrecht. Die Bekämpfung von Gewalt in der Pflege steht damit vor der Herausforderung, den gebotenen Anforderungen an Schutz und Prävention zu genügen, zugleich aber die Selbstbestimmung des Betroffenen zu respektieren. Das Problem liegt – gerade bei alten Menschen – darin, dass es höchst schwierig ist, zu bestimmen, ob und in welchem Umfang der Pflegebedürftige noch in der Lage ist, verantwortliche Entscheidungen für sich selbst zu treffen. Auch darauf müssen Normen reagieren und den zuständigen Stellen entsprechende Beurteilungs- und Handlungsspielräume lassen, damit der Schutz der Selbstbestimmung einerseits und der Schutz vor Gewalt andererseits in einen angemessenen Ausgleich gebracht werden können. Ob und inwieweit die genannten Handlungsempfehlungen dieses Ziel erreichen, muss in einer gerontologischen Evaluation überprüft werden – in gleicher Weise wie eine entsprechende Evaluation auch für die neuen Kinderschutzgesetze vorgesehen ist.

Literatur

[1] Destatis. 3,4 Millionen Pflegebedürftige zum Jahresende 2017. Pressemitteilung Nr. 019 vom 18. Dezember 2018 [Zugriff: 22.07.2019]. URL: https://www.destatis.de/DE/Presse/Pressemitteilungen/2018/12/PD18_501_224.html

[2] Hirsch RD, Kranich M, Erkens F. Menschen in Not: Gewalt. Auswertung von Protokollen des Notrufs und der Krisenberatungsstelle. BtPrax. 1999;8(3):89–95.

[3] Deutsches Forum für Kriminalprävention (DFK). Länder-Umfrage zu Initiativen „Gewalt in der Pflege". Bonn: 2005.

[4] Wetzels P, Greve W. Alte Menschen als Opfer innerfamiliärer Gewalt – Ergebnisse einer kriminologischen Dunkelfeldstudie. Z Gerontol Geriat. 1996;29(3):191–200.

[5] Görgen T. Ältere Menschen als Opfer polizeilich registrierter Straftaten. KFN-Forschungsbericht Nr. 93. Kriminologisches Forschungsinstitut Niedersachen e. V. (KFN): Hannover 2004.

[6] Rabold S, Görgen T. Misshandlung und Vernachlässigung älterer Menschen durch ambulante Pflegekräfte, Z Gerontol Geriat. 2007;5:366–367.

[7] Görgen T, Herbst S, Kotlenga S, Nägele B, Rabold S. Kriminalitäts- und Gewalterfahrungen im Leben älterer Menschen Zusammenfassung wesentlicher Ergebnisse einer Studie zu Gefährdungen älterer und pflegebedürftiger Menschen. Bonn: 2009.

[8] Eggert S, Schnapp P, Sulmann D. Aggression und Gewalt in der informellen Pflege. Quantitative Bevölkerungsbefragung pflegender Angehöriger. Ergebnisse der repräsentativen ZQP-Befragung „Aggression und Gewalt in der informellen Pflege", Juni 2018 [Zugriff: 22.07.2019]. URL: https://www.zqp.de/wp-content/uploads/ZQP_Analyse_Gewalt_informelle_Pflege.pdf

[9] Lachs MS, Pillemer KA. Elder abuse. New England Journal of Medicine. 2015;373:1947–1956.

[10] Görgen T, Herbst S, Rabold S. Kriminalitäts- und Gewaltgefährdungen im höheren Lebensalter und in der häuslichen Pflege. Zwischenergebnisse der Studie „Kriminalität und Gewalt im Leben alter Menschen". Forschungsbericht Nr. 99 Kriminologisches Forschungsinstitut Niedersachen e. V. (KFN): Hannover 2006.

[11] Zeh A, Schablon A, Wohlert C, Richter D, Nienhaus A. Gewalt und Aggression in Pflege- und Betreuungsberufen – Ein Literaturüberblick. Gesundheitswesen. 2009;71:449–459.

[12] Wellenhofer M, Schwedler A, Oswald F, et al. Interdisziplinäre Untersuchung zu Rechtsschutzdefiziten und Rechtsschutzpotentialen bei Versorgungsmängeln in der häuslichen Pflege alter Menschen (VERA). BtPrax. 2019;2:43–47.

[13] Schwedler A, Konopik N, Wellenhofer M, et al. Gewalt gegen alte Menschen in häuslicher Pflege. Kurzportrait eines interdisziplinären Forschungsprojektes. ZfGG. 2017:294–297.

[14] Schwedler A, Wellenhofer M. Rechtswissenschaftlicher Abschlussbericht zum Forschungsprojekt: Interdisziplinäre Untersuchung zu Rechtsschutzdefiziten und Rechtsschutzpotentialen bei Versorgungsmängeln in der häuslichen Pflege alter Menschen (VERA). Laufzeit: 1.1.2015 bis 30.4.2018 [Zugriff: 08.07.2019]. URL: https://www.pflegebevollmaechtigter.de/files/upload/pdfs_Veranstaltungen/ReWi_VERA_11.4.19.pdf

[15] Betreuungsgerichtstag e. V. (BGT) 2015 [Zugriff: 22.07.2019]. URL: https://www.bgt-ev.de/beitraege_lipp0.html

[16] Brucker U. Gewaltfreie Pflege – Prävention von Elder Abuse. BtPrax. 2018;6:207–212.

[17] Riedel A, Stolz K. „Altenwohlgefährdung". Pflegewissenschaftliche und betreuungsrechtliche Überlegungen zu Gefährdungen in der häuslichen Pflege. BtPrax. 2008;6:233–239.

[18] Bayerisches Staatsministerium für Arbeit und Sozialordnung, Familie und Frauen (STMAS), Hrsg. Verantwortungsvoller Umgang mit freiheitsentziehenden Maßnahmen in der Pflege. Leitfaden des Bayerischen Landespflegeausschusses. München: 2015 [Zugriff: 22.07.2019]. URL: http://www.pflegeservice-bayern.de/clients/mdk_bayern/webcmspsb/CMS2Content.nsf/res/fem-leitfaden.pdf/$FILE/fem-leitfaden.pdf

[19] Graß H, Walentich G. Gefahren für alte Menschen in der Pflege – Basisinformationen und Verhaltenshinweise für Professionelle im Hilfesystem, Angehörige und Betroffene. LPR NRW – Landespräventionsrat Nordrhein-Westfalen, Hrsg. Düsseldorf: 2006 [Zugriff: 22.07.2019]. URL: http://www.lpr.nrw.de/infos/Dokumentensammlung/Praevention-und-Senioren/pflege.pdf
[20] Zenz G. Arbeitskreis 15 „Familiale Gewalt im Alter". Ergebnisse. in: Deutscher Familiengerichtstag e. V., Hrsg. Sechzehnter Deutscher Familiengerichtstag vom 14. bis 17. September 2005 in Brühl. Brühler Schriften zum Familienrecht. Band 14. Bielefeld: Gieseking 2006.
[21] Bundesarbeitsgemeinschaft der Seniorenverbände (BAGSO). Presseerklärung zum „Internationalen Tag der älteren Menschen" am 01.10.2012.
[22] World Health Organisation (WHO), Hrsg. The Toronto Declaration on the Global Prevention of Elder Abuse. Geneva: World Health Organization 2002.
[23] Europäischer Wirtschafts- und Sozialausschuss (EWSA). SOC/279: „Misshandlung alter Menschen". Brüssel, den 24. Oktober 2007. Stellungnahme des Europäischen Wirtschafts- und Sozialausschusses zum Thema „Misshandlung alter Menschen" (Sondierungsstellungnahme).
[24] Zenz G. Arbeitskreis 15 „Familiale Gewalt im Alter". Ergebnisse. In: Deutscher Familiengerichtstag e. V., Hrsg. Sechzehnter Deutscher Familiengerichtstag vom 14. bis 17. September 2005 in Bruhl. Bruhler Schriften zum Familienrecht. Band 14. Bielefeld: Gieseking; 2006.
[25] Oswald F, Wellenhofer M, Schwedler A, et al. Interdisziplinäre Untersuchung zu Rechtsschutzdefiziten und Rechtsschutzpotentialen bei Versorgungsmängeln in der häuslichen Pflege alter Menschen (VERA). Laufzeit: 1.1.2015–30.04.2018, gefördert vom Beauftragten der Bundesregierung für die Belange der Patientinnen und Patienten sowie Bevollmächtigter für Pflege. Projekt VERA. Zusammenfassung der wesentlichen Ergebnisse von Prof. Dr. Marina Wellenhofer/Dr. Anna Schwedler in Vertretung des gesamten Projektteams. Projekt VERA – Zusammenfassung (vorläufige Fassung 18.11.2018) [Zugriff: 27.08.2019]. URL: http://www.jura.uni-frankfurt.de/74923379/VERA_Kurzdarstellung11_18.pdf
[26] Kreuzer A. Missstände in der Heimpflege – Reform der Pflege und Pflegekontrolle. ZRP. 2014:174–177.
[27] Brucker U, Kimmel A. Gewaltfreie Pflege. Prävention von Gewalt gegen Ältere in der pflegerischen Langzeitversorgung, Kurzbericht zum Projekt „Gewaltfreie Pflege". Medizinischer Dienst des Spitzenverbandes Bund der Krankenkassen e. V. (MDS), Hrsg. Essen: August 2017 [Zugriff: 27.08.2019]. URL: https://www.bundesgesundheitsministerium.de/fileadmin/Dateien/5_Publikationen/Praevention/Berichte/Kurzbericht_Final_GewaltfreiePflege.pdf
[28] Schwedler A, Wellenhofer M. Rechtswissenschaftlicher Abschlussbericht zum Forschungsprojekt: Interdisziplinäre Untersuchung zu Rechtsschutzdefiziten und Rechtsschutzpotentialen bei Versorgungsmängeln in der häuslichen Pflege alter Menschen (VERA) Laufzeit: 1.1.2015 bis 30.4.2018 gefördert vom Beauftragten der Bundesregierung für die Belange der Patientinnen und Patienten, zugleich Bevollmächtigter für Pflege. Förderkennzeichen: 2515ZPK677. Goethe-Universität Frankfurt, Fachbereich 01 – Rechtswissenschaft, Fachbereich 04 – Erziehungswissenschaften, Frankfurter Forum für interdisziplinäre Alternsforschung (FFIA). Abgabe: 30.4.2018 [Zugriff: 27.08.2019]. URL: https://www.pflegebevollmaechtigter.de/files/upload/pdfs_Veranstaltungen/ReWi_VERA_11.4.19.pdf

13.3 Freiheitsberaubung aus Fürsorge?! – Die Anwendung freiheitsentziehender Maßnahmen in der Pflege

Andrea Berzlanovich, Sebastian Kirsch, Astrid Herold-Majumdar, Niko Kohls

Der Einsatz freiheitsentziehender Maßnahmen (FEM) gegen/ohne den Willen Pflegebedürftiger ist eine spezielle Form von Gewalt in der Pflege. Obwohl diese Vorkehrungen meist zum Schutz bzw. zur Sicherheit der zu Pflegenden eingesetzt werden, stellen sie schwerwiegende Eingriffe in die Menschenrechte[106] mit gravierenden Auswirkungen auf die Würde, Lebensqualität und Gesundheit der Betroffenen dar.

Anwendungsformen
In der Pflege werden freiheitsentziehende Maßnahmen (FEM) hauptsächlich bei Sturzgefährdung, unangepasstem Verhalten, motorischer Unruhe und zur Sicherung von medizinischen Behandlungen angewandt [1–3]. Seltener werden sie zur Vermeidung von Selbstbeschädigungen und suizidalen Handlungen eingesetzt [4–6]. Die Einschränkung des Bewegungsspielraums von Bewohnern und Patienten erfolgt meist durch mechanische Fixierungen. Am häufigsten werden dazu Bettgitter verwendet [1,2]. Diese zählen zu FEM, wenn sie ohne informierte Zustimmung oder gegen den Willen der Betroffenen hochgezogen werden. Andere körpernahe Fixierungen (Fixierungen im engeren Sinne) sind unter anderem Gurtsysteme, Bandagen, Schutzdecken und Vorsatztische [1].

Schlafmittel und Psychopharmaka sind freiheitsentziehend, wenn sie mit dem vorrangigen Ziel verabreicht werden, den Bewegungsdrang der zu Pflegenden soweit zu reduzieren, dass sich diese weder aus ihrem Stuhl oder Bett, aus ihren Räumlichkeiten noch aus der gesamten Einrichtung entfernen können. Die Gabe von Medikamenten zu therapeutischen Zwecken gilt hingegen nicht als FEM, auch wenn dabei als Nebenwirkung die Mobilität eingeschränkt wird. Das Einsperren von Betroffenen auf Stationen beziehungsweise in deren Zimmern gehört ebenso zu den FEM. Darüber hinaus existieren „versteckte" oder „verdeckte" Methoden wie die Wegnahme von Kleidung, Schuhen, Seh- und Gehhilfen und das Anbringen von speziellen Türschlössern, die die Pflegebedürftigen in ihrer Fortbewegung einengen sollen. Umstritten ist die Zulässigkeit von Sende- oder Personenortungsanlagen. Die Sender lösen beim Verlassen der Einrichtungen Signale aus; über Ortungsanlagen werden Personen auch außerhalb der Einrichtungen kontrolliert. Diese elektronischen Vorkehrungen können als Verstoß gegen die Menschenwürde angesehen werden[107], nach der über-

---

[106] Unantastbarkeit der Menschenwürde, Art. 1 Grundgesetz; persönliche Freiheitsrechte, Art. 2 Grundgesetz.
[107] AG Hannover, Beschluss vom 05.05.1992, 62 XVII L8, BtPrax 1992, 113 = FamRZ 1992, 119 = BtE 1992/93, 74.

wiegenden Rechtsprechung sind sie genehmigungsfähig und -pflichtig[108,109]. Auch andere Maßnahmen, die nicht offensichtlich freiheits-beschränkend wirken, werden danach beurteilt, welchen Zweck sie verfolgen: Liegt ihre vornehmliche Zielrichtung darin, die Freiheit der Betroffenen einzugrenzen, sind sie stets genehmigungspflichtig [1].

Die unterschiedlichen Anwendungsformen werden sehr konträr betrachtet bzw. wahrgenommen. Beispielsweise werden Bettgitter seitens der medizinischen und pflegerischen Fachkräfte häufig als empfehlenswerte Schutzvorrichtungen zur Verhütung von Stürzen steh- und gangunsicherer Personen gesehen, sind damit aber keinesfalls automatisch rechtlich legitimiert. Die Intention, Stürze allgemein zu vermeiden, rechtfertigt auch nicht per se den Einsatz von FEM. Außerdem wird in rezenten Studien angezweifelt, ob durch Fixierungen mit der daraus resultierenden Einschränkung der Mobilität tatsächlich eine relevante Sturzprophylaxe gegeben ist [7]. Vielmehr besteht sogar zunehmende Evidenz einer erhöhten Sturz- und Verletzungsgefahr aufgrund von FEM [8]. Medikamentöse Fixierungen sowie verdeckte Methoden werden von Außenstehenden oftmals nicht bemerkt. Die betroffenen Personen sind bei derartigem Vorgehen nicht nur in ihrer Bewegungsfreiheit, sondern ebenso in ihrer Selbstbestimmung und Selbständigkeit massiv behindert.

Gesundheitliche Risiken bei mechanischen Fixierungen
Insbesondere körpernahe Fixierungen können bei regelmäßigem und dauerhaftem Gebrauch erhebliche gesundheitliche Komplikationen wie Entzündungen, Infektionen, Aufliegegeschwüre, Thrombosen, Stuhl- und Harninkontinenz hervorrufen. Die erzwungene Immobilität führt zu Muskelatrophien und kann vorbestehende Atrophien verstärken [9]. Dadurch wird die Steh- und Gehfähigkeit der Betroffenen nach der Fixierungsphase verschlechtert, so dass eine wirksame langfristige Sturzprophylaxe wesentlich erschwert oder gänzlich unmöglich wird. Begleitend treten oft Stress und Angstzustände auf. Qualitative Studien belegen beträchtliche Auswirkungen auf das Selbstwertgefühl, die Selbstwahrnehmung, die soziale Teilhabe sowie den Lebensmut [10]. Fixierte Pflegebedürftige fühlen sich oft gekränkt, erniedrigt und ausgeliefert. Sie ziehen sich aus ihrem sozialen Umfeld zurück und entwickeln passiv-resignative Abwehrstrategien, die häufig als „Akzeptanz" der FEM fehlinterpretiert werden [11].

Nicht fach- und sachgerecht angewandte Fixierungen können Verletzungen unterschiedlicher Schweregrade (Hautabschürfungen, Hämatome, Weichteilquetschungen, Nervenschädigungen, Frakturen), gelegentlich sogar den Tod der Betroffenen

---

[108] AG Bielefeld, Beschluss vom 16.09.1996, 2 XVII B 32, BtPrax 1996, 232 = BtE 1996/97, 76 = RdL 1997, 35.
[109] LG Ulm, Beschluss vom 25.06.2008, 3 T 54/08; NJW-RR 2009, 225 = PflR 2009, 74.

zur Folge haben [12,13]. Selbst bei korrektem Anlegen von Gurtsystemen, jedoch nicht ausreichender Beobachtung und Betreuung der zu Pflegenden, sind tödliche Unfallgeschehen möglich [14].

Dilemmata für Pflegende
Pflegende, die FEM anwenden, können gleichfalls in Dilemmata geraten, die schwer belastend sind: Einerseits wollen sie ihre Bewohner bzw. Patienten bestmöglich vor unfallbedingten Verletzungen bewahren und andererseits sind sie bestrebt professionelle, die Selbstbestimmung, Lebensqualität und Mobilität fördernde Pflege zu gewährleisten. Überfordernde Situationen für die Pflegekräfte entstehen aber auch durch die ständige Nähe zu den fixierten Betroffenen, bei der die drastischen physischen, psychischen und sozialen Folgen von FEM unmittelbar spürbar sind [15].

Rechtliche Aspekte der Entscheidung für/gegen FEM
Der Gesetzgeber unterscheidet strikt zwischen einwilligungsfähigen und nicht einwilligungsfähigen Personen. Können Betroffene ihre Alltagsfähigkeiten und die gesundheitlichen Risiken – beispielsweise eines Sturzes – adäquat erfassen und die Nachteile einer eingeschränkten Bewegungsfreiheit samt den damit verbundenen Einbußen der eigenen Lebensqualität einschätzen, so entscheiden sie letztverantwortlich selbst über den Einsatz und die Dauer von FEM, selbst wenn die getroffene Risikoabwägung Dritten unvernünftig erscheinen mag. Eine zusätzliche gerichtliche Genehmigung oder Bestätigung ist nicht nötig.

In Eil- und Notfällen (§ 34 StGB – Rechtfertigender Notstand oder § 32 StGB – Notwehr) hat das ärztliche und pflegerische Fachpersonal Entscheidungsbefugnisse, die aber nur kurzzeitige Eingriffe (keinesfalls länger als zwei Tage) „zur Abwehr eines rechtswidrigen Angriffs oder einer anders nicht abwendbaren Gefahr für Leben, Leib oder Freiheit" rechtfertigen. Bei nicht einwilligungsfähigen Pflegebedürftigen ist die Zustimmung ihrer gesetzlichen Vertreter zwingend vorgeschrieben. Die Bevollmächtigten bzw. Betreuer erklären dann das Einverständnis zur Anwendung von FEM anstelle der Betroffenen. Regelmäßige oder dauerhafte Fixierungen (ab drei Tagen), die in Pflege-/Altenheimen, Kliniken sowie in sonstigen Einrichtungen (betreute Wohngruppen oder Außenwohngruppen) vorgenommen werden, erfordern zusätzlich ein gerichtliches Genehmigungsverfahren nach § 1906 BGB Abs. 4[110], §§ 312 ff FamFG[111]. Diese betreuungsgerichtlichen Genehmigungen sind bei regelmäßigem Einsatz von

---

[110] Bürgerliches Gesetzbuch: Buch 4 – Familienrecht, Abs. 3 – Vormundschaft, Rechtliche Betreuung, Pflegschaft (§§ 1773–1921).
[111] Gesetz über das Verfahren in Familiensachen und in den Angelegenheiten der freiwilligen Gerichtsbarkeit: Buch 3 – Verfahren in Betreuungs- und Unterbringungssachen (§§ 271–341). Abschnitt 2 – Verfahren in Unterbringungssachen (§§ 312–339).

FEM gegen/ohne den Willen der Betroffenen unumgänglich, um die Grundrechte der Betroffenen zu schützen und die Anwender von FEM nicht strafrechtlichen Vorwürfen (Freiheitsberaubung, Nötigung, Körperverletzung) auszusetzen. Mit dem jeweiligen richterlichen Beschluss wird der vorausgegangene Entschluss des Betreuers oder Bevollmächtigten zur Anwendung von FEM abgelehnt oder genehmigt, deren Umsetzung jedoch nicht richterlich angeordnet. Die richterliche Entscheidung hat aufgrund der Schwere des Eingriffs den Charakter einer Rückendeckung für die Betreuerentscheidung, jedoch keinerlei selbstständigen Anordnungsgehalt. Eine Verpflichtung zum Gebrauch der Sicherungsmaßnahmen entsteht aus der richterlichen Entscheidung also nicht. Die tatsächliche Erforderlichkeit von FEM sowie die zeitlichen Beobachtungsintervalle der Fixierten sind vom Gesundheitszustand und dem Befinden der Betroffenen abhängig. Im Allgemeinen wird darüber vor Ort von den zuständigen Pflegefachkräften gemeinsam mit den gesetzlichen Vertretern entschieden. Jede Anwendung muss in ihrer Art, ihrem zeitlichen Umfang und ihrer Überwachung in einem Fixierungsprotokoll nachvollziehbar dokumentiert werden.

Gemäß § 1906 BGB[110] dürfen FEM nur eingesetzt werden, damit Pflegebedürftige sich keinen erheblichen gesundheitlichen Schaden zufügen oder sich töten. Gleiches gilt bei notwendigen medizinischen Behandlungen/Eingriffen, die aufgrund des Verhaltens der Bewohner beziehungsweise Patienten nur unter Zwang durchgeführt werden können.

Straf- und zivilrechtliche Konsequenzen für ärztliches und pflegerisches Personal
Fixierungen erfüllen immer den Tatbestand der Freiheitsberaubung (§ 239 StGB). Sie können ausnahmsweise gerechtfertigt sein, wenn entweder (bei Einwilligungsfähigen) die Zustimmung der betroffenen Person vorliegt oder (bei nicht Einwilligungsfähigen) das Einverständnis der rechtlichen Betreuer oder Bevollmächtigten mit einer zusätzlichen Genehmigung des Betreuungsgerichtes (BGH-Beschluss vom 27.06.2012 – Az. XII ZB 24/12) oder ein rechtfertigender Notstand gegeben sind.

Auch der Vorwurf der Nötigung (§ 240 StGB) kann in Betracht kommen, insbesondere bei verdeckten Anwendungen. Führen nicht sach-/fachgerecht angebrachte FEM zu gesundheitlichen Schäden oder zum Tod der Fixierten, liegen die Tatbestände von Körperverletzungs- bzw. Tötungsdelikten vor.

Für Schäden aufgrund rechtswidrigem Einsatz von FEM haften die Anwender zivilrechtlich (aus Heim- oder Behandlungsvertrag oder § 823 ff BGB – deliktische Haftung). Beispielsweise ist nach einem Urteil des OLG Köln [02.12.1992 – 27 U 103/91] insbesondere die Fixierung eines nicht ausreichend medikamentös beruhigten psychiatrischen Risikopatienten ohne ständige visuelle und akustische Überwachung ein schadenersatzpflichtiger Behandlungsfehler. Im Gegensatz zu einer in Pflegeeinrichtungen weit verbreiteten Ansicht führt die Unterlassung von FEM dagegen nur in seltenen Ausnahmefällen zu einer Schadensersatzpflicht des Pflegeheims. In zwei Entscheidungen vom 28.04.2005, III ZR 399/04 und vom 14.07.2005, III ZR 391/04 hat sich der BGH mit der Inanspruchnahme von Heimträgern durch Krankenkassen für die durch Stürze verursachten Kosten der Krankenbehandlung befasst.

Aus dem Heimvertrag ergibt sich die Vorgabe Leistungen nach dem „Expertenstandard Sturzprophylaxe" zu erbringen. Heime, Krankenhäuser oder Pflegeeinrichtungen haben die gesetzliche Verpflichtung, eine humane und aktivierende Pflege unter Achtung der Menschenwürde zu gewährleisten. Alle sinnvollen, möglichen und zumutbaren Alternativen müssen in die Überlegungen einbezogen werden. Geschuldet sind aber nur Maßnahmen, die in Pflegeheimen üblich, mit vernünftigem, finanziellem und personellem Aufwand realisierbar und für Heimbewohner und das Pflegepersonal zumutbar sind. Dies erfordert eine gewissenhafte Güterabwägung einerseits zwischen Sicherheit und körperlicher Unversehrtheit, andererseits aber auch zwischen Menschenwürde, freier Entfaltung der Persönlichkeit sowie Fortbewegungsfreiheit. Dabei kann keine generelle Aussage getroffen werden, es sind immer die Umstände des Einzelfalles entscheidend. Da zudem die Beweislast für Fehler in der Regel die klagende Krankenkasse trifft, sind Verurteilungen von Einrichtungen bei bewusster Nichtfixierung seit dem Jahr 2005 sehr seltene Ausnahme geworden.

Eigene Initiativen zur Reduzierung von freiheitsentziehenden Maßnahmen in Bayern

Nach § 317 FamFG 6 hat das Betreuungsgericht in der Regel zu Beginn jedes Genehmigungsverfahrens einen Verfahrenspfleger – quasi als Pflichtverteidiger – zu bestellen, wenn dies zur Wahrnehmung der Interessen der Betroffenen erforderlich ist. Zumeist wurden juristisch ausgebildete Verfahrenspfleger (z. B. Rechtsanwälte) ernannt.

Bei der Initiative „Werdenfelser Weg", die nach einer oberbayerischen Region in der Nähe von Garmisch-Partenkirchen benannt ist, (Konzept: Dr. Sebastian Kirsch, Amtsgericht Garmisch-Partenkirchen; Josef Wassermann, Betreuungsstelle am Landratsamt), fällt die Wahl bewusst auf in der Pflege versierte Fürsprecher mit rechtlichen Verfahrenskenntnissen, die nicht aktiv in die Pflege der betroffenen Personen eingebunden sind [16]. Diese unparteiischen Fürsprecher können im gerichtlichen Auftrag jeden Fixierungsfall individuell auf fachlicher Augenhöhe mit den Pflegeverantwortlichen in den Altenpflegeeinrichtungen diskutieren. Zusammen mit den Betroffenen, Betreuern, Angehörigen sowie dem bestehenden multiprofessionellen Team (Bezugspersonen, Pflegekräfte, Ärzteschaft usw.) werden individuell Vorgehensweisen erarbeitet, die sowohl höchstmögliche Sicherheit bieten als auch psychisches Wohlbefinden, Lebensqualität und Bewegungsfreiheit gewähren. Damit sind alle am Verfahren Beteiligten in den Meinungsfindungsprozess Pro und Kontra FEM einbezogen und sie übernehmen auch gemeinsam die Verantwortung. Durch die praktische Umsetzung des „Werdenfelser Wegs", ist die Anzahl der Fixierungsanträge im Landkreis Garmisch-Partenkirchen um mehr als 70 Prozent gesunken. Die Verfahrensprozedur ist seit 2010 in weiten Regionen Südbayerns sowie Niedersachsens und Nordrhein-

Westfalens und auch in Großstädten wie Nürnberg, München, Bonn, Bochum und Essen übernommen worden [16].

Nicht selten steht der Tod betagter Heimbewohner oder Patienten unmittelbar im Zusammenhang mit Pflegefehlern oder Aufsichtsmängeln und wäre zu verhindern gewesen. Von 1997–2010 wurden im Institut für Rechtsmedizin München über 27.000 Obduktionen vorgenommen. Alle Todesfälle, die sich bei Gurtfixierungen ereignet hatten (n = 26), wurden retrospektiv analysiert. Während in Gurtsystemen drei Patienten infolge eines natürlichen Todes und ein Betroffener durch Suizid starben, war bei 22 gleichfalls nicht unter Dauerbeobachtung stehenden Pflegebedürftigen, der Todeseintritt eine direkte Folge der jeweiligen Fixierung. Der Tod war dabei entweder durch Strangulation, Kompression des Brustkorbs oder in Kopftieflage eingetreten. Bei fast allen Bewohnern und Patienten wurden die Gurte fehlerhaft angelegt, zweimal sind behelfsmäßige Mittel zur Fixierung herangezogen worden [13]. Trotz korrekter Anwendung eines Bauchgurts kam es bei einer Heimbewohnerin aufgrund ihrer Gelenkigkeit und begünstigt durch ihre körperliche Konstitution zur Strangulation [14]. Zur Verhinderung derartiger Todesfälle wird daher auch aus gerichtsmedizinischer Sicht empfohlen, alle Möglichkeiten von Alternativen zu FEM auszuschöpfen. Falls körpernahe Fixierungen dennoch unvermeidbar sind, müssen diese vorschriftsmäßig angewandt und die Betroffenen verstärkt überwacht werden.

Deutschlandweite flächendeckende Untersuchungen über die Anzahl der fixierten Bewohner und über die Art der jeweils eingesetzten FEM in stationären Altenpflegeeinrichtungen sind bisher nicht verfügbar. Um valide Informationen über Anzahl und Art der jeweils eingesetzten Maßnahmen zu erhalten, wurden im Rahmen des Aktionsprogramms „Verantwortungsvoller Umgang mit FEM in der Pflege"[112] Fragebogen- und Internet-basierte Stichtagserhebungen[113] mit Unterstützung der jeweils

---

[112] Das Aktionsprogramm „Verantwortungsvoller Umgang mit FEM in der Pflege" wurde am Department für Gerichtsmedizin der Medizinischen Universität Wien konzipiert (Leitung: Univ.-Prof. Dr.med. Andrea Berzlanovich) und vom Generation Research Programm (GRP) des Humanwissenschaftlichen Zentrums der Ludwig Maximilians-Universität München mit finanzieller Förderung des Peter-Schilffarth-Instituts für Soziotechnologie umgesetzt (Ausführung: PD Dr. phil. Dr. habil. med. Niko Kohls, Dipl.-Psych. Janosch Rieß, Dr. phil. Sebastian Sauer, Agnieszka Horsonek, Thomas Maier, Dr.med. Dipl-Ing. Herbert Plischke). Das Projekt wurde durch das Bayerische Staatsministerium für Arbeit und Sozialordnung, Familie und Frauen (Ltd. MR Sigrid König, Christian Müller), das Bayerische Ministerium für Justiz, das Rheinland-Pfälzische Ministerium für Arbeit, Soziales, Gesundheit, Familie und Frauen (Birgit Husak-Lohest, Marion Hilden-Ahanda, Ingeborg Germann) sowie das Ministerium der Justiz Rheinland-Pfalz (Irmgard Böhm, Dr. iur. Elisabeth Volk) unterstützt. Der Medizinische Dienst der Krankenversicherung (MDK) in Bayern hat das Programm arbeitsteilig begleitet und war fachlich beratend tätig (Dr.med. Ottilie Randzio, Prof. Dr. rer. medic. Astrid Herold-Majumdar, Reiner Kasperbauer).

[113] Die Umfragen erfolgten zeitnah zum „World Elder Abuse Awareness Day" (15. Juni). Durch diese Terminwahl soll aufgezeigt werden, dass die Anwendung von FEM potenziell eine Form von Gewalt

zuständigen Ministerien in allen bayerischen, baden-württembergischen, hessischen und rheinland-pfälzischen Heimen durchgeführt.

Was die Anwendung von FEM betrifft, hat in Bayern, wo die Befragung erstmals 2008 und dann noch in den beiden Folgejahren stattfand, inzwischen ein Umdenken eingesetzt. So wurde im Jahr 2008 zum Stichtag jeder vierte Heimbewohner fixiert, während es 2010 „nur" noch jeder fünfte war [17,18]. Ausschlaggebend dafür sind u. a. vielfältige zielgerichtete Aktionen des Bayerischen Staatsministeriums für Arbeit und Sozialordnung, Familie und Frauen. Dazu gehört die Implementierung des Leitfadens „Verantwortungsvoller Umgang mit FEM in der Pflege" (http://www.stmas.bayern.de/pflege/dokumentation/leitfaden.php), wodurch bereits im Jahr 2006 ein bedeutender Beitrag zur Reduktion von FEM in Bayern geleistet wurde [19]. Als weitere Informationsquelle dient eine Lehr-DVD, die im Jahr 2011 herausgegeben worden ist (http://www.eure-sorge-fesselt-mich.de).

Damit die Richterschaft an den Betreuungsgerichten stärker für die Problematik der FEM sensibilisiert wird und um aussagekräftige Daten über die genehmigten, angewendeten sowie auch abgelehnten FEM zu erhalten, wurden Umfragen in allen bayerischen und rheinland-pfälzischen Betreuungsgerichten vorgenommen. Die vorliegenden Studienergebnisse weisen darauf hin, dass die gängige gerichtliche Genehmigungspraxis bei FEM sich kaum am aktuellen medizinischen und pflegewissenschaftlichen Forschungsstand [2,3,7] orientiert und Ablehnungen von FEM daher eher Ausnahmen darstellen [16].

Im Rahmen der Begutachtung zur Feststellung der Pflegebedürftigkeit nach dem Elften Buch Sozialgesetzbuch (SGB XI) werden durch den Medizinischen Dienst der Krankenversicherung (MDK) u. a. auch Fakten zur Anwendung von FEM bei den untersuchten Personen erhoben, jedoch nicht systematisch im Sinne der Versorgungsforschung aufgearbeitet. Deshalb hat der MDK in Bayern in den Jahren 2008 und 2009 stichtagsbezogene[113] Angaben zum Einsatz von FEM bei Versicherten im ambulanten und stationären Bereich zusammen mit routinemäßig erfassten Daten ausgewertet. Am 15.06.2009[113] wurden 507 Versicherte (2008: n = 513) begutachtet. Von den 112 (2008: n = 296) stationären Bewohnern waren 29 Prozent (2008: 38 Prozent) bzw. von den 389 (2008: n = 217) ambulant versorgten Versicherten 8 Prozent (2008: 9 Prozent) fixiert. Personen mit eingeschränkter Alltagskompetenz waren zu 20 Prozent (2008: 65 Prozent) im ambulanten Bereich und zu 38 Prozent (2008: 79 Prozent) in stationären Einrichtungen fixiert. 42 Prozent (2008: 35 Prozent) waren pflegebedürftig in Stufe 1, 20 Prozent (2008: 32 Prozent) in Stufe 2 und 4 Prozent (2008: 14 Prozent) der Betrof-

---

gegen pflegebedürftige, meist ältere Menschen darstellt. Rund um den 15. Juni werden jährlich in zahlreichen Ländern Aktionen und Veranstaltungen mit dem Ziel ausgerichtet, die Bevölkerung auf die Problematik der Misshandlung von älteren Menschen aufmerksam zu machen und über geeignete Handlungsweisen zu informieren. Das Aktionsprogramm „Verantwortungsvoller Umgang mit FEM in der Pflege" versteht sich als Teil dieser weltweiten Initiative.

fenen in Stufe 3. Bettgitter waren die häufigste Fixierungsart (70 Prozent). Bei Personen mit eingeschränkter Alltagskompetenz (nach PEA-Assessment des MDK) wurden statistisch nachweisbare Unterschiede zwischen dem ambulanten und stationären Bereich beobachtet. Zukünftige Studien sollen die Ursachen der Schwankungen näher beleuchten, um Aussagen zur wirksameren Reduktion von FEM zu gewinnen [20].

Am 15.06.2010 wurden bei allen begutachteten Versicherten in Bayern, Baden-Württemberg und Hessen eingesetzte FEM sowie die entsprechenden Einwilligungen oder richterlichen Genehmigungen dazu erfasst. Insgesamt wurden 1177 Versicherte zur Feststellung der Pflegebedürftigkeit überprüft. Von den im stationären Bereich Versicherten waren 29,8 Prozent und von ambulant versorgten Versicherten 7,6 Prozent fixiert. Bei ca. ⅕ der stationären Betroffenen lag keine richterliche Genehmigung zur Durchführung der angewandten Maßnahme vor. ¾ der fixierten Versicherten wurden 8 Stunden täglich und ¼ sogar 24 Stunden Tag für Tag fixiert [21].

Schlussbemerkungen

Damit ein sach- und fachgerechter Umgang mit FEM im Bereich der professionellen aber auch der von Angehörigen mitgetragenen Pflege und Betreuung gewährleistet werden kann, ist eine verstärkte, kontinuierlich geführte, öffentliche Diskussion mit entsprechender Bewusstseinsbildung zu dieser sensiblen Thematik notwendig. Speziell in stationären Einrichtungen der Altenpflege tätige Pflegekräfte, Pflegedienst- und Heimleiter, rechtliche Betreuer sowie die Richter- und Ärzteschaft müssen auf die beträchtlichen gesundheitlichen Komplikationen und seelischen Qualen der Fixierten bei regelmäßigem und dauerhaftem Einsatz sowie auf die Gefahren insbesondere bei fehlerhafter, aber auch bei korrekter Anwendung von FEM mit Nachdruck aufmerksam gemacht werden.

Das Problembewusstsein in Bezug auf FEM als eine Form der Gewalt gegen pflegebedürftige Menschen muss bei allen Beteiligten weiterentwickelt und parallel dazu der Fokus darauf gerichtet werden, gewaltfreie Alternativen zur Anwendung zu bringen. Effektive Konzepte zur sicheren Bewegungsförderung stehen bereits zur Verfügung [22,23]. In der professionellen Pflege gibt es beispielsweise mehrdimensionale Interventionen, um (geronto-)psychiatrische Patienten ohne Anwendung von Zwangsmaßnahmen personenzentriert im Alltag zu begleiten und fachgerecht zu betreuen [24,25].

Nur durch sorgsame Mitverantwortung und stetige Reflexionsbereitschaft aller am Einsatz von FEM Beteiligten wird es gelingen, FEM auf ein unvermeidbares Mindestmaß zu beschränken und die Lebensqualität vieler Betroffener dauerhaft zu verbessern.

Literatur

[1] Joanna Briggs Institute. Physical Restraint – Part 1: Use in acute and residential care facilities. Best Practice. 2002;6:1–6.

[2] Hamers JP, Huizing AR. Why do we use physical restraints in the elderly? Z Gerontol Geriatr. 2005;38:19–25.
[3] Evans D, Woods J, Lambert L. A review of physical restraint minimization in the acute and residential care settings. J Adv Nurs. 2002;40:616–625.
[4] Steinert T, Lepping P, Bernhardsgrütter R, et al. Incidence of seclusion and restraint in psychiatric hospitals: a literature review and survey of international trends. Soc Psychiatry Psychiatr Epidemiol. 2010;45:889–897.
[5] Kallert TW, Jurjanz L, Schnall K, et al. Eine Empfehlung zur Durchführungspraxis von Fixierungen im Rahmen der stationären psychiatrischen Akutbehandlung. Psychiat Prax. 2007;34:233–240.
[6] Bowers L, Van Der Merwe M, Patterson B, Stewart D. Manual restraint and shows of force: The City-128 study. Int J Ment Health Nurs. 2012;21(1):30–40. doi: 10.1111/j.1447-0349.2011.00756.
[7] Koczy P, Becker C, Beische D, et al. Effectiveness of a multifactorial intervention to reduce physical restraints in nursing home residents. JAGS. 2011;59(2):334–339.
[8] Capezuti E. Minimizing the use of restrictive devices in dementia patients at risk of falling. Nurs Clin North Am. 2004;39:625–647.
[9] Gastmans C, Milisen K. Use of physical restraint in nursing homes: clinical ethical considerations. J Med Ethics. 2006;32:148–152.
[10] Haut A, Böther N, Franke N, Hartmann H. Physical restraints in geriatric care: attitudes of nurses, patients and their families. Pflege Z. 2007;60(4):206–209.
[11] Hollweg T. Freiheitsbeschränkung und Freiheitsentziehung in Altenpflegeheimen, Diplomarbeit, Philipps- Universität Marburg, Fachbereich Psychologie, Marburg, 1994.
[12] Capezuti E, Wagner LM, Brush BL, et al. Consequences of an intervention to reduce restrictive side rail use in nursing homes. JAGS. 2007;55(3):334–341.
[13] Berzlanovich A, Schöpfer J, Keil W. Deaths due to physical restraint. Dtsch Arztebl Int. 2012;109(20):377–378.
[14] Berzlanovich A, Schöpfer J, Keil W. Strangulation im Sitzgurt – Tödlicher Unfall trotz sach- und fachgerechter Fixierung. Rechtsmedizin. 2007;7:363–366.
[15] Strumpf NE, Evans LK. Physical restraint of the hospitalized elderly: perceptions of patients and nurses. Nursing Research. 1998;37(3):132–137.
[16] Berzlanovich A, Kirsch S, Kohls N. Gerichtliche Genehmigungspraxis und pflegewissen-schaftlicher Ansatz bei freiheitsentziehenden Maßnahmen – ein Widerspruch?! BtPrax. 2012;3:95–99.
[17] Berzlanovich A, Randzio O, Sauer S, et al. Freiheitsentziehende Maßnahmen in der Pflege. Bayernstudie 2008/2009: Studiendesign und Ziele. Zeitschrift für Gerontologie und Geriatrie. 2010;15.
[18] Kohls N, Randzio O, Sauer S, et al. Freiheitsentziehende Maßnahmen in der Pflege. Bayernstudie 2008/2009: Datenerhebung und Vergleich. Zeitschrift für Gerontologie und Geriatrie. 2010;15.
[19] Leitfaden des Bayerischen Landespflegeausschusses: Verantwortungsvoller Umgang mit freiheits-entziehenden Maßnahmen in der Pflege. Bayerisches Staatsministerium für Arbeit und Sozialordnung, Familie und Frauen (ed.) Hof/Saale: Mintzel-Druck; 2009.
[20] Herold-Majumdar A, Randzio O, Berzlanovich A, Plischke H, Kohls N. Stichtagserhebung „Freiheitsentziehende Maßnahmen" zum „Annual World Elder Abuse Awareness Day" am 15. Juni 2008 und 2009. Zeitschrift für Gerontologie und Geriatrie 2010. Hoffnung Alter – 2. Gemeinsamer Kongress der Deutschen Gesellschaft für Gerontologie und Geriatrie und der Schweizerischen Gesellschaft für Gerontologie. 10. Kongress der Deutschen Gesellschaft für Gerontologie und Geriatrie. Berlin, 16.
[21] Herold-Majumdar A, Mohrmann M, Niemeyer A, et al. Das FeM-Barometer 2010 – Stichtagserhebung „Freiheitsentziehende Maßnahmen". 11. Wiener Internationaler, 21. Deutscher, 51. Österreichischer, 6. Gemeinsamer Österreichisch-Deutscher Geriatriekongress. Wien. 2011.

[22] Herold-Majumdar A. Leben ohne Fixierungen, das ist Lebensqualität. In: Nübel G, Meißnest B, Hrsg. Den Jahren Leben geben. Lebenslust im Alter. Tagungsband zum 14. Gütersloher Gerontopsychiatrischen Symposium. Frankfurt am Main: Mabuse; 2010.
[23] Resnick B, et al. Implementing a restorative care philosophy of care in assisted living: Pilot testing of Res Care AL. JAANP. 2009;21(2):123–133.
[24] Böhm E. Psychobiographisches Pflegemodell nach Böhm. Band 1: Grundlagen. 2. Auflage. Wien: Maudrich; 2001.
[25] Böhm E. Psychobiographisches Pflegemodell nach Böhm. Band 2: Arbeitsbuch. 2. Auflage. Wien: Maudrich; 2002.

13.4 Gewaltfreie Pflege – Voraussetzungen für eine gelingende Prävention von Gewalt in der pflegerischen Langzeitversorgung

Andrea Kimmel, Uwe Brucker

13.4.1 Einleitung

Der Schutz von Frauen und Kindern vor Gewalt und Misshandlung haben in unserem Land einen hohen Stellenwert. Die öffentliche und „veröffentlichte" Aufmerksamkeit haben eine wirksame Prävention möglich gemacht: Fernsehsendungen, Schutzvereine, Zufluchtshäuser für Frauen, Beratungsstellen, Jugendämter und Kinderschutzeinrichtungen gehören zur Selbstverständlichkeit in Deutschland. Aber auch alte und pflegebedürftige Menschen werden in einem Leben, das Pflegealltag genannt wird, Opfer von Gewalt. In Ländern mit vergleichbarer Bevölkerungs- und Altersstruktur ist die Prävention von Gewalt gegen alte und pflegebedürftige Menschen ein wichtiges Element ihrer Sozial- und Gesundheitspolitik. In Deutschland hat man sich erst recht spät dieses Themas angenommen, obwohl die früh verstorbene Gerontologin Magret Dieck schon in den achtziger Jahren auf die Problematik aufmerksam gemacht hat [1]. Was im Bereich der Kinder- und Jugendhilfe, aber auch in der Behindertenhilfe seit Jahrzehnten zur Selbstverständlichkeit geworden ist, stößt in Bezug auf ältere und pflegebedürftige Menschen in unserem Land noch immer an Tabu- und Verständnisgrenzen.

Für die Medizinischen Dienste, die den gesetzlichen Auftrag haben, die Qualität der Versorgung von pflegbedürftigen Menschen zu überprüfen und dazu zu beraten, lag es schon immer auf der Hand, dass gute Pflege nichts mit Gewalt zu tun haben kann; die Mitarbeiter und Mitarbeiterinnen des Teams Pflege des Medizinischen Dienstes des Spitzenverbandes Bund der Krankenkassen e. V. (MDS) beschäftigen sich daher schon seit vielen Jahren mit den unterschiedlichen Facetten von Gewalt und Gewaltprävention in der pflegerischen Langzeitversorgung. So hat der MDS mit dem EU-Projekt MILCEA („Monitoring in Long-Term Care Pilot Projekt on Elder Abuse") einen wesentlichen Beitrag zur Entwicklung eines Präventionsansatzes auf europäischer Ebene geleistet [2]. Das daraus folgende Projekt „Gewaltfreie Pflege", das vom Bundesministerium für Gesundheit (BMG) finanziell gefördert wurde, hatte zum Ziel, in vier Modellkommunen diesen Präventionsansatz umzusetzen [3]. Mit der modellhaften Implementierung von Maßnahmen zur „gewaltfreien Pflege" in vier Kommunen in Deutschland konnten wichtige Erkenntnisse zu den Voraussetzungen gewonnen werden, unter denen die Umsetzung von Maßnahmen zur Prävention von Gewalt gelingen kann. Auf der Grundlage dieser Ergebnisse wurden Handlungsempfehlungen erarbeitet, die sich v. a. auf organisationsinterne und organisationsübergreifende Strukturen und Prozesse beziehen und andere Kommunen bei einer guten Versorgung älterer und pflegebedürftiger Menschen unterstützen sollen.

13.4.2 Gewaltfreie Pflege – Zum Stand der Forschung

Was ist Gewalt in der Pflege und in welchem Ausmaß kommt Gewalt vor?
Nach der international allgemein anerkannten Definition der Weltgesundheitsorganisation (World Health Organization – WHO) ist unter Gewalt in der Pflege „eine einmalige oder wiederholte Handlung oder das Unterlassen einer angemessenen Reaktion im Rahmen einer Vertrauensbeziehung" zu verstehen, „wodurch einer älteren Person Schaden oder Leid zugefügt wird". In der Literatur ist damit zumeist die Altersgruppe 65+ gemeint [4]. Gewalt hat viele Formen und reicht von der körperlichen über die emotionale Misshandlung hin zu finanzieller Ausbeutung. Laut Definition der WHO werden folgende Formen von Gewalt gegen ältere Menschen unterschieden:
- körperliche Gewalt (z. B. Schlagen oder Treten),
- psychische Gewalt (z. B. Drohungen, Beleidigungen, Ignorieren),
- sexuelle Gewalt (z. B. gewaltsam herbeigeführter Sexualkontakt),
- finanzielle Ausbeutung (z. B. Diebstahl und Unterschlagung von Eigentum),
- Vernachlässigung (z. B. unangemessene Versorgung mit Nahrung und Getränken), Einschränkung des freien Willens (unnötige freiheitsentziehende Maßnahmen, Einschränkung durch z. B. institutionelle Strukturen und Abläufe, Behinderungen in der Ausübung der Zivilrechte, z. B. Wahl des Wohnortes, Heirat).

Im Grunde genommen ist mit Gewalt alles gemeint, was einem älteren hilfebedürftigen Menschen Schaden oder Leid zufügt; kurz, wenn bei ihm etwas kaputtgeht.

Ein Großteil der internationalen Forschung beschäftigt sich mit der Frage der Prävalenz von Gewalt in Pflegebeziehungen. Denn Häufigkeitsangaben für Fälle von Gewaltanwendung bei alten und pflegebedürftigen Menschen sind im Gegensatz zu anderen Themenbereichen, wie spezifischen somatischen Erkrankungen, kaum verfügbar. In den meisten europäischen Staaten – so auch in der Bundesrepublik Deutschland – gibt es keine Meldepflicht für Gewaltfälle wie z. B. in den Vereinigten Staaten von Nordamerika (USA). Unterschiede in der Methodik der Datenerhebung machen zusätzlich differenzierende Auswertungen der ohnehin schon raren Daten schwierig. Die Prävalenzrate über alle verfügbaren Studien hinweg schwankt zwischen einem Prozent und 35 Prozent. Auf der Grundlage der ABUEL-Studie („Abuse and health among elderly in Europe") von 2010 schätzt die WHO, dass knapp 3 Prozent aller über 60-Jährigen in Europa innerhalb eines Jahres mindestens einmal körperliche Gewalt widerfährt, etwa 20 Prozent von psychischer Gewalt betroffen sind, knapp 4 Prozent in irgendeiner Form finanziell ausgebeutet werden und weniger als 1 Prozent eine Form sexueller Gewalt erleben [5].

Pflegebedürftige Menschen höheren Alters gelten als verletzbarer als gleichaltrige Personen ohne Unterstützungsbedarf. Schätzungen einer britischen Prävalenzstudie in Privathaushalten zufolge, steigt die Zwölfmonats-Prävalenz von Gewalt bei älteren Personen mit zunehmenden Gesundheitseinbußen [6]. Die diesbezügliche Datenlage ist jedoch mangelhaft, was u. a. darin liegt, dass sich die Betroffenen selbst nicht äußern können. Hinzu kommt, dass sich viele pflegebedürftige Menschen und ihre Pflegepersonen in ihren Gewalterfahrungen allein gelassen fühlen und sich schämen, Opfer von Gewalt geworden zu sein. Deshalb suchen sie nur selten professionelle Hilfe. Das Dunkelfeld ist also insgesamt groß.

Auch in der professionellen Langzeitpflege findet Gewalt statt. Körperliche Gewalt gegen Bewohnerinnen und Bewohner haben einer US-amerikanischen Studie zufolge 40 Prozent der befragten Pflegekräfte stationärer Pflegeeinrichtungen innerhalb eines Jahres beobachtet und 10 Prozent gaben an, innerhalb dieser Zeitspanne selbst körperliche Gewalt ausgeübt zu haben. Dabei handelte es sich vor allem um freiheitsentziehende Maßnahmen [7]. In Deutschland erhalten zehn Prozent aller Heimbewohner regelmäßig psychotrope Medikamente als Bedarfsmedikation, zwei Drittel davon in der Nacht. Die Hauptindikation bei der Gabe von Psychopharmaka lautet „Unruhe des pflegebedürftigen Menschen". Entsprechend ist davon auszugehen, dass Menschen mit Demenz bzw. Menschen mit Demenz, die unter psychischen Verhaltenssymptomen leiden, in einem weit höheren Maß Opfer von Gewalt werden als pflegebedürftige Menschen ohne Demenz. Die Gabe psychotroper Medikamente an Personen mit Demenz kann gravierende Nebenwirkungen haben: Benzodiazepine und Antidepressiva wirken sedierend und erhöhen die Sturzgefahr. Psychotrope Medikamente können die ohnehin schon eingeschränkte kognitive Leistungsfähigkeit weiter mindern. Solche Mittel langfristig einzusetzen, ist grundsätzlich problematisch: So konnte gezeigt werden, dass die Sterblichkeit ansteigen kann und die Wahrscheinlichkeit für neurologische Erkrankungen (z. B. Schlaganfall) zunimmt [8]. Abgesehen davon haben diese Medikamente bei langanhaltender Anwendung gravierende Auswirkungen auf das Personsein des Menschen mit Demenz, dessen Stärkung oberstes Ziel aller therapeutischen und pflegerischen Bemühungen sein sollte. Trotz der häufig beschriebenen gravierenden Nebenwirkungen psychotroper Medikamente und der eher zweifelhaften Wirksamkeit bei der Zielgruppe sind die Verordnungsraten in Pflegeheimen unverändert hoch [9].

13.4.3 Auslöser und Ursachen von Gewalt in der Pflege

Pflegebedürftigkeit bedeutet, Eigenständigkeit und Selbstbestimmung zu verlieren; sowohl für den Gepflegten wie auch oft für den Pflegenden. Pflegebedürftigkeit heißt Abhängigkeit. Sie führt zu einer sozialen Beziehung, die von einem Machtgefälle geprägt und höchst vulnerabel ist. Gelingt die Pflegebeziehung, wird auf die Würde, die Selbstbestimmung und die Unversehrtheit des alten und pflegebedürftigen Menschen geachtet. Körperliche und psychische Gewalt, Vernachlässigung, finanzielle Ausbeutung und sexueller Missbrauch finden in solchen Beziehungen nicht statt. Und doch gibt es Gewalt; sie findet meist im Verborgenen, sowohl in familiären als auch in professionellen Pflegearrangements statt. Die Gründe hierfür sind vielfältig. Pflege ist anspruchsvoll und eine hohe körperliche und seelische Belastung, die gerade pflegende An- und Zugehörige schnell überfordern kann. Pflegende An- und Zugehörige sind pflegerische Laien und verfügen nicht über die professionelle Distanz, die diese Tätigkeit verlangt. Diese Beschreibung soll die prekäre Situation erklären und sie nicht entschuldigen. Denn umgekehrt gibt es viele von Überforderung geprägte Pflegebeziehungen, die ohne Gewalt auskommen. Die Tendenz zu gewalttätigen Handlungen hängt mit den mit der Persönlichkeit und der Biographie des jeweiligen Täters zusammenhängen. Ein weiteres Risiko für Gewalt kann in einer problematischen Beziehung zwischen der oder dem Pflegenden und der Pflegeperson begründet sein. Auch eine Suchterkrankung (Drogen- oder Alkoholsucht) der oder des Pflegenden steigert das Risiko der Gewaltanwendung [10,11].

Die Frage, wie es zu Gewalt in einer Pflegebeziehung kommt, wird – je nach wissenschaftlichem Ansatz – unterschiedlich erklärt: Feministische Ansätze fokussieren v. a. das Machtgefälle zwischen Pflegenden und Gepflegten, psychologische Ansätze erklären Gewalt als ein Ergebnis einseitiger individueller Unterstützung. Aus soziologischer Sicht ist Gewalt vor allem strukturellen und gesellschaftlich geschaffenen Faktoren geschuldet. Als strukturelle Bedingungen, die Gewaltausübung gegen ältere pflegebedürftige Menschen begünstigen, gelten Altersdiskriminierung, institutionelle Bedingungen von Pflege in Pflegeeinrichtungen und die unzureichende Ausrichtung des Gesundheitssystems auf die habituellen Ressourcen der unteren Einkommensschichten. Unzureichende Personalausstattung und Arbeitsbelastung gehen statistisch mit einem erhöhten Risiko für die Ausübung von Gewalt durch Pflegekräfte gegenüber Gepflegten einher [10,11]. So wurden z. B. in einem systematischen Literaturreview Unterschiede im Gebrauch psychotroper Medikamente in amerikanischen Pflegeheimen untersucht; einige der Ergebnisse sind auch für Deutschland interessant. Denn eine entscheidende Rolle spielen hier tatsächlich Merkmale der personellen Ausstattung eines Pflegeheims: So konnte ein positiver Zusammenhang zwischen einer hohen Psychopharmakagabe und einer niedrigen Fachkraftquote ermittelt werden. Die Studie kommt insgesamt zu dem Schluss: Je mehr Zeit das Personal in Pflegeheimen für die pflegebedürftigen Menschen hat, desto weniger wahrscheinlich ist der Einsatz von psychotropen Medikamenten [12].

13.4.4 Wie kann gewaltfreie Pflege gelingen? Maßnahmen der Gewaltprävention

Die vielfältigen Einflussfaktoren für Gewalt in Pflegebeziehungen stehen nicht im Widerspruch oder in Konkurrenz zueinander, sondern sind als sich ergänzend zu verstehen. Tatsächlich verschränken sich die gesellschaftlichen, ökonomischen, politischen und institutionellen Rahmenbedingungen, Geschlechterrollen, die Beziehungsqualität, die konkrete Pflegesituation, die besonderen Gesundheitsprobleme des pflegebedürftigen Menschen, und die Merkmale der Persönlichkeit der oder des Pflegenden zu einem Gesamt-Erklärungsmodell.

Für die Prävention von Gewalt in der Pflege heißt das, dass die Beseitigung gewaltbegünstigender Faktoren auf allen der genannten Ebenen stattfinden muss: So kann eine Pflegekraft in einer stationären Pflegeeinrichtung wenig gegen die Anwendung von aus ihrer Sicht unangemessenen freiheitsentziehenden Maßnahmen tun, wenn sie nicht vom Management unterstützt wird. Eine Heimleitung wird Schwierigkeiten haben, einen aus ihrer Sicht angemessenen Personalschlüssel umzusetzen, wenn der Träger andere Prioritäten setzt.

Ziel des Projektes „Gewaltfreie Pflege" war es daher, Maßnahmen der Prävention auf Systemebene so auszugestalten, dass möglichst viele der Bedingungsfaktoren für Gewalt in Pflegebeziehungen positiv beeinflusst werden können. Im Rahmen des Projektes MILCEA konnte seiner Zeit gezeigt werden, dass sich die in der Langzeitpflege tätigen professionellen Akteure oftmals nicht über das Problem Gewalt gegen ältere Menschen bewusst sind. Wenn ein Bewusstsein für das Thema besteht, ist es eher allgemein und abstrakt, die eigene Zuständigkeit oder Funktion wird nicht gesehen; das eigene Handlungsumfeld wird ausblendet. Das liegt u. a. daran, dass auf der Systemebene weder verbindlich geregelte Zuständigkeiten im Falle von Gewalt existieren, noch Instrumente zur Identifizierung von Gewalt oder einem Risiko, Opfer von Gewalt zu werden, bekannt und im routinemäßigen Einsatz sind. In der Praxis wird mitunter auf die bestehende Zuständigkeit der polizeilichen Vollzugsorgane verwiesen. Dies verlagert das Problem Gewalt in der Pflege einseitig in ein primär kriminologisches Feld und vernachlässigt damit, dass die Ursachen von Gewalt vor allem in nicht funktionierenden sozialen Beziehungen und Strukturen zu suchen sind. Damit wird gleichzeitig ein politischer Handlungsbedarf in Abrede gestellt [10]. Zweifellos ist die Polizei für die Beendigung einer akut bestehenden Gewaltsituation ein wichtiger Akteur. Allerdings sind bereits bei der Frage, wie es danach für Opfer und Täter weitergehen soll, soziale und sozialpsychologische Kompetenzen und Zuständigkeiten gefragt. So gibt es in Deutschland keine Infrastruktur wie Akutbetten für Opfer von Gewalt in Pflegebeziehungen (etwa analog den Frauenhäusern).

In Deutschland fehlen insgesamt für Gewaltsituationen gegenüber alten und pflegebedürftigen Menschen Zuständigkeitsregelungen wie sie z. B. im Kinder- und Jugendhilfesektor bestehen. Gleichwohl haben alle wichtigen Akteure der pflegerischen Langzeitversorgung den mittelbaren (gesetzlichen) Auftrag, für das Wohlbefinden und die Würde des pflegebedürftigen Menschen zu garantieren. Ihnen kommt damit auch eine entscheidende Funktion in der Prävention von Gewalt zu.

Von systematischer Prävention kann dann gesprochen werden, wenn die Identifikation von Gewalt und/oder Gewaltrisiken und die Einleitung von konkreten Maßnahmen zum Schutz des pflegebedürftigen Menschen systematisch miteinander verknüpft werden: Das beinhaltet zum einen eine kontinuierliche Beobachtung und Evaluation des Pflegeprozesses, um entweder Risikosituationen sicher erkennen oder tatsächlich stattgefundene Gewalt aufdecken zu können. Falls Gewalt stattgefunden hat oder stattzufinden droht, müssen auf der Basis dieser Informationen zum anderen konkrete Schutzmaßnahmen eingeleitet werden. Weil stets mehrere Akteure in die pflegerische Versorgung involviert sind (z. B. Pflegeeinrichtung, Heimaufsicht, gesetzlich Betreuende), müssen diese auch in einen systematischen Präventionsansatz eingebunden und die verschiedenen Maßnahmen aufeinander abgestimmt sein. Alle beteiligten Akteure müssen sich der Indikatoren und Risikofaktoren für Gewalt bewusst sein, Risiken müssen regelmäßig überprüft und kontrolliert werden. Weiter muss ein Maßnahmenkatalog implementiert sein, der Instrumente und Strategien zum Schutz des pflegebedürftigen Menschen vorsieht. Verantwortlichkeiten müssen dort klar formuliert sein, damit bei einem konkreten Risiko oder Verdacht unverzüglich Informationen an den zuständigen Adressaten weitergeleitet werden können. Die Wirksamkeit präventiver Maßnahmen sollte evaluiert werden: Falls der Schutz des pflegebedürftigen Menschen nicht gewährleistet werden konnte, müssen alternative Maßnahmen zur Anwendung kommen.

Im Projekt „Gewaltfreie Pflege" wurde gemeinsam mit den beteiligten Modellkommunen Dortmund, Landkreis Fulda, Potsdam und Stuttgart solch ein Maßnahmenkatalog zur Gewaltprävention entwickelt, in der Praxis umgesetzt und die Implementierung evaluiert. Dabei handelte es sich um die folgenden Präventionsmaßnahmen:

- Verantwortungsübernahme aller Institutionen und Personen, die mit alten und pflegebedürftigen Menschen beruflich oder ehrenamtlich Kontakt haben;
- Etablierung einer zentralen Ansprechperson, sowohl für die Kommune insgesamt als auch für jede einzelne der beteiligten Institutionen;
- Entwicklung von Leitlinien und Handlungsplänen (bei Gewaltverdacht) für diese Institutionen und Personen;
- Ausbau von einschlägigen Beratungs- und Hilfeangeboten auf lokaler Ebene, sowohl Angebote für den Bereich der Pflege als auch thematisch breit angelegte und nicht auf die Gewaltproblematik beschränkte Kriseninterventions- und Beratungsdienste für ältere Menschen;
- Einrichtung einer zentralen Anlaufstelle in den Kommunen oder Hotline mit der Kompetenz und den Ressourcen zum Fallmanagement, Möglichkeit der anonymen Meldemöglichkeit (auch für Pflegefachkräfte); Ausbau von Pflege-, Beschwerde- und Schlichtungsstellen;
- Weiterentwicklung der Netzwerkarbeit zwischen Akteuren der Pflege und Beratung und vor allem auch in den Gemeinden vor Ort;

- Verknüpfung von telefonischen Beratungs- und Hilfeangeboten für von Gewalt bedrohte und betroffene ältere Menschen durch proaktive, aufsuchende Maßnahmen;
- Entwicklung von Konzepten zur Prävention finanzieller Ausbeutung;
- Entwicklung und Durchführung von Fortbildungsveranstaltungen zum Thema für Professionelle, die mit älteren Erwachsenen arbeiten) (Mediziner, Pfleger, Sozialarbeiter, Juristen, Psychologen etc.);
- Aufklärung über Altersdiskriminierung in den Kommunen, Öffentlichkeitsarbeit;
- Erarbeitung von Informations- und Unterstützungsangeboten für ehrenamtliche Kräfte;
- Einbindung von Hausärzten.

Damit die Umsetzung gelingen konnte, waren zunächst in jeder der Modellkommunen die Stakeholder der Langzeitpflege für die weitere Ausgestaltung und Umsetzung von Präventionsmaßnahmen zu gewinnen und gemeinsam mit ihnen ein Steuerungsgremium auf kommunaler Ebene einzurichten. In Stuttgart konnte dabei auf bereits vorhandene Netzwerkstrukturen aufgesetzt werden. Die Steuerungsgremien bestanden aus Vertretern der regionalen pflegerischen Versorgungslandschaft. Beteiligt waren beispielsweise Vertreter der Heimaufsicht, des Medizinischen Dienstes der Krankenversicherung (MDK), der Sozialämter oder von ambulanten Pflegediensten bzw. stationären Pflegeeinrichtungen. In jedem Steuerungsgremium wurde in einem nächsten Schritt eine geeignete zentrale Ansprechperson für die Federführung in der Entwicklung und Umsetzung der Präventionsmaßnahmen festgelegt – ein sogenannter „Gewaltverantwortlicher" bzw. eine sogenannte „Gewaltverantwortliche". Insgesamt ist es im Projekt gelungen, dass diese Steuerungsgremien – mit Ausnahme von der Stadt Dortmund – auch nach Projektabschluss regelmäßig zusammenkommen, um die entwickelten Maßnahmen und Strukturen der Gewaltprävention weiter zu etablieren und weiterzuentwickeln. Damit wurde eine der wesentlichen und notwendigen Voraussetzung geschaffen, um Präventionsmaßnahmen umsetzen zu können, denn mit der aktiven Teilnahme an den Steuerungsgremien wurde eine Verantwortungsübernahme der einzelnen Organisationen für die Aufgabe „gewaltfreie Pflege" vollzogen.

Trotz konkreter Ansprache partizipierten Ärzte mit Ausnahme der Landeshauptstadt Stuttgart nicht. Die Tatsache, dass sich Ärzte nur schwer für pflegespezifische Projekte rekrutieren lassen, deckt sich mit Erfahrungen aus anderen Projekten im Bereich der Pflege- und Versorgungsforschung. Gleichwohl sind gerade Ärzte diejenigen, die einen Einblick in informelle Pflegebeziehungen haben und gleichzeitig aufgrund ihrer Autorität Verhaltensänderungen positiv beeinflussen können. Der Einbezug in Stuttgart ist deshalb gelungen, weil die Leiterin der Gleichstellungsstelle zum Thema „Gewaltfreie Pflege" auf eigene Initiative hin eine Fortbildung bei der Landesärztekammer durchgeführt hat. Das heißt, dass Netzwerkarbeit in der Pflegelandschaft immer auch die Ärzteschaft miteinbeziehen muss und nicht nur punktuell zu einzelnen Fragestellungen.

Die genannten Präventionsmaßnahmen wurden in den Modellkommunen nicht Setting-übergreifend ausgestaltet, sondern variierten, je nachdem, ob es um eine Prävention von Gewalt in der häuslichen, der stationären oder der rein informellen Pflege ging. Insgesamt lag den einzelnen Präventionsmaßnahmen eine individuelle Herangehensweise im Sinne eines Case-Managements zugrunde: Grundlage für eine Prävention muss stets der individuelle Fall sein, der je nach Konstellation flexible und niedrigschwellige Handlungsalternativen verlangt, wie z. B. die Beratung einer Pflegeperson zu möglichen professionellen Unterstützungs- und Entlastungsleistungen. Die Erfahrungen im Projekt haben außerdem gezeigt, dass eine Umsetzung von Präventionsmaßnahmen nur gelingen kann, wenn eine kontinuierliche Kooperation zwischen den Stakeholdern der professionellen Langzeitpflege stattfindet, insbesondere durch regelmäßig stattfindende und strukturierte Treffen zum Thema „Gewaltfreie Pflege".

Man verständigte sich in den Steuerungsgremien außerdem darauf, wer wofür zuständig ist, das heißt, auch wer die Hauptverantwortung für die Implementierung der Präventionsmaßnahmen trägt. Zur politischen Absicherung wurden rechtzeitig auch Bürgermeister bzw. der Stadtrat in die Entscheidungsfindungsprozesse eingebunden. Die Umsetzung der Präventionsmaßnahmen wurde außerdem in allen Modellkommunen durch intensive Maßnahmen der Öffentlichkeitsarbeit flankiert. So wurden Informationsmaterialien für ambulante Pflegedienste und ehrenamtliche Personen erarbeitet und ihnen zur Verfügung gestellt. Es gab gut besuchte Informationsveranstaltungen für die Fachöffentlichkeit, Pressemitteilungen im jeweiligen Amtsblatt und zielgruppenspezifische Fortbildungsveranstaltungen zum Thema „Gewaltfreie Pflege".

Spiegelbildlich zu einem „Gewaltverantwortlichen" bzw. einer „Gewaltverantwortlichen" für die Kommune, braucht es eine verantwortliche Person in jeder einzelnen der am Steuerungsgremium beteiligten Organisationen. Bei allen beteiligten Organisationen wurde daher eine zentrale Ansprechperson für das Thema „Gewaltfreie Pflege" benannt, beim MDK in Stuttgart genauso wie für die städtischen Pflegeheime in Dortmund. Weiterhin wurde organisationsintern festgelegt, wie man mit Verdachtsfällen umzugehen hat und wann und wohin ein solcher Fall die Organisation, wie etwa den MDK, verlässt und was dann damit passiert. In den Steuerungsgremien wurde beschlossen, welche der beteiligten Organisationen innerhalb einer Kommune federführend für die Fallbegleitung im Sinne eines Case-Managements zuständig ist. Diese Organisation konnte gleichzeitig auch für die notwendige Intervention im Einzelfall zuständig sein. Für eine Intervention bedarf es allerdings entsprechender rechtlicher Kompetenz. Dies war nicht in allen Modellkommunen gewährleistet, weil nur in den Bundesländern Nordrhein-Westfalen und Hessen die Heimaufsichtsbehörde auch für das ambulante Pflegesetting Beratungs- und Eingriffskompetenzen hat. Innerhalb der jeweiligen Organisationen bestehen unterschiedliche Arbeits- und

Herangehensweisen, je nach Aufgabe der Organisation im System der Langzeitpflege. Damit die unterschiedlichen Strukturen innerhalb der Organisationen und in den Kommunen den Prozess des Case-Managements nicht behindern, wurde im Projekt ein einheitliches Instrument zur Evaluation der Fallbegleitung („Fallerfassungsbogen" bei kritischen Fällen in der Pflege) entwickelt und in die Praxis umgesetzt.

13.4.5 Notwendige Voraussetzungen für die Umsetzung von Maßnahmen der Gewaltprävention

Die wissenschaftliche Begleitung des Projektes in den vier Modellkommunen konnte zeigen, unter welchen Gestaltungsbedingungen eine regelhafte und bundesweite Umsetzung der genannten notwendigen Maßnahmen zum Schutz älterer pflegebedürftiger Menschen gelingen kann und welche förderlichen bzw. hinderlichen Faktoren hierbei zu berücksichtigen sind. Diese sind nachfolgend in Form von Handlungsempfehlungen zusammenfassend dargestellt und können im Detail im Abschlussbericht zum Projekt nachgelesen werden [3].

Zuständigkeiten schaffen und Verantwortlichkeiten wahrnehmen
In allen Organisationen, die mit pflegebedürftigen Menschen und ihnen nahestehenden Personen in Kontakt treten können, bedarf es der Sensibilisierung aller Mitarbeitenden durch Schulung und Bereitstellung von Assessmentinstrumenten für das Thema. Gewalt muss im eigenen Arbeits- und Tätigkeitsbezug für grundsätzlich möglich gehalten werden. In einem weiteren Schritt schafft jede Organisation für die Mitarbeiter die sachlichen Voraussetzungen, um das Thema „Gewaltfreie Pflege" auch als Organisationsanliegen für die Mitarbeiter deutlich zu machen (Fortbildungen, Ansprechpartner, Vernetzung). Auf lokaler, regionaler und bundeszentraler Ebene müssen transparente und unabhängige Zuständigkeiten geschaffen werden, die es jedem Einzelnen und jeder Organisation erlauben, ihre Erkenntnisse oder Verdachtsmomente an eine vom Normgeber zu bestimmende *zuständige Stelle* weiter zu geben. Der abstrakte Begriff *zuständige Stelle* wurde gewählt, weil örtlich die Zuständigkeiten unterschiedlich festgelegt werden können.
    Die Weitergabe empfindlicher Informationen an die dann feststehende *zuständige Stelle* muss mit der Gewissheit einhergehen können, dass sich die prekäre oder von Gewalt geprägte Pflegesituation für alle Beteiligten zum Positiven verändern wird. Um diese Veränderung herbeiführen zu können, bedarf die *zuständige Stelle* nicht nur einiger fachlicher Kompetenzen, sondern auch Handlungs- und im Zweifel auch Eingriffskompetenzen, die vom Gesetzgeber in Teilbereichen erst noch geschaffen werden müssen. Diese Veränderung zum Positiven kann ohne eine durch den Gesetzgeber festzulegende Eingriffsbefugnis nicht immer unterstellt werden. Insgesamt sind

in den bestehenden Strukturen der Langzeitpflege die hier beschriebenen Voraussetzungen noch wenig entwickelt.

Empfehlungen für Institutionen, die einen Beratungsauftrag haben
Die mit den Pflegestärkungsgesetzen ausgebauten Beratungs- und Unterstützungsleistungen für pflegebedürftige Menschen und ihre An- und Zugehörigen müssen auch das Thema „Gewaltfreie Pflege" fokussieren. Für die verantwortlichen Organisationen muss rechtlich die Möglichkeit und Verpflichtung geschaffen werden, dass sie sich mit der *zuständigen Stelle*[114] für Fragen der Gewaltprävention austauschen und vernetzen können.

Die Weitergabe von Informationen und Daten aus der privaten Häuslichkeit von Pflegebedürftigen gegen den Willen von Betroffenen sind nicht umsetzbar. Es ist daher zu empfehlen, den systematischen, datenschutzrechtlich abgesicherten Informationsfluss zwischen den Organisationen, die direkt mit Gewalt in der Pflege konfrontiert (z. B. Pflegedienste) sind, den leistungstragenden Organisationen (z. B. Pflegekassen) und der *zuständigen Stelle* von Rechts wegen sicherzustellen.

Die datenschutzrechtlichen Voraussetzungen zum Austausch und zur Vernetzung von Beratungsstellen und *zuständiger Stelle*, aber auch des MDK bedürfen einer kritischen Revision unter den Gesichtspunkten der Gewaltprävention. Opfer und Täter bedürfen, nachdem Gewalt stattgefunden hat, der Beratung und praktischen Unterstützung, damit zukünftig Gewaltsituationen vermieden werden können. Beratung muss u. a. auch alternative Pflegesettings und die Eignung der Pflegeperson fokussieren und dann auch Alternativen der häuslichen Versorgung anbieten können. Beratung muss im Einzelfall auch Case- und Care Management umfassen.

Empfehlungen für Pflegeeinrichtungen
In allen Pflegeeinrichtungen sowie bei den Anbietern niedrigschwelliger Angebote, die mit pflegebedürftigen Menschen in Kontakt kommen, ist verpflichtend ein Konzept zur Prävention von Gewalt umzusetzen, das u. a. eine für Gewaltfragen verantwortliche Person vorsieht, der wie einem Betriebsrat besonderer arbeitsrechtlicher Schutz gewährt wird. Die Schweigepflicht und der arbeitsrechtliche Schutz dieser Personen soll die Unabhängigkeit vor Weisungen des Arbeitgebers gewährleisten. Im Rahmen des Projekts „Intervention zur Prävention von Gewalt in der Pflege – Von der Sensibilisierung zur Handlungskompetenz von Heim-/Pflegeleitungen und Heimaufsichten" des Universitätsklinikums Düsseldorf sind dezidierte Empfehlungen zur Ausgestaltung dieses Instrumentes erarbeitet worden [13]. Die Umsetzung des Gewaltpräventionskonzepts in den Pflegeeinrichtungen wird von der *zuständigen Stelle*

---

114 Diese ist vielerorts erst noch zu schaffen.

kontrolliert – ähnlich wie dies in § 8 Wohn- und Teilhabegesetz (WTG) von Nordrhein-Westfalen (NRW) bereits geregelt ist.

Mitarbeiter, die Gewalt in der Pflege erleben oder selbst Opfer von Gewalt geworden sind, muss die Möglichkeit der kollegialen und ggf. auch professionell psychologischen Beratung gegeben werden; notwendig ist eine kontinuierliche Supervision zu schwierigen Einzelentscheidungen im Sinne einer Krisenintervention, wie dies auch in anderen Berufsfeldern praktiziert wird.

Die durch das Gesetz zur Stärkung der Gesundheitsförderung und der Prävention (Präventionsgesetz – PrävG) verankerte Aufgabe der Pflegekassen, Leistungen zur Prävention in stationären Pflegeeinrichtungen nach § 71 Abs. 2 Elftes Buch Sozialgesetzbuch (SGB XI) für in der sozialen Pflegeversicherung Versicherte zu erbringen (§ 5 SGB XI), indem sie unter Beteiligung der versicherten Pflegebedürftigen und der Pflegeeinrichtung Vorschläge zur Verbesserung der gesundheitlichen Situation und zur Stärkung der gesundheitlichen Ressourcen und Fähigkeiten entwickeln sowie deren Umsetzung unterstützen, wird begrüßt und sollte durch die Verbreitung von erfolgreichen Maßnahmen zur Prävention in der gesamten Pflegebranche bekannter gemacht werden [14].

Da die Identifizierung von Gewalt in der Pflege in der Praxis oft schwierig ist, weil die vielfältigen Gesundheitsprobleme des pflegebedürftigen Menschen mehrdeutige Symptome hervorrufen, bedarf es der frühzeitigen Kenntnis der Indikatoren und Risiken von Gewalt in der Pflege. Den mit Pflege befassten Organisationen sollten daher Instrumente an die Hand gegeben werden, mit dessen Hilfe das Personal Risikofaktoren und Indikatoren von Gewalt erkennen kann, wie z. B. mit dem Instrument PUR-FAM („Potenziale und Risiken in der familialen Pflege alter Menschen") [15]. Gerade in der professionellen Begleitung und Pflege von Menschen mit Demenz gibt es immer wieder Situationen, in denen Pflegekräfte im Umgang mit psychischen Verhaltenssymptomen an ihre Grenzen stoßen. Hier ist das Instrument der Fallbesprechung hilfreich, um in komplexen Situationen die Ursachen der Verhaltenssymptome herausfinden zu können. Fallbesprechungen bieten damit Ansatzpunkte für die Auswahl von geeigneten Interventionen und haben großes Potenzial, um die Lebensqualität des Menschen mit Demenz zu verbessern, den Einsatz von Psychopharmaka und freiheitsentziehenden Maßnahmen (FEM) zu reduzieren bzw. zu vermeiden [16].

Die Einbindung der Gewaltthematik in die Curricula aus- und fortbildender Pflegeschulen sollte verpflichtend erfolgen. Zum Schutz von pflegebedürftigen alten Menschen vor *finanzieller Ausbeutung* bedarf es einer einheitlichen, Bundesländer übergreifenden Regelung zur Frage, ob Mitarbeiter von sozialen Diensten, Pflegediensten, Haushaltshilfen etc. vom Pflegebedürftigen Geschenke annehmen und erben dürfen; bislang ist das unterschiedlich bis gar nicht (Haushaltshilfen) geregelt.

Erarbeitung von organisationsinternen Handlungsleitlinien

Jede Institution, die mit pflegebedürftigen Menschen und ihren An- und Zugehörigen in Kontakt kommt, muss sich der eigenen Verantwortung stellen und organisationsinterne Leitlinien zum Umgang mit der Thematik entwickeln und umsetzen. Im Rahmen des Projektes „Gewaltfreie Pflege" wurde für die Medizinischen Dienste solch eine Leitlinie erarbeitet, die auch anderen Organisationen als Beispiel dienen kann:

- Die Geschäftsleitung der MDK verdeutlicht gegenüber den Gutachtern die Bedeutung und Wichtigkeit des Themas für die Medizinischen Dienste. Die Gutachter des MDK werden im Thema „Prävention von Gewalt in der Pflege" regelmäßig geschult. Schulungsinhalte und Foliensätze dazu liegen beim MDS und bei einzelnen MDK bereits vor. Der MDS bietet seit 2016 dazu ein Spezialseminar an; die MDK nehmen das Thema in ihre Fortbildungen für die Gutachter mit auf. Der MDK überlässt den Gutachtern Informationsmaterial (z. B. Flyer), mit Kontaktdaten der örtlichen Beratungsstellen, die er im Haushalt der Versicherten im Bedarfsfall überreichen kann.
- Der MDK stellt seinen Gutachtern eine im Thema besonders ausgewiesene kollegiale Begleitung zur Seite, die z. B. in schwierigen Einzelsituationen den Gutachter beraten kann, um zu einer abgestimmten weiteren Vorgehensweise zu gelangen. Ergebnis jeder Beratung ist, dass ein nächster Handlungsschritt festgelegt wird.
- Der MDK sorgt dafür, dass der Gutachter weiß, wann welche Stellen im MDK einzuschalten ist; er sorgt für eine betriebsinterne Beratungskultur auf verschiedenen Ebenen (wie Fachebene, Rechtsabteilung, Geschäftsleitung).
- Bei Bedarf wird seitens des MDK auch die Möglichkeit einer externen Supervision angeboten.
- Der MDK wirkt auch bei den Pflegekassen darauf hin, dass diese ebenfalls im Thema besonders qualifizierte Ansprechpartner benennen, die zu Fallberatungen hinzugezogen werden können.
- In zunehmendem Umfang wird das Thema „Gewaltfreie Pflege" seitens der Kommunen thematisiert. Netzwerke und Handlungsabläufe sind im Entstehen; der MDK sollte in diesen sich bildenden Systemen ebenso vernetzt sein wie die Pflegekassen.
- Den Gutachtern des MDK wird dieser Handlungsleitfaden an die Hand gegeben.
- Im Sinne eines organisationsübergreifenden Präventionsansatzes ist es sinnvoll, dass der MDK bei den Pflegekassen darauf hinwirkt, dass die von ihm informierten Pflegekassen dem MDK gegenüber transparent machen, welche Konsequenzen und Maßnahmen sie aus den ihnen offen gelegten Informationen gezogen/getroffen haben.

Etablierung eines Meldewesens und eines Case-Managements

Die *zuständige Stelle* sollte insgesamt drei wesentliche Merkmale aufweisen, damit deren Unterstützung auch in Anspruch genommen wird:
- Sie sollte in der Öffentlichkeit neutral, d. h. unabhängig von einer bestimmten Institution, wie etwa der Pflegekasse, wirken.
- Sofern bei der *zuständigen Stelle* anonyme Meldungen eingehen, sollte diesen auch nachgegangen werden, d. h. jeder Fall muss detailliert analysiert werden, um auch niemanden zu Unrecht zu verdächtigen.
- Gewalt richtet sich nicht nach Öffnungszeiten; es sollten daher Bereitschaftsstrukturen geschaffen werden, wie eine 24-Stunden-Rufbereitschaft.

Sensibilisierung und Information der Öffentlichkeit

Wer ein kommunales Präventionskonzept für eine gewaltfreie Pflege implementieren will, muss dazu sowohl die Fachöffentlichkeit als auch die Bevölkerung informieren. Grundlage hierfür ist ein differenziertes Konzept für die Öffentlichkeitsarbeit zum Thema Gewaltfreie Pflege. Die für die Öffentlichkeitsarbeit in der Kommune zuständigen Stellen sind dabei schon frühzeitig in die Konzeptentwicklung einzubeziehen. Die Öffentlichkeitsarbeit muss nachhaltig organisiert sein, so dass man auf Nachfragen und Fallmeldungen entsprechend dem Präventionskonzept reagieren kann.

Schaffung eines regelmäßig tagenden, interdisziplinär besetzten Steuerungsgremiums in der Kommune

Es empfiehlt sich, das Steuerungsgremium mit allen Stakeholdern zu besetzen, die professionell und ehrenamtlich in der Pflege, Betreuung und Versorgung pflegebedürftiger Menschen engagiert sind. Sie sollten in ihrer Organisationseinheit Entscheidungsbefugnis haben. Fluktuation der in den Steuerungsgremien beteiligten Stellen und Personen sollte möglichst vermieden werden, denn das führt zu redundanten Diskussionen und ist hinderlich für die Entwicklung und Konsentierung von Maßnahmen der Gewaltprävention. Erforderlich ist es auch, Fach- und vor allem Hausärzte bzw. Vertreter ihrer Standesorganisationen an solchen Prozessen zu beteiligen. Es sollten Rechtsabteilung und Datenschutzbeauftragte der Kommunen in den Steuerungsgremien dabei sein, damit Datenschutzverstöße vermieden und Rechtssicherheit beim Beschluss von Maßnahmen erreicht werden.

Es empfiehlt sich, die Entwicklungsprozesse und Ergebnisse zu protokollieren, um alle Beteiligten auf dem laufenden Stand zu halten. Die Beteiligung unterschiedlicher Organisationen am Interventionsverfahren erzeugt ein hohes Maß an organisatorischem Aufwand, da die Beteiligten divergierende Entscheidungsbefugnisse haben und organisationsübergreifende Klärungsprozesse notwendig werden.

Dem Thema eine politische Bedeutung geben; einen politischen Kümmerer haben

Für das Thema „Prävention von Gewalt in der Pflege" empfiehlt es sich, in der Kommune eine Person mit Handlungskompetenz zu gewinnen, die das Thema politisch befördern will und damit ein neues Gestaltungsfeld der Kommune eröffnet; kurzgesagt, eine Person, die sich selbst als politischer Kümmerer für das Thema versteht, die man als „politisches Zugpferd" in der Kommune bezeichnen kann. Diese Person sollte das Thema als neue Aufgabe der Kommune etablieren und das Thema aus Überzeugung an der Sache politisch und öffentlich befördern wollen.

Förderlich für die politische Verankerung des Themas ist es, frühzeitig Vertreter der Kommunalpolitik und der Verwaltung der Kommune als Fürsprecher und Multiplikatoren zu gewinnen. Denn nahezu alle Maßnahmen der Gewaltprävention, die in der Kommunalverwaltung Veränderungen auslösen und daher von politischem Belang sind, bedürfen der Beratung und Beschlussfassung der zuständigen Gremien in den Kommunen. Die frühe Einbindung der kommunalen Entscheidungsträger erleichtert die Implementierung des Themas auf allen maßgeblichen kommunalen Ebenen.

Vorhandene Strukturen nutzen

Die *zuständige Stelle* zur Gewaltprävention sollte in einer Kommune optimalerweise in bereits bestehende Strukturen integriert werden. Die Vorteile sind: bereits bestehende örtliche Vernetzung im System der Langzeitpflege und Erfahrungswissens, ressourcensparende Implementierung neuer Aufgaben und entsprechende Ressourcenbereitstellung sowie Vermeidung von Doppelstrukturen.

Als weitere förderliche, organisatorische und prozessuale Voraussetzungen für die *zuständige Stelle* in der Kommune gelten, dass sie ein individuelles Case-Management und die Möglichkeit zum flexiblen Fallzugang bietet, dass ein Unterstützungskonzept für die Pflegedyade (Opfer und Täter) erarbeitet wird, das auch die Förderung einer nachhaltigen Beziehung im Beratungsprozess beinhaltet, um sowohl dem Opfer als auch dem Täter Maßnahmen anbieten zu können, die aus der Gewaltbeziehung herausführen.

In Situationen, in denen Beratung nicht zielführend ist, weil es sich z. B. um eine akute Gewaltsituation handelt, kann es notwendig werden, Opfer und Täter (zeitweise) zu trennen. Für diesen Eingriff bedarf es der rechtlichen Voraussetzungen, die vom Gesetzgeber erst noch geschaffen werden müssen.

Es wird empfohlen der für die Prävention von Gewalt *zuständigen Stelle* Möglichkeiten an die Hand zu geben, die pflegebedürftige Person (vorübergehend) anderenorts pflegen und wohnen zu lassen. Im Projekt wurden Analogien zu Frauenhäusern oder lokal vorzuhaltenden Pflegezimmern z. B. in einem Pflegeheim diskutiert.

Als förderlich im Sinne einer gelingenden Prävention zeigte sich auch, dass Informationen, die auf Gewalt hinweisen, an die *zuständige Stelle* regelmäßig weitergeleitet werden. Die *zuständige Stelle* ermittelt, ob die Verdachtsmomente zutreffen und gibt den berichtenden Personen über ihre Überprüfung der Verdachtsfälle in einem feststehenden Zeitraum ein Feedback. Diese Personen können sein: die als ehrenamtliche Interessenvertreter der Bewohner arbeitenden Heimfürsprecher, der MDK, die Pflegekasse und die neu zu schaffende Stelle eines Gewaltbeauftragten in jeder Pflegeeinrichtung.

Rechtliche Grundlagen schaffen
Das Grundgesetz bietet mittelbar oder unmittelbar den Schutz von alten und pflegebedürftigen Menschen. In Art. 1 Grundgesetz für die Bundesrepublik Deutschland (GG) ist die Würde des Menschen „unantastbar", Art. 2 GG schützt das Recht auf „freie Entfaltung der Persönlichkeit" genauso wie das auf „Leben und körperliche Unversehrtheit". Nach dem Rechts- und Sozialstaatsprinzip ist der Staat verpflichtet, den Schutz von Menschenwürde und Persönlichkeitsrechten – das beinhaltet auch den Schutz vor Gewalt für die „systematisch Schwächeren" oder besonders vulnerablen Menschen in der Gesellschaft – zu gewährleisten.

Dem Gewaltschutz von Frauen und Kindern wurde in zahlreichen Normen, v. a. im Familien- und Jugendhilferecht, Rechnung getragen. Die einzelgesetzliche Konkretisierung des Schutzes vor Gewalt im Alter und bei Pflegebedürftigkeit ist dagegen in Deutschland abgesehen von der strafrechtlichen Sanktionierung (noch) nicht erfolgt.

Heimaufsicht
Im stationären Setting der Langzeitpflege hat in Deutschland die staatliche Heimaufsicht den gesetzlichen Auftrag, die Interessen und das Wohl der Bewohner von Pflegeheimen zu schützen. Zur Durchsetzung des Schutzes hat diese Behörde auch wirksame ordnungsrechtliche Mittel. Je nach Bundesland wird die Wirksamkeit der Heimaufsicht unterschiedlich beurteilt[115]; ihre organisatorische Verortung variiert genauso wie ihre personelle Ausstattung und ihre Zuständigkeiten.

Professionell Pflegende im ambulanten wie im vollstationären Bereich, aber auch pflegende An- und Zugehörige, Nachbarn und ehrenamtliche Personen brauchen bundesweit eine fachlich für Gewalt in der Pflege zuständige Anlaufstelle. In Hessen ist mit der Betreuungs- und Pflegeaufsichtsbehörde (HBPA) eine Behörde mit ordnungsrechtlichen Befugnissen und vielseitiger professioneller Kompetenz geschaffen worden, deren Zuständigkeit sich auch auf die ambulante Pflege erstreckt. Um dies auch für die anderen Bundesländer zugänglich zu machen, erscheint es zielführend, die ehedem bestehende Zuständigkeit des Bundesgesetzgebers wiederherzustellen und die Zuständigkeit auf sämtliche Pflegesettings auszudehnen oder den Landesgesetzgebern zu empfehlen, diese Zuständigkeit entsprechend zu regeln. Datenschutz-

---

[115] Heimaufsicht kontrolliert (Berliner) Pflegeheime nicht genügend [Berliner Morgenpost vom 08.08.2017].

rechtliche Vorschriften sind hinsichtlich der Vernetzung und Zusammenarbeit aller beteiligter Stellen zu überprüfen.

Es wird empfohlen, die Gewaltprävention für alle Pflegeeinrichtungen, ambulant sowie (teil-)stationär zur Pflicht zu machen. Der zuständige Gesetzgeber sollte dieses Ziel als Aufgabe in die jeweiligen Heimgesetze der Länder aufnehmen, was in § 8 WTG NRW bereits normiert ist. Die Heimaufsicht ermittelt bisher nicht zielgerichtet „Elder abuse" im Pflegeheim. Dieses relative Defizit kann durch die entsprechende Anpassung der Heimgesetze der Länder behoben werden.

Die Landes-Gesetzgeber sollten in jedem Bundesland den bisherigen Heimaufsichtsbehörden (Behörde) die örtliche und sachliche Zuständigkeit für die Prävention von Gewalt gegen alte und pflegebedürftige Personen zuweisen, auch in Verbindung mit einer ordnungsrechtlichen Zuständigkeit für alle Pflegesettings. Ergänzend dazu bedarf es Verfahrensvorschriften, die regeln, wie diese Behörden bei Gewalt im Alter und bei Pflegebedürftigkeit vorzugehen haben: Der Gesetzgeber gestaltet die Zuständigkeit dieser Behörde inhaltlich (materiell und verfahrensrechtlich) im Sinne einer wirksamen Gewaltprävention aus.

Mit Schaffung einer rechtlich abgesicherten Zuständigkeit, kann eine hilfe- und nicht straforientierte Präventionsstelle geschaffen werden, die auch gegen den Willen pflegender An- und Zugehöriger mit entsprechenden Beratungs-, Ermittlungs- und Maßnahmekompetenzen intervenieren kann, wie es aus dem Kinderschutz bekannt ist. Dabei gilt es, die Balance zwischen Schutzbedarf und Autonomie des Pflegebedürftigen auszuloten.

Einschaltung des Familien- oder Betreuungsgerichts
Bei Anhaltspunkten von Gewalt in der Pflege und erfolglosen Beratungs- und Hilfeangeboten durch die *zuständige Stelle*, Pflegekassen, MDK, Heimaufsicht, Beratungsstellen u. a. wird empfohlen, verpflichtend das Familien- oder Betreuungsgericht anrufen zu müssen. Das Gericht hätte dann die Einleitung eines Verfahrens zu prüfen und Ermittlungen zur Einschätzung der Gefährdungssituation anzustellen. Was das Gericht vermitteln kann, sind in erster Linie Hilfen, Mediation und Beratung, Verpflichtungen zu regelmäßigen ärztlichen Untersuchungen oder auch ein Hausverbot für den gewalttätigen An- bzw. Zugehörigen. Auch ein Umzug in eine stationäre Pflegeeinrichtung oder eine Gastfamilie wäre zu erwägen. Für diese gerichtlichen Möglichkeiten wären die Rechtsgrundlagen materiell- wie verfahrensrechtlich erst zu schaffen. Vergleichbare Empfehlungen sind bereits beim 16. Familiengerichtstag (2005) formuliert worden, die weder an Aktualität verloren noch an Konkretisierung bislang gewonnen haben. Erinnert sei auch an den Vorschlag, dass vergleichbar dem § 1631 Abs. 2 BGB, der ein Recht des Kindes auf gewaltfreie Erziehung gewährleistet, eine ausdrückliche gesetzliche Gewährleistung des Rechts auf gewaltfreie Pflege geschaffen wird.

Aufbau eines Gewaltpräventions- und Monitoringsystems

Es wird der Aufbau eines systematischen Gewaltpräventions- und Monitoringsystems empfohlen. Dazu zählen die Sensibilisierung und Vernetzung von Personen und Organisationen, die im Rahmen ihrer Tätigkeiten mit Älteren und Pflegebedürftigen sowie deren sozialem Umfeld in Kontakt kommen. Das sind nicht nur professionelle Akteure und Institutionen wie Pflegedienste, Pflegeheime, Krankenhäuser, Ärzte, Betreuer, Beratungsstellen, Pflegestützpunkte, MDK, Pflegekassen, sozial- und gerontopsychiatrische Dienste, Betreuungsbehörden oder Betreuungsgerichte, sondern auch Ehrenamtliche und Selbsthilfeorganisationen wie z. B. die Deutsche Alzheimer Gesellschaft.

Es wird empfohlen, eine Meldepflicht an die *zuständige Stelle* für Gewalt in der Pflege zu schaffen. Welche Daten dort erhoben werden, sollte im Interesse eines einheitlichen Datensatzes vom Gesetzgeber vorgegeben werden, damit im Sinne eines Gewaltmonitorings lokal, regional und bundesweit miteinander vergleichbare Daten aufbereitet, regelmäßig ausgewertet und veröffentlicht werden können, um eine belastbare Beurteilung der Strukturen und Maßnahmen im Kontext von Gewaltprävention vornehmen zu können. Prävention von Gewalt in der Pflege bedarf eines systematischen Monitorings, welches auf bundeseinheitlich vergleichbaren Daten basiert. Diese werden dann turnusmäßig idealerweise auf lokaler, regionaler und bundeszentraler Ebene ausgewertet.

Empfehlung zur Schaffung eines Erwachsenenschutzgesetzes in Anlehnung an die Regelungen zum Kinder- und Jugendschutz (SGB VIII)

Es wird ein eigenes Schutzgesetz für ältere und pflegebedürftige Menschen in Anlehnung an das Elfte Buch Sozialgesetzbuch (SGB VIII) empfohlen. Bei Gewalt in der Pflege wird empfohlen, systematische und ausdifferenzierende Maßnahmen zu ergreifen, die auch passgenaue Konsequenzen für die Versorgung durch die Pflegekassen haben. Die Abwägung der größtmöglichen Wahrung der Autonomie und der Persönlichkeitsrechte der pflegebedürftigen Person unter gleichzeitiger Anerkennung ihrer besonderen Schutzbedürftigkeit aufgrund von tatsächlichen Abhängigkeiten stellt dabei eine besondere Herausforderung dar.

Maßnahmen der Prävention und einer nicht straforientierten Intervention brauchen materiell-rechtliche, verfahrensrechtliche und institutionelle Rahmenbedingungen. Welche Anleihen aus dem Rechte- und Pflichtenkatalog von Jugendämtern und Familiengerichten bei Kindeswohlgefährdung auf den Bereich der Alterswohlgefährdung sinnvoll übertragen werden könnten, sollte von einer multiprofessionell zusammengesetzten Expertenkommission erarbeitet werden.

Empfehlungen zur Stärkung von pflegenden An- und Zugehörigen

Maßnahmen zur Prävention von Gewalt in der Pflege sollten die Bedeutung der Gesundheit und der psychosozialen Unterstützung pflegender An- und Zugehöriger berücksichtigen. Ein schlechter Gesundheitszustand und soziale Isolation informell

Pflegender sind bedeutende Risikofaktoren für Gewalt [17]. Programme zur Verbesserung der Gesundheit und zur Förderung der sozialen Unterstützung sollten deshalb entwickelt, implementiert bzw. weiter verbessert werden. Vergleichbar mit den bereits bestehenden Schutzgesetzen für Menschen in der Arbeitswelt wird empfohlen, auch Schutzgesetze für pflegende An- und Zugehörige zu schaffen. Die Schaffung von lokalen Anlaufstellen für pflegende An- und Zugehörige ist vielerorts im Aufbau; die Einrichtung einer zentralen Telefon-Hotline kann diese Angebote sinnvoll ergänzen.

Obwohl es viele unterschiedlich ausgerichtete Unterstützungs- und Entlastungsangebote gibt, deren Wirksamkeit bestätigt werden kann, nutzen pflegende An- und Zugehörige diese nur in einem geringen Maße. Das gilt auch für die Unterstützungsleistungen der sozialen Pflegeversicherung [18]. Gesteigert werden kann die Inanspruchnahme von Unterstützungsleistungen, wenn die Beratung und Fallbegleitung weiter gefördert werden, Betroffene zielgerichtet informiert und die Akzeptanz der Angebote gestärkt werden. In die Versorgung älterer pflegebedürftiger Menschen sind zahlreiche Professionen eingebunden: Ärzte, ambulante und stationäre Pflegeeinrichtungen, Kranken- und Pflegekassen, der MDK mit seinem Begutachtungsauftrag sowie therapeutisches Fachpersonal. Die genannten Professionen sind daher umso mehr gefragt, im Rahmen ihres jeweiligen Versorgungsauftrags immer auch für die Probleme der An- und Zugehörigen wachsam zu sein, zu erkennen, wann in Überforderungssituationen Hilfe notwendig ist und zu wissen, welche Unterstützungsangebote sinnvoll sind, um Betroffene entlasten zu können.

Empfehlung zur Einbindung von Ärzten und Krankenhäusern (Entlassmanagement)
Es wird die Entwicklung einer systematischen Strategie zur Sensibilisierung und Vernetzung mit Hausärzten beim Erkennen von Anzeichen für mögliche Gewalt in der Pflege empfohlen. Dabei sind die Bedenken zur ärztlichen Schweigepflicht zu berücksichtigen. Dabei sollten Ärztekammern und Fachgesellschaften miteinbezogen werden. (Haus-)Ärzte sind häufig die einzigen professionellen Akteure, die Zugang zu rein informellen Pflegesettings haben. Es ist wenig darüber bekannt, welche Maßnahmen sie ergreifen, wenn sie Gewalt in der Pflege ihrer Patienten begegnen. Entsprechende Informationen für Ärzte sind zwar verfügbar, aber offenbar noch wenig bekannt. Neben einer Aufnahme von entsprechenden Qualifizierungen in den zertifizierten Fortbildungskatalog wird empfohlen, das Beratungstelefon für Ärzte sowie für Angehörige von Heilberufen in Fällen von vermuteter Kindesmisshandlung („medizinische Kinderschutzhotline") auf Fälle von vermuteter Misshandlung älterer Menschen und pflegebedürftiger Menschen zu erweitern.

Es wird weiter empfohlen, eine enge Verzahnung von Pflegestützpunkten und Sozialdiensten der Akutkrankenhäuser vorzunehmen. Durch die systematische Information über ambulante Versorgungsangebote im Rahmen des Entlassmanagements kann die Inanspruchnahme von Beratungs- und Unterstützungsleistungen erreicht werden.

13.4.6 Zusammenfassung

Wer professionell mit alten und pflegebedürftigen Menschen in Kontakt kommt, sei es als Einzelperson oder als Organisation, muss sensibel und qualifiziert mit offensichtlichen wie auch nur im vagen Verdacht bestehenden Gewaltsituationen umgehen können. Dazu bedarf es sowohl auf der individuellen Handlungsebene wie auch auf Organisationsebene verbindlicher Strukturen und Prozesse, die es vielerorts erst noch zu schaffen gilt. Das Projekt „Gewaltfreie Pflege" hat gezeigt, dass hierfür oftmals die finanziellen und personellen Ressourcen fehlen. Vieles was in den Modellkommunen umgesetzt worden ist, war dem persönlichen Engagement Einzelner zu verdanken. Systematische Gewaltprävention kann jedoch nicht vom persönlichen Engagement einzelner Personen abhängig gemacht werden. Hier bedarf es der Schaffung tragfähiger Strukturen mit gleichermaßen qualifiziertem, ausreichendem und engagiertem Personal.

Es ist Konsens unter allen, die professionell mit pflegebedürftigen Menschen und ihren An- und Zugehörigen arbeiten, dass Gewalt verhindert werden muss. Wenn es dann aber um die Frage geht, wie das geschehen kann, werden außerdem fehlende Konzepte, aber vor allem mangelnde Unterstützung, z. B. durch Verantwortungsträger, beklagt. Man könnte zum Schluss kommen, dass der angezeigte Handlungsbedarf der Praxis nicht ankommt. Da Pflege allgemein ethisch und gesellschaftlich positiv konnotiert ist, existiert scheinbar ein Widerspruch, wenn man auf der einen Seite von Gewalt und auf der anderen Seite von Pflegequalität spricht. Und deshalb ist es nicht verwunderlich, dass man sich bis heute schwertut, die unbestreitbaren Tatsachen, die sich in Pflegebeziehungen abspielen, auch beim Namen zu nennen. Lieber spricht man von „prekären Beziehungen", von „gefährdeter Patientensicherheit", von „Überlastung", „Pflegenotstand" und hält diese von den Ursachen abstrahierenden Begriffe zugleich für deren Erklärung.

Den individuell geprägten Einzelinitiativen, die sich vor Ort für die Prävention von Gewalt in der Pflege einsetzen, sind schnell Grenzen gesetzt, wenn der Gesetzgeber und die Verwaltung auf den unterschiedlichen Ebenen nicht tätig werden. Im internationalen Vergleich besteht für das deutsche Langzeitpflegesystem weiterhin Bedarf an verbindlichen Konzepten und Regelungen zu deren Umsetzung, damit Gewalt in der Pflege wirksam verhindert werden kann. Hierfür können die Erkenntnisse aus „Gewaltfreie Pflege" einen konstruktiven Beitrag leisten. In den Pflegestärkungsgesetzen sind erste Schritte unternommen worden, die auch in Richtung Prävention von Gewalt in der Pflege gehen, wie z. B. mit den Entlastungsleistungen für pflegende An- und Zugehörige, der Klarstellung des Beratungsauftrags der Pflegekassen und der neuen Instrumente für die Qualitätsprüfungen in der stationären und ambulanten Pflege.

Literatur

[1] Dieck M. Gewalt gegen ältere Menschen im familialen Kontext: Ein Thema der Forschung, der Praxis und der öffentlichen Information. Zeitschrift für Gerontologie. 1987;20(5):305–313.

[2] Kimmel A, Brucker U, Schempp N. Prävention von Gewalt gegen ältere und pflegebedürftige Menschen in Europa. Rahmenempfehlungen zur Entwicklung eines Monitoring-Systems. Ergebnisse des Milcea-Projekts. Essen: MDS 2013 [Zugriff: 18.08.2019]. URL: http://www.milcea.eu/pdf/Milcea-deutsch-Internet.pdf

[3] Jungnitz L, Neise M, Brucker U, Kimmel A, Zank S. Gewaltfreie Pflege. Prävention von Gewalt gegen Ältere in der pflegerischen Langzeitversorgung. Abschlussbericht. Essen: MDS 2017 [Zugriff: 27.07.2019]. URL: https://www.mds-ev.de/themen/pflegequalitaet/gewaltfreie-pflege.html

[4] World Health Organization (WHO). A Global Response to Elder Abuse and Neglect: Building Primary Health Care Capacity to Deal with the Problem Worldwide. Main Report. Genf: World Health Organization 2008 [Zugriff: 18.08.2019]. URL: http://apps.who.int/iris/bitstream/10665/43869/1/9789241563581_eng.pdf

[5] World Health Organization (WHO) Global Status Report on Violence Prevention. Genf: World Health Organization 2014 [Zugriff: 18.08.2019]. URL: http://apps.who.int/iris/bitstream/10665/145086/1/9789241564793_eng.pdf

[6] Biggs S, Manthorpe J, Tinker A, Doyle M, Erens B. Mistreatment of older people in the United Kingdom. Journal of Elder Abuse & Neglect. 2009;21(1):1–14.

[7] Cooper C, Selwood A, Livingston G. The prevalence of elder abuse and neglect: a systematic review. Age & Ageing. 2008;37(2):151–160.

[8] Arbeitsgemeinschaft der Wissenschaftlichen Medizinischen Fachgesellschaften. S3-Leitlinie „Demenzen". AWMF-Register-Nr.: 038/013, 2016.

[9] Schwinger A, Tsiasioti C, Klauber J. Herausforderndes Verhalten bei Demenz: Die Sicht der Pflege. In: Jacobs K, Kuhlmey A, Greß S, Schwinger A, Klauber J, Hrsg. Pflege-Report: Schwerpunkt: Die Versorgung der Pflegebedürftigen. Stuttgart: Schattauer; 2017.

[10] Schempp N, Brucker U, Kimmel A. Monitoring in Long-Term Care – Pilot Project on Elder Abuse. MILCEA Final Report. Essen: MDS 2012 [Zugriff: 18.08.2019]. URL: www.milcea.eu/pdf/120712_final_report_milcea.pdf

[11] Wang XM, Brisbin S, Loo T, Straus S. Elder abuse: an approach to identification, assessment and intervention. Canadian Medical Association Journal (CMAJ). 2015;187(8):575–581.

[12] Cioltan H, Alshehri S, Howe, et al. Schachter K, Mohler J. Variation in use of antipsychotic medications in nursing homes in the United States: A systematic review. BMC Geriatrics. 2017;17:32.

[13] Siegel M, Mazheika Y, Mennicken R, et al. „Weil wir spüren, da müssen wir was tun" – Barrieren in der Gewaltprävention sowie zentrale Handlungserfordernisse. Zeitschrift für Gerontologie und Geriatrie 2017, DOI 10.1007/s00391-017.1228-0

[14] Bauer S, Römer K. Präventionsbericht 2018. Essen und Berlin: Medizinischer Dienst des Spitzenverbandes Bund der Krankenkassen e. V. (MDS), GKV-Spitzenverband; Dezember 2018 [Zugriff: 18.08.2019]. URL: https://www.mds-ev.de/fileadmin/dokumente/Publikationen/GKV/Praevention/2018/Praeventionsbericht_2018.pdf

[15] Schacke C, Zank S. Potenziale und Risiken in der familialen Pflege alter Menschen (PURFAM) 2013 Download der Instrumente auf der Website der Universität zu Köln [Zugriff: 09.08.2019]. URL: https://www.hf.uni-koeln.de/35748

[16] Buscher I, Reuther S, Holle D, Bartholomeyczik S, Halek M. Wittener Modell der Fallbesprechung bei Menschen mit Demenz – narrativer Ansatz. WELCOME-NEO Witten 2013.

[17] Zank S, Schacke C. Projekt Längsschnittstudie zur Belastung pflegender Angehöriger von demenziell Erkrankten (LEANDER). Abschlussbericht, Phase 2: 2007 [Zugriff: 31.07.2019].

URL: http://www.hf.uni-koeln.de/data/gerontologie/File/Leander%20II%20-%20vollstaendiger%20Bericht.pdf

[18] Hielscher V, Kirchen-Peters S, Nock L, Ischebeck M. Pflege in den eigenen vier Wänden. Zeitaufwand und Kosten. Pflegebedürftige und ihre Angehörigen geben Auskunft. Hans-Böckler-Stiftung. Study Nr. 363: 2017 [Zugriff: 31.07.2019]. URL: https://www.econstor.eu/handle/10419/167575

14 Geschäftsprozessorientierte Aspekte des Datenschutzes bei der Pflegebegutachtung sowie bei den Qualitäts- und Abrechnungsprüfungen in Pflegeeinrichtungen nach SGB XI

Olaf Jansen, Thomas Gaertner, Wolfgang Gnatzy

Die Ursprünge des Datenschutzes in Medizin und in Pflege reichen weit zurück. Erste konkrete Hinweise zu einer der Grundsäulen des Datenschutzes, nämlich der Verschwiegenheitspflicht, finden sich bereits im Hippokratischen Eid, so benannt nach dem griechischen Arzt Hippokrates von Kós (um 460 bis 370 v. Chr.): „Über alles, was ich während oder außerhalb der Behandlung im Leben der Menschen sehe oder höre und das man nicht nach draußen tragen darf, werde ich schweigen und es geheim halten" [1]. Die Genfer Deklaration des Weltärztebundes in ihrer aktuellen Version fasst dies wie folgt: „Ich werde die mir anvertrauten Geheimnisse auch über den Tod der Patientin oder des Patienten hinaus wahren" [2]. Diese Hinweise antizipieren bereits insbesondere das, was heute nach § 203 Strafgesetzbuch (StGB) als Verletzung von Privatgeheimnissen unter Strafe gestellt bzw. gemäß den Pflichten gegenüber Patienten standesrechtlich nach § 9 Abs. 1 der (Muster-)Berufsordnung für die in Deutschland tätigen Ärzte (MBO-Ä) begrifflich als „Schweigepflicht" gefasst wird [3]: „Ärztinnen und Ärzte haben über das, was ihnen in ihrer Eigenschaft als Ärztin oder Arzt anvertraut oder bekannt geworden ist – auch über den Tod der Patientin oder des Patienten hinaus – zu schweigen. Dazu gehören auch schriftliche Mitteilungen der Patientin oder des Patienten, Aufzeichnungen über Patientinnen und Patienten, Röntgenaufnahmen und sonstige Untersuchungsbefunde."

Des Weiteren ergibt sich aus dem § 9 Abs. 3 MBO-Ä dann bezüglich der Aufgaben des Medizinischen Dienstes im Auftrag der Pflegekassen die Verschwiegenheitsverpflichtung auch für die anderen Berufsgruppen, so natürlich auch für Pflegefachkräfte: „Ärztinnen und Ärzte dürfen ihren Mitarbeiterinnen und Mitarbeitern sowie Personen, die zur Vorbereitung auf den Beruf an der ärztlichen Tätigkeit teilnehmen, Informationen über Patienten zugänglich zu machen. Über die gesetzliche Pflicht zur Verschwiegenheit haben sie diese zu belehren und dies schriftlich festzuhalten." Weiterhin haben Ärztinnen und Ärzte entsprechend der Dokumentationspflicht nach § 10 MBO-Ä Satz 1 „über die in Ausübung ihres Berufes gemachten Feststellungen und getroffenen Maßnahmen die erforderlichen Aufzeichnungen zu machen."

Für die durch die ärztliche Expertise getragenen sachverständigen Stellungnahmen des Medizinischen Dienstes gelten dann entsprechend § 10 Abs. 5 MBO-Ä auch die Verpflichtungen zum Datenschutz und zur Datensicherheit: „Aufzeichnungen auf elektronischen Datenträgern oder anderen Speichermedien bedürfen besonderer Sicherungs- und Schutzmaßnahmen, um deren Veränderung, Vernichtung oder unrechtmäßige Verwendung zu verhindern. Ärztinnen und Ärzte haben hierbei die Empfehlungen der Ärztekammer zu beachten." Besonders die Erwähnung und der praktische Einsatz elektronischer Datenträger und anderer Speichermedien sowie auch die stetig und unaufhaltsam voranschreitende Kommunikations- und Informationstechnik – Stichworte „Vernetzung", „elektronischer Datenaustausch", „Web-Portale", „Gesundheit 2.0 ..." – führen dazu, dass Datenschutz und Datensicherheit stets als „interdisziplinärer Dreisprung" oder gar „Magisches Dreieck" zu verstehen sind zwischen Technik, Ökonomie und last but not least Recht (s. Abb. 14.1).

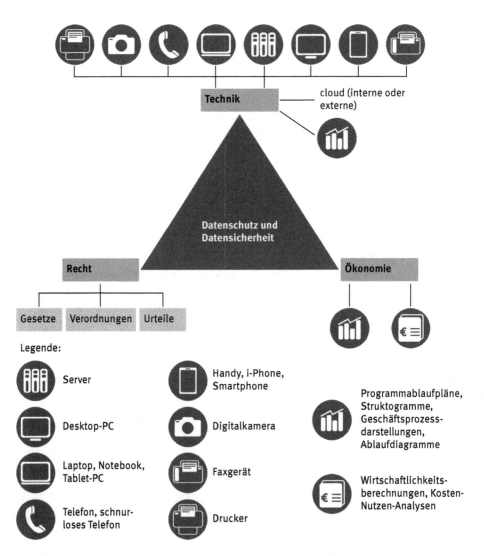

Abb. 14.1: Magisches Dreieck des Datenschutzes und der Datensicherheit.

Die Notwendigkeit eines Beauftragten für den Datenschutz beim Medizinischen Dienst ergibt sich aus den nach §§ 275 ff. SGB V in Verbindung sowohl mit den §§ 18 und 114 ff. SGB XI sowie § 62 SGB XII seitens der Medizinischen Dienste wahrzunehmenden Aufgaben als auch aus dem jeweiligen Landesdatenschutzgesetz. Dieses sowie auch die genannten Sozialgesetzbücher sind als „leges speciales" zu sehen vor dem Hintergrund der am 25.05.2018 in Kraft getretenen Datenschutzgrundverordnung der Europäischen Union (EU) [4]. Letztere stuft die Gesundheitsdaten als „Daten der besonderen Kategorie" ein. Hierbei differenziert die Datenschutzgrundverordnung – sie ist als übergeordneter Rechtsrahmen zu verstehen – zwischen „normalen" personenbezogenen Daten und den „Daten der besonderen Kategorie" [5]. Dies führt dann vor dem Hintergrund des Erfordernisses bereichsspezifischer Regelungen nahezu zwangsläufig zu den erwähnten „leges speciales". Über schriftlich fixierte Verpflichtungen zum Datenschutz und zur Verschwiegenheit, z. B. beim Abschluss des Arbeitsvertrags, hinaus fördert die Durchführung von Fortbildungsveranstaltungen zum Datenschutz eine erhöhte Sensibilität und ein vertieftes Verständnis der Problematik bei der Verarbeitung von Sozialdaten.

Datenschutz und Datensicherheitsmaßnahmen sind stets obligatorische Parallelprozesse der gutachtlichen Expertentätigkeit des Medizinischen Dienstes. Dies betrifft sowohl die inhaltliche Sicht der Tätigkeit als auch die der mit der Tätigkeit verbundenen Abläufe und die mit diesen korrelierten Informations- bzw. Datenflüsse (prozessorientierte Sichtweise). Dabei gilt es zu bedenken, dass nicht nur die zu begutachtenden Versicherten bzw. Pflegebedürftigen, sondern alle am Geschäftsprozess Beteiligten aus datenschutzrechtlicher Sicht sowohl Gestalter und als auch Betroffene sind. So gibt es nicht nur ein Recht auf den Schutz der persönlichen Daten des Versicherten, sondern beispielsweise auch das der Angehörigen, Gutachter oder Pflegefachkräfte.

Einen kleinen Einblick, dass in sämtlichen gutachtlichen und auch den nichtgutachtlichen Bereichen mit Sozialdaten und weiteren personenbezogenen Daten gearbeitet wird, vermittelt nachfolgende Graphik (s. Abb. 14.2). Diese gestattet auch Rückschlüsse auf Datenflüsse zwischen den Beteiligten im Gesundheitswesen und zeigt, dass Datenschutz und Datensicherheit stets Dreierlei bedarf: technischer, organisatorischer und individuell verhaltensorientierter Maßnahmen (s. Tab. 14.4).

Sozialdaten erfordern hohen Schutzbedarf unterschiedlicher Ausprägung (s. Tab. 14.1). Die Einteilung in Schutzklassen und Zuweisung der Daten in die entsprechende Schutzklasse richtet sich nach drei Kriterien: dem Charakter der zu schützenden Daten, dem Kontext dieser Daten und dem möglichen Bedrohungspotential für die betroffene(n) Person(en) beim Verlust der Daten gegenüber unbefugten Dritten.

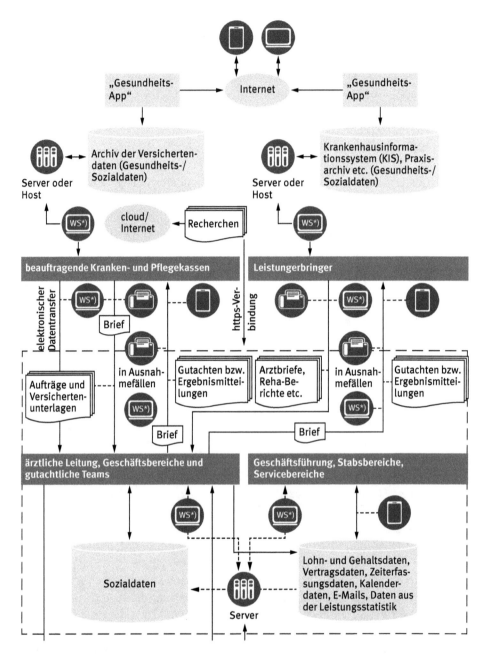

Abb. 14.2: Sozialdaten, personenbezogene Daten sowie Betriebs- und Geschäftsdaten beim Medizinischen Dienst.

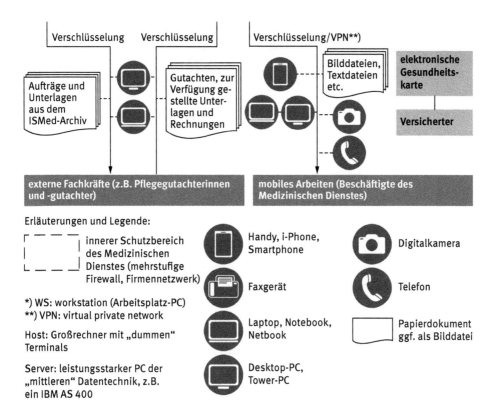

Abb. 14.2: (fortgesetzt).

Tab. 14.1: Schutzklassen und Datenkategorien in Anlehnung an die DIN 66399.

Klasse	Ausprägung	Daten (Beispiele)	Erläuterungen
1	normaler Schutzbedarf für interne Daten	– Adress- und Telefonlisten – Produktlisten (seitens des Medizinischen Dienstes zu erbringende Beratungs- und Begutachtungsdienstleistungen, Qualitäts- sowie Abrechnungsprüfungen) – Berufs-, Branchen- und Geschäftsbezeichnungen – Geschäftsverteilungspläne	Unter diese Schutzklasse fallen alle Daten ohne besondere Beeinträchtigung schutzwürdiger Belange des Betroffenen bei etwaigem Missbrauch. Hierbei handelt es sich in der Regel um Daten, die ohne große Mühe und technischen Aufwand „öffentlichen Quellen" entnommen werden können. Eine besondere Ausnahme bilden hierbei – aufgrund des ausgeprägten Gefährdungspotentials – Privatanschriften und private Telefonnummern von Richtern sowie Staatsanwälten insbesondere der Strafgerichtsbarkeit.
2	hoher Schutzbedarf für vertrauliche Daten	– Betriebswirtschaftliche Auswertungen – Interne Controllingberichte – Personaldaten – Finanzbuchhaltungsunterlagen, z. B. Belege, Jahressachbuch	In diese Schutzklasse fallen Daten, durch deren Missbrauch die gesellschaftliche Stellung oder die wirtschaftlichen Verhältnisse des Betroffenen beeinträchtigt werden können.
3	sehr hoher Schutzbedarf für besonders geheime Daten	– Berufsgeheimnisse – Bankverbindungen – Steuerdaten – Straftaten und Ordnungswidrigkeiten – Sozialdaten (insbesondere Gesundheitsdaten)	Diese Schutzklasse repräsentiert alle Daten, die im Falle des Missbrauches oder Verlustes die Existenz, die Gesundheit, das Leben oder die Freiheit der betroffenen Person erheblich beeinträchtigen können.

Unter Berücksichtigung der Schutzklasse und in Verbindung mit dem Reproduktionsaufwand für die Daten lassen sich jetzt entsprechende Sicherheitsstufen und Datenträger-Vernichtungsempfehlungen definieren (s. Tab. 14.2).

Da Sozialdaten der Schutzklasse 3 zuzurechnen sind, kommen bei ihnen hinsichtlich einer ordnungsgemäßen Vernichtung die Sicherheitsstufen 4 und 5 infrage.

Die für die Tätigkeit des Medizinischen Dienstes relevanten Hinweise und Vorgaben zum Datenschutz und zur Datensicherheit finden sich in den Sozialgesetzbüchern I, V, X und XI (s. Tab. 14.3). Dementsprechend enthalten die jeweiligen Landesdatenschutz- und Informationsfreiheitsgesetze vergleichbare Regelungstatbestände, die sich stets an der EU-Datenschutzgrundverordnung als übergeordneter Rechtsvorschrift zu orientieren haben und dieser nicht widersprechen dürfen.

Tab. 14.2: Sicherheitsstufen für Daten (www.tuev-sued.de).

Sicherheitsstufe	Datenträger-Vernichtungsempfehlung
1	Allgemeine Daten – Reproduktion mit einfachem Aufwand
2	Interne Daten – Reproduktion mit besonderem Aufwand
3	Sensible Daten – Reproduktion mit erheblichem Aufwand
4	Besonders sensible Daten – Reproduktion mit außergewöhnlichem Aufwand
5	Geheim zu haltende Daten – Reproduktion mit zweifelhaften Methoden
6	Geheime Hochsicherheitsdaten – Reproduktion technisch nicht möglich
7	Top Secret Hochsicherheitsdaten – Reproduktion ausgeschlossen

Tab. 14.3: Hinweise und Vorgaben zum Datenschutz und zur Datensicherheit in den Sozialgesetzbüchern, dem Strafgesetzbuch, dem Pflege-Neuausrichtungsgesetz, dem Patientenrechtegesetz sowie in der EU-Datenschutzgrundverordnung.

Rechts-vorschrift	Paragraph bzw. Artikel	Anwendungsbereich
SGB I	§ 35	**– Sozialgeheimnis** – Definition des Sozialgeheimnisses – Gleichsetzung von Sozialdaten, Betriebs- und Geschäftsgeheimnissen – Verarbeitung oder Nutzung der Sozialdaten Verstorbener
SGB V	§ 276	– Erhebung, Speicherung und Archivierung von Sozialdaten – zwingende Löschung von Sozialdaten spätestens nach 5 Jahren
	§ 277	– Mitteilungspflichten – Widerspruchsrecht der bzw. des Versicherten
SGB X	§ 67	**Begriffsbestimmungen:** Sozialdaten, Erheben, Löschen, Anonymisieren, Pseudonymisieren, Nutzen, Verantwortliche Stelle
	§§ 67a ff.	– Datenerhebung beim Betroffenen – Datenerhebung aufgrund vorhandener Rechtsgrundlage – Zulässigkeit der Datenverarbeitung auf Basis einer Rechtsgrundlage – Zulässigkeit der Datenverarbeitung durch informierte Einwilligung des Betroffenen – Datenspeicherung, -veränderung und -nutzung auf Basis einer Rechtsgrundlage – Datenspeicherung, -veränderung und -nutzung auf Basis einer informierten Einwilligung des Betroffenen – Datenspeicherung, -veränderung und -nutzung zur Erfüllung einer gesetzlichen Aufgabe

Tab. 14.3: (fortgesetzt).

Rechts-vorschrift	Paragraph bzw. Artikel	Anwendungsbereich
SGB X	§§ 79 und 80	– Technische und organisatorische Vorkehrungen zum Schutz der Sozialdaten – besondere Datenverarbeitungsarten, z. B. die Einrichtung automatisierter Abrufverfahren und die Auftragsdatenverarbeitung
	§ 84	Berichtigung, Löschung und Sperrung von Daten
SGB XI	§ 97	– Arbeit mit personenbezogenen Daten im Rahmen der Prüfungen, Beratungen und gutachterlichen Stellungnahmen nach den §§ 18, 38a, 40, 112 bis 115 und 117 – Aufbewahrung (Archivierung von Sozialdaten maximal 5 Jahre – Akteneinsichtsrecht des Versicherten
StGB (in der Regel im Merkblatt bei der Einstellung und Arbeitsaufnahme beim Medizinischen Dienst enthalten)	§ 201	Verletzung der Vertraulichkeit des Wortes
	§ 201a	Verletzung des höchstpersönlichen Lebensbereiches durch Bildaufnahmen
	§ 202	Verletzung des Briefgeheimnisses
	§ 202a	Ausspähen von Daten
	§ 203	Verletzung von Privatgeheimnissen
	§ 204	Verwertung fremder Geheimnisse
	§ 206	Verletzung des Post- und Fernmeldegeheimnisses
	§ 263a	Computerbetrug
	§ 303a	Datenveränderung
	§ 303b	Computersabotage
Pflegeneuausrichtungsgesetz	Die Änderungen bilden sich im SGB XI ab.	– Übermittlung des Gutachtens an die pflegebedürftige Person – Einwilligung der bzw. des Versicherten bei der Erhebung und Verarbeitung personenbezogener Daten im Rahmen der Beratung bzw. Begutachtung
Patientenrechtegesetz	Die Änderungen bilden sich als eigener Abschnitt im BGB ab.	– Information und Aufklärung des Patienten – Führung der Behandlungsakte und Akteneinsicht durch den Patienten – Offenlegung von Behandlungsfehlern

Tab. 14.3: (fortgesetzt).

Rechts-vorschrift	Paragraph bzw. Artikel	Anwendungsbereich
DSGVO	Artikel 5–11	Wesentliche Änderung für die Praxis ist der Anwendungsvorrang der Grundverordnung gegenüber der nationalstaatlichen Gesetzgebung. Inhaltlich sind in die DSGVO etliche Aspekte der Länderdatenschutzgesetze sowie des BDSG eingeflossen. Das SGB bleibt als sogenanntes „lex specialis" weiterhin erhalten und im Sinne einer „conditio sine qua non" für die gutachterliche Arbeit im einzelnen Medizinischen Dienst maßgeblich und verbindlich. **Grundsätze für die Verarbeitung personenbezogener Daten:** – Rechtmäßigkeit der Verarbeitung, Verarbeitung nach Treu und Glauben, Transparenz – Zweckbindung – Datenminimierung – Richtigkeit der Datenverarbeitung – Speicherbegrenzung – Integrität und Vertraulichkeit – Bedingungen für die Einwilligung zur Verarbeitung – Verarbeitung besonderer Kategorien personenbezogener Daten (→ Gesundheitsdaten) – Verarbeitung von personenbezogenen Daten über strafrechtliche Verurteilungen und Straftaten – Verarbeitung, für die eine Identifizierung der betroffenen Person nicht erforderlich ist (z. B. Statistiken)
	Artikel 12–23	**Rechte der betroffenen Personen:** – Informationspflicht bei Erhebung von personenbezogenen Daten bei der betroffenen Person – Informationspflicht, wenn die personenbezogenen Daten nicht bei der betroffenen Person erhoben wurden – Auskunftsrecht der betroffenen Person – Recht auf Berichtigung – Recht auf Löschung („Recht auf Vergessenwerden") – Recht auf Einschränkung der Verarbeitung – Mitteilungspflicht im Zusammenhang mit der Berichtigung oder Löschung personenbezogener Daten oder der Einschränkung der Verarbeitung – Recht auf Datenübertragbarkeit (→ Erhalt der Daten in strukturierter, gängiger und maschinenlesbarer Form) – Widerspruchsrecht – Recht auf keine ausschließlich automatisierten Entscheidungen im Einzelfall einschließlich Profiling

Tab. 14.3: (fortgesetzt).

Rechts-vorschrift	Paragraph bzw. Artikel	Anwendungsbereich
DSGVO	Artikel 24–31	**Verantwortlicher und Auftragsverarbeiter:** – Verantwortung des für die Verarbeitung Verantwortlichen – Datenschutz durch Technikgestaltung und durch datenschutzfreundliche Voreinstellungen – Gemeinsam für die Verarbeitung Verantwortliche – Vertreter von nicht in der Union niedergelassenen Verantwortlichen oder Auftragsverarbeitern – Auftragsverarbeiter – Verarbeitung unter der Aufsicht des Verantwortlichen oder des Auftragsverarbeiters (→ vormals „Auftragsdatenverarbeitung") – Verzeichnis von Verarbeitungstätigkeiten (→ vormals „Verfahrensverzeichnis") – Zusammenarbeit mit der Aufsichtsbehörde
	Artikel 32	Sicherheit der Verarbeitung personenbezogener Daten
	Artikel 33	Meldung von Verletzungen des Schutzes personenbezogener Daten an die Aufsichtsbehörde
	Artikel 34	Benachrichtigung der von einer Verletzung des Schutzes personenbezogener Daten betroffenen Person
	Artikel 35	Durchführung einer Datenschutz-Folgenabschätzung

14.1 Datenschutz bei der Pflegebegutachtung

Alle im Rahmen der Pflegebegutachtung erhobenen personenbezogenen Gesundheitsdaten sind datenschutzrechtlich der 3. Schutzklasse zuzurechnen. Hierbei ist jede Aktivität des Begutachtungsprozesses betroffen, wobei man letztendlich prozessorientiert oder datenverarbeitungstechnisch fünf Hauptereignisse unterscheiden kann:
– Erhebung
– Übermittlung (Transport bzw. Übertragung)
– Bearbeitung/Verarbeitung,
– Archivierung (Aufbewahrung bzw. Speicherung)
– Vernichtung/Löschung.

14.1.1 Der Prozess der Pflegebegutachtung

Die Übermittlung der Aufträge und Unterlagen geschieht sowohl per Postversand – gelegentlich auch noch per Fax – als auch elektronisch (Datenaustauschschnittstelle, Datenabrufportal). Bei der elektronischen Datenübertragung ist der Einsatz einer leistungsfähigen Verschlüsselung unabdingbar, um ein Ausspähen der übertragenen Sozialdaten durch unbefugte Dritte zumindest zu erschweren, wenn nicht gar vollständig zu verhindern. Übliche, sicherungstechnisch zur Verfügung stehende Möglichkeiten sind eine Leitungsverschlüsselung (Tunneling) und/oder die Verschlüsselung der übertragenen Datenpakete selbst. Für welches Verfahren man sich dann entscheidet, hängt, unabhängig von Performanceerwägungen und Investitionen sowie laufenden Kosten, maßgeblich von gesetzlichen Vorgaben oder Empfehlungen des Bundesamts für Sicherheit in der Informationstechnik (BSI) bzw. des Bundes- oder der Landesdatenschutzbeauftragten und von der Einschätzung des Risikos eines Mittelsmannangriffs ab. Bei der „Man-in-the-middle-Attacke" handelt es sich um eine überwiegend bei der Nutzung des Internets verbreitete elektronische Angriffsform. Hierbei wird der Datenaustausch zwischen zwei Partnern unbemerkt vom Angreifer mitgeschnitten, um so an die Daten zu gelangen oder sogar den Datentransfer und die Daten selbst zu manipulieren. Der Einsatz einer leistungsfähigen Verschlüsselung erschwert die Durchführung von derlei Angriffen erheblich. Ein Datentransfer von Sozialdaten über das Faxgerät ist problematisch, da Faxgeräte in der Regel keine verschlüsselte Übertragung gewährleisten entsprechend dem Abhören eines Telefonates. Entscheidend ist hierbei auch, dass mittlerweile Faxverbindungen über das Internet abgewickelt werden. Insofern ist eine Verschlüsselung auch bei diesen Verbindungswegen nicht zwingend durchgängig gegeben, zumal sich die Faxserver auch nicht unbedingt nur im Europäischen Wirtschaftsraum befinden müssen.

Hinsichtlich einer Übermittlung von Sozialdaten per E-Mail besteht ebenfalls die Möglichkeit der Kenntnisnahme durch Unbefugte oder auch der Adressmanipulation auf dem elektronischen Übertragungsweg. Eine unverschlüsselte E-Mail ist diesbezüglich mit einer Postkarte gleichzusetzen. Die Sicherheit einer E-Mail erhöht sich wesentlich durch die Nutzung einer leistungsfähigen Verschlüsselung, sei es bei Benutzung des Arbeitsplatz-PC oder auch des mobilen Gerätes [6,7]. Verwendet man ergänzend noch eine sogenannte qualifizierte elektronische Signatur (zertifiziert durch ein Trust-Center), so lässt sich eine E-Mail dann im Streitfall auch grundsätzlich uneingeschränkt – Stichwort: „Freie Beweiswürdigung" – als Beweismittel vor Gericht verwenden.

Nach der Auftragserteilung seitens der Pflegekasse nehmen im weiteren Verlauf des Geschäftsprozesses mit jeder Aktivität Umfang und Tiefe personenbezogener Daten – und hier insbesondere der Sozialdaten – stetig zu (s. Abb. 14.3). Um einen Eindruck hinsichtlich der umfangreichen Erhebung, Nutzung und Speicherung von personenbezogenen Daten und insbesondere Sozialdaten zu vermitteln, werden, soweit erforderlich, bei der graphischen Darstellung auch den Begutachtungsprozess zwingend begleitende Aktivitäten einbezogen.

Der Zugriff auf die Dateien des elektronischen Archivs beim Medizinischen Dienst erfolgt vom Client-PC des Büroarbeitsplatzes aus. Zur Vervollständigung der Unterlagen können weitere Auskünfte bei den behandelnden Ärzten, den Pflegenden, den Pflegeeinrichtungen und Krankenhäusern sowohl schriftlich als auch telefonisch eingeholt werden. Nach Vervollständigung der Begutachtungsunterlagen erfolgen die Festlegung der den Besuch durchführenden Person sowie deren Beauftragung samt Übermittlung der für die Pflegebegutachtung erforderlichen Dokumente. Neben internen Mitarbeitern kann optional die Beauftragung externer Gutachter seitens des Medizinischen Dienstes wie auch seitens der diesen beauftragenden Pflegekassen erfolgen. Dabei kann der Versand der sozialmedizinischen Unterlagen elektronisch (Verschlüsselung zwingend erforderlich) oder noch auf dem „klassischen" Postweg erfolgen.

Nach Aktenstudium seitens der den Besuch durchführenden Person erfolgen Ankündigung des Besuchs, Terminierung, Zusammenstellung einer Besuchstour und Routenplanung. Im Navigationssystem werden nur Orte und Straßennamen erfasst. Bei Nutzung einer Ressourcenplanungssoftware werden darüber hinaus noch weitere personenbezogene Daten verarbeitet und gespeichert, z. B. Name des Gutachters, Name des Versicherten, Art des Gutachtens (Erstbegutachtung, Widerspruchsbegutachtung etc.). Für den Transport und die „Zwischenarchivierung" der Daten auf dem Laptop selbst empfiehlt sich der Einsatz einer Festplattenverschlüsselung. Beim Transport von Akten auf dem Weg zum Besuch oder bei der Aufbewahrung der Dokumente zu Hause im Rahmen des mobilen Arbeitens sind ebenfalls entsprechende Vorkehrungen zu treffen (s. Tab. 14.4).

Bei der Durchführung des Besuchs (mit Einverständnis des Antragstellers einschließlich der Befragung von pflegenden Angehörigen, Lebenspartnern oder sonstigen Personen oder Dienste) werden die Sozialdaten in der Regel direkt mittels Laptop in der Maske des Gutachtenformulars, gelegentlich auch handschriftlich, erfasst. Hierbei ist auf gewisse vertrauliche Umgebungsbedingungen zu achten, damit Dritte nicht die Inhalte der Begutachtung und des Begutachtungsgesprächs sowie die erfassten Daten zur Kenntnis nehmen.

Das Gutachtenformular dient der strukturierten Erfassung der im Rahmen einer Pflegebegutachtung aufzunehmenden Daten folgender drei Kategorien:
- Identifikationsdaten zu Personen (Antragsteller, Betreuer, behandelnder Arzt etc.),
- Antragsdaten (Geld-, Sach-, Kombinationsleistung etc.) und
- Gesundheitsdaten (z. B. ärztliche und medikamentöse Versorgung).

Nach Artikel 5 DSGVO „Grundsätze für die Verarbeitung personenbezogener Daten" unterliegt die Verarbeitung folgenden Grundsätzen:
- Rechtmäßigkeit, Verarbeitung nach Treu und Glauben, Transparenz,
- Zweckbindung,

- Datenminimierung,
- Richtigkeit,
- Speicherbegrenzung,
- Integrität und Vertraulichkeit,
- Rechenschaftspflicht.

Insofern haben sich – unabhängig vom eigenen Verhalten im Zuge der Begutachtung, Beratung, Qualitäts- oder Abrechnungsprüfung – Gestaltung („privacy by design") und Auswahl von Datenverarbeitungssystemen (Hardware und „Produktivsoftware") an dem Ziel auszurichten, keine oder so wenig empfehlungs- bzw. entscheidungsrelevante Sozialdaten wie möglich zu erheben, zu verarbeiten oder zu nutzen. Insbesondere sollte hier von den Möglichkeiten der Anonymisierung und Pseudonymisierung Gebrauch gemacht werden, soweit dies möglich ist und der Aufwand in einem angemessenen Verhältnis zum angestrebten Schutzzweck steht. Desgleichen sollte grundsätzlich bei der Erhebung von Sozialdaten, also nicht nur bei der elektronischen Datenverarbeitung, beachtet werden, soweit möglich ausschließlich die Angaben aufzunehmen, die für die Beurteilung des konkreten Begutachtungsfalls erforderlich sind. Dies verhindert dann bereits im Ansatz eine ausufernde Datenhaltung und unterstützt maßgeblich die Datenminimierung. Besonders zu beachten gilt es, diskriminierende Begriffe sowie Personen verletzende, herabsetzende, kränkende oder beschämende Angaben, gerade auch von Dritten zu vermeiden, wie beispielsweise: „Pflegeperson ist arbeitslos" oder „Tochter ist Alkoholikerin".

Nach § 96 SGB X „Ärztliche Untersuchungen, psychologische Eignungsuntersuchungen" sollen die Ergebnisse ärztlicher Untersuchungen so dokumentiert werden, dass sie auch für andere Sozialleistungsträger verwendbar sind. Für das Pflegegutachten bedeutet dies im konkreten Einzelfall die Aufnahme von Angaben zum möglichen Rehabilitationsbedarf (gesetzliche Krankenversicherung) sowie die Pflege durch Angehörige (gesetzliche Renten-, Kranken- und Unfallversicherung).

Ein besonderer Aspekt im Rahmen der Pflegebegutachtung ist die Benutzung von Scanner-Stiften oder transportablen Scannern sowie die Anfertigung von Fotos von körperlichen Befunden, z. B. Druckgeschwüren oder Ulcera cruris, medizinischen Dokumenten oder des Wohnumfeldes. Das gutachtliche Erfordernis vorausgesetzt, bestehen hier aus datenschutzrechtlicher Sicht keine Einwände. Für die Übermittlung, Archivierung und Löschung (maximale Aufbewahrungsdauer von fünf Jahren) dieser Sozialdaten gelten die gleichen Bedingungen wie für das Pflegegutachten. Empfehlenswert ist hier aus datenschutzrechtlicher und datensicherheitstechnischer Sicht nur die Nutzung einer Digitalkamera, wenngleich auch hier die Gefahr des Abhandenkommens und Auslesens des Speicherchips besteht. Ein Handy, Smartphone etc. stellt grundsätzlich – mittlerweile existieren auf dem Markt auch Digitalkameras, die ihre Bilddateien in der „cloud" sichern – auf jeden Fall zunächst ein höheres Sicherheitsrisiko dar. Als Stichworte seien hier nur genannt: Internetfähigkeit, Installation von Schad- oder Spionagesoftware und Abhörbarkeit [8]. In diesem Zusammenhang sollte auch von der Nutzung kritischer Apps auf dem Smartphone abgesehen werden. Als Stichworte für das Gefährdungspotential seien hier nur genannt: unbefugter Zugriff auf die Kontakte und den Terminkalender [9]. Idealerweise sollten private Smartphones nach Möglichkeit nicht für dienstliche Zwecke eingesetzt werden. Vom sogenannten „Bring Your Own Device" (BYOD) ist somit unter Bezugnahme auf zuvor Ausgeführtes insbesondere bei „technischen Arbeitsmitteln" abzuraten.

Bei dienstlich zur Verfügung gestellten Smartphones, iPhones etc. ist es ratsam, Applikationen über einen hausinternen „App-Store" zur Verfügung zu stellen, um das Risiko etwaiger „Schadsoftware" zu vermindern oder auszuschließen. Doch auch in Apps aus dem „Google Play Store" und in „iOS-Apps" stecken mittlerweile sogenannte „Tracker", die durchaus ein Risiko für die Privatsphäre bilden können. Mit der App „Blokada" lassen sich derartige Schnüffeleien unterbinden [10].

Im Hinblick auf die Benutzung von Scannerstiften oder transportablen Scannern – z. B. zur „Beweissicherung" im Rahmen der Abrechnungsprüfungen bei ambulanten Pflegediensten – sollten ebenfalls geeignete technische Maßnahmen ergriffen werden, die bei Verlust des Stiftes oder transportablen Scanners einem Dritten keinen Zugriff auf die gespeicherten Daten gestatten, z. B. Passwortschutz für das Auslesen der gespeicherten Daten, verschlüsselte Verzeichnisse auf dem Stift. Auch sollte keine dauerhafte Datenhaltung auf dem Scanner-Stift oder dem transportablen Scanner stattfinden. Ideal wäre hier eine sofortige verschlüsselte Übertragung der Bilddateien vom Scanner auf den zur Begutachtung eingesetzten Laptop mit verschlüsselter Festplatte. Ebenso sollten bei der immer weiter verbreiteten Nutzung von internetfähigen Tablet-PCs technische Maßnahmen hinsichtlich des Datenschutzes und der Datensicherheit ergriffen werden:

- keine dauerhafte Speicherung von personenbezogenen Daten auf dem Gerät,
- Einsatz einer Persönlichen Identifikationsnummer (PIN),
- Verschlüsselung für die Speicherkarte (Hardwareverschlüsselung),
- nur bei Erfordernis Aktivierung der Schnittstellen, z. B. bei Datenübertragung zwischen Geräten über kurze Distanz per Funktechnik (Bluetooth) oder über ein drahtloses lokales Funknetz (WLAN) sowie
- Verschlüsselung bei der Datenübertragung.

Abb. 14.3: Geschäftsprozess Pflegebegutachtung am Beispiel des MDK Hessen (Stand: 01.01.2020). Erläuterungen zum Ablaufdiagramm: *) Assistenzkraft, **) Gutachter, ***) Die Speicherung der Tourenpläne erfolgt nicht im Gutachtenarchiv. ****) Die Freigabe erfolgt in der Gutachtensoftware sowie die darauffolgende Markierung des Auftrages als erledigt. Die Freigabe der Gutachten erfolgt durch die Gutachter selbst. Bei externen Gutachten (ggf. Nachsichtung durch interne Gutachter erforderlich) erfolgt die Freigabe durch die Assistenzkräfte. *****) Der Versand kann elektronisch oder auf dem klassischen Postweg erfolgen. ******) Beispiele für Rücklaufgründe: Person nicht angetroffen, Person im Krankenhaus, Person verstorben, Begutachtung abgebrochen. *******) Pflegekassen mit elektronischem Datenaustausch wie z. B.: AOK – Die Gesundheitskasse in Hessen, Bayern oder Baden-Württemberg, BARMER, Techniker Krankenkasse, Hanseatische Pflegekasse, diverse kleinere Betriebskrankenkassen sowie DAK-Gesundheit.

14.1 Datenschutz bei der Pflegebegutachtung

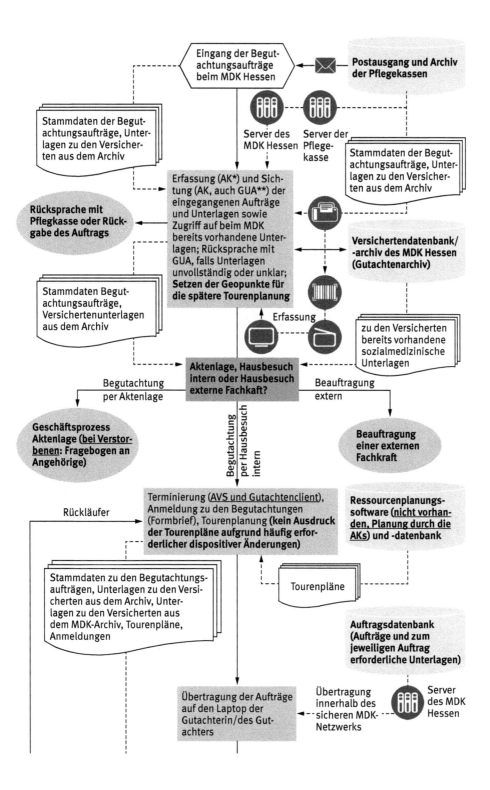

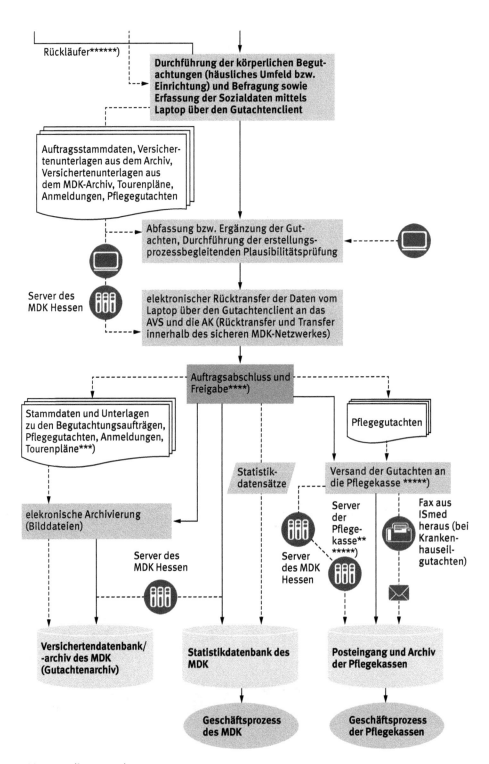

Abb. 14.3: (fortgesetzt).

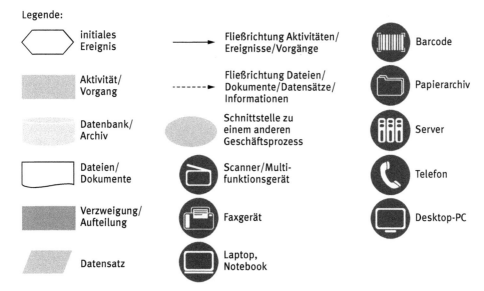

Abb. 14.3: (fortgesetzt).

Die Graphiken (Abbildungen 14.3 und 14.4) stellen jeweils den Geschäftsprozess am Beispiel des MDK Hessen dar (Stand: 01.01.2020), können jedoch als Grundlage für eine Prozessanalyse und -modellierung dienen und gestatten einen Einblick in die Datenflüsse und die entsprechend ergriffenen Maßnahmen zur Gewährleistung des Datenschutzes und der Datensicherheit.

Da das Begutachtungsverfahren DV-technisch unterstützt wird, bedarf es neben dem datenschutzkonformen Verhalten aller am Verfahren beteiligten Personen einer geeigneten technischen Vorsorge zum wirksamen Schutz der sensiblen Sozialdaten. Wesentliche Maßnahmen im Sinne des Datenschutzes und der Datensicherheit sind:
- ein differenziertes Rollen- und Berechtigungskonzept der eingesetzten Software,
- die Festplattenverschlüsselung der eingesetzten Laptops,
- der Passwortschutz der Laptops (Anmeldung und Bildschirmschoner) und
- der verschlüsselte Datentransfer – Schlüssel nach aktuellem Stand der Technik – zwischen den auftraggebenden Pflegekassen und dem Medizinischen Dienst.

Eine detaillierte Liste von Schutzmaßnahmen findet sich in Tabelle 14.4 „Maßnahmenempfehlungen hinsichtlich des Datenschutzes und der Datensicherheit". Verwiesen wird zudem auf die umfangreichen Empfehlungen der IT-Grundschutz-Kataloge des Bundesamts für Sicherheit in der Informationstechnik [11].

Tab. 14.4: Maßnahmenempfehlungen hinsichtlich des Datenschutzes und der Datensicherheit.

Ereignis bzw. Aktivität	Maßnahme

Bearbeitung (inklusive Transport im Rahmen der Bearbeitung)	– keine Bearbeitung (des Auftrages/der Akte) in öffentlichen Verkehrsmitteln oder auf öffentlichen Plätzen (z. B. keine Diktate, kein Schreiben am Laptop/Notebook/Netbook/Tablet-PC etc. in der Öffentlichkeit bei der bestehenden Möglichkeit einer Einsichtnahme in die Bildschirminhalte durch unbefugte Dritte)
	– Gebrauch eines passwortgeschützten/-gesteuerten Bildschirmschoners (*Passwortlängenwahl* und Einstellungen des *Bildschirmschoners* nach den technischen Möglichkeiten des jeweiligen Betriebssystems; *empfohlen*: automatische Sperrung nach längstens 15 Minuten und erzwungene Freigabe durch erneute Passworteingabe)
	– kein offenes Liegenlassen von Unterlagen im Rahmen der Außendiensttätigkeit:
	  – Aufbewahrung der Unterlagen im geschlossenen und *nicht einsehbaren Kofferraum* des KFZ
	  – Abschließen des Fahrzeugs bei kurzzeitigem Verlassen (z. B. bei Tankstopps)
	  – Mitnahme der Unterlagen bei längerem Verlassen bzw. Abstellen des Fahrzeugs
	  – Mitnahme der Unterlagen bei Aufsuchen des Speise-/Bistrowagens im Zug,
	– datenschutzkonformes Telefonieren in der Öffentlichkeit
	– Besprechen sensibler und/oder vertraulicher Daten hinter verschlossener Bürotür

Aufbewahrung/Speicherung	– Passwortschutz auf dem Laptop/Notebook/Netbook/Tablet-PC etc.: Nutzerpasswort und eigene Nutzeridentität – *Passwortlänge und -struktur* nach den technischen Möglichkeiten der Software: empfohlene Länge ≥ 8 Zeichen, Nutzung einer Kombination von Buchstaben (→ Groß- und Kleinschreibung!), Ziffern und Sonderzeichen (→ ohne Wiederholungen!) – *Passwortwechsel* nach Möglichkeit alle 60 oder 90 Tage (→ sofortige Änderung des Passwortes beim Verdacht einer erfolgreichen „Ausspähung"!) – Verschlüsselung der Festplatte bzw. des mobilen Datenträgers (*optional*) – Anlage passwortgeschützter (verschlüsselter) Bereiche auf dem Rechner (*optional*) – Trennung der Daten auf dem Laptop/Notebook/Netbook/Tablet-PC etc. nach Mandanten bzw. Auftraggebern (z. B. eigene Partitionen, eigene Verzeichnisse) – abschließbarer Arbeitsraum – abschließbarer Aktenschrank, Rollcontainer, Sideboard etc. (→ bei vorhandenem, abschließbaren Arbeitsraum *optional* zu sehen) – kein offenes Liegenlassen von Unterlagen und „Herunterfahren" des Laptops/Notebooks/Netbooks/Tablet-PCs etc. beim längeren Verlassen der Wohnung bzw. des Büros – Schutz des Laptops/Notebooks/Netbooks/Tablet-PCs etc. mit stets aktualisierter Firewall und Virenscanner (→ Firewall kann bei sogenannten „stand-alone-Rechnern" entfallen, *Virenschutz* ist aber weiterhin zumindest *empfehlenswert!*) – keine dauerhafte Speicherung von Sozialdaten bzw. personenbezogenen Daten, z. B. auch Bilder, auf dem Smartphone, i-Phone, Tablet-PC etc. – keine Speicherung von Sozialdaten in sogenannten „Sozialen Netzwerken", z. B. Facebook, Xing etc. oder auch in der „cloud"

Tab. 14.4: (fortgesetzt).

Ereignis bzw. Aktivität	Maßnahme
Transport/ Übertragung	– Transport in einer verschließbaren Aktentasche – Benutzung eines verschlossenen (*optional:* reißfesten) Umschlages beim Postversand von Papierunterlagen – Passwortschutz auf dem Laptop/Notebook/Netbook/Tablet-PC etc. – Festplattenverschlüsselung (→ zwingend bei im gutachtlichen „Außendienst" des MDK Hessen genutzten Laptops; bei Laptops von externen Auftragnehmern des MDK Hessen *optional*) – Datenträgerverschlüsselung (z. B. bei externen Festplatten, bei USB-Sticks etc. *optional*; für seitens des MDK Hessen eingesetzte externe Datenträger *zwingend*) – Dateiverschlüsselung (*optional*) – Nutzung eines leistungsfähigen Verschlüsselungsverfahrens beim elektronischen Versand von sensiblen Informationen – Benutzung einer gesicherten Leitung (SSL) zur Datenübertragung – Einbindung in das VPN (*optional*) – keine Übertragung von sensiblen Daten über Terminals in sogenannten „Internetcafés" – Übermittlung von Sozialdaten über das Faxgerät nur in begründbaren Ausnahmefällen, z. B. bei der Gefahr der „Verletzung des Versichertenwohls" – keine Aufforderung an Andere zur Übermittlung von Sozialdaten oder (sensiblen) personenbezogenen Daten per Fax oder unverschlüsselter E-Mail
Vernichtung/ Löschung	– Verwendung eines Reißwolfes: *Cross-Cut-Schnitt* zur Vernichtung nicht mehr benötigter, etwaig ausgedruckter Unterlagen oder – professionelle zertifizierte Aktenvernichtung durch Dritte – Löschung der Dateien nach dem jeweiligen Stand der Technik – keine weitere Speicherung sensibler personenbezogener respektive sozialmedizinischer Daten nach Erledigung des Auftrages/der Aufträge auf dem heimischen Laptop/Notebook/Netbook/Tablet-PC etc.: Löschung nach spätestens einem Quartal; *ausgenommen* hiervon sind Textbausteine ohne Personenbezug – Zerstörung der Oberfläche nicht mehr benötigter CDs bzw. DVDs oder Schreddern derselben

In der Gesamtschau dieser Maßnahmen ergibt sich dann bei Datenschutzprüfungen vor Ort – z. B. bei externen Fachkräften (Pflegegutachtern) oder auch bei Beschäftigten im „Mobilen Arbeiten" – eine abgestufte Beurteilung des Schutzniveaus:

- **Technische Kriterien für einen guten Schutz:** 8 Zeichen ≤ Passwortlänge ≤ 10 Zeichen; Passwortstruktur: Buchstaben (Groß- und Kleinschreibung), Ziffern und Sonderzeichen (ohne Wiederholungen); Passwortwechsel: alle 3 Monate; Nutzung des passwortgeschützten Bildschirmschoners; Nutzung einer stets aktualisierten Firewall und eines stets aktualisierten Virenscanners; keine Datensicherung in der „cloud"

- **Technische Kriterien für einen hohen Schutz:** 10 Zeichen < Passwortlänge; Passwortstruktur: Buchstaben (Groß- und Kleinschreibung), Ziffern und Sonderzeichen (ohne Wiederholungen); Passwortwechsel: alle 3 Monate; Nutzung des passwortgeschützten Bildschirmschoners; Nutzung einer stets aktualisierten Firewall und eines stets aktualisierten Virenscanners; keine Datensicherung in der „cloud"
- **Technische Kriterien für einen sehr hohen Schutz:** 10 Zeichen < Passwortlänge; Passwortstruktur: Buchstaben (Groß- und Kleinschreibung), Ziffern und Sonderzeichen (ohne Wiederholungen); Passwortwechsel: alle 3 Monate; Nutzung des passwortgeschützten Bildschirmschoners; Nutzung einer stets aktualisierten Firewall und eines stets aktualisierten Virenscanners; keine Datensicherung in der „cloud"; Nutzung einer Festplattenverschlüsselung; Sperrung der USB-Ports (→ Nutzung der Ports nur mit dem System bekannten Geräten möglich)

Räumlichen Maßnahmen müssen, unabhängig von den technischen Kriterien, vor Ort immer gegeben sein. Hinsichtlich Bearbeitung und Verarbeitung in der konkreten Begutachtungssituation vor Ort empfehlen sich ebenfalls gewisse „Grundschutzmaßnahmen". Hierzu gehören unter anderem die Nutzung eines passwortgeschützten Bildschirmschoners sowie die Herstellung einer vertraulichen Begutachtungsumgebung. Die Herstellung einer vertraulichen Umgebungsbedingung ist bei der Begutachtung im direkten Wohnumfeld des Versicherten in aller Regel gegeben. Schwieriger gestaltet sich dies bei der Begutachtung im stationären Bereich in einem Mehrbettzimmer. Hier muss man sich dann mit der Pflegeeinrichtung verständigen, wie eine datenschutzkonforme und vertrauliche Umgebung sichergestellt werden kann, z. B. die Nutzung eines freien Zimmers für die körperliche Begutachtung und das Gespräch. Die Herstellung einer vertraulichen Umgebung gilt übrigens auch beim Führen von Telefonaten, sei es per Festanschluss oder Handy. Ebenso gehört zur Schaffung einer datenschutzgerechten und vertraulichen Umgebung die vorübergehende Deaktivierung von „Alexa" und „Siri", sowie auch die der Kameras und Mikrophone, sei es im Smartphone, iPhone, Laptop, in der Uhr oder im Armband mit Aufnahmefunktion oder bei einem sprach- bzw. gestengesteuerten Fernseher.

„Alexa" verfügt hier über den besonderen Charme, dass es aufgezeichnete Sprachbefehle und Sprache in der „cloud" speichert. Gespräche lassen sich zwar grundsätzlich durch die Nutzerin respektive den Nutzer löschen, gegebene und gespeicherte Sprachbefehle jedoch dienen dem amerikanischen Hersteller dazu, die Spracherkennung zu perfektionieren und „Alexas" „künstliche Intelligenz" zu erweitern und im Hinblick auf den Anwendernutzen zu steigern.

Einen besonderen Aspekt im Zuge der körperlichen Begutachtung bildet die Anwesenheit eines Personenkreises, der über die Betreuungsperson, die Angehörigen, die Pflegenden oder aber die Mitarbeiter der Pflegeeinrichtung hinausgeht. Hierzu zählen beispielsweise ein selbständiger Pflegeberater, ein Rechtsbeistand, ein Pflegekassenmitarbeiter oder die Presse. Dies kann, vor dem Hintergrund der Schweigepflicht und der damit geforderten Vertraulichkeit gesehen, eine kritische Situation für den Gutachter darstellen. Zunächst erst einmal ist abzuklären, ob die oder der Versicherte es wünscht, dass weitere Personen anwesend seien, diese der Begutachtung einschließlich der Untersuchung komplett beiwohnen und so letztendlich als Dritte tiefe Kenntnis der Sozialdaten erhalten dürfen.

Ein weiterer Gesichtspunkt ist die Hospitation, z. B. im Rahmen der Einarbeitung neu eingestellter Gutachter beim Medizinischen Dienst. Diese sind selbstverständlich in ihrer Tätigkeit an die Obliegenheiten der Schweigepflicht gebunden. Auch hat bei Einstellung eine Belehrung hinsichtlich des Sozialgeheimnisses, des Datengeheimnisses und der Verschwiegenheit stattzufinden. Insofern bestehen hier aus datenschutzrechtlicher Sicht keine Bedenken gegen eine Anwesenheit des genannten Personenkreises. Trotzdem sollte, allein um etwaigen Irritationen vorzubeugen, eine Vorabinformation über die Hospitanz an die betroffenen, zu begutachtenden Versicherten erfolgen, beispielsweise, dass man spätestens zu Beginn des Besuchs das ausdrückliche Einverständnis einholt.

Zuvor Ausgeführtes gilt letztendlich uneingeschränkt auch für die Anwesenheit von beim Medizinischen Dienst im Rahmen der Qualitätssicherung eingesetzten Auditoren unter der Voraussetzung, dass diese Personen über eine abgeschlossene medizinische oder medizinnahe Ausbildung verfügen. Hinsichtlich der Anwesenheit von Datenschutzbeauftragten oder Internen Revisoren bestehen letztendlich keine datenschutzrechtlichen Bedenken. Einerseits sind diese Personen aufgrund ihrer besonderen Stellung, des Berufsbildes und der wahrzunehmenden Aufgaben schon im strafrechtlichen Sinne zur Verschwiegenheit verpflichtet. Andererseits gibt es für die Anwesenheit stets eine konkrete, sachliche Begründung, z. B. das Überprüfen der Geschäftsprozesse vor dem Hintergrund ihrer Effizienz, Wirtschaftlichkeit, der Datenschutzkonformität sowie der Datensicherheit.

Eine Vernichtung von Unterlagen, die nicht unmittelbar für das abgeschlossene Gutachten von medizinischer Relevanz sind, trägt zwei wesentlichen Anforderungen des Datenschutzes Rechnung:
- nicht mehr zur Auftragserledigung erforderliche Daten zu löschen und
- keine Vorratsdatenspeicherung zu betreiben. In Anbetracht der mittlerweile geringen Kosten für elektronischen Speicherplatz ist man oft geneigt, Daten längerfristig und auch redundant aufzubewahren.

Papierausdrucke dürfen nicht ungeschreddert in den Hausmüll oder Altpapiercontainer entsorgt werden. Eine Löschung der Sozialdaten zur Verhinderung einer dauerhaften Datenarchivierung (Stichwort: Vorratsdatenspeicherung) sollte stets automatisiert ablaufen (Löschen der Altdaten bei Entgegennahme neuer Aufträge und begleitender Dokumente). Unabhängig hiervon ist selbstverständlich auch bei der „händischen Vernichtung" stets die maximal zulässige Aufbewahrungsdauer von 5 Jahren gemäß § 97 SGB XI zu beachten.

14.1.2 Besonderheiten bei der Beauftragung externer Gutachter bei der Pflegebegutachtung Einzelfall

Die Beauftragung externer Gutachter ist als Datenübermittlung in Verbindung mit einer Verarbeitung personenbezogener Daten zu sehen. Die Hauptverantwortung verbleibt hierbei stets beim beauftragenden Medizinischen Dienst. Wesentliche rechtliche Grundlage für die Beauftragung externer Gutachter und den damit verbundenen Zukauf gutachtlicher Expertise bilden der § 283 Abs. 5 SGB V i. V. m. § 80 SGB X.

Aus § 80 SGB X ergeben sich dann, ungeachtet des im Rahmen der formalen Vertragsgestaltung üblichen Rubrums (genaue Bezeichnung der Vertragspartner), die Betitelung der Paragraphen (selbsterklärende Überschriften), die Nummerierung der Absätze, bei längeren Vertragswerken die Nummerierung der einzelnen Sätze, auch die üblichen Merkmale für das in jedem Fall schriftlich zu begründende Vertragsverhältnis zwischen Auftragnehmer und Auftraggeber:
– Auftragsgegenstand und -dauer (Bezeichnung, befristet, unbefristet),
– Vergütung (Pauschale oder Honorarstaffel),
– konkrete Beschreibung der Auftragsdurchführung (Umfang der Datenerhebung, Erhebungszweck, Nutzungsgrund, Art der Daten (Kategorien betroffener Daten), Kreis der Betroffenen (→ Versicherte, Angehörige, Betreuungsperson, behandelnder Arzt etc.),
– technische und organisatorische Maßnahmen hinsichtlich des Datenschutzes und der Datensicherheit,
– Berichtigung, Sperrung und Löschung von Daten,
– Pflichten des Auftragnehmers,
– Möglichkeit der Begründung von Unterauftragsverhältnissen (Information an den Auftraggeber und Genehmigung durch diesen, Verpflichtung auf das Datengeheimnis bzw. zur Verschwiegenheit),
– Kontrollrechte des Auftraggebers (inklusive Prüfrecht seines Datenschutzbeauftragten vor Ort),
– Mitwirkungspflichten des Auftraggebers,
– die Mitteilungsverpflichtung des Auftragnehmers bei Verstößen gegen den Sozialdatenschutz oder gegen diesbezügliche Festlegungen im Vertrag,
– der Umfang der Weisungsbefugnisse des Auftraggebers gegenüber dem Auftragnehmer,
– die Rückgabe etwaiger Datenträger oder Unterlagen nach Erledigung des konkreten Auftrages sowie die Löschung der Sozialdaten,
– Auskunftsrecht der von der Verarbeitung ihrer Daten Betroffenen,
– Gerichtsstand und
– Salvatorische Klausel.

Voranstehende Aufzählung enthält, ungeachtet der konkreten technischen Ausgestaltung, die folgenden Grundanforderungen des Datenschutzes: keine Vorrats-

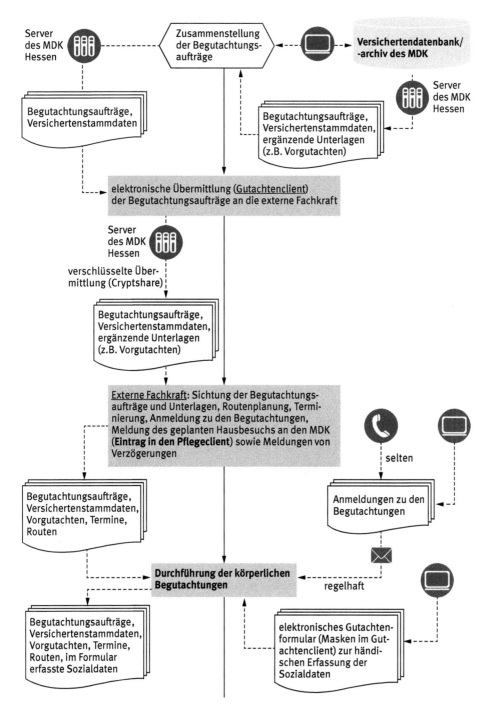

Abb. 14.4: Geschäftsprozess Pflegebegutachtung Einzelfall unter Einsatz externer Fachkräfte am Beispiel des MDK Hessen (Stand: 01.01.2020).

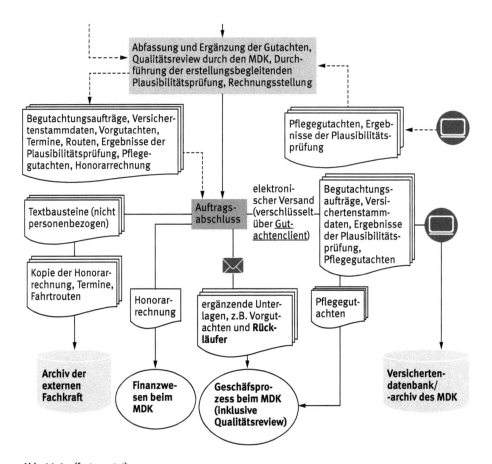

Abb. 14.4: (fortgesetzt).

datenspeicherung, Sensibilität im Umgang mit den Sozialdaten und Sicherung der Vertraulichkeit der Daten.

Beispielhaft stellt sich der Geschäftsprozess der Pflegebegutachtung unter Einsatz externer Fachkräfte am Beispiel des MDK Hessen wie folgt dar (s. Abb. 14.4).

Gutachten werden bei der elektronischen Entgegennahme von Neuaufträgen im Transferverzeichnis auf dem Laptop der externen Fachkraft automatisch gelöscht. Papierunterlagen werden dem Medizinischen Dienst per Post zur datenschutzgerechten Entsorgung zurückgeschickt oder in Eigenregie entsprechend vernichtet.

14.1.3 Prüfung der Datenschutzgegebenheiten vor Ort bei externen Fachkräften

Aufgrund der gesetzlichen Obliegenheit – siehe § 80 SGB X – und aus der Verpflichtung heraus, als beauftragender Medizinischer Dienst in einer hohen Verantwortung für den sorgsamen Umgang mit Sozialdaten der Versicherten zu stehen, werden in gewissen Abständen – idealerweise vor bzw. zu Beginn und dann im Zuge des laufenden Vertragsverhältnisses – Prüfungen vor Ort durchgeführt. Diese beinhalten sowohl Aspekte aus dem Blickwinkel eines Datenschutzbeauftragten als auch eines Revisors. Nachfolgend sind die wesentlichen Prüfthemen hinsichtlich des häuslichen Arbeitsbereiches der Übersicht halber tabellarisch aufgeführt.

Abschließend soll noch auf einen sich aus der EU-Datenschutzgrundverordnung ergebenden Aspekt eingegangen werden: die Möglichkeit der Beauftragung der Verarbeitung personenbezogener Daten innerhalb des Wirtschaftsraumes der Europäischen Union. Dies eröffnet die Option, seine Daten nicht mehr im eigenen Haus zu verarbeiten oder zu speichern, sondern als Auftragsverarbeiter – siehe hierzu Artikel 28 DSGVO – ein externes Rechenzentrum mit diesen Aufgaben zu betrauen. Auch in diesem Fall bleibt – ungeachtet der vertraglichen Gestaltung des Auftragsverarbeitungsverhältnisses – der beauftragende Medizinische Dienst in der Verantwortung, sich durch folgende Maßnahmen von der Ordnungsmäßigkeit sowie den Datenschutz und der Datensicherheit (vor Ort) zu überzeugen:

- Prüfung der formalen Grundlagen hinsichtlich der Auftragsverarbeitung (Vertrag, Sicherheitshandbuch, Notfallhandbuch und -management, technische und organisatorische Maßnahmen als Anlage des Auftragsverarbeitungsvertrages, Zertifikate, Audits etc.),
- Vorabkontrolle des Rechenzentrums (bauliche, technische Sicherheitseinrichtungen und organisatorische Maßnahmen (z. B. Videoüberwachung, besondere Schließanlagen, Einlasskontrollen, hohe Umzäunung, hohe Wandstärken, autonome Notstromversorgung, Backup-Rechenzentrum, „Cages" für die Hardware, Brandschutzanlage, Brandabschnitte, Hochwasserschutz etc.) und
- gegebenenfalls Kontrollbesuche in unregelmäßigen Abständen oder bei wesentlichen Änderungen (Umzug des Rechenzentrums, Umstellung auf eine komplett neue Hardware- und/oder Softwarearchitektur).

Vorstellbar ist, dass neben der reinen Datenhaltung in einem Rechenzentrum zukünftig auch „Software on demand" zum Einsatz kommt, was dann sicherlich zusätzliche Anforderungen an den Datenschutz und die Datensicherheit stellt.

Tab. 14.5: Prüfthemen und Prüfaspekte bei externen Fachkräften.

Prüfthema	Prüfaspekte
Eckdaten zur Datenübermittlung und Verarbeitung	– Rechtsform des Auftragnehmers – Sitz des Auftragnehmers – Vorhandensein eines unterschriebenen Vertrages – Beratungs- und Begutachtungsfelder – beauftragende Dienststelle – Leistung pro Jahr
Vertragsmerkmale im Detail	– Bezeichnung der Geschäftspartner bzw. Vertragsparteien – Beschreibung und Konkretisierung der Pflichten beider Vertragsparteien – Aufgabengebiet und -umfang – Qualitätsanforderungen und -sicherung (→ Beachtung und Einhaltung der Begutachtungsrichtlinien) – Interessenkollision – Mitwirkungspflicht des Medizinischen Dienstes – Vergütung der geschuldeten Leistung – Datenschutz und Datensicherheit (→ Kontrollrecht der respektive des Datenschutzbeauftragten) – Schlussvorschriften und salvatorische Klausel
Charakter der erhaltenen, zu verarbeitenden bzw. verarbeiteten und weiterzugebenden Daten	– Sozialdaten – Abrechnungsdaten
Ablauf des Daten- und Informationsflusses	– Darstellung – Schnittstellen
zur Verfügung stehende und genutzte Arbeitsmittel	– Auflistung – Inaugenscheinnahme
räumliche, technische und organisatorische Datenschutzgegebenheiten	– abschließbarer Arbeitsraum – Vernichtung ausgedruckter Unterlagen/Wegschluss von Unterlagen – Passwortschutz des Laptops (→ Passwortstruktur, Passwortlänge) – Passwortwechsel (→ Wechselintervall) – Einsatz eines Virenscanners (→ Aktualisierung) – Einsatz einer Firewall (→ Aktualisierung) – Telefon am vertraulichen Ort

14.2 Datenschutz bei den Qualitätsprüfungen in Pflegeeinrichtungen gemäß § 114 ff. SGB XI und § 275b SGB V

Auch bei den Qualitätsprüfungen in den zugelassenen Einrichtungen der ambulanten und stationären Pflege wird im erheblichen Umfang mit Sozialdaten gearbeitet. Wie auch schon bei der Pflegebegutachtung nehmen im Rahmen des Geschäftsprozesses Qualitätsprüfung mit jeder Aktivität Umfang und Tiefe personenbezogener Daten und hier insbesondere Sozialdaten stetig zu. Hierzu gehören jetzt auch Abrechnungsdaten, da die Qualitätsprüfung seitens des Gesetzgebers entsprechend erweitert wurde. Von jeder bzw. jedem im Zuge der Stichprobe körperlich begutachteten Versicherten werden jetzt auch die Abrechnungen des ambulanten Pflegedienstes bzw. des Pflegeheims seitens der Gutachter des Medizinischen Dienstes mit geprüft.

Die Qualitätsprüfungen bei ambulanten und stationären Pflegeeinrichtungen werden am Vortag angekündigt. Eine Anlassprüfung bei stationären Pflegeeinrichtungen kann hingegen unangemeldet erfolgen. Zur Qualitätsprüfung gehört neben der Erhebung der Struktur- und Prozessqualität sowie der Zufriedenheitsbefragung insbesondere die Prüfung der Prozess- und Ergebnisqualität bei Bewohnern. Diese werden zum Teil durch die Datenauswertungsstelle (DAS) und zum Teil anhand einer Zufallsstichprobe bestimmt. Verfahrensbedingt kann die Einwilligung zur Inaugenscheinnahme der betroffenen Personen und zur Einsicht in deren Pflegedokumentationsunterlage erst am Prüftag selbst erfolgen. Zudem ist dies – anders als bei der Pflegebegutachtung – eher in allgemeinem und nur mittelbar im Interesse der in die Stichprobe eingeschlossenen Pflegebedürftigen.

Hinsichtlich der Maßnahmen des Datenschutzes und der Datensicherheit bezüglich der Datenerhebung und -übermittlung kann hier auf die Maßnahmen im Rahmen der Begutachtung Pflege Einzelfall verwiesen werden. Für die Herstellung und Wahrung vertraulicher Umgebungsbedingungen im Rahmen des Prüfungsvorgesprächs sowie des Abschlussgesprächs ist die geprüfte Einrichtung selbst verantwortlich. Die Einsichtnahme in die Geschäftsunterlagen der Einrichtung im Rahmen der Qualitätsprüfung ist ebenfalls zulässig und kann nicht mit dem Hinweis auf den Datenschutz verwehrt werden – siehe hierzu BVerfG, Beschluss vom 29. April 1996, 1 BvR 1226/89.

Das Pflege-Neuausrichtungsgesetz (PNG) sieht in der Regel die Schrifterfordernis der Einwilligung der in der Stichprobe enthaltenen Bewohner zur Inaugenscheinnahme, Befragung und Dokumentenauswertung im Rahmen der Qualitätsprüfung vor. Bei dementen oder nicht mehr geschäftsfähigen Personen ist das Einverständnis des bevollmächtigten Betreuers z. B. per Fax oder E-Mail einzuholen. Die schriftliche Einverständniserklärung zur Inaugenscheinnahme, Befragung sowie Auswertung der Pflegedokumentation und die damit verbundene informierte Einwilligung sind vom Versicherten vor der Datenerhebung zu unterschreiben. Wichtig ist dabei, auf folgendes hinzuweisen:
- Zweck der Qualitätsprüfung, insbesondere der Stichprobenprüfung,
- Zusammenstellung der Stichprobe nach dem Zufallsprinzip,

- Notwendigkeit zur Bekundung des Einverständnisses seitens des Pflegebedürftigen,
- Unterschied zu einer Pflegebegutachtung,
- Folgenlosigkeit einer Zustimmungsverweigerung,
- Prüfumfang: Pflegezustand, Pflegerisiken wie Sturzgefahr, Unterernährung, Druckstellen oder Wunden, Beweglichkeit, Ernährungszustand, Hautbeschaffenheit ggf. einschließlich des Intimbereichs,
- Bedeutung der Zufriedenheitsbefragung ohne Beteiligung der Mitarbeiter der Pflegeeinrichtung,
- Notwendigkeit der Einsichtnahme in die Pflegedokumentation,
- Informationen über die anonymisierte und datenschutzkonforme Aufnahme der Informationen in den Prüfbericht.

Bei noch nicht oder nicht mehr auskunfts- oder geschäftsfähigen pflegebedürftigen Personen bedarf es der Unterschrift der bzw. des Bevollmächtigten oder der Betreuungsperson, wobei die Betreuungsvollmacht vorliegen muss. Bei der telefonischen Aufklärung im Vorfeld hat sich der Einsatz eines Gesprächsleitfadens bewährt. Nachfolgend sind die Geschäftsprozesse einer Qualitätsprüfung tabellarisch dargestellt. Auf die graphische Darstellung inklusive (verbundener) Unter- bzw. Nebenprozesse wird hier für beide Geschäftsprozesse verzichtet, da die Tabellen den jeweiligen Ablauf inklusive der Daten- und Informationsflüsse sowie die jeweils eingesetzten Arbeitsmittel strukturiert darstellen

Auf eine Darstellung des Geschäftsprozesses „Qualitätsprüfung stationär nach § 114 ff. SGB XI" kann aufgrund der Vergleichbarkeit verzichtet werden. Anstelle des Hausbesuchs werden die Pflegebedürftigen in der in ihrer Häuslichkeit, d. h. in ihren Zimmern der stationären Pflegeeinrichtung aufgesucht.

Tab. 14.6: Geschäftsprozess Qualitätsprüfung ambulant nach § 114 ff. SGB XI mit Abrechnungsprüfung.

Nr.	Wer	Input	Arbeitsschritt	Output	Sachmittel, Informationsgrundlagen bzw. eingesetzte „Produktivsoftware"	Anmerkungen
1	Prüfer		Vorbereitung		Vorberichte, Verträge, Bescheide der Kostenträger, Vergütungsvereinbarungen SGB V + XI	
2			Anreise zum Sitz des Pflegedienstes			
3	Prüfer	Prüfteam ist mit Unterlagen ausgestattet	Eröffnungsgespräch, Entgegennahme der am Vortag per Fax angeforderten und ggf. weiterer Unterlagen (u. a. Selbstauskunftsbogen)	Prüfung begonnen		Vorstellung des Prüfungsablaufs durch Hauptgutachter
4	Prüfer	Klientenliste	Bildung der Zufallsstichprobe			Stichprobengröße nach Vorgabe der QPR
5	Prüfer		Klient zufällig auswählen	ausgewählter Klient	Würfel	Zufallsauswahl nach Vorgabe der QPR
6a	Prüfer, Einr.	Ausgewählter Klient	Telefonische Ankündigung des HB und Einholen des Einverständnisses	mit Begutachtung einverstandener Klient	Telefon	ggf. (fernmündlich) bei Betreuer einholen
6b	Prüfer, Einr.	mit Begutachtung einverstandener Klient	Verteilung der Stichprobe auf die Gutachter	Stichprobe verteilt		

Tab. 14.6: (fortgesetzt).

Nr.	Wer	Input	Arbeitsschritt	Output	Sachmittel, Informationsgrundlagen bzw. eingesetzte „Produktivsoftware"	Anmerkungen
7	Prüfer Einr.	Klientenstichprobe ausgewählt	Fahrt zum Hausbesuch	Hausbesuch	PKW	Nach Möglichkeit paralleles Arbeiten der Prüfer, in Abhängigkeit von Ressourcen der Einrichtung
8	Prüfer Einr.	Hausbesuch	Einholen schriftlichen Einverständnisses (sofern möglich), Erhebung der Ergebnisqualität mit körperlicher Begutachtung, Abgleich mit Prozessqualität anhand Pflegedokumentation (Mindestkriterien lt. QPR entsprechend dem aktuell gültigen Prüfauftrag) Mitnahme der Pflegedokumentation	Begutachteter Klient	Erhebungsbogen, QASP	Nach Möglichkeit paralleles Arbeiten der Prüfer in Abhängigkeit von Ressourcen der Einrichtung
9	Prüfer	Begutachteter Klient	Zufriedenheitsbefragung des Klienten (sofern möglich)	Begutachteter und befragter Klient		Nach Möglichkeit ohne Vertreter der Einrichtung
10	Prüfer Einr.	Klientenstichprobe begutachtet und befragt	Fahrt zum Sitz des Pflegedienstes			

Tab. 14.6: (fortgesetzt).

Nr.	Wer	Input	Arbeitsschritt	Output	Sachmittel, Informationsgrundlagen bzw. eingesetzte „Produktivsoftware"	Anmerkungen
11	Prüfer Einr.		Erhebung und Abgleich von Struktur und Prozessdaten, Kontrolle des Selbstauskunftsbogen auf Vollständigkeit (Mindestkriterien lt. QPR entsprechend dem aktuell gültigen Prüfauftrag)		Erhebungsbogen, QASP, Prüfunterlagen	Erhebung unter Einbindung aller Prüfer
12	Prüfer Einr.		Plausibilitätsprüfung der Abrechnungsunterlagen, ggf. Anfertigen von Kopien bei Auffälligkeiten (Fotodokumentation)	Datenerhebung abgeschlossen	Erhebungsbogen, QASP, Dokumentenkamera	Evtl. paralleles Arbeiten möglich; Ressourcen der Einrichtung
13	Prüfer	Datenerhebung vor Ort abgeschlossen	Vorbereitung des Abschlussgesprächs Entwurf der Empfehlungen zum „vorläufigen" Maßnahmenplan hinsichtlich der Versorgungsqualität	Abschlussgespräch vorbereitet	Formular Abschlussgespräch	Ohne Vertreter der Einrichtung
14	Prüfer Einr.		Rückgabe der Pflegedokumentationen, Abschlussgespräch mit mündlicher Darstellung der vorläufigen Ergebnisse und Empfehlung von Maßnahmen zur Qualitätsverbesserung Verabschiedung	Alle Informationen und Unterlagen für Prüfbericht vorhanden		Fachliche Diskussion der Ergebnisse
15	Prüfer		Rückreise			

Tab. 14.6: (fortgesetzt).

Nr.	Wer	Input	Arbeitsschritt	Output	Sachmittel, Informationsgrundlagen bzw. eingesetzte „Produktivsoftware"	Anmerkungen
16a	Prüfer 1	Prüfunterlagen	Bewertung der Unterlagen, Ausarbeiten des Strukturteils für Bericht, Ausarbeiten der (eigenen) Personenbögen (Begutachtung, Befragung, Abrechnung), Erfassung von Auffälligkeiten mittels Dokumentenkamera	Bearbeiteter Strukturbogen Bearbeitete Personenbögen	Erhebungsbogen, QASP	Abrechnungsunterlagen werden bei Auffälligkeiten im System (QASP) erfasst
16b	Prüfer	Prüfunterlagen	Bewertung der Unterlagen, Ausarbeiten der (eigenen) Personenbögen (Begutachtung, Befragung, Abrechnung)	Bearbeitete Personenbögen		Abrechnungsunterlagen werden bei Auffälligkeiten im System (QASP) erfasst
17	Prüfer	Bearbeitete Erhebungsbögen	Erfassung der Aufwandszeiten und Übermittlung der bearbeiteten Personenbögen		QASP Office	Erfassung aller zum Prozess gehörenden Zeiten
18	Prüfer 1	Erhebungsbögen	Sichtung und Bewertung der Personenbögen, Erstellung des vorläufigen Prüfberichts und Versand an Prüfer, Erstellung eines Anschreibens mit Empfehlung zum weiteren Vorgehen, Erstellen einer „Entanonymisierungsliste", Erfassung von Statistikdaten		QASP Office	Ggf. Review durch Teamleitung gemäß Vorgaben QS-Ri QP

Tab. 14.6: (fortgesetzt).

Nr.	Wer	Input	Arbeitsschritt	Output	Sachmittel, Informationsgrundlagen bzw. eingesetzte „Produktivsoftware"	Anmerkungen
19	Prüfer	Vorläufiger Prüfbericht	Gegenlesen im Prüfteam	Rückmeldung an Prüfer 1 Korrekturbedarf und Zeiterfassung	PDF	
20	Prüfer 1	Prüfbericht, Anschreiben	Abschließende Korrektur, Zeiterfassung aller Prüfer und Upload des Prüfberichtes, E-Mailversand des Anschreibens und der Statistikdaten		QASP, E-Mail	Abrechnungsunterlagen werden bei Auffälligkeiten an betroffene Kasse geschickt

Tab. 14.7: Geschäftsprozess Qualitätsprüfung nach § 275b SGB V

Nr.	Wer	Input	Arbeitsschritt	Output	Sachmittel, Informationsgrundlagen bzw. eingesetzte „Produktivsoftware"	Anmerkungen
1	Prüfer		Vorbereitung		Vorberichte, Verträge, Bescheide der Kostenträger, Vergütungsvereinbarung SGB V	
2			Anreise zum Sitz des Leistungserbringers			
3	Prüfer	Prüfteam ist mit Unterlagen ausgestattet	Eröffnungsgespräch, Entgegennahme der am Vortag per Fax angeforderten und ggf. weiterer Unterlagen (u. a. Selbstauskunftsbogen)	Prüfung begonnen		Vorstellung des Prüfungsablaufs durch Hauptgutachter
4	Prüfer	Klientenliste	Bildung der Zufallsstichprobe			Stichprobengröße nach Vorgabe der QPR-HKP
5	Prüfer		Klient zufällig auswählen	Ausgewählter Klient	Würfel	Zufallsauswahl nach Vorgabe der QPR-HKP
6a	Prüfer Einr.	Ausgewählter Klient	Telefonische Ankündigung des HB und Einholen des Einverständnisses	mit Begutachtung einverstandener Klient	Telefon	ggf. (fernmündlich) bei Betreuer einholen
6b	Prüfer Einr.	mit Begutachtung einverstandener Klient	Verteilung der Stichprobe auf die Gutachter	Stichprobe verteilt		

Tab. 14.7: (fortgesetzt).

Nr.	Wer	Input	Arbeitsschritt	Output	Sachmittel, Informationsgrundlagen bzw. eingesetzte „Produktivsoftware"	Anmerkungen
7	Prüfer Einr.	Klientenstichprobe ausgewählt	Fahrt zum Hausbesuch	Hausbesuch	PKW	Nach Möglichkeit paralleles Arbeiten der Prüfer, in Abhängigkeit von Ressourcen der Einrichtung
8	Prüfer Einr.	Hausbesuch	Einholen schriftlichen Einverständnisses (sofern möglich), Erhebung der Ergebnisqualität mit körperlicher Begutachtung, Abgleich mit Prozessqualität anhand Pflegedokumentation (Kriterien lt. QPR-HKP entsprechend dem aktuell gültigen Prüfauftrag) Mitnahme der Pflegedokumentation	Begutachteter Klient	Erhebungsbogen, QASP	Nach Möglichkeit paralleles Arbeiten der Prüfer in Abhängigkeit von Ressourcen der Einrichtung Bei Vorliegen einer Verordnung zu spezieller Krankenbeobachtung wird Kapitel 10 statt 9 geprüft
9	Prüfer	Begutachteter Klient	Zufriedenheitsbefragung des Klienten (sofern möglich)	Begutachteter und befragter Klient		Nach Möglichkeit ohne Vertreter der Einrichtung
10	Prüfer Einr.	Klientenstichprobe begutachtet und befragt	Fahrt zum Sitz des Leistungserbringers			

Tab. 14.7: (fortgesetzt).

Nr.	Wer	Input	Arbeitsschritt	Output	Sachmittel, Informationsgrundlagen bzw. eingesetzte „Produktivsoftware"	Anmerkungen
11	Prüfer Einr.		Erhebung und Abgleich von Struktur und Prozessdaten, Kontrolle des Selbstauskunftsbogen auf Vollständigkeit (Mindestkriterien lt. QPR-HKP entsprechend dem aktuell gültigen Prüfauftrag)		Erhebungsbogen, QASP, Prüfunterlagen	Erhebung unter Einbindung aller Prüfer
12	Prüfer Einr.		Plausibilitätsprüfung der Abrechnungsunterlagen, ggf. Anfertigen von Kopien bei Auffälligkeiten (Fotodokumentation)	Datenerhebung abgeschlossen	Erhebungsbogen, QASP, Dokumentenkamera	Evtl. paralleles Arbeiten möglich; Ressourcen der Einrichtung
13	Prüfer	Datenerhebung vor Ort abgeschlossen	Vorbereitung des Abschlussgespräches, Entwurf der Empfehlungen zum „vorläufigen" Maßnahmenplan hinsichtlich der Versorgungsqualität	Abschlussgespräch vorbereitet		Ohne Vertreter der Einrichtung
14	Prüfer Einr.		Rückgabe der Pflegedokumentationen, Abschlussgespräch mit Darstellung der vorläufigen Ergebnisse und Empfehlung von Maßnahmen zur Qualitätsverbesserung Verabschiedung	Alle Informationen und Unterlagen für Prüfbericht vorhanden		Fachliche Diskussion der Ergebnisse
15	Prüfer		Rückreise			

Tab. 14.7: (fortgesetzt).

Nr.	Wer	Input	Arbeitsschritt	Output	Sachmittel, Informationsgrundlagen bzw. eingesetzte „Produktivsoftware"	Anmerkungen
16a	Prüfer 1	Prüfunterlagen	Bewertung der Unterlagen, Ausarbeiten des Strukturteils für Bericht, Ausarbeiten der (eigenen) Personenbögen (Begutachtung, Befragung, Abrechnung), Erfassung von Auffälligkeiten mittels Dokumentenkamera	Bearbeiteter Strukturbogen, Bearbeitete Personenbögen	Erhebungsbogen, QASP	Abrechnungsunterlagen werden bei Auffälligkeiten im System (QASP) erfasst
16b	Prüfer	Prüfunterlagen	Bewertung der Unterlagen, Ausarbeiten der (eigenen) Personenbögen (Begutachtung, Befragung, Abrechnung)	Bearbeitete Personenbögen		Abrechnungsunterlagen werden bei Auffälligkeiten im System (QASP) erfasst
17	Prüfer	Bearbeitete Erhebungsbögen	Erfassung der Aufwandszeiten und Übermittlung der bearbeiteten Personenbögen		QASP, Office	Erfassung aller zum Prozess gehörenden Zeiten
18	Prüfer 1	Erhebungsbögen	Sichtung und Bewertung der Personenbögen, Erstellung des vorläufigen Prüfberichts und Versand an Prüfer, Erstellung eines Anschreibens mit Empfehlung zum weiteren Vorgehen, Erstellen einer „Entanonymisierungsliste" in der Prüfsoftware, Erfassung von Statistikdaten		QASP, Office	ggf. Review durch Teamleitung

Tab. 14.7: (fortgesetzt).

Nr.	Wer	Input	Arbeitsschritt	Output	Sachmittel, Informationsgrundlagen bzw. eingesetzte „Produktivsoftware"	Anmerkungen
19	Prüfer	Vorläufiger Prüfbericht	Gegenlesen im Prüfteam	Rückmeldung an Prüfer 1 Korrekturbedarf	E-Mail, PDF	
20	Prüfer 1	Prüfbericht, Anschreiben	Abschließende Korrektur		QASP, E-Mail	
21	TL	Prüfbericht, Anschreiben	Review			bei Anlass- und Wiederholungsprüfungen, sowie bei festgestellten Ergebnismängeln
22	Prüfer 1	Prüfbericht, Anschreiben	Upload des Prüfberichtes, E-Mailversand des Anschreibens und der Statistikdaten			Abrechnungsunterlagen werden bei Auffälligkeiten an betroffene Kasse geschickt

AK: Assistenzkraft, AMMED: Auftragsmanagementsystem, BPAH: Hessische Betreuungs- und Pflegeaufsicht, DCS: Datenclearingstelle für ambulante und stationäre Pflegeeinrichtungen, Einr.: Vertreter der Pflegeeinrichtung, Prüfer 1: Hauptprüfer, HB: Hausbesuch, KVP: Kontinuierlicher Verbesserungsprozess, PTVA: Pflege-Transparenzvereinbarung ambulant, QASP: Prüfsoftware (Qualitätsprüfung ambulanter und stationärer Pflegeeinrichtungen), QP: Qualitätsprüfung, QPR: Qualitätsprüfungs-Richtlinien, QS-Ri QP: Richtlinien des GKV-Spitzenverbandes zur Qualitätssicherung der Qualitätsprüfungen nach §§ 114 ff SGB XI (Qualitätssicherungs-Richtlinien Qualitätsprüfung), TL: Teamleitung.

Zuvor tabellarisch dargestellte Geschäftsprozesse zeigen auf, dass nicht nur Daten der infolge der Zufallsstichprobe – Stichprobenumfang 8 Personen – körperlich begutachteten Versicherten gespeichert werden. Weitere zur Qualitäts- und Abrechnungsprüfung herangezogene und gegebenenfalls in der Prüfakte gespeicherte Daten sind ebenso:
- Personalliste der Einrichtung,
- Abrechnungsunterlagen,
- Pflegedokumentation bei Auffälligkeiten.

Im Bericht zur Qualitätsprüfung selbst erfolgt stets eine Pseudonymisierung der Versichertennamen (P1 ... Pn statt Namen).

14.3 Sonstige Geschäftsprozesse mit datenschutzrechtlicher Relevanz

Im Rahmen der Beratungstätigkeit durch den Medizinischen Dienst, beispielsweise für die Pflegekassen, Versicherte und deren Angehörige, Pflegeeinrichtungen oder Pflegestützpunkte, geht es nicht selten um konkrete Pflegegutachten bzw. um einen versichertenbezogenen Sachverhalt. Vom Grundsatz her gilt auch hier, dass im Einzelfall nur die Sozialdaten zur Verfügung gestellt werden bzw. stehen sollten, die zur Beratung und Erörterung des Sachverhaltes erforderlich sind. Des Weiteren ist für eine datenschutzgerechte Gesprächsumgebung zu sorgen. Auch hier gilt es bei der Anwesenheit Dritter zu prüfen, ob der Versicherte die entsprechende Einwilligung gegeben hat, dass ihnen die Sozialdaten zur Kenntnis gebracht werden dürfen (→ Betreuungsvollmacht, → Einwilligungserklärung, → Schweigepflichtentbindung). Sollte bei den Fortbildungsveranstaltungen für die Pflegekassen Bezug auf Pflegegutachten genommen werden, können diese den Teilnehmern nur in anonymisierter bzw. zumindest in pseudonymisierter Form zur Verfügung gestellt werden.

Bei der Berichterstattung im Rahmen der Berichtspflicht, beispielsweise über die erbrachten Leistungen oder Laufzeiten des einzelnen Medizinischen Dienstes gegenüber dem Verwaltungsrat, Ministerien, dem MDS ist zu beachten, dass nach Möglichkeit nur aggregierte oder kumulierte Daten weitergegeben werden. Diese lassen dann keinen oder nur mit erheblichem Aufwand einen Rückbezug zum einzelnen Versicherten zu.

Für die internen kontinuierlichen Qualitätsprüfungen (KQP) im Rahmen der Pflegebegutachtung ist ebenfalls auf die Anonymisierung der mittels Zufallsstichprobe gezogenen Gutachten zu achten. Dies gilt gleichermaßen auch bei den dienstübergreifenden Qualitätsprüfungen.

Eine weitere Besonderheit stellt die durch einen Auditor eines anderen Medizinischen Dienstes begleitete Qualitätsprüfung dar. Hier erfolgt im Vorfeld die Einholung der Zustimmung der Pflegeeinrichtung zum Audit. Ebenso wird die Zustimmung der im Rahmen des Audits zu überprüfenden Versicherten (Stichprobe) eingeholt. Der Prüfbericht selbst wird dann später nicht anonymisiert an den „Fremdauditor" zugesandt. Prinzipielle datenschutzrechtliche Einwände sind gegen eine derartige Hospitanz zunächst erst einmal nicht vorzubringen. Der Fremdauditor ist bei seinem entsendenden Medizinischen Dienst ebenfalls auf den Datenschutz und das Daten- und Sozialgeheimnis verpflichtet und wohl in der Regel auch im Bereich Qualitätsprüfungen tätig. Trotzdem hat auf jeden Fall seitens des betroffenen Medizinischen Dienstes eine schriftliche Verpflichtung des „Fremdauditors" auf das Datengeheimnis zu erfolgen. Des Weiteren ist hier der Datenschutzbeauftragte auch vorab über das beabsichtigte „Fremdaudit" zu informieren, da letztendlich durch „Fremde" auch ein Einblick in Betriebs- und Geschäftsabläufe erfolgt.

Handelt es sich bei den Auditoren um Ärzte oder Pflegefachkräfte, so gilt darüber hinaus noch die Einhaltung der Schweigepflicht. Einzig und allein stellt sich die Frage nach der Erforderlichkeit, den Prüfbericht in nicht anonymisierter Form zu erhalten. Sollen hier im Rahmen des Audits lediglich Abläufe und Vorgehensweisen vor dem Hintergrund der entsprechenden Richtlinien und Verfahrensanleitungen zu Qualitätsprüfungen Pflege untersucht werden, besteht kein Erfordernis, einen nicht anonymisierten Prüfbericht zu erhalten.

Literatur

[1] Bauer AW. Der Hippokratische Eid. Medizinhistorische Neuinterpretation eines (un)bekannten Textes im Kontext der Professionalisierung des griechischen Arztes. Zeitschrift für medizinische Ethik. 1995;41:141–148.
[2] World Medical Association (WMA)/Weltärztebund. Declaration of Geneva/Deklaration von Genf (1948/2017) [Zugriff: 28.06.2019]. URL: https://www.bundesaerztekammer.de/fileadmin/user_upload/downloads/pdf-Ordner/International/Deklaration_von_Genf_DE_2017.pdf
[3] Bundesärztekammer (BÄK), Hrsg. (Muster-)Berufsordnung für die in Deutschland tätigen Ärztinnen und Ärzte – MBO-Ä 1997 – in der Fassung der Beschlüsse des 121. Deutschen Ärztetages 2018 in Erfurt geändert durch Beschluss des Vorstandes der Bundesärztekammer am 14.12.2018. DOI: 10.3238/arztebl.2019.mbo_daet2018b
[4] Verordnung (EU) 2016/679 des europäischen Parlaments und des Rates vom 27. April 2016 zum Schutz natürlicher Personen bei der Verarbeitung personenbezogener Daten, zum freien Datenverkehr und zur Aufhebung der Richtlinie 95/46/EG (Datenschutz-Grundverordnung) [Zugriff: 28.06.2019]. URL: https://eur-lex.europa.eu/legal-content/DE/TXT/HTML/?uri=CELEX:32016R0679&from=DE
[5] Oehler T, Obermeyer Ch, Menger B, Gaidzik PW. Die DSGVO – Bedeutung und Konsequenzen für den ärztlichen Sachverständigen, MedSach. 2019;115(4):141.
[6] Bleich H. Schlüsselfragen – Vertrauenswürdige E-Mail-Kommunikation, c't – magazin für computer technik. 2012;18:132–134.
[7] Bleich H, Neuhaus S. Brief mit Siegel – Mail-Verschlüsselung auf dem Rechner und mobil anwenden, c't – magazin für computer technik. 2012;18:136–140.
[8] Berke J. Angreifbar in allen Lebenslagen. WirtschaftsWoche. 2012;29:42–47.
[9] Berke J, Kuhn T. Sträfliche Ignoranz. WirtschaftsWoche. 2013;3:60–65.
[10] Link M, Rehberg Al. Trackerentdecker – Tracker in Android Apps finden, c't – magazin für computer technik. 2019;11:182–185.
[11] Bundesamt für Sicherheit in der Informationstechnik (BSI). IT-Grundschutz-Kataloge [Zugriff: 28.06.2019]. URL: https://www.bsi.bund.de/DE/Themen/ITGrundschutz/ITGrundschutzKataloge/itgrundschutzkataloge_node.html

15 Finanzierung der sozialen Pflegeversicherung

Oliver Blatt, Manfred Baumann

15.1 Einführung: Soziale Pflegeversicherung als fünfte Säule

Mit dem Gesetz zur sozialen Absicherung des Risikos der Pflegebedürftigkeit (Pflege-Versicherungsgesetz – PflegeVG) wurde mit Wirkung zum 1. Januar 1995 die Pflegeversicherung als „fünfte Säule" der gesetzlichen Sozialversicherung – neben der Kranken-, der Renten-, der Unfall- und der Arbeitslosenversicherung eingeführt. Sie wurde als Elftes Buch in das Sozialgesetzbuch integriert (SGB XI). Für alle diese Versicherungen ist grundlegend, dass sie Pflichtversicherungen für Arbeitnehmer, für Rentner sowie für einige freiberuflich agierende Personenkreise sind und solidarisch getragen werden. Die Beiträge werden nach dem Einkommen berechnet und es gibt keine Risikozuschläge für bereits erkrankte Menschen. Dafür erhalten alle die gleiche Leistung aus der gesetzlichen Versicherung. Ihre Finanzierung erfolgt im Umlageverfahren.

Mit der Einführung der Pflegeversicherung verfolgte der Gesetzgeber das Ziel, das finanzielle Risiko der Pflegebedürftigkeit eigenständig abzusichern, dabei aber die öffentliche Finanzierung als Sozialversicherung in einem engen Rahmen zu halten. Um dies zu gewährleisten, haben die Leistungen der Pflegeversicherung von vornherein nur ergänzenden Charakter. Konzipiert als „Teilkaskoversicherung" erhebt die soziale Pflegeversicherung (SPV) folglich weder im häuslichen noch im stationären Bereich den Anspruch, den gesamten Bedarf bei Pflegebedürftigkeit abzudecken. Sie ist damit – beispielsweise im Gegensatz zur gesetzlichen Krankenversicherung (GKV) – als eine nicht bedarfsdeckende Grundsicherung konzipiert. Insoweit sind die Ausgaben der sozialen Pflegeversicherung durch festgelegte Pflegegrade mit Pauschalbeträgen pro Leistungsart (Geld- oder Sachleistungen) bzw. fest vereinbarten Leistungen für bestimmte andere nachrangige Leistungen bestimmt. Diese Leistungspauschalen werden erst seit 2008 in Abständen von drei Jahren nach einer gesetzlich festgelegten Regel hinsichtlich einer Leistungsanpassung („Dynamisierung") geprüft (§ 30 SGB XI) und aktualisiert. Im Ergebnis ist in der Vergangenheit der durch die soziale Pflegeversicherung abgedeckte Kostenanteil (der nie kostendeckend angelegt war) an den gesamten Kosten stetig abgesunken und hat daher die Pflegebedürftigen immer mehr belastet. Ihre Leistungen werden einkommens- und vermögensunabhängig gewährt.

15.2 Die Organisation der Pflegeversicherung

Die Pflegeversicherung ist wie die Krankenversicherung eine Pflichtversicherung. Die Zuordnung der Versicherten und ihre Wahlmöglichkeiten ergeben sich aus den Entscheidungen, die sie im Hinblick auf ihre Krankenversicherung getroffen haben

(Pflegeversicherung folgt Krankenversicherung). Mit dieser Grundsatzentscheidung wurde die Trennung in einen gesetzlichen und einen privaten Versicherungszweig auf den Bereich der Pflege übertragen. Für den versicherten Personenkreis bedeutet dies:

- Alle Pflichtmitglieder der gesetzlichen Krankenversicherung sind automatisch in der gesetzlichen Pflegeversicherung („soziale Pflegeversicherung") versichert (§ 20 Abs. 1 SGB XI).
- Entsprechend den für die GKV geltenden Grundsätzen sind auch in der Pflegeversicherung nicht erwerbstätige Eheleute sowie Kinder bis zum vollendeten 18. Lebensjahr (bei Schul- und Berufsausbildung bis zum vollendeten 25. Lebensjahr) beitragsfrei mitversichert (§ 25 SGB XI).
- Auch die freiwilligen GKV-Mitglieder unterliegen einer Versicherungspflicht in der sozialen Pflegeversicherung (§ 20 Abs. 3 SGB XI).
- Die privat Krankenversicherten sind verpflichtet, auch eine private Pflegeversicherung abzuschließen (§ 23 SGB XI).

Die Pflegeversicherung wurde als Pflegekasse unter dem „Dach der Krankenversicherung" eingerichtet (§ 46 SGB XI), d. h., dass jede Krankenkasse eine Pflegekasse gebildet hat (§ 46 Abs. 1 SGB XI). Sie sind selbstständige Körperschaften öffentlichen Rechts und nach dem Grundsatz der Selbstverwaltung organisiert (§ 46 Abs. 2 SGB XI). Durch die organisatorische Anbindung an die Krankenkassen verfügen die Pflegekassen weder über eigenständige Leitungsgremien noch über eigenes Verwaltungspersonal. Die jeweiligen Aufgaben und Kompetenzen werden von den Gremien und dem Verwaltungspersonal der Krankenkasse wahrgenommen, bei der sie eingerichtet sind (§ 46 Abs. 2 SGB XI).

15.3 Prinzipien der Finanzierung

Die Finanzierung der sozialen Pflegeversicherung lehnt sich in wichtigen Merkmalen an die aus der Krankenversicherung bekannten Bestimmungen an (§§ 54–61 SGB XI). Die Ausgaben der sozialen Pflegeversicherung werden durch die Beiträge der Mitglieder gedeckt. Anders als in der Kranken-, Renten- und der Arbeitslosenversicherung zahlt der Staat keine Zuschüsse. Alle Mitglieder der sozialen Pflegeversicherung zahlen den Beitrag für die aktuell leistungsberechtigten Pflegebedürftigen (Umlageverfahren). Die Beitragshöhe richtet sich nach dem beitragspflichtigen Bruttoeinkommen des Mitglieds und dem gesetzlich festgelegten einheitlichen Beitragssatz, der unabhängig von der Leistungsinanspruchnahme ist. Die Beitragsbemessungs- (Stand 2019: 4.687,50 EUR mtl. bzw. 56.250 EUR im Jahr) und Versicherungspflichtgrenze werden jährlich festgelegt und sind mit denen in der der GKV identisch [1]. Die Beiträge werden darüber hinaus im Prinzip zu gleichen Teilen von Arbeitnehmern und Arbeitgebern entrichtet. Rentner haben aber den vollen Beitragssatz alleine zu tragen.

In der sozialen Pflegeversicherung erfolgt die Festsetzung des Beitragssatzes nicht durch die Kassen, sondern durch den Gesetzgeber (§ 55 Abs. 1 SGB XI). Der Beitragssatz ist einheitlich für alle Pflegekassen bestimmt und kann auch nur einheitlich für alle Pflegekassen durch Gesetzesänderung angepasst werden. Es handelt sich also um eine Einheitsversicherung mit Ausgabenausgleich. Die Pflegekassen untereinander stehen – anders als die Krankenkassen – nicht im finanziellen Wettbewerb.

Im Unterschied zur sozialen Pflegeversicherung spielt in der privaten Pflegepflichtversicherung (PPV) das Einkommen bei der Beitragsbemessung keine Rolle. Die Höhe der monatlichen Beiträge (Prämien) wird, ebenso wie in der privaten Krankenversicherung (PKV), nach dem Kapitaldeckungsverfahren kalkuliert: Jeder Versicherte sammelt das für sein Pflegebedürftigkeitsrisiko und Lebenserwartung im statistischen Durchschnitt notwendige Kapital individuell an. Damit ist die Prämienfestsetzung vor allem von den individuellen Gesundheitsrisiken sowie vom Lebensalter beim Eintritt in die Pflegeversicherung abhängig. Dabei haben die privaten Versicherungsunternehmen, wie in der Krankenversicherung auch, verschiedene staatliche Rahmenvorgaben zu beachten. Der Leistungskatalog richtet sich nach dem SGB XI und ist damit mit dem der sozialen Pflegeversicherung identisch.

15.4 Finanzierungströme

Die nachfolgende Abbildung 15.1 verdeutlicht die Finanzströme in der sozialen Pflegeversicherung. Die Arbeitnehmermitglieder führen ihre Beiträge im Rahmen des allgemeinen Sozialversicherungsbeitragseinzugs über den Arbeitgeber an ihre jeweilige Pflegekasse ab, während die Beiträge für Rentner und Arbeitslose von der Rentenversicherung bzw. der Bundesagentur stellvertretend für die Versicherten direkt an den Ausgleichsfonds überwiesen werden. Da die Pflegeversicherung als Einheitsversicherung konzipiert ist, findet über dieses Instrument ein Ausgabenausgleich zwischen den Pflegekassen statt. Entweder führen die Pflegekassen nicht für Ausgaben benötigte Beiträge an den Ausgleichsfonds ab oder erhalten von diesem die benötigten Mittel zur Deckung der gesamten anfallenden Ausgaben, wenn die eigenen Beiträge hierzu nicht ausreichen.

Zudem wird hieraus der Pflegevorsorgefonds als Kapitalsammelstelle gespeist, mit dem ab 2035 die demografisch bedingten Mehrausgaben und Belastungen (in Folge des Umlageprinzips) gedämpft werden sollen. In diesen Fonds fließen bis 2034 jährlich 0,1 Beitragssatzpunkte, die anschließend wieder an die Pflegeversicherung zurückgeführt werden sollen. Die Einrichtung dieses Fonds wurde seinerzeit kritisch diskutiert, da seine tatsächliche Entlastungswirkung (bei der heutigen Größenordnung) eher vernachlässigbar ist und kapitalgedeckte Finanzierungselemente in Zeiten von Niedrigzinsen und sensiblen Kapitalmärkten eher nur begrenzt tauglich

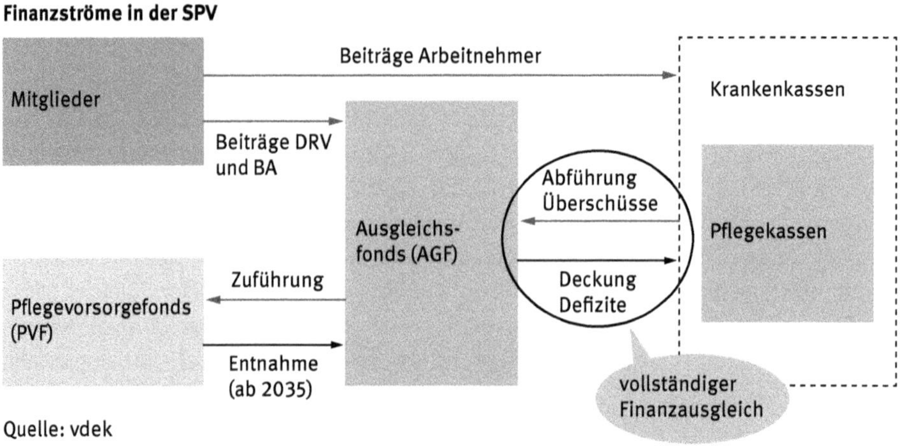

Finanzströme in der SPV

Abb. 15.1: Finanzströme in der sozialen Pflegeversicherung.

erscheinen. Die private Pflegeversicherung ist in Folge ihrer gänzlich andersartigen Finanzierungsprinzipien in diese Finanzströme nicht einbezogen.

Abbildung 15.2 veranschaulicht die konkreten Finanzströme für das Jahr 2018. Da die Pflegekassen unter dem Dach der gesetzlichen Krankenversicherung organsiert sind, führen Sie Mittel an den Medizinischen Dienst der Krankenversicherung (MDK) ab und erstatten den gesetzlichen Krankenkassen Verwaltungskosten. Die übrigen Beitragsmittel dienen ausschließlich der Finanzierung der Leistungsausgaben (2018: 38,2 Milliarden EUR) und fließen im Falle eines Überschusses in die Rücklagen der Pflegekassen und des Ausgleichsfonds ein. Wie schon 2017 schloss die SPV das Jahr 2018 mit einem Minus von –3,6 Milliarden EUR ab (2017: –2,4 Milliarden EUR).

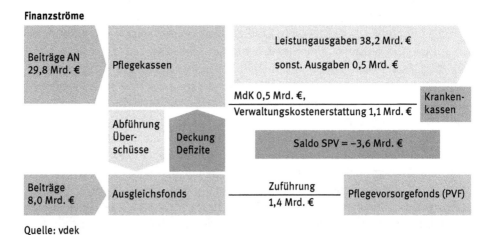

Abb. 15.2: Finanzströme in der sozialen Pflegeversicherung im Jahr 2018.

Das zweite Pflegestärkungsgesetz von 2017 mit der Anhebung des Beitragssatzes zum 1. Januar 2017 auf 2,55 Prozent führte zu einer Ausgabenexpansion, die mit diesem Beitragssatz nicht abgedeckt werden konnte. Angesichts dieser Entwicklung und unter Beachtung der weiteren mittelfristigen Ausgabenentwicklung hat das BMG den Beitragssatz zum 1. Januar 2019 um 0,5 Punkte auf 3,05 Prozent angehoben.

Nach den bisherigen Ergebnissen für das 1. bis 3. Quartal 2019 konnte ein Einnahmenzuwachs von +14,4 Prozent erzielt werden. Die Ausgaben entwickeln sich aber weiterhin sehr dynamisch (+9,5 Prozent). Insgesamt kann aber wieder ein positives Ergebnis erzielt werden (von bislang etwa 2 Milliarden EUR, mit dem die Rücklagen in der Pflegeversicherung aufgefüllt werden können (5,5 Milliarden EUR bzw. 1,5 Monatsausgaben).

15.5 Finanzielle Entwicklungen der sozialen Pflegeversicherung

Die künftige Finanzierung der sozialen Pflegeversicherung ist Gegenstand einer Dauerkontroverse zwischen Parteien, Verbänden und Wissenschaft. Die vergangenen Reformen in der Pflege waren alle davon geprägt, dass sie zum Teil erhebliche Kostendynamiken nach sich ziehen werden. In der Debatte um die (zukünftige) Finanzierung ist in der als Teilkasko angelegten Pflegeversicherung zwischen den Belastungen zu trennen, welche die Pflegebedürftigen direkt trifft und denen, welche die Beitragszahler tangiert.

15.5.1 Steigende Vergütungssätze belasten Pflegebedürftige

Sämtliche (finanziellen) Entwicklungen, die sich direkt auf die Vergütungssätze der Einrichtungen niederschlagen (z. B. steigende Löhne), gehen im derzeitigen System der „Teilkaskoversicherung" zu Lasten der Pflegebedürftigen bzw. der Sozialhilfeträger. Bei derzeit gedeckelten Leistungsbeträgen schlagen sich steigende Vergütungssätze im stationären Bereich unmittelbar auf die Höhe der pflegebedingten Eigenanteile (sog. einrichtungseinheitlicher Eigenanteil – EEE) der Pflegebedürftigen nieder. Im ambulanten Bereich führen sie dazu, dass von den Pflegebedürftigen weniger Pflegesachleistungen „eingekauft" werden können. Im Umkehrschluss belasten diese Faktoren nicht direkt die finanzielle Lage der sozialen Pflegeversicherung. Abbildung 15.3 verdeutlicht, wie hoch bereits heute die EEE der Pflegebedürftigen sind. Zudem sind von den Pflegebedürftigen in allen Bundesländern noch erhebliche Beträge für die Investitionskosten zu zahlen und die Kosten für Unterkunft und Verpflegung „aus eigener Tasche" zu tragen.

Nach vorne blickend ist zu konstatieren, dass der finanzielle Druck auf die Vergütungssätze in den nächsten Jahren weiter stark zunehmen wird; insbesondere da es erklärtes Ziel der Bundesregierung ist, die Entlohnung für Pflegekräfte weiter zu

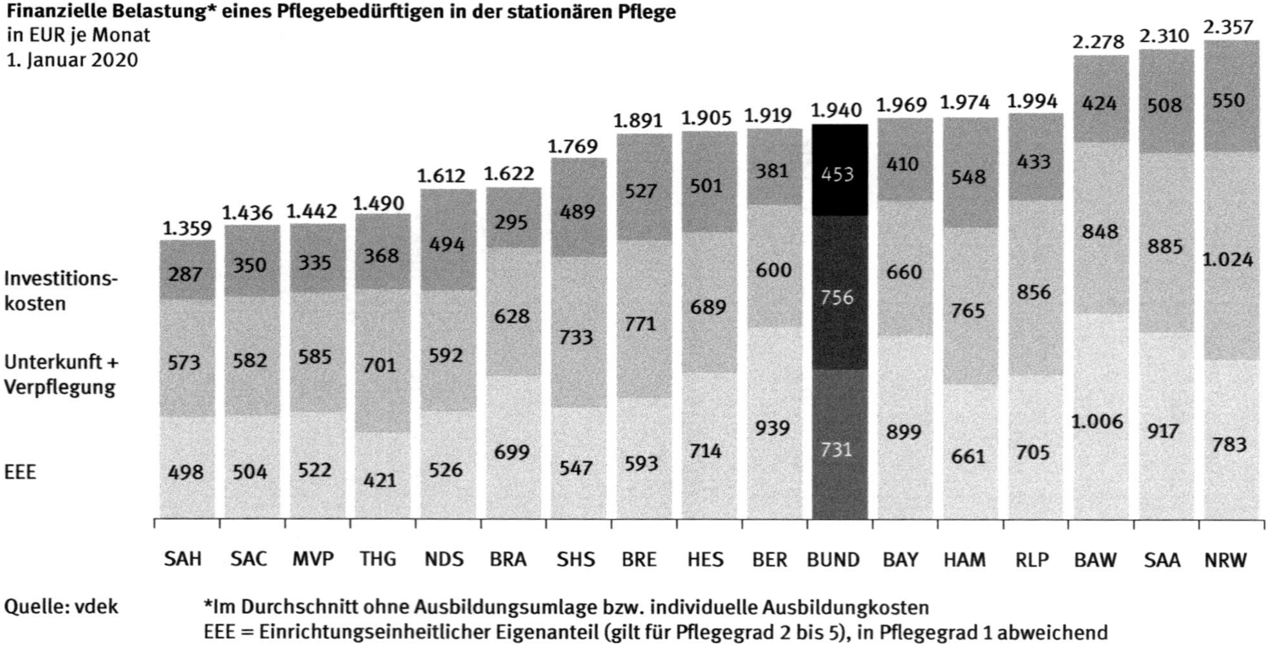

Finanzielle Belastung* eines Pflegebedürftigen in der stationären Pflege
in EUR je Monat
1. Januar 2020

	SAH	SAC	MVP	THG	NDS	BRA	SHS	BRE	HES	BER	BUND	BAY	HAM	RLP	BAW	SAA	NRW
Gesamt	1.359	1.436	1.442	1.490	1.612	1.622	1.769	1.891	1.905	1.919	1.940	1.969	1.974	1.994	2.278	2.310	2.357
Investitionskosten	287	350	335	368	494	295	489	527	501	381	453	410	548	433	424	508	550
Unterkunft + Verpflegung	573	582	585	701	592	628	733	771	689	600	756	660	765	856	848	885	1.024
EEE	498	504	522	421	526	699	547	593	714	939	731	899	661	705	1.006	917	783

Quelle: vdek *Im Durchschnitt ohne Ausbildungsumlage bzw. individuelle Ausbildungkosten
EEE = Einrichtungseinheitlicher Eigenanteil (gilt für Pflegegrad 2 bis 5), in Pflegegrad 1 abweichend

Abb. 15.3: Eigenanteile der Pflegebedürftigen (Stand: 01.01.2020).

verbessern. Mit der geplanten Festlegung eines bundeseinheitlichen Mindestlohns über dem West-Niveau und der geplanten Erstreckung eines Tarifvertrages auf die gesamte Pflegebranche auf Grundlage des § 7a Arbeitnehmer-Entsendegesetz wird der finanzielle Druck auf die Vergütungssätze – ceteris paribus – enorm steigen. Das Institut für Gesundheit und Sozialforschung Institut (IGES) geht davon aus, dass zwischen +1,4 Milliarden und rund +5 Milliarden EUR Mehraufwand für personelle Maßnahmen über die Vergütungssätze refinanziert werden müssen [2]. Hinzu kommen die finanziellen Auswirkungen auf die Vergütungssätze, die sich aufgrund der sich abzeichnenden besseren Personalausstattung gemäß dem gesetzlich verankerten einheitlichen Personalbemessungsverfahren ab 2020 ergeben werden. Auch wenn zum derzeitigen Zeitpunkt keine validen Prognosen vorliegen, kann davon ausgegangen werden, dass auch hier Mehrkosten im Milliardenbereich anstehen.

15.5.2 Finanzielle Entwicklung für die Beitragszahler

Ausgabenbelastungen, welche die Finanzlage der sozialen Pflegeversicherung – und damit die Beitragszahler – in den kommenden Jahren treffen, sind aufgrund folgender Faktoren zu erwarten:
- steigende Zahl von Pflegebedürftigen,
- zunehmende Inanspruchnahme professioneller Hilfe (Pflegesachleistungen) bei Pflegebedürftigkeit,
- die Anhebung und politisch gewünschte Dynamisierung der Pflegeleistungen,
- die geringen Möglichkeiten, bei der Erbringung von Pflegeleistungen Wirtschaftlichkeitsreserven zu mobilisieren,
- die Begrenzung von personellen Kapazitäten in der Altenpflege bei insgesamt sinkendem Erwerbspersonenpotential auch in Konkurrenz zu anderen Berufen.

Zum 1. Januar 2019 wurde zwar der Beitragssatz der SPV von 2,55 auf 3,05 Prozent angehoben, aber die gesetzlichen Leistungsverbesserungen durch die Gesetze zur Stärkung der pflegerischen Versorgung und zur Änderung weiterer Vorschriften (Pflegestärkungsgesetze – PSG) und die stärkere Inanspruchnahme von Pflegeleistungen haben die Finanzreserven der SPV aufgezehrt. Seit 2019 hat das neue Gesetz zur Stärkung des Pflegepersonals (Pflegepersonal-Stärkungsgesetz – PpSG) weitere Mehrausgaben zur Folge. Die Bundesregierung erwartet, dass das Beitragssatzniveau mit der jetzt erfolgten Anhebung um 0,5 Beitragssatzpunkte bis 2022 stabil gehalten werden kann und sogar noch Spielraum für weitere im Koalitionsvertrag vereinbarte Maßnahmen besteht.

15.5.3 Kostentreiber: Deutliche Verbesserung des Leistungsumfangs

Zwischen 2014 und 2017 wurde die Pflegeversicherung grundlegend weiterentwickelt. Vorbereitend wurden zunächst auch für Personen mit eingeschränkter Alltagskompetenz (insbesondere Demenz) – deren pflegerischer Bedarf im System der Pflegestufen nicht ausreichend abgebildet wurde – Leistungen aufgenommen. Mit der Einführung eines gänzlich neuen Pflegebedürftigkeitsbegriffs durch das zweite Pflegestärkungsgesetz (PSG II) im Jahr 2017 wurde dieser Personenkreis voll integriert. Dies zeigt sich im Anstieg der Leistungsempfänger, die die 3-Millionen-Marke erstmals durchbrochen haben.

Insbesondere die tatsächlichen Mehrausgaben infolge des PSG II übertrafen die Prognosen deutlich. In der Gesetzesbegründung ging das Bundesgesundheitsministerium (BMG) seinerzeit von Mehrausgaben in Höhe von 3,7 Milliarden EUR im Umstellungsjahr 2017 und danach von jährlich 2,4 bis 2,5 Milliarden EUR aus. Um diese Mehrausgaben zu finanzieren, wurde der Beitragssatz um 0,2 Beitragssatzpunkte angehoben. Tatsächlich betrugen die Mehrausgaben 2017 aber sechs Milliarden EUR, die Mehreinnahmen 2,7 Milliarden EUR. 2018 gab es aufgrund nachlaufender Effekte weitere Ausgabensteigerungen von rund 1,5 Milliarden EUR. Hinzu kamen die Auswirkungen des Gesetzes zur Flexibilisierung des Übergangs vom Erwerbsleben in den Ruhestand und zur Stärkung von Prävention und Rehabilitation im Erwerbsleben (Flexirentengesetz). Die Ausgaben für die Rentenbeiträge der Pflegepersonen stiegen 2017/2018 um eine Milliarde EUR. Dadurch verringerten sich die Rücklagen der SPV unerwartet stark und führten 2018 zu unterjährigen Liquiditätsengpässen im Ausgleichsfonds der SPV, der nur durch eine vorübergehende Herabsetzung der Mindestreserve der Krankenkassen von 1,5 auf 1 Monatsausgabe ausgeglichen werden konnte.

Zur Refinanzierung der Mehrausgaben durch diese gesetzlichen Verbesserungen wurde der Beitragssatz zwischen 2013 und 2019 von 1,95 Prozent um 1,1 Beitragssatzpunkte auf 3,05 Prozent angehoben.

15.5.4 Mittelfristige Finanzperspektive: Sprung bei Einnahmen und Ausgaben zu erwarten

Die Langzeitprognosen gehen von einem mehr oder weniger starken Ausgabenanstieg in den kommenden Jahrzehnten aus. So werden je nach Annahmen und Szenarien bis 2050 Entwicklungen der Beitragssätze von 3,7 bis 5,4 Prozentpunkte vorhergesagt [3]. Da solche Langzeitprognosen aber stets starken Unsicherheiten unterliegen wird der Fokus im Folgenden auf die mittelfristige Perspektive gerichtet. Durch die beschlossene Beitragssatzanhebung sind noch im Jahr 2019 Mehreinnahmen von 7,6 Milliarden EUR zzgl. 1,5 Milliarden EUR für angenommene Steigerungen der beitragspflichtigen Einnahmen zu erwarten. Ferner wurde durch das Pflegepersonal-Stärkungsgesetz festgelegt, dass die SPV ab 2019 jährlich rund 680 Millionen EUR von der gesetzlichen

Krankenversicherung (GKV) sowie der privaten Krankenversicherung (PKV) pauschal und ohne Spitzabrechnung für die Finanzierung 13.000 zusätzlicher Pflegestellen in den stationären Pflegeeinrichtungen erhält. Dadurch kommt es 2019 insgesamt zu einem sehr deutlichen Sprung bei der Einnahmenentwicklung, der sich im weiteren Verlauf positiv optimistisch, aber zunehmend gedämpft fortentwickelt. Diese Entwicklungsannahme ist aus aktuellen Erwartung zur konjunkturellen Entwicklung, die sich im Winter 2018/2019 eingetrübt hat, abgeleitet. Die Auswirkungen auf Arbeitsmarkt- und Lohnentwicklung greift aber nur gedämpft und zeitlich verzögert, so dass insgesamt für dieses Szenario von einer sich abflachenden Zunahme der beitragspflichtigen Einnahmen von über 4 Prozent bis 2018 auf rund 3 Prozent ab 2021 bis 2024 ausgegangen wird. Dies stimmt mit den aktuellen Erwartungen der Langfristannahmen der Bundesregierung überein.

Für die Ausgabenentwicklung wird für das Basisjahr 2018 auf die vorläufigen Rechnungsergebnisse PV45/4. Quartal 2018 zurückgegriffen. Danach ist ein Ausgabenzuwachs von 7,6 Prozent (nach ca. 26 Prozent im Jahre 2017) festgestellt, der sich zum Teil noch als Folge des zweiten Pflegestärkungsgesetzes und des Flexirentengesetzes ergibt. Für die Jahre 2019 und 2020 wird von einer Ausgabenentwicklung der SPV in Fortschreibung der Entwicklung in zurückliegenden Jahren vor 2015 und der geschätzten gesetzlich induzierten Finanzwirkungen aus dem PpSG um zunächst 6 Prozent, dann 5 Prozent pro Jahr ausgegangen. Für 2021 wird unterstellt, dass gemäß § 30 SGB XI zusätzlich zu einer Basisentwicklung eine Anpassung der Leistungssätze der SPV in Höhe von rund 5 Prozent – in dem Szenario abgeleitet aus der kumulierten geschätzten Inflationsrate zwischen 2017 und 2020 – erfolgt. Dadurch käme es 2021 zu einem Aus-

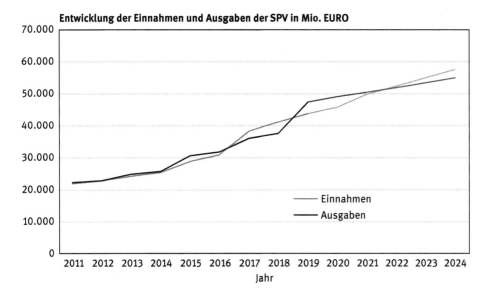

Abb. 15.4: Entwicklung der Einnahmen und Ausgaben in der sozialen Pflegeversicherung.

gabensprung von ca. 9 Prozent gegenüber 2020. Ab 2022 wird eine Veränderungsrate von rund 5 Prozent bis 2024 unterstellt (s. Abb. 15.4).

Im Ergebnis würde es nach diesem Szenario noch bis 2021 zu einem Einnahmenüberschuss kommen. Das Defizit 2018 kann ausgeglichen werden und neue Rücklagen können aufgebaut werden. Im Übergang zu 2022 könnte jedoch mit einem Ausgabenüberschuss in Folge der vorgeschriebenen Leistungsdynamisierung zu rechnen sein. Weitere gesetzliche Leistungsverbesserungen oder eine sich verstärkende Entwicklung der Zahl der Pflegebedürftigen oder Leistungsempfänger über den langjährigen Trend hinaus werden in diesem Szenario nicht angenommen.

15.5.5 Rücklagen bis 2023 aufgezehrt – Nächste Anpassung des Beitragssatzes erforderlich

Im Ergebnis wäre ab 2023 eine erneute Anhebung des Beitragssatzes erforderlich. Die Anhebung des Beitragssatzes 2019 um 0,5 Beitragssatzpunkte war auf mittlere Sicht sachgerecht. Das für 2018 festgestellte Defizit von –3,6 Milliarden EUR wird dadurch ausgeglichen und auch die vorgeschriebene Leistungsdynamisierung im Jahr 2021 ist abgedeckt. Danach muss allerdings trotz moderater Annahmen zur Einnahmen- und Ausgabenentwicklung wieder mit einer defizitären Entwicklung gerechnet werden – mit der Folge, dass die verfügbaren Rücklagen (s. Abb. 15.5: grau schraffierte Flächen in der Balkengrafik) nach 2023 unter die gesetzlich vorgeschriebenen Rücklagen (Balken mit Umrandung) sinken. Gesetzlich vorgeschrieben ist bislang eine Be-

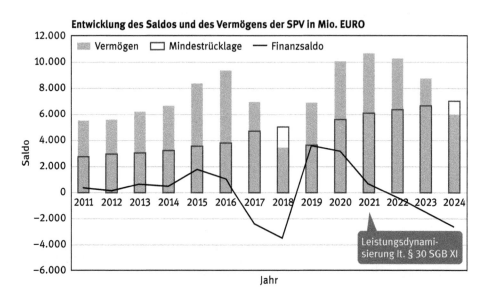

Abb. 15.5: Entwicklung der Saldos und des Vermögens in der sozialen Pflegeversicherung.

triebsmittelreserve und Rücklage in Höhe von 1,5 Monatsausgaben für die Pflegekassen, also etwa 7 Milliarden EUR im Jahr 2023.

15.5.6 Fazit und Ausblick

Mit Blick auf den Beitragssatz ist aus heutiger Sicht eine ausgeglichene und nachhaltige Stärkung der Finanzierung der Pflegeleistungen der SPV spätestens nach 2023 notwendig. Die soziale Pflegeversicherung finanziert jährlich sogenannte versicherungsfremde Leistungen im Umfang von bis zu 2,6 Milliarden EUR. Dazu zählen z. B. Leistungen der sozialen Sicherung der Pflegepersonen (§ 44 SGB XI) oder Pflegeunterstützungsgeld bei kurzfristiger Arbeitsverhinderung (§ 44a SGB XI). Da es sich dabei um gesamtgesellschaftliche Aufgaben handelt, ist eine Finanzierung dieser Aufwendungen mit Steuermitteln sachgerecht und würde den Beitragszahler zukünftig entlasten.

Die Belastung der Pflegebedürftigen ist bereits heute als kritisch zu bezeichnen und droht die soziale Pflegeversicherung bei einem weiteren Anstieg zu entsolidarisieren. Das Problem ist zwar weitestgehend erkannt, bisher fehlt es aber konkreten politischen Vorgaben. Verschiedene Modelle und Ansätze werden diskutiert, um die finanziellen Belastung zu begrenzen. Vom einfachen Szenario einer deutlichen Anhebung der Leistungsbeträge bis hin zum „Sockel-Spitze-Tausch" (Deckelung der Eigenanteile für pflegebedingte Aufwendungen) sind die Modelle nun auf Finanzierbarkeit und politische Mehrheiten hin zu prüfen. Allesamt lassen sie aber aus dem Blick, dass neben den Aufwendungen für die eigentlichen Pflegeleistungen als weiterer wesentlicher Kostenblock (vgl. Abb. 15.3) die Investitionskosten anfallen, die derzeit von den Pflegebedürftigen getragen werden. Die Verantwortung für diese infrastrukturellen Aufwendungen liegt aber seit Einführung der Pflegeversicherung bei den Ländern. Diese sind nun auch gefragt, endlich entsprechende Förderprogramme aufzulegen, um die Pflegebedürftigen deutlich stärker zu entlasten. Aktuell (Stand 2018) geht es hier um einen Kostenblock von rund 4,1 Milliarden EUR [1]. Eine in diesem Sinne ausreichende Investitionsförderung durch die Länder ist im Übrigen auch eine zentrale Voraussetzung, um eine gleichmäßigere Versorgung der Bevölkerung mit stationären Pflegeleistungen in Ballungsgebieten und im ländlichen Raum sicherzustellen.

Literatur

[1] Verband der Ersatzkassen e V. (vdek). vdek-Basisdaten des Gesundheitswesens in Deutschland 2019/2020, 24. überarbeitete und aktualisierte Auflage. Berlin; Stand: 23.01.2020 [Zugriff: 23.07.2019]. URL: https://www.vdek.com/vertragspartner/arbeitgeber/beitragssaetze.html

[2] Tisch T, Braeseke G, Ochmann R, Nolting H-D. Quantifizierung der finanziellen Auswirkungen flächendeckender Tarife in der Altenpflege. Ergebnisse des Forschungsgutachtens Abschlussbericht für das Bundesministerium für Gesundheit. Berlin: Institut für Gesundheit und Sozialforschung (IGES); März 2019 [Zugriff: 23.07.2019]. URL: https://www.bundesgesund-

heitsministerium.de/fileadmin/Dateien/3_Downloads/K/Konzertierte_Aktion_Pflege/0619_KAP_Vereinbarungstext_AG_5_Anlage_4_IGES-Gutachten.pdf

[3] Kaltenborn B. Wirkungen des anstehenden demographischen Wandels auf die sozialen Sicherungssysteme in Deutschland. In: Opielka M, Hrsg. Zukunftslabor Schleswig-Holstein. Demographie und Digitalisierung #ZLabSH. Siegburg: ISÖ – Institut für Sozialökologie gemeinnützige GmbH; 16. April 2019 [Zugriff: 23.07.2019]. URL: https://www.schleswig-holstein.de/DE/Landesregierung/VIII/Service/Veranstaltungen/Termine/190502_Zukunftslabor_Literaturstudie.pdf?__blob=publicationFile&v=5

16 Situation der Pflegenden

16.1 Weiterentwicklung des Ausbildungssystems in der Pflege

Lukas Slotala

16.1.1 Einleitung

Veränderte pflegerische Versorgungsbedarfe, neue pflegewissenschaftliche Erkenntnisse und ein sich permanent wandelndes Gesundheitssystem führen maßgeblich zu neuen Anforderungen an die Qualifizierung in Pflegeberufen. Reformen des pflegerischen Aus-, Fort- und Weiterbildungssystems in Deutschland sind darüber hinaus mit berufspolitisch umkämpften Gestaltungsinteressen verwoben. Kritiker des Status quo monieren seit Jahrzehnten die Sonderstellung des Pflegebildungsbereichs sowohl im nationalen als auch im internationalen Zusammenhang und sehen darin einen wesentlichen Erklärungsansatz für schlechte Arbeitsbedingungen, unzureichende Attraktivität und ausbleibende gesellschaftliche Aufwertung der Pflege. Zu den immer wieder vorgebrachten Kritikpunkten zählt vor allem die Zersplitterung des Pflegeberufes in die Alten-, Kinder- und Krankenpflege [1,2], die Auslagerung der Pflegebildung aus dem dualen Berufsbildungsbereich [3,4], unzureichende Karrierepfade [5], die geschlechterspezifische Rekrutierung und eine dementsprechende Wahrnehmung des Berufes in der Öffentlichkeit als „angewandte Weiblichkeit" [6] sowie eine ausgebliebene beziehungsweise nur zögerlich vollzogene Verwissenschaftlichung und Akademisierung des Berufes [7,8].

In seiner politisch-praktischen Wirkung nicht zu unterschätzen ist, dass auch seitens der Europäischen Union (EU) der Druck auf den Bundesgesetzgeber, das deutsche Pflegeausbildungssystem grundlegend zu reformieren, in den vergangenen Jahren deutlich zugenommen hat. Moniert wurde in diesem Zusammenhang vor allem, dass die Zugangsvoraussetzungen und das Qualifikationsniveau der deutschen Pflegeausbildung nicht den europäischen Mindeststandards entsprechen und dies zu Strafverfahren oder sogar einem Ausschluss der deutschen Krankenpflegequalifikation aus der EU-Anerkennungsrichtlinie zur gegenseitigen Anerkennung von Berufsabschlüssen führen könne.

Schließlich sah sich der Bundesgesetzgeber im Jahr 2012 veranlasst, Maßnahmen zur Vorbereitung eines Gesetzgebungsverfahren zu treffen, um das Ausbildungssystem der Pflege grundlegend zu reformieren. Im Jahr 2017 wurde das finale Gesetz zur Reform der Pflegeberufe (Pflegeberufereformgesetz – PflBRefG) verkündet. Dessen Hauptbestandteil ist das „Gesetz über die Pflegeberufe" (Pflegeberufegesetz – PflBG), das weitgehende Änderungen beziehungsweise umfassende Neuerungen auf der Ebene der pflegerischen Qualifizierung beinhaltet. Der Bundesgesetzgeber verbindet mit der Ausbildungsreform, die im Jahr 2020 vollständig umzusetzen sein wird, einen wesentlichen Beitrag zur Modernisierung und Aufwertung der Pflegeberufe.

16.1.2 Bisherige Zugangswege zu Pflegeberufen

Der Zugang zur beruflichen Ausübung von Pflege ist in der Bundesrepublik Deutschland vom Bundesgesetzgeber rechtlich weitgehend reglementiert und an bestimmte Voraussetzungen gebunden. Wer eine Pflegetätigkeit im Krankenhaus, im Pflegeheim oder in der ambulanten Pflegeversorgung uneingeschränkt ausüben möchte, muss eine staatlich anerkannte Pflegeausbildung durchlaufen und eine daran angeschlossene staatliche Abschlussprüfung bestanden haben. Bis Ende 2019 werden die vom Bundesgesetzgeber geregelten Qualifizierungswege in die Pflege in zwei unterschiedlichen Pflegeberufsgesetzen festgehalten: zum einen im Gesetz über die Berufe in der Altenpflege (Altenpflegegesetz – AltPflG) und der dazugehörigen Ausbildungs- und Prüfungsverordnung für den Altenpflegeberuf; zum anderen im Gesetz über die Berufe in der Krankenpflege (Krankenpflegegesetz – KrPflG) und der dazugehörigen Ausbildungs- und Prüfungsverordnung für den Gesundheits- und Kinderkrankenpflegeberuf sowie den Gesundheits- und Krankenpflegeberuf. In beiden Pflegeausbildungsgesetzen ist eine Aufteilung der dreijährigen Ausbildung nach dem Vorbild des „dualen Berufsbildungssystems" in theoretischen und praktischen Unterricht an einer staatlich anerkannten Pflegeschule und praktische Ausbildung in Einrichtungen des Gesundheitswesens vorgeschrieben.

Neben der fachlichen Eignung müssen in jedem Einzelfall weitere persönliche Voraussetzungen, wie Zuverlässigkeit, Gesundheit und ausreichende Kenntnis der deutschen Sprache gegeben sein. Auch für Personen, die eine Pflegeausbildung im Ausland absolviert haben, gelten Regeln der Anerkennung und gegebenenfalls der Fachprüfung, bevor sie in Deutschland beruflich dauerhaft tätig werden können. Der positive Nachweis der fachlichen und persönlichen Voraussetzungen erfolgt über die Erteilung der Erlaubnis zum Führen einer der drei Berufsbezeichnungen („Altenpfleger/-in", „Gesundheits- und Kinderkrankenpfleger/-in" oder „Gesundheits- und Krankenpfleger/-in") durch eine für den Vollzug des jeweiligen Fachgesetzes zuständige Behörde. Nur wer den entsprechenden Berufstitel führen darf (umgangssprachlich werden die Personen häufig auch als „examiniert" bezeichnet), steht dem Arbeitsmarkt pflegeberufsrechtlich gesehen als Fachkraft uneingeschränkt zur Verfügung.

Vom bundesrechtlich geregelten Ausbildungssystem zu unterscheiden ist das landesrechtlich geregelte Ausbildungssystem in der Pflege. Jedes der 16 Bundesländer hat eine eigene Gesetzgebungskompetenz auf der Ebene von Pflegehilfsausbildungen beziehungsweise Pflegeassistenzausbildungen und kann dementsprechend eigenständig Rechtsgrundlagen zur Ausbildung und Prüfung erlassen. Davon machen die Bundesländer rege Gebrauch. Die meisten der angebotenen Pflegehilfsausbildungen stehen Personen mit Hauptschulabschluss beziehungsweise auch ohne Hauptschulabschluss (z. B. in Hessen) offen, dauern in der Regel ein bis zwei Jahre und umfassen eine schulische und praktische Ausbildung. Häufig sind die Pflegehilfsausbildungen auf den Altenpflegebereich oder die Krankenpflege zugeschnitten und qualifizieren für entsprechende Pflegehilfstätigkeiten, wie die Durchführung der Grundpflege und

Ausführung von Behandlungsmaßnahmen unter der Verantwortung einer Pflegefachkraft. Eine Durchlässigkeit zwischen den bundesrechtlichen und landesrechtlichen Ausbildungsbereichen bietet die Möglichkeit für Absolventen der staatlichen Pflegehilfsausbildungen, an einer verkürzten Fachausbildung in einem der drei bundesrechtlich geregelten Pflegeberufe teilzunehmen.

16.1.3 Neue Zugangswege im Bundesrecht

Ab 2020 wird die bundesrechtlich in zwei Fachgesetze aufgeteilte Fachkraftausbildung in der Pflege jedoch der Vergangenheit angehören. Ab dem 1. Januar 2020 tritt das Alten- und Krankenpflegegesetz außer Kraft. An seine Stelle tritt das neue Pflegeberufegesetz mitsamt der entsprechenden Ausbildungs- und Prüfungsverordnung. Mit dem Pflegeberufegesetz, das ab 2020 vollständig in Kraft tritt, werden eine Reihe von Neuerungen beziehungsweise Veränderungen im Ausbildungssystem der Pflege eingeführt:
- Die Krankenpflegeausbildung wird durch eine generalistische Ausbildung ersetzt. Der bisherige Berufstitel „Gesundheits- und Krankenpfleger/-in" wird durch den neuen Berufstitel „Pflegefachfrau/Pflegefachmann" abgelöst.
- Die Berufstitel „Altenpfleger/-in" und „Gesundheits- und Kinderkrankenpfleger/-in" bleiben hingegen erhalten. Die jeweils zu Grunde liegende Ausbildung wird jedoch inhaltlich/organisatorisch neugestaltet.
- Der bisherige Berufsbezeichnungsschutz wird um vorbehaltene Tätigkeiten erweitert. Im § 4 Pflegeberufegesetz werden Aufgaben geregelt, die ausschließlich von Personen ausgeführt werden dürfen, die eine Erlaubnis zum Führen einer der nach dem Pflegeberufegesetz geschützten Berufsbezeichnungen haben. Im Alten- und Krankenpflegegesetz waren vorbehaltene Tätigkeiten nicht vorgesehen.
- Es wird eine eigenständige bundeseinheitliche Finanzierung der beruflichen Ausbildung geregelt. Im Alten- und Krankenpflegegesetz waren verbindliche Regelungen zur Ausbildungsfinanzierung nicht vorgesehen.
- Die qualifikatorischen und quantitativen Mindestanforderungen für das Lehrpersonal an Pflegeschulen werden zum Teil deutlich erhöht.

Die ab 2020 gültige Ausbildung nach dem Pflegeberufegesetz dauert 3 Jahre und endet mit einer staatlichen Abschlussprüfung. Die Ausbildung umfasst mindestens 4.600 Stunden, davon mindestens 2.100 Stunden schulischen Unterricht und mindestens 2.500 Stunden Praxis.

Die ersten beiden Ausbildungsjahre finden in Form einer generalistischen Qualifizierung statt. Die Auszubildenden sollen in dieser Phase schulisch auf alle wesentlichen pflegerischen Aufgaben bei pflegebedürftigen Kindern, Erwachsenden und alten Menschen vorbereitet werden und praktisch in allen wesentlichen Praxisfeldern der Pflege (Pflegeheime, ambulante Pflege und Krankenhaus) praktische Kompetenzen einüben und anwenden.

Diejenigen Auszubildenden, die innerhalb der ersten zwei Ausbildungsjahre ihren praktischen Vertiefungseinsatz in der Langzeitpflege oder in der Kinderkrankenpflege absolviert haben, haben vor Beginn des letzten Ausbildungsjahres die Wahl, die generalistische Pflegequalifizierung im letzten Ausbildungsjahr fortzuführen oder das letzte Ausbildungsjahr inklusive der staatlichen Abschlussprüfung am Ausbildungsende inhaltlich vollends auf den Altenpflegebereich oder den Kinderkrankenpflegebereich einzuschränken.

Eine inhaltliche Einschränkung des Ausbildungsziels auf den Altenpflegebereich beziehungsweise Kinderkrankenpflegebereich führt zum Erwerb eines anderen Berufstitels: Die betreffenden Personen können sich „Altenpfleger/-in" bzw. „Gesundheits- und Kinderkrankenpfleger/-innen" nennen. Jedoch müssen Altenpfleger/-innen und Kinderkrankenpfleger/-innen die rechtliche Unsicherheit in Kauf nehmen, dass ihr Berufsabschluss in den EU-Mitgliedsländern entweder überhaupt nicht oder nur in Teilen anerkannt werden könnte. Denn die Berufsbezeichnungen „Altenpfleger/-in" bzw. „Gesundheits- und Kinderkrankenpfleger/-innen" werden von der EU-Anerkennungsrichtlinie nicht berücksichtigt. Das bedeutet, dass die Abschlüsse europaweit nicht automatisch anerkannt werden. Diejenigen Auszubildenden, die im dritten Ausbildungsjahr die generalistische Ausbildung nach dem Pflegeberufegesetz fortsetzen und die entsprechende Abschlussprüfung bestehen, erwerben hingegen den Berufstitel „Pflegefachfrau" beziehungsweise „Pflegefachmann". Dieser Berufstitel ist von der EU-Anerkennungsrichtlinie erfasst und wird somit in allen EU-Mitgliedsländern unmittelbar und ohne Einzelfallprüfung anerkannt.

16.1.4 Neue akademische Ausbildung nach dem Pflegeberufegesetz

Mit dem ab 2020 vollständig in Kraft tretenden Pflegeberufegesetz ändern sich nicht nur die Regeln für die berufliche Ausbildung. Der Bundesgesetzgeber führt ergänzend zur beruflichen Ausbildung erstmals auch ein geregeltes Pflegestudium auf Bachelorniveau ein. Das primärqualifzierende Studium dauert mindestens drei Jahre und schließt mit einer staatlichen Abschlussprüfung ab. Inhaltlich ist das mindestens sechssemestrige Studium generalistisch ausgerichtet und qualifiziert auf wissenschaftlicher Grundlage für die unmittelbare Pflege von Personen aller Altersgruppen in allen wesentlichen Versorgungsbereichen. Eine Einschränkung auf den Altenpflegebereich oder die Kinderkrankenpflege, wie sie im Rahmen der beruflichen Pflegeausbildung durch die Ausübung des Wahlrechts möglich ist, sieht die Hochschulausbildung nicht vor.

Das Pflegestudium beinhaltet Lehrveranstaltungen an der Hochschule im Umfang von mindestens 2.100 Stunden und Praxiseinsätze im Umfang von mindestens 2.300 Stunden in Einrichtungen der Gesundheitsversorgung, insbesondere im Krankenhaus, Pflegeheim und in der ambulanten Pflege. Studierende der Pflege sollen zunächst dieselben Qualifizierungsziele erreichen wie die Auszubildenden in der beruflichen Pflegeausbildung. Die hochschulische Pflegeausbildung soll darüber hinaus die Herausbildung weitergehender Kompetenzen in den folgenden Bereichen ermöglichen:

- wissenschaftsbasiertes Handeln und Entscheiden in „hochkomplexen" Pflegesituationen,
- Transfer von Forschungserkenntnissen in die Praxis und
- Beteiligung an der Weiterentwicklung und Gestaltung der pflegerischen Versorgungssettings einschließlich des Qualitätsmanagements, der Leitlinien und Expertenstandards.

Die hochschulische Pflegeausbildung ist erfolgreich abgeschlossen, wenn alle regulären hochschulischen Prüfungsteile sowie die staatliche Prüfung nach der Pflegeberufe-Ausbildungs- und Prüfungsverordnung am Ende des Studiums bestanden wurden. Den Absolventen wird seitens der Hochschule das Hochschulzeugnis mit dem Bachelorabschluss ausgestellt und seitens der für die Umsetzung des Pflegeberufegesetzes zuständigen Behörde des Bundeslandes die Erlaubnis zum Führen der Berufsbezeichnung „Pflegefachfrau/-mann" erteilt. Im Gegensatz zur beruflichen Ausbildung enthält das Pflegeberufegesetz keine Regelung zur Finanzierung der hochschulischen Qualifizierung. Die Studierenden haben keinen Anspruch auf eine Ausbildungsvergütung.

16.1.5 Vorläufige Kompromisslösungen

Die Verkündigung des Pflegeberufereformgesetzes im Juli 2017 stellt zweifellos eine Zäsur für das etablierte Ausbildungssystem der Pflege dar. Die größte Berufsgruppe im Gesundheitswesen soll ab 2020 nach neuen Regeln qualifiziert werden und an neuen Abschlusstiteln zu erkennen sein. Ausbildungsstandards werden teilweise erheblich angehoben. Lehrkräfte an Pflegeschulen müssen höhere akademische Abschlüsse nachweisen und Ausbildungsbetriebe zusätzliche Auflagen erfüllen. Neben beruflich ausgebildeten Pflegefachpersonen werden verstärkt auch akademisch qualifizierte Pflegefachpersonen in den Arbeitsmarkt eintreten. Der Grad der Durchlässigkeit in einem Ausbildungssystem, das von einer einjährigen Pflegehilfsausbildung bis hin zum akademischen Abschluss sowohl für Hauptschulabsolventen als auch für Hochschulzugangsberechtigte attraktive Ausbildungsangebote machen kann, wird zunehmen. Sicherlich bedürfen zahlreiche Fragen im Zusammenhang mit dem neuen Pflegeberufegesetz noch der sachlichen Klärung, andere werden erst in der praktischen Umsetzung der neuen Ausbildungsregelungen überhaupt erkennbar sein.

Einige unklare Regelungskomplexe müssen als das identifiziert werden, was sie sind: Vorläufige Kompromisslösungen bei entgegengesetzten politischen Interessen.

Das betrifft insbesondere die Wahlrechtsoption der Auszubildenden, die sich vor Beginn des dritten Ausbildungsjahres für den Qualifikationstitel „Altenpflege" oder „Kinderkrankenpflege" entscheiden können, statt die generalistische Ausbildung fortzusetzen. Aus fachlicher Perspektive muss das Wahlrecht in der bestehenden Form als hochgradig fragwürdig bewertetet werden. Denn jeder Auszubildende kann auch bei Fortsetzung der generalistischen Ausbildung eine Vertiefung in der Altenpflege oder Kinderkrankenpflege wählen und im letzten Ausbildungsjahr einen Vertiefungseinsatz im Pflegeheim oder in der Pädiatrie absolvieren. Insofern erscheint das neue Wahlrecht als fachlich inkonsistenter Schlusspunkt hinter dem politischen Ringen um die Durchsetzung des generalistischen Ausbildungskonzeptes.

Ebenfalls mit einer Reihe von ungeklärten Fragen verbunden ist die vorgenommene Einführung einer akademischen Ausbildung. Zwar entspricht dieser Schritt der seit vielen Jahren vorgebrachten Kernforderung der deutschen Pflegewissenschaft, durch eine akademische Qualifizierung der Pflegenden eine wissenschaftliche Fundierung der Pflegepraxis voranzutreiben. Doch bereits das fehlende Finanzierungskonzept für die akademische Pflegeausbildung wird sich vermutlich eher hemmend auf die zahlenmäßige Verbreitung entsprechender Hochschulangebote auswirken. Bemerkenswert ist außerdem, dass der Abschluss des neuen Pflegestudiums zur Verleihung desselben Berufstitels führt, den auch Absolventen der beruflichen Ausbildung erhalten. Auch hinsichtlich der neuen Vorbehaltsaufgaben nach § 4 Pflegeberufegesetz sucht man nach Unterschieden zwischen der beruflichen und akademischen Pflegequalifikation vergeblich: Mit dem akademischen Abschluss sind keine besonderen oder zusätzlichen Berufsausübungsrechte verbunden. Offenbar soll es also den einzelnen Absolventen dieser neuen Studiengänge und ihren Arbeitgebern überlassen werden, ob und wie sie tätig werden und zu einer wissenschaftlichen Fundierung der Pflegepraxis beitragen können.

Kurz gesagt droht auf Grundlage der neuen Regelungen zur akademischen Pflegeausbildung die Gefahr eines föderalen und arbeitgeberzentrierten Durcheinanders mit absehbaren Symptomen: uneinheitliche Qualifizierungs- und Arbeitseinsatzkonzepte, unsystematische oder von lokalen und persönlichen Begebenheiten abhängige Arbeitsmarktintegration der Pflegeakademiker und irritierte Pflegebedürftige, die nicht verstehen, wer warum mit welcher Qualifikation für welche pflegebezogenen Aufgaben zuständig und verantwortlich ist.

16.1.6 Handlungsbedarf

Die neuen und zentralen Reformziele Generalistik sowie Akademisierung folgen keiner stringenten Konzeption, sondern enthalten im Detail widersprüchliche und teilweise unvollendete Regelungsbestandteile. Der Generalistikansatz wird mit einem Wahlrecht auf eingeschränkte Ausbildung am Ende des zweiten Ausbildungsjahres nicht konsequent umgesetzt und mit unterschiedlichen Berufsbezeichnungen kaum zu einem neuen einheitlichen Berufsbild in der Pflege beitragen. Die seit Jahrzehnten beklagte Zersplitterung der Pflege und die damit einhergehenden politisch-strategischen Nachteile bei der Durchsetzung von Interessen werden auch nach dem Inkrafttreten des Pflegeberufegesetzes zu beklagen sein.

Doch im Vergleich zur gegenwärtigen Situation werden die inhaltlichen Unterschiede bei der Qualifizierung in den drei Pflegeberufen ab 2020 deutlich eingeschmolzen. Daher muss aus fachlicher Sicht jetzt schon feststehen: Das neue Wahlrecht folgt keiner inhaltlich begründbaren Logik, ermöglicht keine exklusive Kompetenzbildung und ist daher zu Gunsten eines einheitlichen und international anschlussfähigen Berufsbildes dringend zu hinterfragen.

Skeptische Fragen sind auch hinsichtlich der Durchsetzungskraft der neuen akademischen Laufbahn begründet. Denn Rechtssicherheit, Verbindlichkeit und Einheitlichkeit fehlen sowohl im Bereich der Finanzierung des Studiums, als auch mit Blick auf die Frage, welche exklusiven Qualifikationsbefugnisse diejenigen Pflegefachpersonen erhalten, die Pflege studiert haben. Eine Zwischenevaluation der akademischen Pflege sollte deshalb dringend sowohl den Arbeitsmarktverbleib als auch Kapazitätsfragen, Akademisierungsquoten und letztlich die notwendige Wissenschaftsorientierung der Praxis in den Blick nehmen.

Das Pflegeberufegesetz muss vor dem Hintergrund dessen interpretiert werden, was Knieps und Reiners [9] im Zusammenhang mit der allgemeinen Praxis von Gesundheitspolitik als eine evidente Regel identifizieren: Reformgesetze werden äußerst selten dem Anspruch eines „großen Wurfes" gerecht, sondern besteht aus vielen kleinen und häufig unvollendeten Reforminhalten. Wer annimmt, dass der teilweise erbittert geführte Streit zwischen den Befürwortern und Gegnern des Pflegeberufegesetzes mit dem Abschluss des Gesetzgebungsverfahrens beendet wurde, der irrt sicherlich. Wesentlich wahrscheinlicher ist die Losung: Nach der Generalistikreform ist vor der Generalistikreform; nach der Akademisierungsreform ist vor der Akademisierungsreform.

Literatur

[1] Sachverständigenrat zur Begutachtung der Entwicklung im Gesundheitswesen (SVR). Bedarfsgerechte Versorgung – Perspektiven für ländliche Regionen und ausgewählte Leistungsbereiche. Gutachten 2014 [Zugriff: 09.09.2019]. URL: https://www.svr-gesundheit.de/fileadmin/user_upload/Gutachten/2014/SVR-Gutachten_2014_Langfassung.pdf

[2] Weidner F, Kratz T. Eine Zukunftsorientierte Pflegebildung? Anmerkungen zur Weiterentwicklung der Pflegeberufe. BWP. 2012;6:11–15.

[3] Dielmann G. Die Gesundheitsberufe im Berufsbildungssystem. In: Robert Bosch Stiftung, Hrsg. Gesundheitsberufe neu denken, Gesundheitsberufe neu regeln. Grundsätze und Perspektiven – Eine Denkschrift der Robert Bosch Stiftung. Stuttgart; 2013.

[4] Robert Bosch Stiftung. Pflege neu denken. Zur Zukunft der Pflegeausbildung. Stuttgart, Robert Bosch Stiftung; 2000.

[5] Robert Bosch Stiftung. Pflege braucht Eliten. Denkschrift zur Hochschulausbildung für Lehr- und Leitungskräfte in der Pflege. Gerlingen: Bleicher Verlag; 1992.

[6] Bollinger H, Grewe A. Die akademisierte Pflege in Deutschland zu Beginn des 21. Jahrhunderts – Entwicklungsbarrieren und Entwicklungspfade. Jahrbuch für kritische Medizin. Band 37. Hamburg: Argument-Verlag; 2002.

[7] Schaeffer D. Pflegewissenschaft in Deutschland. Zum Entwicklungsstand einer neuen wissenschaftlichen Disziplin. Veröffentlichungsreihe des Instituts für Pflegewissenschaft an der Universität Bielefeld (IPW); 1998.

[8] Wissenschaftsrat (WR). Empfehlungen zu hochschulischen Qualifikationen für das Gesundheitswesen. Drs. 2411–12; Berlin 13 07 2012 [Zugriff: 09.09.2019]. URL: https://www.wissenschaftsrat.de/download/archiv/2411-12.pdf;jsessionid=0BFA596B6C6209F4B2ADF9ECBF0A810E.delivery2-master?__blob=publicationFile&v=3

[9] Knieps F, Reiners H. Gesundheitsreformen in Deutschland. Geschichte – Intentionen – Kontroversen. Bern: Huber; 2015.

16.2 Fachkräftesituation und Arbeitszufriedenheit in der ambulanten und stationären Pflege

Michael Isfort

Der folgende Beitrag untersucht die aktuelle Situation in der ambulanten und der stationären Pflege. Dabei soll die Analyse sowohl die konkrete Fachkräftesituation in der häuslichen und stationären Pflege fokussieren als auch Hinweise auf den aktuellen Stand der Diskussion rund um das Thema der Arbeits- und Berufszufriedenheit geben. Ein Schwerpunkt wird dabei auf die Analyse der Fachkräftesituation gelegt.

16.2.1 Der Pflegemarkt in Deutschland

Der Pflegemarkt in Deutschland kann insgesamt als ein Erfolgsmodell der Beschäftigungsentwicklung betrachtet werden. Die Anzahl der stationären Einrichtungen hat sich zwischen 1999 und 2017 von 8.859 auf 14.480 erhöht, die der ambulanten Dienste von 10.820 auf 14.050 [1,2]. Seit Jahren bestehen hohe Wachstumsraten, es werden neue Arbeitsplätze geschaffen und bezogen auf die Diskussionen der Umwandlung einer Industriegesellschaft hin zu einer Dienstleistungsgesellschaft kann der Pflegesektor erhebliche Beiträge leisten. Dies hat unterschiedliche Gründe. Weder die Arbeitsplätze in der Pflege selbst noch der Gegenstand der pflegerischen Arbeit (d. h. die Pflege von pflegebedürftigen Menschen) können ins Ausland verlagert werden. Die Stärkung der Pflege und der Pflegenden bedeutet vor diesem Hintergrund einer volkswirtschaftlichen Betrachtung auch eine Stärkung des Binnenmarktes und der Beschäftigung. Erwähnt sei hier auch, dass dies vor allem einen substanziellen Beitrag zur Beschäftigungsentwicklung von Frauen darstellt. Selbst gegenüber den technologischen Entwicklungen und einer damit einhergehenden Veränderung von menschlicher hin zu maschineller und durch Robotik betriebenen „Produktion" zeigt sich die Pflege robust. Digitalisierung und Technologisierung in der Pflege werden unterstützenden Charakter haben, die komplexen Vorgänge in einer Pflegesituation aber lassen sich nur unzureichend in stabile Algorithmen überführen. Aktuell existieren darüber hinaus keine sensorischen und haptischen Systeme, die in der Lage wären, die Sensibilität und den Rückkopplungsprozess von menschlicher Berührung und den erfolgten Reaktionen zu simulieren oder abzugleichen. Also alles gut in Sachen Pflege? Diese Einschätzung greift deutlich zu kurz.

Zunächst soll ein Blick auf die Beschäftigungsentwicklung gerichtet werden. Die dynamische Entwicklung zeigt sich gleichermaßen in den ambulanten Diensten und den teil-/vollstationären Einrichtungen in Deutschland. Sie verläuft über alle Bundesländer richtungsstabil mit hohen Zuwachsraten (s. Tab. 16.1).

Bundesweit lässt sich auf der Basis der Daten des Statistischen Bundesamtes abbilden, dass in der ambulanten Pflege zwischen 1999 und 2017 insgesamt 206.540 neue Arbeitsplätze geschaffen wurden. In der teil-/vollstationären Versorgung sind es sogar 323.708. Die Entwicklungen verlaufen dabei in den Bundesländern sehr unterschiedlich. Insbesondere in den ostdeutschen Bundesländern sieht man sehr hohe Zuwachsraten sowohl im ambulanten als auch im teil-/vollstationären Bereich. Hamburg weist mit einer Zuwachsrate von 43,4 Prozent im ambulanten und 47,3 Prozent im teil-/vollstationären Bereich die geringsten Raten auf.

Tab. 16.1: Personal in ambulanten Diensten und Pflegeheimen (Quelle: Statistisches Bundesamt 2019).

	1999		2005		2011		2017	
	Personal in ambulanten Pflegediensten absolut	Personal in Pflegeheimen absolut	Personal in ambulanten Pflegediensten absolut	Personal in Pflegeheimen absolut	Personal in ambulanten Pflegediensten absolut	Personal in Pflegeheimen absolut	Personal in ambulanten Pflegediensten absolut	Personal in Pflegeheimen absolut
Deutschland	183.782	440.940	214.307	546.397	290.714	661.179	390.322	764.648
Baden-Württemberg	19.216	55.484	23.451	69.097	28.895	86.635	34.687	99.536
Bayern	24.562	63.018	28.425	81.306	38.594	94.501	52.458	106.757
Berlin	11.648	14.581	14.574	17.178	20.665	20.110	22.308	22.511
Brandenburg	5.827	8.974	7.713	12.497	12.456	16.429	17.574	19.814
Bremen	2.749	3.840	3.025	4.718	3.472	5.478	4.678	6.754
Hamburg	8.472	9.623	8.324	10.086	9.827	12.167	11.217	14.176
Hessen	12.833	30.357	14.329	35.136	19.568	43.857	28.678	51.442

Tab. 16.1: (fortgesetzt).

	1999		2005		2011		2017	
	Personal in ambulanten Pflegediensten absolut	Personal in Pflegeheimen absolut	Personal in ambulanten Pflegediensten absolut	Personal in Pflegeheimen absolut	Personal in ambulanten Pflegediensten absolut	Personal in Pflegeheimen absolut	Personal in ambulanten Pflegediensten absolut	Personal in Pflegeheimen absolut
Mecklenburg-Vorpommern	3.341	7.602	4.662	9.458	7.436	13.008	11.199	15.563
Niedersachsen	17.925	50.079	22.044	61.761	29.362	75.691	40.713	90.531
Nordrhein-Westfalen	39.616	111.588	43.222	133.135	59.657	154.859	83.864	175.888
Rheinland-Pfalz	7.928	21.698	8.369	25.805	11.667	30.900	15.342	34.929
Saarland	2.281	5.392	2.524	7.030	3.266	9.050	3.862	10.689
Sachsen	10.405	19.155	13.762	26.296	19.400	33.759	26.774	41.311
Sachsen-Anhalt	4.832	9.869	6.398	14.252	8.752	18.600	12.195	22.630
Schleswig-Holstein	7.375	20.730	7.672	26.350	9.191	29.210	12.831	31.597
Thüringen	4.772	8.950	5.813	12.292	8.506	16.925	11.942	20.520

16.2.2 Die Fachkräftesituation in der Pflege

Die beschriebenen Entwicklungen der Beschäftigung insgesamt finden sich primär auch in pflegerischen Berufen, denn diese sind erwartungsgemäß die größte der vertretenen Berufsgruppen in den Sektoren der Versorgung. In der ambulanten Versorgung arbeiteten in 2017 über 86.500 mehr Altenpflegende als noch 1999, in der teil-/vollstationären Pflege sind es im gleichen Zeitraum über 94.200 Personen. Auch in der Gesundheits- und Krankenpflege finden sich deutlich steigende Zahlen, wobei ab dem Jahr 2009, dem Jahr mit der höchsten Beschäftigung, insgesamt Rückgänge um rund 3.500 Personen zu verzeichnen sind. Dennoch sind auch in dieser Berufsgruppe bundesweit zwischen 1999 und 2017 zusätzlich rund 20.400 Pflegende im Sektor der ambulanten Versorgung tätig. In der teil-/vollstationären Pflege stieg die Zahl um insgesamt 3.440 Personen an. Rückläufig im Sektor der stationären Versorgung sind hingegen die Krankenpflegehelferinnen und -helfer. Hier werden 3.800 weniger beschäftigt als noch in 1999. Die verlorenen Arbeitsplätze in diesem Sektor aber werden durch einen entsprechenden Anstieg von 4.370 Personen in der ambulanten Pflege kompensiert. Für die Altenpflegehilfe können wiederum in beiden Bereichen deutlich wachsende Kennzahlen verzeichnet werden. In der ambulanten Pflege sind 17.340, in der teil-/vollstationären Pflege 39.000 mehr Personen mit der Qualifikation im Erwerb registriert.

Dass diese Steigerungen dennoch nicht dem tatsächlichen Bedarf in den Einrichtungen entsprechen, ist hinlänglich bekannt. Das Beschäftigungspotenzial für die pflegerischen Berufe kann aktuell nicht voll ausgeschöpft werden. In den Analysen der Bundesagentur für Arbeit werden die Altenpflege und die Gesundheits- und (Kinder)Krankenpflege dauerhaft als Fachkräftemangelberuf geführt [3,4]. Die Vakanzzeiten, also die Zeiten, die bis zur Besetzung einer offenen Stelle benötigt werden, liegen weit oberhalb der durchschnittlichen Zeiträume aller Berufe. Für die Altenpflege wurde im Oktober 2018 eine Vakanzzeit von 184 Tagen beschrieben, für die Gesundheits- und Krankenpflege von 158 Tagen.

Bezogen auf eine Arbeitsmarktreserve kann bundesweit davon ausgegangen werden, dass bei den Pflegeberufen eine Vollbeschäftigung herrscht. In jedem Bundesland übersteigt die Anzahl der offen gemeldeten Stellen deutlich die der arbeitslos gemeldeten Personen. Zu berücksichtigen ist dabei, dass zahlreiche Einrichtungen ihre offenen Stellen nicht bei der Arbeitsagentur anmelden. Im Pflege-Thermometer 2018, einer bundesweiten Befragung, konnte für die stationären Einrichtungen ermittelt werden, dass rund 30 Prozent der Einrichtungen ihre offenen Stellen nicht anmelden [5].

Der Fachkräftebedarf wird Studien zufolge zukünftig weiter deutlich steigen, wenn auch, je nach Szenario, unterschiedlich stark ausgeprägt in der stationären und ambulanten Pflege [6]. Die grundsätzliche Problematik der Fachkräftesituation in der Pflege hat die Politik auf Bundes- und Landesebene erreicht. So weisen zahlreiche Aktionspläne und Bündnisse darauf hin, dass seitens der politischen Akteure aktiv gegen eine weitere Zunahme des Mangels gearbeitet werden soll [7–9].

Für die Einrichtungen vor Ort bedeutend erscheint der Hinweis aus den Einrichtungen, dass die Rekrutierung der Fachkräfte fast ausschließlich regional erfolgt und nur regional erfolgen kann. Kapazitäten in anderen Regionen oder Kreisen sind für die Einrichtungen nicht zu nutzen. Sowohl in der Befragung der ambulanten Dienste aus 2016 [10] als auch in der Studie der teil-/vollstationären Einrichtungen aus 2018 [5] konnte festgestellt werden, dass sich der Rekrutierungsraum für Pflegekräfte auf einen Radius von rund 20 Kilometern begrenzt. Den Angaben der Einrichtungen zufolge entspricht dies auch dem Rekrutierungsraum, den sie für Auszubildende beschreiben. Bestätigt wurde dies auch von Auszubildenden selbst, z. B. in Nordrhein-Westfalen im Rahmen einer Befragung von Berufseinmündenden der Altenpflege [11]. Dies verweist auf die wichtige Frage nach der regionalen Versorgungssicherung, die die Perspektive der Ausbildungsstandorte (Schulen der Pflegeausbildung) miteinschließen muss. Nur vor dem Hintergrund einer bestehenden Erreichbarkeit von Ausbildungszentren und regionalen Bündnissen von Trägern und Schulen können die notwendigen Ressourcen geschaffen werden oder erhalten bleiben, um den räumlich engen Bereich der Rekrutierung auszuschöpfen.

16.2.3 Auswirkungen des Fachkräftemangels

Der Fachkräftemangel selbst äußert sich in unterschiedlicher Art und Weise. Differenziert werden muss die Auswirkung auf die betriebliche Situation und die Auswirkungen auf der personellen Ebene der Beschäftigten. Betrachtet man die Fachkräftesituation aus der Perspektive der Einrichtungen, so lassen sich unterschiedliche Entwicklungen aufzeigen. In den beiden bundesweiten Befragungen des Deutschen Instituts für angewandte Pflegeforschung e. V.(DIP) in den ambulanten Diensten und teil-/vollstationären Einrichtungen, dem sogenannten Pflege-Thermometer, wird zusammenfassend berichtet, dass
- ein Fachkräftemangel in den Einrichtungen real existiert,
- eine unzureichende Bewerberlage besteht, die eine Personalauswahl überwiegend nicht ermöglicht,
- die Bewerberqualifikationen oftmals als nicht hinreichend betrachtet werden,
- der Aufwand der Personalrekrutierung insgesamt steigt und
- zahlreiche Maßnahmen zur Personalbindung und -rekrutierung unternommen werden.

Auf der organisatorischen Seite behindert die Personalsituation notwendige Entwicklungen und Anpassungen. Mehr als jeder zweite ambulante Pflegedienst gab an, dass Klientenanfragen nicht bedient werden konnten, da das Personal fehlte. Damit werden bereits auch versorgungsrelevante Engpässe im Sektor deutlich. Bei den teil-/vollstationären Einrichtungen gab jede vierte Einrichtung an, dass sie die betrieblichen Ziele für 2017 aufgrund des Personalmangels nicht erreichen konnte. Mehr als jede fünfte Einrichtung beschrieb, dass sie aufgrund eines Personalmangels in den vergangenen drei Monaten temporär einen Aufnahmestopp in der Einrichtung veranlasste. Dies wurde in der Befragung der Evangelischen Bank bei Kunden aus dem Bereich der Sozialwirtschaft aus dem Jahr 2018 bestätigt. Ebenso wurde bestätigt, dass bei rund 70 Prozent der teil-/vollstationären Einrichtungen Wartelisten bestehen bzw. Anfragen zur vollstationären Versorgung abgelehnt werden mussten [12]. In der Gesamtschau kann damit festgehalten werden, dass der Fachkräftemangel in der Pflege nicht ausschließlich ein betreuungsbezogenes Problem darstellt sondern dass sich vielmehr auch erlösrelevante Problematiken für die Einrichtungen ergeben.

Dass die pflegerischen Berufe insgesamt und die Altenpflege insbesondere eine hohe Arbeitsbelastung aufweisen und neben muskulären Erkrankungen auch psychische Belastungen zunehmen, kann als gut dokumentiert erachtet werden [13–16]. Auf der personellen Ebene der Beschäftigten führt ein Personalmangel zu einer wei-

teren Arbeitsverdichtung. Damit einhergehen, den Ergebnissen der Pflege-Thermometer, zufolge:
- eine Zunahme an Krankheitshäufigkeit, Krankheitsdauer und Krankheitsschwere
- eine Zunahme von arbeitsplatzbelastenden Faktoren (z. B. Umgang mit herausforderndem Verhalten, Grund- und Behandlungspflege, Komplexität der Pflegesituationen)

16.2.4 Arbeitszufriedenheit und Berufsverbleib in der Pflege

Die Diskussionen um die Arbeitszufriedenheit und den Verbleib in der beruflichen Pflege werden seit langem intensiv geführt. Herausgehoben werden kann dabei die bahnbrechende Arbeit der internationalen *nurses' early exit study* aus dem Jahr 2005, in der u. a. Berufsbelastungen und die Berufswechselabsicht untersucht wurden [17,18]. In Deutschland hat diese Studie maßgeblich die Diskussion um die Arbeitsbedingungen, Arbeitsbelastungen und das berufliche Bild der Pflege beeinflusst.

Angaben zu einem real erfolgten Berufsausstieg finden sich in unterschiedlichen Studien, die überwiegend regionale Perspektiven und Analysen aufgreifen und in den Befunden stark variieren [19,20]. Wesentlichen Einfluss auf die Datenqualität hat dabei der Differenzierungsgrad der Berufe nach Qualifikationen, der insbesondere in den neueren Studien nach der Umstellung der Klassifikation der Berufe (KldB 2010) erreicht werden kann. So konnten in früheren Studien z. B. Sozialarbeiter nur unzureichend von Altenpflegenden abgegrenzt werden, auch wenn dies in einzelnen Studien über die Eingrenzung auf Beschäftigungszweige versucht wurde [21]. Hackmann beispielsweise kommt in 2009 auf eine durchschnittliche Berufsverweildauer für Krankenpflegende von 13,7 Jahre und für qualifizierte Altenpflegende von 12,7 Jahren. Neuere Analysen des Instituts für Arbeitsmarkt- und Berufsforschung der Bundesagentur für Arbeit (IAB) verweisen auf einen geringeren Verbleib der Altenpflegern gegenüber den Krankenpflegenden, sodass die beschriebenen hohen Fluktuationsraten (30 Prozent im ersten Jahr) primär durch Altenpflegende verursacht werden. Eine Umorientierung scheint dabei insbesondere zu einem frühen Start ins Berufsleben zu erfolgen. In einer Analyse zur Pflegearbeit in Sachsen wurde aufgezeigt, dass nach einem Jahr rund 30 Prozent der Altenpflegenden einen anderen Beruf ausüben. Die verbleibenden Personen zeigen sich jedoch in einer vergleichsweise hohen Berufstreue und sind langjährig im Berufsfeld. Ähnliche Werte werden auch für Thüringen beschrieben [22]. Vergleichbare Werte aber werden auch in anderen sozialen Berufen, wie der Kindheitspädagogik (Kindererziehung) beschrieben. Dennoch sind dies beunruhigende Zahlen angesichts des Fachkräftemangels, denn gegen diese Form eines Exodus kann auf Seiten der Ausbildungsstätten nicht hinreichend reagiert und qualifiziert werden. Die Befunde selbst können dabei auf eine Berufspraxis hindeuten, in der die Inhalte, die die Pflegenden erlernen und in die Praxis einbringen möchten, nur unzureichend realisiert werden können. Hier ist eine der zentralen Problemlagen zu erkennen. Die benannten Belastungsfaktoren, die mit der Pflegearbeit in Verbindung gebracht werden und in Studien wiederkehrend herausgestellt werden [23], sind eine Realität, die an dieser Stelle nicht verleugnet oder kleingeredet werden soll. Sie sind jedoch auch nicht als ein rein bundesdeutsches Problem zu beschreiben, sondern finden sich auch in internationales Vergleichsstudien zu den Arbeitsbedingungen [24] Pflegender insgesamt.

Zu differenzieren ist in der Diskussion über Zufriedenheit und Verbleib jedoch auch der Unterschied zwischen der allgemeinen Berufszufriedenheit und der konkreten Arbeitsplatzzufriedenheit. Während Pflegende tendenziell eine hohe Bindung zum Gegenstand der Pflege und eine hohe Zufriedenheit mit den beruflichen Inhalten zeigen, werden konkrete Arbeitsplatzbedingungen jedoch häufig negativ bewertet. Als herausragendes positives Merkmal kann beschrieben werden, dass Pflegende ihrer beruflichen Tätigkeit einen überdurchschnittlichen Sinn zusprechen [18].

In unterschiedlichen Förderprogrammen und Initiativen [25] werden aktuell Modelle und Projekte gefördert, die sich darum bemühen, die Belastungsfaktoren der Pflegearbeit zu reduzieren und Aspekte aus der Arbeitspsychologie in die Pflegearbeit zu integrieren, um Arbeit inhaltlich anzureichern, Arbeiten variabler zu gestalten und Entscheidungskompetenzen zu stärken [26]. Dass Pflegeberufe in der Gesellschaft eine herausragende Vertrauenswürdigkeit genießen, ist ein viel zu wenig diskutierter positiver Aspekt der Pflegearbeit. Dies gilt national wie auch international [27,28].

16.2.5 Lösungsansätze und Fazit

Aktuell muss davon ausgegangen werden, dass der Fachkräftemangel kein temporäres Geschehen ist. Man wird sich kontinuierlich mit ihm befassen müssen, zu beheben ist er in absehbarer Zeit und auch perspektivisch nicht. Dies zeigt sich u. a. auch an den ernüchternden Kennzahlen, wie die politische Programme zur Verbesserung der Arbeitssituation wirken oder besser gesagt nicht wirken. So konnte bis Mitte 2019 (nach einem Jahr Sofortprogramm) von anvisierten 13.000 zusätzlichen Stellen in der Altenpflege keine real besetzt werden und es lagen lediglich für 2.300 Mitarbeitende Beantragungen vor. Aus der „Binnenperspektive der Einrichtungen" lassen sich momentan drei Strategien erkennen, die als „3 A" benannt werden können: Ausbilden, Abwerben, Ausland. Die eigene Ausbildung zu forcieren ist eine überlebensnotwendige Strategie, die eine hohe Mitarbeiterbindung verspricht. Abwerben löst die Probleme in der eigenen Einrichtung – dazu aber müssen Angebote unterbreitet werden, es müssen Prämien gezahlt werden oder Vergünstigungen gewährt werden, die ein Anreizsystem darstellen. Die Probleme im System aber werden so gar nicht gelöst und als Verlierer im Wettbewerb werden sich die entpuppen, die über die geringsten Möglichkeiten darüber verfügen, in eine Spirale der Prämiensysteme und Förderungen einzusteigen. Hier ist zu befürchten, dass dies kleinere und vor allem ambulante Dienste sein werden. Die Anwerbung aus dem Ausland ist mit einem hohen personellen und finanziellen Aufwand verbunden. Ausländische Mitarbeitende müssen nicht nur an die Berufsnormen herangeführt werden, sie brauchen neben sprachlichen Qualifikationen auch Begleitung und Ansprache bei der Integration. Die Bereitstellung eines Arbeitsplatzes alleine ist noch keine gelungene kulturelle Integration. Diese erfordert ein hohes wechselseitiges Anpassungsvermögen der Mitarbeitenden im Betrieb und der neuen Mitarbeitenden.

Komplexe Probleme aber erfordern komplexe Lösungen und so wird es den einen Weg und die eine Maßnahme nicht geben. Poster mit jungen Gesichtern und Werbeträgern für die Pflege können und sollten auch flankierend eingesetzt werden, sie alleine aber werden keine Veränderung erzeugen können. Bisherige Bemühungen, auch die der aktuellen politischen Programme, erweisen sich dabei leider oftmals überwiegend als Maßnahmen eines Reparaturverständnisses ohne die Benennung zukunftsträchtiger Visionen. In die konsequente Entwicklung von pflegerischen Aufgaben- und Verantwortungsfeldern sowie innovativen Konzepten wird aktuell schlicht nicht investiert- weder von der Politik, noch von den Einrichtungen. Es bedarf einer Abkehr der Idee, dass „Menge" alleine Probleme löst und Dequalifizierung als letzte Strategie zur Rekrutierung von Reserven eingesetzt wird. Die Pflege muss konsequent weiterentwickelt werden, um mehr und damit auch sinnvollere Beiträge leisten zu können als bislang. Dazu gehört auch, dass Aufgaben weiter in die Selbsttätigkeit der Pflegenden übertragen werden, dass Akademisierung nicht als schmückendes Schlagwort sondern als Entwicklungskonzept für Innovationen verstanden wird und dass die Pflege als starke gesellschaftliche Kraft identifiziert wird, die nicht primär Kosten produziert, sondern die als Feld geeignet erscheint, um die anstehenden gesellschaftlichen Veränderungen zu gestalten, Arbeitsplätze zu sichern und soziales Miteinander in das Zentrum der Gesellschaft rücken kann.

Literatur

[1] Statistisches Bundesamt. Pflegestatistik – Pflege im Rahmen der Pflegeversicherung – Ländervergleich – Pflegebedürftige – 2017. Wiesbaden: Statistisches Bundesamt; 2019.
[2] Statistisches Bundesamt, Robert Koch Institut (2019): Gesundheitsberichterstattung des Bundes. Bonn: 2019 URL: www.gbe-bund.de
[3] Bundesagentur für Arbeit, Hrsg. Arbeitsmarktsituation im Pflegebereich. Berichte: Blickpunkt Arbeitsmarkt | Mai 2019 [Zugriff: 09.07.2019]. URL: https://statistik.arbeitsagentur.de/Statischer-Content/Arbeitsmarktberichte/Berufe/generische-Publikationen/Altenpflege.pdf
[4] Bundesagentur für Arbeit. Fachkräfteengpassanalyse: 2019 [Zugriff: 09.07.2019]. URL: https://statistik.arbeitsagentur.de/Navigation/Footer/Top-Produkte/Fachkraefteengpassanalyse-Nav.html, zuletzt geprüft am 07.06.2019
[5] Isfort M, Rottländer R, Weidner F et al. Pflege-Thermometer 2018. Eine bundesweite Befragung von Leitungskräften zur Situation der Pflege und Patientenversorgung in der stationären Langzeitpflege in Deutschland. Köln: Deutsches Institut für angewandte Pflegeforschung e. V.; 2018.
[6] Rothgang H, Müller R, Unger R. Themenreport „Pflege 2030". Was ist zu erwarten – was ist zu tun? Gütersloh: Bertelsmann Stiftung; 2012.
[7] Bundesregierung/Bundesministerium für Familie; Senioren; Frauen und Jugend. Konzertierte Aktion Pflege. Vereinbarungen der Arbeitsgruppen 1 bis 5. Berlin: 2019.

[8] Ministerium für Soziales, Arbeit, Gesundheit und Demografie Rheinland-Pfalz, Hrsg. Vereinbarung zur Fachkräfte- und Qualifizierungsinitiative Pflege 2.0. Mainz: 2018.
[9] Mohr J, Lämmel N, Sandow B, et al. Raus aus der Endlosschleife!? Eine anwendungsorientierte Forschungsperspektive auf den Fachkräftebedarf. Pflegewissenschaft. 2018;20(7/8):304–310.
[10] Isfort M, Rottländer R, Weidner F, et al. Pflege-Thermometer 2016. Eine bundesweite Befragung von Leitungskräften zur Situation der Pflege und Patientenversorgung in der ambulanten Pflege. Köln: Deutsches Institut für angewandte Pflegeforschung e. V.; 2016.
[11] Ministerium für Arbeit, Gesundheit und Soziales des Landes Nordrhein-Westfalen, Hrsg. Studie zur Qualitätsentwicklung in der Altenpflegeausbildung in Nordrhein-Westfalen durch Ausweitung der Ausbildungskapazitäten. Merkmale, Entwicklungen und Handlungsempfehlungen. Düsseldorf: Januar 2018.
[12] Evangelische Bank. Situation der Pflegewirtschaft in Deutschland: eine Bestandsaufnahme. Kassel: 2018.
[13] Jung M. Risiko Pflegeberufe. In: Die Schwester Der Pfleger. 2017;56(10):14–16.
[14] Techniker Krankenkasse, Hrsg. Gesundheitsreport 2019. Pflegefall Pflegebranche? So geht's Deutschlands Pflegekräften. Hamburg: 2019.
[15] Badura B, Ducki A, Schröder H, Klose J, Meyer M, Hrsg. Fehlzeiten-Report, 2018. Sinn erleben – Arbeit und Gesundheit. Zahlen, Daten, Analysen aus allen Branchen der Wirtschaft: mit 127 Abbildungen und 250 Tabellen. Berlin: Springer-Verlag GmbH; 2018.
[16] Deutscher Gewerkschaftsbund, Hrsg. DGB-Index. Körperlich harte Arbeit. So beurteilen die Beschäftigten ihre Belastungen. Ergebnisse einer Sonderauswertung der Repräsentativumfrage zum DGB-Index Gute Arbeit 2018 [Zugriff: 09.07.2019]. URL: https://index-gute-arbeit.dgb.de/++co++98b02c7c-763e-11e9-9f8e-52540088cada
[17] Simon M, Tackenberg P, Hesselhorn H-M, et al. Auswertungen der ersten Befragung der Next-Studie in Deutschland. Wuppertal: Bergische Universität Wuppertal; 2005.
[18] Hasselhorn H-M, Müller BH, Tackenberg P, Simon M. Berufsausstieg bei Pflegepersonal. Arbeitsbedingungen und beabsichtigter Berufsausstieg bei Pflegepersonal in Deutschland und Europa. Schriftenreihe der Bundesanstalt für Arbeitsschutz und Arbeitsmedizin Ü, Übersetzung, 15. Bremerhaven: Wirtschaftsverl. NW; 2005 [Zugriff: 09.07.2019]. URL: http://www.baua.de/de/Publikationen/Schriftenreihe/Uebersetzungen/Ue15.html
[19] Institut für Wirtschaft, Arbeit und Kultur, Hrsg. Berufsverläufe von Altenpflegerinnen und Altenpflegern. Frankfurt: 2009.
[20] Fuchs M, Richter B, Sujata U, Weyh A. Der Pflegearbeitsmarkt in Sachsen. Aktuelle Situation und zukünftige Entwicklungen. Nürnberg: Institut für Arbeitsmarkt- und Berufsforschung, IAB-Regional 2/2018.
[21] Hackmann T. Arbeitsmarkt Pflege: Bestimmung der künftigen Altenpflegekräfte unter Berücksichtigung der Berufsverweildauer. Freiburg: Forschungszentrum Generationenverträge, Diskussionsbeiträge 40; 2009.
[22] Fuchs M, Weyh A. Der Pflegearbeitsmarkt in Thüringen. Eine Bestandsaufnahme. Nürnberg: Institut für Arbeitsmarkt- und Berufsforschung, IAB-Regional, 3/2018.
[23] Wüstner K. Work-Life Balance als Herausforderung in der Altenpflege. Pflegewissenschaft. 2019;21(5/6):266–279.
[24] Theobald H. Pflegearbeit in Deutschland, Japan und Schweden. Wie werden Pflegekräfte mit Migrationshintergrund und Männer in die Pflegearbeit einbezogen? 383. Band der Reihe Study der Hans-Böckler-Stiftung; 2018 [Zugriff: 09.07.2019]. URL: https://www.boeckler.de/pdf/p_study_hbs_383.pdf
[25] Glaser J, Lampert B, Weigl M. Arbeit in der stationären Altenpflege. Analyse und Förderung von Arbeitsbedingungen, Interaktion, Gesundheit und Qualität. Bremerhaven: Wirtschaftsverl. NW, Verl. für Neue Wiss.; 2008 (Online-Ausgabe der 1. Gedruckten Auflage. Dortmund: Initiative

Neue Qualität der Arbeit c/o Bundesanstalt für Arbeitsschutz und Arbeitsmedizin (INQA-Bericht, 34).
[26] Fuchs-Frohnhofen P. Neue Modelle für die Prävention in der Altenpflege. Marburg: Büchner; 2019.
[27] GfK Verein. Feuerwehrleuten, Sanitätern und Pflegeberufen schenken die Deutschen Vertrauen. Ergebnisse der Studie „Trust in Professions 2018" des GfK Vereins. Nürnberg: 21.03.2018 [Zugriff: 09.07.2019]. URL: https://www.nim.org/sites/default/files/medien/359/dokumente/pm_trust_in_professions_2018_dt_0.pdf
[28] Gallup News: Nurses again outpace other Professions for honesty, ethics. Washington: 20.12.2018.

16.3 Pflegebedarfsermittlung in Krankenhäusern: Pflegeintensität versus Fallschwere

Christian Kralewski

16.3.1 Einleitung

Pflegebesetzungsstärken werden neben dem „Skill-Mix" eines Pflegeteams – also dem „Können" des Teams orientiert an Ausbildung und Erfahrung – als zentrale Determinanten für Pflegequalität betrachtet [1]. Pflegerische Leistungen werden u. a. durch „Pflegestandards" transparent und nachweisbar. Sie dienen der Leistungserfassung und Qualitätssicherung in der Krankenpflege. Die Weltgesundheitsorganisation (World Health Organization – WHO) definierte den Begriff des „Pflegestandards" als „vereinbartes Maß für einen bestimmten Zweck benötigter pflegerischer Betreuung". Dabei werden drei Ebenen der Pflegestandards unterschieden [2]:

- **Strukturorientierter Standard:** Er bezieht sich auf die Rahmenbedingungen, die für die Ausübung der Krankenpflege vorhanden sind. Dazu gehören: Arbeitsaufbau- und Ablauf, bauliche und technische Ausstattung einer Station, *personelle Ausstattung* (quantitativ und qualitativ), Ausstattung mit Sachmitteln, organisatorische Voraussetzungen.
- **Prozessorientierter Standard**: Er bezieht sich auf den Ablauf der Pflegetätigkeiten im Rahmen des Pflegeprozesses (z. B. einzeltätigkeitsbezogene oder fallbezogene Ablauf- und Handlungspläne).
- **Ergebnisorientierter Standard:** Er bezieht sich auf die Pflegeergebnisse.

Mit der Einführung von Personalanhaltszahlen oder Mindestbesetzungsstandards auf pflegerischen Versorgungseinheiten (Stationen) im Krankenhaus wird damit einer Forderung der WHO nach Festlegung „struktureller Pflegestandards" aus dem Jahre 1983 Rechnung getragen. Um die Qualität der pflegerischen Versorgung auf einer Versorgungseinheit (Station) im Krankenhaus bezogen auf das Zahlenverhältnis Pflegeperson zu Patient beurteilen zu können (Soll-Ist-Vergleich), sind Pflegemindestbesetzungen im Sinne von Pflegeverhältniszahlen anschaulich. Diese häufig als Mindeststandards formulierten, starren Verhältniszahlen (z. B. Mindestvorgabe, dass 1 Pflegekraft 4 Patienten pro Schicht zu betreuen hat) berücksichtigen jedoch nicht die Dynamik der sich konstant ändernden Pflegeerfordernisse und Patientenbedürfnisse auf einer solchen Versorgungseinheit, sodass Über- und Unterkapazitäten hinsichtlich der Pflegebesetzungsstärken auftreten können [3]. Ausreichende Besetzungsstandards werden in der Pflegeforschung als Grundvoraussetzung zur Optimierung von Pflegeergebnissen angesehen. Dort, wo bereits feste Pflegeverhältniszahlen gesetzlich implementiert sind (z. B. in Kalifornien und weiteren US-amerikanischen Bundesstaaten wie in Massachusetts oder auch in Queensland und Victoria als Teile von Australien oder auch in Belgien für den europäischen Raum) werden diese grundsätzlich starren, als Mindeststandard definierten Verhältniszahlen meist durch flexiblere Instrumente zur Ermittlung des täglichen Pflegebedarfs auf Patientenebene in den spezifischen Versorgungseinheiten der einzelnen Krankenhäuser ergänzt [4].

Die Ableitung von definierten Verhältniszahlen („was oder wie hoch ist der Standard") wird dabei kontrovers diskutiert, ist aber international vielfach bereits in gesetzlichen Regelungswerken administrativ verankert. Auch Bundestag und Bundesrat haben die Neueinführung von § 137i Fünftes Buch Sozialgesetzbuch (SGB V) zur Einführung von Pflegepersonaluntergrenzen in pflegesensitiven Bereichen in Krankenhäusern beschlossen. Diese Untergrenzen wurden mit Wirkung zum 1. Januar 2019 in allen deutschen Krankenhäusern nach § 108 SGB V verpflichtend.

16.3.2 Konzept des „Pflegerischen Workloads"

Nach Morris et al. wird *Pflegeintensität* bezeichnet als die „Menge direkter und indirekter pflegerischer Aktivitäten, die benötigt wird um die *Pflegeaufgabe* zu erfüllen – unter Einschluss begleitender Faktoren, die Einfluss auf den Grad der Arbeitsintensität haben, die benötigt wird um diese Pflegeaufgaben auszuführen" (Ablaufprozesse, Teamprozesse u. a.) [5]. Unter die Bezeichnung „Pflegeintensität" fallen dabei Begriffe wie „Patientenabhängigkeit" (*dependency*), „Schwere der Erkrankung" und daraus resultierende „Pflegebedürftigkeit" (*acuity*). Hinzu kommt der „zeitliche Rahmen der benötigt oder investiert wird, um die Pflegehandlungen zu leisten" (Gründlichkeit, Routine u. a.) [5].

Dabei erschließt sich der Begriff der *„direkten Pflege"* intuitiv. Gemeint sind pflegerische Aktivitäten, die in direktem Zusammenhang mit dem aktuellen Zustand des Patienten stehen und unmittelbar die Körperfunktionen beeinflussen (Nahrungs- und Flüssigkeitsaufnahme, Körperpflege, Ausscheidung, Mobilität, Atmung, je nach Abteilung auch Übernahme komplexer pflegerischer Aufgaben an der Schnittstelle zu ärztlichen Tätigkeiten).

Der Begriff der *„indirekten Pflege"* zielt dagegen auf Tätigkeiten, die Pflegepersonen neben diesen als Kernaufgaben wahrgenommen Maßnahmen der „direkten

Pflege" zusätzlich erbringen müssen (u. a. Kommunikation, Koordination, Transport, emotionale Fürsorge für Patienten und Angehörige) – und die darüber hinaus die Pflegeintensität maßgeblich mit beeinflussen.

Nicht zu verwechseln mit der „indirekten Pflege" sind Tätigkeiten, die eher hauswirtschaftlicher Natur sind (Reinigung von Betten, Nachttischen und Zimmern, Servieren von Mahlzeiten und Getränken, Sauberhalten sanitärer Gegenstände etc.). Diese *„Serviceaufgaben"*, die traditionell ebenfalls dem Pflegesektor zugeschrieben werden, können jedoch – je nach krankenhausinternen Regulationen – den pflegerischen „Workload" (Arbeitsbelastung) zusätzlich erhöhen.

Weder direkter, indirekter noch hauswirtschaftlicher Natur sind *nicht-patientenbezogene pflegerische Tätigkeiten* (Ausbildungsaktivitäten, Teambesprechungen, Planungsaufgaben, qualitätsbezogene Dokumentationsaufgaben u. a.).

Pflegeintensität als Summe aus direkten und indirekten pflegerischen Maßnahmen, hauswirtschaftlichem Service und nicht-patientenbezogene pflegerischen Aktivitäten beeinflussen also *den patientenbasierten „Workload"* eines Pflegeteams oder einer Pflegekraft. Zusammengefasst kann die Gesamtheit dieser pflegerischen Tätigkeiten – entweder bezogen auf einzelne Patienten oder eine Versorgungseinheit – als *Pflegevolumen* bezeichnet werden. Dieses Pflegevolumen unterliegt zeitlichen Schwankungen im Arbeitsalltag.

Das patientenbezogene „Workload-Konzept" berücksichtigt noch nicht die subjektiv empfundene, anwenderbezogene Belastung aus Sicht der Pflegekräfte, wie von Hoonakker et al. thematisiert [6]. Hierbei wurde diese Form der Arbeitsbelastung sechs Bereichen zugeordnet: mentale, körperliche und zeitliche Belastung sowie die Arbeitsbelastung durch Anstrengung, Leistungsorientierung und Frustration. Diese individuell unterschiedlich empfundenen *Belastungsfaktoren* sind jedoch schwer quantifizierbar und daher weniger gut geeignet als Parameter für Personalbesetzungsentscheidungen. Selbst in der Betrachtung eines umfassenderen Begriffs des „Workloads" in der Pflege bleiben zusätzliche Aspekte, wie sie von Carayon und Alvarado oder von Hoonakker et al. beschrieben wurden, unberücksichtigt [6,7]. Dabei wird verdeutlicht, dass schon der *allgemeine* Begriff des „Workloads" – und der von Pflegekräften insbesondere – schwierig zu konzeptionalisieren ist.

„Workload" allgemein wird dabei als „multidimensionales und komplexes Konstrukt" definiert, das beeinflusst wird durch externe Aufgaben, Umwelt-, Organisations- und psychologische Faktoren, sowie durch das Wahrnehmungsvermögen und die kognitiven Fähigkeiten des Handelnden [7]. Hoonakker und Carayon formulieren dabei ein *„anwenderbasiertes"* Workload-Konzept in der Pflege [6]. Der „anwenderbasierte Ansatz" nimmt also die (subjektive) Sichtweise der handelnden Pflegepersonen und die „empfundene" Arbeitsbelastung mit in den Blick.

Dargelegt werden dabei sieben verschiedene Dimensionen, die den empfundenen „Workload" einer Pflegekraft definieren: körperliche, kognitive, emotionale, qualitative (Schwierigkeit der Pflegearbeit), quantitative (Menge der Pflegearbeit), fluktuative oder variable (Unterschiede in der Menge der Pflegearbeit während einer bestimmten Zeitperiode) und die zeitliche Dimension (Zeitdruck bei der Pflegearbeit). Diese Dimensionen interagieren und bestimmen den empfundenen pflegerischen „Workload" den eine bestimmte Patientengruppe oder ein bestimmter Patient in einer gegebenen Zeit verursacht. Es wird unmittelbar ersichtlich, dass einzelne der sieben genannten Dimensionen (z. B. die kognitive und emotionale Dimension) schwer quantifizierbar erscheinen. Von Hoonakker und Carayon werden „Assessment-Tools" beschrieben, mit denen auch diese Aspekte des pflegerischen „Workloads" erfassbar gemacht werden sollen [7]. Entsprechende Assessment-Tools wurden u. a. in der Luft- und Raumfahrtforschung entwickelt (u. a. NASA Task Load Index – TLX) und auf den Bereich der Pflege übertragen. Sie erwiesen sich als geeignet zur Erfassung des „anwenderbasierten, pflegerischen Workloads auf Intensivstationen" [7].

Es erscheint vor diesem Hintergrund plausibel, dass insbesondere auch die auf einer Versorgungseinheit tätigen *ärztlichen Mitarbeiter* und ihr potentiell differenter Arbeitsstil (Erfahrung, Arbeitsstruktur, Teamfähigkeit, Führungsstil, Selbständigkeit, Menge angeforderter Diagnostik u. a.) direkt Einfluss auf den pflegerischen „Workload" ausüben (dies sowohl auf den patientenbasierten als auch auf den anwenderbasierten „Workload"). Dieser Aspekt erscheint bislang wenig untersucht.

16.3.3 Verfahren zur Erfassung des patientenbasierten pflegerischen „Workload"

Nach Iapichino und Reis-Miranda können Pflegepersonalbedarfe einerseits abgebildet werden als Funktion der Gesamtzahl der Pflegeaufgaben im Verhältnis zu einer gewählten Zeitdauer, die benötigt wird, um diese Aufgaben auszuführen („time motion study" oder *„activity method"*) [8]. Die „activity method" beruht prinzipiell auf der Frage: „welcher Arbeitsaufwand – gemessen an notwendigen therapeutischen Interventionen oder Pflegeaktivitäten – wird für welchen Patienten voraussichtlich benötigt?" Dabei kommen Verfahren zum Einsatz, die den zeitlichen Aufwand für Pflegeaktivitäten auf der Basis durchschnittlich ermittelter „Echtzeit-Assessments" messen – primär unabhängig von der Fallschwere des Patienten, der diese Pflegeleistung erhält – und diesen Aktivitäten an der Aufwandzeit orientierte gewichtete Zeitprozentwerte oder Echtzeitwerte zuordnen, die mit Besetzungsstärken hinterlegt sind. Der pflegerische Aufwand wird damit primär unabhängig von der Fallschwere des Patienten bemessen.

Andererseits werden Klassierungssysteme eingesetzt, die ebenfalls aus „Assessment-Tools" abgeleitete Punkte-Scores generieren, mit denen der Patientenzustand, die Fallschwere und damit die abstrahierte „Pflegebedürftigkeit" (*acuity/dependency*) abgeschätzt werden können (*„dependency method"*). Dabei werden Patienten in unterschiedlich definierte Pflegelevel (*„levels of care"*) gruppiert, wobei unterschiedlich definiert wird, welche medizinischen Kriterien welches Pflegelevel determinieren („dependency method") [8].

Neben reinen *Kennzahlen (Anhaltszahlen) ohne Leistungsbezug* (Pflegekraft/Bett, Pflegekraft/Patient, Pflegekräfte/Schicht, Pflegestunden pro Patiententag) unterscheidet man damit – vereinfacht – *leistungsbezogene und fallschwerebezogene Patientenklassifikationssysteme.*

Sie bezeichnen sowohl Zeitschablonen, die die Pflegeleistung anhand der zeitlichen Beanspruchung der Pflegekräfte in einer vorgegebenen Periode (z. B. pro Schicht) erfassen, als auch „Checklisten", die über die Fallschwere einzelner Patienten die Pflegeleistung abstrahieren. Mit der „dependency method" lassen sich Patienten in Schweregrade (*levels of care*) stratifizieren, die mit Personalbesetzungsstärken hinterlegt werden können. Kombinierte Systeme, die sowohl die „Bedürftigkeit/Abhängigkeit" eines Patienten als auch die aus der Summe tatsächlich geleisteter Pflegeaktivitäten eingeschätzte Belastung einer Pflegeperson oder einer pflegerischen Versorgungseinheit erfassen, sind u. a. in Skandinavien implementiert.

16.3.4 Kritische Diskussion

Die zentrale Anforderung an jedes eingesetzte Assessment-Tool bzw. Patientenklassifikationssystem sollte lauten: „Misst das Instrument zuverlässig und tendenziell vollständig den eingesetzten Ressourcenaufwand in der Pflege und erfasst es den erforderlichen *Workload* pro Zeitachse (Schicht, Tag, Nacht o. ä. ggf. einschließlich des subjektive empfundenen *Workloads*) insgesamt und mit zumutbarem täglichen Aufwand?"

Auf mikro-ökonomischer Ebene ist die Patientenkategorisierung auf der Basis der Fallschwere oder anhand des „erwarteten Pflegebedarfs" das Kernprinzip zur Personalplanung in vielen Krankenhäusern [1]. Im Laufe der Jahre wurde allerdings unterschiedlich definiert, welche medizinischen Kriterien welches Pflegelevel determinieren. Die Pflegebedarfsanalysen anhand von Checklisten mit ihren abgeleiteten Scores zur Klassierung der Fallschwere wurden u. a. wegen ihrer Manipulationsanfälligkeit und Subjektivität sowie insbesondere wegen fehlender Validität und Reliabilität kritisiert [9–11]. Mit ihnen sei lediglich – wenn überhaupt – die Fallschwere eines Patienten abzubilden und nicht der tatsächliche pflegerische Aufwand. Letztlich sei zudem „komplette Objektivität" als wichtiges Konzept bei der Erstellung von Checklisten gefordert, jedoch „nur schwer zu erreichen" [9]. Zudem sei die Abbildung der Pflegeintensität und des pflegerischen „Workload" *allein* über Diagnosegruppen oder die Fallschwere unvollständig.

Problematisch erscheint dabei insbesondere, dass die Schwere einer Erkrankung nur bedingt Rückschlüsse auf die Gesamtheit des fallbezogenen „Workload" der Pflege zulässt. So kann beispielsweise die Pflegeintensität von beatmeten Intensivpatienten nach Stabilisierung der Situation in der Entwöhnungsphase und damit der „Workload" für die Pflegekräfte zunehmen obwohl die „Fallschwere" abnimmt [3]. Andererseits könnten schwerkranke Patienten mit einem lediglich großen Bedarf an

Medikamenten beispielsweise im Vergleich zu einem pflegeaufwendigen Patienten mit einem akuten Durchgangssyndrom nach Schädelhirntrauma höhere Score-Werte erreichen.

Sermeus et al. weisen darauf hin, dass die Erheblichkeit einer Beeinträchtigung der Selbständigkeit nicht notwendigerweise auch mit einem insgesamt hohen *Zeitaufwand* für das Pflegeteam oder die einzelne Pflegeperson einhergeht [12]. So können beispielsweise gerade auch weitgehend selbständige Patienten zeitaufwändig für das Pflegepersonal sein, indem die Pflegeintensität über indirekte Pflegemaßnahmen gesteigert oder die Arbeitsbelastung eines Pflegeteams durch Einforderung von Serviceleistungen erhöht wird.

Das Verhältnis zwischen der Fallschwere und der verbrauchten Pflegezeit ist zudem nicht linear [13]. Die Arbeit von Pflegekräften z. B. auf Intensivstationen besteht täglich aus multiplen Aktivitäten. Der TISS-28-Score (Therapeutic Intervention Scoring System) – hier beispielhaft genannt – erfasst dabei exemplarisch ein *ausgewähltes Set dieser Aktivitäten* bezogen auf therapeutische Interventionen (z. B. apparative Beatmung, Hämofiltration/Dialyse, Infusion multipler Katecholamie u. a.), ordnet diesen therapeutischen Maßnahmen gewichtete Punktwerte zu, aus denen dann der Pflegeaufwand abstrahiert wird. Für den TISS-28 konnte jedoch gezeigt werden, dass nur 43 Prozent der täglich verbrauchten *Pflegezeit* auch mit dem Score erfasst werden konnten [13]. 34,3 Prozent der Pflegezeit wurden auf Pflegeaktivitäten verwand, die im TISS-28 nicht abgebildet waren (z. B. Monitoring, Angehörigengespräche, administrative Aufgaben) [14]. Es wird deutlich, dass ein Assessment-Tool, dass – wie der Tiss-28 – weniger als 50 Prozent der vorkommenden Pflegeaktivitäten erfassen kann, auch nur unzureichend geeignet erscheint den Pflegeaufwand bzw. den „Workload" auf einer Intensivstation abzubilden. Die aus einem solchen Assessmentinstrument abgeleiteten Personalbesetzungsstärken können dabei unzureichend erscheinen. Auch lassen weder die Bettenbelegung noch die medizinische Diagnose zuverlässige Rückschlüsse auf den Pflegeaufwand zu [15].

Wichtig erscheint weiterhin, dass die Pflegeintensität und der „Workload" sowohl *zwischen* als auch *innerhalb* der klassierten Patientengruppen variieren können. Dies bedeutet, dass Patienten mit der gleichen ICD-Kodierung oder der gleichen Fallgruppenschwere (abgeleitet über Scores) sehr unterschiedliche Pflegeintensitäten benötigen und unterschiedlich arbeitsaufwändig sein können. Dies kann potentiell zu Fehlallokationen von Personalressourcen führen (Unter- aber auch Überbesetzungen zu einem definierten Zeitpunkt). Viele Pflegeaktivitäten – insbesondere im Bereich der indirekten Pflege – sind ebenfalls nicht notwendigerweise an die Fallschwere gekoppelt (z. B. Kommunikation, Koordination, Transport u. a.).

Assessment-Instrumente, die als Arbeitsablaufs/Zeitanalysen nach der „activity method" implementiert sind (z. B. die in der jetzigen Form als veraltet dargestellte PPR (Pflegepersonalregelung) [16], die im schweizerischen System entwickelte LEP© (Leistungserfassung Pflege) oder auch der Nursing Activities Score [14] bilden über für einzelne pflegerische Tätigkeiten hinterlegte Zeitprofile den zeitlichen Pflegeaufwand direkt ab, sind aber in der täglichen Anwendung aufwändiger, da jede Pflegeaktivität in jeder Schicht einzeln zu erfassen und zu „verbuchen" ist. Dass der „Level of Care" eines Patienten ebenso wie die Pflegeintensität den patientenbasierten „Workload" eines Pflegeteams, einer Schicht oder einer einzelnen Pflegeperson mit den genannten Assessment-Instrumenten nur näherungsweise abbildet, erscheint unmittelbar plausibel.

Im Gegensatz zum *„patientenbasierten Workload"*, zu dessen Ermittlung u. a. Assessment-Tools wie z. B. der Nursing Activities Score (NAS) oder das Therapeutic Intervention Scoring System (TISS 28) eingesetzt werden, die Daten über Pflegebedarfe, therapeutische Interventionen, Patientenabhängigkeit („dependency") und/oder Fallschwere (acuity) generieren, aus denen sekundär konkrete Pflegeverhältnisrelationen abgeleitet werden, wurden Assessment-Tools zur Ermittlung des *„anwenderbasierten Pflegeworkloads"* bisher kaum zur Ableitung konkreter Pflegeaufwandszahlen oder zur Stratifizierung von Patientengruppen eingesetzt [6].

Es konnte gezeigt werden, dass der mit dem NASA-TLX ermittelte, „empfundene" und anwender- basierte Pflege-„Workload" nur moderat mit dem durch den NAS ermittelten, patientenbasierten „Workload" korreliert ($r = 0{,}45$). Zudem korrelierte der über den NAS ermittelte „patientenbasierte Workload" nur moderat mit starren „nurse-to patient-ratios" ($r = 0{,}57$). Starre Kennzahlen als „nurse-to-patient-ratios" (Pflegekräfte pro Patient) zeigten weiterhin keine Korrelation mit dem durch den NASA-TLX ermittelten, subjektiv empfundenen „Workload" auf Intensivstationen ($r = 0{,}10$; $p > 0{,}05$) [6]. Interpretiert würde dies faktisch die Unabhängigkeit des subjektiv „empfundenen", anwenderbasierten „Workloads" von vorgegebenen „nurse-to-patient-ratios" bedeuten – weitgehend unabhängig auch davon, mit welchem Assessmentinstrument entsprechende Verhältniszahlen ermittelt werden.

Insbesondere die letzte Aussage erfordert jedoch zur korrekten Interpretation die Angabe der konkreten Pflegeverhältniszahlen auf den untersuchten Intensivstationen und den real vorhandenen Besetzungsstärken pro Schicht. Diese werden jedoch in der Studie von Hoonakker et al. nicht dargelegt [6]. Dass sich geringe Unterschiede in den Besetzungsrelationen kaum auf den „empfundenen Workload" auswirken, kann plausibel erscheinen. Die Auswirkungen größerer Unterschiede in den Besetzungsrelationen (z. B. „nurse-to-patient-ratio" 1:1 verglichen mit 1:3) erscheinen jedoch intuitiv bedeutsam.

Folgern lässt sich eingeschränkt, dass sich der subjektiv „empfundene Workload" einer Pflegekraft nur moderat durch gering veränderte Pflegebesetzungsstärken, die über differente „Assessment-Tools" ermittelt wurden, modulieren lässt. Starre „nurse-to-patient-ratios" alleine beeinflussen den „empfundenen" Workload – zumindest im US-amerikanischen System innerhalb eines unbekannten Besetzungskorridors – im Durchschnitt noch weniger. Vergleichsstudien anhand konkreter Besetzungsrelationen wären zur weiteren Evaluierung erforderlich (innerhalb welches Korridors bzw. ab welcher „nurse-to-patient-ratio" wird subjektiv eine Zu- oder Abnahme des empfundenen „Workload" konstatiert?).

Gezeigt werden konnte, dass den empfundenen „Workload" einer Pflegekraft u. a. organisatorische Faktoren wesentlich mit beeinflussen, wie z. B. das eingesetzte Schichtmodell (Pflegekräfte mit Acht-Stunden-Schichtmodellen empfanden eine geringere Arbeitsbelastung als Pflegekräfte in Zwölf-Stunden-Schichtmodellen), die Krankenhausgröße (generell wurde der „Workload" in größeren Krankenhäusern als größer empfunden als in kleineren Häusern), die Art der Intensivstation: (Pflegekräfte auf neonatologischen Intensivstationen empfanden einen geringeren „Workload" als Pflegekräfte auf chirurgischen, internistischen, pädiatrischen und kardiologischen Intensivstationen). Zudem scheint auch das Geschlecht den „empfundenen Workload" einer Pflegekraft zu beeinflussen (männliche Pflegekräfte empfanden einen geringeren „Workload" als weibliche) [6].

Wichtig erscheint demnach auch die Berücksichtigung sowohl kontextueller Faktoren der Arbeitsumgebung auf Makro- oder Mikroebene (Versorgungseinheitsebene und stabile Tätigkeitscharakteristika versus Patienten- und Situationsebene) als auch die Einbeziehung individueller Merkmale der handelnden Pflegepersonen in Überlegungen oder wissenschaftliche Untersuchungen zu Workload-Aspekten in der Pflege, wie von Carayon und Gürses gefordert [17].

Sie ermittelten insbesondere auf Mikroebene situationsbezogene Faktoren, die den „Pflege-Workload" maßgeblich mit beeinflussen. Der Organisationsprozess der täglichen Routinearbeiten „im Kleinen" sei dabei wesentlich mitentscheidend für die Perzeption des „Workload" insgesamt. Diese Erkenntnis sei insbesondere bei der Fehleranalyse und für konzeptionelle Verbesserungsvorschläge wichtig, die über Pflegeverhältniszahlen hinausgehen. Weiterhin ermittelten sie positive und negative individuelle Kontextfaktoren der handelnden Personen, wobei als positive Aspekte eine patientenorientierte Einstellung, proaktives Management der Pflegeaufgaben (vorausschauendes Handeln), Aufmerksamkeit, die Fähigkeit, mit unvorhergesehenen Situationen umzugehen sowie die Fähigkeit, Patienten und Angehörigen empathisch zu begegnen, identifiziert wurden.

Zu diesen positiven, individuellen Aspekten kontrastieren negative Attribute (aufgabenzentriertes Handeln/„abarbeiten", Unfähigkeit, Veränderungen im Patientenzustand zu registrieren, ineffektive Bewältigung und „coping" mit unvorhergesehenen Aufgaben und Verstärkte emotionale Spannung oder Angst). Die Ausprägung dieser individuellen Aspekte beeinflusst den empfundenen „Workload" handelnder Pflegepersonen wesentlich und relativiert den Einfluss von Personalbesetzungsvorgaben. *Inwieweit* diese personenbezogenen Aspekte durch Pflegeverhältnisrelationen beeinflussbar sind, bleibt dabei offen. Daher erscheint plausibel, dass auch erheblich für die tägliche Arbeit auf einer pflegerischen Versorgungseinheit erscheint, „wer" (zusätzlich) kommt – und nicht nur „wie viele". Dieser Aspekt erscheint allerdings in Zeiten knapper Pflegekräfte auf dem allgemeinen Arbeitsmarkt und potentiell optimierbarer Aus- und Weiterbildungsressourcen wenig kalkulierbar.

Auch das Konzept des anwenderbasierten Pflege-Workloads wurde nicht primär zur Ermittlung von *Personalbesetzungsstärken* im Pflegebereich entwickelt. Die Resultate verdeutlichen jedoch die potentielle Vielschichtigkeit pflegerischer Belastungsfaktoren und verschiedene Einflussgrößen, die neben einer ermittelten oder festgelegten Besetzungsstärke Einfluss auf die „empfundene" Arbeitsbelastung der Beschäftigten ausüben können.

Mindestbesetzungsstandards – abgeleitet *ohne* Leistungsbezug nur aufgrund der Fallschwere oder diagnostischer Leistungen – erscheinen weniger geeignet zur Beeinflussung des subjektiv empfundenen „Workloads" der Pflegekräfte und sollten daher auch aus diesem Grund durch geeignete, möglichst sensitive Instrumente zur Abbildung des Pflege-„Workloads" *mit* Leistungsbezug auf Patientenebene ergänzt werden. Selbst bei kombiniertem Einsatz fester Besetzungsrelationen, die nicht unterschritten werden dürfen und leistungsbezogenen Assessmentinstrumenten kann die Erfassung des pflegerischen „Workload" auf einer Versorgungseinheit potentiell unvollständig bleiben und die Beeinflussung der *empfundenen* Arbeitsbelastung potentiell begrenzt, da organisatorische Merkmale der Versorgungseinheiten und kognitiv-perzeptive Charakteristika der handelnden Personen als Confounder (Störfaktoren) wirken.

16.3.5 Kann eine Synthese gelingen?

Mit dem in Skandinavien entwickelten RAFAELA-Patientenklassifikationssystem und der Oulu Patient Classification (OPC) wurde ein Patientenklassifikationssystem für das Krankenhaus entwickelt, dem eine Synthese beider „Workload"-Konzepte gelingt. Es kann auf „Normalstationen" ebenso angewandt werden wie auf Intensiveinheiten [18]. Das OPC wurde aus Daten von 61 Stationen aus 8 finnischen Krankenhäusern, zwischen 1997 und 2001 in einem pflegewissenschaftlichen Prozess im Konsensverfahren entwickelt. In verschiedenen Pflegebereichen (z. B. Rheumatologie, Chirurgie, Innere Medizin, Dermatologie) wurde die OPC als Basis des RAFAELA auf Validität und Reliabilität u. a. in 4 Dissertationen in einem wissenschaftlichen Begleitprozess zwischen 1999 und 2013 getestet [18,19]. Die OPC ist integrativer Bestandteil des RAFAELA-Systems zur Analyse der Pflegeintensität und Ressourcenallokation im Krankenhaus. Das Akronym RAFAELA steht dabei für die Anfangsbuchstaben der Nachnamen des wissenschaftlichen Entwicklungsteams. Das System etabliert einen Link zwischen den erforderlichen Pflegeintensitäten am Patienten, den vorhandenen und erforderlichen Personalressourcen und dem „Pflege-Workload" der einzelnen Pflegekräfte (patientenbasiert und anwenderbasiert). Im Rahmen der Anwendung des OPC wird jeder Patient einer spezifischen Versorgungseinheit von der betreuenden Pflegekraft schichtspezifisch in 6 Pflegebereichen klassifiziert:
1. Planung und Koordination
2. Atmung, Blutkreislauf, Krankheitssymptome
3. Nutrition und Medikation
4. Körperhygiene und Sekretion

5. Aktivität, Schlaf und Ruhe
6. Anleitung, „teaching" und Führung

Innerhalb der 6 Pflegebereiche wird die erforderliche Pflegeintensität 4 Leveln zugeordnet (A–D) wobei Level 1 = 1 Punkt bedeutet (niedrigste Pflegeintensität) und Level 4 = 4 Punkte (intensive Pflegeintensität). Eine Bewertungsanleitung zur Einschätzung der Pflegeintensität (nicht der Fallschwere!) nach differenzierten Kriterien soll in Schulungen vermittelt werden.

Die Summe aus allen 6 Pflegebereichen mündet in 5 Pflegekategorien [17]:
- 1 = minimale Pflegeintensität (6–8 Punkte)
- 2 = durchschnittliche Pflegeintensität (9–12 Punkte)
- 3 = überdurchschnittliche Pflegeintensität (13–15 Punkte)
- 4 = hohe Pflegeintensität (16–20 Punkte)
- 5 = maximale Pflegeintensität (21–24 Punkte)

Hieraus wird die Gesamtsumme der Pflegeintensitätspunkte pro Station als „rohe Summe" berechnet (Summe Pflegeintensitätspunkte aller Patienten/Schicht/Station) oder alternativ der Pflegeintensitätskoeffizient bestimmt (Gesamtsumme geteilt durch Faktor 6,73 ergibt den „Intensitätskoeffizienten"). Die Gesamtsumme der Pflegeintensitätspunkte/Station kann in einem zweiten Schritt durch die Summe der Pflegekräfte in dieser Schicht geteilt werden um die aktuelle „Belastung" pro Pflegekraft zu bestimmen.

Die allgemein als „optimal" eingeschätzte Pflegeintensitätsbelastung/Pflegekraft lag für Normalstationen bei 2,9–3,7 Koeffizienzpunkten, der *durchschnittliche „Intensitätskoeffizient" betrug 3,23 (= ca. 22 Intensitätspunkte)*. Für Intensivstationen ermittelten Lundgrén-Laine und Suominen niedrigere Werte [18]. Auf der untersuchten Intensiv-Einheit arbeiteten im Jahr 2003 99 Vollkräfte (im Durchschnitt 18 in der Morgenschicht, 15 in der Abendschicht und in 12 in der Nachtschicht). Im Durchschnitt war die „nurse-to-patient-ratio" (Verhältniszahl examinierte Pflegekraft zu Patient) 1:1 in der Früh- und Spät-Schicht und 0,7:1 in der Nachtschicht. 45,2 Prozent der Patienten wurden OPC-Kategorie 2 zugeordnet, 0,5 Prozent der Kategorie 5. Mehr als 83 Prozent aller Patienten wurden OPC-Kategorie 2 oder 3 zugeordnet. Die Pflegeintensität pro Pflegekraft schwankte zwischen 1,1 und 2,8 Koeffizienzpunkten, wobei die höchsten Werte in den Nachtschichten erreicht wurden (1,9–2,9).

Mit der OPC kann nach dargelegter Methode *alleine* ein Belastungskoeffizient auf Stationsebene aus *patientenbasierten* Aktivitäten bestimmt werden. Im Rahmen des RAFAELA-Workforce-Tools, das in 90 Prozent der finnischen Krankenhäuser implementiert ist [18], wird *additiv* in einer 4- bis 6-wöchigen Dokumentationsphase der optimale Belastungslevel auf *Teamebene* kalibriert [18]. Dieses Verfahren berücksichtigt den perzeptiven, anwenderbasierten „Workload" zusätzlich. Hierzu erfolgt eine leitlinienbasierte Einschätzung der Pflegeintensität durch jede Pflegekraft nach jeder Schicht auf einer Skala von –3 (sehr gering) bis +3 (sehr hoch) nach der ebenfalls wissenschaftlich validierten PAONCIL-Methode (Professional Assessment of Optimal Nursing Care Intensity Level) anhand von 12 Fragen zu *nicht-patientenbasierten* Faktoren, die den pflegerischen Workload einer Schicht mitbestimmen (z. B. organisatorische Aspekte, Planungsaspekte, Personalkooperation, Kommunikation mit Ärzten, Stationsbesprechungen, Ausbildungsaspekte, Belastungen durch Fortbildung anzulernender Teammitglieder u. a.). Der Wert 0 stellt dabei den „optimal empfundenen" Belastungslevel dar, der mit den in jeder Schicht ermittelten patientenbasierten „Intensitätspunkten" abgeglichen wird (bei welchen Pflegeintensitätspunktwerten oder bei welchem Belastungskoeffizienten wird der „Workload" als „optimal" *empfunden*?). Damit ist ein „optimaler Intensitätslevel dieser Station" definiert, der als Punkt- oder Koeffizienzwert ausgewiesen werden kann. Damit wird eine Verbindung zwischen dem „patientenbasierten Workload" und dem „anwenderbasierten Workload" realisiert.

Um den als optimal errechneten Intensitätspunktwert kann ein team- und stationsspezifischer „Korridor" definiert oder konsentiert werden (z. B. ±15 Prozent der als optimal eigeschätzten Pflegeintensität einer Station ausgedrückt über die ermittelten „Pflegeintensitätspunkte"). In diesem Korridor („good reference area", s. Abb. 16.1) sollen vorschlagsweise 70 Prozent der Arbeitsschichten jeder Pflegekraft fallen [19]. Bei entsprechenden, anhaltenden Abweichungen von den als optimal ermittelten Belastungswerten einer Station sowohl nach oben oder unten sollte eine plausible Erklärung gesucht werden und ggf. der Personallevel, der „Skill-Mix" oder die Teamkonstellation überprüft werden.

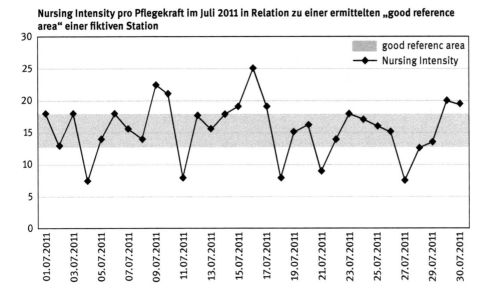

Abb. 16.1: Nursing Intensity in Relation zu einer „good reference area". Eigene Darstellung modifiziert nach Fagerström und Lonning [19].

Die Kalibrierung mit der PAONCIL-Methode ist mindestens alle 2–3 Jahre zu wiederholen – insbesondere dann, wenn Umstrukturierungen der Versorgungseinheiten, relevante Personalveränderungen und grundlegende Veränderungen des Patientenaufkommens oder der Patientenstruktur oder auch der ärztlichen Leitungsebene zu verzeichnen sind. Die Resultate der PAONICL zeigten sich „verlässlich" wenn die „response-rate" der Pflegekräfte im Vorfeld bei > 70 Prozent lag. In einer 4- bis 6-wöchigen Dokumentationsphase wird der optimale Belastungslevel auf Teamebene kalibriert. Dieses Verfahren berücksichtigt *additiv* den perzeptiven, subjektiven „Workload" der Pflegekräfte eines Teams auf einer Versorgungseinheit. Vorab definierte Besetzungsrelationen „pro Patient" oder „pro Bett" werden damit sekundär.

Mit der OPC als Basis für das RAFAELA-Workforce-Tool können sowohl auf Stationsebene als auch auf individueller Ebene spezifische Personalbelastungskorridore ermittelt werden. Eine starre Zuordnung von Pflegepersonal zu Patientenzahlen wird vermieden. Im Stationsalltag wechseln erfahrungsgemäß Zeiten hoher Belastung mit Zeiten niedriger Belastung ab. Die immer wieder thematisierte, fehlerhafte und potentiell zu starre Allokation von Personalressourcen in der Pflege, die zu dauerhaften Unter- aber auch zu Überbesetzungen führen könne, wie von Moreno et al. [20] , Adomat et al. [21] und Jie et al. [22] für den internationalen Kontext sowie von Moerer et al. [23] für das deutsche System formuliert, kann mit der OPC im Rahmen des RAFAELA-Systems wirkungsvoll begegnet werden, da flexiblere Besetzungsstärken durch Monitoring des „Pflege-Workloads" in Relation zu einem ermittelten Optimum und den aktuellen Pflegebedarfen der Patienten ermittelt werden können. Somit kann auch bei Veränderung im Patientenaufkommen, bei Veränderungen des „Case-Mix" – d. h. bei sich verändernder Zusammensetzung der Patientenstruktur einer Station – oder auch bei der Veränderung in der Pflegeaufwändigkeit einzelner Patienten durch dynamische Krankheitsbilder auf sich daraus ergebende Mehr- oder Minderaufwände angemessen reagiert werden. Auch erscheinen intermittierend auftretende Personalmehrbedarfe langfristig adäquater planbar.

Das Problem, dass bei gleichen Besetzungsrelationen die Personalbelastung auf pflegerischen Versorgungseinheiten unterschiedlich ausfällt – auch abhängig vom Versorgungslevel der Krankenhäuser – wie von Moerer et al. [23] für deutsche Intensivstationen aufgezeigt – könnte zudem durch die stationsspezifische Kalibrierung der „good reference area" minimiert werden.

Das OPC-RAFAELA-System wurde in Finnland behördlich zur Verwendung erworben und ist zwischenzeitlich u. a. auch in Island, Norwegen, Schweden, den Niederlanden sowie im asiatischen Raum implementiert [18–21].

Das Grundprinzip des Systems – der Abgleich einer aktuell erforderlichen, mit einer als optimal ermittelten Pflegeintensität einer Versorgungseinheit – ermöglicht den Einsatz flexibler Pflegebesetzungsstärken orientiert am tatsächlichen Bedarf unter Beachtung sich dynamisch verändernder Pflegebedarfe pro Zeit und unter Beachtung der Leistungsgrenzen der Beschäftigten. Dauerhaften Überbelastungen des Personals wird ebenso vorgebeugt wie Überkapazitäten durch Fehlallokation. Durch angepasste, wiederholte Ermittlung einer „good reference area" pro Versorgungseinheit durch die PAONCIL-Methode kann auf sich verändernde Rahmenbedingungen (Patientenaufkommen, „case-mix" u. a.) flexibel reagiert werden.

Die Ableitung von Personalbesetzungsstärken anhand des Belastungskoeffizienten pro Schicht oder Pflegekraft ist dabei immer orientiert an der Fallschwere des Patienten UND den erforderlichen Pflegeaktivitäten ohne Bezug zur Fallschwere. Damit wird eine Kombination aus „activity method" und „dependency method" realisiert, mit der eine umfassende Abbildung des „Workloads" gegeben zu sein scheint, der zudem Aspekte des „subjektiv empfundenen Workloads" beinhaltet, da der optimale Belastungswert einer Versorgungseinheit durch die Einschätzung der Pflegekräfte kalibriert wird.

Dass in einzelnen Schichten jedoch auch mit den ermittelten Besetzungsstärken Pflegeintensitäten oberhalb eines als optimal ermittelten Bereichs auftreten können, ist evident und unter dem Gesichtspunkt der Patientensicherheit als kritisch zu bewerten. Allerdings besteht dieses Problem auch bei der Anwendung anderer Assessment-Tools, die den Personalbedarf nur prospektiv abschätzen können (NAS, TISS-28 u. a.). Mindestbesetzungsrelationen als „starre" Verhältniszahlen (z. B. „nurse-to-patient-ratios") könnten additiv versorgungsbereichsspezifisch konsentiert und administrativ vorgegeben werden, um dieses Problem zu minimieren.

16.3.6 Fazit

Mit dem Begriff „Pflegeintensität" wird die Menge direkter und indirekter pflegerischer Aktivitäten bezeichnet, die benötigt werden um die *pflegerischen Primäraufgaben* zu erfüllen. Die Pflegeintensität wird beeinflusst von der Fallschwere, dem Patientenzustand, dem „Können" eines Pflegeteams sowie der Effizienz und Gründlichkeit, mit der die Pflegetätigkeiten verrichtet werden. Neben der Pflegeintensität wird der patientenbezogene „Workload" eines Pflegeteams oder einer Pflegeperson von zusätzlichen Faktoren, nämlich den hauswirtschaftlichen Serviceaufgaben sowie nicht direkt patientenbezogenen pflegerischen Aktivitäten (Ausbildung, Weiterbildung, Teambesprechungen, Planungsaufgaben, Qualitätssicherungsmaßnahmen), beeinflusst. Diese Form der Arbeitsbelastung ist nicht gleichzusetzen mit dem „anwenderbasierten", subjektiv empfundenen „Workload".

Die zentrale Anforderung an jedes eingesetzte Assessment-Tool sollte lauten: „Misst das Instrument zuverlässig und möglichst vollständig den eingesetzten Ressourcenaufwand in der Pflege und erfasst es den erforderlichen „Workload" pro Zeitachse (Schicht, Tag, Nacht o. ä.) insgesamt und mit zumutbarem täglichen Aufwand?" Selbst bei kombiniertem Einsatz fester Besetzungsrelationen, die nicht unterschritten werden dürfen, und leistungsbezogenen Assessmentinstrumenten kann die Erfassung des pflegerischen „Workload" immer noch unvollständig bleiben (und die Beeinflussung der empfundenen Arbeitsbelastung potentiell moderat), da organisatorische Merkmale der Versorgungseinheiten und kognitiv-perzeptive Charakteristika der handelnden Personen als „Confounder" wirken.

Einzuhaltende Mindeststandards als verbindliche Personaluntergrenzen und der Einsatz geeigneter Assessment-Tools mit Leistungsbezug werden daher *insbesondere* gefordert, um zumindest in Teilbereichen „Workload"-relevanter Faktoren regulativ zu wirken, da ausreichende Besetzungsstärken in der Pflegeforschung als Grundvoraussetzung zur Optimierung von Pflegeergebnissen angesehen werden.

Literatur
[1] Gerdtz MF, Nelson S. A model of minimum nurse-to-patient ratios. Victoria, Australia Journal of Nursing Management. 2007;15:64–71.
[2] Zerbe P, Heisterkamp U. Pflege-Personalregelung: ein Leitfaden zur praktischen Anwendung der Stellenplanberechnung im Pflegedienst. Schlütersche: Hannover;1995.
[3] Welton JM. Mandatory hospital nurse to patient staffing ratios: time to take a different approach, OJIN: The online journal of issues in nursing 2007. 12 (3), Manuscript 1, doi: 10.3912/OJIN.Vol.12N003Man01
[4] Simon M, Mehmecke S. Nurse –to-Patient-Ratios. Düsseldorf: Hans-Böckler-Stiftung; 2017.
[5] Morris R, MacNeela P, et al. Reconsidering the conceptualization of nursing workload. Literature review. Journal of advanced nursing. 2007;57(5);463–471.
[6] Hoonakker P, Carayon P, et al. Measuring workload of ICU nurses with a questionnaire survey: the NASA task load index (TLX). IIE Trans Healthcare Syst Eng. 2011;1:131–143.
[7] Carayon P, Alvarado CJ. Workload and patient-safety among critical care nurses. Crit Care Nurs Blin N Am. 2007;19:121–129.
[8] Iapichino G, Reis Miranda D. Chapter 15 In: Guidet B, Valentin A, Flaatten H, Hrsg. Quality Management in Intensive Care, a practical guide. Cambridge University Press; 2016.
[9] Malloch K, Conovaloff A. Patient classification systems, II: the third generation. J Nurs Adm. 1999;29(9):33–42.
[10] Jennings BM. Chapter 23. Patient acuity. In: Hughes RG, Hrsg. Patient Safety and Quality. An Evidence-Based Handbook for Nurses. Rockville (MD): Agency for healthcare research and quality (US); 2008 Apr.
[11] Harper K, McCully C. Acuity Systems Dialogue and patient classification system essentials. Nurs Admin Q. 2007;31(4):284–299.
[12] Sermeus W, et al. Measureing the intensity of nursing care: Making use of the Belgian Nursing Minimum Data Set. International Journal of Nursing Studies 2007; doi:10.1016/j.ijnurstu.2007.05.006
[13] Miranda DR, de Rijk A, Schaufeli WB. Simplified Therapeutic Intervention Scoring System: The TISS-28 items. Results from a multicenter study. Crit Care Med. 1996;24:64–73.
[14] Miranda DR. Nap R, de Rijk A, et al. Nursing activities score. Crit Care Med. 2003;31(2):374–382.
[15] Fischer W. Homogenität des Pflegeaufwandes gemessen mit LEP innerhalb der AP-DRGs Kurzfassung aus: Fischer W: Diagnosis Related Groups (DRGs) und Pflege, Grundlagen, Codierungssysteme, Integrationsmöglichkeiten. Bern: Huber-Verlag; 2001 [Zugriff: 19.07.2019]. URL: http://fischer-zim.ch/artikel/APDRG-LEP-USZ-0110-PCSE-de.htm
[16] Tomas D, Reifferscheid A, et al. Instrumente zur Personalbemessung und -finanzierung in der Krankenhauspflege in Deutschland. IBES Diskussionsbeitrag No.204. Essen: Univ. Duisburg-Essen, Fak. Wirtschaftswiss. 2014 [Zugriff: 06.09.2019]. URL: http://hdl.handle.net/10419/101317 (Zugriff: 06.09.2019)

[17] Carayon P, Gürses AP. A human factors engineering conceptual framework of nursing workload and patient safety in intensive care units. Intensive and critical care nursing. 2005;21:284–301.
[18] Lundgrén-Laine H, Suominen T. Nursing intensity and patient classification at an adult intensive care unit (ICU). Intensive and critical care nursing. 2007;23:97–103.
[19] Fagerström L, Lonning K, et al. The RAFAELA system: a workforce planning tool for nurse staffing and human resource management. Nursing Management. 2014;21(2):30–36.
[20] Moreno R, Reis Miranda D. Nursing Staff in Intensive Care in Europe. The mismatch between planing and practice. Chest. 1998;113:752–758.
[21] Adomat R, Hicks C. Measuring nursing workload in intensive care: an observational study using closed circuit video cameras.; Journal of advanced nursing. 2003;42(4):402–412.
[22] Jie X, Weiquan L, et al. Aplication value of ICU nursing scoring system in nurse allocation. Minerva Med. 2013;104:325–332.
[23] Moerer O, Plock E, et al. A German national prevalence study on the cost of intensive care: an evaluation from 51 intensive care units. Critical Care. 2007;11:R69 (doi 10.1186/cc5952).

16.4 Personalbemessung in der stationären Langzeitpflege

Heinz Rothgang, Mathias Fünfstück, Thomas Kalwitzki, Claudia Stolle

16.4.1 Einleitung

Der Sicherstellungsauftrag nach §69 Abs. 1 Satz 1 Elftes Buch Sozialgesetzbuch (SGB XI) verpflichtet die Pflegekassen „eine bedarfsgerechte und gleichmäßige, dem allgemein anerkannten Stand medizinisch-pflegerischer Erkenntnisse entsprechende pflegerische Versorgung der Versicherten zu gewährleisten" und dazu Versorgungsverträge mit Pflegeeinrichtungen zu schließen. Diese Versorgungsverträge berücksichtigen die Rahmenvereinbarungen nach §75 SGB XI, in denen für stationäre Pflegeeinrichtungen unter anderem „das Verhältnis zwischen der Zahl der Heimbewohner und der Zahl der Pflege- und Betreuungskräfte (in Vollzeitkräfte umgerechnet), unterteilt nach Pflegegrad (Personalanhaltszahlen)" geregelt ist. Tatsächlich muss die Personalausstattung als ein, wenn nicht gar das zentrale Strukturmerkmal eines Pflegeheims angesehen werden. Umso bemerkenswerter ist daher, wie unbefriedigend diese Personalausstattung derzeit geregelt ist:

- In Bezug auf die Struktur der Pflegekräfte wurde im Jahr 1993 in der Heimpersonalverordnung eine 50-prozentige „Fachkraftquote" festgelegt. Für diese Quote gibt es keinerlei Evidenzbasierung, es handelt sich vielmehr lediglich um einen normativ festgelegten und tradierten Wert. Nach der Übertragung der ordnungsrechtlichen Normgebungskompetenz auf die Bundesländer im Zuge der Föderalismusreform wird diese Quote in allen Bundesländern angewendet, ohne dabei das unterschiedliche Niveau der Pflegekräftezahl in den Ländern zu berücksichtigen.
- Dieses Niveau unterscheidet sich zwischen den Bundesländern erheblich: Während in Bayern zur Versorgung von 100 Bewohnern mehr als 40 (Vollzeit)Pfle-

gekräfte vorgesehen sind, sind es in Mecklenburg-Vorpommern, dem Saarland oder Sachsen-Anhalt weniger als 35. In zehn Bundesländern übersteigt die Zahl der Bewohner, die pro Pflegekraft versorgt werden muss, den bayerischen Wert um mehr als 10 Prozent, davon in vier Ländern sogar um mehr als 15 Prozent. Bei gleicher Fachkraftquote führt das dazu, dass sich die Zahl der Fachkräfte pro Bewohner entsprechend unterscheidet [1].

Eine normative Rechtfertigung für die unterschiedliche Personalausstattung in einem bundeseinheitlichen Sozialversicherungssystem mit einheitlichem Begutachtungsverfahren und damit auch – nach Pflegegrad – vergleichbarem Versorgungsaufwand gibt es nicht. Im Hinblick auf die Verteilungsgerechtigkeit sind die derzeitigen Regelungen daher unbefriedigend. Aber auch in Bezug auf die Bedarfsgerechtigkeit erweist sich die aktuelle Situation als problematisch. Insbesondere, wenn der neue Pflegebedürftigkeitsbegriff auch zu einem neuen Pflegebegriff, also zu einer anderen Pflegepraxis, führen soll, bei der kompetenzerhaltende und -fördernde Pflege stärker als bisher in den Vordergrund rücken [2], muss davon ausgegangen werden, dass das derzeit eingesetzte Personalvolumen nicht ausreichend ist. Tatsächlich wird die Personalausstattung in deutschen Pflegeheimen inzwischen – ebenso wie die in deutschen Krankenhäusern – durchgängig als zu niedrig beschrieben. Darunter leiden die Versorgungsqualität der Pflegebedürftigen und das Pflegepersonal gleichermaßen:

- Eine ausreichende Personalausstattung in der Pflege bildet die Vorraussetzung für eine adäquat hohe Patientensicherheit und Versorgungsqualität [3,4]. Etwa die Hälfte der im Pflegethermometer 2018 befragten Pflegekräfte gibt dabei an, ihr (verdichtetes) Arbeitspensum letztlich nur bewältigen zu können, indem sie kompensatorisch Abstriche bei der Qualität ihrer Dienstleistung macht [5]. Die *United Nations of Human Rights* schreibt 2018 in Bezug auf die deutsche Langzeitpflege von einer *„situation of older persons living in degrading conditions, (...) who receive inadequate care owing to a shortage of qualified caregivers"* [6]. Demnach gilt auch international die fachgerechte Erbringung der Pflege aufgrund einer zu geringen Personalausstattung hinsichtlich der Qualität und Quantität aktuell systematisch als gefährdet.
- Die entstehende Arbeitsverdichtung trägt dazu bei, dass das Pflegepersonal sich zunehmend gehetzt fühlt und die Hälfte der Pflegenden auf ihre Pausen verzichten, um ihre Aufgaben zu erledigen [7,8]. Dennoch müssen 28 Prozent der Pflegenden im Jahr 2017 im Vergleich zum Vorjahr eine Zunahme an Überstunden verzeichnen [5]. Hinzu kommen die gesundheitsbezogenen Belastungen des Pflegepersonals. Diese führen zu erhöhter Krankheitsdauer und vermehrten Krankheitstagen [4,5]. Der Krankenstand in den Pflegeberufen liegt mit 7,4 Prozent deutlich über dem durchschnittlichen Krankenstand (5,4 Prozent) aller Beschäftigten, und Altenpflegeberufe führen mit 7,5 Prozent die Liste der Krankenstände aller Berufe an, wodurch wiederum die Arbeitsverdichtung verstärkt wird [9].

- Obwohl Pflegekräfte aufgrund einer starken Sinnhaftigkeit ihres Berufes eine hohe Berufszufriedenheit empfinden [7], sind die schlechten Arbeitsbedingungen und hohen Arbeitsbelastungen der Hauptgrund für den vorzeitigen Ausstieg aus dem Beruf [4,5,10]. So nannten die im „Pflexit-Monitor" des Medizinprodukteherstellers Paul Hartmann befragten Pflegekräfte den „permanenten Personalmangel" (72 Prozent) sowie die „generell hohe Arbeitsbelastung" (57 Prozent) als Hauptgründe für ihre berufliche Unzufriedenheit [Ärztezeitung vom 16.3.2018].

Um die in Zukunft steigende Zahl Pflegebedürftiger in Pflegeheimen angemessen versorgen zu können, muss daher die Zahl der Beschäftigten pro Pflegebedürftigem erhöht werden. Das setzt die Ausweitung der Zahl der Pflegestellen voraus. Gerade diese Ausweitung trägt dann auch zur Steigerung der Attraktivität des Pflegeberufs bei, die notwendig ist, um (auch) die neu zu schaffenden Stellen überhaupt besetzen zu können.

Um das Ausmaß der notwendigen Personalbesetzung bestimmen zu können, ist aber die Entwicklung valider Verfahren zur Bestimmung der notwendigen Personalmengen notwendig. Hierdurch wird es gleichzeitig möglich, die nicht gerechtfertigten Unterschiede in der Personalausstattung der Länder abzubauen, wie es im Hinblick auf das Verfassungsgebot der Gleichartigkeit der Lebensverhältnisse im Bundesgebiet als geboten erscheint.

Schon bei Einführung der Pflegeversicherung wurde daher die Personalbemessung für Pflegeheime diskutiert, insbesondere in Bezug auf die Belastung der Pflegekräfte (vgl. den Überblick bei Zimber [11]). Ein erster Versuch zur Schaffung einer verbindlichen Grundlage für die Personalbemessung wurden dann vor rund zwanzig Jahren unternommen als das Kuratorium Deutscher Altershilfe (KDA) beauftragt wurde, die Übertragbarkeit des in Kanada entwickelten PLAISIR-Verfahrens auf Deutschland zu prüfen. Obgleich der Auftragnehmer die Anwendbarkeit im deutschen Kontext in einer Erprobung in elf Einrichtungen der Arbeiterwohlfahrt bestätigte [12] und auch der Überprüfungsprozess des Verfahrens zur Anwendung auf Landesebene – einschließlich des Transfer der Instrumente aus dem kanadischen in den deutschen Kontext – nach Ansicht des Auftraggebers gelungen ist [13], wurde PLAISIR letztlich nicht in Deutschland eingeführt. Mit dem Scheitern von PLAISIR sind die Forderungen nach Einführung eines Personalbemessungsverfahrens aber nicht verstummt. So wurde im Rahmen des Modellprogramms nach § 8 Abs. 3 SGB XI vom GKV-Spitzenverband ein Modellprojekt zur „Entwicklung und Erprobung von Grundlagen der Personalbemessung in vollstationären Pflegeeinrichtungen auf der Basis des Bedarfsklassifikationssystems der Referenzmodelle" gefördert, dessen Abschlussbericht 2010 vorgelegt wurde [14]. Auch seitens der Gewerkschaften wurde ein Personalbemessungsverfahren nach wie vor thematisiert, u. a. durch Beauftragung eines Gutachtens zur „Gesetzliche[n] Personalbemessung in der stationären Altenpflege" [4].

Tatsächlich hat der Gesetzgeber im Zweiten Gesetz zur Stärkung der pflegerischen Versorgung und zur Änderung weiterer Vorschriften (Zweites Pflegestärkungsgesetz – PSG II) einen erneuten Anlauf genommen und die gemeinsame Selbstverwaltung in der Pflege in § 113c SGB XI beauftragt, bis zum 30. Juni 2020 ein „wissenschaftlich fundiertes Verfahren zur einheitlichen Bemessung des Personalbedarfs in Pflegeeinrichtungen für direkte und indirekte pflegerische Maßnahmen sowie für Hilfen bei der Haushaltsführung nach qualitativen und quantitativen Maßstäben" zu entwickeln und zu erproben. Die Vertragsparteien erarbeiten das Verfahren nicht selber, sondern „beauftragen zur Sicherstellung der Wissenschaftlichkeit des Verfahrens fachlich unabhängige wissenschaftliche Einrichtungen" (§ 113c Abs. 1 Satz 5 SGB XI).

Der entsprechende Entwicklungsauftrag ist europaweit ausgeschrieben und schließlich an die Universität Bremen vergeben worden. Nachfolgend wird berichtet, wie bei seiner Umsetzung vorgegangen wird (Kap. 16.4.2) und welche Ergebnisse und daraus resultierenden Anforderungen an die Weiterentwicklung von Einrichtungen sich derzeit abzeichnen (Kap. 16.4.3). Abschließend werden die Chancen und Risiken eines Personalbemessungsverfahrens reflektiert (Kap. 16.4.4).

16.4.2 Vorgehensweise

Das Projektteam hat sich zum Ziel gesetzt, ein Personalbemessungsverfahren zu entwickeln, das auf Basis der Anzahl versorgter Pflegebedürftiger und dem Ausmaß ihrer Pflegebedürftigkeit, wie sie im Rahmen der Begutachtung mit dem Begutachtungsinstrument erhoben wird, nach Qualifikationsstufen differenzierte Personalmengen errechnet, die dann Grundlage für landesspezifische Setzungen und einrichtungsbezogene Verhandlungen sein können. Als Inputgrößen des zu entwickelnden Algorithmus werden ausschließlich Informationen über die Pflegebedürftigen verwendet, die regelmäßig vorliegen. Eine weitere Datenerhebung ist nicht notwendig. Als Output liefert das Verfahren einen nach Qualifikationsniveau differenzierten Personalvektor, in Vollzeitäquivalenten. Bei der Beschreibung der Vorgehensweise wird nachfolgend zunächst auf die Konzeption (Kap. 16.4.2.1) und dann auf die Durchführung (Kap. 16.4.2.2) des gewählten Ansatzes eingegangen.

16.4.2.1 Konzeption

Zur Steigerung der Verteilungsgerechtigkeit bietet sich ein empirischer Ansatz an, der die Unterschiede zwischen Einrichtungen erfasst und Durchschnitte als Orientierungswerte ermittelt, von denen nur abgewichen werden darf, wenn dies fachlich begründet werden kann. Damit allein kann aber noch keine bedarfsgerechte Personalmenge ermittelt werden. Hierzu ist ein analytischer Zugang unumgänglich, bei dem festgelegt wird, welche Personalmengen in welchem Qualifikationsmix für eine fachgerechte Leistungserbringung notwendig sind. Dies bedarf einer fachlichen und politischen Konsentierung, da es sich hierbei um sozial konstruierte normative Setzungen handelt.

Um SOLL-Zahlen für das zu entwickelnde Personalbemessungsinstrument zu ermitteln, werden ein empirischer und ein analytischer Ansatz miteinander verknüpft: Hierzu werden die drei folgenden Dimensionen der Leistungserbringung betrachtet:
- die Zahl der bedarfsnotwendigen Interventionen pro Bewohner,
- die bedarfsgerechte Zeit pro Intervention für den entsprechenden Bewohner und
- das bedarfsgerechte Qualifikationsniveau der leistungserbringenden Person für diese Intervention.

Die Projektkonzeption sieht dabei vor, jeweils das IST zu messen, simultan zu prüfen, inwieweit für eine bedarfsgerechte Versorgung hierbei Zu- oder Abschläge (bei Menge, Zeit und/oder Qualifikationsniveau) notwendig gewesen wären, die als „Delta" bezeichnet werden, um dann das SOLL als Summe aus IST und Delta zu konstruieren.

In Umsetzung dieser Konzeption wurde im ersten Schritt auf Basis der vorhandenen (Lehrbuch-)Literatur ein Interventionskatalog entwickelt, der es erlaubt, alle im Pflegeheim erbrachten Leistungen zu erfassen. Bei der Entwicklung dieses Katalogs wurden die Anforderungen des neuen Pflegebedürftigkeitsbegriffs und die daraus resultierenden Implikationen für einen korrespondierenden Pflegebegriff [2] berücksichtigt. Für jede Intervention wurde dann – in Abhängigkeit von der im Rahmen des Begutachtungsinstruments abgebildeten Art und dem Ausmaß der Pflegebedürftigkeit – fachlich gesetzte Teilschritte und Anforderung sowie Qualifikationsanforderungen (QN-Anforderungen) festgelegt, die im Handbuch zum Interventionskatalog sowie dem Katalog der QN-Anforderungen normiert wurden. Für die QN-Anforderungen wurde dabei den Qualifikationsniveaus des Deutschen Qualifikationsrahmen 2017 einerseits Ausbildungsniveaus und andererseits Aufgaben zugeordnet, die dann – unter Berücksichtigung der Bewohnercharakteristika – mit den Interventionen des Interventionskatalogs verknüpft wurden. Diese Instrumente wurden fachlich durch ein vom Auftraggeber eingesetztes Expertengremium und politisch durch die Vertragspartner der gemeinsamen Selbstverwaltung in der Pflege nach § 113 SGB XI im Benehmen mit dem Bundesministerium für Gesundheit und dem Bundesministerium für Familie, Senioren, Frauen und Senioren konsentiert. Sie erlauben es, in Erhebungen (s. Kap. 16.4.2.2) nicht nur die aktuelle Situation im IST zu erfassen, sondern sie darüber hinaus fachlich zu bewerten und durch Zu- und Abschläge auf das IST die SOLL-Werte zu berechnen (s. Abb. 16.2).

16.4.2.2 Durchführung

Die entsprechenden Erhebungen wurden in insgesamt 62 vollstationären Erhebungseinheiten unter der Beteiligung von insgesamt 1.380 Bewohnern durchgeführt. Der Erhebungszeitraum umfasste dabei – nach der Rekrutierungsphase, in der Bewohner für eine Studienteilnahme angeworben wurden – in jeder Einrichtung einen Zeitraum

Gesamtkonzept auf einen Blick

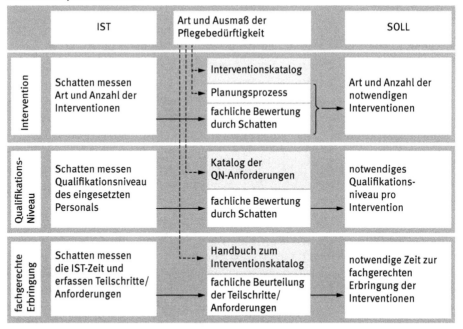

Abb. 16.2: Schematische Darstellung der Grundkonzeption der Studie für das zu entwickelnde Personalbemessungsinstrument in stationären Pflegeeinrichtungen (Pflegeheimen).

von mindestens 4 Wochen (s. Abb. 16.3). Um Art und Ausmaß der Pflegebedürftigkeit der betroffenen Bewohner zu erfassen, wurde zunächst von Gutachtern der MDK-Gemeinschaft und der MEDICPROOF GmbH für jeden Studienteilnehmer ein aktuelles Assessment mittels des Begutachtungsinstruments durchgeführt (2. Woche). Basierend auf diesen Informationen, der individuellen Pflegedokumentation und – bei Bedarf – einer Inaugenscheinnahme des Bewohners, wurde sodann von wissenschaftlichen Mitarbeitern des Studienteams gemeinsam mit einer zu diesem Zweck freigestellten Bezugspflegekraft der jeweiligen Einrichtung eine Pflegeplanung erstellt, die die bedarfsnotwendigen Interventionen tagesstrukturiert erfasste (3. Woche). Diese Planung wurde in der Erhebung als Erfassungsraster genutzt und zu diesem Zweck auf Tablet-Computer übertragen, die den Datenerhebern zur Verfügung gestellt wurden. Ausgerüstet mit diesen Tablets haben insgesamt 241 datenerhebende Pflegefachkräfte über jeweils 5 Tage alle in den Erhebungseinheiten eingesetzten Pflegekräfte „beschattet" (4. Woche). Die „Schatten" wurden dabei etwa zur Hälfte von der MDK-Gemeinschaft sowie dem Verband der privaten Krankenversicherung (PKV) einerseits und von Einrichtungsträgern (privaten, freigemeinnützigen und kommunalen jeweils etwa gemäß ihren Anteilen an den Pflegeeinrichtungen) andererseits rekrutiert und in gemischten Teams eingesetzt. Nach einer zweitägigen Schulung, in

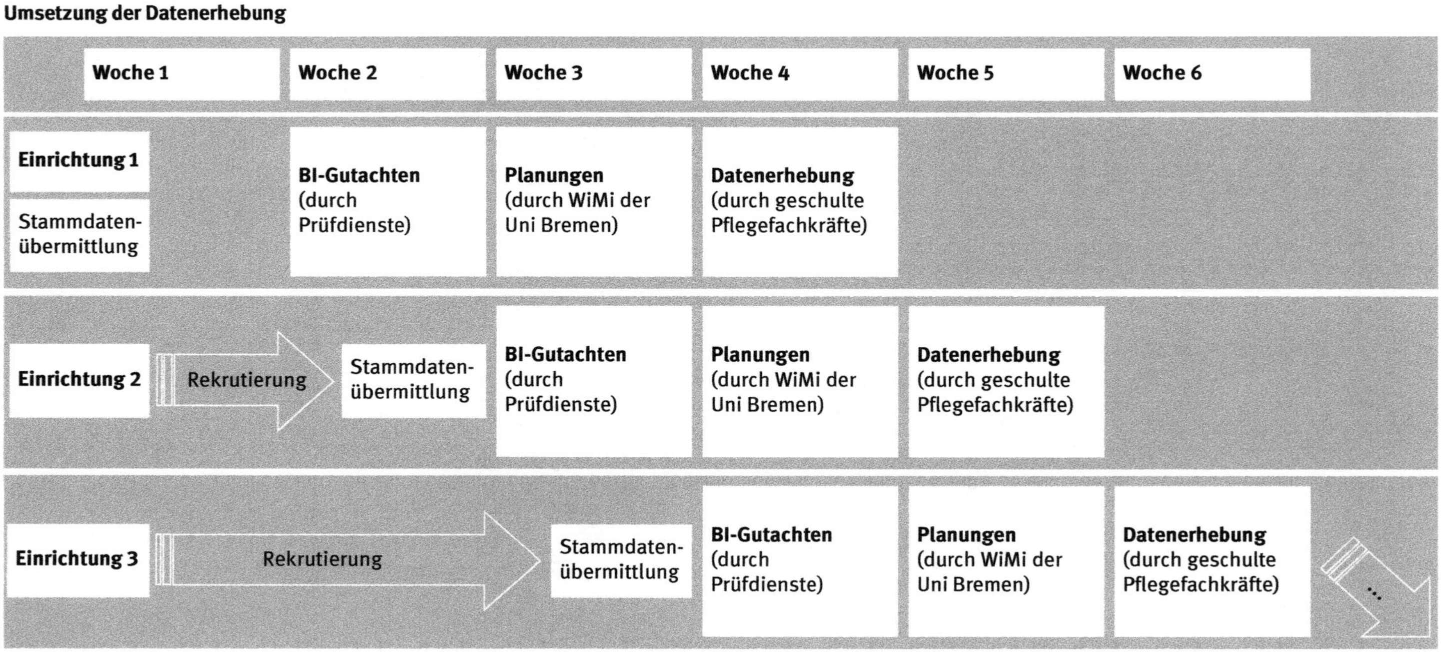

16.4 Personalbemessung in der stationären Langzeitpflege — 755

Umsetzung der Datenerhebung

	Woche 1	Woche 2	Woche 3	Woche 4	Woche 5	Woche 6
Einrichtung 1	Stammdaten-übermittlung	BI-Gutachten (durch Prüfdienste)	Planungen (durch WiMi der Uni Bremen)	Datenerhebung (durch geschulte Pflegefachkräfte)		
Einrichtung 2	Rekrutierung →	Stammdaten-übermittlung	BI-Gutachten (durch Prüfdienste)	Planungen (durch WiMi der Uni Bremen)	Datenerhebung (durch geschulte Pflegefachkräfte)	
Einrichtung 3	Rekrutierung →		Stammdaten-übermittlung	BI-Gutachten (durch Prüfdienste)	Planungen (durch WiMi der Uni Bremen)	Datenerhebung (durch geschulte Pflegefachkräfte)

Abb. 16.3: Schematische Darstellung der Projektdurchführung für das zu entwickelnde Personalbemessungsinstrument in stationären Pflegeeinrichtungen (Pflegeheimen).

der die Handhabung der Instrumente und Tablets sowie das in den Teilschritten und Anforderungen zum Ausdruck kommende Pflegeverständnis vermittelt wurden, haben die Schatten jeweils für eine ganze Schicht eine Pflegekraft eins-zu-eins begleitet. Dabei haben sie nicht nur die Leistungserbringung sekundengenau erfasst, sondern gleichzeitig anhand der Teilschritte und Anforderungen, die für jede Intervention bei einem Bewohner individualisiert auf dem Tablet vorlagen, eine Bewertung der Notwendigkeit und der fachgerechten Durchführung der einzelnen Intervention vorgenommen. Wurde dabei festgestellt, dass notwendige Teilschritte ausgelassen oder Anforderungen nicht beachtet wurden, haben die Schatten Zeitzuschläge vergeben. Analog hierzu wurden zeitliche Abschläge vergeben, wenn eine Intervention ineffizient erfolgte oder einzelne unnötige Teilschritte erbracht wurden. Ebenso wurden bedarfsnotwendige, aber nicht erbrachte Interventionen als solche erfasst. Umgekehrt konnten erbrachte Interventionen als nicht notwendig gekennzeichnet werden, so dass sie bei der Auswertung aus der Menge der erforderlichen Leistungen ausgeschlossen werden konnten. Zusätzlich wurde für jede Intervention erfasst, welches Qualifikationsniveau für die Leistungserbringung bei den jeweiligen Bewohnern notwendig war und dieses mit dem IST-Qualifikationsniveau abgeglichen.

Im Rahmen eines rollierenden Systems wurden im Zeitraum von April bis Oktober 2018 in allen teilnehmenden Einrichtungen Daten erhoben (s. Abb. 16.3). Insgesamt wurden in vollstationären Einrichtungen in 2.046 „beschatteten" Schichten Daten zu mehr als 144.000 Interventionen erfasst, die ausgewertet werden konnten.

Mithilfe dieser Daten kann errechnet werden, welche Bedarfe sich für jeden in der Studie eingeschlossenen Pflegebedürftigen ergeben und zwar abgestuft nach dem Qualifikationsniveau, das für diese Intervention beim jeweiligen Bewohner notwendig ist. Abschließend können die Bewohner zu aufwandsähnlichen Gruppen zusammengefasst werden, wodurch eine Übertragung auf die Gesamtpopulation der Pflegebedürftigen ermöglicht wird. Hierfür bieten sich die Pflegegrade an, in der Studie werden aber auch andere Klassenbildungen vorgenommen und auf ihre Eignung zur Diskrimination des Pflegeaufwands geprüft. Mittels der Durchschnittswerte für diese Klassen, lässt sich der Algorithmus entwickeln, der für einen Bewohnertyp die bedarfsnotwendige Zeitmenge an Pflege, differenziert nach Qualifikationsniveaus, ausweist. Unter Annahme einer zu setzenden Nettojahresarbeitszeit pro Vollzeitstelle, lässt sich diese Zeitmenge problemlos in Vollzeitäquivalente umrechnen und somit in eine bedarfsgerechte Personalmenge für die Bewohnerschaft einer Einrichtung überführen.

16.4.2.3 Erste Ergebnisse und Implikationen

Erste Ergebnisse zeigen bereits sehr deutlich, dass die bedarfsnotwendige Pflegepersonalmenge in allen Bundesländer deutlich über dem derzeit eingesetzten Pflegepersonalvolumen liegt. Angesichts der eingangs beschriebenen Ausgangslage kann dies nicht wirklich überraschen. Bemerkenswert ist allerdings, dass der Personalmehrbedarf weniger bei den Fachkräften als vielmehr bei den Assistenzkräften zu beobachten ist. Dabei wächst sowohl der absolute Personalbedarf als auch der Anteil der Leistungen, die von Fachkräften erbracht werden müssen, mit dem Pflegegrad. Daraus ergeben sich wichtige Implikationen:

1. Der als Ergebnis der Studie entwickelte Algorithmus produziert für jede Einrichtung eine nach Qualifikationsgraden gegliederte Personalmenge, die zur fachgerechten Pflege erforderlich ist. Zahl und Qualifikationsstruktur der Pflegekräfte hängen dabei von der Zusammensetzung der Bewohnerschaft ab, wobei höhere Pflegegrade einen höheren Fachkräfteanteil erfordern. Dadurch wird eine einrichtungsübergreifende Fachkraftquote durch einrichtungsindividuell bedarfsnotwendige Personalmixe ersetzt.
2. Insgesamt reduziert sich der Anteil der Fachkräfte an allen eingesetzten Pflegekräften bei leicht steigendem Fachkräftebedarf und erheblich steigendem Assistenzkräftebedarf. Angesichts der Arbeitsmarktsituation, die durch einen flächendeckenden Fachkräftemangel „ausnahmslos in allen Bundesländern" gekennzeichnet ist, aber auch dadurch, dass sich bei Altenpflegehelfern insgesamt „hingegen kein Engpass" zeigt und sich bei der Teilgruppe der Altenpflegehelfer mit Berufsausbildung lediglich „Anzeichen für einen Engpass feststellen" lassen [15], steigert dies die Umsetzungschancen des Verfahrens.
3. Ein derart veränderter Personalmix weist bereits darauf hin, dass die Rolle von Fachkräften in Einrichtungen weiterentwickelt werden muss. Diese müssen deutlich stärker in Planung, Koordination und Anleitung eingesetzt werden, während risikoarme pflegerische Aufgaben stärker an Assistenzkräfte, die gezielt weiterzubilden sind, übertragen werden müssen. Insgesamt muss kompetenzorientierte Pflege zu einem neuen Leitbild werden.
4. Dementsprechend sollte die Einführung des Personalbemessungsverfahrens durch Personal- und Organisationsentwicklung flankiert werden, da nur so sichergestellt werden kann, dass resultierende Personalmehrungen sinnvoll zur Steigerung der Pflegequalität und Reduktion der Arbeitsbelastung in der Pflege verwendet werden. Schon aus diesem Grund kann die Einführung eines Personalbemessungsinstruments, das verbindliche Vorgaben für die Personalmengen macht, nicht von einem Tag auf den anderen eingeführt werden.
5. Zudem können höhere Stellenschlüssen nur durch Personaleinstellungen umgesetzt werden, wenn – neben Maßnahmen zur Steigerung der Rückkehrquote nach einer Familienphase, zur Verlängerung des Verbleibs im Pflegeberuf und zur Reduktion unfreiwilliger Teilzeitbeschäftigung – auch die Ausbildungskapazitäten erhöht und letztlich mehr Pflegekräfte ausgebildet werden.
6. Alle diese Maßnahmen greifen aber erst nach einer gewissen Zeit. Denkbar ist daher ein schrittweiser Personalaufbau mit festen jährlichen Steigerungsraten. Notwendig ist hierzu die Entwicklung einer Roadmap für die Umsetzung eines Personalbemessungsverfahrens. Diese sollte nach Abschluss der Entwicklung und formalen Erprobung des Instruments eine modellhafte Einführung in eini-

gen Einrichtungen vorsehen. Dabei wäre eine Personalstruktur entsprechend des Instruments einzusetzen und zu testen, mit welchen organisatorischen Entwicklungen erreicht werden kann, dass die quantitative Personalveränderung auch zu einer qualitativen Verbesserung der Pflegepraxis führt. In diesem Rahmen kann auch geprüft werden, ob diese organisatorischen Weiterentwicklungen – verknüpft mit einer zunehmenden Digitalisierung – auch schon vor Erreichen der letzten Ausbaustufe der Personalmehrung zu einer auskömmlichen Personalsituation führt. Der sofortige Beginn des Stufenplans in allen Einrichtungen, mit einem definierten Ausbauziel, würde dabei die Attraktivität des Berufs erhöhen und die Rekrutierung von Pflegekräften unmittelbar erleichtern. Die parallele Weiterentwicklung der Heimstrukturen kann zeigen, inwieweit der durch den Stellenaufwuchs, insbesondere der Assistenzkräfte, entstehende neue Personalmix bereits zu besseren Ergebnissen führt, so dass das Instrument nachjustiert werden kann. Nach Ablauf der Konvergenzphase wäre dann eine Personalausstattung erreicht, die fachgerechte Pflege ermöglicht. Individuelle Anpassungen der rechnerisch resultierenden Personalmengen aufgrund spezifischer Einrichtungskonzeptionen könnten im Rahmen der Pflegesatzverhandlungen weiterhin vereinbart werden.

16.4.2.4 Chancen und Risiken des Personalbemessungsverfahrens

Ein bundesweites Personalbemessungsverfahren bietet die Chance zur Sicherstellung einer Personalmenge in Einrichtungen, die ausreicht, um fachgerechte Pflege ohne permanente Überforderung der Pflegekräfte zu gewährleisten. Gleichzeitig kann es zu einem Abbau der fachlich nicht erklärbaren und normativ nur schwer begründbaren regionalen Unterschiede beitragen und damit die beiden in Kapitel 16.4.1 genannten Hauptprobleme der Ausgangslage adressieren. Nicht zuletzt wird damit ein deutliches und belastbares Signal für die Steigerung der Attraktivität des Pflegeberufs geschaffen, das dringend notwendig ist, um den Pflegefachkräftenotstand zu beheben.

Neben diesen Chancen birgt die Einführung eines bundesweiten Personalbemessungsverfahrens aber auch Risiken: Personalbemessungsverfahren können zu einer Verkrustung der Strukturen führen und Innovationen verhindern, wenn seitens der Kostenträger in Preisverhandlungen die Beteiligten nur noch prüfen, ob die Personalzahlen eingehalten werden und die Anbieter – ohne Berücksichtigung der Einrichtungsspezifika – ihr Personaltableau ausschließlich an den Ergebnissen des Personalbemessungsverfahrens orientieren. Entsprechende Erfahrungen wurden in Deutschland in den 1970er und 1980er Jahren im Krankenhausbereich gemacht, als die Personalanhaltszahlen der Deutschen Krankenhausgesellschaft aus dem Jahre 1969 in Pflegesatzverhandlungen zur alleinigen Entscheidungsgröße aufstiegen und innovative Personalmixe effektiv verhindert haben. Um dies zu vermeiden, muss sichergestellt werden, dass die Ergebnisse des Personalbemessungsverfahrens im Pflegebereich als Grundlage für die auf Landesebene zu schließenden Rahmenvereinbarungen und für die einrichtungsindividuellen Verhandlungen angesehen werden, nicht aber als deren vorweggenommenes Ergebnis. Wird das Personalbemessungsverfahren nicht als atmendes System begriffen, sondern als starres Korsett, kann es zur Innovationsbremse werden.

Problematisch kann auch der Übergangsprozess sein. Den Einrichtungen muss hinreichend Zeit gegeben werden, den Anpassungsprozess zu organisieren, und alle Beteiligten müssen darauf hinwirken, das Personalangebot in der Pflege zu stärken. Entsprechende Vereinbarungen sind in der Konzertierten Aktion Pflege bereits zum Teil getroffen, benötigen aber Zeit um ihre Wirkungen zu entfalten. Gleichzeitig darf die Umsetzung des Personalbemessungsverfahrens aber auch nicht verschoben werden, da dadurch das positive Signal in die Pflege in sein Gegenteil verkehrt wird. Umso wichtiger ist daher ein kluger Zeitplan zur Einführung des Instruments, der einen sofortigen Beginn mit einem längerfristigen Übergangsprozess bis zum endgültigen „Scharfstellen" des Systems verbindet. Eine „Konvergenzphase" wie es sie nach Einführung der DRG-basierten Fallpauschalenvergütung im deutschen Krankenhauswesen von 2003 bis 2008 gegeben hat, kann hierzu als Vorbild dienen.

Wird mit diesen Risiken angemessen umgegangen, kann das Personalbemessungsverfahren ein Problem lösen, das seit Einführung der Pflegeversicherung besteht, und so einen wichtigen Beitrag zur Weiterentwicklung des Pflegesystems in Deutschland liefern.

Literatur

[1] Rothgang H, Wagner C. Quantifizierung der Personalverbesserungen in der tationären Pflege im Zusammenhang mit der Umsetzung des Zweiten Pflegestärkungsgesetzes. Expertise für das Bundesministerium für Gesundheit. 28 Februar 2019. [Zugriff: 04.01.2020]. URL: https://www.bundesgesundheitsministerium.de/fileadmin/Dateien/5_Publikationen/Pflege/Berichte/Abschlussbericht_Quantifizierung_der_Personalverbesserungen.pdf

[2] Wingenfeld K, Büscher A. Strukturierung und Beschreibung pflegerischer Aufgaben auf der Grundlage des neuen Pflegebedürftigkeitsbegriffs. Unter Mitarbeit von Wibbeke D. Bielefeld/Osnabrück: Universität Bielefeld, Institut für Pflegewissenschaft, Hrsg; November 2017 [Zugriff: 06.03.2019]. URL: https://www.bundesgesundheitsministerium.de/fileadmin/Dateien/5_Publikationen/Pflege/Berichte/Fachbericht_Pflege.pdf

[3] Bundesministerium für Gesundheit, Hrsg. Konzertierte Aktion Pflege. Vereinbarungen der Arbeitsgruppen 1–5. 2. Auflage. Berlin; Juni 2019, [Zugriff: 09.09.2019]. URL: https://www.bundesgesundheitsministerium.de/fileadmin/Dateien/3_Downloads/K/Konzertierte_Aktion_Pflege/KAP_Vereinbarungen_AG_1-5.pdf

[4] Greß S, Stegmüller K. Klaus. Gesetzliche Personalbemessung in der stationären Altenpflege. Gutachterliche Stellungnahme für die Vereinte Dienstleistungsgewerkschaft (ver.di). pg-papers (Diskussionspapiere aus dem Fachbereich Pflege und Gesundheit der Hochschule Fulda); Nr. 01/2016. [Zugriff: 09.09.2019]. URL: https://www.verdi.de/++file++56cd87e7bdf98d086200021a/download/Gutachten_gress_stegmueller.pdf

[5] Isfort M, Rottländer R, Weidner F, et al. Pflege-Thermometer 2018. Eine bundesweite Befragung von Leitungskräften zur Situation der Pflege und Patientenversorgung in der stationären Langzeitpflege in Deutschland: Köln: Deutsches Institut für angewandte Pflegeforschung e. V.

(DIP); 2018 [Zugriff: 09.09.2019]. URL: https://www.dip.de/fileadmin/data/pdf/projekte/Pflege_Thermometer_2018.pdf

[6] United Nations – Economic and Social Council Committee on Economic, Socia and Cultural Rigths. Concluding observations on the sixth periodic report of Germany. 27 November 2018 [Zugriff: 09.09.2019]. URL: https://tbinternet.ohchr.org/_layouts/15/treatybodyexternal/TBSearch.aspx?Lang=en&TreatyID=9&DocTypeID=5.

[7] Schmucker R. Arbeitsbedingungen in Pflegeberufen Ergebnisse einer Sonderauswertung der Beschäftigtenbefragung zum DGB-Index Gute Arbeit. In: Jacobs K et al., Hrsg. Pflege-Report 2019, https://doi.org/10.1007/978-3-662-58935-9_3 [Zugriff: 09.09.2019]. URL: https://link.springer.com/content/pdf/10.1007%2F978-3-662-58935-9_3.pdf

[8] Institut DGB-Index Gute Arbeit, ver.di – Vereinte Dienstleistungsgewerkschaft, Hrsg. (2018): Arbeitsbedingungen in der Alten- und Krankenpflege. So beurteilen die Beschäftigten die Lage. Ergebnisse einer Sonderauswertung der Repräsentativumfragen zum DGB-Index Gute Arbeit. Berlin; September 2018 [Zugriff: 09.09.2019]. URL: https://index-gute-arbeit.dgb.de/++co++df07ee92-b1ba-11e8-b392-52540088cada

[9] Drupp M, Meyer M. Belastungen und Arbeitsbedingungen bei Pflegeberufen – Arbeitsunfähigkeitsdaten und ihre Nutzung im Rahmen eines Betrieblichen Gesundheitsmanagments. In: Jacobs K, Kuhlmey A, Greß S, Klauber J, Schwinger A, Hrsg. PFLEGE-REPORT 2019. Mehr Personal in der Langzeitpflege – aber woher? Heidelberg: Springer; 2019.

[10] Hasselhorn H-M, Müller BH, Tackenberg P. Die Untersuchung des vorzeitigen Ausstiegs aus dem Pflegeberuf in Europa – die europäische NEXT-Studie. In: Hasselhorn H-M, Müller BH, Tackenberg P, Kümmerling A, Simon M, Hrsg. Berufsausstieg bei Pflegepersonal. Arbeitsbedingungen und beabsichtigter Berufsausstieg bei Pflegepersonal in Deutschland und Europa. Bremerhaven: Wirtschaftsverlag; 2005.

[11] Zimber A. Beanspruchung und Streß in der Altenpflege: Forschungsstand und Forschungsperspektiven, in: Zeitschrift für Gerontologie und Geriatrie. 1998;31:417–425.

[12] KDA Beratungs- und Forschungsgesellschaft für Altenhilfe mbH. Qualitative und quantitative Erfassung des erforderlichen Pflegezeit- und Personalbedarfs in deutschen Altenpflegeheimen. Erprobung des Verfahrens PLAISIR in elf Einrichtungen der Arbeiterwohlfahrt. Abschlussbericht der KDA Beratungs- und Forschungsgesellschaft für Altenhilfe mbH, verfasst von Rolf Gennrich unter Mitarbeit von Susanne Bösel und unter redaktioneller Mitarbeit von Peter Haß. Band 225 der Schriftenreihe des Bundesministeriums für Familie, Senioren, Frauen und Jugend. Stuttgart: Verlag W. Kohlhammer; 2002 [Zugriff: 09.09.2019]. URL: http://www.infaqt.de/media/files/1-PRM-24390-SR-Band-225---Teil-I.pdf

[13] KDA Beratungs- und Forschungsgesellschaft für Altenhilfe mbH. Analyse und Transfer des Verfahrens PLAISIR©. Vorbereitung und Dokumentation der Überprüfungsprozesse des Verfahrens PLAISIR© zur Anwendung auf Landesebene im Auftrag des Bundesministeriums für Familie, Senioren, Frauen und Jugend mit Unterstützung des Ministeriums für Soziales, Gesundheit und Verbraucherschutz Schleswig-Holstein. Köln: KDA; 2003 [Zugriff: 09.09.2019]. URL: https://www.bmfsfj.de/blob/94464/b7d2d6f4ac304913cc3b0781c2d4673e/plaisir-cd-rom-data.pdf

[14] Wingenfeld K, Ammann A, Ostendorf A. Abschlussbericht der wissenschaftlichen Begleitung zum Modellprojekt: „Entwicklung und Erprobung von Grundlagen der Personalbemessung in vollstationären Pflegeeinrichtungen auf der Basis des Bedarfsklassifikationssystems der Referenzmodelle". 2010 [Zugriff: 09.04.2019]. URL: https://www.gkv-spitzenverband.de/pflegeversicherung/forschung/modellprojekte/pflege_abgeschlossene_projekte_8/entwicklung_erprobung.jsp

[15] Bundesagentur für Arbeit, Hrsg. Arbeitsmarktsituation im Pflegebereich. Statistik der Bundesagentur für Arbeit. Berichte: Blickpunkt Arbeitsmarkt – Arbeitsmarktsituation im Pflegebereich Nürnberg; Mai 2019 [Zugriff: 09.09.2019]. URL: https://statistik.arbeitsagentur.de/Statischer-Content/Arbeitsmarktberichte/Berufe/generische-Publikationen/Altenpflege.pdf

16.5 Der Pflegende im Spannungsfeld von Berufsethos und Alltag – Wertkonflikte im Zusammenhang mit dem ICN-Ethikkodex für Professionell Pflegende

Nikolaus Knoepffler, Christiane Burmeister, Tina Rudolph

16.5.1 Einleitung

Eigenständige ethische Richtlinien in der Pflege haben im Zuge der zunehmenden Professionalisierung und Souveränität des Berufs an Bedeutung gewonnen. Noch bis etwa 1945 spannten ärztliche Anweisungen den einzigen Handlungsrahmen pflegerischer Ethik, welche sich auf fürsorglich-tugendhafte Charaktereigenschaften und die professionelle Kunstfertigkeit konzentrierte [1]. „Moralisch zu handeln bedeutete, vorgeschriebene Aufgaben mit technischer Perfektion in weiblich-zugewandter Haltung auszuführen" [1]. Mittlerweile haben Pflegeberufe ein autonomes disziplinäres Profil, dessen eigenständige ethische Reflektion in Aus- und Weiterbildungspläne eingegangen und in nationalen wie internationalen Kodizes festgehalten ist. Am Beispiel des 1953 verabschiedeten Ethikkodex für Pflegende des International Council of Nurses (ICN)[116] lassen sich diese paradigmatischen Entwicklungen des pflegeberuflichen Selbstverständnisses exemplarisch nachvollziehen. Nahm etwa in dessen Erstfassung die Loyalität der Pflegenden gegenüber der Ärzteschaft noch einen elementaren Platz ein, gilt bereits ab 1971 (und bis heute) „die grundlegende berufliche Verantwortung der Pflegenden (…) dem pflegebedürftigen Menschen" [2].

Seine jüngste Revision erfuhr der ICN-Ethikkodex im Jahr 2012. Die seitdem geltende Fassung wurde 2013 ins Deutsche übersetzt und vom Deutschen Berufsverband für Pflegeberufe (DBfP) herausgegeben. Damit steht sie im deutschsprachigen Raum gegenwärtig den herrschenden nationalen Richtlinien[117] als internationales Rahmenwerk zur Seite. Wie alle berufsethischen Kodizes dient auch der ICN-Ethikkodex dazu, die *moralisch* relevanten Schwerpunkte seiner Profession *ethisch* zu reflektieren und im Rahmen der *rechtlichen* Ordnung die Eckpfeiler seines spezifischen *Berufsethos* zu positionieren. In diesem Zusammenhang ist ein Verständnis für die spezifische Differenz der Begriffe Ethik, Moral, Ethos und Recht von Bedeutung, denn obwohl sie häufig dazu einladen, miteinander verwechselt zu werden, unterscheiden sie sich wesentlich. Während es sich bei der Moral um die Gesamtheit eines anerkannten Normsystems, also um verbreitete Ideale, Werte und Einstellungen handelt, ist es

---

[116] Der 1899 gegründete ICN ist ein Zusammenschluss von über 130 nationalen Pflegefachverbänden mit Sitz in Genf und versteht sich als globale Stellvertreterorganisation aller Pflegepersonen; vgl. https://www.icn.ch/who-we-are.

[117] Etwa die Rahmenberufsordnung des Deutschen Pflegerats e. V. oder der SBK Kodex „Ethik in der Pflegepraxis" des Schweizer Berufsverbands der Pflegefachfrauen und Pflegefachmänner.

Gegenstand der Ethik, diese Moral auf ihre intersubjektive Gültigkeit hin zu hinterfragen, ihre Begriffe zu klären, sowie ihre Hintergründe und Zusammenhänge zu thematisieren. Wie eingangs beschrieben, galten im 19. Jahrhundert für Pflegende auch solche ärztlichen Anweisungen als *moralisch richtig*, die einer heutigen ethischen Betrachtung nicht standhalten, weil sie das Selbstbestimmungsrecht des Pflegebedürftigen im Grundsatz missachteten. Was als moralisch richtig gilt, kann also durchaus dem Zeitgeist unterworfen sein und in verschiedenen Kulturen und Gesellschaften können verschiedene Bewertungen auftreten. Ein Spezialfall der Moral ist wiederum das Ethos, das Normen und Wertvorstellungen – beispielsweise einer bestimmten Berufsgruppe – enthält und von dieser auch mit Sanktionen durchgesetzt werden kann. Davon zu unterscheiden ist wiederum das Recht, welches in positivierter, also gesetzlicher Form verbindliche und grundsätzlich sanktionierbare Normen umfasst. So mag es zwar zum Berufsethos von Pflegefachkräften gehören, dem Pflegebedürftigen in freundlich-zugewandter Haltung zu begegnen, sich mit ihm zu unterhalten und seine besonderen Bedürfnisse kennenzulernen. Eine rechtsverbindliche Umsetzung dieser Fürsorglichkeit kennt unsere Gesetzesordnung allerdings nicht. Es ist besonders in dieser Hinsicht Aufgabe des ICN-Ethikkodex, in den wichtigsten Konfliktbereichen ethische Orientierungslinien zu ziehen.

Wie Monika Bobbert herausstellt, entstehen Wertkonflikte in erster Linie im Verhältnis zwischen professionell Pflegenden und Pflegeempfängern. Sie betreffen aber auch Problemkonstellationen mit hinzukommenden Drittparteien wie Ärzten, Angehörigen, anderen Pflegebedürftigen oder Kollegen anderer medizinischer Berufe, Institutionen oder dem Gesundheitswesen an sich [1]. Dabei ist zu beachten, dass Ethikkodizes in einem weiten Sinne selbst zu den institutionellen Rahmenbedingungen pflegerischer Arbeit zählen. Folglich beschreiben sie nicht nur leitende normative Richtlinien, sie können selbst Wertkonflikte entstehen lassen. Das Verhältnis zwischen den Praktizierenden der Pflege und Ethikkodex stellt dann eine eigene Problemdimension dar. Wie groß das Konfliktpotenzial hier ist, hängt auch davon ab, wie angemessen sich Pflegende als Personen mit eigenen Rechten, Interessen und Bedürfnissen im Kodex repräsentiert sehen. Diesem Anspruch wird insofern versucht, Rechnung zu tragen, dass der ICN-Code seit seiner Entstehung im Rahmen der Zusammenkünfte des ICN diskutiert, aktualisiert und ggf. revidiert worden ist. Die entsprechenden Impulse kommen also aus der Mitte der Profession der Pflegenden selbst und es wird jeder einzelnen Person, die sich die in dieser Profession vertreten sieht, – zumindest theoretisch – ein Mitspracherecht eingeräumt. Mit dem folgenden Blick in die einzelnen Bestimmungen des ICN-Ethikkodex soll untersucht werden, ob der aktuelle ICN-Ethikkodex für Pflegende den zentralen Anforderungen einer pflegerischen Berufsethik im gebotenen Umfang gerecht wird, welche Werte er zu etablieren bemüht ist, wessen Rechte er dabei vertritt und welche Stellen nach wie vor ethisches Konfliktpotenzial bieten.

16.5.2 Die Postulate des ICN-Ethikkodex für professionell Pflegende[118]

Der ICN-Ethikkodex gliedert sich in vier Teile: 1) Pflegende und ihre Mitmenschen, 2) Pflegende und ihre Berufsausübung, 3) Pflegende und ihre Profession und 4) Pflegende und ihre Kolleginnen. Allen Kapiteln voran formuliert eine *Präambel* prägnant die Zwecke pflegerischer Arbeit und stellt alle nachfolgenden Ausführungen ausdrücklich in die Menschenrechtstradition, die mit der Allgemeinen Menschenrechtserklärung der Vereinten Nationen (1948) begründet wurde:

„Pflegende haben vier grundlegende Aufgaben: Gesundheit zu fördern, Krankheit zu verhüten, Gesundheit wiederherzustellen, Leiden zu lindern. Es besteht ein universeller Bedarf an Pflege. Untrennbar von Pflege ist die Achtung der Menschenrechte, einschließlich des Rechts auf Leben, auf Würde und auf respektvolle Behandlung. Pflege wird mit Respekt und ohne Wertung des Alters, der Hautfarbe, des Glaubens, der Kultur, einer Behinderung oder Krankheit, des Geschlechts, der sexuellen Orientierung, der Nationalität, der politischen Einstellung, der ethnischen Zugehörigkeit oder des sozialen Status ausgeübt." [2]

An der Kernverpflichtung und dem inneren Berufsziel ansetzend, werden daraufhin *im ersten Kapitel* ethische Pflegestandards in Bezug auf von der Pflegepraxis mittel- und unmittelbar betroffene Menschen festgehalten. Schon die Überschrift, in der nicht von „Pflegebedürftigen", sondern allgemein von „Mitmenschen", gesprochen wird, deutet an, dass hier auch weiter gefasste Dimensionen der Verantwortung eine Rolle spielen sollen, die über das direkte Pflegeverhältnis hinausgehen:

- „Die grundlegende berufliche Verantwortung der Pflegenden gilt dem pflegebedürftigen Menschen.
- Bei ihrer beruflichen Tätigkeit fördert die Pflegende ein Umfeld, in dem die Menschenrechte, die Wertvorstellungen, die Sitten und Gewohnheiten sowie der Glaube des Einzelnen, der Familie und der sozialen Gemeinschaft respektiert werden.
- Die Pflegende gewährleistet, dass die pflegebedürftige Person zeitgerecht die richtige und ausreichende Information auf eine kulturell angemessene Art und Weise erhält, auf die sie ihre Zustimmung zu ihrer pflegerischen Versorgung und Behandlung gründen kann.

---

[118] Die Bezeichnung „Professionell Pflegende" umfasst ausgebildete und staatlich anerkannte („examinierte") Gesundheits- und Krankenpflegefachkräfte, Altenpfleger, sowie Kinderkrankenpflegekräfte in stationären, teilstationären oder ambulanten Pflegeeinrichtungen bzw. der Hauskrankenpflege. In der Pflege tätig ist zudem eine Vielzahl anderer Berufsgruppen wie Pflegehelfer, 24-Stunden-Betreuungskräfte oder ehrenamtliche, mithin nicht erwerbstätige Pflegepersonen. In allen Arbeitsgebieten variieren Betreuungsspektrum, der Betreuungsaufwand und die damit verbundenen Kompetenzen bzw. Anforderungen. Es kann davon ausgegangen werden, dass der ICN-Ethikkodex im Grunde alle in der Pflege tätigen Personen adressiert, wenn er auch die examinierten Pflegekräfte mit besonderer Bindekraft adressiert.

- Die Pflegende behandelt jede persönliche Information vertraulich und geht verantwortungsvoll mit der Informationsweitergabe um.
- Die Pflegende teilt mit der Gesellschaft die Verantwortung, Maßnahmen zugunsten der gesundheitlichen und sozialen Bedürfnisse der Bevölkerung, besonders der von benachteiligten Gruppen, zu veranlassen und zu unterstützen.
- Die Pflegende setzt sich für Gleichheit und soziale Gerechtigkeit bei der Verteilung von Ressourcen, beim Zugang zur Gesundheitsversorgung und zu anderen sozialen und ökonomischen Dienstleistungen ein.
- Die Pflegende zeigt in ihrem Verhalten professionelle Werte wie Respekt, Aufmerksamkeit und Eingehen auf Ansprüche und Bedürfnisse, sowie Mitgefühl, Vertrauenswürdigkeit und Integrität." [2][119]

Der erste Absatz kennzeichnet die prioritäre Stellung der Verantwortung für die Pflegebedürftigen im gesamten Verantwortungsspektrum von Pflegenden. Auf sie beziehen sich die in der Präambel genannten Dimensionen „Gesundheit fördern, Krankheit verhüten, Gesundheit wiederherstellen, Leiden lindern", womit diese als *Kernverpflichtungen* verstanden werden können. Sie erfassen Pflege jedoch nur im notwendigen, nicht im hinreichenden Umfang. Wie in der Beziehung zwischen Ärzten und Patienten haben sich auch in Pflegezusammenhängen der Respekt vor der grundsätzlichen Selbstbestimmung des Pflegeempfängers und das daran anknüpfende Prinzip der informierten Einwilligung zu leitenden Werten entwickelt. Absatz zwei, drei, vier und sieben ergänzen darum wesentliche Elemente, die sich aus dem Respekt vor der Autonomie der Pflegeempfänger gebieten. Somit können diese Elemente als *Rahmenverpflichtungen* verstanden werden, welche die Kernverpflichtungen im Konfliktfall näher bestimmen.

Eine Erweiterung zur Fassung aus dem Jahr 2006 hat die aktuelle Version in Satz [1.3] erhalten. Den Standard, nach dem die zu Pflegenden in die Lage versetzt werden sollen, fundiert über ihre Belange mitzuentscheiden, bilden hier nicht mehr nur „ausreichende Informationen" [2], sondern diese sollen auch „auf eine kulturell angemessene Weise" [2] vermittelt werden. Der in Satz [1.2] geforderte *passive* Respekt vor unterschiedlichen (kulturellen) Lebenshintergründen wird also insofern ergänzt, als diesem auch *aktiv* Rechnung getragen werden soll. Zudem wird hier nicht nur davon gesprochen, dass sich die Pflegende für das formulierte Ziel einsetzen möge, sondern sie „gewährleistet" [2] diesen Standard. So könnte geschlussfolgert werden, dass die Pflegende bei dieser Zielsetzung nicht nur *mit*verantwortlich ist (diese oder ähnliche weichere Formulierungen werden in den meisten anderen Absätzen gewählt), sondern *letzt*verantwortlich für die Umsetzung ist. Dies klingt nach einem ziemlich hohen Anspruch und es bleibt zu erwarten, dass trotz großer Sensibilität die geforderte

---

[119] Aus Gründen einer besseren Lesbarkeit wurde im Kodex durchgehend die weibliche Form verwendet (Anmerkung nach Fußnote des ICN-Kodex für Pflegende).

Art der Vermittlung auf kulturell angemessene Art und Weise eben nicht immer zur Gänze gewährleistet werden kann, da die Erfolgseinschätzung hier erstens eine sehr subjektive sein muss und zweitens oft allein sprachliche Barrieren die Umsetzung des formulierten Anspruchs erschweren. Die Pflegende kann sich dann dafür *einsetzen*, dass beispielsweise geeignete Personen zum Übersetzen hinzukommen, *gewährleisten* kann sie dies jedoch meistens nicht.

Die Absätze fünf und sechs verfallen ebenfalls – diesmal nicht aufgrund der Formulierung, sondern hinsichtlich ihres Betrachtungsgegenstandes – in eine sehr weitreichende Anspruchshaltung. Hiernach sollen Pflegende über ihre tägliche gesundheitliche Versorgungsarbeit hinaus „Maßnahmen zugunsten der gesundheitlichen und sozialen Bedürfnisse der Bevölkerung" [2] ergreifen, sich für „Gleichheit und soziale Gerechtigkeit bei der Verteilung von Ressourcen" [2] und dem Zugang zur Gesundheitsversorgung einsetzen. Offensichtlich soll an diesen Stellen darauf hingewiesen werden, dass sich pflegerisches Handeln nicht im unmittelbaren mitmenschlichen Kontakt erschöpft, sondern in einem weiten Sinne Auswirkungen auf das Wohl aller Mitmenschen und der Gesellschaft haben kann. Aus diesem Grund scheint es sich hier um Appelle an eine soziale Arbeitsmoral von Pflegenden zu handeln, die dem Grundsatz der Gleichheit aller Menschen in besonderer Weise Rechnung trägt, indem ein gerechter Zugang zu Gesundheitsleistungen unterstützt werden soll. Sicherlich ist es richtig, dass Weitsicht in allgemeinen sozialen und ökonomischen Belangen auch in Pflegeberufen für unser menschliches Zusammenleben von Bedeutung ist. Doch wie die Bestimmungen dieser Absätze selbst formulieren, handelt es sich hierbei um eine Form der Verantwortung, die Pflegende mit ihren Mitmenschen teilen oder für die sie sich einsetzen sollen und die sie darum nicht ausschließlich als Angehörige ihres Berufsstands betrifft, sondern als Bürgerinnen und Bürger. Deshalb sollte im Mindesten kenntlich gemacht sein, dass der genuin berufsethische Pflichtbereich an diesen Stellen verlassen wird. Streitbar bleibt allerdings auch dann noch, ob ein professionsethischer Kodex überhaupt Werte unterstellen sollte, die 1) für den betreffenden Beruf nicht von unmittelbarer moralischer Relevanz sind und 2) seinen Adressaten eine quasi allumfassende Mitverantwortung für die Gesamtheit einer gerechten Gesellschaft aufbürdet. Denn wenn damit nicht suggeriert werden soll, dass Pflegende eine besondere Verantwortung und Handlungsspielraum für eben diese Belange hätten, dann gäbe es keinen Grund, sie in diesem berufsspezifischen Kodex aufzuführen. Ebendieser Spielraum aber ist höchst fraglich. Es liegt in den meisten Fällen nicht in der Hand der Pflegenden, zu entscheiden, welche Behandlung (oder im weiten Sinne welche Ressourcen) ein Patient bekommt. Hier an eine Verantwortung zu appellieren und diese damit erst zu suggerieren, führt unweigerlich in eine Dissonanz zwischen Anspruch und Wirklichkeit. Schnell ist dann zu befürchten, dass sich die Pflegende, die den Kodex ernst nimmt, für etwas verantwortlich und im schlimmsten Falle schuldig fühlt, was nicht in ihrer Macht steht. Im schlimmsten Fall kann das dazu führen, dass der gesamte Anspruch des Kodex entwertet wird.

Das zweite Kapitel des ICN-Ethikkodex enthält genauere Ausführungen zur Verantwortung der Pflegenden in Bezug auf ihre berufliche Praxis:
- „Die Pflegende ist persönlich verantwortlich und rechenschaftspflichtig für die Ausübung der Pflege sowie für die Wahrung ihrer fachlichen Kompetenz durch kontinuierliche Fortbildung.
- Die Pflegende achtet auf ihre eigene Gesundheit, um ihre Fähigkeit zur Berufsausübung nicht zu beeinträchtigen.
- Die Pflegende beurteilt die Fachkompetenzen der Mitarbeitenden, wenn sie Verantwortung delegiert.
- Die Pflegende achtet in ihrem persönlichen Verhalten jederzeit darauf, das Ansehen des Berufes hochzuhalten und das Vertrauen der Bevölkerung in die Pflege zu stärken.
- Die Pflegende gewährleistet bei der Ausübung ihrer beruflichen Tätigkeit, dass der Einsatz von Technologie und die Anwendung neuer wissenschaftlicher Erkenntnisse vereinbar sind mit der Sicherheit, der Würde und den Rechten der Menschen.
- Die Pflegende strebt danach, in der beruflichen Praxis eine Kultur ethischen Verhaltens und offenen Dialogs zu fördern und zu bewahren." [2]

Auch hier ist zunächst festzustellen, dass die Verfasser des Kodex wichtige klassische Verantwortungsbereiche der Pflege aufgenommen haben, wie die Erstverantwortung bei der kompetenten Pflegeausübung und Gewissenhaftigkeit bei der Übertragung von Pflegeaufgaben (Abs. 1 und 3). Darüber hinaus verlangen sie Pflegenden jedoch ab, alle anzuwendenden Maßnahmen hinsichtlich ihrer Folgen für die Sicherheit, die Würde und Rechte der Pflegeempfänger zu beurteilen. Diese Forderung ist unspezifisch genug, um Pflegende bereits in alltäglichen Entscheidungssituationen zu verunsichern. Im Fall von invasiveren Maßnahmen, komplexerer Technologie oder frisch zugelassenen Medikamenten ist eine ethische Folgenabschätzung zudem noch ungleich schwieriger. Unstrittig ist sicherlich, dass Pflegende ihre berufliche Tätigkeit jederzeit nach bestem Wissen und Gewissen im Sinne des fachlichen *state of the art* vollbringen sollten. Es kann jedoch nicht ihre Aufgabe sein, vollumfängliche Gewähr für die gesundheitliche, rechtliche oder moralische Unbedenklichkeit einer bestimmten Anwendung zu leisten. Hier lässt sich eine Tendenz zur Überbeanspruchung und Idealisierung pflegerischer Arbeit bemerken, welche im vierten Absatz noch verstärkt wird, der den beruflichen Pflichtbereich auf das persönliche Verhalten der Pflegeperson ausdehnt. Demnach sollen Pflegende „in ihrem persönlichen Verhalten jederzeit darauf [achten], das Ansehen des Berufes hochzuhalten und das Vertrauen der Bevölkerung in die Pflege zu stärken". Eine Konkretisierung auf die berufliche Sphäre findet nicht statt.[120] Um dieser

---

[120] Hierbei sind auch die Wurzeln dieses Passus' bemerkenswert, so heißt es in der Version von 1953: „Das Privatleben der Schwester soll dem Beruf zur Ehre gereichen." (ICN-Ethikkodex 1953, zitiert nach Lay 2004 [3]).

Anforderung gerecht zu werden, müssen sich Pflegende einen zentralen Aspekt ihres Berufs, das fürsorglich-professionelle Auftreten, zur universell verfügbaren Eigenschaft machen. Streng genommen werden sie dazu diszipliniert, als ganze Person in den normativen Erwartungen an ihren Berufsstand aufzugehen. Damit wird eine ungebührlich enge Verbindung zwischen der privaten und der beruflichen moralischen Identität gezogen. Zweifellos sind beide Ebenen der Moral nicht strikt voneinander zu trennen. Die Berufswahl eines jeden Menschen gehört zu den wesentlichen Aspekten seiner Person. Wie Barbara Merker betont, können „(d)ie moralische Identität einer Person, ihr Charakter, ihre Tugenden und Laster (…) neben der Eingangstür der Praxis, der Klinik, des Büros nicht einfach abgelegt werden wie Mantel und Hut" [4]. Und doch stellt die berufliche eben nur eine von mehreren Identitätsrollen einer Person dar, die miteinander zu harmonisieren sind, aber eben auch voneinander abgegrenzt ein autonomes Menschsein konstituieren. Diese mitunter notwendige Abgrenzung von Berufs- und Privatmoral ist nicht denkbar, wenn Pflegenden abverlangt wird, in jeder Lebenslage vorbildliche Repräsentanten ihres Berufsstands zu sein. Die bereits angedeutete prinzipielle Schräglage des ICN-Ethikkodex in Hinblick auf eine mangelnde Subjektstellung von Pflegepersonen zeigt sich besonders in Absatz zwei.

Zunächst einmal ist es im Grundsatz richtig, Pflegende zur Achtsamkeit gegenüber ihrer eigenen Gesundheit anzuhalten. Laut dem Gesundheitsreport der Techniker Krankenkasse lag im Jahr 2018 sowohl die Häufigkeit der krankheitsbedingten Arbeitsausfälle als auch deren Dauer bei Pflegenden weit über dem Durchschnitt. Weibliche Pflegende kamen 2018 auf durchschnittlich 25,0 Arbeitsunfähigkeitstage, männliche Pflegende auf 21,2. Dem gegenüber stehen in der Allgemeinbevölkerung Zahlen von 16,7 Arbeitsunfähigkeitstagen für weibliche Beschäftigte und 13,4 Tagen bei den männlichen Kollegen [5]. Dies lässt annehmen, dass Pflegende sowohl in physischer als auch in psychischer Hinsicht belasteter sind als andere Berufsgruppen. Zudem lässt sich in der Verlaufsbeobachtung der letzten Jahre ein Anstieg der krankheitsbedingten Fehlzeiten verzeichnen. Zwischen 2004 und 2018 kam es hier zu einer Zunahme von 29 Prozent [5].[121] Sowohl Erkrankungshäufigkeit als auch -dauer liegen hier deutlich über dem Durchschnitt. Dabei sind Erkrankungen des Muskel-Skelett-Systems die Hauptursache, Diagnosen psychischer Störungen der zweithäufigste Grund von Arbeitsausfällen. In beiden Bereichen steigt zudem das Erkrankungsrisiko bei erschwerten Rahmenbedingungen durch Personalmangel. Zu der körperlichen Beanspruchung des Pflegeberufs und der psychosozialen Belastung, täglich mit krankheits- oder altersbedingten Schicksalen konfrontiert zu sein, an ihnen Anteil zu nehmen und dabei die Rolle der Bezugsperson nicht nur für körperliche, sondern auch für emotionale Belange innezuhaben, kommt im Fall erhöhter Arbeitsdichte eine anhaltende Frustration darüber „nicht wirklich zum Pflegen zu kommen. Zu sehen, was man alles machen könnte, was helfen würde, was wirklich zur Gene-

---

121 Dieser Trend lässt sich allerdings auch in anderen Berufsgruppen beobachten [7].

sung beitragen würde – und es nicht tun zu können [...]" [6][122]. Dieser Zusammenhang zwischen Arbeitsqualität und Gesundheit des Pflegenden findet dann in reduzierten Pflegeleistungen, etwa gerafften Zeiten für das Waschen oder die menschliche Zuwendung, seine Rückkopplung auf die Pflegebedürftigen.[123] Dass die Gesundheit der Pflegenden also *auch* hinsichtlich ihrer beruflichen Leistungsfähigkeit eine Rolle spielt, darf zweifelsfrei angenommen werden. Indem sie aber gemäß des Wortlautes des Ethikkodex allein mit ihrer Funktion begründet wird, pflegerische Kompetenz zu gewährleisten, wird die Gesundheit der Pflegenden hinsichtlich ihrer Dienlichkeit für die Berufsausübung instrumentalisiert. Eine solche Instrumentalisierung steht dem Menschenwürdebezug in der Präambel klar entgegen. Denn es ist bei allen Kontroversen um eine inhaltliche Konkretisierung des Würdeprinzips herrschender Konsens, dass es sich in seinem Namen verbietet, Menschen allein in den Kategorien von Zweckmitteln zu denken und ihren darüberhinausgehenden prinzipiellen Subjektstatus zu missachten. Der ICN-Ethikkodex erweckt angesichts dieser Erwägungen den Eindruck, Pflegende gerade nicht in ihrem eigenen Personsein und damit nicht selbst als Gegenstand moralischer Bemühungen zu erfassen.

Das dritte Kapitel bezieht sich auf die Verantwortung der Pflegenden für ihren Berufsstand im Gesamten. Unter dem Titel „Pflegende und ihre Profession" heißt es:
- „Die Pflegende übernimmt die Hauptrolle bei der Festlegung und Umsetzung von Standards für die Pflegepraxis, das Pflegemanagement, die Pflegeforschung und Pflegebildung.
- Die Pflegende beteiligt sich an der Entwicklung forschungsbasierter beruflicher Kenntnisse, die eine evidenzbasierte Berufsausübung unterstützt.
- Die Pflegende beteiligt sich an der Entwicklung und Aufrechterhaltung von zentralen professionellen Werten.
- Über ihren Berufsverband setzt sich die Pflegende für die Schaffung einer positiven Arbeitsumgebung und den Erhalt von sicheren, sozial gerechten und wirtschaftlichen Arbeitsbedingungen in der Pflege ein. Die Pflegende handelt zur Bewahrung und zum Schutz der natürlichen Umwelt und ist sich deren Bedeutung für die Gesundheit bewusst.
- Die Pflegende trägt zu einem ethisch verantwortlichen Arbeitsumfeld bei und engagiert sich gegen unethisches Handeln und unethische Rahmenbedingungen." [2]

Auch hier wird aufgrund unspezifischer Formulierungen ein stark idealisiertes Bild des Kompetenzbereichs von Pflegepersonen, der u. a. durch eine vollausgelastete

---

[122] Die Situation hat sich seit dieser Aussage im letzten Jahrzehnt noch weiter verschärft.
[123] Dies betrifft also zum einem mangelnde psychosoziale Fürsorge aber auch technische Fehler wie der Verzicht auf das Einholen bzw. das Vergessen des Einholens gesundheitsrelevanter Informationen, z. B., wenn aus Gründen des Zeitdrucks vor der Insulingabe nicht mehr geprüft wird, ob der Patient zwischendurch gegessen hat.

Arbeitszeit begrenzt wird, vermittelt. So ist gänzlich unklar, in welcher Weise die o. g. „Hauptrolle" der Pflegenden zu verstehen ist. Sollen Pflegende diese herausragende Stellung in unmittelbar aktiver Form einnehmen und damit neben ihrer täglichen Pflegearbeit als Pflegemanager, -forscher und Bildungsbeauftragte ihre Berufsstandards reflektieren? Denkbar ist, dass ihre relevanten Erfahrungen und Ansichten in indirekt-repräsentierender Form in die Diskussion um Pflegestandards, -forschung, oder -bildung einbezogen werden. So sehen es auch die bisherigen Strukturen der Pflegestandardisierung vor. Die nationalen Expertenstandards werden hierzulande mit wissenschaftlicher Begleitung vom „Deutschen Netzwerk für Qualitätsentwicklung in der Pflege" (DNQP) erarbeitet. Es handelt sich dabei um Vertreter aus Pflegewissenschaft, -management, -lehre und praxis verschiedener Pflegebereiche [7]. Aktive Hauptrollen bei der Entwicklung von Expertenstandards spielen also nicht jeder einzelne Pflegende selbst, sondern die 13 Mitglieder des Lenkungsausschusses der DNQP, die entweder in der Pflegewissenschaft oder leitenden Funktionen in Pflegeeinrichtungen und -organisationen tätig sind [8]. Ähnlich ist dies bei den universalen (z. B. ICN, WHO), nationalen (z. B. Sozialgesetzbuch) oder lokalen (z. B. Trägerschaften) Pflegestandards.

Nicht zuletzt setzt auch der vierte Absatz dieses Kapitels die Pflegenden erneut in die Bringschuld für gute und faire Arbeitsbedingungen, ohne dabei zumindest ebenfalls ausdrücklich zu betonen, dass der *Pflegende selbst als Person* ein Anrecht darauf hat. Von den Arbeitszeiten, dem Personalschlüssel und nicht zuletzt dem Verdienst hängt auch diese Beziehungsebene ab, die im Folgenden herausgegriffen wird.

Hinsichtlich der wechselseitigen Verantwortung von Pflegepersonen füreinander heißt es *im vierten Kapitel:*
- „Die Pflegende sorgt für eine gute Zusammenarbeit mit ihren Kolleginnen und mit den Mitarbeitenden anderer Bereiche.
- Die Pflegende greift zum Schutz des Einzelnen, der Familie und der sozialen Gemeinschaft ein, wenn deren Wohl durch eine Pflegende oder eine andere Person gefährdet ist.
- Die Pflegende ergreift geeignete Schritte, um Mitarbeitende bei der Förderung ethischen Verhaltens zu unterstützen und zu leiten" [2].

Zunächst ist festzuhalten, dass eine gute Arbeitsatmosphäre sowohl innerhalb des Pflegebereichs als auch zwischen Pflegenden und Ärzten bzw. anderen Berufsgruppen ein berechtigtes Anliegen des Ethikkodex darstellt. Allerdings wird hier eine wesentliche Dimension vernachlässigt. Gerade die gute Zusammenarbeit hängt in vielen Fällen nicht so sehr von der Bereitschaft und vom guten Willen der Beteiligten ab, sondern den zugrundeliegenden Rahmenbedingungen. Wenn die Pflegenden durch Arbeitsanforderungen überfordert werden, wenn also beispielsweise zu viele Pflegebedürftige in zu kurzer Zeit zu versorgen sind, dann wirkt sich das negativ auf das Arbeitsklima aus und erschwert eine gute Zusammenarbeit. In Deutschland gilt dabei seit Jahren im Vergleich mit anderen Ländern mit Gesundheitssystemen von ähnlichem Standard der schlechteste Pflegeschlüssel: 13 zu Pflegende teilen sich eine Pflegekraft – Pflegekräfte in den Niederlanden betreuen nur je 7 Patientinnen oder Patienten, in den USA sind es mit 5,3 zu Pflegenden nur halb so viele wie in Deutschland [9]. Dabei wird im ICN systematisch die Bedeutung der Handlungsebene der Pflegenden überschätzt und die unter 3.4 benannte wichtige Rolle der Arbeitsbedingungen für das Gelingen pflegerischer Arbeit nicht aufgegriffen. Damit wird erneut der Anforderungsdruck auf die einzelne Pflegekraft erhöht, statt Regeln zu ihrer Entlastung klar zu benennen.

Der zweite Passus verdankt sich der Tatsache, dass das Wohl des Einzelnen, der Familie und der Sozietät in pflegerischen Kontexten besondere Herausforderungen erfahren kann. Im Fall der einzelnen Pflegebedürftigen selbst ist dies sofort einleuchtend, ist sie doch körperlich oder psychisch erkrankt, verletzt oder geschwächt und damit im Ernstfall meist nicht ausreichend zur Selbsthilfe in der Lage. Besonders ältere oder demente Personen können meist nicht selbst einschätzen, ob ein pflegerischer Vorgang, etwa die Medikamentengabe oder die Umlagerung im Bett, fehlerfrei und angemessen durchgeführt geht. Beobachtet eine Pflegeperson die mögliche Gefährdung der Pflegebedürftigen durch einen falsch ausgeführten Pflegehandgriff, gehört es zu ihrer berufsethischen Verpflichtung, zu ihrem Wohl zu intervenieren. Gleiches gilt etwa, wenn zu Pflegende durch ihre Angehörigen oder andere Patientinnen oder Patienten Schaden erleiden.

Allerdings bezieht der Text des Kodex erneut das Wohlergehen der Pflegenden selbst nicht ein, und zwar in zweifacher Hinsicht: Erstens lässt sich aus dem Text nicht erschließen, dass auch der umgekehrte Fall denkbar ist und es sich bei dem schützenswerten „Einzelnen" um eine Pflegende handeln kann, die durch Handlungen seitens der Pflegebedürftigen oder eines anderen Menschen Schaden erfährt. Zweitens fehlt die Anmerkung, dass Pflegepersonen im Zuge ihres Eingreifens nicht ihre eigene Gesundheit aufs Spiel setzen sollten. Diese Bemerkung ist deshalb nicht trivial, weil die gewählte Formulierung „Gefährdung für das Wohl" eine ganze Reihe schwieriger Umstände einschließen kann, in denen Pflegende ihrer Interventionsverpflichtung nur mit großem physischem oder psychischem Aufwand nachkommen können. Wird z. B. ein demenziell Erkrankter von seinen Angehörigen dauerhaft vernachlässigt oder unter Druck gesetzt wird, gegen seinen Willen in der Einrichtung zu verbleiben[124], kann diese psychosoziale Beeinträchtigung durch eine Pflegefachkraft kaum bzw. sehr wahrscheinlich nur auf kräftezehrende Weise kompensiert werden.

Noch unübersichtlicher wird die Forderung, wenn über den Einzelnen hinaus vom Wohl „der Familie und der sozialen Gemeinschaft" die Rede ist. Sicherlich kann es gerade im pflegerischen Kontext zu verschiedenen Konfliktsituationen kommen, in denen das Wohl der Familie bedroht ist. Hinzu kommt, dass familiäre Unterstützung

---

[124] Hier handelt es sich zumeist natürlich um Situationen, die auch die Angehörigen an die Grenze der Belastbarkeit bringen.

für das Wohl des einzelnen Pflegebedürftigen oft von entscheidender Bedeutung ist. Aus diesem Grund sollte ausreichend Raum für familiären Kontakt geschaffen werden, indem bspw. offene Besuchszeiten eingerichtet oder ein Ehepartner, die gleichzeitig stationierter behandelt werden, nicht getrennt voneinander untergebracht werden sollten. Beschränkte sich der ICN-Ethikkodex auf die Formulierung solcher „familienorientierten Rahmenbedingungen des Pflegeprozesses", könnte er eine hilfreiche Orientierungsstütze bieten. Stattdessen scheint o. g. Aufzählung nahezulegen, dass die Familie als ideales Konstrukt in den Kernbereich der moralischen Verantwortung einer Pflegenden fällt. Für das Verhältnis zwischen Pflegenden und der „sozialen Gemeinschaft" gelten ähnliche Überlegungen.

Der dritte Absatz hält die Pflegenden nicht nur selbst zu ethischem Verhalten an, sondern überträgt ihnen auch die Verantwortung für jenes der Mitarbeitenden. Bis hierhin sollte deutlich geworden sein, wie schwierig es ist, einerseits Annahmen über ethisches – von solchen über moralisches Verhalten zu trennen und andererseits allgemeingültige ethische Standards zu finden, die in konkreten Situationen hilfreich sind und über eine abstrakte und sehr weitgehende Zielformulierung hinausgehen. Auch diese letzte Aufforderung kann also positiv zwar dahingehend gewertet werden, dass sie die Pflegenden dafür sensibilisiert, auch über ihr eigenes Wirken hinauszudenken und auch an jenem der Kolleginnen und Kollegen Anteil zu nehmen, jedoch verbirgt sich hier wieder die Gefahr einer eher überfordernden Forderung.

16.5.3 Schlussbemerkungen

Der Ethikkodex des ICN trägt in Bezug auf wichtige berufsethische Anforderungen zu einem gemeinsamen Werteband von Pflegenden bei, das auf dem Bekenntnis zum universalen Menschenrechtsprinzip beruht. Mit seinen Ausführungen zur informierten Einwilligung, dem Prinzip der Vertraulichkeit sowie der Verantwortlichkeit für die eigene Pflegekompetenz enthält er weltweit anzuerkennende Normen.

Viele seiner über diese Kernverpflichtungen hinausgehenden Forderungen betreffen aber, wie bspw. die Mitverantwortung für Umweltbelange, nicht mehr *berufsspezifische* Problembereiche und sind zudem höchst *unspezifisch* formuliert. Sie können dadurch den moralischen Anspruch der Pflegeprofession möglicherweise überstrapazieren und ein idealisiertes Berufsbild lancieren, das an der Innenperspektive von Pflegenden vorbeigeht. Genau in diesem Sinne stellen sie eine Überforderung für ihre Adressaten dar. Der ICN-Ethikkodex sollte sich darum auf konkrete Regelungen im Problemfeld des beruflichen Ethos fokussieren. Dieses betrifft den Umgang mit zu Pflegenden sowie Mitarbeitenden und die bestmögliche Wahrung pflegerischer Kompetenz vor dem Hintergrund der relevanten ethische Prinzipien Respekt vor der Patientenautonomie, Nichtschaden und Fürsorge. Soll der ICN-Ethikkodex, wie seine Verfasser es wünschen, „verstanden, verinnerlicht und von den Pflegenden in allen Aspekten ihrer Arbeit angewandt werden" [2], gilt es also, problemnahe Orientierungsgrundsätze für den ethischen Entscheidungsfindungsprozess zu liefern. Das Problem der allgemeinen Formulierungen liegt allerdings auch darin begründet, dass sich das Dokument an die Gesamtheit eines Berufsstandes und nicht allein an dessen Praxisbereich richtet. Dementsprechend empfehlen die beigefügten Anwendungsvorschläge, die Adressierten sollen „[ü]ber die Bedeutung der einzelnen Normen nachdenken und überlegen, wie diese in ihrem Pflegebereich anzuwenden sind: in der Praxis, Ausbildung, Forschung oder im Management" [2]. Für die genannten Bereiche sind anschließend Hinweise verfasst, wie eine Umsetzung der Bestimmungen gestaltet werden kann. Erst diese Hinweise geben dem Kodex klarere Konturen und tragen den jeweiligen Möglichkeiten der einzelnen Arbeitsgebiete annähernd Rechnung.[125] Es wäre zu wünschen, dass es den Verfassern einer zukünftigen Version gelingt, bereits im Hauptteil des Kodex diese wichtigen Differenzierungen in Hinblick auf ihre moralischen Anspruchshaltungen zu berücksichtigen. Dies gilt umso mehr, als Deutschland zu den wenigen Ländern Europas gehört, in denen die Erstausbildung von Pflegeverantwortlichen noch nicht vollständig akademisiert ist. In Hoch- oder Fachhochschulen implementiert wurden bisher vor allem weiterführende Studiengänge wie Pflegepädagogik, -management und -wissenschaft. Die Autonomisierung dieser Bereiche profitierte davon nachweislich, gerade hier konnten neue Aufgabenstellungen wahrgenommen und Arbeitsfelder geschaffen werden [10]. Solange dieses Professionalisierungsbestreben[126] jedoch lediglich Teilgebiete der Pflege umfassen, und Absolventen von Pflegestudiengängen mehrheitlich in koordinierenden, administrativen oder wissenschaftlichen Ämtern bleiben [10], ist das Qualifikationsniveau von Pflegenden verschiedener Teilbereiche höchst uneinheitlich. Darüber hinaus zeigt, wie Dieterich und Kreißl herausstellen, der internationale Blick auf die Ausbildungssituation in Deutschland, „dass die (...) Kriterien zur Definition des pflegerischen Ausbildungsniveaus, die sich in den Dimensionen ‚Komplexität der Patientensituation', ‚Ausmaß des Wissens und des Wissenstransfers' sowie ‚Umfang der Entscheidungskompetenz' entfalten, hierzulande weitgehend unbekannt sind" [11]. Aus diesen Gründen steht die professionelle Pflege in Deutschland hinsichtlich vieler Anforderungen des ICN-Ethikkodex nicht auf einer Stufe mit der Mehrheit anderer europäischer Länder, in denen professionell Pflegende insbesondere gegenüber der Ärzteschaft über mehr Kompetenz zu eigenverantwortlichem Handeln verfügen.

Davon jedoch abgesehen, erlauben die gegenwärtigen Formulierungen im Kodex eine Lesart, die auf eine weitgehende Funktionalisierung von Pflegenden hindeutet.

---

125 Hiernach besteht zum Beispiel der im Hauptteil geforderte Beitrag zum forschungsbasierten Erkenntnisfortschritt für Pflegende in Praxis und Management darin, „pflege- und gesundheitsbezogene Forschungsarbeiten am Arbeitsplatz (zu unterstützen) und (...) zur Verbreitung und Umsetzung ihrer Ergebnisse (beizutragen)" [2].

126 Das natürlich auch dahingehend kritisiert werden kann, dass der Pflegeberuf schon jetzt in der Praxis kaum noch Auszubildenden offensteht, die kein Abitur vorzuweisen haben.

An keiner Stelle lassen sich Regelungen finden, die die Pflegenden zur Wahrung eines (berechtigten) Eigeninteresses anhalten oder die Gefahren altruistischer Verausgabung als eigenes moralisches Problem des Pflegeberufs wahrnehmen.[127] Lösungsvorschläge könnten lauten, den Blick auf das eigene Wohl der Pflegenden 1. von jeglicher Funktionalität zu trennen und 2. in das erste Kapitel hineinzunehmen, da die Pflegenden selbst zum Kreis der von Pflegepraxis in höchstem Maße Betroffenen zählen. Die Bedeutung verträglicher Arbeitsbedingungen wie angemessener Dienstzeiten und Personalschlüssel bzw. praktikabler Aufgabenstellungen, ist 3. nicht vom Wohl der Pflegenden losgelöst zu betrachten, sondern genau daran anknüpfend hervorzuheben. Diese – selbst moralisch und ethisch reflektierenden – Überlegungen zum ICN-Ethikkodex sollen dazu dienen, Pflegende nicht vornehmlich als Ausführende, sondern auch als eigenen Grund und Gegenstand moralischer Überlegungen wahrzunehmen.

Literatur

[1] Bobbert M. Patientenautonomie und Pflege. Begründung und Anwendung eines moralischen Rechts. Frankfurt am Main: Campus; 2002.
[2] ICN-Ethikkodex für Pflegende. 2013 [Zugriff: 04.07.2019]. URL: https://www.wege-zur-pflege.de/fileadmin/daten/Pflege_Charta/Schulungsmaterial/Modul_5/Weiterfu%CC%88hrende_Materialien/M5-ICN-Ethikkodex-DBfK.pdf
[3] Lay R. Ethik in der Pflege. Ein Lehrbuch für die Aus-, Fort- und Weiterbildung. Hannover: Schlüter; 2004.
[4] Merker B. Zur Identität der Heilberufe aus philosophischer Sicht. In: Engelhardt D von, Loewenich V von, Simon A, Hrsg. Die Heilberufe auf der Suche nach ihrer Identität. Münster: LIT; 2001.
[5] Techniker Krankenkasse, Hrsg. Gesundheitsreport 2019. Pflegefall Pflegebranche? So geht's Deutschlands Pflegekräften. 2019 [Zugriff: 04.07.2019]. URL: https://www.tk.de/resource/blob/2059766/2ee52f34b8d545eb81ef1f3d87278e0e/gesundheitsreport-2019-data.pdf
[6] Wettreck R. „Am Bett ist alles anders" – Perspektiven professioneller Pflegeethik. Münster: LIT; 2001.
[7] Deutsches Netzwerk für Qualitätsentwicklung in der Pflege (DNQP). [Zugriff: 04.07.2019]. URL: https://www.dnqp.de/de/kontakt-und-netzwerk/#c18503
[8] Deutsches Netzwerk für Qualitätsentwicklung in der Pflege (DNQP) „Mitglieder des Lenkungsausschusses". [Zugriff: 04.07.2019]. URL: https://www.dnqp.de/de/kontakt-und-netzwerk/#c18509
[9] Hans-Böckler-Stiftung, Hrsg. Pressemitteilung. Gesetzliche Mindeststandards für Personalschlüssel in der Krankenpflege können Überlastung und Komplikationen reduzieren. 2017 [Zugriff: 04.07.2019]. URL: https://www.boeckler.de/14_107296.htm
[10] Kuhlmey A, Höppner, Schaeffer D. Neue Aufgabenzuschnitte, Arbeitsteilungen und Kooperationsformen. In: Schaeffer D, Wingenfeld K, Hrsg. Handbuch Pflegewissenschaft, Weinheim: Juventa; 2011.

---

127 Auch in den Anwendungsvorschlägen ist bspw. das Ziel aller Gesundheitsbemühungen für das Personal, „dass es seine Arbeit bestmöglich verrichten kann" [2].

[11] Dieterich J, Kreißl M. Berufliche Fachrichtung Pflege. In: Pahl J-P, Herkner V, Hrsg. Handbuch berufliche Fachrichtungen, Bielefeld: W. Bertelsmann; 2010.

16.6 Maßnahmen zur Entlastung und Stärkung des Pflegepersonals in Pflegeeinrichtungen

Wolfgang Rücker

Um die Arbeitssituation in der Kranken- und Altenpflege spürbar zu verbessern, wurden mit dem am 1. Januar 2019 in Kraft getretenen Gesetz zur Stärkung des Pflegepersonals (Pflegepersonal-Stärkungsgesetz – PpSG) vom 11.12.2018 [BGBl. I S. 2394] in § 8 Abs. 6 bis 8 Elftes Buch Sozialgesetzbuch (SGB XI) verschiedene Maßnahmen zur Entlastung und Stärkung des Pflegepersonals in ambulanten und stationären Einrichtungen geschaffen.

16.6.1 Finanzierung von zusätzlichen Pflegestellen in vollstationären Einrichtungen

Gemäß § 8 Abs. 6 SGB XI sollen vollstationäre Pflegeeinrichtungen mit insgesamt rund 13.000 zusätzlichen Pflegestellen im Rahmen eines Sofortprogramms bei ihrer Leistungserbringung unterstützt werden, ohne dass dies mit einer finanziellen Belastung der Bewohner von Pflegeeinrichtungen verbunden ist. Die Vergütungszuschläge werden pauschal aus Mitteln der gesetzlichen Krankenversicherung und durch die private Pflege-Pflichtversicherung finanziert; die Mittel werden dem Ausgleichsfonds der sozialen Pflegeversicherung zur Verfügung gestellt.

Vollstationäre Pflegeeinrichtungen erhalten auf Antrag einen Vergütungszuschlag zur Finanzierung zusätzlicher Pflegestellen. Der Anspruch auf einen Vergütungszuschlag ist je nach Einrichtungsgröße gestaffelt und bemisst sich an den tatsächlichen Aufwendungen für zusätzlich
- eine halbe Stelle bei Pflegeeinrichtungen mit bis zu 40 Plätzen,
- eine Stelle bei Pflegeeinrichtungen mit 41 bis zu 80 Plätzen,
- anderthalb Stellen bei Pflegeeinrichtungen mit 81 bis zu 120 Plätzen und
- zwei Stellen bei Pflegeeinrichtungen mit mehr als 120 Plätzen.

Voraussetzung für die Gewährung des Vergütungszuschlags ist, dass die Pflegeeinrichtung über neu eingestelltes oder über Stellenaufstockung erweitertes Pflegepersonal verfügt, das über das Personal hinausgeht, das die Pflegeeinrichtung nach der Pflegesatzvereinbarung gemäß § 84 Abs. 5 Satz 2 Nr. 2 SGB XI vorzuhalten hat. Das zusätzliche Pflegepersonal muss zur Erbringung aller vollstationären Pflegeleistungen vorgesehen sein, und es muss sich bei dem Personal um Pflegefachkräfte handeln. Nur für den Fall, dass die vollstationäre Pflegeeinrichtung nachweist, dass es ihr in einem Zeitraum von über vier Monaten nicht gelungen ist, geeignete Pflegefachkräfte einzustellen, kann sie ausnahmsweise auch für die Beschäftigung von zusätzlichen Pflegehilfskräften, die sich in der Ausbildung zur Pflegefachkraft befinden, einen Vergütungszuschlag erhalten. Die Auszahlung an die einzelne Pflegeeinrichtung erfolgt jeweils zum 15. des laufenden Monats einheitlich über eine Pflegekasse.

In den „Festlegungen des GKV-Spitzenverbandes nach § 8 Abs. 6 SGB XI zur Finanzierung von Vergütungszuschlägen für zusätzliche Pflegestellen in vollstationären Pflegeeinrichtungen (Vergütungszuschlags-Festlegungen)" ist das Nähere für die Antragstellung, das Nachweisverfahren sowie das Zahlungsverfahren geregelt.

16.6.2 Förderung von Maßnahmen ambulanter und stationärer Pflegeeinrichtungen zur Vereinbarkeit von Pflege, Familie und Beruf

Die Regelung in § 8 Abs. 7 SGB XI zielt darauf ab, die Attraktivität des Pflegberufes durch eine zielgerichtete, zeitlich auf sechs Jahre angelegte Förderung von Maßnahmen zur besseren Vereinbarkeit von Pflege, Familie und Beruf von professionell in der Pflege Tätigen zu stärken. Durch die Förderung dieser Maßnahmen soll den Pflegekräften ermöglicht werden, ihre berufliche Tätigkeit besser mit ihrem Familienleben, insbesondere bei der Betreuung von Kindern oder von pflegebedürftigen Angehörigen in Einklang zu bringen. Zur Förderung dieser Maßnahmen werden aus Mitteln der sozialen und privaten Pflegeversicherung durch den Ausgleichsfonds der Pflegeversicherung in den Jahren 2019 bis 2024 jährlich bis zu 100 Millionen EUR bereitgestellt.

Die Förderung der Maßnahmen erfolgt in Form eines Zuschusses in Höhe von bis zu 50 Prozent der durch die Pflegeeinrichtung für die Maßnahme verausgabten Mittel. Die Höhe des Zuschusses ist pro Pflegeeinrichtung auf 7.500 EUR je Kalenderjahr begrenzt.

Die „Richtlinien des GKV-Spitzenverbandes nach § 8 Abs. 7 SGB XI zur Förderung von Maßnahmen ambulanter und stationärer Pflegeeinrichtungen zur Vereinbarkeit von Pflege, Familie und Beruf" vom 28.03.2019 regeln die Voraussetzungen, die Ziele, den Inhalt und die Durchführung der Förderung sowie das Verfahren zur Vergabe der Fördermittel. Förderfähig sind danach individuelle und gemeinschaftliche Betreuungsangebote, die auf die besonderen Arbeitszeiten von in der Pflege tätigen Mitarbeiter ausgerichtet sind, sowie Schulungen und Weiterbildungen zur Verbesserung der Vereinbarkeit von Pflege, Familie und Beruf. Dies können beispielsweise sein

- niedrigschwellige Angebote, trägereigene Kindertagesstätten, die Unterstützung und Anpassung bzw. Erweiterung von Betreuungsangeboten auf die Ferienzeiten, an den Wochenenden und Feiertagen oder auf Zeiten des Nachtdienstes oder Randzeiten, sowie Angebote zur Betreuung von pflegebedürftigen Menschen,
- Beratung/Coaching, Schulungen und Weiterbildungen der Führungskräfte und der in der Pflege tätigen Mitarbeiter zur Stärkung der Vereinbarkeit von familiären und beruflichen Anforderungen mit dem Ziel, flexible Arbeitszeiten für Pflegekräfte zur besseren Vereinbarkeit von Pflege, Familie und Beruf sicherzustellen

(Sensibilisierung, Dienstplan-/Einsatzplangestaltung, Entwicklung und Etablierung alternativer Personalmanagementmodelle),
- Projekte zur Einführung neuer familienorientierter Personalmanagementmodelle,
- Beratungsleistungen zur Optimierung der Dienstplangestaltung.

Eine Förderung kann nur erfolgen, sofern die an das jeweilige Bundesland zugewiesenen Fördermittel vor Ablauf des Kalenderjahres nicht ausgeschöpft sind.

16.6.3 Förderung der Digitalisierung in stationären und ambulanten Pflegeeinrichtungen

Die Anschaffung und der richtige Einsatz digitaler oder technischer Ausrüstung in stationären und ambulanten Pflegeeinrichtungen birgt ein erhebliches Potenzial. So ist zu erwarten, dass durch den Einsatz neuer Technologien Pflegekräfte in ihrem Arbeitsalltag spürbar entlastet werden und mehr Zeit für die Pflegebedürftigen haben.

Um die Digitalisierung in der Pflege und damit die Entlastung der Pflegekräfte voranzubringen, fördert die soziale und private Pflegeversicherung gemäß § 8 Abs. 8 SGB XI in den Jahren 2019 bis 2021 die Anschaffung von entsprechender digitaler und technischer Ausrüstung mit einem einmaligen Zuschuss. Die dafür erforderlichen Mittel werden aus dem Ausgleichsfonds der sozialen und privaten Pflegeversicherung bereitgestellt.

Die Förderung der Maßnahmen erfolgt in Form eines Zuschusses in Höhe von bis zu 40 Prozent der durch die Pflegeeinrichtung verausgabten Mittel. Pro Pflegeeinrichtung ist maximal ein einmaliger Zuschuss in Höhe von 12.000 EUR möglich.

Die „Richtlinien des GKV-Spitzenverbandes nach § 8 Abs. 8 SGB XI zur Förderung der Digitalisierung in stationären und ambulanten Pflegeeinrichtungen" vom 08.04.2019 regeln die Voraussetzungen und das Verfahren zur Vergabe der Fördermittel. Förderfähig sind danach einmalige Anschaffungen von digitaler oder technischer Ausrüstung sowie damit einhergehende Kosten der Inbetriebnahme wie der Erwerb von Lizenzen oder die Einrichtung von W-LAN, die insbesondere betreffen:
- die Entbürokratisierung der Pflegedokumentation,
- die Dienst- und Tourenplanung,
- das interne Qualitätsmanagement,
- die Erhebung von Qualitätsindikatoren,
- die Zusammenarbeit zwischen Ärzten und stationären Pflegeeinrichtungen (einschließlich Videosprechstunden),
- die elektronische Abrechnung pflegerischer Leistungen nach § 105 SGB XI sowie
- die Aus-, Fort-, Weiterbildung oder Schulung, die insbesondere im Zusammenhang mit der Anschaffung von digitaler oder technischer Ausrüstung stehen

Die Entlastung der Pflegekräfte muss Hauptzweck der Anschaffung oder der Maßnahme sein. Ein Antrag kann mehrere zeitlich und sachlich unterschiedliche Maßnahmen und Anschaffungen enthalten, die als Gesamtkonzept betrachtet und entsprechend der gesetzlichen Maximalbeträge bewilligt werden können.

16.7 Frauen in informeller Pflegeverpflichtung

Elisabeth Simoes

16.7.1 Einführung

Eine Pflegende, die mit den Worten *„Ich fühle mich schon ein bisschen alleingelassen. Ja, mit diesem, mit diesem Problem"*[128] zaghaft im Interview die Wahrnehmung ihrer Care-Situation beschreibt, charakterisiert mit dieser Aussage die bei häuslichen Pflegeverpflichtungen noch immer vorherrschende mehrdimensionale Individualisierung. Sie umfasst die Konzeptualisierung von Care-Arrangements wie Deutungsmuster gleichermaßen und steht weithin im Widerspruch zur gesamtgesellschaftlichen Pflegeverantwortung, die das deutsche Sozialgesetzbuch vorgibt. Pflege als gesellschaftliche Verpflichtung findet in den bisherigen Strukturen nur begrenzt Niederschlag. Dies trifft für Deutschland und dessen deutschsprachige Nachbarländer zu [1,2]. Die Wahrnehmung der gemeinsamen Pflegeverantwortung, wie sie in den jeweiligen gesetzlichen Rahmenbedingungen, in Finanzierungsoptionen, den Graden von Professionalisierung, aber auch in den Haltungen der Gesellschaft und deren Blick auf Pflegende und Pflegebedürftige zu Tage tritt, bedarf daher einer Betrachtung im Spiegel der Situation von Betroffenen. Ein Großteil der Hilfe und Pflege für erkrankte, behinderte oder ältere Menschen im häuslichen Bereich wird im gesamten deutschsprachigen Raum durch Angehörige und Personen aus dem nahen sozialen Umfeld erbracht [1,3]. Nach Angaben des Statistischen Bundesamtes [4] werden 76 Prozent (2,59 Millionen) aller Pflegebedürftigen in Deutschland zu Hause versorgt, davon 1,76 Millionen Pflegebedürftige in der Regel allein durch Angehörige gepflegt[129]. Nach Ergebnissen einer für Deutschland repräsentativen Befragung des Robert Koch-Instituts bei Personen im Alter ab 18 Jahren setzen sich 62,8 Prozent Frauen und 37,2 Prozent Männer in einer häuslichen Pflegeverpflichtung ein [6]. Informelle Pflegearbeit in häuslicher Umgebung leisten hauptsächlich Frauen. Andererseits sind es in höherem Alter gerade die Frauen, die alleinstehend, pflegebedürftig und erschwerend, oft in ungünstiger wirtschaftlicher Situation sind. Daraus resultiert eine besondere

---

[128] Interview mit einer häuslich informell Pflegenden [DL5PA;125] im Rahmen der grenzüberschreitenden Studie Deutschland – Schweiz, *Pflege und Pflegebedürftigkeit als gesamtgesellschaftliche Aufgabe* [1]
[129] Hierin sind diejenigen Pflegebedürftigen erfasst, welche Pflegegeld für selbstbeschaffte Pflegehilfen nach § 37 Abs. 1 SGB XI erhalten (Glossar in [5]).

Notwendigkeit, die geschlechtsspezifischen Dimensionen informeller Sorgeverpflichtungen zu beleuchten und dabei Lebens- und Arbeitswelt einzubeziehen [7–9].

16.7.1.1 Pflege als gesamtgesellschaftliche Aufgabe

Nimmt man die Situation von Frauen in Pflegeverantwortung in den Blick, gilt es zu beleuchten, in wie weit darin die grundlegende Maßgabe der deutschen Sozialgesetzgebung Niederschlag findet, wie sie im Elften Buch Sozialgesetzbuch (SGB XI) unter § 8 Gemeinsame Verantwortung niedergelegt ist: *(1) Die pflegerische Versorgung der Bevölkerung ist eine gesamtgesellschaftliche Aufgabe.*

Der Beitrag widmet sich dem Bereich der sogenannten *informellen Pflege*. In diesem Kontext kommt Frauen in Pflegeverantwortung eine Bedeutung zu, deren *Ausmaß* weder ausreichend verstanden noch definiert ist. Der Text versteht sich daher als Beitrag zu einer Ortsbestimmung aus Situations- und Problemdarstellung, der Forschungs- und Regelungsbedarf erkennbar macht. Oft *über viele Jahre* stellen Frauen die Versorgung pflegebedürftiger Angehöriger im häuslichen Kontext sicher. Man diskutiert eine durchschnittliche Pflegedauer zwischen 2 und 8 Jahren [10,11]. Hinzu kommen Biographien von Frauen, die Pflegeverpflichtungen über Jahrzehnte in Folge für wechselnde pflegebedürftige Angehörige dokumentieren. Wenn Frauen somit eine zentrale Säule in der gesellschaftlichen Pflegeverantwortung darstellen, dann sind im Interesse eines gelingenden gesamtgesellschaftlichen *Demographic Change Management* einmal deren Stabilität und – mit Blick auf die Zukunft – Strömungen und Entwicklungen, die diese Stabilität infrage stellen könnten, von richtungsweisender Bedeutung (Übersicht s. Tab. 16.2).

Tab. 16.2: Gesellschaftliche Komponenten mit Einfluss auf die Stabilität informeller Pflege.

Mit der Stabilität von informeller Pflege als Säule des gesamtgesellschaftlichen *Demographic Change Management* interferieren gesellschaftliche Komponenten aus sehr unterschiedlichen Bereichen.
- Entwicklung der Altersstruktur in der Gesellschaft
- Anteil von Männern und Frauen (*Male-Female-Ratio*) in unterschiedlichen Altersgruppen
- Entwicklung der finanziellen Rahmenbedingungen für die Pflege (Pflegebedürftigen)
- Entwicklung der finanziellen Rahmenbedingungen für die pflegenden Personen (einschl. Berufseinnahmen, Einkommenssituation des gesamten in die Pflegeverpflichtung eingebundenen sozialen Settings, Altersversorgung u. a.)
- Berufsbindung von Frauen
- Arbeitsmarkt national und regional
- Umsetzung von Gleichstellungskonzepten (Gender mainstreaming)
- Kollektive Rechte (Gesetzgebung, Betriebsvereinbarungen u. a.)
- Werthaltungen in der Gesellschaft
- Variabilität der Ausgestaltung von Pflegesituationen durch individualisierende Zuschreibung von Pflegeverantwortung
- Einkommenslage einer Bevölkerung
- Wohnungsmarkt/Wohnverhältnisse

16.7.1.2 Pflege im Kontext gesundheitlicher Chancengleichheit

Eine Gesundheitspolitik, die dem Anliegen *Frauengesundheit* dient, korrespondiert zum Verständnis der Vereinten Nationen, dargelegt in der Agenda *Advancing the Global Health* [12], dass neben anderen e. g. wirtschaftlichen Komponenten von Gesundheit, die gesundheitliche Chancengleichheit einen hohen sozialen Wert darstellt. Dies erfordert den Blick auf die sozialen Determinanten von Gesundheit, die Sicherung von Zugänglichkeit zu medizinischen und (psycho-)sozialen Unterstützungsleistungen und die Förderung von Gesundheitsmündigkeit – und zwar im gendergerechten Ansatz. Die Pflegeproblematik berührt Frauengesundheit und gesundheitliche wie gesellschaftlich-soziale Chancengleichheit gleichermaßen und kann daher nicht ohne Blick auf die gesundheitspolitische Perspektive der Thematik auskommen. Die nachfolgend dargestellten ausgewählten Aspekte, ohne Anspruch auf Vollständigkeit, beleuchten daher auch die Versorgungsgestaltung und Belange der Gesundheitsförderung für Frauen in Pflegeverpflichtung.

16.7.1.3 Erfassung in Begriffen, amtlichen Statistiken und weiteren Erhebungen

Die Vielfalt informeller (unbezahlter) Pflege gehört zu den in Deutschland nach wie vor unzureichend abgebildeten Ebenen. Uneinheitlichkeit zeigt sich bereits bei der Zuordnung, wer als pflegerisch tätig gilt [13,14]. In der *professionellen Pflege tätige Personen* sind nach §71 SGB XI als *Pflegefachkraft* definiert. Eine Pflegeperson im Sinne des Rechts der Pflegeversicherung ist eine Person, die eine Pflegebedürftige oder einen Pflegebedürftigen nicht erwerbsmäßig in ihrer oder seiner häuslichen Umgebung pflegt [15] – wobei der Bezug auf das Recht der Pflegeversicherung eine Eingrenzung auf *Pflegetätigkeiten im Sinne des Gesetzes* beinhaltet. Dieses Verständnis zählt zu den engeren Definitionen, die dann gelten, wenn pflegende Angehörige etwa Unterstützung in der körpernahen Pflege oder zur Mobilität leisten (z. B. Hilfe beim Anziehen oder beim Gehen). Weiter gefasste Definitionen umfassen zusätzliche Unterstützungsleistungen beispielsweise im Rahmen von *distance caregiving* [16]. Auch informelle Hilfe zählt hierzu, die bei finanziellen oder rechtlichen Fragen geleistet wird. Informelle Freiwilligenhilfe, beispielsweise aus der Nachbarschaft, lässt sich nicht scharf von den Leistungen der pflegenden Angehörigen trennen. Außerdem bleibt zu unterscheiden zwischen Haupt-Pflegeperson und an der Pflege Beteiligten. In der öffentlichen Statistik schlägt sich die Pflege durch Angehörige bzw. sonst nahestehende Personen in der Zahl der Pflegegeldempfänger nieder [17,18]. Wohl die Mehrzahl an Personen, die sich in der informellen Pflege einbringen, finden in diesen Statistiken *auf Basis der Erfassung von Pflegegraden* keinen Niederschlag, sind also auch der Sekundärdatenanalyse nicht zugänglich. Die Unschärfen erschweren die Ortung und den Vergleich. Bei Jahre übergreifenden Vergleichen sind zudem Veränderungen in den Definitionen bzw. rechtlichen Vorgaben zu berücksichtigen[130] [4]. Die inzwischen in Erhebungen außerhalb der amtlichen Statistik angewandten unterschiedlichen Spezifikationen für den Personenkreis pflegender Angehöriger bzw. von Personen, die ihnen Nahestehende pflegen, macht die Situation wenig übersichtlicher. Der Vergleich erfordert hier die Beachtung der jeweiligen Formulierung, mit der Betreuungsaufwand bzw. Pflegeleistungen erfragt werden. Dies verdeutlichen die folgenden Schätzungen: Auf Basis der EU-Statistik über Einkommen und Lebensbedingungen (EU-SILC) und Daten des Jahres 2011 geht eine Schätzung von 5,4 Millionen Personen mit Pflege- und Hilfebedarf aus, die *nicht* die Kriterien der Pflegeversicherung erfüllen und die zusätzlich zu den Pflegegeldempfängern zum überwiegenden Teil zu Hause durch Angehörige versorgt werden [19]. Das Deutsche Zentrum für Altersfragen veranschlagt zwischen 3 und 5 Millionen private Pflegepersonen in Deutschland [20]. 6,9 Prozent der Erwachsenen – *65 Prozent davon sind Frauen* – pflegen nach Daten der Studie *Gesundheit in Deutschland aktuell* (GEDA) [21]) regelmäßig eine pflegebedürftige Person. Hierbei geht es um Pflege im engeren Sinne[131] [22]. Der Deutsche Alterssurvey 2014 besagt, dass etwa jede sechste Person zwischen 40 und 85 Jahren Angehörige aufgrund deren Gesundheitszustandes informell unterstützt *und/oder* pflegt. Ein Drittel dieser Personen leistet Pflege im engeren Sinne, neben der Hilfe im Haushalt, Betreuung, Begleitung und/oder anderweitiger Hilfe [23].

16.7.2 Pflege hat (noch) ein weibliches Gesicht

Übereinstimmung besteht in allen Erhebungen dahingehend, dass Frauen bezogen auf unterschiedliche Lebensphasen, Arten von Betreuungsaufgaben und Intensität der Pflegetätigkeit in besonderem Maß der Sorgeverpflichtung für nahestehende Personen nachkommen.

16.7.2.1 Frauen pflegen in jüngeren Jahren, mehr und anders

83 Prozent der *Hauptpflegepersonen* sind in Deutschland weiblich [24]. 73 Prozent der pflegenden Angehörigen *im erwerbsfähigen Alter* sind Frauen – ihr Anteil an den Nichterwerbstätigen beläuft sich auf 45 Prozent [25], das sind 15 Prozent mehr als in der Gesamtbevölkerung und 10 Prozent mehr als unter allen Frauen [26]. Werden auf

---

[130] Im Dezember 2017 waren in der BRD 3,41 Millionen Menschen pflegebedürftig im Sinne des Pflegeversicherungsgesetzes (SGB XI), das bedeutet einen Anstieg der Zahl der Pflegebedürftigen um 19,4 Prozent gegenüber 2015. Destatis weist darauf hin, dass dieser Anstieg zum Teil auf die Einführung des weiter gefassten Pflegebedürftigkeitsbegriffs ab dem 01.01.2017 zurückgehe.
[131] Die zugehörige Fragestellung lautete in der GEDA-Studie 2012: *„Pflegen Sie regelmäßig eine pflegebedürftige Person? Nicht gemeint ist die Pflege im Rahmen einer beruflichen Tätigkeit."*

der Basis von Daten des Sozio-oekonomischen Panel (SOEP)[132] jahresübergreifende Gender-Ratios für Pflegende berechnet, ergibt sich, dass der Anteil weiblicher Personen durchschnittlich 64 Prozent beträgt und diese Verhältniszahl sich über die Jahre als etwa konstant erweist [9]. In den Daten der GEDA-Studie belief sich der Anteil von Frauen an den pflegenden Angehörigen *gerade in jungen Jahren* (Altersgruppe der 25- bis 39-Jährigen) auf mehr als doppelt so hoch, in der Gruppe der 55- bis 69-Jährigen etwa doppelt so hoch wie der der Männer (11,9 Prozent der Frauen und 6,0 Prozent der Männer dieses Alters). *Bezogen auf die mittleren Altersjahre (40- bis 64-Jährige)* belegen gleichgerichtet die Daten des Deutschen Alterssurveys (DEAS) 2014, dass mehr als doppelt so viele Frauen (6,2 Prozent) wie Männer (2,9 Prozent) häusliche Pflege leisten. Im Fokus auf die *Intensität* des Pflegeengagements wird der Geschlechterunterschied noch deutlicher: bei den gelegentlich Pflegenden beträgt der Frauenanteil 58,2 Prozent, unter denjenigen, die mindestens zwei Stunden pro Tag pflegen, sind nach Daten der GEDA-Studie über drei Viertel (77,2 Prozent) Frauen [22]. Im 6. Altenbericht findet sich die Angabe, dass 90 Prozent der Pflegepersonen *im Sinne des § 14 SGB XI* (mindestens 14 Stunden wöchentliche Pflegetätigkeit) Frauen sind [28].

Die Übernahme von formeller wie informeller Pflegeverpflichtung trifft Frauen demnach in Phasen des Lebenswegs, die *Lebenskonzept- und Karrieregestaltung beeinflussen*: so die jungen Jahre, die der grundlegenden Orientierung und dem Karriereaufbau dienen, und das mittlere Lebensalter, bei dem wiederum Weichenstellungen anstehen: Hier geht es um Ausmaß, Art und (Rest-)Dauer der Erwerbstätigkeit – wobei in diese Phase für viele Frauen auch besondere Probleme am Arbeitsmarkt fallen.

Eine unterschiedliche Ausgestaltung von Pflege, wenn sie von Frauen oder Männern geleistet wird, fordert zum Nachdenken über die Ursachen auf: Männer in Pflegeverantwortung nehmen eher und mehr *Unterstützungsangebote* in Anspruch [1]. Neben möglichen Erklärungen wie Unterschiede in Sozialisation oder Selbstanspruch, die dafür herangezogen werden, sollte die Ebene zur Verfügung stehender finanzieller Ressourcen zum Einkauf von Supportleistungen nicht außer Acht bleiben, die sich in Zeiten der zunehmenden Armutsgefährdung älterer Frauen mit Brisanz präsentiert (vgl. Kap. 16.7.5.2). Forschungsergebnisse zur unterschiedlichen Verteilung sozialen Kapitals in der deutschen Gesellschaft zeigen Frauen in allen Lebensphasen, insbesondere jedoch mit steigendem Alter (vgl. Kap. 16.7.5.3), aufseiten der weniger bedachten Personen [z. B. 21,29]. Auch dieser Unterschied nimmt Einfluss auf Care-Arrangements, wiederum zu Ungunsten der Frauen. Das Problemfeld der *Care-Migration* [z. B. 30] wird zwar im Folgenden nicht weiter ausgeführt, darf jedoch nicht unerwähnt bleiben, da es u. a. die für die Bewältigung häuslicher Pflege in der Diskussion stehenden Optionen berührt und in verschiedener Hinsicht vor allem Frauen betrifft. Die Altersverteilung zeigt in vielen Entwicklungsländern eine so deutliche Verschiebung hin zu höheren Altersgruppen [31], dass Einwanderung

---

[132] Daten aus den Jahren 2001–2012; Näheres zu SOEP-Daten s. [27].

aus diesen Ländern zur Lösung der Pflegeproblematik hierzulande keine Perspektive mehr sein kann.

16.7.2.2 Informelle Pflege und ihre gesellschaftliche Bedeutung

Die gesellschaftliche Bedeutung informeller Pflege setzt sich aus unmittelbar monetären Aspekten und stabilisierenden Faktoren für Lebens- und Arbeitswelt zusammen. Der informellen Pflege kommt ein bislang nur in Schätzungen gefasster, jedoch erheblicher Anteil an der gesellschaftlichen Gesamtaufgabe zu.

Art und Höhe der für die Pflege älterer Mitglieder der Gesellschaft eingesetzten Ressourcen sind offenkundig hinsichtlich der Kosten in Form von direkten Ausgaben. Weit weniger Beachtung findet der Wert der Pflege, die informell geleistet wird. *Frauen steuern den überwiegenden Teil bei.* Direkte Kostenkomponenten (e. g. für professionelle Leistungen) sind ebenso wie indirekte (e. g. entgangene Erwerbsmöglichkeiten der pflegenden Personen) in Rechnung zu stellen [9,32]. Zum Umfang liegen Schätzungen aus deutschsprachigen Nachbarländern vor: Ausgehend von den Kosten, welche der öffentlichen Hand entstehen würden, müsste die unbezahlte Pflege durch spezialisierte Fachkräfte erfolgen, lässt sich für die Schweiz für 2007 ein Gesamtbetrag von 2,1 Milliarden Franken für Pflege und Betreuung von Haushaltsmitgliedern sowie zusätzlich von 1 Milliarde Franken für die unbezahlte Pflege von Verwandten und Bekannten aus anderen Haushalten schätzen. Der gesamte Geldwert unbezahlter Betreuung und Pflege erwachsener Personen im eigenen oder fremden Haushalt von über 3 Milliarden Franken übertrifft die Kosten der Spitexdienste[133] bei Weitem [33].[134] Für in Zusammenhang mit informeller Pflege geleisteten Arbeitsstunden in Österreich (Mikrozensus 2002) ergäbe sich auf Basis der durchschnittlichen Bruttostundenlöhne ein Wert der informellen Pflegeleistung von 2,58 Milliarden EUR pro Jahr. Davon entfallen auf Frauen 1,67 Milliarde EUR, auf Männer als Pflegende 0,91 Milliarden EUR [35].

Nach deutscher Rechtslage fallen ergänzende Zahlungen von Angehörigen an, sobald das Einkommen der zu Pflegenden für den Pflegeaufwand finanziell nicht ausreicht. Solche Zahlungen bewirken Verschiebungen in der Einkommenssituation von Haushalten und ziehen persönliche, wirtschaftliche und gesellschaftliche Folgen nach sich. In diese sind *die gesamte Breite des Problemfelds Armut und Gesundheit und die Bildungschancen der nachfolgenden Generation(en)* mit einzubeziehen [9,36,37]. Die Bedingungen des deutschen sozialen Sicherungssystems leisten einer solchen *generationsübergreifenden* Belastung, deren Ausmaß weder mittel- noch langfristig quantifiziert ist, mehr als die Ansätze anderer Länder Vorschub [2]. Ein „Pflegefall"

---

[133] Organisation für die professionelle ambulante Pflege in der Schweiz.
[134] 2010 waren nach der Statistik des Schweizerischen Gesundheitsobservatoriums in der Altersgruppe über 64 Jahre 125.000 Personen pflegebedürftig. Zum Vergleich: in Deutschland gab es 2011 2,5 Mio. Pflegebedürftige [34].

in der Familie führt nicht selten zu spürbaren finanziellen und sozialen Einschränkungen. Die Zuschüsse aus der Pflegeversicherung reichen für die erforderlichen Ausgaben zumeist nicht aus [2,10]. Auch der Vierte Armuts- und Reichtumsbericht [38] benennt diese finanzielle Problematik und weist darauf hin, dass sich Familien mit niedrigem Einkommen aufgrund von Kostenabwägungen oft für die häusliche Familienpflege, in der Regel durch eine Frau, entscheiden. In die Antwort auf eine anstehende Sorgeverpflichtung gehen in der Tat die Rahmenbedingungen, auch finanzieller Art, mit ein [39]. Demographische, ökonomische und soziale Bedingungen wirken sich durch *reaktive Verhaltensänderung* auf die Verfügbarkeit von informell Hilfeleistenden aus. Studienergebnisse [40] verdeutlichen: Wenn beispielsweise eine knappe Mittelbereitstellung in der Gesellschaft (aus direkten staatlichen Mitteln oder über Versicherungsverhältnisse) Frauen dazu veranlasst, aus Beschäftigungsverhältnissen auszusteigen, um Pflege für ältere Angehörige selbst zu leisten, können die geringeren Steuereinnahmen aus entgangener Erwerbsarbeit zu einer weiteren Verknappung der öffentlichen Mittel führen. Eine umfangreichere Bereitstellung von Mitteln muss somit nicht notwendigerweise höhere Ausgaben für Langzeitpflege implizieren, könnte hingegen weitere positive Effekte auslösen. Scheidungsraten oder die Entwicklung des Geschlechterverhältnisses nehmen ebenso Einfluss auf die Ausgaben für Langzeitpflege wie die Einkommenssituation in einer Bevölkerung an sich; persönliche und regionale Aspekte kommen hinzu (vgl. u.). Geht man davon aus, dass das Zurückgreifen auf die *„kostendämpfende wie stille und meist weibliche Reserve"* [41] in der informellen Pflege zu Ende geht, gilt es mehr denn je die komplexen Wechselwirkungen zwischen der sozialen Unterstützung, der individuellen Pflegebelastung und Möglichkeiten der Bewältigung zu analysieren und diejenigen Stellgrößen zu identifizieren, die den Verlauf prägen. Das Wissen darum ist wesentlich für die Suche nach passgerechten Lösungsstrategien.

16.7.3 Situation der Pflegenden

Mit der Übernahme einer Pflegeverpflichtung entsteht eine neue Situation, die in der Regel ein Einfinden erfordert. Ein komplexer *Identifikationsprozess* [42] beginnt. Es benötigt Zeit, um sich der Position als Pflegeperson zu nähern und die Rolle Teil der eigenen Identität werden zu lassen. O'Connor nennt als Gründe hierfür mangelnde Zeit zur Reflexion über die Veränderungen, aber auch innere Widerstände, u. a. gegen das Eingeständnis, dass die Beziehung zur gepflegten Person zunehmend an Gegenseitigkeit verliert. Erst nach Reflexion der besonderen Situation jedoch eröffnen sich für die Pflegenden Möglichkeiten, bewusst formelle Anpassungen (e. g. im Berufsleben) vorzunehmen. Unterstützung in diesem Prozess ist wenig gegeben. Die Defizite machen es nötig, den Stellenwert von Information, Beratung und Empowerment noch gesondert zu fokussieren (Kap. 16.7.6.2).

16.7.3.1 Zusammenwirken von sozialen und gesundheitlichen Faktoren

„Wem werde ich wie gerecht (Sohn, Mutter, Freund) und nicht zuletzt mir und dem übrigen Freundeskreis"?[135] – eine Pflegeverpflichtung verknappt das Zeitbudget, das für andere Aktivitäten zur Verfügung steht, es kommt zu Konkurrenzsituationen zwischen den verschiedenen Beanspruchungen bzw. Anspruch stellenden Personen, und zwischen verschiedenen sozialen Bereichen [1]. Sorgeverpflichtungen für unterschiedliche Generationen potenzieren die Problematik und Rollenkonflikte der *„working sandwich generation women"* [43]. Durchgängig belegen auch andere Studien: Pflegende Angehörige schränken immer weitergehend ihre zusätzlichen Aktivitäten, darunter auch ehrenamtliche Arbeit oder die Unterhaltung privater Kontakte, zugunsten der Pflegetätigkeit ein. Häufig wird die *Erholungszeit*, sei es in Form von täglicher Freizeit oder Urlaubstagen, der Pflegetätigkeit gewidmet, [z. B. 1,44]. Ebenso gut dokumentiert ist der Verlust (von günstigenfalls nur Teilen) des sozialen Netzwerks bis hin zur Exklusion [10]. Beschrieben sind eine weniger gesunde Lebensweise und die *geringe Selbstsorge* in der Pflegesituation (s. Kap. 16.7.5.1). Interviews mit pflegenden Töchtern und Ehefrauen [45] geben Einblicke in die Individualität und Bandbreite von häuslicher Pflegeverantwortung und lassen das immense Spektrum subjektiven Belastungserlebens erkennen. Interviews mit Professionellen in der Pflegeberatung unterstreichen die Binnensicht der Betroffenen und bestätigen deren Überforderung [1]. Der Rückgriff auf die qualitative Methode problemzentrierter Interviews exemplifiziert das noch immer begrenzte Wissen über diesen Bereich. Die Inhalte dokumentieren exemplarisch den Alltag, benennen die fehlende (auch oft ärztliche) Unterstützung, den Schmerz der Rollenumkehr oder auch Ängste das eigene Alter betreffend. Die in solchen Interviews zu Wort kommenden Pflegenden, Pflegebedürftigen und Personen, die mit diesen in besonderem Dialog stehen, geben unterschiedlichste Beispiele dafür, dass wenig Hilfe von außen vorhanden ist und freiwillige Hilfe im Verlauf einer Pflegeverpflichtung eher schwindet. Manche Hilfe wird aus verschiedenen, noch zu diskutierenden Gründen, nicht in Anspruch genommen. Das *„Wegschützen"* von Angehörigen beispielsweise, das in Interviewaussagen älterer pflegebedürftiger Frauen zu Tage tritt [1], weist über die mangelnde Passgenauigkeit von Unterstützungsangeboten hinaus auf einen verhängnisvollen Impact deren Inanspruchnahme: den sozialen Shift in Richtung eines Tabu-Bereichs, in dessen Sog mit dem Einbezug in eine Pflegesituation auch die Kinder- und Enkelgeneration gerät [9].

Die Begrifflichkeit *Vereinbarkeit zwischen Beruf und Familie* suggeriert, dass eine Balance zwischen den Notwendigkeiten und Anforderungen gleichberechtigter Tätigkeitsbereiche hergestellt werden kann [46]. Wenn sich der Alltag einer pflegenden Angehörigen jedoch anders darstellt, was insbesondere bei Frauen in einer gesamtfa-

---

[135] Aus der Stellungnahme einer Pflegenden in der Online-Befragung im Rahmen der grenzüberschreitenden Studie Deutschland – Schweiz, *Pflege und Pflegebedürftigkeit als gesamtgesellschaftliche Aufgabe* [1].

miliären Beanspruchungssituation der Fall sein kann, wird die Ursache dafür häufig im eigenen Verhalten und entsprechend durch persönliche Leistung auszugleichen gesucht (*individualisiertes Deutungsmuster*). Dies kann zu Konflikten und extremen *Belastungssituationen* führen. Eine höhere Mortalität und Depressionsneigung bei informellen Pflegepersonen sind beschrieben [z. B. 47,48]. 68 Prozent der Hauptpflegepersonen fühlen sich körperlich als auch seelisch belastet [49]. Die hohe psychische Belastung bei häuslich Pflegenden folgt einem genderbezogenen Gradienten: es besteht ein statistisch *signifikant höheres Risiko zu Ungunsten informell pflegender Frauen* [50]. In diese Belastung gehen auch die gesundheitsgefährdenden Effekte aus fehlender bzw. wegbrechender sozialer Unterstützung ein [z. B. 21, 29].

16.7.3.2 Diskriminierung und Vulnerabilität

Die *gesundheitliche Vulnerabilität* von Pflegenden nimmt während der Zeit der Pflegeverpflichtung zu, bleibt jedoch auch darüber hinaus bestehen. Daher wird dieser Bereich in einer Zusammenschau beleuchtet (s. Kap. 16.7.5.1.).

Die Situation der Frauen, die häusliche Pflegeverantwortung übernommen haben, ist von verschiedentlichen *Benachteiligungen* geprägt [51]. Auch hierzu geben am ehesten Interviews Auskunft, welche die Selbstwahrnehmung beschreiben – in einer Situation zumeist ohne Hoffnung auf Besserung, mit einer häufig längerfristig angelegten Perspektive, mit einer Vielzahl von unmittelbaren Einschränkungen und dem Kentern des eigenen Lebenskonzepts [1]. Hinzu kommt das Erleben von diskriminierenden Wertungen: als ob man an der Situation schuldig sei, „in die Pflicht genommen" von Pflegediensten und -heimen, allein mit dem Versuch, für die Umwelt „nicht lästig" zu sein, als *drop out*. Röwekamp fasst diese Wahrnehmungen als *Erfahrung einer vierfachen Entwertung* der in informeller Pflege geleisteten Sorgearbeit zusammen: Pflegende Frauen arbeiten im Haushalt, der als Arbeitsbereich Diskriminierung erfährt (1. Entwertung), sie befassen sich mit Menschen, die sich selbst nicht mehr helfen können (2. Entwertung) und verrichten Tätigkeiten, die nicht zu einem sauberen und freundlichen Arbeitsbegriff passen (3. Entwertung). Generell leben pflegende Frauen einen Alltag, der zu üblicherweise als zeitgemäß geltenden Lebensstilen nicht passt (4. Entwertung). Diese Diskriminierungen auf informeller Ebene sind, wenngleich Gegenstand *alltäglicher* Erfahrung, schwer zu fassen. Fehlinterpretationen von Verhaltensmustern in der Folge von Übernahme von Pflege(verantwortung) – etwa als Motivationsmangel statt (An-)Erkennen von Barrieren – unterstützen die benachteiligenden Einschätzungen. Die hohe gesellschaftliche Werthaltung für Verhaltensweisen wie z. B. freizügige Selbstbestimmtheit, Mobilität, Streben nach Gesundheit und Vitalität schafft weitere Felder, in denen in der Pflegeverantwortung gebundene Frauen Abwertung erfahren [52]. Geringe Selbstsorge, die sich etwa in mangelnder Inanspruchnahme nötiger Arztbesuche, aber auch im Verzicht auf „Schönes" und „Gemeinsames" ausdrückt [1], rückt diese Pflegenden „beiseite": es verschieben sich nicht nur die Grenzen deren Selbstschutzes parallel zum Verlust an Selbstwertgefühl, es folgt die Dislokation der Person in die Randzonen gesellschaftlicher Wahrnehmung und Akzeptanz. Verstärkt durch die negative Außensicht auf eine Langzeitpflegesituation – gespeist aus verschiedenen Haltungen wie der *Trivialisierung von Pflege* [46], aus der Verdrängung von Alter, Krankheit, Pflegebedürftigkeit und Tod in der Gesellschaft und aus der Behaftung mit negativen Konnotationen wie Scham – kommt es durch die zeitliche, körperliche und seelische Inspruchnahme in der Pflege zu einer Isolation. Als besonders verhängnisvoll erweist sich der Umstand, dass im Vergleich zu Nicht-Pflegenden pflegende Personen, besonders bei höherem und hohem Betreuungsaufwand, nur geringen sozialen Support erfahren. Für die betreuenden *Frauen* fällt dieser noch geringer aus als für Männer[136] [22]. Die Langzeitpflege von Angehörigen stellt sich als eher durch ungünstige als durch positive Veränderungen geprägte Entwicklung dar [14]. Entgrenzt sich die Pflegeaufgabe, was sich als Risiko insbesondere für Frauen darstellt, reicht dies bis hin zur Selbstaufgabe: *„Ja, mein Leben besteht nur aus Pflege"*[137] [1]. Eine solche *Totalisierung* wird durch den physischen und psychischen Verfall der pflegebedürftigen Personen und den damit verbundenen Sterbeprozessen unterstützt [53]. Gleichzeitig findet die Übernahme von Pflegeverantwortung in der Gesamtwertung von Leistung und Lebensleistung von Frauen in der Regel keine Integration. Die alltäglich erfahrene Diskriminierung baut zusätzlichen (Leistungs-)Druck für das ohnehin belastete Kollektiv auf. Die gesellschaftliche Benachteiligung durch entgehende Sozialleistungen, Einbußen an finanziellen Ressourcen und an Erwerbstätigkeit und Erfolg gebundenem Sozialprestige werden an anderer Stelle erörtert.

Eine in der Pflegesituation *mehrdimensionale Vulnerabilität* entsteht an vielen Schnittstellen im sozialen, beruflichen und persönlichen Bereich, wie das folgende Zitat veranschaulicht [54]: *„Das Problem der Pflege von Angehörigen sind nicht die überaus vielfältigen Verrichtungen. Die „Verrichtung" ist eine gewöhnliche Tätigkeit, die Zeit und einiges Geschick erfordert. Denn wer nahestehende Menschen pflegt, steht nicht außerhalb der Erkrankung. Ich wurde also gleichsam ein Lotse, dessen eigener Kurs unlöslich mit einem angeschlagenen Schiff in einer gefährlichen Passage verbunden war"*. Wo zur Bewältigung der Pflegeaufgabe *Unterstützung* in Anspruch genommen werden muss, entsteht Abhängigkeit von dritten Personen bzw. Institutionen. Externe Helfende können nur dann tatsächlich entlastend in häuslichen Care-Arrangements wirken, wenn sie möglichst genau auf die Problemlage zugeschnittene Ressourcen einbringen und gleichzeitig die Komplexität der Steuerung des Arrangements nicht merklich erhöhen [55]. Gleichzeitig unterscheiden sich die Qualitätsebenen der Handlungsbereiche. Während den informell Pflegenden letztlich die Ergebnisverant-

---

136 Der Zusammenhang bleibt auch nach Kontrolle für Alter bestehen.
137 Interview mit einer häuslich informell Pflegenden [DL4PA;101] im Rahmen der grenzüberschreitenden Studie Deutschland – Schweiz, *Pflege und Pflegebedürftigkeit als gesamtgesellschaftliche Aufgabe* [1].

wortung (ganzheitlich) obliegt, leisten unterstützende Helfende in der Regel (Teil-) Prozesse (und gewähren dafür Prozessqualität). Dies beinhaltet Konfliktsituationen und nimmt Einfluss auf den Stellenwert von ergänzenden Leistungen. Gleichermaßen benennen Pflegende wie Pflegebedürftige die als unzureichend erlebte Passgenauigkeit verbundener Pflegearrangements[138] als Hindernis für deren Inanspruchnahme und Quelle für Überlastungssituationen. Die (professionellen und ggfs. ehrenamtlichen) Unterstützungssysteme gewähren den Support bislang nicht flexibel und situationsgerecht genug, wie Interviews mit Betroffenen und entsprechende Erhebungen zeigen [1]. Nur etwa ein Drittel der Teilnehmenden bejahte, dass es die Aufrechterhaltung einer Berufsbindung erlaubt, wenn bestimmte Pflegeaufgaben von Professionellen übernommen werden [56]. Um Frauen die zunehmend angestrebte Aufrechterhaltung einer Berufsbindung zu ermöglichen, bedürfte es offenbar einer *Restrukturierung* bei den aktuellen Konzepten verbundener Pflege.

Wichtig sind außer der theoretischen Verfügbarkeit von Angeboten auch die *Zugänglichkeit* bzw. die tatsächlichen Zugangsbedingungen zu unterstützenden Leistungen. Dazu zählen speziell Leistungen des jeweiligen sozialen Sicherungssystems, für Deutschland insbesondere aus der sozialen Pflegeversicherung [18]. In die Zugänglichkeit gehen zahlreiche Komponenten ein: an erster Stelle steht das *Erkennen des Versorgungsbedarfes* (z. B. durch Hausärztinnen und Hausärzte, das Pflegeassessment im Auftrag des Sozialversicherungsträgers), hinzu kommen Komponenten von Entfernung, Verkehrsanbindung, häuslicher *Organisation*, die regionale *Verfügbarkeit*, nicht zuletzt Finanzierbarkeit und das Wissen um Finanzierungswege. Mangel an jedem dieser Elemente erhöht die Verletzlichkeit der Pflegenden (und Gepflegten) und folgt einem sozialen Gradienten. Für *Frauen in ungünstiger sozialer Position* kumulieren demzufolge die Erschwernisse. Die grundlegenden Bedürfnisse und Problemstellungen von Familien mit pflegebedürftigen Angehörigen unterscheiden sich eher nicht. Dennoch gibt es bei *Pflegesituationen vor Migrationshintergrund* Verschiedenheiten bei rechtlichen Fragen, kulturelle und religiöse Hintergründe zu beachten [57]. Sprache, ein unterschiedlich geprägtes Verständnis von Krankheit und Pflege(bedürftigkeit) oder auch zur Stellung der Frau können zusätzliche Problembereiche darstellen [58]. Neben der Forschung zu Bewältigungskonzepten für Menschen, die von Behinderung und Krankheit betroffen sind, wird vermehrt und kulturübergreifend Forschung benötigt zu den (Lebens-)Konzepten für Menschen, die als Pflegende „*mit hinein genommen werden*" in die Situation der Pflegebedürftigen.

---

138 Insbesondere von Senioren wurden in der Erhebung zeitlich präzise Vereinbarungen und deren Einhaltung sowie gleichzeitig die Flexibilität des professionellen Angebots als Charakteristika guter verbundener Pflege hervorgehoben.

16.7.3.3 Häusliche Pflege als Stabilisator der Lebenswelt

Pflegen meint für Angehörige nicht nur Unterstützung bei der Ausführung körperbezogener alltäglicher Verrichtungen, sondern stellt ein bedeutsames *Handeln im Kontext der Lebens- und Familiengeschichte* dar [59]: Pflege hat für die lebensweltlichen Helfenden vor allem die Funktion, die durch das Problem der Pflegebedürftigkeit irritierte Normalität ihres Alltagslebens zu (re-)stabilisieren. Diese Leistung kommt auch der Gesellschaft zugute. Es ist ein individuell und unmittelbar geleisteter Beitrag zum *Demographic Change Management* [51], zur Stabilisierung der Gesellschaft angesichts den Herausforderungen einer *aging society*. Nach den Ergebnissen der *Swiss Age Care* Studie sind Hauptmotive für die häusliche Betreuung vor allem Liebe und Zuneigung. Aber auch der Mangel an Alternativen und finanzielle Belange der jeweiligen sozialen Situation spielen eine Rolle [60]. Vor diesem Hintergrund überraschen Ergebnisse nicht, welche die Wahrscheinlichkeit der Aufnahme einer Pflegetätigkeit als primär durch den Bedarf der Gepflegten bestimmt finden. Entsprechend passt eine Frau u. a. eher ihr Erwerbsverhalten an die mit der Aufnahme einer Pflege verbundene Belastung an als umgekehrt (Exogenität der Berufstätigkeit, vgl. Kap. 16.7.4.1 [61]). Die Diskussion, in wie weit veränderte gesellschaftliche Lebensbedingungen – Lebensstile, Forderung nach Mobilität, Trend zum Single-Haushalt – sich auf die Bereitschaft zur häuslichen Pflege auswirken, ist im Gange. Untersuchungen, die von einer fortbestehenden Solidarität in Familien und hoher Pflegebereitschaft ausgehen (z. B. [62]) sind ebenso einzubeziehen wie Einschätzungen, dass es zu einer Erodierung familiärer Pflegestrukturen komme [z. B. 63] und einer Zunahme an Pflegeheimunterbringungen bevorstehe. Hochrechnungen aus dem Pflegereport 2011 der Barmer GEK [64] spiegeln einen solchen Trend nicht. Vielmehr gehen in die *Möglichkeit zur und Entscheidung für die Übernahme von Pflegeverantwortung* im häusliche Kontext – ungeachtet des oben dargelegten persönlichen Stellenwerts – zahlreiche in der Literatur als bedeutsam dokumentierte Faktoren als Stellgrößen *mit* ein [z. B. 65,66]. Dazu zählen neben den Eigenschaften der pflegenden und zu pflegenden Person beispielsweise das Beziehungsgefüge, der Grad der Pflegebedürftigkeit, finanzielle Spielräume, die Dauer der Pflegesituation und – zunehmend die Wohnverhältnisse, unter denen eine Pflegesituation gestaltet werden muss. Auch Stadt-Land-Unterschiede schlagen zu Buche [z. B. 37,67]. In Anbetracht des Trends hin zu Ein- und Zweipersonenhaushalten ist bei allen Überlegungen zudem in Rechnung zu stellen, dass – wenngleich in Statistiken meist unerkannt – in der Regel mehrere Personen an der Gestaltung einer Pflegesituation beteiligt sind. Die Kombination von Erwerbstätigkeit und einer Sorgeverpflichtung scheint für eine Einzelperson einem intensiveren häuslichen Pflegeengagement entgegen zu stehen. Nach wie vor kennzeichnen also *primär individuell geprägte, an den persönlichen Ressourcen, Chancen und Belangen der Lebenswelt ausgerichtete Lösungen* die Antwort auf Hilfebedarf im häuslichen Umfeld.

16.7.4 Pflegeverpflichtung – Karriere(bruch)?

Erwerbsarbeit und Unterstützungsleistungen für nahestehende Personen zu kombinieren wird besonders von Frauen zunehmend angestrebt [68]. Große Teile der resultierenden Verhaltensänderungen betreffen ein bestehendes Berufsleben nicht direkt [32]. Die Übernahme einer häuslichen Pflegeverpflichtung kennt sehr unterschiedliche Antworten in Bezug auf die Fortsetzung einer Berufsbindung.

16.7.4.1 Aufrechterhaltung einer Berufsbindung

Die völlige Aufgabe der Berufstätigkeit ist gerade bei einem umfassenden und hohen Pflegebedarf ein Schritt, zu dem sich in erster Linie Frauen entscheiden [38,44]. Der Vierte Armuts- und Reichtumsbericht [38] ergänzt, dass Erwerbsunterbrechungen oder Arbeitszeitreduzierungen wegen der Pflege Angehöriger ebenfalls vor allem von Frauen wahrgenommen werden. Wird im Kontext von logistischen Regressionsmodellen auf der Basis von SOEP-Daten über einen Zehnjahreszeitraum[139] untersucht, in wie weit die Übernahme einer häuslichen Care-Verpflichtung den Erwerbsstatus beeinflusst, zeigt sich ein hochsignifikanter Zusammenhang zwischen dem Erbringen pflegerischer Leistung und der Wahrscheinlichkeit einer kürzlich erfolgten Reduktion der Erwerbstätigkeit bei Frauen [9]. Frauen in selbständiger Position bleiben eher berufstätig als nicht selbständige [61]. Andere wählen eine Form der Selbständigkeit als Ausweg. Wenngleich nicht als Anpassungsverhalten an eine Sorgeverpflichtung wahrgenommen und ohne Niederschlag in den Statistiken, ist wohl am häufigsten der Wechsel in eine Erwerbstätigkeit mit anderem (oft weniger herausgehobenem) Anforderungsprofil. Solche Wechsel können der Beginn einer beruflichen Abwärtsspirale sein [56]. Managementposten gelten als insbesondere unvereinbar mit der Pflege von Angehörigen [7]. Dadurch sind Frauen mit Blick auf ihre Rolle im Management auch aus dieser Situation heraus benachteiligt, da sie häufiger als Männer eine Sorgeverpflichtung übernehmen. Für bestimmte Tätigkeitsprofile scheinen sich besondere Hürden aufzutun, gleichzeitig können Arbeitsplatzbedingungen charakterisiert werden, die den Erhalt der Berufsbindung begünstigen, e. g. gleitende Arbeitszeit, Home office, „Vertrauensarbeitszeit" [1]. Pflegende Frauen suchen Arbeitsplatzbedingungen, die mit den Pflegeaufgaben kompatibel sind und vorrangig nach diesem Gesichtspunkt gewählt werden (s. o. Exogenität der Berufstätigkeit). Solche Stellen- oder Funktionswechsel veranlassen und vollziehen Betroffene in der Regel selbst. Zu den Gründen dafür zählt, dass Pflegetätigkeit als ausschließlich persönliche Angelegenheit verstanden wird – nicht zuletzt im Kontext der individualisierenden Zuordnung von Pflegeaufgaben in der Gesellschaft. Informelle Anpassungsmöglichkeiten, beispielsweise im Rahmen bestehender arbeitszeitlicher Gestaltungsfreiräume, werden

---

[139] 2002–2012.

genutzt. Barrieren bestehen beim Annehmen von formellen betrieblichen Angeboten, da dieses Verhalten mit weniger Einsatz und Produktivität assoziiert werden könnte [69]. Pflegende wollen nicht als *weniger leistungsfähig* gelten [14].

Unterschiedliche Anliegen prägen den Wunsch nach Aufrechterhaltung einer Berufsbindung [z. B. 35]. Eine weitere Einbindung am Arbeitsplatz wird teils aus finanziellen Erwägungen gewünscht, da die mit der Pflege verbundenen Ausgaben den Finanzbedarf des Haushalts vergrößern. Dieser „Einkommenseffekt" erhöhe die Bereitschaft der pflegenden Angehörigen zur Teilnahme am Erwerbsleben. Gleichgerichtet soll ein sogenannter „Erholungseffekt" wirksam sein. Positive Auswirkungen des Berufs als „Ausgleich" sehen auch Böttcher et al. [70]. In wie weit die Berufstätigkeit tatsächlich eine entlastende Wirkung hat, bleibt umstritten [71]. Berufstätigkeit kann auch die Funktion eines (letzten) sozialen Netzwerks einnehmen [7]. Ein „Diskriminierungseffekt" wird bezüglich der Lohnhöhe beschrieben [65]. In entsprechender Weise schlägt sich auch ein Wechsel in schlechter dotierte Tätigkeiten oder ein Ausstieg aus Schichtarbeit nieder. Frauen, deren Lohnniveau durchschnittlich geringer ist, betreffen diese Auswirkungen stärker. Hinzu kommt, dass die Übernahme einer Pflegeverpflichtung in besonderer Weise die jüngeren und mittleren Altersgruppen von Frauen trifft und benachteiligt. Es resultieren mit lebensprägender Wirkung Einbußen hinsichtlich Karriereentwicklung, Einkommen Weiterbildungschancen und Rentenansprüchen (vgl. Kap. 16.7.5.2) [z. B. 72]. Daran ändern auch jüngste Änderungen an den Maßgaben zur sozialen Sicherung von Pflegepersonen nichts Grundlegendes[140] [15]. In einer Gesellschaft, die einem digitalisierten Arbeitsmarkt („4.0") entgegenstrebt, potenzieren sich, gespeist aus einem Mangel an Mobilität und Weiterbildungsgelegenheiten, die Probleme an der Schnittstelle zum Beruf. Es wird deutlich: Auch, wenn der jeweils eingeschlagene Lösungsweg zuerst Rückwirkungen auf die pflegende Frau zeigt, ist dieser individualisierende Blick zu kurzsichtig.

Wenn etwa 56 Prozent der 45- bis 59-Jährigen pflegebedürftige Angehörige haben oder mit dieser Situation in den nächsten 5–10 Jahren rechnen [73], spiegelt dies die Wirkungen des demographischen Wandels. Zusammen mit der zunehmenden Multilokalität von Familien und steigender Frauenerwerbstätigkeit [z. B. 74] fordert dieser Wandel die Frage heraus, wie lange noch die Vereinbarkeit von Berufsbindung und Pflege vorwiegend ein Problemfeld der Frauen darstellt. Die gesellschaftspolitische Brisanz des steigenden Pflegebedarfs, gleichstellungspolitische Bemühungen, der gewünschte Vorrang „*ambulant vor station*är" und Anzeichen in den Statistiken, die eine zunehmende Beteiligung von Männern zeigen, sprechen dafür, dass sich diese Frage zukünftig beiden Geschlechtern stellt [75]. Die Notwendigkeit, verstärkt

---

140 Ein Jahr Pflegetätigkeit ergibt durchschnittlich einen monatlichen Rentenanspruch zwischen 5,66 und 29,94 EUR (Wert: 1. Januar 2018 – alte Bundesländer) beziehungsweise zwischen 5,39 und 28,52 EUR (Wert: 1. Januar 2018 – neue Bundesländer), in Abhängigkeit vom Pflegegrad, welcher der betreuten Person zuerkannt wurde.

gesamtgesellschaftlich an einer angemessenen Vereinbarkeit von beruflicher Einbindung und Sorgeverpflichtungen zu arbeiten, unterstreichen Erhebungen, in denen pflegende Angehörige und Bürger gleichermaßen und als vorrangiges Anliegen gesellschaftliche Unterstützung bei der Vereinbarkeit von Beruf und familiärer Sorgeverpflichtung fordern [z. B. 1,25,73].

16.7.4.2 Wechselwirkungen im Gesellschaftsbezug

Wechselwirkungen von informeller Pflege und Erwerbstätigkeit bestehen auch im Gesellschaftsbezug. Alle die genannten individuellen Anpassungen haben gesellschaftliche Wirkung, nicht zuletzt über das durch Pflegende gegebenenfalls weiterhin zur Verfügung gestellte Arbeitsangebot *oder dessen Fehlen*. Die einer Gesellschaft zur Verfügung stehende Arbeitsleistung aus ihrer Bevölkerung ist endlich. Prognosen, die aufgrund des demographischen Wandels einen Arbeitskräftemangel betonen, verweisen gleichzeitig vor allem auf *Frauen als Erwerbstätige*. „Wir können es uns nicht leisten, die schlummernden Potenziale in unserem Land zu ignorieren", so die Frankfurter Allgemeine Zeitung in einem Artikel mit dem Titel „Frauen und Zuwanderer gegen die Lücke"[141].

Traditionell wird von einem negativen Zusammenhang zwischen Erwerbstätigkeit und informeller Pflege ausgegangen [32]. Zugrunde liegt die *„Competing Demands Hypothesis"* [47] nach der ein gewisses Ressourcenbudget (Zeit, Einkommen etc.) verteilt werden muss. Die größten Schwierigkeiten werden arbeitgeberseitig im nicht vorhersehbaren Pflegeverlauf gesehen, der dadurch weniger Raum für zeitliche und strukturelle Planungen lasse [70]. Gleichzeitig berichtet eine Studie im Auftrags des Ministeriums für Arbeit, Soziales, Familie und Gesundheit des Landes Rheinland-Pfalz von der hohen Arbeitsmotivation und Leistungsbereitschaft informell pflegender Arbeitnehmer [14]. Anstrengungen zur Rekrutierung gleichwertig qualifizierter Mitarbeitender erhöhen sich merklich. Zunehmend lassen sich unterstützende Aktivitäten als für die betriebliche Leistungsfähigkeit und Attraktivität bedeutende Einflussfaktoren identifizieren. Zu Buche schlagen auch die grundlegenden betrieblichen Werthaltungen, der Frauenanteil der Belegschaft als Maß für die betriebliche Betroffenheit und die antizipierten Auswirkungen derartiger Maßnahmen [76]. Die Wahrnehmung gesellschaftlich-sozialer Verantwortung als *Qualitätsmerkmal* eines Unternehmens kommt hinzu. Bislang zeigen vor allem jene Engagement, die sich davon Vorteile erhoffen. Zu diesen werden ein besonderes Maß an Loyalität von Seiten informell pflegender Mitarbeitender gerechnet, die höhere Unternehmensbindung, dadurch verminderte Such- und Rekrutierungskosten. Es entfallen die vielfältigen negativen Auswirkungen einer schnellen Personalumwälzung, wenn wiederholt qualifizierte Mitarbeitende aufgrund ihrer Pflegeverpflichtung (früher) aus dem Erwerbsleben austreten [7].

---

141 FAZ 21.1.2011. Nr. 17. S. 11.

Auch eine verringerte Krankenstands- bzw. Abwesenheitsneigung wird berichtet, aufgrund der von den Betroffenen ohnehin verfolgten Anpassungsstrategien. Damit in Zusammenhang stehend und die Berufsbindung beeinflussend sind auch personenbezogene Eigenschaften zu sehen, wie die Arbeitszufriedenheit, Sinngebung oder der Grad der Identifikation einer Person mit ihrer Arbeit [61]. Ungeachtet des vielfältigen gut dokumentierten Nutzens, den Arbeitgeber aus den betrieblichen Unterstützungsstrategien für pflegende Personen – in der Mehrzahl Frauen – ziehen könn(t)en, ist dieser Weg weiterhin zu wenig konzeptualisiert [71]. Solange Kooperation von Seiten der Arbeitgeber eher als Entgegenkommen denn als Anspruch der Arbeitnehmer verstanden wird, kann besonders bei der Gruppe älterer Frauen ohne herausgehobene Ausbildung oder andere, für welche die Arbeitsmarktsituation kritisch ist, eine Phase von Langzeitarbeitslosigkeit infolge einer Pflegesituation induziert werden, die ggfs. nach Ende der Pflegeverpflichtung schwer umkehrbar ist. Hier und über die innerbetrieblichen Anstrengungen im Interesse der einzelnen Unternehmen hinaus, ist mehr noch die Gesellschaft zum Handeln genötigt: Die mittel- und längerfristige Produktivität sowie die im Beruf erworbenen Kompetenzen pflegender Angehöriger können wegen mangelnder Vereinbarkeit teils oder über das Ausscheiden aus der Erwerbstätigkeit (auch via Frühpensionierung; [32]) vollständig für die Arbeitswelt verloren gehen. Ökonomisch schlägt dies als Humankapitalverlust zu Buche [44]. Die der Gesellschaft zukünftig zur Verfügung stehende Kompetenz und Arbeitsleistung von Frauen in Pflegeverpflichtung unterliegt demnach letztlich Einflüssen durch die *gesamtgesellschaftliche Ausgestaltung der Vereinbarkeit*. Die Bewertung steht aus, in wie weit jüngste gesetzgeberische Aktivitäten in dieser Richtung, e. g. das Familienpflegezeitgesetz (FPfZG), den Bedarfen der Betroffenen und der Gesellschaft gerecht werden. Eine die Care-Verpflichtung überdauernde finanzielle Belastung[142] etwa wirft gerade für Frauen Fragen der Machbarkeit auf [77].

16.7.5 Die Zeit nach der Pflegeverpflichtung

Nach Entfallen einer Pflegeverantwortung ist die unmittelbare Rückkehr zur „Normalität" – im beruflichen wie lebensweltlich-sozialen Kontext – wie selbstverständlich – erwartet. Dass auch dieses Zurückkehren ein prozesshaftes Erleben und Geschehen für die Betroffenen ist, in vielen Fällen noch geprägt von Elementen einer Trauerarbeit, wird zu oft vergessen. Die Zeit danach gestaltet sich daher zu einer weiteren Herausforderung, Belastung und möglicherweise negativen Weichenstellung für das vormals pflegende Kollektiv. Ungünstiger Weise gehört dieser Lebensabschnitt von häuslich Pflegenden gleichzeitig zu den Phasen, die am wenigsten erforscht sind.

---

[142] e. g. infolge von Einkommenseinbußen im Rahmen der sogenannten Brückenteilzeit oder die Rückzahlung von überbrückenden Krediten in relative kurzer Frist.

Die Hinweise kumulieren, dass sich neben den Folgen für eine einzelne Pflegende auch solche für die Gesellschaft auftun, u. a. den Grundsatz der (gesundheitlichen) Chancengleichheit der Geschlechter oder auch die Gesundheit der Bevölkerung betreffend. In gesundheitlicher Hinsicht weist das Phänomen „Sekundärpatient" auf die Problemlage(n) hin. Ein anderes Feld lässt sich in der Summe als *soziale Dislokation* beschreiben.

16.7.5.1 Sekundärpatient(in)

Die Anstrengungen, sowohl der Rolle der informell pflegenden Person als auch jener des Arbeitnehmers und gegebenenfalls weiteren Rollen in Familie, Beziehung und sozialem Umfeld gerecht zu werden, führt zu besonderen (gesundheitlichen und emotionalen) Belastungen und Stress, was sich über die Zeit negativ auf die Gesundheit der Pflegenden auswirken kann [14,78]. Pflegende, insbesondere solche mit hohem Pflegeaufwand und einer Pflegesituation im eigenen Haushalt, schätzen ihren Gesundheitszustand häufiger als nicht gut ein und berichten vermehrt über gesundheitliche Einschränkungen [6]. Bei Frauen (nicht bei Männern), die zwei Stunden oder mehr täglich einer Sorgeverpflichtung widmen, ist die Chance gesundheitlicher Einschränkungen, eines schlechteren allgemeinen Gesundheitszustands oder starker seelischer Belastungen auch dann noch signifikant erhöht, wenn zwischen Pflegenden und Nicht-Pflegenden nach sozialen Unterschieden statistisch kontrolliert wird. Signifikante Unterschiede hin zu eher ungünstigem Gesundheits*verhalten* zeigen sich vor allem für Frauen [22]. Auch im Kontext von Pflegeverpflichtungen gilt: *Gender* geht als bedeutsame Determinante nicht nur in die sozial ungleiche Verteilung von Gesundheitsproblemen ein, sondern auch in die Gefährdung, zu erkranken, Hilfe und Unterstützung zu erlangen und ggfs. die sozialen Folgen bewältigen zu können. [z. B. 79].

Während der Pflegeverpflichtung ist die Selbstsorge gering (s. o.). Oftmals jedoch erst nachdem eine Person ihre Pflegetätigkeit beendet hat, wird der Pflegende zu einem *„Sekundärpatient"* [80]. Dieser Begriff bezeichnet eine Person, die aufgrund der Folgeschäden der langfristigen Überbeanspruchung im Zuge der informellen Pflege selbst krank bzw. betreuungsbedürftig wird. Zugrundeliegende pathophysiologische und -anatomische Korrelate, auch im Zusammenhang mit Überlagerungen durch eine Trauerphase, sind Gegenstand wissenschaftlicher Untersuchungen [z. B. 81]. *Ambulante und stationäre Rehabilitationskonzepte, ggfs. Hilfen zur Teilhabe,* zugeschnitten auf diese vulnerable Gruppe, stehen aus (und dringlich an), als mögliche systematisierte Antwort, um Weichenstellungen in Richtung längerfristiger Ausfälle, den Übergang in eine eigene Langzeit-Patientenkarriere und ein sekundäres Ausscheiden aus dem Erwerbsleben in dieser sensiblen Phase entgegenzuwirken. Nach einer Pflegeverpflichtung erweisen sich häufig Berufsausstieg oder -modifikationen als nicht mehr umkehrbar, nicht nur bei Frauen mit fehlender oder wenig Berufsbildung. Phasen von Langzeitarbeitslosigkeit und *damit assoziierten (Folge-)Erkrankungen* [z. B.

79,82]; Pflegeverpflichtungen in der Vorgeschichte gelten als Charakteristikum für schwierige Verläufe mit Blick auf eine Wiedereingliederung in den Arbeitsmarkt [83].

16.7.5.2 Armutsgefährdung

Die Entwicklungen, dass Altersarmut und Isolation infolge sich ändernder Familien- und Gesellschaftsstrukturen zunehmen, betreffen Frauen in vieler Hinsicht stärker als Männer [84]. In statistischen Modellen auf der Basis von SOEP-Daten ist der armutsgefährdende Effekt durch eine Pflegeverpflichtung über Jahre hinweg signifikant, ein negativer Effekt von Pflege auf das monatliche Nettoeinkommen belegt (vgl. Kap. 16.7.4.1 [9]). Nicht nur bei Niedrigverdienern kann es mittlerweile trotz langjähriger Beitragszahlung zur gesetzlichen Rentenversicherung zu nur geringen Rentenansprüchen kommen. Kürzere Erwerbsphasen aufgrund von Kindererziehung oder der Pflege von Angehörigen wirken auch in diese Richtung [38]. Frauen haben deutschlandweit betrachtet einen um 57 Prozent geringeren eigenen Rentenanspruch als Männer („*Gender pension gap*") [85]. Daten aus der amtlichen Statistik zeigen für das Land Baden-Württemberg, dass Frauen in allen Altersgruppen stärker armutsgefährdet sind, besonders Frauen über 65 Jahre [86]. Zwischen den Bundesländern bestehen Unterschiede. Bundesweit waren 2016 17,1 Prozent der Frauen armutsgefährdet (Männer: 15 Prozent) sowie 32,1 Prozent der Alleinlebenden [87]. Leistungsbezieher von Grundsicherung im Alter nehmen zu[143]. Im Jahr 2017 lebte bereits in 41,8 Prozent der Haushalte in Deutschland nur eine Person [89], bei weiter steigendem Trend [17]. In der Zusammenschau bedeutet dies, dass ein abnehmendes Kapital an sozialen und finanziellen Ressourcen für immer größere Teile der Bevölkerung angenommen werden muss. Auf die Notwendigkeit der Anpassung von Dienstleistungen, Handlungsempfehlungen und Leistungsangebot an die neue Bedarfslage weisen nicht zuletzt die zunehmenden Anstrengungen von e. g. Kommunen zum Umgang mit dem Demographischen Wandel in der Gesellschaft durch strukturierte Handhabungskonzepte (*Demographic Change Management*) hin. Auch die Möglichkeit des Einkaufs von Unterstützungsleistungen und die Erreichbarkeit von Support bleibt aus diesem Blickwinkel neu zu prüfen: angesichts der Vorgabe „*ambulant vor stationär*" ist Entwicklungen Rechnung zu tragen, dass einem zunehmenden Personenkreis, besonders Frauen, aus eigener Anstrengung aufgrund ihrer sozialen und/oder finanziellen Situation der Zugang zu ambulanten professionellen Unterstützungsangeboten nicht (mehr) möglichsein wird. Altersarmut zählt neben ungeeignetem Wohnraum zu den wichtigsten „*Push-Faktoren*"[144] für den Übergang in die voll-

---

143 Die Ausgaben für die Grundsicherung im Alter und bei Erwerbsminderung nach dem Vierten Kapitel SGB XII beliefen sich nach Angaben des Bundesministeriums für Arbeit und Soziales im Jahr 2017 auf 6,3 Milliarden EUR (+ 7,0 %) [88].
144 Aus der Migrationstheorie stammend [90] beschreibt der Begriff in diesem Zusammenhang Einflüsse, die einen vorzeitigen, nicht in der gesundheitlichen Situation begründeten Wechsel in die stationäre Pflege fördern.

stationäre Pflege [1]. Bei den Kosten, die für die gesellschaftliche Pflegeverantwortung zu Buche schlagen, werden in Deutschland zukünftig vermehrt soziale Stützungszahlungen hinzukommen[145]. Die Implikationen betreffen somit die einzelnen Haushalte, gleichzeitig die sozialen Sicherungssysteme und erfordern rechtzeitiges Nachsteuern, unterstützt durch den Vergleich mit dem von anderen Nationalstaaten gewählten Vorgehen auf der Suche nach Best Practice Lösungen [z. B. 2,37,91].

16.7.5.3 Frauen als Pflegebedürftige

Von den im Dezember 2017 in Deutschland im Sinne des Pflegeversicherungsgesetzes (SGB XI) pflegebedürftigen 3,41 Millionen Menschen war die Mehrheit weiblich (63 Prozent). Wenngleich insgesamt von einer Zunahme pflegebedürftiger Personen ausgegangen wird (bis 2060 auf 4,8 Millionen; [4]), zeigen sich auffällig *unterschiedliche* Entwicklungen beim Vergleich zwischen Ländern, Bundesländern, Regionen und auch geschlechterbezogen [1,67]. Frauen weisen ab circa dem achtzigsten Lebensjahr eine deutlich höhere Pflegequote auf als Männer[146]. Neben Unterschieden in der gesundheitlichen Entwicklung können diese Zahlen ein abweichendes Antragsverhalten ebenso widerspiegeln wie ein genderdifferentes Zu-Gebote-Stehen informeller Hilfen [92]. Es wird eine *sinkende Prävalenz bei der informellen Pflege für Frauen* erwartet. Bereits 2011 verzeichnete der BAMER GEK Pflegereport 2011 insbesondere für Frauen einen steigenden Bedarf an zusätzlichen Betreuungsleistungen [64]. 2016 überwogen bei der Inanspruchnahme von Betreuungs- und Entlastungsleistungen nach § 45b SGB XI in höherem und hohem Lebensalter die Frauen deutlich [75]. Der Frauenanteil bei den vollstationär im Heim Versorgten liegt mit 70 Prozent höher als bei Männern [4]. Ältere Frauen leben häufiger alleine. Hier summieren sich die Problemfelder aus geringerem sozialen Kapital und den besonderen Problemen der Pflege im Kontext des *single status* [1,22]. Frauen sind länger pflegebedürftig[147] als Männer [75]. Betrachtet man auf der Basis von Zahlen für 2009 die Gesamtlebenszeitprävalenz als das individuelle Risiko, formal pflegebedürftig zu werden, zeigt sich, *dass zwei Drittel der Frauen (66,7 Prozent) im Laufe ihrer Lebenszeit pflegebedürftig werden*, bei den Männern liegt die Gesamtlebenszeitprävalenz bei 47 Prozent [93].

In diese Entwicklungen werden auch Frauen einbezogen sein, die derzeit Pflegeverantwortung tragen, aufgrund der verschiedenen gesellschaftlichen Strömungen jedoch möglicherweise nicht mehr auf Leistungen nach dem heutigen Verständnis informeller Pflege zurückgreifen werden können. Zusammengenommen mit den oben ausgeführten Erkenntnissen zur Entwicklung von Einpersonenhaushalten und dem Armutsrisiko in der älteren weiblichen Bevölkerung, skizzieren alle diese Erkenntnis-

---

145 In die *Hilfe zur Pflege* als Sozialleistung nach dem Siebten Kapitel SGB XII flossen 2017 nach Angaben des Statistischen Bundesamtes 3,4 Milliarden EUR.
146 z. B. Altersgruppe der 85- bis unter 90-Jährigen: Frauen 49 %, Männern 36 % [4].
147 Gemäß SGB XI.

se eine eigene Form des Prekariats für einen größer werdenden Anteil von den Frauen in der deutschen Gesellschaft. Dessen Erfassung *nach regionalen Unterschieden* [37] kommt für die Planung von Unterstützungsstrategien zukünftig verstärkte Bedeutung zu, nicht zuletzt angesichts des *Anspruchs auf Gleichmäßigkeit* der Versorgung.

16.7.6 Der Blick auf Chancen

Voraussetzungen für den Blick auf Chancen sind eine wertschätzende gesamtgesellschaftliche Grundhaltung für informell Pflegende und die finanzielle Sicherung der in dieser Form Pflegenden und von ihnen gepflegten Personen. Wenige Arbeiten beschreiben einen Benefit aus der Übernahme von Pflegeverantwortung im informellen Kontext [60]. Gleichwohl liegt gerade in *der Gestaltung positiver Elemente* ein wichtiger Teil der *Zukunftsfähigkeit* dieser Säule.

16.7.6.1 Expansion Hypothesis

Bereits sehr früh in der Diskussion um häusliche Sorgeverpflichtungen plädierte Scharlach [94] dafür, die Vereinbarkeit von Berufstätigkeit und Pflege *nicht nur als Konflikt- und Problembereich* zu beleuchten, sondern auch unter dem Aspekt von Kompensations- und Erweiterungsmöglichkeiten zu sehen – und zwar in der beruflichen *und* pflegerischen Rolle. *Persönliche Optionen aus Reorganisation, Engagement und Erfahrung mit der Pflegesituation erkennen* und konstruktiv in die aktuelle und prospektive Lebensgestaltung einbauen zu können, wäre ein nicht hoch genug einzuschätzender Gewinn. In der Literatur ist dieser Ansatz als *Expansion Hypothesis* [47] zu finden und beschreibt ein „Wachsen mit der Aufgabe". Die darin beinhaltete *Stärkung sozialer Kompetenzen* – für alle an diesem Prozess Beteiligten (aus Lebens- und Arbeitswelt) – kommt letztlich dem gesellschaftlichen Miteinander zugute. *Individuum-zentrierte Pflege* schließt auch Komponenten wie persönliche Werthaltungen und den Erhalt einer Privatsphäre ein [95]. Der informellen Pflege kommt hierbei eine besonders wichtige Rolle zu [96]. Die *Ausweitung von Verantwortungsbiographien* [97], d. h. eine stärkere Einbettung sorgender Aufgaben in jede Biographie, könnte die Pflegeaufgabe *geschlechter-* und generationengerechter gestalten und das Verständnis für Care-Situationen ausbauen. Noch beginnt *Familienfreundlichkeit* als Konzept in Betrieben oder Verwaltungen nur langsam über die Aufgaben für die Erziehung von Kindern hinaus [97] auch den Blick auf Pflegeverpflichtungen zu richten und in Zertifizierungsgepflogenheiten Eingang zu finden. Angesichts des demographischen Wandels und veränderter wirtschafts- und arbeitsmarktpolitischer Bedingungen gelten die Stärkung der sozialräumlichen Orientierung, der Bemühung um wohnortnahe Hilfen und den Ausbau bürgerschaftlichen Engagements für die Gestaltung von Pflege unverzichtbar [98]. Dabei sind es die an Chancen orientierten Denk- und Handlungsansätze, welche der Zukunftsfähigkeit häuslicher Pflege eine Basis bieten.

16.7.6.2 Support als Beitrag zu gesundheitlicher Chancengleichheit

Die Europäische Union sieht eine verbesserte Koordinierung von Langzeitpflege im Kontext von (gesundheitlicher) Chancengleichheit und betont die Bedeutung eines (gesundheits-)förderlichen Zusammenwirkens von häuslichen, kommunal und institutionell ausgerichteten Pflege-Arrangements [99]. Damit schließt sich der Kreis zur Betrachtung von Pflege und Pflegenden unter den Aspekten der Gesundheitsförderung, wie sie die Ottawa Charta der WHO (1986) fordert[148]: mehr Menschen selbstbestimmt zur Stärkung ihrer Gesundheit zu befähigen. Hier sind Elemente von *Empowerment* durch Information bzw. Beratung (beispielsweise durch Pflegestützpunkte, Gutachterdienste der Sozialversicherungsträger, Ärztinnen und Ärzte in Klinik und Praxis) und von Prävention (wie präventive Hausbesuche, innovative geriatrische Hausbesuche) zu verorten. Vorbereitungen dahingehend, dass die demographische Entwicklung auch einen Wandel im Bedarf an professionellen Angeboten hin zu einer *familienersetzenden* Pflege (vgl. o. Pflege von Frauen im single status) nach sich ziehen wird, erfordert die rechtzeitige Weichenstellung in Ausbildungskonzepten für den Pflegeberuf und Managementstrategien von professionellen Pflegediensten [100]. Die europäische Vergleichsstudie EUROFAMCARE zum Thema *Unterstützung und Entlastung älterer Menschen* unternahm eine Befragung von Angehörigen in sechs europäischen Ländern [101]. Auf Fragen danach, was die Pflegenden sich in ihrer Situation wünschen, wurden vorrangig *Erholung, Auszeit, kompetente Ansprechpartner, Information und Beratung* benannt. Wenn in einer neueren Befragung von Pflegenden und Pflegebedürftigen in zwei deutschsprachigen Ländern mit strukturierter (wenngleich unterschiedlich geregelter) Beratungspraxis für Pflegende *Information und Beratung* noch weiter in den Vordergrund rücken, weist dies deren Bedeutsamkeit ebenso aus wie das nach wie vor empfundene Defizit in der bestehenden Versorgungspraxis [1]. Das Informationsdefizit bei Betroffenen ist erheblich[149] [64]. Wird der Qualität von Erstgesprächen mit professionellen Pflegediensten/-institutionen in der o. g. Erhebung von Teilnehmenden aus beiden Ländern sogar prägende Bedeutung für den gesamten zukünftigen Pflegeverlauf beigemessen, weist dies in die gleiche Richtung. Es mehren sich die Hinweise für die Bedeutsamkeit der Funktion von Ärztinnen und Ärzten an den Schnittstellen zwischen dem medizinischen und nicht-medizinischen Hilfs- und Unterstützungssektor [48, 102]. Ärztinnen und Ärzte benötigen zunehmend gendersensible sozialmedizinische Kompetenz für den praktischen/klinischen Alltag [103–105] und ihren Auftrag in der Gesundheitsförderung. Einen solchen Auftrag

---

148 Gesundheitsförderung zielt auf einen Prozess, allen Menschen ein höheres Maß an Selbstbestimmung über ihre Gesundheit zu ermöglichen und sie damit zur Stärkung ihrer Gesundheit zu befähigen.
149 Von den 2.187 Befragten, die aufgrund des Vorliegens eines Anspruchs auf zusätzliche Betreuungsleistungen angeschrieben wurden, glaubten nur 1.004 Personen (= 46 %) einen Anspruch auf § 45b-Leistungen zu haben.

haben auch professionell tätige Personen in der Pflege, aus anderen nicht ärztlichen Gesundheitsberufen sowie Sozialberufen. In allen diesen Professionen besteht aktuell *erweiterter Qualifizierungsbedarf* angesichts der mit dem demographischen und gesellschaftlichen Wandel verbundenen gesundheitsrelevanten Herausforderungen.

Die *gesellschaftliche Befähigung zu selbstbestimmten Lösungen* – im Sinne gesellschaftlich bedingter Chancen in Ergänzung individueller Potenziale (*Capability Approach* nach Sen; [106]) – beim Eingehen einer Sorgeverpflichtung stellt sich zunehmend als Zielsetzung für das gesetzgeberische und strategische Handeln dar. Ein solches Herangehen würde auch und gerade Frauen stützen, die sich für eine informelle Pflegeaufgabe *aus ganz unterschiedlicher Situation heraus* entscheiden (möchten). Tragfähige Lösungen auf der Grundlage von adäquatem Support und Beratung könnten nicht nur mit z. B. Arbeitszufriedenheit, persönlichem Gewinn und der Förderung der Gesundheit von Pflegenden und Pflegebedürftigen einhergehen, sondern für die Gesellschaft auch ein zukunftsfähiger Ansatz sein, häusliche Pflegeverantwortung als eine *wertgeschätzte Aufgabe zu gestalten*.

16.7.7 Schlussfolgerungen

Frauen sind in herausgehobenem Maße von der gesellschaftlichen Problematik „Pflege" betroffen, sie übernehmen familiäre Sorgeverpflichtungen nicht nur häufiger, sondern oft unter ungünstigeren Voraussetzungen. Frauen bedürfen aufgrund ihrer Bedeutung für den Arbeitsmarkt, ihrem sozialen und gesellschaftlichen Stellenwert in der Stabilisierung der persönlichen und regionalen Lebenswelten angemessenen Supports, um die im gesamtgesellschaftlichen Interesse stehende Aufgabe informeller, häuslicher Pflege im nötigen Umfang schultern zu können. Andererseits machen Frauen mit steigendem Alter den Großteil an Pflegebedürftigen aus. Gleichzeitig kennzeichnen das soziale Umfeld von Pflegenden wie Pflegebedürftigen oft Vereinsamung und Prekariat – mit Auswirkungen auf deren Gesundheit und Chancen für die Zukunft. Diese komplexen Zusammenhänge erfordern eine Betonung der frauenspezifischen Forschung zu Pflege. Darüber hinaus gilt es, den Lernprozess der Gesellschaft auch dahingehend voranzubringen, dass mit der Thematik eine generationsübergreifende Dimension verbunden ist, die in den aktuellen Lösungsstrategien (noch) nicht den gebührenden Raum findet. Die Verantwortung nach § 8 SGB XI umfasst auch die für Kinder und die Enkelgeneration der Frauen (und Männer), die heute pflegen oder pflegebedürftig sind. Kollektive Rechte betonen die gemeinsame Verpflichtung und wirken der Individualisierung der Pflegeproblematik entgegen, die eine unzulässige Variabilität in der Gewähr von Pflege durch die Gesellschaft und eine persönliche Betroffenheit von Frauen über Gebühr beinhaltet.

Literatur

[1] Simoes E, Münnich R, Ueding E, et al. Pflege und Pflegebedürftigkeit als gesamtgesellschaftliche Aufgabe. Schriften zur grenzüberschreitenden Zusammenarbeit, Band 12. Zürich, St. Gallen: Dike Verlag (in Kooperation mit Nomos Verlag, Baden-Baden); 2016.

[2] Graf J, Brucker SY, Simoes E. Pflegebezogene Aspekte der sozialen Sicherungssysteme in Deutschland, in der Schweiz und in Luxemburg. In: Münnich R. und Kopp J. Pflege an der Grenze. Wiesbaden: Springer VS; 2019.

[3] Lichte T, Beyer M, Mand P, Fischer C. Die neue DEGAM-Leitlinie Nr. 6 „Pflegende Angehörige". Zeitschrift für Allgemeine Medizin. 2005;81(2):79–84.

[4] Destatis. 3,4 Millionen Pflegebedürftige zum Jahresende 2017. Pressemitteilung Nr. 019 vom 18. Dezember 2018 [Zugriff: 06.06.2019]. URL: https://www.destatis.de/DE/Presse/Pressemitteilungen/2018/12/PD18_501_224.html

[5] Destatis. Pflegestatistik. Pflege im Rahmen der Pflegeversicherung. Ländervergleich – Pflegebedürftige 2017 [Zugriff: 06.06.2019]. URL: https://www.destatis.de/DE/Themen/Gesellschaft-Umwelt/Gesundheit/Pflege/Publikationen/Downloads-Pflege/laender-pflegebeduerftige-5224002179004.pdf?__blob=publicationFile

[6] Mußgnug T, Korotkaia A. Pflege im eigenen Haushalt oder Außerhalb? – Ein Vergleich des Gesundheitszustands von Pflegenden. Gesundheitswesen. 2017;79:1019–1023.

[7] Arksey H, Morée M. Supporting working carers: do policies in England and The Netherlands reflect ‚doulia rights'? Health Soc Care Community. 2008;16(6):649–657.

[8] Perrig-Chiello P, Höpflinger F, Brigitte Schnegg B. SwissAgeCare-2010. Forschungsprojekt im Auftrag von Spitex-Schweiz. [Zugriff: 19.06.2019]. URL: https://www.spitex.ch/files/CEAAGB6/SwissAgeCare-2010---Schlussbericht Zugang am

[9] Simoes E, Münnich R, Graf J, Brucker SY, Krause J. Implikationen häuslicher Pflegeverpflichtung im Vergleich zweier Grenzregionen – Reicht die Weitsicht weit genug? In: Münnich R. Kopp J, Hrsg. Pflege an der Grenze. Wiesbaden: Springer VS; 2019.

[10] Emrich C, Rieger MA, Simoes E. Häusliche Pflegearrangements. Eine explorative Analyse auf Basis des Sozio-ökonomischen Panels, Wellen 2002–2009. Gesundheitswesen. 2012;74:A27.

[11] Koppelin F. Soziale Unterstützung pflegender Angehöriger. Theorien, Methoden, Forschungsbeiträge. Bern: Verlag Hans Huber; 2008.

[12] Kickbusch I. Advancing the Global Health Agenda. UN Chronicle 2011; Vol. XLVIII No. 4. [Zugriff: 19.06.2019]. URL: https://unchronicle.un.org/article/advancing-global-health-agenda

[13] Lilly, M, Laporte A, Coyte P. Labor market work and home care's unpaid caregivers: a systematic review of labor force participation rates, predictors of labor market withdrawal, and hours of work. Milbank Quarterly 85. 2007;4:641–690.

[14] Schneider N, Häuser J, Ruppenthal S, Stengel S. Familienpflege und Erwerbstätigkeit – Eine explorative Studie zur betrieblichen Unterstützung von Beschäftigten mit pflegebedürftigen Familienangehörigen. Im Auftrag des Ministeriums für Arbeit, Soziales, Familie und Gesundheit des Landes Rheinland-Pfalz. Johannes Gutenberg Universität, Institut für Soziologie. Mainz. 2006.

[15] Bundesministerium für Gesundheit (BMG). Leistungen der Pflegeversicherung. Soziale Absicherung der Pflegeperson. [Zugriff: 04.06.2019]. URL: https://www.bundesgesundheitsministerium.de/soziale-absicherung-der-pflegeperson.html

[16] Neal M, Wagner D, Bonn K, Niles-Yokum K. Caring from a distance: contemporary issues. In: Martin Matthews A.; Phillips J, Hrsg. Aging and Caring at the inter section of work and home life – blurring the boundaries. London: Lawrence Erlbaum Associates; 2008.

[17] Statistische Ämter des Bundes und der Länder. Demografischer Wandel in Deutschland. Heft 2, Auswirkungen auf Krankenhausbehandlungen und Pflegebedürftige im Bund und in den

Ländern. Ausgabe 2010 [Zugriff: 11.06.2019]. URL: http://www.statistikportal.de/statistikportal/demografischer_wandel_heft2.pdf

[18] Graf J. Pflegequalität in der ambulanten und stationären Altenpflege: Erhebung in der Grenzregion Lörrach-Basel. Berlin, Heidelberg: Springer-Verlag (Best of Pflege); 2018.

[19] Geyer J, Schulz E. Who cares? Die Bedeutung der informellen Pflege durch Erwerbstätige in Deutschland. DIW-Wochenbericht. 2014;81(14):294–301.

[20] Nowossadeck S. Pflegende Angehörige. In: Tesch-Römer C, Hagen C, Hrsg. Ausgewählte Aspekte zur informellen häuslichen Pflege in Deutschland. Deutsches Zentrum für Altersfragen. DZA Fact Sheet. März 2018 [Zugriff: 04.06.2019]. URL: https://www.dza.de/informationsdienste/index.php?eID=tx_securedownloads&p=530&u=0&g=0&t=1559746188&hash=-9c768d1d1bbeedb314fb09d62a60adff8aa1d82f&file=/fileadmin/dza/pdf/factsheets/FactSheet_Inform_haeusl_Pflege

[21] Robert Koch-Institut (RKI). Daten und Fakten: Ergebnisse der Studie „Gesundheit in Deutschland aktuell 2012". Beiträge zur Gesundheitsberichterstattung des Bundes. Berlin: Robert Koch-Institut; 2014.

[22] Wetzstein M, Rommel A, Lange C. Pflegende Angehörige – Deutschlands größter Pflegedienst. Berlin: Robert Koch-Institut, Hrsg. GBE kompakt. 2015;6(3).

[23] Klaus D, Tesch-Römer C. Pflege und Unterstützung bei gesundheitlichen Einschränkungen: Welchen Beitrag leisten Personen in der zweiten Lebenshälfte für andere? In: Mahne K, Wolff J, Simonson J, Tesch-Römer C, Hrsg. Altern im Wandel: Zwei Jahrzehnte Deutscher Alterssurvey (DEAS). Wiesbaden: Springer VS; 2017.

[24] Schneekloth U. Entwicklungstrends und Perspektiven in der häuslichen Pflege. Zentrale Ergebnisse der Studie Möglichkeiten und Grenzen selbständiger Lebensführung (MuG III). Zeitschrift für Gerontologie und Geriatrie. 2006;39:6.

[25] Institut für Demoskopie Allensbach. Monitor Familienleben 2010: Einstellungen und Lebensverhältnisse von Familien. Ergebnisse einer Repräsentativbefragung. Berichtsband. 2010 [Zugriff: 11.06.2019]. URL: http://www.bmfsfj.de/RedaktionBMFSFJ/Abteilung2/Pdf-Anlagen/familienmonitor-2010,property=pdf,bereich=bmfsfj,sprache=de,rwb=true.pdf

[26] Emrich C, Simoes E, Münnich R. Pflegende Angehörige im Spannungsfeld zwischen Berufstätigkeit, Krankheit und Armut: Welche Daten eignen sich für eine Ist- und Bedarfsanalyse? In: 10. Deutscher Kongress für Versorgungsforschung. 18. GAA-Jahrestagung. Köln, 20.-22.10.2011. Düsseldorf: German Medical Science GMS Publishing House; 2011. Doc11dkvf174. DOI: 10.3205/11dkvf174, URN: urn:nbn:de:0183-11dkvf1741. [Zugriff: 11.06.2019]. URL: https://www.egms.de/static/resources/meetings/dkvf2011/Abstractband.pdf

[27] DIW Berlin (Deutsches Institut für Wirtschaftsforschung). About SOEP (German Socio-Economic Panel). [Zugriff: 03.07.2019]. URL: https://www.diw.de/en/diw_02.c.221178.en/about_soep.html

[28] Bundesministerium für Familie, Senioren, Frauen und Jugend. Sechster Bericht zur Lage der älteren Generation in der Bundesrepublik Deutschland. Altersbilder in der Gesellschaft. Berlin: BMFSFJ; 2010 [Zugriff: 06.06.2019]. URL: https://www.bmfsfj.de/blob/101922/b6e54a742b2e84808af68b8947d10ad4/sechster-altenbericht-data.pdf

[29] Ferlander S. The importance of different forms of social capital for health. Acta Sociologica. 2007;50:115–128.

[30] Jähnke A, van Holten, Bischofberger I. Schlussbericht zur Befragung der Spitex zur Situation in Privathaushalten mit Care-Migrantinnen. Zürich: Careum Stiftung; 2012.

[31] Kinsella KG, Velkoff VA. An aging world. U. S. Dept. of Commerce, Economics and Statistics Administration, U. S. Census Bureau. 2001.

[32] Mühlmann R, Ludescher M, Trukeschitz B, Schneider U. Auswirkungen informeller Pflegtätigkeit auf das Erwerbsverhalten und Konsequenzen für ArbeitgeberInnen – Ein Literatur-

survey. Forschungsbericht des Forschungsinstituts für Altersökonomie. No. 1.2007 [Zugriff: 11.06.2019]. URL: http://epub.wu.ac.at/210/
[33] Höpflinger F, Bayer-Oglesby L, Zumbrunn A. Pflegebedürftigkeit und Langzeitpflege im Alter. Aktualisierte Szenarien für die Schweiz. Bern: Hans Huber; 2011.
[34] Destatis und Wissenschaftszentrum Berlin für Sozialforschung (WZB), Hrsg. Datenreport 2013: Ein Sozialbericht für die Bundesrepublik Deutschland. [Zugriff: 05.06.2019]. URL: https://www.wzb.eu/system/files/docs/ende/peu/datenreport2013_gesamt_barrierefrei
[35] Mühlberger U, Guger A, Knittler K, Schratzenstaller M. Langzeitpflege in Österreich. In: ÖKSA (Österreichisches Komitee für Soziale Arbeit). Finanzierung der Pflege in Österreich. Bedarf – Modelle – Perspektiven. Dokumentation der Jahreskonferenz 2008 vom 27. November 2008 in St. Pölten, Niederösterreich. [Zugriff: 10.07.2019]. URL: http://www.oeksa.at/files/publikationen/OEKSA_BUCH_09_Online.pdf
[36] Simoes E. Pflege in der Familie und Armut. 22. Wissenschaftliches Kolloquium. „Armutsmessung" des Statistischen Bundesamtes gemeinsam mit der Deutschen Statistischen Gesellschaft (21.-22.11.2013). Vortrag am 21. 11 2013, Wiesbaden [Zugriff: 10.07.2019]. URL: http://docplayer.org/25297832-Pflege-in-der-familie-und-armut.html
[37] Krause J, Münnich R. Kleinräumige Projektionen der zukünftigen Pflegesituation in der Großregion Trier. In: Münnich R, Kopp J. Pflege an der Grenze – Grenzüberschreitende Pflege in Grenzregionen im Lichte des demographischen Wandels. Wiesbaden: Springer VS; 2019.
[38] Bundesministerium für Arbeit und Soziales (BMAS). Der Vierte Armuts- und Reichtumsbericht der Bundesregierung. Lebenslagen in Deutschland. Armuts- und Reichtumsberichterstattung der Bundesregierung. Berlin: BMAS; 2013.
[39] Williams AM, Forbes DA, Mitchell J, Essar M, Corbett B. The influence of income on the experience of informal caregiving: policy implications. Health Care Women Int. 2003;24(4):280–291.
[40] Yoo BK, Bhattacharya J, McDonald KM, Garber AM. Impacts of informal caregiver availability on long-term care expenditures in OECD countries. Health Serv Res. 2004;39(6 Part II):1971–1992.
[41] Deutsches Ärzteblatt (DÄB). Rösler verspricht pflegenden Angehörigen mehr Unterstützung. Rubrik Politik: Mittwoch, 9. Februar 2011 [Zugriff: 11.06.2019]. URL: https://www.aerzteblatt.de/treffer?mode=s&wo=17&s=demenz&typ=1&nid=44626
[42] O`Connor D. Self-identifying as a caregiver: Exploring the positioning process. Journal of Aging Studies. 2007;21:165–174.
[43] Evans K, Millsted J, Richmond J, et al. Working sandwich generation women utilize strategies within and between roles to achieve role balance. PLos ONE. 2016; 11(6): e0157469. https://doi.org/10.1371/journal.pone
[44] Schneider T, Drobnic S, Blossfeld H. Pflegebedürftige Personen im Haushalt und das Erwerbsverhalten verheirateter Frauen. Zeitschrift für Soziologie 30. 2001;5:362–383.
[45] Hundt M. Den Pflegenden eine Stimme geben. In: Döbler J, Hundt M, Schlegel P, Terhürne G, Hrsg. Demenz – Angehörige im Dialog. Braunschweig: ambet; 2005.
[46] Dierks M. Karriere! Kinder, Küche? Eine explorative Studie zur Verrichtung der Reproduktionsarbeit in Familien mit qualifizierten berufsorientierten Müttern aus der Perspektive von Frauen nach Beendigung ihrer Erwerbsarbeit. Diss. Universität Hamburg. 2005. Unveröffentlicht.
[47] Martire LM, Stephens MAP. Juggling Parent Care and Employment Responsibilities: The Dilemmas of Adult Daughter Caregivers in the Workforce. Sex Roles. 2003;48(3/4):167–173.
[48] Cording L, Beyer A, Boettcher AM, Schattschneider R, Busch S. Ärztinnen und Ärzte an der Schnittstelle zum nicht-medizinischen Hilfs- und Unterstützungssektor für Menschen mit Demenz. Gesundheitswesen. 2019;81(04):319–324.
[49] Schneekloth U, Wahl H, Hrsg. Möglichkeiten und Grenzen selbständiger Lebensführung in privaten Haushalten (MuG III): Repräsentativbefunde und Vertiefungsstudien zu häuslichen Pflegearrangements, Demenz und professionellen Versorgungsangeboten. Integrierter Ab-

schlussbericht. München, Heidelberg. 2005 [Zugriff: 26.01.2013]. URL: http://www.bmfsfj.de/doku/Publikationen/mug/root.html

[50] Tuithof M, ten Have M, van Dorsselaer S, de Graaf R. Emotional disorders among informal caregivers in the general population: target groups for prevention. BMC Psychiatry. 2015;15:23. DOI 10.1186/s12888-015-0406-0

[51] Simoes E. Pflegebedürftigkeit und ihre vielen Gesichter – im Spiegel von Wahrnehmung und Sozialgesetzgebung. Sozialmedizinisches Forum zur aktuellen Gesundheitspolitik: Pflegebedürftigkeit – Privatsache? Pflegebedürftigkeit als Herausforderung für ein gesamtgesellschaftliches Demographic Change Management. Vortrag am 26.01.2011. Universitätsklinikum Tübingen.

[52] Dräger D, Budnick A, Kummer K, Seither C, Blüher S. Gesundheitsförderung für ältere pflegende Angehörige. Public Health Forum. 2012;20(1):31.e1-31.e3.

[53] Gröning K, Kunstmann AC, Röwenkamp B, Müller H. Geschlechtsspezifische Dimensionen in der Lebensphase der Verantwortung für pflegebedürftige Eltern – Interviews mit pflegenden Familien als Lerngeschichten. Dokumentation einer Weiterbildung mit Mitarbeitenden aus Krankenhäusern. Journal Netzwerk Frauenforschung NRW. 2006;20.

[54] Gröning K, Kunstmann AC, Rensing E, Röwekamp B. Pflegegeschichten. Pflegende Angehörige schildern ihre Erfahrungen. Frankfurt am Main 2004.

[55] Zeman P. Pflege in familialer Lebenswelt. In: Schroeter KR, Rosenthal T, Hrsg. Soziologie der Pflege. Weinheim und München: Juventa Verlag; 2005.

[56] Simoes E. Professionelle Pflege in der Grenzregion: Handlungsbedarf, Gestaltungsoptionen und weitere Forschung. Impulse aus der Forschung für die Praxis. Basel: Vortrag am 30.10.2015.

[57] Zielke-Nadkarni, A. The meaning of the family: Lived experiences of Turkish women immigrants in Germany. Nursing Science Quarterly. 2003;16(2):169–173.

[58] Kronenthaler A (Projektleitung). CarEMi: Pflegevorstellung älterer türkischer und türkischstämmiger Migrant*innen der ersten Gastarbeitergeneration – Anspruch und Wirklichkeit im Versorgungssystem in Zeiten des demografischen Wandels. [Zugriff: 10.07.2019]. URL: http://www.caremi.de/studie.html

[59] Geister C. Die Belastungen der Angehörigen als Herausforderung für die professionelle Pflege. Public Health Forum. 2008;16(4):7.e1-7.e3.

[60] Perrig-Chiello P, Hutchison S. Familial caregivers of elderly persons. A differential perspective on stressors, resources, and well-being. Journal of Gerontopsychology and Geriatric Psychiatry. 2010;23(4):195–206.

[61] Henz U. Informal Caregiving at Working Age: Effects of Job Characteristics and Family Configuration. Journal of Marriage and Family. 2006;68(2):411–429.

[62] Klie T, Wiebke Klie A, Hrsg. Engagement und Zivilgesellschaft. Expertisen und Debatten zum Zweiten Engagementbericht. Wiesbaden: Springer VS 2018.

[63] Bundesministerium für Familie, Senioren, Frauen und Jugend (BMFSFJ). Vierter Bericht zur Lage der älteren Generation: Risiken, Lebensqualität und Versorgung Hochaltriger – unter besonderer Berücksichtigung demenzieller Erkrankungen. Berlin: 2002.

[64] Rothgang H, Iwansky S, Müller R, Sauer S, Unger R. BARMER GEK Pflegereport 2011. Schriftenreihe zur Gesundheitsanalyse. Band 11. Universität Bremen. Zentrum für Sozialpolitik. St. Augustin: Asgard-Verlag; November 2011.

[65] Heitmueller A. The Chicken or the Egg? Endogenity in labour market participation of informal carers in England. Journal of Health Economics. 2007;26:536–559.

[66] Carmichael F, Charles S. The opportunity costs of informal care: does gender matter? Journal of Health Economics. 2003;22:781–803.

[67] Krause J, Münnich R, Schmaus S et al. Potenziale der agentenbasierten Mikrosimulation zur Versorgungsplanung in der Pflege. In: Münnich R, Kopp J. Pflege an der Grenze – Grenzüberschreitende Pflege in Grenzregionen im Lichte des demographischen Wandels. Wiesbaden: Springer VS; 2019.

[68] Deutsches Zentrum für Altersfragen, Hrsg. Deutscher Alterssurvey 2014. Zentrale Befunde. Berlin: Deutsches Zentrum für Altersfragen [Zugriff: 04.06.2019]. Mai 2016. URL: https://www.dza.de/fileadmin/dza/pdf/DEAS2014_Kurzfassung.pdf

[69] Chesley N, Moen P. When workers Care. The American Behavioral Scientist. 2006;46(9):1248–1269.

[70] Böttcher S, Selinger Y, Hauss F. Vereinbarkeit von Erwerbsarbeit und Pflege im Land Brandenburg: Studie, 2009 [Zugriff: 26.01.2013]. URL: http://www.esf.brandenburg.de/sixcms/media.php/bb3.c.208819.de

[71] Bischofberger I, Lademann J, Radvanszky A. „work & care" – Erwerbstätigkeit und Pflege vereinbaren: Literaturstudie zu Herausforderungen für pflegende Angehörige, Betriebe und professionelle Pflege. Pflege. 2009;22:277–286.

[72] Chorn Dunham C, Dietz B. „If I'm not allowed to put my family first": challenges experienced by women who are caregiving for family members with dementia. Journal of Women and Aging. 2003;1:55–69.

[73] Institut für Demoskopie Allensbach. Weil Zukunft Pflege braucht. 2012 [Zugriff: 19.06.2019]. URL: https://www.ruv.de/static-files/ruvde/Content/presse/pressemitteilungen/20121204-zukunft-pflege/studienbooklet.pdf

[74] Mösle H. Pflegeeinrichtungen – heute und morgen. In: Bachmaier H, Hrsg. Die Zukunft der Altersgesellschaft: Analysen und Visionen. Göttingen: Wallstein Verlag; 2005.

[75] Rothgang H, Müller R, Runte R, Unger R. Pflegereport 2017. Schriftenreihe zur Gesundheitsanalyse. Band 5. Berlin: Barmer; 2017.

[76] Goodstein J. Employer Involvement in Eldercare: An organizational adaptation perspective. Academy of Management Journal. 1995;38(6):1657–1671.

[77] Gräber B. Wer heute pflegt, ist morgen arm. Süddeutsche Zeitung vom 17.12.2018 [Zugriff: 08.07.2019]. URL: https://www.sueddeutsche.de/wirtschaft/brueckenteilzeit-wer-heute-pflegt-ist-morgen-arm-1.4255219

[78] Livingston G, Sommerlad A, Orgeta V, et al. Dementia prevention, intervention, and care. Lancet. 2017;390:2673–2734.

[79] Lesage FX, Dutheil F, Godderis L, Divies A, Choron G. Incidence of ill-health related job loss and related social and occupational factors. The "unfit for the job" study: a one-year follow-up study of 51,132 workers. PeerJ. 2018; 6: e5073.

[80] Schenk M. Pflegende Angehörige als Patienten. Deutsche Medizinische Wochenzeitschrift. 2009;134(14):13.

[81] Shear MK. Clinical practice. Complicated grief. N Engl J Med. 2015;372(2):153–160.

[82] Herbig B, Dragano N, Angerer P. Gesundheitliche Situation von langzeitarbeitslosen Menschen. Dtsch Arztebl Int. 2013;110(23–24):413–419; DOI: 10.3238/arztebl.2013.0413

[83] Walwei U. Arbeitslosigkeit und Armut. 22. Wissenschaftlichen Kolloquium „Armutsmessung" des Statistischen Bundesamtes gemeinsam mit der Deutschen Statistischen Gesellschaft. 21.–22. November 2013, Wiesbaden.

[84] Simoes E, Gostomzyk J, Schmahl FW, Bamberg M, Brucker SY, Wallwiener D. Frauengesundheit und Klinische Sozialmedizin Geburtshilfe und Frauenheilkunde. 2014;74:626–30.

[85] Klenner C, Sopp P, Wagner A. Große Rentenlücke zwischen Männern und Frauen. WSI-Report Nr. 29, 6/2016. Düsseldorf: Wirtschafts- und Sozialwissenschaftliches Institut der Hans-Böckler-Stiftung 2016 [Zugriff: 08.07.2019]. https://www.boeckler.de/pdf/p_wsi_report_29_2016.pdf

[86] Krentz A. Armutsgefährdung von Frauen in Baden-Württemberg – Daten aus der amtlichen Statistik. Statistisches Landesamt Baden-Württemberg. Vortrag am 4.5.2012, Stuttgart. Öffentlicher Fachtag des Landesfrauenrates Baden-Württemberg: Arme Frauen – Reiches Land. Wege aus der Frauenarmut.

[87] Bundeszentrale für Politische Bildung (bpb). Ausgewählte Armutsgefährdungsquoten 2016. Stand 16.12.2018 [Zugriff: 11.06.2019]. URL: http://www.bpb.de/61785

[88] Destatis. 1 059 000 Empfänger von Grundsicherung im Alter und bei Erwerbsminderung im Dezember 2017. Pressemitteilung Nr. 114 vom 28. März 2018 [Zugriff: 06.06.2019]. URL: https://www.destatis.de/DE/Presse/Pressemitteilungen/2018/03/PD18_114_228.html;jsessionid=0584C089CAFB7CDB766188F478D2E5BC.internet721

[89] Umweltbundesamt. Bevölkerungsentwicklung und Struktur privater Haushalte. 07.11.2018 [Zugriff: 19.06.2019]. URL: https://www.umweltbundesamt.de/daten/private-haushalte-konsum/strukturdaten-privater-haushalte/bevoelkerungsentwicklung-struktur-privater#textpart-5

[90] Lee ES. Eine Theorie der Wanderung. In: Széll G. (Hrsg.) Regionale Mobilität. München: Nymphenburger Verlagshandlung; 1972.

[91] Colombo F, Llena-Nozal A, Mercier J, Tjadens F. Health wanted? Providing and paying for long-term care. Paris: OECD. 2011 [Zugriff: 08.07.2019]. URL: http://dx.doi.org/10.1787/9789264097759-en

[92] Forbes DA, Jansen SL, Markle-Reid M, et al. Gender differences in use and availability of home and community-based services for people with dementia. Can J Nurs Res. 2008;40(1):39–59.

[93] Rothgang H. Die notwendige Finanzreform in der Pflegeversicherung. Gesundheitspolitisches Kolloquium im Sommersemester 2011: Wie werden wir in Zukunft pflegen? Zentrum für Sozialpolitik, Universität Bremen. 2011.

[94] Scharlach A. Caregiving and employment: competing or complementary roles? Gerontologist. 1994;34;3:378–385.

[95] Brownie S, Nancarrow S. Effects of person-centered care on residents and staff in aged-care facilities: a systematic review. Clinical Interventions in Aging. 2013;8:1–10.

[96] Brazil K, Bainbridge D, Ploeg J, et al. Family caregiver views on patient-centred care at the end of life. Scand J Caring Sci. 2012;26(3):513–518. Doi: 10.1111/j.1471-6712.2011.00956.x.

[97] Von der Leyen U. Zur Vereinbarkeit von Beruf und Familien. Festrede anlässlich der Eröffnung des 59. DGGG-Kongresses. München. 9.10.2012. Der Frauenarzt. 2012;53(12):1148–1152.

[98] Bundesministerium für Gesundheit (BMG). Umsetzungsbericht des Beirats zur Überprüfung des Pflegebedürftigkeitsbegriffs. 2009 [Zugriff: 11.06.2019]. URL: https://www.gkv-spitzenverband.de/media/dokumente/pflegeversicherung/pflegebeduerftigkeitbegriff/2009_05_25_EF_Umsetzungsbericht_vom_BMG_Anlage_1.pdf

[99] Rodrigues R, Ilinca S, Schmidt A. Analysing equity in the use of long-term care in Europe. Research note 9/2014. European Centre for Social Welfare Policy and Research. [Zugriff: 17.07.2019]. URL: http://ec.europa.eu/social/BlobServlet?docId=13627&langId=en

[100] Braun H, Börsch HJ, Haas M, Simoes E, Lauxen O. Pflege an der Grenze. Möglichkeiten, Chancen und Risiken. Eine Diskussion. In: Münnich R, Kopp J, Hrsg. Pflege an der Grenze. Wiesbaden: Springer VS. 2019.

[101] Meyer M. Pflegende Angehörige in Deutschland: Überblick über den derzeitigen Stand und zukünftige Entwicklungen. 2007 [Zugriff: 11.06.2019]. URL: http://www.uke.de/extern/eurofamcare/documents/nabares/nabare_germany_de_final_a4.pdf

[102] Simoes E, Tropitzsch, A, Gharabaghi A, et al. Sozialmedizinische Aufgaben des Arztes. Deutsches Ärzteblatt (DÄB). 2016;113(31–32):A1426-1428.

[103] Simoes E, Gostomzyk J, Schmahl FW, et al. Plädoyer für eine klinische Sozialmedizin – Sozialmedizinische Weiterbildung an Einrichtungen der Akutmedizin. Gesundheitswesen. 2014;76(08/09):513–517.

[104] Pavlova MA, Weber S, Simoes E, Sokolov AN. Gender stereotype susceptibility. PLoS ONE 2014;9(12):e114802. Doi:10.1371/journal.pone.0114802
[105] Sokolov AN, Pavlova MA, Wallwiener D, Brucker SY, Simoes E. Visual social reasoning in females with mastocarcinoma is impaired by negative gender-related messages. Perception. 2018;47(Suppl.):#209
[106] Sachverständigenrat zur Begutachtung der Entwicklung im Gesundheitswesen. Sondergutachten 2009. Koordination und Integration der Gesundheitsversorgung in einer Gesellschaft des längeren Lebens. [Zugriff: 11.07.2019].URL: http://dip21.bundestag.de/dip21/btd/16/137/1613770.pdf

17 Ausblick

17.1 Entwicklung der Anzahl der Pflegebedürftigen unter demographisch-epidemiologischen Aspekten

Ulrich Otto Mueller

Die Entwicklung der Anzahl der Pflegebedürftigen – fortan: der Pflegebevölkerung – wird entscheidend von folgenden fünf Prozessen bestimmt:
1. Altersaufbau der Bevölkerung: Alter ist die wichtigste Determinante von Pflegebedürftigkeit;
2. Kohorteneffekte: jüngere Geburtskohorten könnten im selben hohen Alter weniger pflegebedürftig sein als ihre Vorgänger;
3. Population der informellen Pflegepersonen: wer soziale Unterstützung hat, braucht weniger professionelle Pflege;
4. Entwicklung der Versorgung: es könnten die Prävalenzen von Pflegebedürftigkeit verursachenden Krankheiten gesenkt werden;
5. Entwicklung der medizinischen Technik: es könnte die Pflegebedürftigkeit gesenkt werden durch pharmakologische Innovationen oder indem schwindende natürliche Fähigkeiten technisch substituiert werden: durch Sinnesfähigkeiten, Mobilität, Körperpflege usw. unterstützende Techniken.

Dieser Beitrag wird sich vor allem mit den Einflussgrößen 1–4 befassen.

17.1.1 Altersaufbau der Bevölkerung

Die Pflegestatistik des Statistischen Bundesamtes listet für das Jahr 2017 die in Tabelle 17.1 aufgeführten altersspezifischen Prävalenzen der Pflegebedürftigkeit auf [1]. Die Zahlen liegen deutlich über früheren – auch den in der dritten Auflage dieses Handbuchs aufgeführten. Das zweite Gesetz zur Stärkung der pflegerischen Versorgung und zur Änderung weiterer Vorschriften (Zweites Pflegestärkungsgesetz – PSG II) hat die Pflegebedürftigkeit weiter gefasst, wobei auch die neu angepasste Pflegestatistikverordnung wegen unzureichender Datenlage anscheinend noch nicht ganz bis zur Veröffentlichung der Pflegestatistik im Jahr 2018 umgesetzt werden konnte. Wegen der neu definierten Kriterien der Pflegebedürftigkeit gibt es einen offensichtlichen Bruch in den Zeitreihen: es ist unklar, wieweit höhere Zahlen durch tatsächlich mehr pflegebedürftige Menschen oder weiter gefasste Kriterien der Pflegebedürftigkeit verursacht wurden. Zu bedenken ist auch, dass die die aus sozialer Pflegeversicherung und privater Pflegepflichtversicherung zusammengezählten Zahlen der Pflegebedürftigen mit 3,5 Millionen um etwa 100.000 Personen über den 3,4 Millionen der amtlichen Pflegestatistik liegen.

Tab. 17.1: Anteil der Pflegebedürftigen an der Bevölkerung zum Jahresende 2017, nach Alter und Geschlecht, Angaben in Prozent (nach der Pflegestatistik 2017: Deutschlandergebnisse des Statistischen Bundesamtes 2018 [www.destatis]).

Altersgruppe	Männer	Frauen	Gesamt
unter 15	1,3	0,8	1,0
15 – unter 60	0,8	0,8	0,8
60 – unter 65	2,5	2,3	2,4
65 – unter 70	4,0	3,7	3,8
70 – unter 75	6,3	6,5	6,4
75 – unter 80	10,5	12,3	11,5
80 – unter 85	19,3	26,1	23,3
85 – unter 90	35,6	49,3	44,5
90 und älter	57,8	74,9	70,7
Gesamt	3,1	5,1	4,1

Hält man diese alters- und geschlechtsspezifischen Pflegebedürftigkeitsrisikos konstant, so lassen sich aus der Bevölkerungsvorausberechnungen des Statistischen Bundesamtes bis zum Jahre 2050 die *alters- und geschlechtsspezifischen Fallzahlen der Pflegebevölkerung* vorausberechnen, womöglich auch noch nach Pflegegraden, wenn man auch hierin von einem konstanten alters- und geschlechtsspezifischen Bedürftigkeitsrisikos ausgeht. Eine aktuelle Projektion stammt aus dem Pflegebericht 2019 des Wissenschaftlichen Instituts der AOK (WIdO) [2] mit einer vom Verfasser vorgenommenen Erweiterung um die privat versicherten Pflegebedürftigen[150] in Tabelle 17.2.

---

[150] Quelle: Spalte 2 aus Tabelle 2 (Pflegebedürftige und Pflegekräfte (in der Pflege und Betreuung tätig) 2017 bis 2050) [2]; Spalte 3 geschätzt aus den Zahlen der Privaten Krankenversicherung (PKV) für das Jahr 2017 (Zahlenbericht der Privaten Krankenversicherung 2017 [3]). Von den 9,3 Millionen in der privaten Pflegeversicherung waren 6,6 Millionen vollversichert (einschließlich Beihilfeberechtigte). Unterstellt, dass die gleiche Relation auch für die Empfänger von Pflegeleistungen gilt, ergibt dies etwa 150.000 Empfänger von Pflegeleistungen, die nicht in der Zahl der gesetzlich versicherten Pflegebedürftigen enthalten sind. Unterstellt man einen konstanten proportionalen Korrekturfaktor bis 2050, erhält man die Zahlen in Spalte 3.

Tab. 17.2: Projektion der Gesamtzahl der Pflegebedürftigen.

Jahr	Projizierte Gesamtzahl der gesetzlich versicherten Pflegebedürftigen in Deutschland (in Millionen)	Projizierte Gesamtzahl der gesetzlich und privat versicherten Pflegebedürftigen in Deutschland (in Millionen)
2017	3,32	3,47
2020	3,50	3,68
2030	3,92	4,12
2040	4,43	4,65
2050	5,09	5,34

Aufbauend auf den Projektionen der Bevölkerungsstruktur und der Lebenserwartung kann man dann auch Pflegebedürftigkeit ursachenspezifisch in die Zukunft projizieren – das wichtigste Anwendungsfeld ist die Abschätzung der zukünftigen *Demenz-Prävalenz*. Seit vielen Jahren veröffentlicht Horst Bickel für die Deutsche Alzheimer-Gesellschaft solche Projektionen, die weitgehend übernommen werden. Die letzte Projektion von 2018 [4] (s. Tab. 17.3) unterscheidet nach zwei Projektionen der zukünftigen Lebenserwartung durch das Statistische Bundesamt. Die Variante „Kontinuität bei stärkerer Zuwanderung" unterstellt einen Anstieg der Lebenserwartung bis zum Jahr 2060 auf 84,8 Jahre bei Männern und auf 88,8 Jahre bei Frauen und Nettozuwanderung von etwa 230.000 Personen pro Jahr, die Variante „Relativ alte Bevölkerung" einen stärkeren Anstieg der Lebenserwartung bis 2060 auf 86,7 Jahre bei Männern und auf 90,4 Jahre bei Frauen und eine geringeren Nettozuwanderung von etwa 130.000 Personen pro Jahr. Wegen der hohen auch finanziellen Belastung der Gesundheitssysteme durch Demenz gibt es für viele Staaten solche Projektionen.

Tab. 17.3: Projektionen der Demenz-Prävalenz.

Jahr	Projizierte Krankenzahl (Variante „Kontinuität bei stärkerer Zuwanderung")	Projizierte Krankenzahl (Variante „relativ alte Bevölkerung")
2016	1.627.840	1.627.840
2020	1.774.100	1.787.380
2030	2.075.640	2.152.000
2040	2.465.400	2.627.000
2050	2.904.660	3.129.000
2060	2.882.400	3.306.370

17.1.2 Kohorteneffekte

Diese Projektionen sind der Ausgangspunkt für die Untersuchung der zweiten Einflussgröße, nämlich einer graduellen Abänderung dieses Profils des alters- und geschlechtsspezifischen Pflegebedürftigkeitsrisikos in der Abfolge von Geburtskohorten. Im praktischen Forschungsprozess heißt das: erst werden Vorausberechnungen auf der Basis eines konstanten Profils angestellt, diese mit der tatsächlichen Entwicklung verglichen und dann die dahinterstehende Modifikation des Profils in der Abfolge von Kohorten abgeschätzt. Eine denkbare breite Debatte hat sich seit Fries [5–7] mit der Frage befasst, wie sich die globale Lebensverlängerung auf die Phase der prämortalen Morbidität auswirkt:

Extension: die zusätzlichen Lebensjahre werden überproportional in schlechter Gesundheit und damit gestiegener Pflegebedürftigkeit verbracht.

Postponement: die Dauer der prämortalen Morbidität ist unverändert, aber sie beginnt proportional später im Leben.

Compression: die prämortale Morbidität verkürzt sich absolut, der Gewinn an gesunder Lebenserwartung ist überproportional größer als der allgemeine Gewinn an Lebenserwartung.

Bei allen Kontroversen über Detailfragen herrscht doch ein vorsichtiger Konsensus, dass in den entwickelten reichen Gesellschaften am meisten für das Muster der „Compression" spricht, womit als Ergebnis auch folgt, dass die Pflegebedürftigkeit nicht proportional, sondern nur subproportional mit der Lebensverlängerung zunimmt. In langfristiger Perspektive ist dies für die USA [8–10], Dänemark [11,12], Holland [13], Deutschland [14] belegt. Eine vergleichende OECD Studie von 2007 über 12 reiche Länder kommt zu der demgegenüber ernüchternden Einschätzung, dass nur für 5 von ihnen (Dänemark, Finnland, Italien, Niederlande, USA) ein langfristiger Trend zu weniger Pflegebedürftigkeit belegt sei, in Belgien, Japan und Schweden seien eher zunehmende Prävalenzen belegt, Australien und Canada zeigten keine Veränderungen, Frankreich und Großbritannien bieten widersprüchliche Befunde, ebenso China aus 2019 [15].

Differenziert man nach Krankheitsgruppen, ergeben sich freilich unterschiedliche Befunde. Anhand von Abrechnungsdaten der AOK Niedersachsen zeigten Geyer at al. [16], dass im Jahrzehnt 2006–2015 die Myokard-Infarkt-Morbidität rascher sank als die Myokard-Infarkt-Mortalität, für Männer noch ausgeprägter als für Frauen. Hazard Ratio der Morbidität 2015 verglichen mit 2006 war 0,66 für Männer, 0,71 für Frauen, der Mortalität 0,75 und 1,00 – und interpretieren diese Befunde als Beleg für eine Morbiditätskompression, da der Rückgang der Häufigkeit überlebter Infarkte vor allem bei den leichteren Infarkten zu beobachten war.

An der gleichen Datenbasis zeigten das gleiche Autorenteam für Patienten mit Diabetes mellitus Typ 2 [17] und für multimorbide Patienten [18] eine jeweils überproportionale Verlängerung der mit der Krankheit verbrachten Lebenszeit bei steigender Lebenserwartung – also Belege für Morbiditätsextension. Multimorbidität wurde streng definiert als das Vorliegen von mindestens sechs chronischen Erkrankungen mit Polypharmazie.

Eine sich weiter anbietende Verfeinerung der Analysen wäre nun, den altersabhängigen Anstieg der Pflegebedürftigkeit in Abhängigkeit von den Geburtskohorten zu untersuchen, wie etwa bei Crimmins [19] oder Liu et al. [20].

Eine neueste Untersuchung aus der Schweiz [21] legt nahe, Extension, Postponement und Compression prämortaler Morbidität auch entlang eines sozialen Gradienten zu analysieren: zwischen 1990 und 2015 stieg die Lebenserwartung in der Schweiz für Männer um 5,02, für Frauen um 3,09 Jahre, zugleich stieg die Zahl der Jahre in schlechter Gesundheit für Männer wie Frauen mit nur Pflichtschulbildung, während diese Zahl für Männer wie Frauen mit Sekundar- wie Tertiärschulbildung fiel. Die erstere Gruppe erlebte also eine Extension, die beiden anderen Gruppen eine Compression der prämortalen Morbidität. Weil der Anteil von Menschen mit nur Pflichtschulbildung an der Gesamtbevölkerung abnahm, wurde diese bildungsgruppenspezifische Extension der Morbidität durch die Compression in den anderen Bildungsgruppen maskiert.

Auch die erwähnte Studie von Liu et al. [20] an 20.520 Chinesen über 80 Jahren fand ein Anwachsen der beeinträchtigungsfreien Lebenserwartung stärker in der urbanen Bevölkerung, und umso stärker, je später diese über 80, 90 und 100 Jahre alten Probanden geboren waren. Bemerkenswerter Weise wurde in dieser großen Stichprobe ein den Schweizer Befunden entgegengesetzter Erziehungsgradient beobachtet: nun waren die Gewinne in beeinträchtigungsfreier Lebenserwartung über die Geburtskohorten am größten bei Probanden ohne Schulbildung, die freilich im Ergebnis immer noch hinter Probanden mit Schulbildung zurücklagen.

Einen Überblick über die auch für die USA widersprüchlichen Befunde zu solchen nach Kohorten unterscheidenden Untersuchungen findet sich in „Are Baby Boomers Healthy Enough to Keep Working?" des *Population Reference Bureaus*. Vermutlich kommen die widersprüchlichen Ergebnisse für Länder mit vergleichbarem Lebensstandard auch durch unterschiedliche Ausprägung solcher sozialer Gradienten zustande.

17.1.3 Die Population der informellen Pflegepersonen

Die dritte Einflussgröße ist die Entwicklung der Population der informellen Pflegepersonen. Die Mehrzahl der Pflegebedürftigen wollen im vertrauten häuslichen Umfeld durch ihnen nahestehende Menschen und weniger durch professionelle Kräfte versorgt werden, die auch noch teurer sind. Die Pflegeversicherung in Deutschland wie in vielen anderen Ländern trägt dem Rechnung.

Von den anerkannt Pflegebedürftigen im Jahr 2017 wurden 2,6 Millionen = 76 Prozent zu Hause und 0,8 Millionen = 24 Prozent vollstationär in einem Pflegeheim gepflegt. In Pflegegrad 1 werden 81 Prozent, in Pflegegrad 2 89 Prozent, in Pflegegrad 3

75 Prozent, in Pflegegrad 4 56 Prozent und in dem höchsten Pflegegrad 5 immer noch 41 Prozent zu Hause versorgt (eigene Berechnungen auf Grund der Pflegestatistik 2017). Der häufigste Pflegegrad ist 2 (1,6 Millionen), von da absteigend auf 0,2 Millionen im höchsten Pflegegrad 5. Wegen der seit 01.01.2017 erheblich ausgeweiteten Bedürftigkeitsdefinitionen ist ein Vergleich mit früheren Zahlen wenig aussagekräftig.

Pflegende Angehörige sind in erster Linie Frauen (1,65 von 2,47 Millionen = 66 Prozent). Von diesen Hauptpflegepersonen sind 435.000 jünger als 50 Jahre, aber 942.000 70 Jahre und älter [22]. Die Beziehung dieser Frauen zum Pflegebedürftigen ist in absteigender Häufigkeit Ehefrau, Tochter, Schwiegertochter. Wiederholt belegen Erhebungen, dass Hauptpflegepersonen etwas kränker, vor allem etwas häufiger psychisch krank sind als gleichaltrige Nicht-Pflegende [22].

Demographisch lässt sich die Population der nicht professionell Pflegenden (*informal care givers*) auf die Population der Pflegebedürftigen (a) rein quantitativ beziehen: der Umfang der Population mit dem höchsten Anteil an Pflegebedürftigen bezogen auf die Population mit dem höchsten Anteil an nicht-professionell Pflegenden; und (b) durch die Häufigkeit von möglichen informellen Pflegeverhältnissen: bestehende Ehen, Zahl der erwachsenen Kinder. Da sich letzteres nur sehr unvollkommen in der amtlichen demographischen Statistik abbilden lässt, wird man hier die deskriptiven Befunde aus Stichprobenerhebungen hochrechnen. Weiter verbreitet ist freilich der erste Ansatz.

Konventionell wird die Bevölkerung dreigeteilt: (a) noch nicht wirtschaftlich aktive bis 20; (b) wirtschaftlich aktive 20–65; (c) wirtschaftlich nicht mehr aktive Bevölkerung ab 65 – und dann entweder die Jugendlastquote a/b oder die Alterslastquote c/b, oder die allgemeine Abhängigkeitsquote (a + c)/b als Maß der Belastung der wirtschaftlich aktiven Bevölkerung durch das Erbringen von Transferleistungen zugunsten der Jungen und der Alten berechnet. Bedenkenswert ist die von Robine, Michel & Herrmann im British Medical Journal 2007 [23] vorgeschlagene *Oldest Old Support Ratio*, nämlich die Zahl der über 85 Jahre Alten bezogen auf die Zahl der 50- bis 74-Jährigen: maximal pflegebedürftige Population bezogen auf maximal informelle Pflegeleistungen erbringende Population (s. Tab. 17.4).

Die Autoren belegen an einem Vergleich der üblichen Abhängigkeitsquote mit der von ihnen vorgeschlagenen *Oldest Old Support Ratio* für die Schweiz und die USA, um wie viel aussagekräftiger der von ihnen vorgeschlagene Indikator ist – und wie dramatisch sich die Belastung einer Altersgruppe durch eine andere durch den demographischen Wandel vergrößert hat und weiter vergrößern wird.

Als nächste Verfeinerung der Analyse bietet sich an, nun abzuschätzen, welche Anteile der besonders pflegebedürftigen Population denn tatsächlich Zugang zu informeller Pflege haben: dies sind Menschen mit Ehepartnern – nach Möglichkeit jüngere – sowie mit Kindern. Weiterhin sind tatsächlich existierende Ehen und Partnerschaften im Alter, die Beschäftigungsquote der 50- bis 75-Jährigen und die Binnenmigration zu berücksichtigen – weiter weg lebende Kinder kommen weniger als informell Pflegende in Frage. Im Demenzreport des Berlin Instituts [24] von 2011

Tab. 17.4: Entwicklung der *Oldest Old Support Ratio* in der Schweiz und in den USA (nach Robine et al. 2007 [23]) und Deutschland [Verfasser].

Jahr	Schweiz	United States	Deutschland
1890	139,7	NA	
1910	111,8	NA	
1930	101,0	NA	
1940	96,0	NA	
1950	68,9	NA	84,5
1970	37,9	30,9	40,0
1990	16,2	16,8	19,5
2010*	8,7	9,9	13,5
2020*			11,2
2030*	6,6	8,1	8,7
2040*			6,9
2050*	3,5	4,1	4,6
2060*			4,3

* Projektionen

sind solche Verfeinerungen der Idee der *Oldest Old Support Ratio* enthalten. Andere Verfeinerungen finden sich in Hermann et al. 2010 und *Population Reference Bureau* 2010, 2016, 2018 [25–28].

17.1.4 Die Entwicklung der Versorgung

Auch dazu sind – insbesondere im historischen Vergleich – einige solide Projektionen möglich. Beispielsweise ist der Schlaganfall die häufigste im Erwachsenenalter auftretende und in vielen Fällen zu verhindernde Behinderung mit Pflegebedürftigkeit. Die Prävalenz des Bluthochdrucks in Deutschland (definiert als systolisch > 140 mmHg, diastolisch > 90 mmHg oder Behandlung mit blutdrucksenkenden Medikamenten) war in repräsentativen Studien 1994–1998 in der besonders gefährdeten Altersgruppe 65–74 bei den Frauen 45 Prozent und bei den Männern 50 Prozent, und war in Studien 2007–2012 gesunken bei Frauen auf 26 Prozent und bei Männern auf 29 Prozent [29] In den früheren Studien war die Hypertonie etwa 75 Prozent der Männer und 80 Prozent der Frauen bekannt, dieser Wert war in den jüngeren Studien auf knapp 90 Prozent und über 90 Prozent gestiegen. War eine Hypertonie bekannt, war sie 1994–1998 in

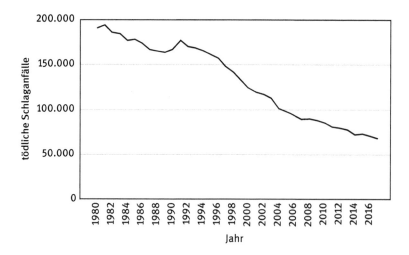

Abb. 17.1: Tödliche Schlaganfälle in Gesamtdeutschland 1980–2017, beide Geschlechter. Quelle: Statistisches Bundesamt – Todesfälle in den beiden Kategorien: „Zerebrovaskuläre Krankheiten" und „Schlaganfall, nicht als Blutung oder Infarkt bez." [30].

etwa 85 Prozent, 2007–2012 in etwa 95 Prozent auch behandelt. Erhebliche Verbesserungen gab es bei den Anteilen tatsächlich kontrollierter Hypertonie (SBP < 140 mm und DBP < 90 mm): 25 Prozent und 33 Prozent in den früheren, über 55 Prozent und über 60 Prozent bei den jüngeren Studien. Diese massive Reduktion der Hypertonie-Prävalenz in der Bevölkerung wird das kontinuierliche Sinken der Sterblichkeit am Schlaganfall seit den 1980er Jahren mitverursacht haben, neben stetiger Verbesserung lebensrettender Interventionen (s. Abb. 17.1).

Die Gesamtzahl der als Folge eines Schlaganfalls dauerhaft beeinträchtigten Menschen in Deutschland wird mit etwa einer Million geschätzt, bei etwa 100.000–110.000 Zugängen pro Jahr. Über die Altersverteilung der Betroffenen ist einiges bekannt: Männer sind durchschnittlich 70, Frauen 75 Jahre alt. In anderen Ländern – USA, Canada, in Europa etwa Italien – ist der Anteil der bekannten, der behandelten, und der erfolgreich behandelten Hypertonie-Patienten schon länger auf dem Niveau, das Deutschland erst im letzten Jahrzehnt erreicht hat.

17.1.5 Die Entwicklung der medizinischen Technik

Zu diesem Punkt kann die medizinische Demographie keine eigenen Prognosen vorlegen.

Literatur

[1] Statistisches Bundesamt. Pflegestatistik. Pflege im Rahmen der Pflegeversicherung. Deutschlandergebnisse. 2017 Artikelnummer: 5224001179004. Erschienen am 18. Dezember 2018 [Zugriff: 19.09.2019]. URL: https://www.destatis.de/DE/Themen/Gesellschaft-Umwelt/Gesundheit/Pflege/Publikationen/Downloads-Pflege/pflege-deutschlandergebnisse-5224001179004.pdf?__blob=publicationFile

[2] Jacobs K, Kuhlmey A, Greß S, Klauber J, Schwinger A, Hrsg. Pflege-Report 2019, Schwerpunkt: Mehr Personal in der Langzeitpflege – aber woher? Berlin Heidelberg: Springer; 2019.

[3] Verband der Privaten Krankenversicherung e. V. (PKV). Zahlenbericht der Privaten Krankenversicherung 2017. Berlin: 2018 [Zugriff: 19.09.2019]. URL: https://www.pkv.de/service/broschueren/daten-und-zahlen/zahlenbericht-2017.pdb.pdf

[4] Bickel H (2018). Infoblatt Häufigkeit von Demenzerkrankungen. [Zugriff: 31.01.2020]. URL: https://www.deutsche-alzheimer.de/fileadmin/alz/pdf/factsheets/infoblatt1_haeufigkeit_demenzerkrankungen_dalzg.pdf

[5] Fries JF. Aging, natural death, and the compression of morbidity. N Engl J Med. 1980;303:130–135.

[6] Fries JF. Measuring and Monitoring success in compressing morbidity. Ann Intern. 2003;139:455–459.

[7] Fries JF. The Compression of Morbidity. Milbank Q. 2205;83:801–823.

[8] Murabito JM, Pencina MJ, Lei Z, et al. Temporal Trends in Self-Reported Functional Limitations and Physical Disability Among the Community-Dwelling Elderly Population: The Framingham Heart Study. American Journal of Public Health. 2008;98:1256–1262.

[9] Freedman VA, Martin LG, Schoeni RF. Recent Trends in Disability and Functioning Among Older Adults in the United States A Systematic Review. JAMA. 2002;288:3137–3146.

[10] Schoeni RF, Freedman VA, Martin LG. Why is late life disability declining? Milbank Q. 2008;86(1):47–89.

[11] Christensen K, McGue M, Petersen I, Jeune B, Vaupel JW. Exceptional longevity does not result in excessive levels of disability Proc. Natl. Acad. Sci 2008;105:13274–13279.

[12] Engberg H, Christensen K, Ranberg KA, Vaupel JW, Jeune B. Improving Activities of Daily Living in Danish Centenarians—But Only in Women: A Comparative Study of Two Birth Cohorts Born in 1895 and 1905. The Journals of Gerontology Series A: Biological Sciences and Medical Sciences. 2008;63:1186–1192.

[13] Puts MTE, Deeg DJH, Hoeymans N, Nusselder J, Schellevis FG. Changes in the prevalence of chronic disease and the association with disability in the older Dutch population between 1987 and 2001. Age and Ageing. 2008;37(2):187–193.

[14] Ziegler U, Doblhammer G. Steigende Lebenserwartung geht mit besserer Gesundheit einher. Risiko der Pflegebedürftigkeit in Deutschland sinkt. Demografische Forschung aus Erster Hand. 2005;2(1):1–2.

[15] Lafortune G, Balestat G, and the Disability Study Expert Group Members. Trends in Severe Disability Among Elderly People: Assessing the Evidence in 12 OECD Countries and the Future Implications. OECD Health Working Papers 2007;26.

[16] Geyer S, Eberhard S, Schmidt BMW, Epping J, Tetzlaff J. Morbidity compression in myocardial infarction 2006 to 2015 in terms of changing rates and age at occurrence: A longitudinal study using claims data from Germany. PLoS ONE. 2018;13(8): e0202631.

[17] Muschik D, Tetzlaff J, Lange K, et al. Change in life expectancy with type 2 diabetes: a study using claims data from lower Saxony. Germany Population Health Metrics. 2017;15:5.

[18] Tetzlaff J, Muschik D, Epping J, Eberhard S, Geyer S. Expansion or compression of multimorbidity? 10-year development of life years spent in multimorbidity based on health insurance claims data of Lower Saxony, Germany. Int J Public Health. 2017;62:679–686.

[19] Crimmins EM. Lifespan and Healthspan: Past, Present, and Promise. The Gerontologist. 2015;55:901–911.
[20] Liu Z, Han L, Feng Q, et al. Are China's oldest-old living longer with less disability? A longitudinal modeling analysis of birth cohorts born 10 years apart. BMC Med. 2019;17:23.
[21] Remund A, Cullati S, Sieber S, Burton-Jeangros C, Oris M. Longer and healthier lives for all? Successes and failures of a universal consumer-driven healthcare system, Switzerland, 1990–2014. Int J Public Health. 2019;64(8):1173-1181. doi: 10.1007/s00038-019-01290-5. Epub 2019 Aug 31.
[22] Rothgang H, Müller R. BARMER Pflegereport 2018. Schriftenreihe zur Gesundheitsanalyse. Band 12. Berlin; November 2018 [Zugriff: 19.09.2019]. URL: https://www.barmer.de/blob/170372/9186b971babc3f80267fc329d65f8e5e/data/dl-pflegereport-komplett.pdf
[23] Robine JM, Michel JP, Hermann FR. Who Will Care for the Oldest People in Our Aging Society? BMJ. 2007;334:570–571.
[24] Sütterlin S, Hoßmann I, Klingholz R. Demenz-Report: Wie sich die Regionen in Deutschland, Österreich und der Schweiz auf die Alterung der Gesellschaft vorbereiten können. Berlin: Berlin-Institut für Bevölkerung und Entwicklung 2011: [Zugriff: 19.097.2019]. URL: https://www.berlin-institut.org/fileadmin/user_upload/Demenz/Demenz_online.pdf
[25] Herrmann FR, Michel JP, Robine JM. Worldwide decline in the oldest old support ratio. European Geriatric Medicine. 2010;1:3–8.
[26] Population Reference Bureau (PRB). More Caregivers Needed Worldwide for the 'Oldest Old'. Washington; October 2010 [Zugriff: 19.09.2019]. URL: https://www.prb.org/oldestold2050/
[27] Population Reference Bureau (PRB). Family Caregiving for Older People. Washington; February 24, 2016 [Zugriff: 19.09.2019]. URL: https://www.prb.org/todays-research-aging-caregiving/
[28] Population Reference Bureau (PRB). Are Baby Boomers Healthy Enough to Keep Working? Washington; April 23, 2018 [Zugriff: 19.09.2019]. URL: https://www.prb.org/are-baby-boomers-healthy-enough-to-keep-working/
[29] Neuhauser H, Diederichs C, Boeing H, et al. Blutdruck in Deutschland. Daten aus sieben bevölkerungsbasierten epidemiologischen Studien (1994–2012). Deutsches Ärzteblatt. 2016;809–815.
[30] Statistisches Bundesamt. Genesis-Online-Datenbank. [Zugriff: 19.09.2019]. URL: https://www.destatis.de/DE/Themen/Gesellschaft-Umwelt/Gesundheit/Todesursachen/_inhalt.html

17.2 Perspektiven der sozialen Pflegeversicherung

Reiner Kasperbauer, Harold Engel, Hans Gerber

17.2.1 Finanzierungsperspektive der sozialen Pflegeversicherung unter verschiedenen Weiterentwicklungsaspekten

Im Generationenvertrag der sozialen Pflegeversicherung (SPV) besteht ein Leistungsversprechen an die heutigen Beitragszahler für eine Risikoverwirklichung in deren Zukunft, das die Beitragszahler von morgen zu erfüllen haben. Die Konstruktion trägt im generativen Gleichgewicht von Beitragszahlern und Leistungsempfängern bzw. in der finanziellen Deckung der versicherten Pflegekosten durch das Beitragsaufkommen. Erweiterungen des Leistungsumfangs haben also nicht nur aktuelle Wirkungen auf die Versorgung, sondern schreiben sich als Erwartungen an die eigene

Absicherung in die Zukunft. Das Kapitaldeckungsprinzip der privaten Pflegepflichtversicherung kann sich dieser Logik ebenfalls nicht entziehen. Die Prämienkalkulation mit kollektiven Eigenvorsorgeanteilen muss das Risiko der Zukunft decken und eine sichere Kapitalanlage mit bestimmten Renditeerwartungen voraussetzen.

Die drei Gesetze zur Stärkung der pflegerischen Versorgung und zur Änderung weiterer Vorschriften (Pflegestärkungsgesetze – PSG) aus den Jahren 2015 bis 2017 haben die Absicherung des Pflegefallrisikos nachhaltig verbessert. Kein anderer Versicherungszweig hat eine solche Leistungs- und Finanzierungsexpansion innerhalb so kurzer Zeit erfahren. Die Anzahl der Leistungsempfänger ist mit der Systemumstellung entlang des neuen Pflegeverständnisses von 2,95 Millionen Menschen (2016) auf 3,67 Millionen Menschen (2018) gestiegen. Die Leistungsausgaben der sozialen Pflegeversicherung haben 2018 einen Wert von 38,24 Milliarden EUR erreicht, und nach dem Defizit im Jahr 2017 von 2,4 Milliarden EUR ist für das Jahr 2018 ein weiterer Ausgabenüberhang von 3,6 Milliarden EUR zu erwarten. Der Kapitalstock schmilzt von ca. 9,38 Milliarden EUR Ende 2016 auf 3,4 Milliarden EUR Ende 2018. Insoweit war die Beitragssatzerhöhung auf 3,05 Prozent bzw. 3,3 Prozent für Kinderlose zum 01.01.2019 unausweichlich. Die Finanzierungsperspektive reicht allenfalls bis zum Jahr 2023 [1] und auch nur dann, wenn keine weiteren finanzwirksamen Maßnahmen erfolgen. Dabei ist die Agenda der pflegefachlichen Vorschläge aus der Konzertierten Aktion Pflege 2019 und der pflegepolitischen Diskussion zur Gesamtlage der Pflege keineswegs abgearbeitet. Ob es nun verbesserte Personalschlüssel, neue am Aufwand einzelner Maßnahmen ausgerichtete Personalbemessungssysteme, bessere Bezahlungen in der Pflege, die besondere Förderung der Vereinbarkeit von Familie und Beruf in der Pflege, vollständig refinanzierte Ausbildungskosten oder Unterstützungen in der technischen Infrastruktur der Pflegeeinrichtungen sind, dies alles wird Geld kosten und ist für die Bedienung unserer gesellschaftlichen Ansprüche in der pflegerischen Versorgung grundsätzlich notwendig. Das zentrale Anliegen ist formuliert: wir brauchen Pflegefachkräfte. Allein die Verbesserung der Entlohnungssituation von Pflegekräften wird nach Berechnungen des Instituts für Gesundheit und Sozialforschung (IGES) Mehrkosten in der Spitze bis 5,4 Milliarden EUR pro Jahr erfordern [2]. Bis zum Jahr 2026 müsste der Beitragssatz auf 3,35–3,80 Prozent steigen [3].

Es gibt aber weitere Herausforderungen. Bisher ist es nicht gelungen, die Philosophie des neuen Pflegebedürftigkeitsbegriffs in eine Leistungslegende und ein Preisregime mit den Leistungserbringern zu überführen. Was sind die Inhalte an Dienstleistungen, die auf die Zielsetzung des neuen Pflegeverständnisses des Erhalts der Selbständigkeit einzahlen, wer legt sie fest oder vereinbart sie und wie werden sie vergütet? Wir werden den nationalen Sachverstand benötigen, um auch auf der Seite der Leistungserbringung das zweite Pflegestärkungsgesetz (PSG II) umzusetzen. Zeithonorare sind naheliegend, aber auch sie bedürfen eines Maßstabs zur Bestimmung der Versicherungsleistung bzw. der Eigenanteile. Allen Beteiligten ist klar, dass wir auf der Versorgungsebene nicht einfach mit den Leistungen aus den Verrichtungen, die das alte Defizit orientierte Pflegeverständnis abgebildet haben, fortfahren können, nur weil sie etabliert und funktional sind. Ein Aushandlungsprozess zwischen Pflegebedürftigem und Pflegeeinrichtung kann ein sinnvolles formelles Vorgehen beschreiben, das aber objektivierbaren Maßstäben und einer inhaltlichen Qualitätssicherung bedarf, um unerwünschte Effekte für die Versorgung im Sinne einer Über-, Fehl- oder Unterversorgung möglichst zu begrenzen. Die inhaltliche Weiterentwicklung der Pflegeversorgung hängt in hohem Maße auch von diesen regulatorischen Rahmenbedingungen ab. Die notwendige Verbreiterung des Dienstleistungsspektrums bezüglich des Erhalts von Selbständigkeiten ist dringlich.

Eine der grundlegenden diskutierten Umbauperspektiven für die Pflegeversicherung ist ihre Ausgestaltung als Vollversicherung oder die Fixierung der Eigenanteile dergestalt, dass die aufwachsenden Versorgungskosten nicht mehr die Versicherten selbst zahlen, sondern die Pflegeversicherung. Der sogenannte „Spitze-Sockel-Tausch" mit der Aufhebung von gedeckelten Versicherungsleistungen soll bewirken, dass die Deckungslücke zwischen dynamischen Kosten und Versicherungsleistungen nicht wächst. Die Versicherten erhalten finanzielle Planungssicherheit und werden auch nicht überfordert. Beide Modelle unterscheiden sich in ihrer Systematik nicht grundlegend, da ein gedachter Eigenanteil von 0 der Vollversicherung entspräche. Sie unterscheiden sich im Wesentlichen im Finanzierungsaufwand bzw. den beim Versicherten verbleibenden Kosten und damit in Steuerungswirkungen auf die Inanspruchnahme. Wirkungsseitig führen diese Lösungen tendenziell weg von der individuellen Bewertung der Hilfsbedürftigkeit im Sozialhilfesystem mit der Leistung „Hilfe zur Pflege", da ein neues höheres Leistungsniveau im Versicherungsrecht alle Versicherten unabhängig von ihrer Einkommens- und Vermögenslage erreicht. Die Bekämpfung der Altersarmut und die Stigmatisierungsvermeidung der Sozialhilfeabhängigkeit werden hier als Hauptmotive angeführt, da die Überforderung angesichts der Pflegekosten eine gewisse Regelmäßigkeit in den Pflegearrangements erreiche.

Diese Analyse kann derzeit nicht als erzielter Konsens eingeordnet werden. Die Statistiken der Sozialhilfe zu Leistungsempfängern und Ausgaben für Leistungen der Hilfe zur Pflege belegen jedenfalls einen solchen Befund nicht. Möglicherweise sind die politischen Motive dieser Vorschläge in der Sorge zu verorten, dass die Pflegekosten zukünftig stark steigen werden. So überschaubar das Vorhaben klingt, so anspruchsvoll wären eine Operationalisierung und eine Abschätzung der Gesamtkosten. Wenn es nicht zusätzlich zu einer monistischen Finanzierung durch die Pflegeversicherung kommen soll, dann würden in einem Vollversicherungsmodell oder festen Eigenanteilen unverändert die Investitionskosten und davon unberührt die Unterkunfts- und Verpflegungskosten in die Eigenverantwortung fallen. Bei einer erheblichen Spreizung zwischen den Bundesländern betragen diese in der stationären Pflege bundesdurchschnittlich 1.163,00 EUR pro Monat [4] und bilden damit zum pflegebedingten Aufwand, abgebildet in den bisherigen gedeckelten Versicherungsleistungen und im verbleibenden sogenannten einrichtungseinheitlichen Eigenanteil (EEE) in den Heimrechnungen, einen erheblichen Kostenblock. Der EEE beträgt

17.2 Perspektiven der sozialen Pflegeversicherung — 819

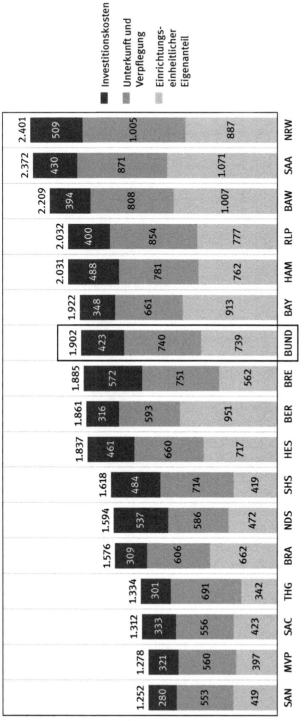

Abb. 17.2: Kosten in stationären Pflegeeinrichtungen gegliedert nach Investitionskosten, Unterkunft und Verpflegung sowie einrichtungseinheitlichem Eigenanteil (EEE) pro Bewohner je Bundesland und im Bundesdurchschnitt (Quelle: AOK Pflege-Navigator März 2019 [4]).

ebenfalls bei starker Spreizung zwischen den Bundesländern bundesdurchschnittlich 739,00 EUR (s. Abb. 17.2).

Leider besteht für den ambulanten Sektor keine vergleichbare Datengrundlage. Das Überforderungsthema wäre also nicht gelöst. Jede Ausweitung der Pflegeversicherung in diese Richtung würde die Verpflichtung der Länder zur Investitionsförderung relativieren und Kosten der grundsätzlich privaten Lebensführung vergesellschaften. Aufbauend auf den gegebenen sehr unterschiedlichen Versorgungskosten nach Regionen entstehen ohne regulatorische Eingriffe in ihren monetären Wert sehr unterschiedliche Versicherungsleistungen. Im ambulanten Bereich sind die Eigenanteile sehr beeinflusst durch die Leistungen der gesetzlichen Krankenversicherung zur medizinischen Behandlungspflege und die Stapelmöglichkeiten von Pflegeversicherungsleistungen (Addition von Leistungen). Umgekehrt können die Versorgungskosten durch aufsuchend pflegende professionelle Dienste sehr teuer werden. Die Auswirkungen eines Rückbaus oder des Einfrierens der Eigenverantwortung auf die private Pflegebereitschaft, den Arbeitsmarkt für Pflegefachkräfte und die private Vorsorge sind nicht wirklich vorhersehbar. Eine große Herausforderung wären das Rahmenwerk und die individuelle Entscheidung, was jeweils bedarfsdeckend ist. Wer trifft diese Entscheidung?

Die Übernahme von Systemen der gesetzlichen Krankenversicherung bei der ärztlichen Versorgung oder der Krankenhausbehandlung ist vorstellbar, bedarf aber erheblicher Anpassungen an die Besonderheiten des Vertragsregimes mit den Pflegeeinrichtungen und einer Rollenklärung der Medizinischen Dienste. Benötigt würde ein anpassungsfähiger Versorgungsplan für den Versicherten, der seine pflegerischen Bedarfe feststellt und fortschreibt, sich im versicherten Bereich bewegt, Qualitätssicherung und Wirtschaftlichkeit abbildet sowie eine stabile Basis für eine Bezahlung der Dienstleister bietet. Wenn die Wahlfreiheit zur Selbstorganisation der Pflege erhalten werden soll, dann müsste auch die Geldleistung mit Abstand zu den mutmaßlich höheren Gestehungskosten der formellen Pflege am Versorgungsplan orientiert sein. Insgesamt tragen diese Vorschläge in Abhängigkeit zu den verbleibenden Eigenanteilen durchaus Gefahren des „moral hazard" für die Gesamtfinanzierung in sich. Seriös kann diese ohnehin erst nach politischen Festlegungen des Handlungsrahmens abgeschätzt werden. Sollten die heutigen Eigenanteile als angemessen angesehen und fixiert werden, würde sich die Finanzierungslast sukzessive entlang der Preisentwicklung in der Pflege aufbauen.

Angesichts der erheblichen Divergenzen in den Eigenanteilen wäre eine Festschreibung der aktuellen Eigenanteile auf Individualebene ungerecht. Stellt man diesen Reformoptionen die bestehende Regelung der Dynamisierung der Leistungshöchstbeträge gegenüber, so ist festzustellen, dass diese die Problematik der steigenden Eigenanteile zwar kollektiv mildern können, angesichts der höchst divergierenden Eigenanteile nach Versorgungssetting und Region aber nicht auf Individualebene vereinheitlichen oder annähern können. Will man die Pflegeversicherung nicht im Leistungsrecht föderal oder sogar regional differenzieren, weil ein bundeseinheitlicher Aufkommens- und Verteilungsmodus konstitutiv bleiben soll, dann scheiden auch unterschiedliche Dynamisierungen nach Land oder Region bezogen auf die Eigenanteile aus. Gleichwohl bleibt eine regelgebundene automatische Dynamisierung der Leistungsbeträge zur Sicherung ihrer Werthaltigkeit eine Akzeptanzfrage für Beitragszahler und Leistungsempfänger ähnlich wie in der Rentenversicherung, die in der Rentenformel einen aufwachsenden aktuellen Rentenwert enthält. Die Preisentwicklung in der Pflege, abgebildet durch die einschlägigen Tarifverträge, böte einen nachvollziehbaren Anknüpfungspunkt für die Anpassung der Sachleistungshöchstbeträge. Geschlossen funktionsfähig ist diese Regelung dann, wenn sich die Finanzierung der Dynamisierung in die Anpassung des Beitragssatzes fortschreibt. Die gesetzlichen Grundlagen bestehen bereits, sie müssten aber zu Gunsten eines Automatismus weiter entpolitisiert werden. Alternativ oder ergänzend zu Beitragssatzanpassungen kämen auch Steuerzuschüsse des Bundes in Betracht, um die Pflegeversicherung von versicherungsfremden Leistungen (geschätzt 2,58 Milliarden EUR) wie z. B. zur sozialen Sicherung der Pflegepersonen zu entlasten.

Die bestehende versicherungs- und vertragsrechtliche Differenzierung zwischen ambulanter und stationärer Pflege lässt sich auf Sicht kaum halten. Ambulante Versorgungsformen haben durch die Kumulationsmöglichkeiten verschiedener Pflegeleistungen und Leistungen der gesetzlichen Krankenversicherung deutliche Wettbewerbsvorteile gegenüber stationären Versorgungsformen. Durch das Ordnungsrecht unterliegen Pflegeheime zudem verschiedenen Auflagen, die wie. z. B. der Brandschutz durchaus kostenwirksam sind und auf das Heimentgelt einwirken. Das Versorgungssetting wird zunehmend durch diese massive Anreizwirkung nicht mehr nach dem pflegerischen Bedarf, sondern nach der Optimierung der Eigenanteile gewählt. Im Rahmen einer Ambulantisierungsstrategie könnten Pflegeheime sich aus Erlösgründen in Wohngemeinschaften oder Wohngruppen umwandeln und ihre integrierte Heimversorgung in Pflege, medizinische Behandlungspflege, Hilfsmittel, Betreuung, hauswirtschaftliche Versorgung, Wohnen, Essen, Notruf usw. auseinzeln. Gravierende finanzielle und operative Mehrbelastungen der Versicherungen wären die Folge ohne dass sich für heimpflegebedürftige Menschen hieraus ein versorgungsqualitativer Mehrwert ergäbe. Im Gegenteil, für die Versicherten nimmt mit der Aufteilung der Leistungen die Anzahl der Verträge und ggf. der Abrechnungen zu. Klassische Pflegeheime bleiben als Versorgungsangebot unverzichtbar, werden aber durch Ambulantisierungen wirtschaftlich bedroht.

Es gibt aber noch einen weiteren Aspekt. Die Versorgungsformen stationär und ambulant haben sich durch neue Versorgungsmodelle deutlich angenähert. Die Versorgung schwer dementer oder intensiv beatmungspflichtiger Menschen in Wohngruppen ist von der Versorgung in Pflegeheimen faktisch kaum unterscheidbar. Diese Träger initiierten Angebote sind zu einem beliebten Geschäftsmodell geworden, das eigentlich nicht dem Motiv folgt, dass sich Menschen in Eigenregie dazu entscheiden, gemeinsam zu leben und sich versorgen zu lassen, also quasi einen Haushalt zu führen. Allein die Gleichschaltung der Versicherungsleistungen wird nicht die

Lösung sein. Vielmehr müsste ein neues vereintes Leistungs-, Vertrags- und Qualitätssicherungssystem errichtet werden, das unabhängig vom Versorgungssetting gilt. Natürlich liegen auch hier die Probleme im Detail. Insbesondere die verschiedenen Ordnungsgesetze der Länder, die das ehemalige einheitliche Heimrecht als Bundesgesetz abgelöst haben, werden durchaus Einfluss haben und mit einem neuen Vertragsrecht zwischen Kassen und Pflegeeinrichtungen nicht überall harmonieren.

Ein politischer Dauerbrenner ist die Verlagerung der Kostenträgerschaft der medizinischen Behandlungspflege in Pflegeheimen in die gesetzliche Krankenversicherung. Es geht um ein geschätztes Kostenvolumen von 1,5–2,0 Milliarden EUR. Die Meinungen, ob es sich um eine systemgerechte Umsortierung oder um einen systemwidrigen Verschiebebahnhof handelt, gehen auseinander. Jedenfalls ist die Annahme einer kostenneutralen Veränderung eher unrealistisch. Auch sollte die Finanzlage der Pflegeversicherung nicht den Anlass bieten, die Krankenversicherung in die Pflicht zu nehmen, wie dies schon systemwidrig durch das Pflegepersonalstärkungsgesetz geschehen ist, nach dem die Krankenversicherung 13.000 neue Stellen in Pflegeheimen finanzieren muss. Denn auch in der Krankenversicherung steht das Ende der Überschüsse bevor.

Mit dem Einbezug der Krankenversicherung tritt den Pflegeeinrichtungen neben den Pflegekassen und den Sozialhilfeträgern ein wettbewerbsorientierter weiterer Träger gegenüber, für dessen Leistungspflicht die Verordnungspflicht des Arztes, die Einzelabrechnungen der erbrachten Leistungen und Eigenbeteiligungen gelten und für dessen Haushalt die Ausgaben nur nach bundesweiten Durchschnittswerten im Risikostrukturausgleich refinanziert werden. Im Verständnis des neuen Gesetzes zur Reform der Pflegeberufe (Pflegeberufereformgesetz – PflBRefG) gehören die Aufgaben der pflegerischen Versorgung und der medizinischen Behandlungspflege als modernes Berufsbild der Pflegefachkraft zusammen. Dem Verlagerungsvorschlag zu Lasten der gesetzlichen Krankenversicherung könnte unter fachlichen Gesichtspunkten der Alternativvorschlag entgegengehalten werden, dass die Pflegeversicherung unter Aufgabe einer Deckelung die medizinische Behandlungspflege auch für ambulant versorgte Pflegebedürftige übernimmt. Damit ließe sich auch eine bisher den Ärzten vorbehaltene Anordnungsbefugnis verbinden. Insgesamt ist die Pflegeversicherung wesentlich stärker auf das Berufsbild und die Kompetenzen in der Pflege ausgerichtet als die Krankenversicherung und es wäre eine unbürokratischere Lösung. In allen Aspekten der Veränderung wäre auf die zentrale Programmatik des Pflegeversicherungsrechts in § 8 Abs. 1 SGB XI zu verweisen, nach der die pflegerische Versorgung der Bevölkerung eine gesamtgesellschaftliche Aufgabe ist.

17.2.2 Die Entwicklung der Anzahl von Menschen mit Demenz

2018 lebten in Deutschland ca. 1,7 Millionen Menschen mit Demenz. Der überwiegende Anteil leidet an der Alzheimer-Krankheit. Jährlich treten mehr als 300.000 Neuerkrankungen auf. Dem steht ein deutlich geringerer Anteil von Sterbefällen unter den demenziell Erkrankten gegenüber, d. h. im Ergebnis nimmt die Zahl der Demenzkranken kontinuierlich zu. Sofern kein Durchbruch in Prävention und Therapie gelingt, wird sich nach Vorausberechnungen der Bevölkerungsentwicklung die Krankenzahl bis zum Jahr 2050 auf ca. 3 Millionen erhöhen. Dies entspricht einem mittleren Anstieg der Zahl der Erkrankten um 40.000 pro Jahr oder um mehr als 100 pro Tag. Die Zahl der Menschen mit Demenz unter 65 Jahren ist verglichen mit der Gesamtzahl gering und wird auf unter zwei Prozent der bestehenden Erkrankungen geschätzt [5].

Weltweit hatten im Jahr 2015 Schätzungen der Weltgesundheitsorganisation und von Alzheimer's Disease International (ADI) zufolge 46,8 Millionen Menschen eine Demenz. Unter allen Nationen lag Deutschland nach der Gesamtzahl der Kranken gleichauf mit Brasilien auf dem fünften Platz, übertroffen lediglich von China, den USA, Indien und Japan. Als häufigste Ursache einer Demenz gilt in den westlichen Ländern die Alzheimer-Krankheit, deren Anteil auf mindestens zwei Drittel der Krankheitsfälle geschätzt wird. In den höheren Altersstufen sind Mischformen aus verschiedenartigen neurodegenerativen und vaskulären Krankheitsprozessen häufig. Weitaus mehr Frauen als Männer sind an einer Demenz erkrankt. Etwa zwei Drittel der Demenzen im höheren Lebensalter entfallen auf Frauen und nur ein Drittel auf Männer. Der Hauptgrund dafür liegt in der unterschiedlichen Lebenserwartung. Frauen haben ein geringeres Sterberisiko als Männer. Sie sind deshalb in den höchsten Altersgruppen, in denen das Krankheitsrisiko steil zunimmt, viel zahlreicher vertreten. Zusätzlich trägt zur ungleichen Verteilung der Krankheitsfälle bei, dass die Frauen länger mit einer Demenz zu überleben scheinen als die Männer, und dass sie in den höchsten Altersstufen ein leicht höheres Neuerkrankungsrisiko als die Männer haben (s. Tab. 17.5) [5].

Die Prävalenzraten, d. h. der prozentuelle Anteil Demenzkranker in den einzelnen Altersgruppen steigen mit zunehmendem Alter steil an von unter 2 Prozent bei den 65 bis 69-Jährigen auf über 40 Prozent in der Altersgruppe 90 Jahre und älter. Ungefähr alle 5 Jahre ist von einer Verdopplung der Prävalenzrate auszugehen (s. Abb. 17.3).

Tab. 17.5: Anzahl von Menschen mit Demenz in Deutschland Ende 2016 in den Altersgruppen 65 Jahre und älter (Quelle: Statistisches Bundesamt. Genesis-Online Datenbank und H. Bickel [5]).

Altersgruppen	Männer	Frauen	Gesamt
65–69	39.140	33.990	73.130
70–74	55.030	72.970	128.000
75–79	132.920	184.560	317.480
80–84	157.780	261.490	419.270
85–89	108.360	277.160	385.520
90 und älter	51.880	252.960	304.440
65 und älter	545.110	1.082.230	1.627.840

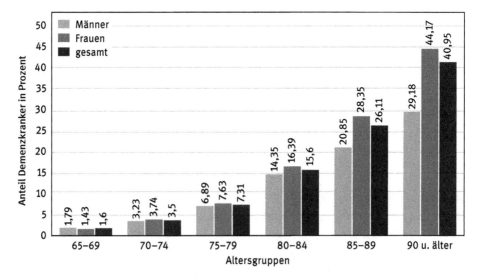

Abb. 17.3: Prävalenzraten in den Altersgruppen 65 Jahre und älter (Quellen: Alzheimer Europe. European Collaboration on Dementia (EuroCoDe): Prevalence of dementia in Europe und H. Bickel [5]).

Schätzungen zur Entwicklung der Anzahl von Menschen mit Demenz in Deutschland bis 2060 auf der Grundlage der 13. koordinierten Bevölkerungsvorausschätzung gehen davon aus, dass ein Anstieg der Menschen mit Demenz auf 3,3 Millionen zu erwarten ist (s. Abb. 17.4). Die Zahl der Demenzkranken ist bereits in den letzten Jahrzehnten stark angestiegen. Dieser Anstieg ist durch die höhere Lebenserwartung und durch die zunehmende Zahl von älteren Menschen zu erklären. Das altersspezifische Erkrankungsrisiko hat nicht zugenommen. Im Gegenteil, es gibt mehrere Studien mit Hinweisen auf eine rückläufige Erkrankungswahrscheinlichkeit in westlichen

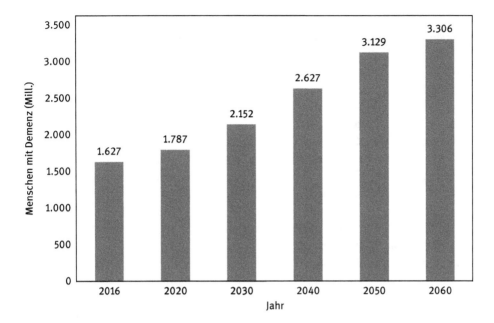

Abb. 17.4: Schätzung der Entwicklung der Anzahl von Menschen mit Demenz bis 2060 auf der Grundlage der 13. koordinierten Bevölkerungsvorausschätzung, Modellvariante „relativ alte Bevölkerung" (Quelle: Statistisches Bundesamt und H. Bickel[5]).

Ländern mit Verminderungen der Inzidenzraten um 11 bis 35 Prozent innerhalb eines Jahrzehnts [6–8]. Ursachen für ein abnehmendes Krankheitsrisiko werden vor allem in den verbesserten Lebensbedingungen, in zunehmender Bildung, gesünderer Ernährung, größerer körperlicher, sozialer und geistiger Aktivität sowie in der erfolgreicheren Behandlung von kardiovaskulären Risikofaktoren gesehen. Ob sich der Trend bestätigen lässt und ob er sich womöglich in den nächsten Jahren sogar fortsetzen wird, ist noch unklar. Untersuchungen aus dem asiatischen Raum berichten dagegen von steigenden Erkrankungsraten und deuten damit auf gegenläufige Tendenzen in anderen Regionen der Welt hin. In den westlichen Ländern wird vor allem im Anstieg von Übergewicht und Diabetes – zwei etablierten Risikofaktoren von Demenz – eine Gefährdung des Trends gesehen [5].

17.2.3 Perspektiven zur Weiterentwicklung der Vorrangigkeit der ambulanten Versorgung

Seit Beginn der Pflegeversicherung 1995 kommt der häuslichen Versorgung pflegebedürftiger Menschen eine herausragende Bedeutung zu. Ende 2018 bezogen in der sozialen Pflegeversicherung von den 3,69 Millionen pflegebedürftigen Menschen

79 Prozent ambulante Leistungen, davon 83 Prozent als Geldleistung mit einer Versorgung durch Familienangehörige oder andere private Pflegepersonen und 17 Prozent als Sach- oder Kombinationsleistung mit einer vollständigen oder teilweisen Versorgung durch einen Pflegedienst.

Nach dem Willen des Gesetzgebers soll die ambulante Pflege in häuslicher Umgebung die vorrangige Versorgungsform Pflegebedürftiger darstellen. Dies kommt bereits in §3 SGB XI zum Ausdruck: „Die Pflegeversicherung soll mit ihren Leistungen vorrangig die häusliche Pflege und die Pflegebereitschaft der Angehörigen und Nachbarn unterstützen, damit die Pflegebedürftigen möglichst lange in ihrer häuslichen Umgebung bleiben können." Weiter heißt es unter Verweis auf die gemeinsame, gesamtgesellschaftliche Verantwortung in §8 Abs. 2 SGB XI: „Die Länder, die Kommunen, die Pflegeeinrichtungen und die Pflegekassen wirken unter Beteiligung des Medizinischen Dienstes eng zusammen, um eine leistungsfähige, regional gegliederte, ortsnahe und aufeinander abgestimmte ambulante und stationäre pflegerische Versorgung der Bevölkerung zu gewährleisten. Sie tragen zum Ausbau und zur Weiterentwicklung der notwendigen pflegerischen Versorgungsstrukturen bei; das gilt insbesondere für die Ergänzung des Angebots an häuslicher und stationärer Pflege durch neue Formen der teilstationären Pflege und Kurzzeitpflege sowie für die Vorhaltung eines Angebots von die Pflege ergänzenden Leistungen zur medizinischen Rehabilitation. Sie unterstützen und fördern darüber hinaus die Bereitschaft zu einer humanen Pflege und Betreuung durch hauptberufliche und ehrenamtliche Pflegekräfte sowie durch Angehörige, Nachbarn und Selbsthilfegruppen und wirken so auf eine neue Kultur des Helfens und der mitmenschlichen Zuwendung hin".

Für ein Verbleiben von Pflegebedürftigen in häuslicher Umgebung über einen möglichst langen Zeitraum ist die Bedeutung der Familie und anderer privater Netze unbestritten. Gefördert werden soll dieses Ziel, die Angebote für Pflegebedürftige wohnortnah besser aufeinander abzustimmen, u. a. durch die mit dem Gesetz zur strukturellen Weiterentwicklung der Pflegeversicherung (Pflege-Weiterentwicklungsgesetz – PfWG) eingeführten Pflegeberater und Pflegestützpunkte. Aufgabe der Pflegeberatung ist es nach dem Willen des Gesetzgebers insbesondere,

1. den Hilfebedarf unter Berücksichtigung der Ergebnisse der Begutachtung durch den Medizinischen Dienst der Krankenversicherung sowie die Ergebnisse der Beratung in der eigenen Häuslichkeit systematisch zu erfassen und zu analysieren,
2. einen individuellen Versorgungsplan mit den im Einzelfall erforderlichen Sozialleistungen und gesundheitsfördernden, präventiven, kurativen, rehabilitativen oder sonstigen medizinischen sowie pflegerischen und sozialen Hilfen zu erstellen,
3. auf die für die Durchführung des Versorgungsplans erforderlichen Maßnahmen einschließlich deren Genehmigung durch den jeweiligen Leistungsträger hinzuwirken,
4. die Durchführung des Versorgungsplans zu überwachen und erforderlichenfalls einer veränderten Bedarfslage anzupassen,

5. bei besonders komplexen Fallgestaltungen den Hilfeprozess auszuwerten und zu dokumentieren sowie
6. über Leistungen zur Entlastung der Pflegepersonen zu informieren.

Auf diese im Sinne eines Case Managements zu verstehende Pflegeberatung haben seit 01.01.2009 alle Personen Anspruch, die Leistungen nach dem SGB XI erhalten. Darüber hinaus besteht dieser Anspruch schon dann, wenn ein Antrag auf Leistungen nach dem SGB XI gestellt wurde und erkennbar ein Hilfe- und Beratungsbedarf besteht. Auf Wunsch der anspruchsberechtigten Person erfolgt die Pflegeberatung auch gegenüber ihren Angehörigen oder weiteren Personen oder unter deren Einbeziehung. Details sind in den Pflegeberatungs-Richtlinien des GKV-Spitzenverbandes vom 07. Mai 2018 geregelt.

Die Pflegekassen sind verpflichtet, eine angemessene Anzahl von Pflegeberatern vorzuhalten, die eine zeitnahe und umfassende Beratung sicherstellt. Mit dem Gesetz zur Neuausrichtung der Pflegeversicherung (Pflege-Neuausrichtungs-Gesetz – PNG) wurden die Beratungsaufgaben der Pflegekassen dahingehend erweitert, dass innerhalb von zwei Wochen nach Antragseingang verpflichtend ein konkreter Beratungstermin durch die Pflegekassen angeboten werden muss oder alternativ ein Beratungsgutschein für eine kostenlose Beratung durch eine Beratungsstelle auszustellen ist.

Zu einem weiteren Eckpfeiler der ambulanten Versorgung Pflegebedürftiger ist das ehrenamtliche bürgerschaftliche Engagement auszubauen. Hierzu werden aus Mitteln der Pflegeversicherung Versorgungsstrukturen und Versorgungskonzepte auf ehrenamtlicher Grundlage gefördert, die dem Auf- und Ausbau von Angeboten zur Unterstützung Pflegebedürftiger und Pflegender im Alltag dienen. Hierunter fallen auch Modellvorhaben zur Erprobung neuer Versorgungskonzepte und Versorgungsstrukturen, z. B. für an Demenz erkrankte Pflegebedürftige sowie andere Gruppen von Pflegebedürftigen, deren Versorgung in besonderem Maße der strukturellen Weiterentwicklung bedarf.

Angesichts der demografischen Entwicklung und der damit zu erwartenden abnehmenden Tragfähigkeit familiärer Netze gewinnen künftig neue Wohn- und Betreuungsformen, z. B. Wohngemeinschaften oder betreutes Wohnen, für eine Stärkung der häuslichen Pflege zunehmend an Bedeutung. Häufig ist nur dadurch ein Verbleiben in häuslicher Umgebung oder zumindest in ambulanter Versorgung möglich. Durch eine flexiblere Leistungsinanspruchnahme, z. B. durch „Poolen" von Leistungsansprüchen, bei dem Ansprüche auf Pflege- und Betreuungsleistungen sowie auf hauswirtschaftliche Versorgung gemeinsam mit weiteren Leistungsberechtigten in Anspruch genommen werden können, kommt der Gesetzgeber diesem Wunsch entgegen.

Pflegebedürftige in ambulant betreuten Wohngruppen haben Anspruch auf einen monatlichen pauschalen Zuschlag, wenn sie mit mindestens zwei und höchstens elf weiteren Personen in einer ambulant betreuten Wohngruppe in einer gemeinsamen Wohnung zum Zweck der gemeinschaftlich organisierten pflegerischen Versorgung leben und davon mindestens zwei weitere Personen pflegebedürftig im Sinne des SGB XI sind und entsprechende Leistungen beziehen. Eine Person muss durch die Mitglieder der Wohngruppe gemeinschaftlich beauftragt sein, unabhängig von der individuellen pflegerischen Versorgung allgemeine organisatorische, verwaltende, betreuende oder das Gemeinschaftsleben fördernde Tätigkeiten zu verrichten oder die Wohngruppenmitglieder bei der Haushaltsführung zu unterstützen. Es darf außerdem keine Versorgungsform einschließlich teilstationärer Pflege vorliegen, in der ein Anbieter der Wohngruppe oder ein Dritter den Pflegebedürftigen Leistungen anbietet oder gewährleistet, die dem Umfang für vollstationäre Pflege weitgehend entsprechen. Mit einem Initiativprogramm wird die Gründung ambulant betreuter Wohngruppen zusätzlich mit Mitteln für eine altersgerechte oder barrierearme Umgestaltung der gemeinsamen Wohnung gefördert.

Zur wissenschaftlich gestützten Weiterentwicklung und Förderung neuer Wohnformen werden insbesondere solche Konzepte einbezogen, die es alternativ zu vollstationären Einrichtungen ermöglichen, außerhalb der vollstationären Betreuung bewohnerorientiert eine individuelle Versorgung anzubieten. Ein Konzept und Instrumente zur internen und externen Qualitätssicherung und Qualitätsberichterstattung dieser neuen Wohnformen wurde im Auftrag des Qualitätsausschusses Pflege inzwischen erarbeitet und verabschiedet [9].

Um einer zunehmenden Überlastung pflegender Angehöriger entgegenzuwirken, wurden mit dem Pflege-Neuausrichtungs-Gesetz Regelungen geschaffen, die Pflegende entlasten und ihnen den Zugang zur Rehabilitation erleichtern sollen. So haben pflegende Angehörige künftig die Möglichkeit, bei anstehenden Vorsorge- und Rehabilitationsmaßnahmen, Menschen, die sie pflegen, in die entsprechende Einrichtung mitzunehmen und sie dort für die Dauer des Aufenthalts professionell betreuen zu lassen. Die Vorsorge- und Reha-Einrichtungen, die solche Leistungen der Kurzzeitpflege mit anbieten, benötigen keine eigene Zulassung der Pflegekassen.

Durch diese verschiedenartigen Maßnahmen und innovative Lösungsansätze erscheint es möglich, die ambulante pflegerische Versorgungsstruktur soweit auszubauen, dass ein größerer Anteil von Pflegebedürftigen in häuslicher Umgebung verbleiben kann als es gegenwärtig der Fall ist. Damit würde dem Wunsch der weit überwiegenden Mehrheit pflegebedürftiger Menschen entsprochen.

17.2.4 Die Rolle der Prävention und Rehabilitation

Mit dem Pflege-Neuausrichtungs-Gesetz wurde der Grundsatz „Prävention und Rehabilitation vor und in der Pflege" weiter gestärkt. Zu dessen Umsetzung wurde die Pflicht der Pflegekassen festgeschrieben, die rechtzeitige Einleitung geeigneter und zumutbarer rehabilitativer Maßnahmen durch den zuständigen Träger zu veranlassen. Darüber hinaus wurde die Verpflichtung des Medizinischen Dienstes der Krankenversicherung (MDK) konkretisiert, mit jedem Gutachten zur Feststellung der

Pflegebedürftigkeit, unabhängig von dessen Ergebnis, eine gesonderte Aussage dazu zu treffen, ob und falls ja, welche geeigneten, notwendigen und zumutbaren Leistungen der medizinischen Rehabilitation im Einzelfall geboten sind.

Spätestens mit der Mitteilung der Entscheidung über die Pflegebedürftigkeit leitet die Pflegekasse dem Antragsteller die gesonderte Rehabilitationsempfehlung des Medizinischen Dienstes oder des von der Pflegekasse beauftragten Gutachters zu und nimmt umfassend und begründet dazu Stellung, inwieweit auf der Grundlage der Empfehlung die Durchführung einer Maßnahme zur medizinischen Rehabilitation angezeigt ist. Die Pflegekasse hat den Antragsteller zusätzlich darüber zu informieren, dass mit der Zuleitung einer Mitteilung über den Rehabilitationsbedarf an den zuständigen Rehabilitationsträger ein Antragsverfahren auf Leistungen zur medizinischen Rehabilitation entsprechend den Vorschriften des Neunten Buches ausgelöst wird, sofern der Antragsteller in dieses Verfahren einwilligt. Für eine erfolgreiche Rehabilitationsmaßnahme ist neben der Motivation des Pflegebedürftigen die passgenaue Auswahl der Art der Rehabilitation von Bedeutung. Oberstes Ziel hat hierbei die Wiedergewinnung bzw. Erhaltung der Selbständigkeit bei den Verrichtungen des täglichen Lebens zu sein.

Die Pflegekassen berichten jährlich über die Erfahrungen mit der Umsetzung der Empfehlungen des Medizinischen Dienstes der Krankenversicherung oder der beauftragten Gutachter zur medizinischen Rehabilitation. Die Meldung durch die Pflegekassen erfolgt an den Spitzenverband Bund der Pflegekassen. Dieser veröffentlicht auf Basis der gemeldeten Daten sowie sonstiger Erkenntnisse jährlich einen Bericht bis zum 1. September des dem Berichtsjahr folgenden Jahres.

Mit dem Berichtsjahr 2017 wurde zum fünften Mal die Statistik zur Umsetzung der Empfehlung nach § 18a Abs. 2 SGB XI erhoben und durch den GKV-Spitzenverband ausgewertet. Die Entwicklung der Kennzahlen, insbesondere die deutliche Zunahme der Rehabilitationsempfehlungen durch die Gutachter des MDK seit 2013 dürften zum einen durch die Einführung eines optimierten Begutachtungsstandards 2014 auf der Grundlage einer externen wissenschaftlichen Analyse und zum anderen durch das mit Einführung des Pflegestärkungsgesetzes II umgesetzte neue Begutachtungsinstrument bedingt sein, das ab 2016 in der Praxis der Pflegebegutachtung seine Wirkung entfaltete und Rehabilitationsbedarfe im Vergleich zu den Vorjahren noch besser erkannt wurden. 2017 kam es zu einem Anstieg der Reha-Empfehlungs-Quote auf 2,3 Prozent, entsprechend 40.100 Reha-Empfehlungen (s. Abb. 17.5) [10].

Allerdings willigten von den 40.100 erfolgten Reha-Empfehlungen nur 16.135 Pflege-Antragsteller in die Durchführung der empfohlenen Reha-Maßnahme ein, dies entspricht ca. 40 Prozent der erfolgten Reha-Empfehlungen. Die Ursachen der niedrigen Anzahl der Einwilligungen durch die Pflege-Antragsteller sind insgesamt unklar und bedürfen einer näheren Untersuchung. Unter Umständen besteht ein weiterer Ansatzpunkt, durch weiterführende Beratung der Versicherten durch die Pflegekassen die Akzeptanz von Rehabilitationsmaßnahmen zu fördern. In diesem Zusammenhang ist zu beachten, dass neben Leistungen zur medizinischen Rehabilitation auch

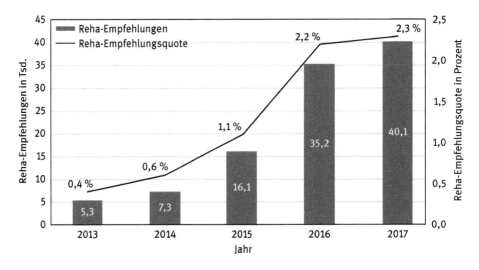

Abb. 17.5: Entwicklung der Reha-Empfehlungen und der Reha-Empfehlungs-Quote seit 2013 bis 2017 (Quelle: GKV-Spitzenverband 2018).

weitere Leistungen mit rehabilitativer Zielsetzung in Betracht kommen können und alternativ durchgeführt wurden. So wurden laut Begutachtungsstatistik 2017 des Medizinischen Dienstes des Spitzenverbandes Bund der Krankenkassen e. V. (MDS) beispielsweise in 25,5 Prozent der durchgeführten Regelbegutachtungen Empfehlungen für Leistungen der physikalischen Therapie und in 15,3 Prozent der Begutachtungen Empfehlungen für Leistungen der Ergotherapie ausgesprochen [10].

Neben Leistungen der Rehabilitation ist in der Zukunft der Prävention vor und bei Pflegebedürftigkeit ein höherer Stellenwert beizumessen. Studien zeigen, dass gesundheitsfördernde Maßnahmen dazu beitragen können, Pflegebedürftigkeit bis ins hohe Alter zu vermeiden oder zu mindern. Präventions- und Rehabilitationspotentiale werden nicht immer in ausreichendem Maß genutzt. Dies trifft auch hinsichtlich der Möglichkeiten einer aktivierenden Pflege zu. Das pflegerische Selbstverständnis muss sich stärker darauf ausrichten, Selbständigkeit zu erhalten und wiederherzustellen.

Seit dem Inkrafttreten des Präventionsgesetzes 2015 sollen die Pflegekassen Leistungen zur Prävention in stationären Pflegeeinrichtungen für in der sozialen Pflegeversicherung Versicherte erbringen, indem sie unter Beteiligung der Pflegebedürftigen und der Pflegeeinrichtung Vorschläge zur Verbesserung der gesundheitlichen Situation und zur Stärkung der gesundheitlichen Ressourcen und Fähigkeiten entwickeln sowie deren Umsetzung unterstützen. Die Ausgaben der Pflegekassen für die Wahrnehmung ihrer Aufgaben sollen 2016 für jeden ihrer Versicherten 0,30 EUR umfassen. Die Ausgaben sind in den Folgejahren anzupassen.

Der Spitzenverband Bund der Pflegekassen legt unter Einbeziehung unabhängigen Sachverstandes die Kriterien für die Leistungen fest, insbesondere hinsichtlich Inhalt, Methodik, Qualität, wissenschaftlicher Evaluation und der Messung der Erreichung der mit den Leistungen verfolgten Ziele. Bei den gesetzlichen Vorgaben zur Prävention und Gesundheitsförderung in der stationären Pflege handelt es sich um einen ersten Schritt zur Implementierung der Prävention und Gesundheitsförderung im Bereich Pflege in Form einer Sollvorschrift, allerdings mit stark verpflichtendem Charakter. Die Leistungen sollen sich von den Aufgaben der Pflegeeinrichtungen zu einer aktivierenden Pflege abgrenzen.

Zur Umsetzung dieser gesetzlichen Vorgaben wurde vom GKV-Spitzenverband unter Beteiligung des Medizinischen Dienstes des Spitzenverbandes Bund der Krankenkassen 2018 ein Leitfaden „Prävention in stationären Pflegeeinrichtungen" erstellt. Nach einer Analyse der Bedarfe und Bedürfnisse der Pflegebedürftigen sowie der vorhandenen Strukturen wurden folgende fünf Handlungsfeldern für präventive Maßnahmen festgelegt, in denen Pflegekassen Angebote zur Gesundheitsförderung und Prävention gemeinsam mit pflegebedürftigen Menschen in Pflegeeinrichtungen entwickeln und umsetzen:
- Förderung anerkannter Qualitätsstandards zur Ernährung
- Förderung der körperlichen Aktivität und Mobilität
- Förderung kognitiver Leistungen
- Stärkung psychosozialer Gesundheit
- Prävention von Gewalt in der Pflege

Die Pflegekassen sollen sich bei den teilnehmenden stationären Pflegeeinrichtungen in kooperativer Form einbringen. Die Art und Ebene der Kooperation ist nicht festgelegt [11].

In einem Präventionsbericht wurden erstmals die Erkenntnisse zur Umsetzung der von den Pflegekassen geförderten präventiven und gesundheitsfördernden Maßnahmen in Pflegeeinrichtungen vorgestellt. 1.435 stationäre Pflegeeinrichtungen beteiligten sich 2017 auf freiwilliger Basis in einem ersten Schritt mit Unterstützung der Pflegekassen auf der Grundlage des Leitfadens „Prävention in stationären Pflegeeinrichtungen" an der Durchführung präventiver Maßnahmen zu den genannten fünf Handlungsfeldern. Weitere Pflegeeinrichtungen sollen von den Pflegekassen für einer Teilnahme gewonnen werden.

Nach dem Leitfaden führten die Pflegekassen zunächst in den teilnehmenden stationären Pflegeeinrichtungen im Rahmen des Gesundheitsförderungsprozesses vorgelagerte Aktivitäten wie die Analyse von Bedürfnissen, Ressourcen und Strukturen der Pflegeeinrichtungen und eine Maßnahmenplanung durch. Danach erfolgten die eigentliche Umsetzung zu den festgelegten Handlungsfeldern und gegebenenfalls eine Evaluation. Nachfolgend wurden diese Maßnahmen der Umsetzungsphase sowie Informationen zu strukturellen Faktoren der Einrichtungen, zur Laufzeit der

Aktivitäten, zu beteiligten Akteuren, zu erreichten Personen sowie zum Erreichen der Präventionsziele dargestellt.

Das mit Abstand größte Interesse der Pflegeeinrichtungen fand sich zum Handlungsfeld „Förderung der körperlichen Aktivität und Mobilität", gefolgt von den Handlungsfeldern „Stärkung psychosozialer Gesundheit" und „Förderung kognitiver Leistungen". 28 Prozent der Projekte schlossen die Pflegekassen im Berichtsjahr ab. Hier lag die Laufzeit zwischen drei und zwölf Monaten und im Mittel bei acht Monaten. 72 Prozent der Aktivitäten wurden über das Berichtsjahr 2017 hinaus weitergeführt. Die Gesamtlaufzeit dieser Aktivitäten – vom Start bis zum geplanten Ende – betrug im Mittel 14 Monate (acht bis 30 Monate). Eine Gesamtbewertung erfolgt nach Abschluss aller initiierten Projekte [12].

17.2.5 Weiterentwicklung der Qualität der pflegerischen Versorgung

Die Qualität der pflegerischen Versorgung ist von entscheidender Bedeutung für die pflegebedürftigen Menschen. Trotz aller Anstrengungen in den Jahren seit Einführung der Pflegeversicherung ist es bisher nicht gelungen, ein flächendeckend gutes Qualitätsniveau in allen ambulanten und stationären Pflegeeinrichtungen zu erreichen. Das Verfahren und die inhaltliche Ausgestaltung der Qualitätsprüfung wurden in der fachlichen Diskussion vielfach kritisiert, weil sie zu sehr auf den Nachweis einzelner Verrichtungen abzielten und zu wenig personenbezogen auf die Ergebnisse pflegerischen Handelns eingingen. Einer der Hauptkritikpunkte waren die zu wenig differenzierenden veröffentlichten Pflegenoten, die verfahrensbedingt zunehmend zu gut ausfielen und damit häufig nicht das tatsächliche Qualitätsniveau einer Einrichtung widerspiegelten.

Mit dem zweiten Pflegestärkungsgesetz wurde eine umfassende Neuregelung im Bereich der Qualität vorgegeben mit Entwicklung eines neuen wissenschaftlich fundierten Verfahrens zur Qualitätsmessung und -darstellung und einer organisatorischen Neustrukturierung. Das Gesetz schrieb die Einführung eines indikatorengestützten Verfahrens zur Beurteilung der Ergebnisqualität verbindlich fest und formulierte weitere Maßgaben, die eine Revision externer Qualitätsprüfungen im Rahmen des SGB XI und eine Neugestaltung einrichtungsbezogener öffentlicher Qualitätsberichte („Qualitätsdarstellungen") umfassen.

Mit der Konzepterarbeitung für den Bereich der stationären Langzeitpflege einschließlich der Kurzzeitpflege wurden vom Qualitätsausschuss Pflege zwei wissenschaftliche Institute, das Institut für Pflegewissenschaft an der Universität Bielefeld (IPW) und das aQua-Institut für angewandte Qualitätsförderung und Forschung im Gesundheitswesen GmbH in Göttingen unter Einbeziehung weiterer Experten beauftragt. Der Abschlussbericht konnte im September 2018 abgenommen werden [13].

Die in diesem Projekt entwickelten Instrumente und Verfahren bilden zusammen mit den überarbeiteten Qualitätsprüfungs-Richtlinien [14] und der Qualitätsdarstel-

lungsvereinbarung für die stationäre Pflege die Grundlage für die seit November 2019 ermittelte und dargestellte Pflegequalität. Sie basiert zum einen auf intern erhobenen Daten der Einrichtungen und zum anderen weiterhin auf der externen Qualitätsprüfung durch den Medizinischen Dienst der Krankenversicherung bzw. den Prüfdienst des Verbandes der Privaten Krankenversicherung. Ziel ist es, die Qualität von Pflegeheimen besser bewerten und vergleichen zu können als dies mit dem bisherigen Verfahren möglich war. Folgende Indikatoren sollen künftig Aussagen über die Pflegequalität ermöglichen:
- erhaltene Mobilität
- erhaltene Selbstständigkeit bei Alltagsverrichtungen
- erhaltene Selbstständigkeit bei der Gestaltung des Lebensalltags
- Dekubitusentstehung
- schwerwiegende Sturzfolgen
- unbeabsichtigter Gewichtsverlust
- Durchführung eines Integrationsgesprächs
- Anwendung von Gurten
- Anwendung von Bettseitenteilen
- Aktualität der Schmerzeinschätzung

Die Indikatoren werden von einer zentralen Datenannahmestelle berechnet. Die dafür notwendigen Daten erheben die Pflegeeinrichtungen zweimal jährlich für alle Bewohnerinnen und Bewohner und liefern sie an die zentrale Datenannahmestelle. Dort werden die Daten ausgewertet und statistisch auf Plausibilität geprüft. Die Auswertungen der Indikatoren werden den Pflegeeinrichtungen zur Verfügung gestellt. Auf diese Weise erhalten die Einrichtungen Informationen darüber, bei welchen Indikatoren ihre Daten dem Durchschnitt entsprechen und bei welchen sie über oder unter dem Durchschnitt liegen. Auf dieser Grundlage können die Pflegeeinrichtungen Defizite und Verbesserungspotenziale erkennen und im internen Qualitätsmanagement berücksichtigen.

Die neuen Qualitätsprüfungen durch den MDK beziehungsweise durch den Prüfdienst des Verbandes der Privaten Krankenversicherung e. V. (PKV) werden künftig noch stärker als bisher auf die Versorgungsqualität ausgerichtet. Die Strukturqualität der Pflegeeinrichtung – dazu zählen zum Beispiel die Qualifikation der verantwortlichen Pflegefachkraft oder Maßnahmen des Qualitätsmanagements – wird in den Prüfungen eine untergeordnete Rolle spielen. In den Qualitätsprüfungen werden nicht mehr einzelne Kriterien bewertet, sondern umfassende Qualitätsaspekte, die folgenden Qualitätsbereichen zugeordnet werden:
1. Unterstützung bei der Mobilität und Selbstversorgung
2. Unterstützung bei der Bewältigung von krankheits- und therapiebedingten Anforderungen und Belastungen
3. Unterstützung bei der Gestaltung des Alltagslebens und der sozialen Kontakte
4. Unterstützung in besonderen Bedarfs- und Versorgungssituationen

5. Bereichsübergreifende fachliche Anforderungen
6. Organisationsaspekte und internes Qualitätsmanagement

Die Qualität in den ersten vier Bereichen wird individuell – das heißt bezogen auf den jeweiligen Bewohner – erhoben. Der fünfte Qualitätsbereich umfasst bewohnerbezogene Qualitätsaspekte, die für alle in die Prüfung einbezogenen Bewohner zusammenfassend bewertet werden. Hierzu zählt zum Beispiel die Abwehr von Risiken und Gefährdungen. Hier geht es im Kern um die fachgerechte Risikoerfassung sowie eine fachgerechte Planung und Umsetzung von Maßnahmen zur Reduzierung von Risiken und Vermeidung von Gefährdungen der Bewohner, etwa im Zusammenhang mit dem Sturzrisiko oder einem Ernährungsrisiko. Der sechste Qualitätsbereich umfasst strukturelle Merkmale der Einrichtung, etwa zum Qualitätsmanagement oder zur Qualifikation der Pflegedienstleitung. Im Vergleich zum bisherigen Verfahren werden künftig deutlich weniger strukturelle Aspekte erfasst. Die bewohnerbezogenen Qualitätsaspekte werden anhand der folgenden vierstufigen Systematik bewertet:
- keine Auffälligkeiten oder Defizite bei der Versorgung,
- Auffälligkeiten vorhanden, die keine Risiken oder negativen Folgen für den Bewohner erwarten lassen,
- Defizite bestehen, die mit dem Risiko negativer Folgen für den Bewohner verbunden sind,
- Defizite liegen vor, die bereits zu negativen Folgen für den Bewohner geführt haben.

Das Fachgespräch mit den Mitarbeiterinnen und Mitarbeitern der Pflegeeinrichtungen erhält bei der Prüfung einen höheren Stellenwert als bisher. Damit sind sowohl für die Prüfer als auch für die Mitarbeiter der Pflegeeinrichtungen hohe fachliche Anforderungen verbunden. Künftig wird die Versorgungsqualität bei einer Stichprobe von neun Personen überprüft. Zusätzlich wird bei sechs dieser neun Bewohner geprüft, ob die von der Einrichtung für diesen Bewohner zuletzt an die zentrale Datenannahmestelle gemeldeten Daten für die Indikatoren plausibel erscheinen. Diese inhaltliche Plausibilitätsprüfung ergänzt die statistische Plausibilitätsprüfung durch die zentrale Datenannahmestelle.

Informationsbelange der Leistungsnutzer sollen zukünftig verstärkt berücksichtigt werden. Qualitätsbeurteilungen in der stationären Langzeitpflege sollen eine auf Indikatoren gestützte Bewertung von Versorgungsergebnissen einbeziehen, und die externen Qualitätsprüfungen sollen methodisch verbessert werden. Damit werden eine Modifizierung des bisherigen Qualitätsprüfungssystems, insbesondere ein neues Zusammenspiel externer Qualitätsprüfungen und strukturierter einrichtungsinterner Ergebniserfassungen und auf dieser Grundlage eine Revision der mit den sog. Transparenzberichten begonnenen Veröffentlichung von Qualitätsbeurteilungen erforderlich. Die neue Qualitätsdarstellung umfasst:

- die Indikatoren, die aus den gemeldeten Daten der Einrichtungen von der Datenannahmestelle berechnet werden,
- die Ergebnisse der externen Qualitätsprüfung von MDK bzw. PKV-Prüfdienst der Qualitätsbereiche 1 bis 4,
- die Strukturinformationen, die die Pflegeeinrichtungen zur Verfügung stellen, beispielsweise zur Personalausstattung oder zur Erreichbarkeit der Pflegeeinrichtung mit öffentlichen Verkehrsmitteln [15].

Es bleibt abzuwarten, wie sich das indikatorengestützte Verfahren im Regelbetrieb bewährt und welche Erfahrungen die stationären Pflegeeinrichtungen bezüglich Eigenaufwand und Aussagekraft sowie die Prüfinstitutionen MDK und PKV-Prüfdienst in ihrer modifizierten Rolle sammeln. Für die ambulante Pflege liegt der Abschlussbericht für die neu entwickelten Instrumente und das Verfahren für die Qualitätsprüfungen nach §§ 114 ff. SGB XI sowie die Qualitätsdarstellung nach § 115 Abs. 1a SGB XI vor und wurde vom Qualitätsausschuss Pflege abgenommen [16]. Bevor die Ergebnisse umgesetzt werden können, ist eine Pilotierung des neuen Prüfkonzeptes erforderlich, die im Laufe 2020 abgeschlossen sein soll. Abhängig von den Pilotierungsergebnissen entscheidet der Qualitätsausschuss Pflege, ob und in welchem Umfang das Prüfinstrument angepasst werden muss bzw. ob sich eine weitere Pilotierungsphase anschließt.

Literatur

[1] Sitte M, Schwinger A. Nachschlag für die Pflege, Zeitschrift für Gesundheit und Gesellschaft. 2019;2:14–15.
[2] Tisch T, Braeseke G, Ochmann R, Nolting H-D. Quantifizierung der finanziellen Auswirkungen flächendeckender Tarife in der Altenpflege. Ergebnisse des Forschungsgutachtens Abschlussbericht für das Bundesministerium für Gesundheit. Berlin: Institut für Gesundheit und Sozialforschung (IGES); März 2019 [Zugriff: 06.02.2020]. URL: https://www.bundesgesundheitsministerium.de/fileadmin/Dateien/3_Downloads/K/Konzertierte_Aktion_Pflege/0619_KAP_Vereinbarungstext_AG_5_Anlage_4_IGES-Gutachten.pdf
[3] Kiefer G. Presseseminar des GKV-Spitzenverbandes, 17./18.06.2019 und amtliche Statistiken PV45 und PV M.
[4] AOK-Pflegenavigator März 2019 – nur stationäre Pflege –
[5] Bickel H. Die Häufigkeit von Demenzerkrankungen, Deutsche Alzheimer Gesellschaft, Infoblatt 1 2018.
[6] Schrijvers EM, Verhaaren BF, Koudstaal PJ, et al. Is dementia incidence declining? Trends in dementia incidence since 1990 in the Rotterdam Study. Neurology. 2012;78:1456–1463.
[7] Matthews FE, Stephan BCM, Robinson L, et al. A two decade dementia incidence comparison from the Cognitive Function and Ageing Studies I and II. Nature Communications. 2016;7.
[8] Satizabal CL, Beiser AS, Chouraki V, et al. Incidence of dementia over three decades in the Framingham Heart Study. New England Journal of Medicine.2016;374:523–532.
[9] Wolf-Ostermann K, Kremer-Preiß U, Hackmann T. Entwicklung und Erprobung eines Konzeptes und von Instrumenten zur internen und externen Qualitätssicherung und Qualitätsberichterstattung in neuen Wohnformen nach § 113b Abs. 4 SGB XI, Abschlussbericht, Universität Bremen, Kuratorium Deutsche Altershilfe, Köln, Prognos AG, Freiburg, 2019.

[10] GKV-Spitzenverband, Bericht gemäß § 18a Abs. 3 SGB XI über die Erfahrungen der Pflegekassen mit der Umsetzung der Empfehlungen der Medizinischen Dienste der Krankenversicherung und der beauftragten unabhängigen Gutachter zur medizinischen Rehabilitation im Rahmen der Begutachtung zur Feststellung der Pflegebedürftigkeit, Berichtsjahr 2017, Stand 2018.

[11] GKV-Spitzenverband, Leitfaden Prävention in stationären Pflegeeinrichtungen nach § 5 SGB XI, 2018.

[12] Medizinischer Dienst des Spitzenverbandes Bund der Krankenkassen e. V. (MDS), GKV-Spitzenverband, Präventionsbericht 2018, Leistungen der gesetzlichen Krankenversicherung: Primärprävention und Gesundheitsförderung, Leistungen der sozialen Pflegeversicherung: Prävention in stationären Pflegeeinrichtungen Berichtsjahr 2017.

[13] Wingenfeld K, Stegbauer C, et al. Entwicklung der Instrumente und Verfahren für Qualitätsprüfungen nach §§ 114 ff. SGB XI und die Qualitätsdarstellung nach § 115 Abs. 1a SGB XI in der stationären Pflege, Abschlussbericht: Darstellung der Konzeptionen für das neue Prüfverfahren und die Qualitätsdarstellung, Institut für Pflegewissenschaft an der Universität Bielefeld (IPW) und aQua - Institut für angewandte Qualitätsförderung und Forschung im Gesundheitswesen GmbH, 2018.

[14] GKV-Spitzenverband. Richtlinien des GKV-Spitzenverbandes über die Durchführung der Prüfung der in Pflegeeinrichtungen erbrachten Leistungen und deren Qualität nach § 114 SGB XI für die vollstationäre Pflege (QPR vollstationär), Stand 2018.

[15] Brüggemann J. Meilenstein auf dem Weg zur neuen Pflege-Qualitätsprüfung in Heimen, MDK-Forum 3–2018.

[16] Büscher A, Wingenfeld K, Wibbeke D, et al. Entwicklung der Instrumente und Verfahren für Qualitätsprüfungen nach §§ 114 ff. SGB XI und die Qualitätsdarstellung nach § 115 Abs. 1a SGB XI in der ambulanten Pflege, Abschlussbericht, Hochschule Osnabrück, Institut für Pflegewissenschaft an der Universität Bielefeld (IPW), 2018.

Anlage

Anlage 1 – Formulargutachten Erwachsene

Erwachsene –
Formulargutachten zur Feststellung der Pflegebedürftigkeit

Hinweis: Die hier vorliegende Darstellungsweise des Formulargutachtens bildet nicht unmittelbar ab, wie das Gutachten elektronisch auszufüllen ist.

Briefkopf:
Erstellerin/Ersteller (MDK, Medicproof, SMD, Unabhängige Gutachter):
....

Adressfeld:
Auftraggeber (Pflegekasse):
....

Versicherte/Versicherter:
Stammdaten, ggf. zusätzlich abweichende Aufenthaltsadresse
....
....

Anlass des Antrags/Auftrags

☐ Pflegegeld (§ 37 SGB XI)

☐ Ambulante Pflegesachleistungen (§ 36 SGB XI)

☐ Kombinationsleistung (§ 38 SGB XI)

☐ Kurzzeitpflege (§ 42 SGB XI)

☐ Teilstationäre Pflege (§ 41 SGB XI)

☐ Vollstationäre Pflege (§ 43 SGB XI)

☐ Pflege in vollstationären Einrichtungen der Hilfe für behinderte Menschen (§ 43a SGB XI)

☐ Entlastungsbetrag (§ 45b SGB XI)

Art des Antrags/Gutachtenart

☐ Erstantrag

☐ Erstantrag nach Eilbegutachtung

☐ Rückstufungsantrag

☐ Höherstufungsantrag

☐ Wiederholungsbegutachtung

☐ Widerspruch

Antragsdatum ☐☐ ☐☐ ☐☐☐☐

Eingang des Auftrags beim MDK ☐☐ ☐☐ ☐☐☐☐

Bisheriger Pflegegrad	
seit ☐☐ ☐☐☐☐ (MMJJJJ) befristet bis ☐☐ ☐☐☐☐ (MMJJJJ)	☐ kein ☐ 1 ☐ 2 ☐ 3 ☐ 4 ☐ 5

Verzögerungen im Verfahren

☐ Antragstellende Person befindet sich im Krankenhaus oder in einer Rehabilitationseinrichtung

☐ Wichtiger Behandlungstermin der antragstellenden Person

☐ Termin wurde von antragstellender Person abgesagt (sonstige Gründe)

☐ Antragstellende Person ist umgezogen

☐ Antragstellende Person wohnt im Ausland

☐ Antragstellende Person ist verstorben

☐ Antragstellende Person wurde beim angekündigten Hausbesuch nicht angetroffen

☐ Hausbesuch musste abgebrochen werden wegen Gewaltandrohung oder ähnlich schwerwiegender Gründe

☐ Hausbesuch musste abgebrochen werden wegen Verständigungsschwierigkeiten (z. B. Muttersprache)

Erläuterungen:
....

Begutachtung am: ☐☐ ☐☐ ☐☐☐☐   Uhrzeit: ☐☐ ☐☐

Durch Gutachterin/Gutachter, Name und Berufsbezeichnung
....

Erledigungsart   ☐ Persönliche Befunderhebung

☐ Aktenlage, da antragstellende Person verstorben

☐ Aktenlage, da persönliche Befunderhebung nicht zumutbar

☐ Aktenlage aus sonstigen Gründen, Begründung:
....

Erledigungsort   ☐ Häusliches Wohnumfeld der oder des Versicherten

☐ Vollstationäre Pflegeeinrichtung

☐ Kurzzeitpflegeeinrichtung

☐ Teilstationäre Pflegeeinrichtung

☐ Vollstationäre Einrichtungen der Hilfe für behinderte Menschen

☐ Hospiz

☐ Rehabilitationseinrichtung

☐ Krankenhaus

☐ Sonstiges

1 Pflegerelevante Vorgeschichte und derzeitige Versorgungssituation

Nach Angaben:

1.1 Pflegerelevante Fremdbefunde ☐ keine

1.2 Pflegerelevante Vorgeschichte (Anamnese), medizinische und pflegerische Angaben unter Berücksichtigung der Auswirkungen auf die Selbständigkeit oder die Fähigkeiten

Leistungen der medizinischen Rehabilitation ☐ keine

☐ im letzten Jahr vor der Begutachtung   ☐ mehr als ein Jahr, aber weniger als vier Jahre vor der Begutachtung

☐ ambulant   ☐ mobil (im gewohnten oder ständigen Wohnumfeld)   ☐ stationär

☐ geriatrische Rehabilitation
   (inkl. geriatrische frührehabilitative Komplexbehandlung im Krankenhaus)

☐ indikationsspezifische, z. B. neurologische, orthopädische, kardiologische Rehabilitation

Ist aktuell ein Rehabilitationsantrag gestellt?

☐ nein   ☐ ja, aber noch nicht genehmigt   ☐ ja, Genehmigung liegt vor

1.3 Vorhandene Hilfsmittel, Pflegehilfsmittel, Nutzung ☐ keine

1.4 Pflegerelevante Aspekte der Versorgungs- und Wohnsituation

Antragstellende Person lebt in

☐ einer vollstationären Pflegeeinrichtung

Leistungserbringer:
....

☐ einer stationären Einrichtung nach § 43a SGB XI

Die antragstellende Person
wohnt teilweise zu Hause: ☐ nein   ☐ ja und zwar (Umfang)
....

☐ ambulanter Wohnsituation alleine

☐ ambulanter Wohnsituation mit folgenden Personen:
....

☐ einer ambulant betreuten Wohngruppe mit mindestens zwei weiteren pflegebedürftigen Personen

Pflege durch Pflegeeinrichtung(en) nach SGB XI

☐ ambulant   ☐ Tages-/Nachtpflege   ☐ Kurzzeitpflege

Leistungserbringer:
....

☐ Angebote zur Unterstützung im Alltag nach § 45a SGB XI
....

☐ Die antragstellende Person besucht tagsüber eine Werkstatt für behinderte Menschen/eine Schule
....

Beschreibung der aktuellen Versorgungssituation:
....
....
....

Präsenz der Pflegeperson(en) in Rufnähe am Tage

☐ nein   ☐ mehrmals täglich   ☐ überwiegend   ☐ durchgehend

Nächtliche Unterstützung

☐ nie oder max. einmal wöchentlich   ☐ mehrmals wöchentlich   ☐ einmal pro Nacht

☐ mehrmals nachts

Angaben zum Pflegeaufwand durch antragstellende Person oder Pflegepersonen

Pflege durch	angegebene Pflegetage pro Woche	angegebene Pflegestunden pro Woche	Mindeststundenzahl von 10 Stunden wöchentlich, verteilt auf regelmäßig mindestens 2 Tage in der Woche, wird nicht erreicht: angegebene Anzahl weiterer durch die Pflegeperson gepflegter Pflegebedürftige
Name, Vorname Geburtsdatum Geschlecht Adresse Telefon			
Name, Vorname Geburtsdatum Geschlecht Adresse Telefon			

* Für jede weitere Pflegeperson eine Zeile

Beschreibung der Wohnsituation (nur ambulant)
....
....

2 Gutachterlicher Befund
....
....
....
....
....
....

3 Pflegebegründende Diagnose(n)

.... ICD 10   ☐☐☐☐☐

.... ICD 10   ☐☐☐☐☐

Weitere Diagnosen:
....
....

4 Module des Begutachtungsinstruments

4.1 Modul 1: Mobilität

Die Einschätzung richtet sich ausschließlich danach, ob die Person in der Lage ist ohne personelle Unterstützung eine Körperhaltung einzunehmen, zu wechseln und sich fortzubewegen.

Zu beurteilen sind hier ausschließlich motorische Aspekte wie Körperkraft, Balance, Bewegungskoordination etc. und nicht die zielgerichtete Fortbewegung. Hier werden nicht die Folgen kognitiver Beeinträchtigungen auf Planung, Steuerung und Durchführung motorischer Handlungen abgebildet.

		selbständig	überwiegend selbständig	überwiegend unselbständig	unselbständig
4.1.1	Positionswechsel im Bett	☐ 0	☐ 1	☐ 2	☐ 3
4.1.2	Halten einer stabilen Sitzposition	☐ 0	☐ 1	☐ 2	☐ 3
4.1.3	Umsetzen	☐ 0	☐ 1	☐ 2	☐ 3
4.1.4	Fortbewegen innerhalb des Wohnbereichs	☐ 0	☐ 1	☐ 2	☐ 3
4.1.5	Treppensteigen	☐ 0	☐ 1	☐ 2	☐ 3

Erläuterung:
....
....

4.1.6 Besondere Bedarfskonstellation
Gebrauchsunfähigkeit beider Arme und beider Beine

☐ ja   ☐ nein

Erläuterung(en):
....
....

Summe der Einzelpunkte: ☐   Gewichtete Punkte: ☐

4.2 Modul 2: Kognitive und kommunikative Fähigkeiten

Die Einschätzung bezieht sich bei den Kriterien 4.2.1 bis 4.2.8 ausschließlich auf kognitive Funktionen und Aktivitäten.

Zu beurteilen sind hier lediglich Aspekte wie Erkennen, Entscheiden oder Steuern etc. und nicht die motorische Umsetzung.

Bei den Kriterien zur Kommunikation 4.2.9 bis 4.2.11 sind auch die Auswirkungen von Hör-, Sprech- oder Sprachstörungen zu berücksichtigen.

		Die Fähigkeit ist:			
		vorhanden/ unbeein- trächtigt	größtenteils vorhanden	in geringem Maße vorhanden	nicht vorhanden
4.2.1	Erkennen von Personen aus dem näheren Umfeld	☐ 0	☐ 1	☐ 2	☐ 3
4.2.2	örtliche Orientierung	☐ 0	☐ 1	☐ 2	☐ 3
4.2.3	zeitliche Orientierung	☐ 0	☐ 1	☐ 2	☐ 3
4.2.4	Erinnern an wesentliche Ereignisse oder Beobachtungen	☐ 0	☐ 1	☐ 2	☐ 3
4.2.5	Steuern von mehrschrittigen Alltagshandlungen	☐ 0	☐ 1	☐ 2	☐ 3
4.2.6	Treffen von Entscheidungen im Alltagsleben	☐ 0	☐ 1	☐ 2	☐ 3
4.2.7	Verstehen von Sachverhalten und Informationen	☐ 0	☐ 1	☐ 2	☐ 3
4.2.8	Erkennen von Risiken und Gefahren	☐ 0	☐ 1	☐ 2	☐ 3
4.2.9	Mitteilen von elementaren Bedürfnissen	☐ 0	☐ 1	☐ 2	☐ 3
4.2.10	Verstehen von Aufforderungen	☐ 0	☐ 1	☐ 2	☐ 3
4.2.11	Beteiligen an einem Gespräch	☐ 0	☐ 1	☐ 2	☐ 3

Erläuterung:
....
....

Summe der Einzelpunkte: ☐   Gewichtete Punkte: ☐

4.3 Modul 3: Verhaltensweisen und psychische Problemlagen

In diesem Modul geht es um Verhaltensweisen und psychische Problemlagen als Folge von Gesundheitsproblemen, die immer wieder auftreten und personelle Unterstützung erforderlich machen.

Bei Kombination verschiedener Verhaltensweisen wird die Häufigkeit von Ereignissen nur einmal erfasst, z. B. nächtliche Unruhe bei Angstzuständen entweder unter 4.3.2 oder unter 4.3.10.

		nie oder sehr selten	selten (ein- bis dreimal innerhalb von zwei Wochen)	häufig (zweimal bis mehrmals wöchentlich, aber nicht täglich)	täglich
4.3.1	motorisch geprägte Verhaltensauffälligkeiten	☐ 0	☐ 1	☐ 3	☐ 5
4.3.2	nächtliche Unruhe	☐ 0	☐ 1	☐ 3	☐ 5
4.3.3	selbstschädigendes und autoaggressives Verhalten	☐ 0	☐ 1	☐ 3	☐ 5
4.3.4	Beschädigen von Gegenständen	☐ 0	☐ 1	☐ 3	☐ 5
4.3.5	physisch aggressives Verhalten gegenüber anderen Personen	☐ 0	☐ 1	☐ 3	☐ 5
4.3.6	verbale Aggression	☐ 0	☐ 1	☐ 3	☐ 5
4.3.7	andere pflegerelevante vokale Auffälligkeiten	☐ 0	☐ 1	☐ 3	☐ 5
4.3.8	Abwehr pflegerischer und anderer unterstützender Maßnahmen	☐ 0	☐ 1	☐ 3	☐ 5
4.3.9	Wahnvorstellungen	☐ 0	☐ 1	☐ 3	☐ 5
4.3.10	Ängste	☐ 0	☐ 1	☐ 3	☐ 5
4.3.11	Antriebslosigkeit bei depressiver Stimmungslage	☐ 0	☐ 1	☐ 3	☐ 5
4.3.12	sozial inadäquate Verhaltensweisen	☐ 0	☐ 1	☐ 3	☐ 5
4.3.13	sonstige pflegerelevante inadäquate Handlungen	☐ 0	☐ 1	☐ 3	☐ 5

Erläuterung:
....
....

Summe der Einzelpunkte: ☐   Gewichtete Punkte: ☐

4.4 Modul 4: Selbstversorgung – Angaben zur Versorgung

Ernährung parenteral oder über Sonde	☐ entfällt (4.4.13 entfällt)
☐ parenteral (z. B. Port)	**Art der Gabe**
☐ perkutane endoskopische Gastrostomie (PEG)	☐ Pumpe
	☐ Schwerkraft
☐ perkutane endoskopische Jejunostomie (PEJ)	☐ Bolusgabe
☐ (nasale) Magensonde	

Blasenkontrolle/Harnkontinenz

☐ ständig kontinent (keine unwillkürlichen Harnabgänge) (4.4.11 entfällt)

☐ überwiegend kontinent (maximal einmal täglich unwillkürlicher Harnabgang oder Tröpfchenin-kontinenz) (4.4.11 entfällt)

☐ überwiegend inkontinent (mehrmals täglich unwillkürliche Harnabgänge)

☐ komplett inkontinent

☐ suprapubischer Dauerkatheter

☐ transurethraler Dauerkatheter

☐ Urostoma

Darmkontrolle/Stuhlkontinenz

☐ ständig kontinent (keine unwillkürlichen Stuhlabgänge) (4.4.12 entfällt)

☐ überwiegend kontinent (gelegentlich unwillkürliche Stuhlabgänge oder nur geringe Stuhlmengen, sogenannte Schmierstühle) (4.4.12 entfällt)

☐ überwiegend inkontinent, selten gesteuerte Darmentleerung

☐ komplett inkontinent

☐ Colo-/Ileostoma

Erläuterung:
....
....
....

Modul 4: Selbstversorgung – Bewertung

Zu bewerten ist, ob die Person die jeweilige Aktivität praktisch durchführen kann. Es ist unerheblich, ob die Beeinträchtigungen der Selbständigkeit aufgrund von Schädigungen somatischer oder mentaler Funktionen bestehen oder ob Teilaspekte bereits in anderen Modulen berücksichtigt worden sind.

		selbständig	überwiegend selbständig	überwiegend unselbständig	unselbständig
4.4.1	Waschen des vorderen Oberkörpers	☐ 0	☐ 1	☐ 2	☐ 3
4.4.2	Körperpflege im Bereich des Kopfes	☐ 0	☐ 1	☐ 2	☐ 3
4.4.3	Waschen des Intimbereichs	☐ 0	☐ 1	☐ 2	☐ 3
4.4.4	Duschen und Baden einschließlich Waschen der Haare	☐ 0	☐ 1	☐ 2	☐ 3
4.4.5	An- und Auskleiden des Oberkörpers	☐ 0	☐ 1	☐ 2	☐ 3
4.4.6	An- und Auskleiden des Unterkörpers	☐ 0	☐ 1	☐ 2	☐ 3
4.4.7	mundgerechtes Zubereiten der Nahrung und Eingießen von Getränken	☐ 0	☐ 1	☐ 2	☐ 3
4.4.8	Essen	☐ 0	☐ 3	☐ 6	☐ 9
4.4.9	Trinken	☐ 0	☐ 2	☐ 4	☐ 6
4.4.10	Benutzen einer Toilette oder eines Toilettenstuhls	☐ 0	☐ 2	☐ 4	☐ 6
4.4.11	Bewältigen der Folgen einer Harninkontinenz und Umgang mit Dauerkatheter und Urostoma	☐ 0	☐ 1	☐ 2	☐ 3
4.4.12	Bewältigen der Folgen einer Stuhlinkontinenz und Umgang mit Stoma	☐ 0	☐ 1	☐ 2	☐ 3

			Versorgung mit Hilfe		
		Versorgung selbständig	nicht täglich, nicht auf Dauer	täglich zusätzlich zu oraler Ernähr.	ausschließlich oder nahezu ausschließlich
4.4.13	Ernährung parenteral oder über Sonde	☐ 0	☐ 0	☐ 6	☐ 3

Erläuterung:

....

....

....

Summe der Einzelpunkte: ☐   **Gewichtete Punkte:** ☐

4.5 Modul 5: Bewältigung von und selbständiger Umgang mit krankheits oder therapiebedingten Anforderungen und Belastungen – Angaben zur Versorgung

Angaben zur ärztlichen und medikamentösen Versorgung

Arztbesuche ☐ keine

....

Medikamente ☐ keine

....

Angaben zur laufenden Heilmitteltherapie ☐ keine

☐ Physikalische Therapie

☐ Ergotherapie

☐ Stimm-, Sprech-, Sprachtherapie

☐ Podologie

....

Angaben zu behandlungspflegerischen und anderen
therapeutischen Maßnahmen ☐ keine
Art/Umfang:

....
....
....

Spezielle Krankenbeobachtung gemäß Position 24 HKP-Richtlinie ☐ ja ☐ nein

Modul 5: Bewältigung von und selbständiger Umgang mit krankheits- oder therapiebedingten Anforderungen und Belastungen – Bewertung

In diesem Modul geht es um die Durchführung ärztlich angeordneter Maßnahmen, die gezielt auf eine bestehende Erkrankung ausgerichtet und für voraussichtlich mindestens sechs Monate erforderlich sind.
Zu bewerten ist, ob die Person die jeweilige Aktivität praktisch durchführen kann. Es ist unerheblich, ob die Beeinträchtigungen der Selbständigkeit aufgrund von Schädigungen somatischer oder mentaler Funktionen bestehen.

Bewältigung von und selbständiger Umgang mit krankheits- oder therapiebedingten Anforderungen und Belastungen		entfällt	selbständig	Häufigkeit der Hilfe (Anzahl eintragen)		
				pro Tag	pro Woche	pro Monat
4.5.1	Medikation	☐	☐			
4.5.2	Injektionen	☐	☐			
4.5.3	Versorgung intravenöser Zugänge	☐	☐			
4.5.4	Absaugen und Sauerstoffgabe	☐	☐			
4.5.5	Einreibungen oder Kälte- und Wärmeanwendungen	☐	☐			
4.5.6	Messung und Deutung von Körperzuständen	☐	☐			
4.5.7	Körpernahe Hilfsmittel	☐	☐			
4.5.8	Verbandswechsel und Wundversorgung	☐	☐			
4.5.9	Versorgung mit Stoma	☐	☐			
4.5.10	Regelmäßige Einmalkatheterisierung und Nutzung von Abführmethoden	☐	☐			
4.5.11	Therapiemaßnahmen in häuslicher Umgebung	☐	☐			
4.5.12	Zeit- und technikintensive Maßnahmen in häuslicher Umgebung	☐	☐			
4.5.13	Arztbesuche	☐	☐			
4.5.14	Besuche anderer medizinischer oder therapeutischer Einrichtungen (bis zu drei Stunden)	☐	☐			
4.5.15	zeitlich ausgedehnte Besuche anderer medizinischer oder therapeutischer Einrichtungen (länger als drei Stunden)	☐	☐			

Erläuterung:
....

4.5.16 Einhaltung einer Diät und anderer krankheits- oder therapiebedingter Verhaltensvorschriften, und zwar:

....
....
....

- [ ] 0   entfällt/nicht erforderlich
- [ ] 0   selbständig (Bereitstellen einer Diät reicht aus)
- [ ] 1   überwiegend selbständig (Erinnerung/Anleitung ist maximal einmal täglich notwendig)
- [ ] 2   überwiegend unselbständig (benötigt meistens Anleitung/Beaufsichtigung, mehrmals täglich)
- [ ] 3   unselbständig (benötigt immer Anleitung/Beaufsichtigung)

Erläuterung:
....

Summe der Einzelpunkte: [   ]   **Gewichtete Punkte:** [   ]

4.6 Modul 6: Gestaltung des Alltagslebens und sozialer Kontakte

Zu bewerten ist, ob die Person die jeweilige Aktivität praktisch durchführen kann. Es ist unerheblich, ob die Beeinträchtigungen der Selbständigkeit aufgrund von Schädigungen somatischer oder mentaler Funktionen bestehen oder ob Teilaspekte bereits in anderen Modulen berücksichtigt worden sind.

		selbständig	überwiegend selbständig	überwiegend unselbständig	unselbständig
4.6.1	Gestaltung des Tagesablaufs und Anpassung an Veränderungen	☐ 0	☐ 1	☐ 2	☐ 3
4.6.2	Ruhen und Schlafen	☐ 0	☐ 1	☐ 2	☐ 3
4.6.3	Sichbeschäftigen	☐ 0	☐ 1	☐ 2	☐ 3
4.6.4	Vornehmen von in die Zukunft gerichteten Planungen	☐ 0	☐ 1	☐ 2	☐ 3
4.6.5	Interaktion mit Personen im direkten Kontakt	☐ 0	☐ 1	☐ 2	☐ 3
4.6.6	Kontaktpflege zu Personen außerhalb des direkten Umfelds	☐ 0	☐ 1	☐ 2	☐ 3

Erläuterung:
....

Summe der Einzelpunkte: [   ]   **Gewichtete Punkte:** [   ]

5 Ergebnis der Begutachtung (siehe Anlage zur Berechnung)

Modulwertungen	Gewichtete Punkte
1. Mobilität	
2. Kognitive und kommunikative Fähigkeiten	
3. Verhaltensweisen und psychische Problemlagen	
4. Selbstversorgung	
5. Bewältigung von und selbständiger Umgang mit krankheits- oder therapiebedingten Anforderungen und Belastungen	
6. Gestaltung des Alltagslebens und sozialer Kontakte	
Summe der gewichteten Punkte	
Besondere Bedarfskonstellation 4.1.6	ja/nein

5.1 Pflegegrad

unter 12,5 Punkte	12,5 bis unter 27 Punkte	27 bis unter 47,5 Punkte	47,5 bis unter 70 Punkte	70 bis unter 90 Punkte	90 bis 100 Punkte oder Vorliegen einer besonderen Bedarfskonstellation
☐ Nein	☐ Pflegegrad 1	☐ Pflegegrad 2	☐ Pflegegrad 3	☐ Pflegegrad 4	☐ Pflegegrad 5

Seit wann?   ☐☐ ☐☐ ☐☐☐☐ (TTMMJJJJ)

Wird eine Befristung empfohlen? ☐ nein   ☐ ja, bis ☐☐ ☐☐ ☐☐☐☐ (TTMMJJJJ)

Begründung/Erläuterung:
....
....
....
....

Widerspruchsbegutachtung
Wird mit diesem Gutachten das Ergebnis des Vorgutachtens bestätigt?

☐ Ja, aktuell wird der gleiche Pflegegrad empfohlen.

☐ Ja, aber aufgrund einer zwischenzeitlich eingetretenen Veränderung wird ein anderer Pflegegrad empfohlen.

☐ Nein, zum Zeitpunkt der Vorbegutachtung bestanden bereits die Voraussetzungen für den aktuell empfohlenen Pflegegrad.

5.2 Pflegeaufwand der Pflegepersonen

Übernahme aus 1.4				Wenn nein:	
Pflege durch	angegebene Pflegetage pro Woche	angegebene Pflegestunden pro Woche	Liegt der Pflegeaufwand nachvollziehbar bei wenigstens zehn Stunden verteilt auf regelmäßig mindestens zwei Tage pro Woche?	Mindeststundenzahl von zehn Stunden wöchentlich, verteilt auf regelmäßig mindestens zwei Tage in der Woche, wird nicht erreicht: Angegebene Anzahl weiterer durch die Pflegeperson gepflegten Pflegebedürftige	Sind die Angaben zur Verteilung und zum Umfang des Pflegeaufwandes nachvollziehbar?
Name, Vorname Geburtsdatum Geschlecht Adresse Telefon			☐ ja ☐ nein		☐ ja ☐ nein
Name, Vorname Geburtsdatum Geschlecht Adresse Telefon			☐ ja ☐ nein		☐ ja ☐ nein

Für jede weitere Pflegeperson eine Zeile

Begründung:
....

5.3 Ist die Pflege in geeigneter Weise sichergestellt?   ☐ ja   ☐ nein
....

5.4 Liegen Hinweise auf folgende Ursachen der Pflegebedürftigkeit vor?

☐ keine

☐ Unfall   ☐ Berufserkrankung/Arbeitsunfall   ☐ Versorgungsleiden

....

6 Erhebung weiterer versorgungsrelevanter Informationen

6.1 Außerhäusliche Aktivitäten

Zu bewerten ist, ob die Person die jeweilige Aktivität praktisch durchführen kann. Es ist unerheblich, ob die Beeinträchtigungen der Selbständigkeit aufgrund von Schädigungen somatischer oder mentaler Funktionen bestehen oder ob Teilaspekte bereits in anderen Modulen bewertet wurden.

Fortbewegung im außerhäuslichen Bereich

6.1.1 Verlassen des Bereichs der Wohnung oder der Einrichtung

☐ selbständig (ohne Begleitung)

☐ überwiegend selbständig (mit Unterstützung, aber auch mit Eigenaktivität der Person)

☐ überwiegend/völlig unselbständig, Hilfe durch eine Person reicht jedoch aus

☐ überwiegend/völlig unselbständig, Hilfe durch zwei Personen erforderlich

6.1.2 Fortbewegung außerhalb der Wohnung oder der Einrichtung (zu Fuß oder mit dem Rollstuhl)

☐ selbständig (ohne Begleitung)

☐ nur auf gewohnten Wegen selbständig

☐ auf allen Wegen nur mit personeller Hilfe möglich

☐ auch mit personeller Hilfe nicht möglich

6.1.3 Nutzung öffentlicher Verkehrsmittel im Nahverkehr

☐ selbständig (ohne Begleitung)

☐ nur auf gewohnten Strecken selbständig

☐ auf allen Strecken nur mit personeller Hilfe möglich

☐ auch mit personeller Hilfe nicht möglich

6.1.4 Mitfahren in einem Kraftfahrzeug

☐ selbständig

☐ benötigt nur Hilfe beim Ein-/Aussteigen (Hilfsperson während der Fahrt ist nicht erforderlich)

☐ benötigt Hilfe (auch) während der Fahrt mit dem PKW/Taxi (zusätzlich zum Fahrer)

☐ nicht möglich, Liegendtransport oder Transport im Rollstuhl (Spezialfahrzeuge) notwendig

Erläuterung:
....
....

Teilnahme an Aktivitäten (Beurteilung ohne Berücksichtigung von Wegstrecken)

6.1.5 Teilnahme an kulturellen, religiösen oder sportlichen Veranstaltungen

☐ Teilnahme selbständig möglich

☐ nicht selbständig, Teilnahme ist nur mit unterstützender Begleitung möglich

☐ Teilnahme ist auch mit unterstützender Begleitung nicht möglich

Erläuterung(en):
....
....

6.1.6 Besuch eines Arbeitsplatzes, einer Werkstatt für behinderte Menschen oder einer Einrichtung der Tages- oder Nachtpflege oder eines Tagesbetreuungsangebotes

☐ Arbeitsplatz

☐ Werkstatt für behinderte Menschen

☐ Tages- oder Nachtpflegeeinrichtung

☐ Tagesbetreuung

☐ Angebote zur Unterstützung im Alltag

☐ keine

Diese Auswahloptionen kommen nur bei bestimmten Personen in Betracht.
Bei Mehrfachauswahl ist jede Auswahl einzeln zu bewerten.

☐ Teilnahme ist selbständig möglich

☐ nicht selbständig, Teilnahme ist nur mit unterstützender Begleitung möglich

☐ Teilnahme ist auch mit unterstützender Begleitung nicht möglich

Erläuterung(en):
....
....

6.1.7 Teilnahme an sonstigen Aktivitäten mit anderen Menschen (Besuche, organisierte Freizeitaktivitäten, Selbsthilfegruppen, Vereine etc.)

☐ Teilnahme ist selbständig möglich

☐ nicht selbständig, Teilnahme ist nur mit unterstützender Begleitung möglich

☐ Teilnahme ist auch mit unterstützender Begleitung nicht möglich

Erläuterung(en):
....
....

6.2 Haushaltsführung

Zu bewerten ist, ob die Person die jeweilige Aktivität praktisch durchführen kann. Es ist unerheblich, ob die Beeinträchtigungen der Selbständigkeit aufgrund von Schädigungen somatischer oder mentaler Funktionen bestehen oder ob Teilaspekte bereits in anderen Modulen bewertet wurden.

		selbständig	überwiegend selbständig	überwiegend unselbständig	unselbständig
6.2.1	Einkaufen für den täglichen Bedarf	☐	☐	☐	☐
6.2.2	Zubereitung einfacher Mahlzeiten	☐	☐	☐	☐
6.2.3	Einfache Aufräum- und Reinigungsarbeiten	☐	☐	☐	☐
6.2.4	Aufwendige Aufräum- und Reinigungsarbeiten, einschließlich Wäschepflege	☐	☐	☐	☐
6.2.5	Nutzung von Dienstleistungen	☐	☐	☐	☐
6.2.6	Umgang mit finanziellen Angelegenheiten	☐	☐	☐	☐
6.2.7	Umgang mit Behördenangelegenheiten	☐	☐	☐	☐

Erläuterung(en):
....

7 Empfehlungen zur Förderung oder zum Erhalt der Selbständigkeit oder der Fähigkeiten, Prävention und Rehabilitation (über die bisherige Versorgung hinaus)

7.1 Möglichkeiten zur Förderung oder zum Erhalt der festgestellten Selbständigkeit oder der Fähigkeiten in den Bereichen:

7.1.1 Mobilität, Selbstversorgung und Haushaltsführung durch:

☐ Einleitung/Optimierung therapeutischer Maßnahmen: ....

☐ Optimierung der räumlichen Umgebung: ....

☐ Hilfsmittel- und Pflegehilfsmitteleinsatz bzw. dessen Optimierung: ....

☐ Präventive Maßnahmen: ....

☐ Sonstige Empfehlungen: ....

☐ keine

7.1.2 Kognitive und kommunikative Fähigkeiten, Verhaltensweisen und psychische Problemlagen und Gestaltung des Alltagslebens und sozialer Kontakte durch:

☐ Einleitung/Optimierung therapeutischer Maßnahmen: ....

☐ Optimierung der räumlichen Umgebung: ....

☐ Hilfsmittel- und Pflegehilfsmitteleinsatz bzw. dessen Optimierung: ....

☐ Präventive Maßnahmen: ....

☐ Sonstige Empfehlungen: ....

☐ keine

7.1.3 Bewältigung von und selbständiger Umgang mit krankheits- oder therapiebedingten Anforderungen und Belastungen durch:

☐ Edukative Maßnahmen/Beratung zur Verbesserung des Wissens um die bestehenden Erkrankungen und zum Umgang mit therapiebedingten Anforderungen: ....

☐ Einsatz, Anleitung bzw. Vermittlung von Kenntnissen und Fertigkeiten im Umgang mit Hilfsmitteln und ggf. Pflegehilfsmitteln und medizinischen Geräten: ....

☐ Präventive Maßnahmen: ....

☐ Sonstige Empfehlungen: ....

☐ keine

7.2 Empfehlungen zu therapeutischen und/oder weiteren Einzelmaßnahmen

Zum Erhalt oder zur Verbesserung der Selbständigkeit und Teilhabe erscheinen die aktuellen Leistungen der vertragsärztlichen Versorgung oder pflegerischen Maßnahmen und weitere unter 7.1.1. bis 7.1.3 genannten Maßnahmen ausreichend und erfolgversprechend.

☐ ja   weiter mit 7.2.1

7.3 Empfehlungen zur medizinischen Rehabilitation

Rehabilitationsbedürftigkeit
Die voraussichtlich nicht nur vorübergehenden Beeinträchtigungen der Aktivitäten und Teilhabe können insbesondere durch eine interdisziplinäre, mehrdimensionale Leistung zur medizinischen Rehabilitation abgewendet, vermindert oder deren Verschlimmerung verhütet werden. Maßnahmen der kurativen Versorgung sind nicht ausreichend oder erfolgversprechend.

☐ ja   weiter mit 7.3.1

7.3.1 Rehabilitationsfähigkeit

Die antragstellende Person erscheint zum Zeitpunkt der Begutachtung **körperlich** und **psychisch** bzw. **kognitiv** in der Lage, mindestens an zwei Therapieeinheiten pro Tag teilzunehmen.

☐ ja ☐ nein

Wenn nein: Die aktive Teilnahmefähigkeit ist ausgeschlossen durch

☐ hochgradige körperliche Schwäche, z. B. fortgeschrittene Kachexie bei onkologischer Erkrankung

☐ stark verminderte kardiale oder pulmonale Belastbarkeit, z. B. Luftnot bereits in Ruhe

☐ große Wunden/Dekubitalgeschwüre

☐ schwere Orientierungsstörungen, z. B. mit Wanderungstendenz

☐ ausgeprägte psychische Störungen, beispielsweise akute Wahnsymptomatik

☐ Antriebsstörungen, z. B. bei schwerer Depression

☐ nicht beeinflussbare Fremd- oder Selbstgefährdung

☐ fehlende Kooperations- und Einsichtsfähigkeit aufgrund psychischer oder fortgeschrittener dementieller Störungen

☐ die Therapie beeinträchtigende Abhängigkeitserkrankungen

☐ geplante Operationen oder Krankenhausaufnahme

☐ sonstige Gründe ....

7.3.2 Rehabilitationsziele

Es bestehen folgende realistisch erreichbare und für die antragstellende Person alltagsrelevante Rehabilitationsziele, z. B. Verbesserung oder Erhaltung in Bezug auf Gehfähigkeit, Transfer, Nahrungsaufnahme, Körperpflege, Kommunikation, Krankheitsbewältigung, Erhalt der Mobilität, Erlernen von Ersatzstrategien:

....
....
....
....
....

7.3.3 Empfehlung einer Leistung zur medizinischen Rehabilitation

Anhand der dem Gutachten zur Feststellung der Pflegebedürftigkeit gemäß SGB XI zugrunde liegenden Informationen besteht die Indikation für eine Leistung zur medizinischen Rehabilitation.

Zuweisungsempfehlung:

☐ geriatrische Rehabilitation

☐ indikationsspezifische Rehabilitation, welche ....

    ambulante Durchführung

    ☐ in einer ambulanten Rehabilitationseinrichtung

    ☐ durch mobile Rehabilitation im gewohnten oder ständigen Wohnumfeld, weil
    ....

☐ stationäre Durchführung, Begründung:

    ☐ keine ausreichende Mobilität

    ☐ keine ausreichende physische und psychische Belastbarkeit für ambulante Rehabilitation

    ☐ ständige ärztliche und pflegerische Betreuung (auch nachts) erforderlich

    ☐ häusliche Versorgung nicht sichergestellt

    ☐ zeitweilige Distanzierung vom häuslichen Umfeld erforderlich

    ☐ ambulante Rehabilitation zum Erreichen der Reha-Ziele nicht ausreichend

    ☐ sonstige Gründe: ....

Hinweise auf besondere Anforderungen an die Rehabilitationseinrichtung:
....

☐ Beratung zur Umsetzung der empfohlenen Leistung zur medizinischen Rehabilitation erforderlich
....
....

Wenn Einzelleistungen ausreichen

7.2.1		Anhand der dem Gutachten zur Feststellung der Pflegebedürftigkeit gemäß SGB XI zugrunde liegenden Informationen wird <u>keine</u> Empfehlung zur Einleitung einer Leistung zur medizinischen Rehabilitation gegeben. Es werden folgende Hinweise und Empfehlungen gegeben:
☐	A	Die aktuellen Leistungen der vertragsärztlichen Versorgung oder pflegerischen Maßnahmen erscheinen ausreichend, um Pflegebedürftigkeit zu vermeiden, zu vermindern oder eine Verschlimmerung zu verhüten.
☐	B	Es wird empfohlen, mit der behandelnden Ärztin oder dem behandelnden Arzt abzuklären, ob die unter 7.1.1 bis 7.1.3 genannten weiteren therapeutischen Maßnahmen eingeleitet werden können.
☐	C	Es wird empfohlen, die anderen unter 7.1.1. bis 7.1.3 genannten Empfehlungen einzuleiten.
☐	D	Es wird die Einleitung bzw. Optimierung aktivierender pflegerischer Maßnahmen empfohlen.
☐	E	Es ergeben sich zwar Hinweise für die Empfehlung einer Leistung zur medizinischen Rehabilitation, aktuell liegt jedoch keine ausreichende Rehabilitationsfähigkeit vor.
☐	F	Die Wirkung/der Erfolg einer abgeschlossenen oder derzeit stattfindenden Rehabilitationsmaßnahme soll abgewartet werden.
☐	G	Es wird keine realistische Möglichkeit gesehen, die Pflegebedürftigkeit zu vermindern oder eine Verschlimmerung zu verhüten.
☐	H	Eine Rehabilitationsleistung wurde bereits bewilligt (Bewilligungsbescheid liegt vor).
☐	I	Weitere Abklärung empfohlen, weil ....
☐	J	Sonstiges: ....

Die Abklärung der Rehabilitationsbedürftigkeit erfolgte unter Einbeziehung von
....

8 Weitere Empfehlungen und Hinweise für die Pflegekasse

8.1 Hilfsmittel/Pflegehilfsmittel

☐ keine

Produktart .... Produktnummer: ☐☐ ☐☐ ☐☐ ☐

Erläuterung ....

Zustimmung der antragstellenden/betreuenden/bevollmächtigten Person zur Beantragung des o. g. Hilfsmittels/Pflegehilfsmittels liegt vor

☐ ja ☐ nein ☐ kann nicht eingeholt werden

Je ein Datensatz für jedes Hilfs-/Pflegehilfsmittel.

Weitere Empfehlungen: ....
....

8.2 Heilmittel oder andere therapeutische Maßnahmen

☐ keine

Physikalische Therapie: ....
Ergotherapie: ....
Stimm-, Sprech- und Sprachtherapie: ....
Podologie: ....
Andere therapeutische Maßnahmen: ....

8.3 Wohnumfeldverbessernde Maßnahmen

☐ keine

....

8.4 Edukative Maßnahmen/Beratung/Anleitung

☐ keine

....

8.5 Präventive Maßnahmen

☐ keine

....

8.6 Beratung zu Leistungen zur verhaltensbezogenen Primärprävention nach § 20 SGB V

☐ keine

....

8.7 Veränderung der Pflegesituation

☐ keine

....

☐ Pflegeberatung: ....

☐ Entlastung der Pflegeperson: ....

8.8 Beratung zur Umsetzung der empfohlenen Leistung zur medizinischen Rehabilitation erforderlich

....

8.9 Die antragstellende Person widerspricht der Übersendung des Gutachtens

☐ ja   ☐ nein

8.10 Sonstige Hinweise

....

9 Prognose/Wiederholungsbegutachtung

Prognose:

....

Termin für Wiederholungsbegutachtung: ☐☐ ☐☐☐☐

Beteiligte Gutachter:

....

Anlage 2 – Formulargutachten Kinder und Jugendliche

Kinder und Jugendliche bis 18 Jahren – Formulargutachten zur Feststellung der Pflegebedürftigkeit

Hinweis: Die hier vorliegende Darstellungsweise des Formulargutachtens bildet nicht unmittelbar ab, wie das Gutachten elektronisch auszufüllen ist.

Briefkopf:
Erstellerin/Ersteller (MDK, Medicproof, SMD, unabhängige Gutachter):
....

Adressfeld:
Auftraggeber (Pflegekasse):
....

Versicherte/Versicherter:
Stammdaten, ggf. zusätzlich abweichende Aufenthaltsadresse
....
....

Anlass des Antrags/Auftrags

- ☐ Pflegegeld (§ 37 SGB XI)
- ☐ Ambulante Pflegesachleistungen (§ 36 SGB XI)
- ☐ Kombinationsleistung (§ 38 SGB XI)
- ☐ Kurzzeitpflege (§ 42 SGB XI)
- ☐ Teilstationäre Pflege (§ 41 SGB XI)
- ☐ Vollstationäre Pflege (§ 43 SGB XI)
- ☐ Pflege in vollstationären Einrichtungen der Hilfe für behinderte Menschen (§ 43a SGB XI)
- ☐ Entlastungsbetrag (§ 45b SGB XI)

Art des Antrags/Gutachtenart

- ☐ Erstantrag
- ☐ Erstantrag nach Eilbegutachtung
- ☐ Rückstufungsantrag
- ☐ Höherstufungsantrag
- ☐ Wiederholungsbegutachtung
- ☐ Widerspruch

Antragsdatum ☐☐ ☐☐ ☐☐☐☐

Eingang des Auftrags beim MDK ☐☐ ☐☐ ☐☐☐☐

Bisheriger Pflegegrad		
seit ☐☐ ☐☐☐☐ (MMJJJJ) befristet bis ☐☐ ☐☐☐☐ (MMJJJJ)	☐ kein ☐ 1 ☐ 2 ☐ 3 ☐ 4 ☐ 5	

Verzögerungen im Verfahren

☐ Kind im Krankenhaus, Rehabilitationseinrichtung

☐ Wichtiger Behandlungstermin der antragstellenden Person

☐ Termin von antragstellender Person abgesagt (sonstige Gründe)

☐ Kind umgezogen

☐ Kind wohnt im Ausland

☐ Kind verstorben

☐ Beim angekündigten Hausbesuch nicht angetroffen

☐ Hausbesuch musste abgebrochen werden wegen Gewaltandrohung oder ähnlich schwerwiegender Gründe

☐ Hausbesuch musste abgebrochen werden wegen Verständigungsschwierigkeiten (z. B. Muttersprache)

Erläuterungen:
....

Begutachtung am: ☐☐ ☐☐ ☐☐☐☐   Uhrzeit: ☐☐ ☐☐

Durch Gutachterin/Gutachter
....

Erledigungsart   ☐ Persönliche Befunderhebung

☐ Aktenlage, weil Kind verstorben

☐ Aktenlage, weil persönliche Befunderhebung nicht zumutbar

☐ Aktenlage aus sonstigen Gründen, Begründung:
....

Erledigungsort   ☐ Häusliches Wohnumfeld der oder des Versicherten

☐ Vollstationäre Pflegeeinrichtung

☐ Kurzzeitpflegeeinrichtung

☐ Teilstationäre Pflegeeinrichtung

☐ Vollstationäre Einrichtungen der Hilfe für behinderte Menschen

☐ Hospiz

☐ Rehabilitationseinrichtung

☐ Krankenhaus

☐ Sonstiges
....

1 Pflegerelevante Vorgeschichte und derzeitige Versorgungssituation

Nach Angaben:
....

1.1 Pflegerelevante Fremdbefunde ☐ **keine**
....
....

1.2 Pflegerelevante Vorgeschichte (Anamnese), medizinische und pflegerische Angaben unter Berücksichtigung der Auswirkungen auf die Selbständigkeit oder die Fähigkeiten.
....
....

Leistungen der medizinischen Rehabilitation ☐ keine

☐ im letzten Jahr vor der Begutachtung   ☐ mehr als ein Jahr, aber weniger als vier Jahre vor der Begutachtung

☐ stationäre Rehabilitation (z. B. mit Schwerpunkt Atemwegserkrankung, neuropädiatrische Erkrankungen, psychische/psychosomatische Störungen und Verhaltensauffälligkeiten, Adipositas, Hauterkrankungen)
....

Ist aktuell ein Rehabilitationsantrag gestellt?

☐ nein   ☐ ja, aber noch nicht genehmigt   ☐ ja, Genehmigung liegt vor

1.3 Vorhandene Hilfsmittel, Pflegehilfsmittel, Nutzung ☐ **keine**
....
....

1.4 Pflegerelevante Aspekte der Versorgungs- und Wohnsituation

Das Kind lebt in

☐ einer vollstationären Pflegeeinrichtung

Leistungserbringer:
....

☐ einer stationären Einrichtung nach § 43a SGB XI

Das Kind wohnt teilweise zu Hause: ☐ nein   ☐ ja und zwar (Umfang)
....

☐ ambulanter Wohnsituation alleine

☐ ambulanter Wohnsituation mit folgenden Personen:
....

☐ einer ambulant betreuten Wohngruppe mit mindestens zwei weiteren pflegebedürftigen Personen

☐ **Pflege durch Pflegeeinrichtung(en) nach SGB XI**

☐ ambulant   ☐ Tages-/Nachtpflege   ☐ Kurzzeitpflege

Leistungserbringer:
....

☐ Angebote zur Unterstützung im Alltag nach § 45a SGB XI
....

☐ Das Kind besucht tagsüber den Kindergarten, die Schule, die Werkstatt für behinderte Menschen.
....

Beschreibung der aktuellen Versorgungssituation:
....
....
....

Präsenz der Pflegeperson(en) in Rufnähe am Tage

☐ nein   ☐ mehrmals täglich   ☐ überwiegend   ☐ durchgehend

Nächtliche Unterstützung

☐ nie oder max. einmal wöchentlich   ☐ mehrmals wöchentlich   ☐ einmal pro Nacht

☐ mehrmals nachts

Angaben zum Pflegeaufwand durch antragstellende Person oder Pflegeperson(en)

Pflege durch	angegebene Pflegetage pro Woche	angegebene Pflegestunden pro Woche	Mindeststundenzahl von zehn Stunden wöchentlich, verteilt auf regelmäßig mindestens zwei Tage in der Woche, wird nicht erreicht: angegebene Anzahl weiterer durch die Pflegeperson gepflegten Pflegebedürftige
Name, Vorname Geburtsdatum Geschlecht Adresse Telefon			
Name, Vorname Geburtsdatum Geschlecht Adresse Telefon			

* Für jede weitere Pflegeperson eine Zeile

Beschreibung der Wohnsituation (nur ambulant)

....
....

2 Gutachterlicher Befund

....
....
....
....
....
....

3 Pflegebegründende Diagnose(n)

.... ICD 10   ☐☐☐☐☐

.... ICD 10   ☐☐☐☐☐

weitere Diagnosen:

....
....

4 Module des Begutachtungsinstruments

Die Einzelpunkte der Kriterien der Module 1, 2, 4 und 6 sind abhängig von der altersentsprechenden Entwicklung des zu beurteilenden Kindes und können daher nicht allgemeingültig vorgegeben werden (siehe „Tabellen zur Abbildung des altersentsprechenden Selbständigkeitsgrades/der altersentsprechenden Ausprägung von Fähigkeiten bei Kindern bezogen auf die Module 1, 2, 4 und 6", Seite 110 ff.). Eine Ausnahme bildet das Modul 4 bei Kindern im Alter bis zu 18 Monaten, wo lediglich die Frage 4.4.0 „Bestehen gravierende Probleme bei der Nahrungsaufnahme, die einen außergewöhnlich pflegeintensiven Hilfebedarf auslösen?" zu beantworten ist. Wird diese Frage bejaht, sind 20 Einzelpunkte vorgegeben.

Das Modul 3 ist altersunabhängig zu bewerten, daher sind in diesem Modul die Einzelpunkte für die Kriterien vorgegeben. Das Modul 5 ist altersunabhängig und hängt von den durchschnittlichen Häufigkeiten der Maßnahmen ab.

4.1 Modul 1: Mobilität
(Kriterien 4.1.1 bis 4.1.5 entfallen bei Kindern im Alter bis zu 18 Monaten)

Die Einschätzung richtet sich ausschließlich danach, ob das Kind in der Lage ist, ohne personelle Unterstützung eine Körperhaltung einzunehmen, zu wechseln und sich fortzubewegen.

Zu beurteilen sind hier ausschließlich motorische Aspekte wie Körperkraft, Balance, Bewegungskoordination etc. und nicht die zielgerichtete Fortbildung. Hier werden nicht die Folgen kognitiver Beeinträchtigungen auf Planung, Steuerung und Durchführung motorischer Handlungen abgebildet.

		selbständig	überwiegend selbständig	überwiegend unselbständig	unselbständig
4.1.1	Positionswechsel im Bett	☐	☐	☐	☐
4.1.2	Halten einer stabilen Sitzposition	☐	☐	☐	☐
4.1.3	Umsetzen	☐	☐	☐	☐
4.1.4	Fortbewegen innerhalb des Wohnbereichs	☐	☐	☐	☐
4.1.5	Treppensteigen	☐	☐	☐	☐

Erläuterung:
....
....

4.1.6 **Besondere Bedarfskonstellation**
(Eine Beurteilung ist bei Kindern altersunabhängig immer erforderlich.)

Gebrauchsunfähigkeit beider Arme und beider Beine

☐ ja   ☐ nein

Erläuterung(en):

....

....

Summe der Einzelpunkte: ☐   Gewichtete Punkte: ☐

4.2 Modul 2: Kognitive und kommunikative Fähigkeiten
(Entfällt bei Kindern im Alter bis zu 18 Monaten)

Die Einschätzung bezieht sich bei den Kriterien 4.2.1 bis 4.2.8 ausschließlich auf kognitive Funktionen und Aktivitäten. Zu beurteilen sind hier lediglich Aspekte wie Erkennen, Entscheiden oder Steuern etc. und nicht die motorische Umsetzung.

Bei den Kriterien zur Kommunikation 4.2.9 bis 4.2.11 sind auch die Auswirkungen von Hör-, Sprech- oder Sprachstörungen zu berücksichtigen.

		Die Fähigkeit ist:			
		vorhanden/ unbeeinträchtigt	größtenteils vorhanden	in geringem Maße vorhanden	nicht vorhanden
4.2.1	Erkennen von Personen aus dem näheren Umfeld	☐	☐	☐	☐
4.2.2	örtliche Orientierung	☐	☐	☐	☐
4.2.3	zeitliche Orientierung (zu beurteilen ab zwei Jahren und sechs Monaten)	☐	☐	☐	☐
4.2.4	Erinnern an wesentliche Ereignisse oder Beobachtungen	☐	☐	☐	☐
4.2.5	Steuern von mehrschrittigen Alltagshandlungen	☐	☐	☐	☐
4.2.6	Treffen von Entscheidungen im Alltagsleben	☐	☐	☐	☐
4.2.7	Verstehen von Sachverhalten und Informationen (zu beurteilen ab vier Jahren)	☐	☐	☐	☐
4.2.8	Erkennen von Risiken und Gefahren (zu beurteilen ab zwei Jahren und sechs Monaten)	☐	☐	☐	☐
4.2.9	Mitteilen von elementaren Bedürfnissen	☐	☐	☐	☐
4.2.10	Verstehen von Aufforderungen	☐	☐	☐	☐
4.2.11	Beteiligen an einem Gespräch	☐	☐	☐	☐

Erläuterung:
....
....

Summe der Einzelpunkte: ☐   Gewichtete Punkte: ☐

4.3 Modul 3: Verhaltensweisen und psychische Problemlagen

In diesem Modul geht es um pathologische Verhaltensweisen und psychische Problemlagen als Folge von Gesundheitsproblemen, die immer wieder auftreten und personelle Unterstützung erforderlich machen.

Bei Kombination verschiedener Verhaltensweisen wird die Häufigkeit von Ereignissen nur einmal erfasst, z. B. nächtliche Unruhe bei Angstzuständen entweder unter 4.3.2 oder unter 4.3.10.

		nie oder sehr selten	selten (ein- bis dreimal innerhalb von zwei Wochen)	häufig (zweimal bis mehrmals wöchentlich, aber nicht täglich)	täglich
4.3.1	motorisch geprägte Verhaltensauffälligkeiten	☐ 0	☐ 1	☐ 3	☐ 5
4.3.2	nächtliche Unruhe	☐ 0	☐ 1	☐ 3	☐ 5
4.3.3	selbstschädigendes und autoaggressives Verhalten	☐ 0	☐ 1	☐ 3	☐ 5
4.3.4	Beschädigen von Gegenständen	☐ 0	☐ 1	☐ 3	☐ 5
4.3.5	physisch aggressives Verhalten gegenüber anderen Personen	☐ 0	☐ 1	☐ 3	☐ 5
4.3.6	verbale Aggression	☐ 0	☐ 1	☐ 3	☐ 5
4.3.7	andere pflegerelevante vokale Auffälligkeiten	☐ 0	☐ 1	☐ 3	☐ 5
4.3.8	Abwehr pflegerischer und anderer unterstützender Maßnahmen	☐ 0	☐ 1	☐ 3	☐ 5
4.3.9	Wahnvorstellungen	☐ 0	☐ 1	☐ 3	☐ 5
4.3.10	Ängste	☐ 0	☐ 1	☐ 3	☐ 5
4.3.11	Antriebslosigkeit bei depressiver Stimmungslage	☐ 0	☐ 1	☐ 3	☐ 5
4.3.12	sozial inadäquate Verhaltensweisen	☐ 0	☐ 1	☐ 3	☐ 5
4.3.13	sonstige pflegerelevante inadäquate Handlungen	☐ 0	☐ 1	☐ 3	☐ 5

Erläuterung(en):

....
....
....

Summe der Einzelpunkte: ☐   Gewichtete Punkte: ☐

4.4   Modul 4: Selbstversorgung – Angaben zur Versorgung

Ernährung parenteral oder über Sonde	☐ entfällt (4.4.13 entfällt)
☐ parenteral (z. B. Port)	**Art der Gabe**
☐ perkutane endoskopische Gastrostomie (PEG)	☐ Pumpe
	☐ Schwerkraft
☐ perkutane endoskopische Jejunostomie (PEJ)	☐ Bolusgabe
☐ (nasale) Magensonde	

Blasenkontrolle/Harnkontinenz

☐ ständig kontinent (keine unwillkürlichen Harnabgänge) (4.4.11 entfällt)

☐ überwiegend kontinent (maximal einmal täglich unwillkürlicher Harnabgang oder Tröpfcheninkontinenz) (4.4.11 entfällt)

☐ überwiegend inkontinent (mehrmals täglich unwillkürliche Harnabgänge)

☐ komplett inkontinent

☐ suprapubischer Dauerkatheter

☐ transurethraler Dauerkatheter

☐ Urostoma

Darmkontrolle/Stuhlkontinenz

☐ ständig kontinent (keine unwillkürlichen Stuhlabgänge) (4.4.12 entfällt)

☐ überwiegend kontinent (gelegentlich unwillkürliche Stuhlabgänge oder nur geringe Stuhlmengen, sogenannte Schmierstühle) (4.4.12 entfällt)

☐ überwiegend inkontinent, selten gesteuerte Darmentleerung

☐ komplett inkontinent

☐ Colo-/Ileostoma

Erläuterung:

....
....

Modul 4: Selbstversorgung – Bewertung
Bei Kindern im Alter bis zu 18 Monaten werden die Kriterien 4.4.1 bis 4.4.13 durch die Frage 4.4.0 ersetzt:

4.4.0	Bestehen gravierende Probleme bei der Nahrungsaufnahme, die einen außergewöhnlich pflegeintensiven Hilfebedarf im Bereich der Ernährung auslösen?

ja ☐ 20   ☐ nein

Erläuterung(en): ....
....

Zu bewerten ist, ob das Kind die jeweilige Aktivität praktisch durchführen kann. Es ist unerheblich, ob die Beeinträchtigungen der Selbständigkeit aufgrund von Schädigungen somatischer oder mentaler Funktionen bestehen oder ob Teilaspekte bereits in anderen Modulen berücksichtigt worden sind.

		selbständig	überwiegend selbständig	überwiegend unselbständig	unselbständig
4.4.1	Waschen des vorderen Oberkörpers (zu beurteilen ab zwei Jahren)	☐	☐	☐	☐
4.4.2	Körperpflege im Bereich des Kopfes	☐	☐	☐	☐
4.4.3	Waschen des Intimbereichs (zu beurteilen ab zwei Jahren)	☐	☐	☐	☐
4.4.4	Duschen und Baden einschließlich Waschen der Haare (zu beurteilen ab drei Jahren und sechs Monaten)	☐	☐	☐	☐
4.4.5	An- und Auskleiden des Oberkörpers	☐	☐	☐	☐
4.4.6	An- und Auskleiden des Unterkörpers	☐	☐	☐	☐
4.4.7	mundgerechtes Zubereiten der Nahrung und Eingießen von Getränken (zu beurteilen ab zwei Jahren)	☐	☐	☐	☐
4.4.8	Essen	☐	☐	☐	☐
4.4.9	Trinken	☐	☐	☐	☐
4.4.10	Benutzen einer Toilette oder eines Toilettenstuhls	☐	☐	☐	☐
4.4.11	Bewältigen der Folgen einer Harninkontinenz und Umgang mit Dauerkatheter und Urostoma (zu beurteilen ab fünf Jahren)	☐	☐	☐	☐
4.4.12	Bewältigen der Folgen einer Stuhlinkontinenz u. Umgang mit Stoma (zu beurteilen ab fünf Jahren)	☐	☐	☐	☐

			Versorgung mit Hilfe		
		Versorgung selbständig	nicht täglich, nicht auf Dauer	täglich zusätzlich zu oraler Ernährung	ausschließlich oder nahezu ausschließlich
4.4.13	Ernährung parenteral oder über Sonde	☐ 0	☐ 0	☐ 6	☐ 3

Erläuterung:

....

....

Summe der Einzelpunkte: ☐   **Gewichtete Punkte:** ☐

4.5 Modul 5: Bewältigung von und selbständiger Umgang mit krankheits- oder therapiebedingten Anforderungen und Belastungen – Angaben zur Versorgung

Angaben zur ärztlichen und medikamentösen Versorgung

Arztbesuche ☐ keine

....

Medikamente ☐ keine

....

Angaben zur laufenden Heilmitteltherapie ☐ keine

☐ Physikalische Therapie

☐ Ergotherapie

☐ Stimm-, Sprech-, Sprachtherapie

☐ Podologie

....

Angaben zu behandlungspflegerischen und anderen
therapeutischen Maßnahmen ☐ keine
Art/Umfang:

....
....
....

spezielle Krankenbeobachtung gemäß Position 24 HKP-Richtlinie ☐ ja ☐ nein

Modul 5: Bewältigung von und selbständiger Umgang mit krankheits- oder therapiebedingten Anforderungen und Belastungen – Bewertung

In diesem Modul geht es um die Durchführung ärztlich angeordneter Maßnahmen, die gezielt auf eine bestehende Erkrankung ausgerichtet und für voraussichtlich mindestens sechs Monate erforderlich sind.

Zu bewerten ist, ob das Kind die jeweilige Aktivität praktisch durchführen kann. Es ist unerheblich, ob die Beeinträchtigungen der Selbständigkeit aufgrund von Schädigungen somatischer oder mentaler Funktionen bestehen.

Bewältigung von und selbständiger Umgang mit krankheits- oder therapiebedingten Anforderungen und Belastungen im Bezug auf		Entfällt	Selbständig	Häufigkeit der Hilfe (Anzahl eintragen)		
				pro Tag	pro Woche	pro Monat
4.5.1	Medikation	☐	☐			
4.5.2	Injektionen	☐	☐			
4.5.3	Versorgung intravenöser Zugänge (z. B. Port)	☐	☐			
4.5.4	Absaugen und Sauerstoffgabe	☐	☐			
4.5.5	Einreibungen oder Kälte- und Wärmeanwendungen	☐	☐			
4.5.6	Messung und Deutung von Körperzuständen	☐	☐			
4.5.7	körpernahe Hilfsmittel	☐	☐			
4.5.8	Verbandswechsel und Wundversorgung	☐	☐			
4.5.9	Versorgung mit Stoma	☐	☐			
4.5.10	regelmäßige Einmalkatheterisierung und Nutzung von Abführmethoden	☐	☐			
4.5.11	Therapiemaßnahmen in häuslicher Umgebung	☐	☐			
4.5.12	zeit- und technikintensive Maßnahmen in häuslicher Umgebung	☐	☐			
4.5.13	Arztbesuche	☐	☐			
4.5.14	Besuch anderer medizinischer oder therapeutischer Einrichtungen (bis zu drei Stunden)	☐	☐			
4.5.15	zeitlich ausgedehnte Besuche anderer medizinischer oder therapeutischer Einrichtungen (länger als drei Stunden)	☐	☐			
4.5.K	Besuche von Einrichtungen zur Frühförderung bei Kindern	☐	☐			

Erläuterung:

....

4.5.16 Einhaltung einer Diät und anderer krankheits- oder therapiebedingter Verhaltensvorschriften, und zwar:

....

....

☐ 0   entfällt/nicht erforderlich

☐ 0   selbständig (Bereitstellen einer Diät reicht aus)

☐ 1   überwiegend selbständig (Erinnerung/Anleitung ist maximal einmal täglich notwendig)

☐ 2   überwiegend unselbständig (benötigt meistens Anleitung/Beaufsichtigung, mehrmals täglich)

☐ 3   unselbständig (benötigt immer Anleitung/Beaufsichtigung)

Erläuterung:

....

Summe der Einzelpunkte: ☐   **Gewichtete Punkte:** ☐

4.6 Modul 6: Gestaltung des Alltagslebens und sozialer Kontakte
(entfällt bei Kindern im Alter bis zu 18 Monaten)

Zu bewerten ist, ob das Kind die jeweilige Aktivität praktisch durchführen kann. Es ist unerheblich, ob die Beeinträchtigungen der Selbständigkeit aufgrund von Schädigungen somatischer oder mentaler Funktionen bestehen oder ob Teilaspekte bereits in anderen Modulen bewertet wurden.

		selbständig	überwiegend selbständig	überwiegend unselbständig	unselbständig
4.6.1	Gestaltung des Tagesablaufs und Anpassung an Veränderungen (zu beurteilen ab zwei Jahren u. sechs Monaten)	☐	☐	☐	☐
4.6.2	Ruhen und Schlafen	☐	☐	☐	☐
4.6.3	Sichbeschäftigen	☐	☐	☐	☐
4.6.4	Vornehmen von in die Zukunft gerichteten Planungen (zu beurteilen ab zwei Jahren und sechs Monaten)	☐	☐	☐	☐
4.6.5	Interaktion mit Personen im direkten Kontakt	☐	☐	☐	☐
4.6.6	Kontaktpflege zu Personen außerhalb des direkten Umfeldes	☐	☐	☐	☐

Erläuterung:

....

Summe der Einzelpunkte: ☐   **Gewichtete Punkte:** ☐

5 Ergebnis der Begutachtung (siehe Anlage zur Berechnung)

Modulwertungen	Gewichtete Punkte
1. Mobilität	
2. kognitive und kommunikative Fähigkeiten	
3. Verhaltensweisen und psychische Problemlagen	
4. Selbstversorgung	
5. Bewältigung von und selbständiger Umgang mit krankheits- oder therapiebedingten Anforderungen und Belastungen	
6. Gestaltung des Alltagslebens und sozialer Kontakte	
Summe der gewichteten Punkte	
Besondere Bedarfskonstellation 4.1.6	ja/nein

5.1 Pflegegrad

unter 12,5 Punkte	12,5 bis unter 27 Punkte	27 bis unter 47,5 Punkte	47,5 bis unter 70 Punkte	70 bis unter 90 Punkte	90 bis 100 Punkte oder Vorliegen einer besonderen Bedarfskonstellation 4.1.6
☐ nein	☐ Pflegegrad 1	☐ Pflegegrad 2	☐ Pflegegrad 3	☐ Pflegegrad 4	☐ Pflegegrad 5

Pflegegrad bei Kindern im Alter bis zu 18 Monaten				70 bis 100 Punkte oder Vorliegen der besonderen Bedarfskonstellation 4.1.6	
☐ nein	☐ Pflegegrad 2	☐ Pflegegrad 3	☐ Pflegegrad 4	☐ Pflegegrad 5	

Seit wann? ☐☐ ☐☐ ☐☐☐☐ (TTMMJJJJ)

Wird eine Befristung empfohlen? ☐ nein   ☐ ja, bis ☐☐ ☐☐ ☐☐☐☐ (TTMMJJJJ)

Begründung/Erläuterung:
....
....

Widerspruchsbegutachtung
Wird das Ergebnis des Vorgutachtens bestätigt?

☐ Ja, aktuell wird der gleiche Pflegegrad empfohlen.

☐ Ja, aber aufgrund einer zwischenzeitlich eingetretenen Veränderung wird ein anderer Pflegegrad empfohlen.

☐ Nein, zum Zeitpunkt der Vorbegutachtung bestanden bereits die Voraussetzungen für den aktuell empfohlenen Pflegegrad.

5.2 Pflegeaufwand der Pflegepersonen

Übernahme aus 1.4				Wenn nein:	
Pflege durch	angegebene Pflegetage pro Woche	angegebene Pflegestunden pro Woche	Liegt der Pflegeaufwand nachvollziehbar bei wenigstens zehn Stunden verteilt auf regelmäßig mindestens zwei Tage pro Woche?	Mindeststundenzahl von zehn Stunden wöchentlich, verteilt auf regelmäßig mindestens zwei Tage, in der Woche, wird nicht erreicht: Angegebene Anzahl weiterer durch die Pflegeperson gepflegten Pflegebedürftige	Sind die Angaben zur Verteilung und zum Umfang des Pflegeaufwandes nachvollziehbar?
Name, Vorname Geburtsdatum Geschlecht Adresse Telefon			☐ ja ☐ nein		☐ ja ☐ nein
Name, Vorname Geburtsdatum Geschlecht Adresse Telefon			☐ ja ☐ nein		☐ ja ☐ nein

Für jede weitere Pflegeperson eine Zeile

Begründung:
....

5.3 Ist die Pflege in geeigneter Weise sichergestellt?   ☐ ja   ☐ nein

....
....

5.4 Liegen Hinweise auf folgende Ursachen der Pflegebedürftigkeit vor?

    ☐ keine

☐ Unfall   ☐ Berufserkrankung/Arbeitsunfall   ☐ Versorgungsleiden

....

6 Erhebung weiterer versorgungsrelevanter Informationen

6.1 Außerhäusliche Aktivitäten
(entfällt bei Kindern unter drei Jahren)
Zu bewerten ist, ob das Kind die jeweilige Aktivität praktisch durchführen kann. Es ist unerheblich, ob die Beeinträchtigungen der Selbständigkeit aufgrund von Schädigungen somatischer oder mentaler Funktionen bestehen oder ob Teilaspekte bereits in anderen Modulen bewertet wurden.

Fortbewegung im außerhäuslichen Bereich

6.1.1 **Verlassen des Bereichs der Wohnung oder der Einrichtung**
- ☐ selbständig (ohne Begleitung)
- ☐ überwiegend selbständig (mit Unterstützung, aber auch mit Eigenaktivität der Person)
- ☐ überwiegend/völlig unselbständig, Hilfe durch eine Person reicht jedoch aus
- ☐ überwiegend/völlig unselbständig, Hilfe durch zwei Personen erforderlich

6.1.2 **Fortbewegung außerhalb der Wohnung oder der Einrichtung** (zu Fuß oder mit dem Rollstuhl)
- ☐ selbständig (ohne Begleitung)
- ☐ nur auf gewohnten Wegen selbständig
- ☐ auf allen Wegen nur mit personeller Hilfe möglich
- ☐ auch mit personeller Hilfe nicht möglich

6.1.3 **Nutzung öffentlicher Verkehrsmittel im Nahverkehr**
- ☐ selbständig (ohne Begleitung)
- ☐ nur auf gewohnten Strecken selbständig
- ☐ auf allen Strecken nur mit personeller Hilfe möglich
- ☐ auch mit personeller Hilfe nicht möglich

6.1.4 **Mitfahren in einem Kraftfahrzeug**
- ☐ selbständig
- ☐ benötigt nur Hilfe beim Ein-/Aussteigen (Hilfsperson während der Fahrt ist nicht erforderlich)
- ☐ benötigt Hilfe (auch) während der Fahrt mit dem PKW/Taxi (zusätzlich zum Fahrer)
- ☐ nicht möglich, Liegendtransport oder Transport im Rollstuhl (Spezialfahrzeuge) notwendig

Erläuterung(en):
....
....

Teilnahme an Aktivitäten (Beurteilung ohne Berücksichtigung von Wegstrecken)

6.1.5 Teilnahme an kulturellen, religiösen oder sportlichen Veranstaltungen

☐ Teilnahme selbständig möglich

☐ nicht selbständig, Teilnahme ist nur mit unterstützender Begleitung möglich

☐ Teilnahme ist auch mit unterstützender Begleitung nicht möglich

Erläuterung(en):
....
....

6.1.6 Besuch von Schule, Kindergarten, Werkstatt für behinderte Menschen, Tages- oder Nachtpflege oder eines Tagesbetreuungsangebotes

☐ Schule

☐ Kindergarten, Kindertagesstätte, Kinderhort

☐ Werkstatt für behinderte Menschen

☐ Tages- oder Nachtpflegeeinrichtung

☐ Tagesbetreuung

☐ niedrigschwellige Angebote

☐ keine

Diese Auswahloptionen kommen nur bei bestimmten Personen in Betracht. Bei Mehrfachauswahl ist jede Auswahl einzeln zu bewerten.

☐ Teilnahme selbständig möglich

☐ nicht selbständig, Teilnahme ist nur mit unterstützender Begleitung möglich

☐ Teilnahme ist auch mit unterstützender Begleitung nicht möglich

Erläuterung(en):
....
....

6.1.7 Teilnahme an sonstigen Aktivitäten mit anderen Menschen (Besuche, organisierte Freizeitaktivitäten, Selbsthilfegruppen, Vereine etc.)

☐ Teilnahme selbständig möglich

☐ nicht selbständig, Teilnahme ist nur mit unterstützender Begleitung möglich

☐ Teilnahme ist auch mit unterstützender Begleitung nicht möglich

Erläuterung(en):
....
....

6.2 Haushaltsführung
Entfällt bei Kindern unter 18 Jahren.

7 Empfehlungen zur Förderung oder zum Erhalt der Selbständigkeit, der Fähigkeiten, Prävention und Rehabilitation (über die bisherige Versorgung hinaus)

7.1 Möglichkeiten zur Förderung oder zum Erhalt der festgestellten Selbständigkeit oder der Fähigkeiten in den Bereichen:

7.1.1 Mobilität und Selbstversorgung durch:

☐ Einleitung/Optimierung therapeutischer Maßnahmen: ....

☐ Optimierung der räumlichen Umgebung: ....

☐ Hilfsmittel- und Pflegehilfsmitteleinsatz bzw. dessen Optimierung: ....

☐ Präventive Maßnahmen: ....

☐ Sonstige Empfehlungen: ....

☐ keine

7.1.2 Kognitive und kommunikative Fähigkeiten, Verhaltensweisen und psychische Problemlagen und Gestaltung des Alltagslebens und sozialer Kontakte durch:

☐ Einleitung/Optimierung therapeutischer Maßnahmen: ....

☐ Optimierung der räumlichen Umgebung: ....

☐ Hilfsmittel- und Pflegehilfsmitteleinsatz bzw. dessen Optimierung: ....

☐ Präventive Maßnahmen: ....

☐ Sonstige Empfehlungen: ....

☐ keine

7.1.3 Bewältigung von und selbständiger Umgang mit krankheits- oder therapiebedingten Anforderungen und Belastungen durch:

☐ Edukative Maßnahmen/Beratung zur Verbesserung des Wissens um die bestehenden Erkrankungen und zum Umgang mit therapiebedingten Anforderungen: ....

☐ Einsatz, Anleitung bzw. Vermittlung von Kenntnissen und Fertigkeiten im Umgang mit Hilfs-/Pflegehilfsmitteln und medizinischen Geräten: ....

☐ Präventive Maßnahmen: ....

☐ Sonstige Empfehlungen: ....

☐ keine

7.2 Empfehlungen zu therapeutischen und/oder weiteren Einzelmaßnahmen

Zum Erhalt oder zur Verbesserung der Selbständigkeit und Teilhabe erscheinen die aktuellen Leistungen der vertragsärztlichen Versorgung oder pflegerischen Maßnahmen und weitere unter 7.1.1. bis 7.1.3 genannten Maßnahmen ausreichend und erfolgversprechend.

☐ ja   weiter mit 7.2.1

7.3 Empfehlungen zur medizinischen Rehabilitation

Rehabilitationsbedürftigkeit
Die voraussichtlich nicht nur vorübergehenden Beeinträchtigungen der Aktivitäten und Teilhabe können insbesondere durch eine interdisziplinäre, mehrdimensionale Leistung zur medizinischen Rehabilitation abgewendet, vermindert oder deren Verschlimmerung verhütet werden. Maßnahmen der kurativen Versorgung sind nicht ausreichend oder erfolgversprechend.

☐ ja   weiter mit 7.3.1

7.3.1 Rehabilitationsfähigkeit

Das Kind erscheint zum Zeitpunkt der Begutachtung **körperlich** und **psychisch** bzw. **kognitiv** in der Lage mindestens an zwei Therapieeinheiten pro Tag teilzunehmen.

☐ ja ☐ nein

Wenn nein: Die aktive Teilnahmefähigkeit ist ausgeschlossen durch

☐ hochgradige körperliche Schwäche (z. B. infolge eingreifender hämatologischer/onkologischer Therapie)

☐ stark verminderte kardiale oder pulmonale Belastbarkeit (z. B. Luftnot bereits in Ruhe)

☐ fehlende Kooperations- und Einsichtsfähigkeit aufgrund ausgeprägter mentaler Störungen (z. B. schwerste geistige Behinderung)

☐ therapieresistente Krampfanfälle

☐ Antriebsstörungen, z. B. schwer beherrschbare Hyperaktivität, schwerere Depression

☐ große Wunden/Dekubitalgeschwüre

☐ nicht beeinflussbare Fremd- oder Selbstgefährdung

☐ die Therapie beeinträchtigende Abhängigkeitserkrankungen

☐ geplante Operationen oder Krankenhausaufnahme

☐ sonstige Gründe ....

7.3.2 Rehabilitationsziele

Es bestehen folgende realistisch erreichbare und für das Kind alltagsrelevante Rehabilitationsziele (z. B. Erlernen, Verbesserung oder Erhalten des Gehens, Transfer, Nahrungsaufnahme, Körperpflege, Kommunikation, Krankheitsbewältigung, Stärkung des Selbstwertgefühls und des Selbstvertrauens, krankheitsspezifische Schulung unter Einbeziehung der Eltern):

....
....
....
....
....

7.3.3 Empfehlung einer Leistung zur medizinischen Rehabilitation

Anhand der dem Gutachten zur Feststellung der Pflegebedürftigkeit gemäß SGB XI zugrunde liegenden Informationen besteht die Indikation für eine Leistung zur medizinischen Rehabilitation.

Zuweisungsempfehlung:

☐ Rehabilitation für Kinder und Jugendliche mit Schwerpunkt z. B. Atemwegserkrankung (Asthma bronchiale), neuropädiatrische Erkrankungen, psychische/psychosomatische Störungen und Verhaltensauffälligkeiten (z. B. ADHS), Adipositas, Hauterkrankungen (z. B. Neurodermitis)

☐ Familienorientierte Rehabilitation (FOR) nach aufwendiger Krebsbehandlung, Zustand nach Organtransplantationen oder Operationen am Herzen, Mukoviszidose

Hinweise auf besondere Anforderungen an die Rehabilitationseinrichtung:

☐ Beratung zur Umsetzung der empfohlenen Leistungen zur medizinischen Rehabilitation erforderlich

Wenn Einzelleistungen ausreichen

7.2.1	Anhand der dem Gutachten zur Feststellung der Pflegebedürftigkeit gemäß SGB XI zugrunde liegenden Informationen wird <u>keine</u> Empfehlung zur Einleitung einer Leistung zur medizinischen Rehabilitation gegeben. **Es werden folgende Hinweise und Empfehlungen gegeben:**

☐	A	Die aktuellen Leistungen der vertragsärztlichen Versorgung oder pflegerischen Maßnahmen erscheinen ausreichend, um Pflegebedürftigkeit zu vermeiden, zu vermindern oder eine Verschlimmerung zu verhüten.
☐	B	Es wird empfohlen, mit der behandelnden Ärztin oder dem behandelnden Arzt abzuklären, ob die unter 7.1.1 bis 7.1.3 genannten weiteren therapeutischen Maßnahmen eingeleitet werden können.
☐	C	Es wird empfohlen, die anderen unter 7.1.1. bis 7.1.3 genannten Empfehlungen einzuleiten.
☐	D	Es wird die Einleitung bzw. Optimierung aktivierend pflegerischer Maßnahmen empfohlen.
☐	E	Es ergeben sich zwar Hinweise für die Empfehlung einer Leistung zur medizinischen Rehabilitation, aktuell liegt jedoch keine ausreichende Rehabilitationsfähigkeit vor.
☐	F	Die Wirkung/der Erfolg einer abgeschlossenen oder derzeit stattfindenden Rehabilitationsmaßnahme soll abgewartet werden.
☐	G	Es wird keine realistische Möglichkeit gesehen, die Pflegebedürftigkeit zu vermindern oder eine Verschlimmerung zu verhüten.
☐	H	Eine Rehabilitationsleistung wurde bereits bewilligt (Bewilligungsbescheid liegt vor).
☐	I	Weitere Abklärung empfohlen, weil ....
☐	J	Sonstiges: ....

Die Abklärung der Rehabilitationsbedürftigkeit erfolgte unter Einbeziehung von
....

8 Weitere Empfehlungen und Hinweise für die Pflegekasse

8.1 Hilfsmittel/Pflegehilfsmittel

☐ keine

Produktart .... Produktnummer: ☐☐ ☐☐ ☐☐ ☐

Erläuterung ....

Zustimmung der antragstellenden/erziehungsberechtigten/betreuenden Person(en) zur Beantragung des o. g. Hilfs-/Pflegehilfsmittels liegt vor

☐ ja   ☐ nein   ☐ kann nicht eingeholt werden

Je ein Datensatz für jedes Hilfs-/Pflegehilfsmittel.

Weitere Empfehlungen: ....
....

8.2 Heilmittel und andere therapeutische Maßnahmen

☐ keine

Physikalische Therapie: ....
Ergotherapie: ....
Stimm-, Sprech- und Sprachtherapie: ....
Podologie: ....
Andere therapeutische Maßnahmen: ....

8.3 Wohnumfeldverbessernde Maßnahmen

☐ keine

....

8.4 Edukative Maßnahmen/Beratung/Anleitung

☐ keine

....

8.5 Präventive Maßnahmen

☐ keine

....

8.6 Beratung zu Leistungen zur verhaltensbezogenen Primärprävention nach § 20 Abs. 5 SGB V

☐ keine

8.7 Veränderung der Pflegesituation

☐ keine

....

☐ Pflegeberatung: ....

☐ Entlastung der Pflegeperson: ....

8.8 Beratung zur Umsetzung der empfohlenen Leistung zur medizinischen Rehabilitation erforderlich

....

8.9 Die antragstellende Person widerspricht der Übersendung des Gutachtens

☐ ja   ☐ nein

8.10 Sonstige Hinweise

....

9 Prognose/Wiederholungsbegutachtung

Prognose:

....

Termin für Wiederholungsbegutachtung: ☐☐ ☐☐☐☐

Beteiligte Gutachter:

....

Anlage 3 – Bewertungssystematik

Berechnungs- und Bewertungsregeln zur Ermittlung der Pflegegrade
(Bewertungssystematik – Anlage 2 zu § 15 SGB XI)

Module	Gewichtung	Schweregrad der Beeinträchtigung der Selbständigkeit und der Fähigkeiten					Summe der Einzelpunkte	gewichtete Punkte
		0 keine	1 geringe	2 erhebliche	3 schwere	4 schwerste		
1 Mobilität	10 %	0 – 1	2 – 3	4 – 5	6 – 9	10 – 15		
		0	2,5	5	7,5	10		
2 kognitive und kommunikative Fähigkeiten		0 – 1	2 – 5	6 – 10	11 – 16	17 – 33		
3 Verhaltensweisen und psychische Problemlagen	15 %	0	1 – 2	3 – 4	5 – 6	7 – 65		
höchster Wert aus Modul 2 oder Modul 3		0	3,75	7,5	11,25	15		
4 Selbstversorgung	40 %	0 – 2	3 – 7	8 – 18	19 – 36	37 – 54		
		0	10	20	30	40		
5 Bewältigung von und selbständiger Umgang mit krankheits- und therapiebedingten Anforderungen und Belastungen	20 %	0	1	2 – 3	4 – 5	6 – 15		
		0	5	10	15	20		
6 Gestaltung des Alltagslebens und sozialer Kontakte	15 %	0	1 – 3	4 – 6	7 – 11	12 – 18		
		0	3,75	7,5	11,25	15		
Summe der gewichteten Punkte								

Anlage 4 – Gesonderte Präventions- und Rehabilitationsempfehlungen für Erwachsene

ANHANG ZUM GUTACHTEN:
FORMULARE FÜR GESONDERTE PRÄVENTIONS- UND REHABILITATIONSEMPFEHLUNG

Präventions- und Rehabilitationsempfehlungen für Erwachsene auf der Basis der Informationen der Pflegebegutachtung nach SGB XI

Stammdaten antragstellende Person

Begutachtung am: ☐☐ ☐☐ ☐☐☐☐   Uhrzeit: ☐☐ ☐☐

Pflegebegründende Diagnose(n)

.... ICD 10   ☐☐☐☐☐

.... ICD 10   ☐☐☐☐☐

Weitere Diagnosen:
....

Empfehlungen zur Förderung oder zum Erhalt der Selbständigkeit oder der Fähigkeiten, Prävention und Rehabilitation (über die bisherige Versorgung hinaus)

Möglichkeiten zur Förderung oder zum Erhalt der festgestellten Selbständigkeit oder der Fähigkeiten in den Bereichen:

Mobilität, Selbstversorgung und Haushaltsführung durch:

☐ Einleitung/Optimierung therapeutischer Maßnahmen: ....

☐ Optimierung der räumlichen Umgebung: ....

☐ Hilfsmittel- und Pflegehilfsmitteleinsatz bzw. dessen Optimierung: ....

☐ Präventive Maßnahmen: ....

☐ Sonstige Empfehlungen: ....

☐ keine

Kognitive und kommunikative Fähigkeiten, Verhaltensweisen und psychische Problemlagen und Gestaltung des Alltagslebens und sozialer Kontakte durch:

☐ Einleitung/Optimierung therapeutischer Maßnahmen: ....

☐ Optimierung der räumlichen Umgebung: ....

☐ Hilfsmittel- und Pflegehilfsmitteleinsatz bzw. dessen Optimierung: ....

☐ Präventive Maßnahmen: ....

☐ Sonstige Empfehlungen: ....

☐ keine

Bewältigung von und selbständiger Umgang mit krankheits- oder therapiebedingten Anforderungen und Belastungen durch:

☐ Edukative Maßnahmen/Beratung zur Verbesserung des Wissens um die bestehenden Erkrankungen und zum Umgang mit therapiebedingten Anforderungen: ....

☐ Einsatz, Anleitung bzw. Vermittlung von Kenntnissen und Fertigkeiten im Umgang mit Hilfs-/Pflegehilfsmitteln und medizinischen Geräten: ....

☐ Präventive Maßnahmen: ....

☐ Sonstige Empfehlungen: ....

☐ keine

Beratung zu Leistungen zur verhaltensbezogenen Primärprävention nach § 20 SGB V

☐ keine

....

Empfehlungen zur medizinischen Rehabilitation

Rehabilitationsbedürftigkeit
Die voraussichtlich nicht nur vorübergehenden Beeinträchtigungen der Aktivitäten und Teilhabe können insbesondere durch eine interdisziplinäre, mehrdimensionale Leistung der medizinischen Rehabilitation abgewendet, vermindert oder deren Verschlimmerung verhütet werden. Maßnahmen der kurativen Versorgung sind nicht ausreichend oder erfolgversprechend.

Rehabilitationsfähigkeit

Die antragstellende Person erscheint zum Zeitpunkt der Begutachtung **körperlich** und **psychisch/ kognitiv** in der Lage, mindestens an zwei Therapieeinheiten pro Tag teilzunehmen.

☐ ja ☐ nein

Wenn nein: Die aktive Teilnahmefähigkeit ist ausgeschlossen durch

☐ hochgradige körperliche Schwäche, z. B. fortgeschrittene Kachexie bei onkologischer Erkrankung

☐ stark verminderte kardiale oder pulmonale Belastbarkeit, z. B. Luftnot bereits in Ruhe

☐ große Wunden/Dekubitalgeschwüre

☐ schwere Orientierungsstörungen, z. B. mit Wanderungstendenz

☐ ausgeprägte psychische Störungen, beispielsweise akute Wahnsymptomatik

☐ Antriebsstörungen, z. B. bei schwerer Depression

☐ nicht beeinflussbare Fremd- oder Selbstgefährdung

☐ fehlende Kooperations- und Einsichtsfähigkeit aufgrund psychischer oder fortgeschrittener dementieller Störungen

☐ die Therapie beeinträchtigende Abhängigkeitserkrankungen

☐ geplante Operationen oder Krankenhausaufnahme

☐ sonstige Gründe:
....

Rehabilitationsziele

Es bestehen folgende realistisch erreichbare und für die antragstellende Person alltagsrelevante Rehabilitationsziele, z. B. Verbesserung oder Erhaltung in Bezug auf Gehfähigkeit, Transfer, Nahrungsaufnahme, Körperpflege, Kommunikation, Krankheitsbewältigung, Erhalt der Mobilität, Erlernen von Ersatzstrategien:
....
....
....
....

Empfehlung einer Leistung zur medizinischen Rehabilitation

Anhand der dem Gutachten zur Feststellung der Pflegebedürftigkeit gemäß SGB XI zugrunde liegenden Informationen besteht die Indikation für eine Leistung zur medizinischen Rehabilitation.

Zuweisungsempfehlung:

☐ geriatrische Rehabilitation

☐ **indikationsspezifische Rehabilitation**, welche ....

    ambulante Durchführung

        ☐ in einer ambulanten Rehabilitationseinrichtung

        ☐ durch mobile Rehabilitation im gewohnten oder ständigen Wohnumfeld, weil
        ....

☐ **stationäre Durchführung**, Begründung:

    ☐ keine ausreichende Mobilität

    ☐ keine ausreichende physische und psychische Belastbarkeit für ambulante Rehabilitation

    ☐ ständige ärztliche und pflegerische Betreuung (auch nachts) erforderlich

    ☐ häusliche Versorgung nicht sichergestellt

    ☐ zeitweilige Distanzierung vom häuslichen Umfeld erforderlich

    ☐ ambulante Rehabilitation zum Erreichen der Reha-Ziele nicht ausreichend

    ☐ sonstige Gründe

Hinweise auf besondere Anforderungen an die Rehabilitationseinrichtung:
....

☐ **Beratung zur Umsetzung der empfohlenen rehabilitativen Leistungen erforderlich**
....

Wenn Einzelmaßnahmen ausreichen

Anhand der dem Gutachten zur Feststellung der Pflegebedürftigkeit gemäß SGB XI zugrunde liegenden Informationen wird keine Empfehlung zur Einleitung einer Leistung zur medizinischen Rehabilitation gegeben.

Es werden folgende Hinweise und Empfehlungen gegeben:

☐ Die aktuellen Leistungen der vertragsärztlichen Versorgung oder pflegerischen Maßnahmen erscheinen ausreichend, um Pflegebedürftigkeit zu vermeiden, zu vermindern oder eine Verschlimmerung zu verhüten.

☐ Es wird empfohlen, mit der behandelnden Ärztin oder dem behandelnden Arzt abzuklären, ob die unter 7.1.1 bis 7.1.3 genannten weiteren therapeutischen Maßnahmen eingeleitet werden können.

☐ Es wird empfohlen, die anderen unter 7.1.1. bis 7.1.3 genannten Empfehlungen einzuleiten.

☐ Es wird die Einleitung bzw. Optimierung aktivierend pflegerischer Maßnahmen empfohlen.

☐ Es ergeben sich zwar Hinweise für die Empfehlung einer Leistung zur medizinischen Rehabilitation, aktuell liegt jedoch keine ausreichende Rehabilitationsfähigkeit vor.

☐ Die Wirkung/der Erfolg einer abgeschlossenen oder derzeit stattfindenden Rehabilitationsmaßnahme soll abgewartet werden.

☐ Es wird keine realistische Möglichkeit gesehen, die Pflegebedürftigkeit zu vermindern oder eine Verschlimmerung zu verhüten.

☐ Rehabilitationsmaßnahme wurde bereits bewilligt (Bewilligungsbescheid liegt vor).

☐ Weitere Abklärung empfohlen, weil ....

☐ Sonstiges: ....

Anlage 5 – Gesonderte Präventions- und Rehabilitationsempfehlungen für Kinder und Jugendliche

Präventions- und Rehabilitationsempfehlungen für Kinder und Jugendliche bis 18 Jahre auf der Basis der Informationen aus der Pflegebegutachtung nach SGB XI

Stammdaten antragstellende Person

Begutachtung am: ☐☐ ☐☐ ☐☐☐☐   Uhrzeit: ☐☐ ☐☐

Pflegebegründende Diagnose(n)

.... ICD 10   ☐☐☐☐

.... ICD 10   ☐☐☐☐

Weitere Diagnosen:

....

Empfehlungen zur Förderung oder zum Erhalt der Selbständigkeit oder der Fähigkeiten, Prävention und Rehabilitation (über die bisherige Versorgung hinaus)

Möglichkeiten zur Förderung oder zum Erhalt der festgestellten Selbständigkeit oder der Fähigkeiten in den Bereichen:

Mobilität, Selbstversorgung und Haushaltsführung durch:

☐ Einleitung/Optimierung therapeutischer Maßnahmen: ....

☐ Optimierung der räumlichen Umgebung: ....

☐ Hilfsmittel- und Pflegehilfsmitteleinsatz bzw. dessen Optimierung: ....

☐ Präventive Maßnahmen: ....

☐ Sonstige Empfehlungen: ....

☐ keine

Kognitive und kommunikative Fähigkeiten, Verhaltensweisen und psychische Problemlagen und Gestaltung des Alltagslebens und soziale Kontakte durch:

☐ Einleitung/Optimierung therapeutischer Maßnahmen: ....

☐ Optimierung der räumlichen Umgebung: ....

☐ Hilfsmittel- und Pflegehilfsmitteleinsatz bzw. dessen Optimierung: ....

☐ Präventive Maßnahmen: ....

☐ Sonstige Empfehlungen: ....

☐ keine

Bewältigung von und selbständiger Umgang mit krankheits- oder therapiebedingten Anforderungen und Belastungen durch:

☐ Edukative Maßnahmen/Beratung zur Verbesserung des Wissens um die bestehenden Erkrankungen und zum Umgang mit therapiebedingten Anforderungen: ....

☐ Einsatz, Anleitung bzw. Vermittlung von Kenntnissen und Fertigkeiten im Umgang mit Hilfs-/Pflegehilfsmitteln und medizinischen Geräten: ....

☐ Präventive Maßnahmen: ....

☐ Sonstige Empfehlungen: ....

☐ keine

Beratung zu Leistungen zur verhaltensbezogenen Primärprävention nach § 20 SGB V

☐ keine

....

Empfehlungen zur medizinischen Rehabilitation

Rehabilitationsbedürftigkeit

Die voraussichtlich nicht nur vorübergehenden Beeinträchtigungen der Aktivitäten und Teilhabe können insbesondere durch eine interdisziplinäre, mehrdimensionale Leistung der medizinischen Rehabilitation abgewendet, vermindert oder deren Verschlimmerung verhütet werden. Maßnahmen der kurativen Versorgung sind nicht ausreichend oder erfolgversprechend.

Rehabilitationsfähigkeit

Die antragstellende Person erscheint zum Zeitpunkt der Begutachtung **körperlich** und **psychisch/kognitiv** in der Lage, mindestens an zwei Therapieeinheiten pro Tag teilzunehmen.

☐ ja ☐ nein

Wenn nein: Die aktive Teilnahmefähigkeit ist ausgeschlossen durch

☐ hochgradige körperliche Schwäche, z. B. infolge eingreifender hämatologischer/onkologischer Therapie

☐ stark verminderte kardiale oder pulmonale Belastbarkeit, z. B. Luftnot bereits in Ruhe

☐ fehlende Kooperations- und Einsichtsfähigkeit aufgrund ausgeprägter mentaler Störungen (z. B. schwere geistige Behinderung)

☐ therapieresistente Krampfanfälle

☐ Antriebsstörungen, z. B. schwer beherrschbare Hyperaktivität, schwere Depression

☐ große Wunden/Dekubitalgeschwüre

☐ nicht beeinflussbare Fremd- oder Selbstgefährdung

☐ die Therapie beeinträchtigende Abhängigkeitserkrankungen

☐ geplante Operationen oder Krankenhausaufnahme

☐ sonstige Gründe:
....

Rehabilitationsziele

Es bestehen folgende realistisch erreichbare und für das Kind alltagsrelevante Rehabilitationsziele (z. B. Erlernen, Verbesserung oder Erhalten des Gehens, Transfer, Nahrungsaufnahme, Körperpflege, Kommunikation, Krankheitsbewältigung, Stärkung des Selbstwertgefühls und des Selbstvertrauens, krankheitsspezifische Schulung unter Einbeziehung der Eltern):

....
....
....

Empfehlung einer Leistung zur medizinischen Rehabilitation

Anhand der dem Gutachten zur Feststellung der Pflegebedürftigkeit gemäß SGB XI zugrunde liegenden Informationen besteht die Indikation für eine Leistung zur medizinischen Rehabilitation.

Zuweisungsempfehlung:

☐ Rehabilitation für Kinder und Jugendliche
  mit Schwerpunkt z. B. Atemwegserkrankung (Mukoviszidose, Asthma bronchiale), neuropädiatrische Erkrankungen, psychische/psychosomatische Störungen und Verhaltensauffälligkeiten (z. B. ADHS), Adipositas, Hauterkrankungen (z. B. Neurodermitis)

....

☐ Familienorientierte Rehabilitation (FOR) nach aufwendiger Krebsbehandlung, Zustand nach Organtransplantationen oder Operationen am Herzen, Mukoviszidose

....

Hinweise auf besondere Anforderungen an die Rehabilitationseinrichtung:

....

☐ Beratung zur Umsetzung der empfohlenen rehabilitativen Leistungen erforderlich

....

Wenn Einzelmaßnahmen ausreichen

Anhand der dem Gutachten zur Feststellung der Pflegebedürftigkeit gemäß SGB XI zugrunde liegenden Informationen wird <u>keine</u> Empfehlung zur Einleitung einer Leistung zur medizinischen Rehabilitation gegeben.

Es werden folgende Hinweise und Empfehlungen gegeben:

☐ Die aktuellen Leistungen der vertragsärztlichen Versorgung oder pflegerischen Maßnahmen erscheinen ausreichend, um Pflegebedürftigkeit zu vermeiden, zu vermindern oder eine Verschlimmerung zu verhüten.

☐ Es wird empfohlen, mit der behandelnden Ärztin oder dem behandelnden Arzt abzuklären, ob die unter „Möglichkeiten zur Verbesserung (ggf. Erhalt) der festgestellten Selbständigkeit und der Fähigkeiten" genannten weiteren therapeutischen Maßnahmen eingeleitet werden können

☐ Es wird empfohlen, die anderen unter „Möglichkeiten zur Verbesserung (ggf. Erhalt) der festgestellten Selbständigkeit und der Fähigkeiten" genannten Empfehlungen einzuleiten.

☐ Es wird die Einleitung bzw. Optimierung aktivierend pflegerischer Maßnahmen empfohlen.

☐ Es ergeben sich zwar Hinweise für die Empfehlung einer Leistung zur medizinischen Rehabilitation, aktuell liegt jedoch keine ausreichende Rehabilitationsfähigkeit vor.

☐ Die Wirkung/der Erfolg einer abgeschlossenen oder derzeit stattfindenden Rehabilitationsmaßnahme soll abgewartet werden.

☐ Es wird keine realistische Möglichkeit gesehen, die Pflegebedürftigkeit zu vermindern oder eine Verschlimmerung zu verhüten.

☐ Rehabilitationsmaßnahme wurde bereits bewilligt (Bewilligungsbescheid liegt vor).

☐ Weitere Abklärung empfohlen, weil ....

☐ Sonstiges: ....

Stichwortverzeichnis

A

Abhängigkeit 68
Abhängigkeit von personeller Hilfe 26, 161
Abhängigkeit von Personenhilfe 161
Abrechnungen
– Plausibilitätsprüfungen 407
Abrechnungsbetrug 407
Abrechnungsmanipulationen 497
Abrechnungsprüfungen 514
Abrechnungsscreening 407
Abschlussgespräch
– Qualitätsberichterstattung 421
ABUEL-Studie 648
activity method 738
Adaptation 353
ageism 633
Aggression
– verbale 628
Aggressionspotential 628
AIDS 550, 566
Akademisierung
– Pflege 719
Akteneinsicht 81
Aktionsbündnis Patientensicherheit 600
Aktivität 79
Aktivitäten
– außerhäusliche 248
Aktivitäten und Lebensbereiche 162
Allokationsempfehlung 349
Alltagskompetenz
– eingeschränkte 101, 374, 508
– Menschen mit eingeschränkter 138, 149
Alltagsverrichtungen 26, 30, 157, 159, 166
Altenpflege
– Berufseinmündende 729
– Stellen 732
Altenpflegegesetz 720
Altenwohlgefährdung 633
Altersarmut 794, 818
Altersdiskriminierung 649, 652
Altersgrenzen 21
Altersverteilung
– bei Pflegebedürftigkeit 287
ambulante Pflege 167, 443
Ambulantisierungsstrategie 821
Amtssprache 181, 312

Anerkennungsrichtlinie
– EU 719, 722
Anfangsverdacht auf strafbare Handlungen 501, 502
Anfechtungsklage 108
Angebote zur Unterstützung im Alltag 124
Angebotsstruktur der Pflegeeinrichtung 425
Angehörige 443, 607, 618, 619, 621, 622, 624
Anhörungsverfahren 277
Anlassprüfungen 401, 403
Anordnung
– richterliche 617
Anordnungsbefugnis 822
Anschubfinanzierung 99
Antrag
– auf Leistungen der Pflegeversicherung 180
Antragsdelikt 615, 616
Antragstellung 102
– konkludente 102
Anzeigebereitschaft 608
AQUA-Institut 485, 491
AQUA-Institut für angewandte Qualitätsförderung und Forschung im Gesundheitswesen. Siehe AQUA-Institut
Arbeitsbedingungen 751
– in der Pflege 731, 732
– Pflegende 32, 34, 38
Arbeitsbelastung
– in der Pflege 731
– pflegerische. Siehe Workload
Arbeitsbelastungen 751
Arbeitsförderung 2
Arbeitslosenversicherung 2
Arbeitsmoral
– von Pflegenden 765
Arbeitsplatzbedingungen
– in der Pflege 732
Arbeitsplatzzufriedenheit
– in der Pflege 732
Arbeitsverdichtung 750
Arbeitsverhinderung 123
Arbeitszufriedenheit
– in der beruflichen Pflege 731
Armutsgefährdung
– älterer Frauen 781
Ärzte 611, 621

Assessment-Tool
– Workload 739
Assistenz
– persönliche 599
Assistenzkräftebedarf 757
Auditor 310, 472
Audits 303
– externe 471, 475
– MD-übergreifende 471, 472
Aufgabe
– gesamtgesellschaftliche 84
Aufgabenbeschreibungen 169
Aufgabenprofil der Pflege 166
Aufklärung 518, 519
Aufsichtsbehörde 621
– Fehlverhalten im Gesundheitswesen 503
Aufsichtsmängel 642
Ausbeutung 627
Ausbildung
– Pflege
– – generalistisch 721, 722, 724
– Pflegeberufe 719
– Pflegeberufe/Problematik 719
Ausgabenanstieg
– in der Pflegeversicherung 714
Ausgabenausgleich 709
Ausgleichsfond 709, 714
– der Pflegeversicherung 775
Auskunft 518, 519
Auskunftserteilung 81
Auslandsbegutachtungen 369
Ausschlusstatbestand 103
außerhäusliche Aktivitäten 163, 248
Autonomie 31, 37, 68, 545

B

Barrierearmut 828
Barrierefreiheit 424, 425
– Informationen zur 423
Barrieren 344
– sprachliche 765
Barthel-Index 348
Beatmungspflege 596, 598
Beaufsichtigungs- und Betreuungsbedarf 374
bedarfsgerecht 381
– Definition 381
bedarfsgerechte Versorgung 433
Bedarfsgerechtigkeit 750
Bedarfsgruppen 422

Bedarfsklassifikationssysteme 751
Bedarfsmedikation 533, 534
bedürfnisgerecht
– Definition 381
bedürfnisgerechte Versorgung 433
Beeinträchtigung 27, 344, 346, 347, 349
– (geronto-)psychiatrische 375
– kognitive 353, 355, 357
– psychosoziale 770
Befragungen
– in Pflegeeinrichtungen 422
Befristungsregelungen 102
Begutachtung
– bei Änderungsantrag 276
– Definition 73
– einheitliche 88
– Ergebnis der 245
– erneut 279
– Erstbegutachtung 275
– Folgebegutachtung 276
– Höherstufungsbegutachtung 276
– im Anhörungsverfahren 277
– im Widerspruchsverfahren 277
– mit Hausbesuch 278
– nach Aktenlage 279
– nach Eilfeststellung 275
– Pflegebedürftigkeit 179
– Qualitätssicherung 297
– Rückstufungsbegutachtung 276
– Wiederholungsbegutachtung 276
Begutachtungen
– nach Begutachtungsarten 290
Begutachtungsanleitung
– Vorsorge und Rehabilitation 351
Begutachtungsaufträge
– Pflegebedürftigkeit 288
Begutachtungsbericht 371
Begutachtungsfrist 180
Begutachtungsinstrument 11, 79, 140, 144, 153, 179, 182
– neues 140, 141, 154
Begutachtungsmethoden 25
Begutachtungsort 184
Begutachtungsstandards
– optimierte 349
Begutachtungsverfahren 457
– alternatives 137
Begutachtungsverfahren bei Kindern 164

Behandlung
- psychosoziale 613
- psychotherapeutische 613
Behandlungspflege 70, 84, 539, 540, 597
- besonders hoher Bedarf 598
- in Pflegeheimen 822
Behindertenrechtskonvention 335
Behinderungen
- geistige 378
Beihilfe
- private Pflegepflichtversicherung 129
Beihilfeberechtigter 527
beihilfekonforme private Pflegepflichtversicherung 129
Beirat zur Einführung des neuen Pflegebedürftigkeitsbegriffs 170
Beirat zur Überprüfung des Pflegebedürftigkeitsbegriffs 139, 140, 159, 160
Beiträge
- zur Pflegeversicherung 708
- zur PPV 131
Beitragsbemessungsgrenze 70, 121, 123, 708
Beitragspflicht 99
Beitragssatz 70
Beitragssatzanhebung 714
Beitragssatzanpassungen 821
Bekämpfung
- von Fehlverhalten 497, 498
- von Korruption im Gesundheitswesen 497
Belastung
- pflegende Angehörige 382
- psychosoziale 767
Belastungsfaktoren
- der Pflegearbeit 732
Belastungskoeffizient 744
Belastungssituationen
- von Pflegenden 785
Beleidigung 614, 615
Bemessungsgrenze. Siehe Beitragsbemessungsgrenze
Benachrichtigungspflicht 276
Beratung 518
- bedarfsorientiert 422
- einrichtungsindividuelle 449
- zur Pflegesituation 326, 328
Beratungen
- Definition 74
Beratungsangebote
- vor Ort 633

Beratungsbedarf 75
Beratungsbesuch 526, 527, 529
Beratungseinsatz 526, 527
Beratungsgutschein 70, 827
Beratungsrecht 422
Beratungsstellen 519, 520
Beratungstätigkeit
- Datenschutz 705
Beratungstelefon 612
Beratungstermin 827
Berechtigung
- zum Zugang von Leistungen 24
Bereicherung
- illegale 497
bereichsübergreifende Aufgaben 169
Berufsbelastung
- in der Pflege 731
Berufsbezeichnungen
- in der Pflege 720
Berufsbild
- in der Pflege 822
Berufsbildungssystem
- duales 720
Berufsethik
- pflegerische 762
Berufsethos
- Pflegefachkräfte 761, 762
Berufsidentität
- Pflegekräfte 568, 571, 574
Berufsstand
- Pflegende 767
Berufsverweildauer
- in der Pflege 731
Berufszufriedenheit 751
Beschäftigungsentwicklung
- in der Pflege 727
Beschäftigungspotenzial
- für pflegerische Berufe 729
Bescheid
- der Pflegekasse 181
Bescheidfrist 180
Beschwerdemanagement
- Pflegebegutachtung 313
- Pflegeeinrichtungen 424
- PPV, MEDICPROOF 135
Beschwerdestellen 32
Bestandsschutz 153
- partieller 99

Betreuer 618, 619, 620
- ehrenamtlich 610
Betreuung 84
Betreuungsangebote 124
Betreuungsbehörden 633, 662
Betreuungseinrichtungen
- für Kinder 269
Betreuungsformen 827
Betreuungsgericht 630, 633
Betreuungskräfte
- Qualifikation und Aufgaben 120
Betreuungsmaßnahmen
- pflegerische 101
Betreuungsrecht 616, 630, 633
Betreuungsrichter 619
Betreuung und Aktivierung
- in Pflegeheimen 120
Betriebsmittelreserve 717
Betrug 609, 614
Bettgitter
- als FEM 638
Beurteilungsmaßstäbe 454
Bewegungsfreiheit
- Einschränkung der 628
Beweismittel 75
Bewohnerbeiräte 424
biomedizinisches
- Modell 78, 343
biopsychosoziales
- Modell 78, 192, 344
Bio-Semiotik 51
Blisterkarten 535
BQS 485
Breakthrough Pain 550
Bring Your Own Device 680
Budget 116
- persönliches 599
Bundesgeschäftsstelle Qualitätssicherung. Siehe BQS
Bundeskuratorium Qualitätssicherung 485
Bundespflegeausschuss 138
Bundesstatistik 85
Bund-Länder-Arbeitsgruppe 146
- Pflegebedürftigkeitsbegriff 142

C

Capability Approach 798
Care-Arrangements 777
Care Management 525
Care-Migration 781
Caring 52
Caring Communities 575
Case Management 517, 519, 522, 827
Chancengleichheit
- gesundheitliche 779
- soziale 779
chronisch kranke Kinder 158
Cochrane Library 94
Cochrane Review 60
Competing Demands Hypothesis 791
Compression 810

D

Darstellungsformat
- Qualitätsdarstellungen 426
Daten
- personenbezogene 669, 678
- personenbezogene/Fehlverhalten 499
- Schutzklassen 669
- Sicherheitsstufen 672
Datenabrufportal 677
Datenannahmestelle 833
Datenaustausch 668, 677
Datenaustauschschnittstelle 677
Datenauswertungsstelle 409, 435, 455
Datengeheimnis 687
Datenhaltung 679
Datenminimierung 679
Datenqualität 455
Datenschutz 667, 668, 669, 680
- Beauftragter 669
- bei Hospitation 687
- bei KQP 705, 706
- mobiles Arbeiten 685
- Rechenzentrum 691
- Schutzmaßnahmen 683
- Umgebungsbedingungen 686, 693, 705
Datenschutzbeauftragter 677
Datenschutzgrundverordnung 691. Siehe DSGVO
Datenschutzprüfung 685
Datensicherheit 667, 668, 669, 680
Datensicherheitsmaßnahmen 669
Datenträger 667, 668
Datentransfer 677
Datenübermittlung
- externe Gutachter 688
- Fehlverhalten 500

Datenübertragung 677
Datenverarbeitung 676
Datenverarbeitungssysteme 679
Defizite
– Qualitäts- 421
Dekubitalulkus 488, 489, 490, 491, 492, 493, 494
– Pflegefehler 391
Dekubitusprophylaxe 488, 490, 491, 493
Dekubitusrisiko 488, 489
Demenz 355, 357, 360, 361, 362, 363, 364, 375, 619, 620, 648
– biopsychosoziales Modell 363
– Epidemiologie 823
– Prävalenz 809
Demenzen 376
Demenzformen 362
Demenzstadien 361
Demenzsyndrom 362, 376
Demenztypen 361
Demographic Change Management 778, 788, 794
Denunziation 630
dependency method 738
Depression 356
Dequalifizierung 733
Dialog
– fachlicher 430
Dienstleistungen 101
Dienstleistungsorientierung
– in der Pflegebegutachtung 316
– PPV, MEDICPROOF 135
Dienstleistungsorientierung des MDK 311
Dienstzeiten 773
Digitalisierung
– in der Pflege 727
– in Pflegeeinrichtungen 776
Diskriminierung 31, 32, 37
– von alten Menschen 633
distance caregiving 779
Diversität
– diversitätssensible Versorgung 385
Diversity-Training 385
Dokumentationspflicht 667
Dokumentationsprobleme 494
Dokumentationsqualität 430
Dunkelfeld 607, 608, 610, 611
Dynamisierung 707

E

EbN 41, 86, 394
edukative Maßnahmen/Beratung/Anleitung
– Empfehlungen 265
EFQM 310
Ehrenamt 123, 525, 827
Eigenanteil 817
– einrichtungseinheitlicher 711, 818
Eigenanteile 820
– Deckelung 717
– feste 818
Eigeninteresse
– von Pflegenden 773
Eigenverantwortung 64, 68, 70, 84
Eigenvorsorgeanteile 817
Eingliederungshilfe 119, 120, 526
Einheitsversicherung 709
Einrichtung
– psychiatrische 616
Einrichtungsbezogene Informationen 464
Einrichtungsvergleich 463
Einschätzungsinstrumente 26
Einspruchsfrist 273
Einzelfall 458
Empfehlungen
– im Pflegegutachten 262
Empowerment 783, 797
Entbürokratisierung 102, 113
Entlassmanagement 602, 663
Entlastungsangebote 39, 124
Entlastungsbetrag 125
Entscheidung
– leistungsrechtliche 80
Entscheidungsfindung 545
– Qualitätsberichterstattung 421
Entwertung
– Erfahrung der 785
Entwicklungsberichte 269
Entwürdigung 621
Ergebniserfassung 455, 459
Ergebnisindikator 493
Ergebnisqualität 423, 452, 465, 485, 493, 494
– indikatorengestützt 452
– indikatorgestützt 463
Erholungszeit 784
Erkrankungen
– (geronto-)psychiatrische 374
Erkrankungshäufigkeit
– Pflegende 767

Ermessenspflege 62
Ermittlungsbehörden 501
Ermittlungs- und Prüfungsstellen 499
Erodierung familiärer Pflegestrukturen 788
Erstattungsansprüche 397, 399
Erstverantwortung 766
Erwachsenenschutzbehörden 633
ESQS 485, 488, 493, 494
Ethik 761
– pflegerische 761
Ethikkodex für Pflegende 761
Ethos 761
– berufliches 771
EU-Anerkennungsrichtlinie 719, 722
Europa 17
Europäischer Wirtschaftsraum
– Pflegebegutachtung 369
Europäische Union
– Pflegebegutachtung 369
Evidence
– externe 41
– interne 42
Evidence-based Nursing 41, 86, 394
evidence-basierte Pflege. Siehe Evidence-based Nursing
Evidencebasierung 48, 50
Evidenz
– externe 358
– geriatrischer Rehabilitation 358
– interne 358
Evidenzbasierte Medizin 50, 56, 57, 58, 86, 364
Exogenität
– der Berufstätigkeit 788
Expansion Hypothesis 796
Expertenbeirat. Siehe Beirat zur Überprüfung des Pflegebedürftigkeitsbegriffs
Expertengruppen
– Sozialmedizinische 76, 90, 93
Experteninstitution 83
Expertenstandard
– Definition 477
– Dekubitus 34
– Dekubitusprophylaxe 493
– Mobilität 479, 482, 483
Expertenstandards 394, 395, 414, 453, 477
– nationale 453
Expertenstandard Sturzprophylaxe
– FEM 641

Expertise
– individuelle klinische 51
Extension 810
externer Gutachter 678, 688

F
Fachgespräch 440
Fachkraftausbildung
– in der Pflege 721
Fachkräftemangel 40
– in der Pflege 731, 732
Fachkräftesituation
– in der Pflege 726
Fachkraftquote 749, 750
Fähigkeiten 81, 194
– Beeinträchtigung 68
– Beeinträchtigung der 75
Fähigkeitsstörung 363
Fallmanagement. Siehe Case Management
Fallpauschalenvergütung 759
Fallschwere 743
Fallverstehen 45, 49, 50
Familiengerichtstag 632
Familienkonflikte 628
Fehleranalyse
– Qualitätsberichterstattung 420, 421
Fehlermeldesystem
– für Pflegeeinrichtungen 421
Fehlverhalten
– im Gesundheitswesen 497
Fehlverhalten im Gesundheitswesen 497
– Rechtsbegriff 498
Fehlverhaltensbekämpfung 497, 498
Fehlverhaltensmuster 500
FEM 36, 609, 616, 637, 640, 648, 656
– Aktionsprogramm \„Verantwortungsvoller Umgang mit 642
– Dilemmata für Pflegende 639
– Genehmigungen 639
– MDK 643
– Notstand, Notwehr 639
– rechtswidriger Einsatz, Haftung 640
– Reduktion von 643
– Sensibilisierung, Richterschaft 643
– Strangulation 642
– World Elder Abuse Awareness Day 642
Fesselung 617
Festlegungen
– Vergütungszuchlags- 775

Filter- und Sortierfunktionen
- in Qualitätsdarstellungen 422
FIM 348
Finalphase 559
Finanzausgleich 70
Finanzierung
- paritätische 3
- private Pflegepflichtversicherung 709
- soziale Pflegeversicherung 707
- von zusätzlichen Pflegestellen 774
Finanzierungslast 820
Fixierung 36, 616, 617, 618, 619, 628
- mechanische 614, 618, 619
- medikamentöse 614, 616, 617, 618
- technische 619
- Teil- 617
- Überwachung 616
- Voll- 616, 617
-- ärztlichen Anordnung 616
-- richterliche Zustimmung 616
Fixierungen
- als FEM 638
- körpernahe 638
- medikamentöse 638
Flexirentengesetz 714
Fluktuationsraten
- in der Pflege 731
Folgenabschätzung
- ethische 766
Förderfaktoren 344
Fördermaßnahmen 269
Förderschule 269
FörGes 5 383
Formulargutachten 183, 184, 273, 278, 279
- Gliederung 185
Fortbildung 87
Fraud Prevention Pool 505
Frauengesundheit 779
Frauenrechtskonvention 37
Freiheit 63
- persönliche 628
Freiheitsberaubung 36, 614, 630. Siehe auch FEM
Freiheitsbeschränkung. Siehe Maßnahmen, freiheitsbeschränkende
Freiheitseinschränkung. Siehe Maßnahmen, freiheitseinschränkende
- medikamentöse 620
freiheitsentziehende Maßnahmen. Siehe FEM

Freiheitsentzug. Siehe Maßnahmen, freiheitsentziehende
Fristen 180
Functional Independence Measure 348
Funktionalisierung
- von Pflegenden 772
Fürsorgeleistungen 101

G

G-BA 485
Gebärdendolmetscher 313
Geburtsanamnese 269
Geburtskohorten 810
Geldleistung 68
Geldleistungen 22, 101
Gemeinsamer Bundesausschuss. Siehe G-BA
Gemeinwohl 63
Gender pension gap 794
Generalisierungsproblem
- Studienergebnisse 53
Generalistik 721, 722, 724
Generalistikreform 725
Generationenvertrag 816
Gerechtigkeit 63
geriatrischer Patient
- Definition 351
Gericht 618
Geringschätzung 609
Gerontologe 618
Geronto-Psychiater 618
Gesamtnote 461, 468
Gesamtpflegeaufwand 121
Geschäftsmodell 821
Geschäftsstelle für den Qualitätsausschuss 408
geschützte Bereiche 538
Gestaltungsauftrag 86
Gesundheitliche Schädigungen 433
Gesundheitsförderung für Frauen in Pflegeverpflichtung 779
Gesundheitsmündigkeit 779
Gesundheitsschaden 91
Gewalt 607, 608, 609, 610, 612, 613, 614, 617, 620, 627, 628, 629, 630
- Begriff 612
- Beratungstelefon 612
- durch FEM 644
- im Alter 612
- im Nahraum 609

– im öffentlichen Raum 608
– in der häuslichen Pflege 609
– in der Pflege 32, 33, 36, 637
– in der stationären Pflege 610
– in häuslich-familiärem Umfeld 609
– innerfamiliäre 617
–– Spezialdezernat 617
–– Spezialkommissariat 617
– Prävention 607, 608, 613, 614, 646, 651, 654
– Strafrecht 612
– Ursachen 649
– zuständige Stelle 654
Gewalterfahrung 613, 648
Gewaltfreie Pflege
– Projekt 647
Gewalt gegen ältere Menschen
– Formen (WHO) 647
Gewalt in der Pflege
– Prävention 646
–– Gestaltungsbedingungen 654
– Präventionsmaßnahmen 651
– Ursachen 649
– zuständige Stelle 654
Gewaltmonitoring 662
Gewaltopfer 607, 608
Gewaltschutzgesetz 630
Gewaltschutzregelungen 631
Gewaltverantwortliche 652, 653
Gewissenhaftigkeit 766
– des Gutachters 73
Gleichheit 31
Gleichwertigkeitsgebot
– PPV 130
Globalisierung 14
good reference area 745, 746, 747
Grad der Pflegebedürftigkeit 179, 182, 255
Grad der Selbständigkeit 162
Grundbedürfnisse 571
Grundgesetz 62, 63, 64
Grundpflege 70
Grundrechte 63, 613, 628
Grundrechtsstellung 621
Grundsätze
– allgemeine 66
Grundsätze und Maßstäbe zur Qualität und Qualitätssicherung 401, 402
Grundschutzmaßnahmen 686
Grundversorgung
– psychiatrische 613
– psychologische 613

Gurtfixierungen
– Todesfälle 642
Gutachten
– bei verkürzter Frist 280
– nach Aktenlage 280
Gutachter
– andere unabhängige 79
– MEDICPROOF 133

H

Handlungsanweisungen 394
Handlungswissenschaft 44, 45, 60
Hauptpflegeperson 780
Haushaltsführung 163, 251
– Hilfen bei 101
Haushaltshilfe 68
Health Service Research 41
Heilmittel 343
Heilmittelerbringer
– zugelassene 343
Heilmittelkatalog 343
Heilmitteln und andere therapeutische Maßnahmen
– Empfehlungen 264
Heilmittel-Richtlinie 343
Heimaufsicht 424, 610, 621, 623, 660
Heimaufsichtsbehörde 653
Heimfürsprechende 660
Heimpersonalverordnung 749
Heimrecht
– einheitliches 822
Heimversorgung
– integrierte 821
Hierarchien
– organisatorische 48
Hilfebedarf 4, 62, 81, 82
Hilfebedürftigkeit 4, 62, 77
Hilfen
– technische 84, 85
Hilfsbedürftigkeit 62
Hilfsmittel 112
– doppelfunktionale 113
Hilfsmitteleinsatz 481
Hilfsmittel/Pflegehilfsmittel
– Empfehlungen 263
Hilfsmittelversorgung 73, 82
Hilfsorganisationen 607
Hippokratischer Eid 667
HIV 550, 566

HKP-Richtlinie 445, 582
Hochaltrige 607
HOPE 561
Hospiz 546, 568
– stationäres 546, 565
Hospizarbeit 544, 564, 566, 568
Hospizbetreuung
– ambulante 587
Hospizbewegung 566, 576
Hospizdienste 547, 568, 573
Hospize
– stationäre 546
Hospizidee 546, 563
Hospizkultur 563
Hospizleistungen
– Formen 586
Hospiznetze 573
Hospiz, stationäres. Siehe Hospizversorgung, stationär
Hospiz- und Palliativerhebung 561
Hospiz- und Palliativgesetz 563, 573, 579
Hospiz- und Palliativregister 561
– Nationales 561
Hospizversorgung, stationär 586
– Anspruchsvoraussetzungen 587
– Dauer 589
– Finanzierung 587
– Kinder 590
– Kinder, Definition 588
– Leistungsspektrum 589
– typische Krankheitsbilder 588
– Voraussetzungen für die Aufnahme 588
Humanität 1, 66, 72, 84, 87

I

ICD 77, 343
ICF 78, 79, 192, 344
ICIDH 77
Identifikationsprozess
– der Pflegenden 783
Identitäts(bewahrungs)arbeit 568
Immobilität
– erzwungene 638
Inaugenscheinnahme 80
Indikatoren 456
Indikatorenansatz 452
Indikatorendaten 414
Indikatorenentwicklung 454
indikatorgestützt 406

Individualisierungsarbeit 568
InfoMeD 94
Informationssammlung
– strukturierte 412
Informationsübermittlung
– zur Therapieoptimierung 540
informierte Entscheidung 461
Infrastruktur
– Weiterentwicklung der 85
Inklusion 31, 33, 37
Institut für Qualitätssicherung und Transparenz im Gesundheitswesen. Siehe IQTIG
Institution
– totale 576, 621
Instrumentalisierung
– von Pflegenden 768
Integrationshelfer 269
Integrierte Medizin 51
Intensitätskoeffizient 744
Intensivpflege 596
Intensivpflege, außerklinische
– Qualitätsprüfungen 407
Intensivpflegedienst 599
– ambulant 597
Intensivversorgung 595, 596
– außerklinische 595, 596, 597, 598, 599, 600, 601, 602, 604, 605, 606
Intensiv-WG 597, 598, 599, 602
Interessenvertretungen
– maßgebliche Organisationen nach § 118 SGB XI 419
International Commission for Occupational Health 59, 60
International Labour Organization 59
internes Qualitätsmanagement 459
Interraterreliabilität 454
Investitionsfinanzierung 85
Investitionsförderung 717, 820
Investitionskosten 711, 717, 818
iPOS 561
IQTIG 485, 486, 491
Isolation
– soziale 628

J

Justiz 617, 618

K

Kaiserliche Botschaft 1
Kapitaldeckungsprinzip 817
Kapitaldeckungsverfahren
– private Pflegepflichtversicherung 709
Kernverpflichtungen
– von Pflegenden 764
Kinder 164
Kinderhospize. Siehe Hospizversorgung, stationär, Kinder
Kinderschutz 630, 631
Kinderschutzgesetz 620
Kinderschutzrecht 631
Kindertagesstätte 272
Kindesmisshandlung 617, 663
Kindeswohlgefährdung 662
Kodex für die Gutachter 311
Kombinationsleistung 110
Kommunikationskompetenz 312
Komorbiditäten 531
Kompensation 3, 353
Kompensationspotenzial 349
Kompetenz
– des Gutachters 72, 300
Kompetenz-Centren 76, 89
Kompetenz-Einheiten 76, 89, 90, 93
Kompetenz in der Ableitung der Empfehlungen 302, 306
Kompetenz in der Bewertung 302, 306
Kompetenz in der Darstellung 302, 306
Komplexbehandlung
– palliativmedizinische 546
Konstruktivismus 51
Kontakte
– soziale 124
Kontextfaktoren 78, 344, 347, 349, 353, 364
– personbezogene 351
Konzertierten Aktion Pflege 817
Koordination
– der Pflege 71
Körperverletzung 614, 630
– FEM 640
Korrigierbarkeit 66
Korruption im Gesundheitswesen 497
Kostenerstattung 101
Kostenerstattungsprinzip 4
Krankenbeobachtung
– spezielle 446, 596, 597, 598, 599, 601, 602, 603, 606

Krankenpflege
– häusliche 68, 281, 407, 596, 597
– psychiatrische 446
Krankenpflegegesetz 720
Krankenstand
– in der Pflege 750
Krankenversicherung
– gesetzliche 2, 62, 72
Krankheitsbewältigung 167, 195
Krankheitsmodell. Siehe biomedizinisches / biopsychosoziales
Kriminalität 617
– Prävention 607
Kumpanei
– subkulturelle 611
Kundenbefragung 91
– Siehe auch Versichertenbefragung 91
Kuratorium Deutsche Altershilfe 139, 575
Kurzzeitpflege 69, 118
– bei Rehabilitation der Pflegeperson 828
– vollstationäre 118

L

Laienpflege 159
Ländervertreter 142
Landespräventionsrat 631, 632
Langzeitpflege 17
– stationäre 598
Langzeitversorgung 17, 18, 29
Leben
– Recht auf 63
Lebensalter
– höheres 351
Lebensbeendigung
– vorzeitige 611
Lebensbetätigungen
– allgemeine 112
Lebensführung 70, 84
– selbständige 112
Lebensqualität 361, 419, 613
– FEM 639
Lebensrisiko 1
leichte Sprache 425
Leistungen
– bei Pflegegrad 1 105
– der Pflegeversicherung 99
– für Pflegepersonen 121
Leistungsanspruch
– Methoden zur Bestimmung 25

Leistungsansprüche
- Ruhen, Löschen 103
Leistungsarten
- der Pflegeversicherung 104
Leistungsausschluss 103
Leistungsausweitungen 282
Leistungsbedarf 24
Leistungsbeginn 102
Leistungsberechtigung 25
Leistungsbild 78
- poitives/negatives 190
Leistungsempfänger 281
Leistungsgewährung 102
Leistungsinanspruchnahme
- missbräuchliche 103
Leistungskomplexsystem 171
Leistungssysteme 145
Leistungsverbesserungen 149
Leitlinien 47
Lohnnebenkosten 3

M

Marktwirtschaft
- soziale 2
Maßnahmen
- freiheitsbeschränkende 36, 609, 616, 617, 619
- freiheitseinschränkende 620, 628
- freiheitsentziehende. Siehe FEM
- präventive 345
Maßstäbe und Grundsätze 406, 408, 414, 452
MEDICPROOF 131, 132
Medikamente
- psychotrope 648
Medikamenten
- Umgang mit 533
Medikamentengabe 391, 539, 540
- Pflegefehler 391
Medikamentenmanagement 534
Medikamentenmanagements 34
Medikamentenverordnung 540
Medikamentenversorgung 534
- ärztliche Anordnung 533
medikamentöse Versorgung der Pflegebedürftigen 532
Medikation
- individuelle 533
Medizinischer Dienst der privaten Pflegeversicherung. Siehe MEDICPROOF

Mehrfachpflege 121
Menschenrecht auf Pflege 33
Menschenrechte 31, 637, 763
Menschenrechtsausschuss
- UN- 40
Menschenrechtserklärung 763
Menschenrechtskonvention
- zum Schutz älterer Menschen 632
Menschenrechtsprinzip
- universales 771
Menschenrechtsverletzungen 32
Menschenrechtsverträge 31, 33, 40
Menschenwürde 31, 63, 612, 613, 621, 628, 649, 651, 660, 768
- FEM 637, 641
Menschrechte 63
Merkfähigkeitsstörung 378
Merkmalskomplex
- geriatrietypisch 351
Merkmalskomplexe
- geriatrietypische 352
Messbarkeit 454
Methodenpapier
- DNQP 480
MIDOS 561
Migrationshintergrund 37, 38, 379, 607, 623
- in Pflegesituationen 787
- Pflegebedürftigkeit 379
MILCEA 646, 650
Mindestbesetzungsrelationen 747
Mindestbesetzungsstandards 743
Mindestlohn
- bundeseinheitlich, Pflegekräfte 713
Minimales Dokumentationssystem für Palliativpatienten 561
Missachtung 628
Missbrauch 35
Misshandlung 35, 608, 609, 612, 613, 614, 615, 616, 617, 618, 620, 621, 627. Siehe auch Gewalt
- Demenzkranke 610
- häusliche Pflege 609
- in Krankenhäusern 610
- körperliche 615
- Pflege 32, 33
- Prävention 607
- psychische 628
- seelische 615
- stationäre Pflege 610
- von Schutzbefohlenen 615, 630

Missstände 610, 623
– in Pflegeeinrichtungen 403
Mitmenschen 763
Mitmenschlichkeit 84
Modell. Siehe biomedizinisches / biopsychosoziales
Modellkommune Pflege 525
Modellprojekte 85, 526
Modellvorhaben 13, 525, 827
Modul 1
– Mobilität 196
Modul 2
– Kognition/Kommunikation 201
Modul 3
– Verhaltensweisen 209
Modul 4
– Selbstversorgung 214
Modul 5
– Bewältigung und selbständiger Umgang 225
Modul 6
– Gestaltung 239
Module 255
– des Pflegegutachtens 191
Moral 761
Multimedikation 531
Multimorbidität 351
– geriatrietypische 351

N

Nachbegutachtung 190
Nachhaltigkeit 65
Nachvollziehbarkeit
– des Gutachtens 300
Nahraum 607
– persönlicher 612
– sozialer 35, 575, 607, 614
Netze
– familiäre 827
Netzwerkstrukturen 634
neuer Pflegebedürftigkeitsbegriff 166
neues Begutachtungsverfahren 160
Neutralität
– des Gutachters 73
Next Society 52
Nikomachische Ethik 43
Normgebungskompetenz 749
Notfallmanagement 604
Nötigung 614
– FEM 640

Nursing 52
Nutzen
– geriatrischer Rehabilitation 358
Nutzenbewertungen 53
Nutzen-Schaden-Bilanz 54
Nutzergruppen 422

O

Objektivität
– des Gutachters 73
öffentliche Qualitätsberichterstattung 461
Ombudsleute 610, 621, 623
Ombudsstelle 623, 624
Opfer
– Gewaltopfer 609, 611, 615
Opferhilfe 618
Opferschutz 608
Opferwerden
– Gewaltopfer 611
Organisationen
– maßgebliche nach § 118 SGB XI 419
Organisationsintervention 58
Orientierungshilfe
– geeignete Einrichtung 421
Ottawa-Charta 64
Oulu Patient Classification 743
Over-The-Counter-Präparate 531

P

Palliativdienste 546
Palliative Care 544, 564, 566, 567, 568
– curriculare Weiterbildung 585
Palliative-Care-Team 547, 568
Palliative Outcome Score 561
Palliativkompetenz 563, 568, 570, 571
Palliativmedizin 544
Palliativnetze 573
Palliativompetenz 570
Palliativstation 546, 565, 587
Palliativteam 557, 560
Palliativtherapie 545
Palliativversorgung 544
– allgemeine 547, 574
– ambulante Versorgungsformen 582
– Kinder/zusätzliche 582
– s. a. SAPV 579
– spezialisierte 547, 574

- Unterstützungsangebote 582
- vs. Palliative Care 567
PAONCIL-Methode 746
Partizipation 31, 32, 33, 386
Passwortschutz 680
Patient
- geriatrischer 351
Patientenautonomie 771
Patientenbeauftragter 146, 624
Patientenklassifikationssystem 739
Patientenorganisationen 54
Patientenperspektive 54
Patientenrechtegesetz 396
Patientensituation 772
Personalanhaltszahlen 735, 749, 758
Personalausstattung 750, 751
Personalbemessung 749
Personalbemessungsinstrument 753, 757
Personalbemessungssysteme 817
Personalbemessungsverfahren 713
Personalbesetzung 751
Personalität 63
Personalmangel 617, 620, 751, 767
- in der Pflege 730
Personalmehrung 757, 758
Personalmix 757
Personalschlüssel 598, 599, 773
Personalvektor 752
Personalvolumen 750
Personen mit eingeschränkter Alltagskompetenz 375
Personenortungsanlagen
- als FEM 637
Persönlichkeit 64, 363
- Entfaltung der 63
Persönlichkeitsmerkmal 361
Persönlichkeitsrecht 68
Pflege
- aktivierende 571
- direkte 736
- familienersetzende 797
- gewaltfreie 613
- indirekte 736
- informelle 778
- menschenwürdige 32, 33, 613
- professionelle, zentrale Aufgabe 564
Pflege, ambulante
- Einflussfaktoren 443

Pflegearbeit
- informelle 777
Pflegearrangements 818
Pflegeassessment 787
Pflegeaufwändigkeit 746
Pflegeausbildung 338
Pflegeausbildungssystem
- Reform 719
Pflegebeauftragter 623, 624
Pflegebedarf 3, 62, 70
Pflegebedarfsermittlung 735
Pflegebedürftigkeit 62, 63, 166, 649
- Begriff. Siehe Pflegebedürftigkeitsbegriff
- Definition 79
- Menschen mit Migrationshintergrund 380
- Prävalenzen 807
- Vermeidung, Verminderung 331
Pflegebedürftigkeitsbegriff 77, 79, 157, 159, 160, 168, 179, 428
- Bund-Länder-Arbeitsgruppe 142
- neuer 137, 140
- politischer Hintergrund 137
- Überprüfung 139
Pflegebedürftigkeitsrisiko 62, 808
Pflegebegriff 167, 171
Pflegebegutachtung 75, 76, 179, 677, 678, 680, 688, 694
- als Verwaltungsakt 273
- Datenschutz 667, 676, 678, 679
- diversitätssensible 386
- Geschäftsprozess 690
- Kinder 268
- PPV, MEDICPROOF 133
- Qualitätssicherung 297
- Terminierung 312
Pflegeberater 520, 521, 522, 523, 526, 826, 827
Pflegeberatung 70, 71, 96, 126, 517, 613, 827
- Aufgaben, Maßnahmen 521, 826
Pflegeberatungs-Richtlinien 518, 519, 520, 521
Pflegeberuf
- Attraktivität 751
- Ausbildung 338
- Qualifizierung 719
Pflegeberufegesetz 719
Pflegeberufereformgesetz 719
Pflegebevölkerung
- Entwicklung 807
Pflegebevollmächtigter 624
Pflegebeziehung 649

Pflege-Charta 39, 41
Pflegedefizit 609
Pflegedienste 607
Pflegedokumentation 440, 457, 481
– Weiterentwicklung der 406
Pflegedyade 659
Pflegeeinrichtungen
– Digitalisierung 776
Pflegefachfrau/Pflegefachmann 721
Pflegefachkraft
– Berufsbild 822
– verantwortliche 392, 393
Pflegefachkräftenotstand 758
Pflegefallrisikos 817
Pflegefehler 391, 392, 393, 394, 396, 397, 642
– Begriff 392
Pflegefehlergutachten 398
Pflegefehlervorwurf 392, 396
Pflegegeld 69, 108
Pflegegeldkürzung 526
Pflegegrad 11, 75, 80, 163, 179, 182, 363
– Rehabilitation 333
Pflegegrad 1 163
Pflegegrad 5 163
Pflegegrade 162, 182, 255
– Verteilung 284, 293
Pflegegutachten 179
– Anforderungen an das 184
Pflegehilfe 69
Pflegehilfsausbildung 720, 723
Pflegehilfsmittel 69, 84, 85, 90, 112
Pflegehilfsmittelversorgung 82
Pflegehilfsmittelverzeichnis 112, 113
Pflegeintensität 736
Pflegekasse
– Organisation 708
Pflegekompetenz 771
– Selbst- 172
Pflegekompetenz von Angehörigen 171
Pflegekonferenzen 85
Pflegekurse 69, 123
– MEDICPROOF 134
Pflegemanagement 478
Pflegemarkt 726
Pflegemaßnahmen
– körperbezogene 101
Pflegemissstände 624
Pflegenoten 404, 430, 461
– Kritik an 832

Pflegenotstand 624
Pflegepersonal
– Ausbildung 40
– Entlastung 774
Pflegepersonalvolumen 756
Pflegepersonen
– informelle 811
Pflegepflichtversicherung
– private 4, 63, 129, 817
– private, beihilfekonforme 129
– Vertrag 129
Pflege-Pflichtversicherung. Siehe Pflegepflicht-
versicherung
Pflegeplan 393
– individueller 81, 182
Pflegeplanung 164
Pflegepolitik 32, 33
Pflegepotenziale
– familiäre 381
Pflegeproblem 431
Pflegeprozess 459, 482, 507
Pflegequalität 485, 488, 494, 507
– aus Betroffenensicht 420
– Entwicklungsprozess 419
– Indikatoren 833
– Transparenz 419
Pflegequalitätsberichte
– MDS 507
Pflegereform 139
pflegerische Aufgaben 168
pflegerische Tätigkeiten
– nicht patientenbezogen 737
Pflegesachleistung 4
Pflegesatzverhandlungen 86, 758
Pflegeselbstverwaltung 413, 481
Pflegesorgfaltspflicht 394
Pflegestandards 393, 394, 396, 735
– ethische 763
Pflegestudiengänge 772
Pflegestudium 722
Pflegestufen
– Verteilung 282, 292
Pflegestützpunkte 70, 518, 523, 524, 525, 614, 622, 629, 826
Pflegetätigkeit
– ehrenamtliche 123
Pflegeteam
– Skill-Mix 735, 745
Pflege-Thermometer 729, 730, 731

Pflege-Transparenzvereinbarung. Siehe Transparenzvereinbarung
Pflege-TÜV 406, 418
Pflegeunterstützungsgeld 123, 717
Pflegevergütung
– Kürzung 414
Pflegeverpflichtungen 777
Pflegeversicherung 63
– als Vollversicherung 818
– Finanzierung 707
– Perspektiven 816
– soziale 1, 3, 4, 62, 63, 69, 70, 72
Pflegeversicherung folgt Krankenversicherung 103, 129, 708
Pflege-Versicherungsgesetz 3, 4, 63
Pflegeverständniss
– neues 817
Pflegevertrag 107
Pflegevisiten 460
Pflegevolumen 737
Pflegevorsorgefond 709
Pflegewissenschaft 44, 45
Pflegezeit 157, 158, 162
Pflegezusatzversicherung 132
Pflegezustand 452
Pflichtversicherung 707
Phase F-Einrichtungen 598
Phase F-Versorgung 598
Pilotierung 451
PLAISIR-Verfahren 751
Plausibilitätskontrolle 438, 456, 458, 466
Plausibilitätsprüfung 411
– Abrechnungen 407
Polizei 617, 618, 623
Polymedikation 531
Polypharmakotherapie 531
Polypharmazie 531
– Therpieoptimierung 538
Polypharmazierisiko 532
Poolen 827
Positiv-Kriterien 421
– geeignete Einrichtung 421
Postponement 810
PPV. Siehe Pflegepflichtversicherung
Prämienkalkulation 817
Präsenzstrukturen 120
Prävention 34, 78, 83, 163, 183, 341, 366
– in Pflegeeinrichtungen 67
– Pflegebedürftigkeit 342

– von Gewalt 612
– von Kriminalität 617
– von Misshandlung 618
– von Missständen 621
– von Vernachlässigung 618
Präventionsempfehlung
– Pflegebegutachtung 336
Präventionsmaßnahmen
– zur Verbesserung der Pflegesituation 610
Prävention und Rehabilitation vor und bei Pflege 350
Prävention von Missständen
– durch Ärzteschaft 618
– durch Heimaufsicht 621
– durch Strafrecht 608, 614, 615
– im sozialen Bereich 623
präventive Maßnahmen
– Beratungsbedarf 267
– Empfehlungen 265
Praxissupervision 50
Prekariat 796, 798
Primärprävention 341
– verhaltensbezogen 342
private Pflegepflichtversicherung. Siehe Pflegepflichtversicherung
– beihilfekonforme 129
Privatgeheimnis 667
Privatversicherung 3
problemorientierte Pflege 170
Professionalität
– der MDK-Gutachter 324
Professionen
– der Pflegegutachter 183
Prüfdienst
– PPV 132
Prüfrhythmus 435
Prüfteam
– Qualifikation 402
Prüfungsergebnisse 466
Psychiater 618
– Geronto- 618
psychischen Erkrankungen 378
psychische Problemlagen 169
Psychopharmaka 538
– bei dementiellen Erkrankungen 538
– freiheitsentziehend 637
– Mobilitätseinschränkungen 533
Psychosyndrome 376
Punkteschema 463

PURFAM 656

Q

Qualifikation
– Gutachter 72
Qualifikationsanforderungen 753
Qualifikationsgrade 757
Qualifikationsmix 752
Qualifikationsniveau
– Pflege 719
Qualifikationsniveaus 753
Qualifikationsstruktur 757
Qualität 66, 72
Qualität der pflegerischen Versorgung
– Weiterentwicklung 832
Qualitätsaspekte 410
– ambulante Pflege 447
– bewohnerbezogen 834
– stationäre Pflege 431
Qualitätsausschuss
– erweiterter 413, 416
– Pflege 413
– unabhängige Geschäftsstelle 416
Qualitätsausschusses Pflege 516
Qualitätsausschuss Pflege 406, 407, 479, 832
– erweiterter 406
Qualitätsbereiche 410
Qualitätsberichte
– MDS 507
– öffentliche 832
Qualitätsberichterstattung 418, 421, 469
– Weiterentwicklung 414
Qualitätsbeurteilung
– ergebnisorientierte 430
Qualitätsbewertung 432, 433, 450
Qualitätsdarstellung 418, 456, 462, 464, 469
Qualitätsdarstellungsvereinbarung 462, 468, 833
Qualitätsdarstellungsvereinbarungen 414, 418
Qualitätsdarstellungsverfahren
– neues 516
Qualitätsdefizit 466
Qualitätsdefizite 108, 603
Qualitätsentwicklung
– in der Pflege 477, 481
Qualitätssicherung
– der Qualitätsprüfungen 471
Qualitätsindikator 485, 486, 488
– Dekubitalulkus 489

Qualitätsindikatoren 452, 463, 465
Qualitätskontrolle
– externe 423
Qualitätskriterien
– intensivspezifische 597
Qualitätsmanagement 49, 478
– der Medizinischen Dienste 330
– einrichtungsintern 406, 478
Qualitätsprobleme 493
Qualitätsprüfung 74, 75, 76, 442, 507, 596, 601, 706
– Ablauf 435, 448
– ambulant 442
– Ankündigung 435, 448
– Auffälligkeiten 433, 450
– außerklinische Intensivpflege 407
– Beratungsauftrag 440
– Bewertungskategorien 434
– Datenschutz 693
– Definition 74
– Einwirkungsmöglichkeiten der Einrichtung 434
– Entwicklung 401
– Evaluation, Weiterentwicklung 427
– fachlicher Dialog 440
– Geschäftsprozess 693, 694
– Grundsätze 429
– indikatorengestützt 832, 835
– Informationsgrundlagen 437
– Informationsquellen 450
– Kurzzeitpflege 441
– nach SGB V 597
– Nachtpflege 442
– neu 833
– neues Prüfinstrument 516
– Prüfbogen 437
– Qualitätsdefizit 433
– Richtlinien 480
– – häusliche Krankenpflege 13
– stationär 428
– Stichprobe 435, 449
– Tagespflege 441
– teilstationäre Pflege 441
– Weiterentwicklung 414
Qualitätssicherung 492
– Beratungsbesuche 527, 528
– der Begutachtung 88, 297
– der Entlastungsangebote 125
– der Pflegegutachten 313

- der Qualitätsprüfungen 76
- externe 401, 601
- externe stationäre. Siehe ESQS
- indikatorengestützte 418
- interne 298, 401
- Pflege 488
- PPV, Gutachten 134
Qualitätstransparenz 459, 461
Qualitätsunterschiede 463
Qualitätsvergleich 486

R

RAFAELA-Patientenklassifikationssystem 743
Rahmenempfehlung
- mobile geriatrische Rehabilitation 355
Rahmenvereinbarungen 759
- nach § 75 SGB XI 749
Rechenzentrum
- Datenschutz. Siehe Datenschutz/Rechenzentrum
Recht 761
Recht auf einen angemessenen Lebensstandard 35
Recht auf Gesundheit 31, 33, 34, 35
Recht auf Schutz vor Gewalt 35
Rechtsbehelf 273
Rechtsbehelfsbelehrung 273
Referenzwerte 457
Regelprüfungen 402, 403
Rehabilitation 34, 341
- ambulante 334, 354
- bei Demenz 337
- geriatrische 337, 353
- Langzeit 598
- medizinische 75, 183, 343, 344, 345, 347, 348, 349
- mobile 334, 356
- mobile geriatrische 354, 355
- Motivation 355, 356
- vor/bei Pflegebedürftigkeit 182, 331, 335, 348, 350
Rehabilitation, medizinische
- Empfehlung 262
Rehabilitationsantrag
- Pflegebegutachtung 334
Rehabilitationsbedarf
- Feststellung des 82
- Indikationsstellung 334, 338
- Pflegebegutachtung 331

Rehabilitationsbedürftigkeit 345, 349
- geriatrische 353
Rehabilitationschancen 337
Rehabilitationsdiagnostik 347, 348
Rehabilitationseinrichtungen 347, 348
- mobile geriatrische 355
- Zertifizierung 347
Rehabilitationsempfehlung 84, 349, 355, 356
- Berichtspflicht 335
- Pflegebegutachtung 335, 336
Rehabilitationserfolg
- geriatrischer 357
Rehabilitationsergebnis 347
Rehabilitationsfähigkeit 345, 349
- geriatrische 354
Rehabilitationsindikation 82, 349, 364
- geriatrische 353
- mobile 354
Rehabilitationsmöglichkeiten
- Einstellung zu 332
Rehabilitationsplan 347, 348
Rehabilitationsprognose 345, 363
- geriatrische 354
Rehabilitations-Richtlinie 345
Rehabilitationsteam 347, 348
Rehabilitationsträger 349, 350
Rehabilitationsverlauf 347
Rehabilitationsziel 345, 346, 347, 349
- geriatrisches 354
Rehabilitationszugang
- Pflegebedürftiger 333
Rehabilitation vor und bei Pflege. Siehe Rehabilitation
Reha XI
- Projekt 335
Reliabilität 307
Rentenversicherung
- gesetzliche 2
Rentenversicherungsbeiträge
- für Pflegende 121
Reservekapazitäten
- eingeschränkte 351
Ressourcen 363
Restitution 353
Richter 618, 619, 620
Richtlinien
- Digitalisierung 776
- Qualitätssicherung der Begutachtung 298

– Vereinbarkeit von Pflege, Familie und Beruf 775
– zur Fort- und Weiterbildung 93
Richtlinien für den Bereich der sozialen Pflegeversicherung 173
Risikoadjustierung 488, 489, 490, 494
Risikopatient 351
Risikostatistik 489
Risikostrukturausgleich 70, 822
Risikozuschläge 707
Rückbildungsfähigkeit 349
Rücklagen
– Pflegeversicherung 716
Runder Tisch Pflege 517

S

Sachleistung 4, 22, 68, 69, 101, 106
Sachleistungshöchstbeträge 821
Sachverhaltsermittlung 191
Sachverständigenstatus 72
SAPPV. Siehe SAPV Kinder
SAPV 546, 547, 568, 574
– additiv unterstützende Teilversorgung 585
– Anforderungen an die Erkrankung 580
– aufwändige Versorgung 581
– in Pflegeeinrichtungen 584
– Kinder 581, 583
– komplexes Symptomgeschehen 583
– Koordination 585
– Leistungen 580, 584
– Rahmenvereinbarungen 548
– Versorgungsbedürftigkeit 583
– vollständige Versorgung 585
– Ziel 580
SAPV-Team 582, 585
Schadensersatzansprüche 396, 397
Schadensersatzpflicht
– FEM 640
Schädigungen 189, 344
– gesundheitliche 433
Schiedsstelle Qualitätssicherung 413
Schmerzassessment 537
Schmerzbehandlung 536
Schmerzeinschätzung 536
Schmerzen 549
Schmerzerfassung 537
Schmerzmanagement 34, 533, 539, 541
– bei dementiellen Erkrankungen 536
Schmerzmedikation 532

Schmerztherapie 536
– SAPV 583
Schutz
– grundrechtlicher 613
Schutzauftrag 633
Schutzbedürfnis 615
Schutzgesetz 662
Schweigepflicht 620, 630, 667, 687
Schweiz
– Pflegebegutachtung 369
Schwerpflege 62
Schwerpflegebedürftigkeit nach SGB V 3
Schwerpunkteinrichtung
– stationäre 602
Sedierung
– palliative 560
Sekundärpatient 793
Sekundärprävention 341
Selbständigkeit 68, 161, 167, 192, 365, 638
– Beeinträchtigung der 68, 75, 81
Selbstbestimmung 32, 64, 66, 638
– des Pflegeempfängers 764
Selbsthilfe 2, 384
Selbsthilfegruppen 269, 348
Selbststeuerung 194
– fehlende 271
Selbststeuerungsfähigkeit 194
Selbsttötung 613
Selbstverwaltung 461
Selbstverwaltungsgremien
– Einflussnahme auf 416
Selbstverwirklichung 64
Selbstwertgefühl
– FEM 638
Seniorenorganisation 622
Seniorenschutz 614
Sensitivität 454
Serviceaufgaben
– Pflege 737
SHAPE 600
Shared Decision Making 50
Sicherheitsstufen 672, 673
Sicherstellung
– der Versorgung 76
Sicherstellung der Pflege 189
Signatur
– elektronische 677
Sitzwachengruppen 546

Skill-Mix
- Pflegeteam 735, 745
Sockel-Spitze-Tausch 717
Solidarität 2, 14, 65
Solidarprinzip 65
Sorge-Gemeinschaft 567
Sorge-Gemeinschaften
- regionale 576
Sorgekultur 566
- hospizlich-palliative 567
Sorgen 567
Sorgepflicht
- Vernachlässigung der 615
Sorgeverpflichtung 778
Sozialcharta 33
Sozialdaten 669, 677, 678
- Löschung 687
sozialen Sicherung der Pflegepersonen 717
Sozialgeheimnis 687
Sozialgerichtsbarkeit 273
Sozialgerichtsverfahren 277
Sozialhilfe 3, 4, 141
Sozialhilfeabhängigkeit 818
Sozialleistung 68, 70, 76
Sozialleistungssysteme
- Schnittstellen 142, 147
Sozialleistungsträger 2, 73, 80, 83, 95
- Zusammenarbeit der 76
Sozialmedizin 72, 76, 85, 86, 91, 95, 96
Sozialpakt 37
- UN- 33, 34, 35, 38
Sozialprinzipien 63
Sozialversicherung 1, 3
Sozialversicherungssystem 2
Speichermedien 667, 668
Spezialambulanzen 269
Spezialisierte Ambulante Pädiatrische Palliativversorgung. Siehe SAPV Kinder
Spitze-Sockel-Tausch 818
Sprache
- laiengerechte 385
Sprachentwicklung 269
Sprachkenntnisse
- der Versicherten 312
Staatsanwaltschaft 615, 617, 618, 623
Standards 47
state of the art
- Pflege 766

Stellen zur Bekämpfung von Fehlverhalten im Gesundheitswesen 497
Stellungnahmen
- sachverständige 73, 83
Sterbebegleitung 105, 572, 573, 574
Sterbehilfe 559, 563
- aktive 559
Sterbeinstitution 569
Sterbe-Institutionen 567
Sterben 544, 556, 564, 566
- bedarfs- und bedürfnisorientiertes 570
Sterben zuhause im Heim 570
Sterbewelt
- hospizliche 567
- private 568
- stationäre 568
Sterbewelten 568, 573
Steuerzuschüsse 821
Stichprobe 467
Stichprobenprüfungen 401
Strafantrag 615
Strafrecht 611, 612, 623
- Prävention 608
- Seniorenschutz 614
strafrechtliche Verantwortung 611
Straftatbestand 615, 616
Strafvereitelung 503
Strafverfolgung 614, 615, 617
Strangulation
- Gurtfixierung 642
Strukturen
- subkulturelle 621
Strukturierter Dialog 486, 491, 493
Strukturinformationen 423
Studienbeurteilung 51
Stufenplan
- analgetischer 551
Sturzgefahr
- durch FEM 638
Sturzprophylaxe
- FEM 638
Subjektorientierung
- hospizlichen Handelns 566
Subsidiarität 64, 90
Subsidiaritätsprinzip 64
Suchterkrankung
- des Pflegenden 649
Suizid 611
- Beihilfe zum 560

Symptomkontrolle 548, 554, 557, 559
- SAPV 583
Systemtheorie 51
- allgemeine 78

T

Tagesbetreuungsangebot 272
Tages- oder Nachtpflege 117
Technologisierung
- in der Pflege 727
Teilabsicherung 4, 65
Teilhabe 33, 79, 119, 337, 348
- Beeinträchtigung 344
Teilhabeassistenzen 269
Teilhabebeeinträchtigung 341
Terminvereinbarung
- zur Pflegebegutachtung 325
Tertiärprävention 341
Therapeutic Intervention Scoring System 740
Therapieberichte
- Kinder 269
Therapieoptimierung 540
- medikamentöse 533
Timed Up and Go-Test 348
Tod 564
Todesfälle
- FEM 642
Tötung 607, 611, 613, 614
- auf Verlangen 559, 611
- in der Pflege 611
- in Kliniken 611
- Prävention 611
Tötungsdelikt 611
Tötungsmittel 611
Transparenz
- des Gutachtens 300
- Pflegequalität 419
- Qualitäts- 459
Transparenzberichte
- Pflege- 403
Transparenzkriterien 404
Transparenzvereinbarungen 8, 403, 404, 405, 414, 418, 442, 461, 480
Trauerbegleitung 545
Trauerreaktionen 545
Trickdiebstahl 608, 609
Trivialisierung
- von Pflege 786

U

Übereinkommen
- zum Schutz von Menschen mit Behinderungen 632
Überforderung
- der Pflegenden 609, 628
Übergangsregelungen
- Pflege-Transparenzvereinbarungen 414
Übergriffe 609
- seitens der Gepflegten 628
Überleitung 602
Überleitungsregelungen 288
Umlage 72
Umlagefinanzierung 3, 65, 69
Umlageverfahren 708
Umsetzungsbegriff 153
Umstellung von Pflegestufen auf Pflegegrade 150, 151
Umwandlungsanspruch 125
Umwidmungsbetrag 527
unabhängigen Stelle 452
Unabhängigkeit
- des Gutachters 72
Unbefangenheit
- des Gutachters 73
Unfallversicherung
- gesetzliche 2
Unparteilichkeit
- des Gutachters 73
Unregelmäßigkeiten\" bei der Verwendung von Finanzmitteln 498
Unterbringungsrecht 616
Unterkunftskosten 818
Untersagung
- der Versorgung 108
Unterstützung bei herausforderndem Verhalten 169
Unterstützungsangebote 781
Unterstützungsbedarf
- personeller 346
Unterstützungsleistungen 779
Untersuchung 81
- Erstuntersuchung 81
- Folgeuntersuchung 81, 82
Untersuchungsgrundsätze 74
Unversehrtheit
- körperliche 628
- Recht auf 63

Unvoreingenommenheit
- des Gutachters 73

V
Veränderung der Pflegesituation
- Empfehlungen 267
Verantwortung
- gemeinsame 64
- von Pflegenden für Pflegebedürftige 764
Verantwortungsbiographien 796
Verband der Privaten Krankenversicherung 132
Verbesserungsmaßnahmen
- MDK-interne 322
Verblisterung 535
Vereinbarkeit
- Beruf und Familie 784
- Familie und Beruf 775
Vereinbarkeit von Beruf und Pflege 39
Vereinbarkeit von Familie und Beruf in der Pflege 817
Verfahrensordnung
- Expertenstandards 480
Verfügbarkeit
- von Daten 454
Vergleich
- Kosten, Preis, Leistungen 425
Vergleichbarkeit 454
- Qualitätsdarstellungen 423
Vergütungsanspruch
- Pflegedienst 107
Vergütungszuschläge 774
Vergütungszuschlags-Festlegungen 775
Verhaltensgrundsätze
- im MDK 314
Verhältnisse
- menschenunwürdige 40
Verhinderungspflege 111
Verletzungen
- druch FEM 638
Verletzungsgefahr
- durch FEM 638
Vernachlässigung 35, 608, 609, 612, 613, 614, 615, 617, 618, 621, 627. Siehe auch Gewalt
- Demenzkranke 610
- häusliche Pflege 609
- in Krankenhäusern 610
- Prävention 607
- stationäre Pflege 610

Vernetzung 668
Vernichtung von Unterlagen 687
Verpflegungskosten 818
Verrichtungsorientierung 170
Verschlüsselung 677, 678
Verschwiegenheit 667, 669, 687
- des Gutachters 73
Verschwiegenheitspflicht 623, 624
Versichertenbefragung
- Berichte zur 321
- PPV, MEDICPROOF 135
- zur Pflegebegutachtung 314, 316
Versichertengemeinschaft 86
Versicherungsfall
- PPV 131
Versicherungsleistungen 101
Versicherungspflicht
- private Pflegepflichtversicherung 129
Versicherungspflichtgrenze 708
Versorgung
- bedarfsgerechte 433
- bedürfnisgerechte 433
- hauswirtschaftliche 70
- intensivpflegerische 597
- sektorenübergreifende 602
- spezifisch geriatrische 351
- Versorgungssituation 278, 360, 366
Versorgungdefizite 603
Versorgungsaufwand 750
Versorgungsbedarf
- Pflege 719
Versorgungsergebnisse 453
- Bewertung 457
Versorgungsformen
- arztferne 539
- Pflegebedürftiger 284
Versorgungsforschung 12, 41, 356
Versorgungskonzept
- trägerübergreifend 421
Versorgungsmängel 620
Versorgungsmodelle
- neue 821
Versorgungsplan
- individueller 25, 27, 182
Versorgungsplanung 164, 519
Versorgungsqualität 410, 516
- Pflegeeinrichtungen 507
Versorgungsschwerpunkte 423
Versorgungssetting 821

Versorgungssituation
- PPV, Beurteilung 134
Versorgungssteuerung 523
Versorgungsstrukturen 311
Versorgungsverträge 604
- Pflegeeinrichtungen 749
Verteilung
- Pflegegrade 284, 292
Verteilungsgerechtigkeit 752
Vertragsfreiheit
- des Pflegedienstes 107
Vertragsgestaltung 85
Vertragsleistungen
- PPV 130
Vertraulichkeit 687
Verwaltungsakt 273
Verwaltungsverfahren 102
Viktimologie 607
Visualisierung 465
Volksversicherung 99
vollständige Übernahme 158
Vollversicherungsmodell 818
Vollzugsorgane 650
Vorauswahl 424
Vorrang
- von Prävention 64, 67, 83
- von Rehabilitation 64, 67, 83, 363
Vorrang der häuslichen Pflege 64, 66
Vorratsdatenspeicherung 687, 690
Vorsorge 78
Vorsorgeeinrichtung 342
Vorsorgeleistungen
- medizinische 342
Vorsorgeuntersuchungen 34
Vorversicherungszeit 102
Vorziehregelung 152
Vulnerabilität 352, 353
- von Pflegenden 785, 786

W

Weaning 601, 602, 603, 604, 605, 606
Weaningzentren 605
Webinare 94
Weisungsfreiheit
- des Gutachters 73
Werdenfelser Weg 641
Werkstatt für behinderte Menschen 272
Wertetrias
- soziale 63

Wertkonflikte 762
Wettbewerb 13, 70
- qualitätsorientiert 426
WHO 77, 363
Widerspruchsbegutachtung 246
Widerspruch/Widerspruchsverfahren 273, 281
Widerstand
- gegen Pflegende 628
Wiederholungsbegutachtung
- bei Kindern 272
- Termin 268
Wiederholungsprüfungen 401, 403
Willenserklärung 102
Wirksamkeit
- geriatrischer Rehabilitation 358
Wirtschaftlichkeit 66, 70, 72, 85, 86, 87, 364
Wissenschaft
- kontemplative 43, 44, 45, 60
Witness 472
Witness-Audits 473
Wohlfahrt 1
Wohlfahrtsstaat 2
Wohnbereich 274
- des Versicherten 81
Wohnen
- betreutes 827
Wohnformen 827
- alternative 408
- neue 828
- zur Inklusion 33
Wohngemeinschaften 821, 827
- ambulant betreute 597
Wohngruppe
- ambulant betreute 115
Wohngruppen 821, 827, 828
- ambulante 99
Wohngruppenzuschlag 110
Wohnsituation 278
Wohnumfeld 278
- verbessernde Maßnahmen 85
wohnumfeldverbessernde Maßnahmen
- Empfehlungen 264
Wohnumfeldverbesserung 114
Workload
- pfegerischer 737
Workload-Konzept
- anwenderbasiertes 737
Wunden
- chronische, Pflegefehler 391

Würde des Menschen. Siehe Menschenwürde
– FEM 637, 641

Z
Zeichen 51
– ikonische 51
– indexikalische 51
– symbolische 51
Zeithonorare 817
Zeitkorridore 158
Zeugnisverweigerungsrecht 624
Zivilpakt
– UN- 33, 36

Züchtigungsrecht 613
Zufriedenheit
– mit der Pflegebegutachtung 317
Zugangsberechtigung 24
Zugangsvoraussetzungen 24, 25, 29
zur Bekämpfung von Fehlverhalten
– zur Bekämpfung von Fehlverhalten 498
Zusammenarbeit
– interdisziplinäre 77
Zuschüsse
– staatliche 708
zweckwidrigen Nutzung von Finanzmitteln 499
Zweites Pflegestärkungsgesetz 428